AF537374

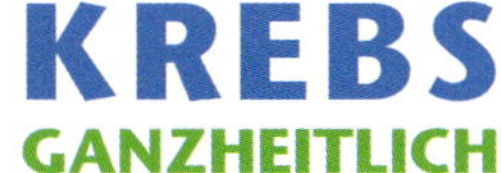
KREBS
GANZHEITLICH

CHANCHAL CABRERA

Komplementäre Onkologie

KREBS GANZHEITLICH

Verstehen.
Vorbeugen. Behandeln. Begleiten.
Nachsorgen.

HERBA PRESS

Impressum

Chanchal Cabrera

KREBS GANZHEITLICH

1. Aufl., 2024

ISBN 978-3-946245-11-7

Herba Press ist ein Imprint der Edition Reuss GmbH

www.herba-press.de

info@herba-press.de

Übersetzung aus dem Englischen: Eberhard J. Wormer

Satz/Layout, Bild/Grafik, Fachlektorat: Eberhard J. Wormer

Lektorat: Claudia Götz

Englische Originalausgabe
Holistic Cancer Care: Cabrera, Chanchal.
Storey Publishing. www.hachettebookgroup.com

Disclaimer

Autor, Verlag und Redaktion haben bei der Erstellung dieses Buches Informationen und Ratschläge mit Sorgfalt recherchiert und geprüft. Dennoch erfolgen alle Angaben ohne Gewähr. Verlag und Autor können keinerlei Haftung für etwaige Schäden oder Nachteile übernehmen, die sich aus der praktischen Umsetzung der in diesem Buch vorgestellten Anwendungen ergeben. Bitte respektieren Sie die Grenzen der Selbstbehandlung und suchen Sie bei Erkrankungen einen erfahrenen Arzt/Ärztin, einen qualifizierten Therapeuten/Therapeutin oder Heilpraktiker/Heilpraktikerin auf.

Dieses Buch ist meiner Schwester gewidmet.
Dee Atkinson, meine beste Freundin,
meine größte Inspiration

Inhalt

GANZHEITLICHE KREBSMEDIZIN FÜR ÄRZTE UND HEILKUNDIGE

Vorwort

Das Interesse an ganzheitlicher Medizin ist in den letzten Jahren sprunghaft angestiegen, ebenso wie die Anzahl publizierter Studien auf diesem wichtigen Gebiet. Patienten haben heute die Möglichkeit, mit Therapeuten und Heilpraktikern zusammenzuarbeiten, um ihr Krebsrisiko zu verringern und komplementäre Behandlungen zu bekommen, mit der berechtigten Erwartung einer vollständigen Genesung.

Es gibt echten Bedarf für ein umfassendes Handbuch, das die Leser mit den nötigen Informationen versorgt, um die zielgerichteten Strategien der ganzheitlichen Therapie zu verstehen und anzuwenden. Deshalb war ich begeistert, als ich hörte, dass Chanchal dieses Buch schreiben würde.

Ich traf Chanchal erstmals 2012 auf einer Konferenz in London, wo sie über ganzheitliche Krebstherapie referierte. Ich war beeindruckt von ihren umfassenden Kenntnissen und ihrem Verständnis der wissenschaftlichen Kräutermedizin zur Unterstützung von Krebspatienten. Chanchal verfügt über mehr als 35 Jahre klinische Erfahrung, die ihr einen tiefen Einblick in die zentrale Rolle der Kräutermedizin in der Krebstherapie ermöglicht.

Da sie weiß, dass Patienten und Therapeuten oft unterschiedliche Informationen benötigen, hat Chanchal das Buch in zwei Hauptteile gegliedert. Im ersten Teil geht es darum, den Patienten zu vermitteln, wie hilfreich ganzheitliche Medizin in jeder Phase der Therapie sein kann – von der Verringerung der Nebenwirkungen und der Verbesserung der Ergebnisse von Chemo- und Strahlentherapie über die Schmerztherapie bis hin zur nachhaltigen Genesung nach einer Operation. Hilfreich ist auch die umfassende Präsentation der wichtigsten Heilkräuter und Pilze, die in der integrativen Krebstherapie zum Einsatz kommen.

Der zweite Teil des Buches spricht explizit Therapeuten und Heilpraktiker an. Chanchal erläutert, wie man Krebspatienten individuell unterstützen kann – mit wirksamen, ausgewogenen Rezepturen der besten Heilkräuter, die richtig zubereitet und dosiert synergistisch wirken. Auch Fragen der Anwendungssicherheit und Toxikologie von Heilkräutern werden behandelt, Wechselwirkungen mit Arzneimitteln eingeschlossen. Darüber hinaus stehen umfassende, vollständig referenzierte Monografien zytotoxischer Heilkräuter zur Verfügung. Aufgrund ihrer langjährigen praktischen Erfahrung in der ganzheitlichen Onkologie kann sie mehrere Fallgeschichten aus ihrer eigenen Praxis beisteuern, um die Wirksamkeit der empfohlenen Anwendungen zu veranschaulichen.

Die Lektüre von *Krebs Ganzheitlich* hat mich sehr inspiriert. Ich wende ihre Konzepte in meiner eigenen Praxis an. Chanchals Enthusiasmus, ihr Wissen und ihre große Erfahrung mit Kräutermedizin in der Krebstherapie, machen dieses Buch zu einem hervorragenden Hilfsmittel, das man immer zur Hand haben sollte.

Dr. Christopher J. Etheridge

Founder and Director of Integrated Cancer Healthcare
President of the College of Practitioners of Phytotherapy
President of the European Herbal & Traditional Medicine Practitioners Association
Chair of the British Herbal Medicine Association

Die Heilkraft der Kräuter

Als frischgebackene Phytotherapeutin Ende der 1980er Jahre musste ich zugeben, dass ich mich hilflos fühlte, wenn Patienten mit der Diagnose Krebs zu mir kamen. Das Ausmaß ihrer Angst und der medizinischen Eingriffe, denen sie sich unterziehen mussten, und die Art der Erkrankung selbst machten mir klar, dass ich wenig anzubieten hatte. Selbst in den zehn Jahren, in denen ich eine Klinik für Phytotherapie leitete, konnte ich nur auf eine Handvoll Krebspatienten verweisen, bei denen ich das Gefühl hatte, ihnen wirklich geholfen zu haben.

Erst als ich mich für den *Master of Science* in Phytotherapie an der University of Wales immatrikulierte, lernte ich, wie wirkungsvoll Heilpflanzen zur Behandlung von Krebs sein können. Für mein Dissertationsprojekt lud mich mein Kollege und Freund Donald Yance ein, in seiner kräutermedizinischen Praxis in Oregon Forschung zu betreiben. Donnie hatte sich schon damals seit Jahren auf die Krebstherapie konzentriert und gerade ein Buch darüber veröffentlicht (*Herbal Medicine, Healing & Cancer*). Er schlug vor, in seiner Praxis Parameter der Lebensqualität von Brustkrebspatientinnen mit Langzeitüberleben zu untersuchen.

Das Angebot, eine bezahlte Forschungstätigkeit für meinen Abschluss zu nutzen, war unwiderstehlich. Im Jahr 2001 zog ich nach Oregon, um dort zu forschen, in Donnies Klinik zu arbeiten, Patienten zu behandeln und von ihm zu lernen. Ich tauchte tief in die für mich unbekannte Welt der Forschung ein und erkundete neue Wege der klinischen Praxis. Es war auch eine Lehre bei einem Meister.

Ein Großteil der ursprünglichen Inspiration für dieses Buch stammt aus zehn Jahren enger Zusammenarbeit mit Donnie in seiner Klinik. Ich unterstützte ihn dabei, einen zweiwöchigen Kurs über Kräutermedizin bei Krebs zu entwickeln. Hinzu kamen gemeinsame Forschung und Veröffentlichungen. Nach zwei Jahren in Donnies Klinik hatte ich meine Doktorarbeit abgeschlossen (*Living with Breast Cancer*), einen Master-Abschluss – und zweifelsfrei erkannt, dass Patienten in Bezug auf das Überleben und die Genesung nach Krebserkrankungen von Kräutermedizin enorm profitieren. Seitdem ist meine klinische Praxis auf Krebs fokussiert. Nichts, was ich später über Phytotherapie und Krebstherapie gelernt habe, hat mich davon abbringen können.

Natürlich überleben und genesen nicht alle meine Krebspatienten. Manche kommen erst sehr spät zur Naturheilkunde oder haben besonders aggressive Krebsarten. Andere sind einfach zu geschwächt und beeinträchtigt, um die Krankheit zu überwinden. In jedem Fall, unabhängig von den Umständen und dem Status der Krebserkrankung spielen Heilkräuter, gezielte Ernährung und ganzheitliche, das Wohlbefinden fördernde Faktoren eine wichtige Rolle.

Ganzheitliche Krebsmedizin

Kräutermedizin und andere natürliche Therapien helfen Menschen mit Krebs. Sie sind nicht das einzige, was hilft. Sie haben zweifellos große Bedeutung, nicht nur für die langfristige Behandlung von Krebsfolgen und in der konventionellen Therapie, sondern auch in der Akutanwendung bei Erstdiagnose und aktiver Krebserkrankung. Krebspatienten finden in diesem Buch eine Vielzahl von Rezepturen, Zubereitungen und Vorschlägen zur Selbsthilfe, die sicher und einfach umgesetzt werden können. Für den Praktiker gibt es Richtlinien, Strategien und eine Materia Medica, die ausgehend von den Erfahrungen mit hunderten naturheilkundlich behandelten Krebspatienten meiner klinischen Schwerpunktpraxis in den letzten 20 Jahren verfeinert wurde. Häufig werden ergänzend zur gezielten Arzneimitteltherapie spezifische orthomolekulare Nahrungsergänzungsmittel, bestimmte Supplemente sowie Heilkräuter und Heilpilze empfohlen. Insgesamt ergibt sich daraus eine solide Behandlungsbasis.

Ich möchte Sie nicht davon überzeugen, dass ganzheitliche Medizin und Naturheilverfahren zur Behandlung von Krebs äußerst hilfreich sind. Wenn Sie das nicht schon wüssten, hätten Sie dieses Buch nicht in die Hand genommen. Vielmehr möchte ich dazu beitragen zu verstehen, wie und warum ganzheitliche Krebstherapien funktionieren, und vor allem, wie sie sicher und effektiv eingesetzt werden können. Dies ist kein Lehrbuch mit Hunderten von Fußnoten und Quellenangaben nach jedem Abschnitt. Diejenigen, die gerne Details nachschlagen, finden eine repräsentative Auswahl von Forschungsergebnissen und Studien im Anhang.

Es kommt auf die Details an. Ich bin fest davon überzeugt, dass man die Funktionen und Störungen kennen muss, bevor man etwas „reparieren“ kann. Wer verstanden hat, was Krebs ist und wie er entsteht, wird auch wissen, welche Mittel wirksam sind – seien es Kräuter, Pilze, Medikamente oder Änderungen des Lebensstils. Dieses Buch beschreibt die Mechanismen der Krebsentstehung, -ausbreitung und Progression sowie die Schritte und Verfahren, mit denen sie bekämpft werden können.

Unglücklicherweise ist das moderne Wissen über die Wirksamkeit von Heilkräutern/-pilzen und Nährstoffen mit einem Nachteil behaftet, wenn es um die Vorbeugung und Behandlung von Krebs geht. Einerseits können wir auf jahrhundertelange Erfahrungen der praktischen Naturheilkunde zurückgreifen, andererseits wurde der Großteil der verfügbaren Forschung mit Isolaten oder hochkonzentrierten Extrakten oder Zelllinien im Labor (in vitro) oder an Tieren (in vivo) – selten mit Menschen (klinisch) – durchgeführt. Dies trägt gegenwärtig zur Fragmentierung und Verwässerung der Phytotherapie bei. Dennoch ist es faszinierend zu verstehen, wie unsere Heilkräuter/Pilze bemerkenswerte Wirkungen auf zellulärer Ebene entfalten.

Das Dilemma zwischen Ganzheitlichkeit und Reduktionismus, die gewagte Übertragung von Ergebnissen der analytischen Forschung auf die klinische Praxis sowie ethisch fragwürdige Tierversuche ergeben ein tückisches Minenfeld für Kliniker und Forscher, die aus der Überfülle von Daten die nützlichsten Informationen herausfiltern wollen. Bei der Recherche für dieses Buch habe ich mich auf klinische Studien (mit Patienten) und Laborstudien (mit menschlichen Zelllinien) konzentriert. In-vivo-Studien mit Tieren tauchen nur dort auf, wo sie besonders relevant sind. Ich weiß, dass dies keine perfekte Lösung ist.

Heilpraktiker und Therapeuten sollten ihre Erfahrungen und ihr Wissen in Fallstudien dokumentieren und weitergeben (siehe S. 533). Dies trägt zur Erweiterung der naturheilkundlichen Wissensbasis bei, die in der aktuellen klinischen Forschung nicht immer berücksichtigt wird.

Wie Sie dieses Buch nutzen können

Dieses Buch ist ein nützlicher Leitfaden für Menschen, die zum ersten Mal an Krebs erkranken – und für ihr Helferteam. Es stellt Leitlinien für die Praxis und praxistaugliche Strategien vor, die wirklichkeitsnah umgesetzt werden können. Darüber hinaus ist es ein Leitfaden für Patienten und Gesundheitsdienstleister, was die sichere und wirksame Anwendung von Kräuter- und Pilzmedizin in der Krebstherapie betrifft.

Im ersten Teil geht es um den gesunden Lebensstil und darum, wie man mit Heilkräutern/-pilzen und einer gezielten Ernährung die Gesundheit, Belastbarkeit (Resilienz) und Immunfitness maximal unterstützen kann. Die Hauptabschnitte befassen sich mit der Vorbereitung und Genesung nach Operationen, der Optimierung der Chemotherapie, dem Schmerzmanagement und stellen eine umfangreiche Materia Medica mit Heilkräutern und Pilzen vor, die in der Krebstherapie verwendet werden.

Das Buch unterstützt auch Heilpraktiker, naturheilkundlich tätige Ärzte und Gesundheitsdienstleister, die pflanzliche Heilmittel und Pilzmedizin in die klinische Praxis integrieren möchten. Der zweite Teil beschreibt die Zubereitung von Kräutermedizin: Wie zytotoxische Kräuter und Heilkräuter komplementär zur Chemotherapie eingesetzt werden und wie man Nahrungsmittel zielgerichtet nutzt. Hinzu kommen Fallstudien aus meiner Klinik. Sie finden Rezepturen und Vorgaben zur Zubereitung sowie im Anhang Informationen zu Bezugsquellen, Therapeuten und Produkten sowie ein Glossar.

Eine Fülle von Forschungsergebnissen und jahrzehntelange klinische Erfahrung bestätigen, dass Krebspatienten von zahlreichen, sich überlappenden Optionen profitieren. Nutzen Sie ganzheitliche Strategien, um chronische degenerative Erkrankungen und Krebs zu bekämpfen.

Was ist ganzheitliche Krebsmedizin?

Ein ganzheitliches Konzept der Gesundheitsversorgung wird üblicherweise als *integrative* oder *integrierte* Medizin bezeichnet. 2017 definierten der Krebsforscher Ken Witt und seine Kollegen den Begriff *integrative Onkologie* folgendermaßen:

„Ein patientenzentrierter, evidenzbasierter Bereich der Krebsbehandlung, der neben konventionellen Therapien auch spirituelle und körperliche Praktiken, Naturprodukte und/oder Lebensstiländerungen unterschiedlicher traditioneller Herkunft umfasst. Die integrative Onkologie zielt darauf ab, die Gesundheit, die Lebensqualität und die klinischen Ergebnisse während der gesamten Krebstherapie zu verbessern und Menschen zu motivieren, Krebs vorzubeugen und sich vor, während und nach einer Behandlung aktiv einzubringen."

Klingt großartig! Ich stimme alldem zu. Dennoch möchte ich im Folgenden einige Begriffe zur Beschreibung des ganzheitlichen Behandlungskonzepts kritisch kommentieren.

Alternative Medizin. Dieser Begriff impliziert, dass man sich für das eine oder andere entscheiden muss, d. h. für Schulmedizin oder ganzheitliche Medizin. Eine Dichotomie, die für die meisten Patienten weder sinnvoll noch angemessen ist.

Komplementärmedizin. Dieser Begriff impliziert eine zweite Ebene der Behandlung, die den gängigen konventionellen Therapien untergeordnet ist und diese ergänzt. Das wertet die Naturheilkunde ab. Ungeachtet solcher berechtigten etymologischen Bedenken ist der Begriff CAM (*Complementary and Alternative Medicine*) nach wie vor häufig in der Fachliteratur zu finden.

Integrative oder integrierte Medizin. Diese Begriffe habe ich jahrelang unter der Prämisse verwendet, westliche biomedizinische Auffassungen von Körper und Krankheit bestmöglich mit der tief verwurzelten ganzheitlichen Materia Medica und Methodik zu verschmelzen: Altes und neues Denken integrieren, um in der klinischen Praxis eine dynamische Balance zu erreichen. Manchmal muss man mehr die westlichen medizinischen Auffassungen, ein anderes Mal Ernährung oder pflanzliche Heilmittel/Pilze als Basisbehandlung favorisieren. Ich bin einige Jahre damit zurechtgekommen. Es gibt zudem Kliniken, die sich als integrativ bezeichnen. Vor mehr als zehn Jahren machte mich mein Freund Dr. Pierre Haddad von der Universität Montreal auf die Semantik dieser Begriffe aufmerksam und schlug eine neue Definition vor. Er berichtete über ethnobotanische Forschungen in First-Nations-Regionen im Norden von Québec, wo die indigenen Völker den Begriff *integriert* zur Kennzeichnung ihrer Heilpraktiken in der heutigen Zeit ablehnten. Für sie ist *Integration* gleichbedeutend mit Verlust: Verlust der kulturellen Identität, Verlust traditionellen Wissens, Gleichmacherei und Schwächung sozialer Bindungen.

Kooperativ wäre ein akzeptablerer Begriff: Zusammenarbeit. Das passt am besten zu meiner Intention, Krebspatienten optimal zu unterstützen. Die Beiträge aller Akteure wertschätzen, bestätigen und respektieren: Ärzte und Fachärzte, Heilpraktiker, Therapeuten, Ernährungsberater, Kräuterkundige, Helfer und vor allem Patienten. Jeder wird gehört und anerkannt. *Kooperative Medizin* ist ein ganzheitliches Konzept und *ganzheitliche Krebsmedizin* ist ein Bereich der Medizin, in dem die Kooperation aller Beteiligten für den Patienten von großem Nutzen ist.

Ganzheitliche Krebstherapie

Krebsmedizin wird auch als *Onkologie* bezeichnet. Ganzheitliche Krebsmedizin ist ein neues Konzept der Krebstherapie. Sie favorisiert Synergien traditioneller Heil- und Wellnesskonzepte mit moderner Wissenschaft, innovativen Arzneimitteltherapien und einzigartigen Rezepturen aus Heilkräutern, Pilzen und Nährstoffen. Wer nach diesem Modell mit Patienten arbeitet, sucht nach passenden Teilen für das große therapeutische Ganze. Ganzheitliche Krebsmedizin ist vernetzt, synergistisch und vor allem erfolgreich. Sie verwirft weder Altbekanntes (nur weil es „alt“ ist), noch ignoriert sie wirksame konventionelle oder allopathische Therapien (nur weil sie „neu“ sind).

Stichwort *Wirksamkeit*. Ein Behandlungsplan sollte darauf basieren, welche Strategien für einen bestimmten Patienten am wirksamsten sind. Demzufolge sollten Therapeuten den Patienten gründlich befragen und relevante Blut- und pathologische Befunde prüfen, bevor sie einen Behandlungsplan erstellen. Die entscheidenden Faktoren, die die Art und Weise der Behandlung bestimmen, betreffen die Gewichtung des Wohlbefindens und die Priorisierung von Lebensqualität oder Lebensverlängerung – mit pflanzlichen oder konventionellen Mitteln.

Die Behandlung kann sich im Zeitverlauf ändern, je nachdem, wie sich die Befindlichkeit des Patienten entwickelt. Möglicherweise setzt man anfangs gezielt stärkere Therapien ein, um den Krebs zurückzudrängen. Später nutzt man einen Therapieplan zur langfristigen Erhaltung der Gesundheit.

Therapieprotokolle sind nicht in Stein gemeißelt. Sie müssen ständig angepasst werden, um Veränderungen beim einzelnen Patienten gerecht zu werden.

Am Anfang steht der Aufbau und Erhalt der „Lebenskraft“. Danach kommen weitere Komponenten und spezifische Mittel hinzu.

Konventionelle versus ganzheitliche Krebstherapie

Die konventionelle Krebstherapie ist historisch ein tumorbasiertes Konzept. Der Patient ist passiver Empfänger onkologischer Behandlungen: invasive und riskante chirurgische Eingriffe, Medikamente und Strahlentherapie. Er hat keine Möglichkeit, das Prozedere zu beeinflussen oder zu kontrollieren. Ganzheitliche Unterstützung für das Wohlbefinden und die Lebensqualität wird, wenn überhaupt, erst im Nachhinein angeboten. Es gibt zunehmend Belege dafür, dass Krebspatienten von einer ganzheitlichen Behandlung nachhaltig profitieren. Entscheidend ist, dass sich aufgeschlossene Onkologen finden, die bereit sind, mit einem Behandlungsteam zu kooperieren, dem auch Naturheilkundler angehören.

Ganzheitliche, kooperative Krebsmedizin stellt den Patienten in den Mittelpunkt des Geschehens. Sie berücksichtigt alle gesundheitlichen, sozialen und zwischenmenschlichen Einflüsse, die sich auf das Wohlbefinden auswirken. Auch die individuelle Verträglichkeit und der Erfolg konventioneller Therapien werden berücksichtigt. Insbesondere steht die Lebensqualität im Vordergrund – nicht nur Krankheitsdauer und Überlebenszeit. Ganzheitliche Krebsmedizin findet im therapeutischen Kontinuum statt: von der Prävention bis zur Palliativmedizin. Sie ist definitionsgemäß eine Teamleistung von Akteuren, die Fachgebiete vertreten, die auf die Bedürfnisse des einzelnen Patienten zugeschnitten sind, und die bestmöglich zum Wohle des Patienten zusammenarbeiten. Das wünsche ich den Krebspatienten, ihren Angehörigen und Helfern und allen Ärzten, die diesen ganzheitlichen Ansatz unterstützen wollen.

Erste Schritte nach der Diagnose

Krebs ist ein beängstigendes Thema. Etwa 50 bis 70 Prozent der Bevölkerung müssen im Laufe ihres Lebens damit rechnen, diese Diagnose zu erhalten. Es schockiert in jedem Fall, wenn man sich in der Realität damit konfrontiert sieht. Ist die Krebsdiagnose erstmals gestellt worden, kommt es zur Stressreaktion. Die Adrenalinspiegel steigen. Nicht unbedingt ein Zustand, bei dem man klar denken und wohlüberlegte Entscheidungen treffen kann. Stresshormone fungieren als Schutzmechanismus und vermitteln spontane, überlebenswichtige Reaktionen.

Zudem impliziert das konventionelle Therapiekonzept, die Behandlung schnell zu beginnen und jede Verzögerung zu vermeiden. Das ist übereilt und

Tumorzentriertes Konzept

- Chirurgie : verbesserte Ergebnisse durch minimalinvasive Techniken
- Chemotherapie : verbesserte Ergebnisse durch prädiktive Tests auf Empfindlichkeit/Resistenz und mit neueren, gezielten Immuntherapien
- Bestrahlung : manchmal nötig, aber nicht heilend, verbesserte Ergebnisse durch prädiktive Tests auf Empfindlichkeit/Resistenz
- Symptomatische Behandlung

Patientenzentriertes Konzept

- Gesunde Ernährung und geeignete Nahrungsergänzungsmittel
- Gesunde Lebensweise und Bewegung sowie Vermeidung von Toxinbelastungen
- Unterstützung der Leber
- Unterstützung des Immunsystems
- Stressbewältigung
- Emotionale Unterstützung : Familie, Freunde, spirituelle Unterstützung
- Tumorprofil : Blutuntersuchung und primäre pathologische Tests an Biopsiepräparaten
- Pharmakogenomik : spezielle Tests für Biopsiepräparate
- Empfindlichkeits-/Resistenztests : frische Biopsie
- Chirurgie
- Chemotherapie
- Bestrahlung
- Symptomatische Behandlung

setzt Betroffene unnötig unter Druck. Angst ein schlechter Ratgeber, vor allem, wenn besorgte Angehörige und Freunde uns bedrängen. Gerade dann, wenn wir für gut überlegte Entscheidungen Zeit benötigen. Eine der größten Herausforderungen für Krebspatienten ist häufig eine wohlmeinende Person, die unaufgefordert und schlecht informiert Ratschläge erteilt.

Die Konfrontation mit Krebs kann sowohl für den Patienten als auch für den behandelnden Arzt beunruhigend sein. Noch mehr überfordert die Auseinandersetzung mit konventionellen und unkonventionellen Therapien. Selten findet sich jemand, der das Geflecht aus medizinischem Kauderwelsch und komplexer Entscheidungsfindung entwirren kann. Menschen neigen dazu, „egal was“ zu tun, um den „Krebs loszuwerden“ – ohne Rücksicht auf Verluste und ohne die Auswirkungen auf die Lebensqualität oder die verbleibende Lebenszeit wirklich zu verstehen. Klare Antworten sind Mangelware.

Lassen Sie sich Zeit, um Ihre Optionen prüfen

Der erste Schritt nach einer Krebsdiagnose besteht darin, sich Zeit zu nehmen, um sich über die Behandlungsmöglichkeiten und ihre Auswirkungen zu informieren, die bestmöglichen Verfahren in Erwägung zu ziehen und sich körperlich und seelisch auf eine Behandlung vorzubereiten. In vielen Fällen ist der Zeitfaktor von entscheidender Bedeutung. Treffen Sie keine übereilten Entscheidungen, die sich negativ auswirken könnten!

Wie schnell mit der Behandlung begonnen werden kann, hängt vom Biopsiebefund ab: Je höher das Stadium und der Schweregrad eingestuft werden, desto fortgeschrittener ist der Krebs und desto dringlicher die Situation. Mit Ausnahme von akuten Krebsarten wie Leukämie ist die Erkrankung zum Zeitpunkt der Diagnose wahrscheinlich schon einige Jahre aktiv. Manche Krebsarten proliferieren besonders langsam, z. B. geringgradiger Prostatakrebs, das duktale In-situ-Karzinom (DCIS) und geringgradiger Brustkrebs, niedriggradiger Schilddrüsenkrebs und die meisten Nicht-Melanom-Hautkrebsarten. Es ist extrem unwahrscheinlich, dass solche Krebsarten metastasieren und systemische Schäden verursachen.

Ich rate meinen Patienten, sich mindestens zwei Wochen oder sogar einen Monat Zeit zu nehmen, um die besten Optionen für eine gezielte Behandlung auszuloten und zusätzliche Tests durchzuführen zu lassen. Ich empfehle zum Beispiel Labortests, um die Empfindlichkeit der Krebszellen für die Behandlung zu testen, bevor Entscheidungen für eine Chemotherapie oder Bestrahlung getroffen werden. Unabhängig davon, ob man sich für eine konventionelle Therapie entscheidet oder nicht, müssen viele Informationen eingeholt werden: Lesen und Recherchieren, Gespräche mit Ärzten und anderen Experten usw. Die Vor- und Nachteile der verschiedenen Konzepte sollten sorgfältig abgewogen werden. Währenddessen können die Patienten mit regenerativen und ausgleichenden Therapien beginnen.

Gesundheit ist mehr als nur die Abwesenheit von Krankheit.
Sie ist der aktive Zustand des körperlichen, emotionalen, geistigen
und sozialen Wohlbefindens.

WHO

Organisieren und motivieren Sie sich

Zuallererst bitte ich meine Patienten, alle Informationen zusammenzutragen, die sie benötigen, um eine fundierte Entscheidung über mögliche Behandlungsstrategien treffen zu können. Das bedeutet, alle Unterlagen und Befunde ab dem Zeitpunkt der Diagnose von den behandelnden Ärzten anzufordern und Kopien aller Untersuchungsergebnisse und Berichte aufzubewahren.

Erstellen Sie ein Dokumentationssystem, um den Überblick zu behalten. Eine Tabelle mit Blutbefunden, die im Laufe der Zeit zusammenkommen, ist praktisch und kann mit verschiedenen medizinischen Dienstleistern geteilt werden. Ihr Heilpraktiker oder ganzheitlicher Therapeut kann Ihnen vielleicht sogar ein Arbeitsblatt zur Verfügung stellen. Damit fangen Sie an.

Wenn Sie keinen Computer verwenden möchten, empfehle ich einen einfachen Ordner mit Trennblättern und Registern. Darin heften Sie pathologische Befunde, Blutuntersuchungen und diagnostische Berichte ab: ein Register für Laborwerte, eines für Scans und so weiter, chronologisch geordnet. Ein weiteres Register reservieren Sie für Heilkräuter- oder Supplement-Rezepte, die Ihr Heilpraktiker/Therapeut verordnet. So organisieren Sie Ihre eigene Gesundheitsakte und verfügen über eine lückenlose Dokumentation. Bei Bedarf haben Sie alles zur Hand und können Therapiefortschritte nachvollziehen.

Auf den ersten Blick erscheint die analoge Organisationsform altmodisch, ist aber oft praktischer als die digitale Tabellenkalkulation. Schließlich hat man es mit verschiedenen Fachärzten zu tun, die unterschiedliche Online-Portale nutzen. Da wird es schnell kompliziert und man verliert leicht den Überblick. In jedem Fall erhalten Sie von Ihren Ärzten Kopien von Berichten, Befunden und Unterlagen auch in Papierform. Eine persönliche Patientenakte ist sehr praktisch. Alles ist an einem Ort verfügbar und nach Datum geordnet leicht aufzufinden.

Erstellen Sie einen ganzheitlichen Behandlungsplan

Wenn Sie Krebspatient sind, empfehle ich nachdrücklich, einen erfahrenen Arzt aufzusuchen. Er wird Sie bei schwierigen Entscheidungen unterstützen. Zusätzlich zum Onkologen, der die Diagnose stellt und konventionelle Therapien vorschlägt, können Sie mit einem Heilpraktiker/Therapeuten zusammenarbeiten. Er kann zytotoxische Kräuter verordnen, die in sorgfältig kalkulierter Dosierung verabreicht werden und darauf abzielen, Krebszellen auszuschalten. Auch Naturheilkundler, Ernährungsberater oder ein Gesundheitscoach können dazu beitragen, dass Sie Ihre optimale Befindlichkeit erreichen und erhalten. Im Anhang finden Sie Informationen über Heilpraktiker und ganzheitliche Therapeuten (siehe S. 599).

Bereiten Sie sich vor

Die vorbereitende Planung kann am Tag der Diagnose beginnen. Unabhängig von der Art, dem Stadium oder Schweregrad der Krebserkrankung und unabhängig von den Therapieoptionen sind Sie gut beraten, einige grundlegende Maßnahmen Betracht zu ziehen, die Ihre Lebensumstände insgesamt verbessern. Nicht alle sind für jeden machbar. Machen Sie sich keine Vorwürfe, wenn Ihnen etwas nicht gelingt. Gehen Sie einfach Schritt für Schritt in die richtige Richtung. Sie können sicher sein: Alles hilft.

Im Praxiskapitel werden solche Maßnahmen ausführlich erläutert (siehe S. 109). Mit den folgenden Maßnahmen können Sie aber schon jetzt beginnen:

- Entrümpeln Sie Ihre Küchenschränke. Entsorgen Sie alles, was verpackt, gesüßt, künstlich aromatisiert oder gefärbt ist.
- Meiden Sie Fastfood, Essen zum Mitnehmen, Snacks, alkoholische Getränke und Nikotin. Stark vorverarbeitete Lebensmittel haben keinen Nährwert.
- Entrümpeln Sie Ihre Garage oder den Gartenschuppen. Entsorgen Sie alle toxischen Chemikalien und Lösungsmittel.
- Bevorzugen Sie Bio-Lebensmittel und natürliche Hygiene-/Haushaltsprodukte.
- Essen Sie täglich mindestens 3 Portionen Blattgemüse und 1 Portion dunkle Beeren.
- Trinken Sie täglich 2 bis 3 Tassen grünen Tee (bis 16 Uhr).
- Schlafen Sie ausreichend.
- Finden Sie wirksame Wege, sich zu entspannen.
- Trainieren Sie regelmäßig (Fitness oder Sport).
- Trinken Sie täglich 1,5 bis 2 l reines Wasser.
- Verbringen Sie Zeit mit Freunden und Vertrauten. Genießen Sie die Natur unter freiem Himmel. Lachen Sie so viel wie möglich.
- Nutzen Sie Heilkräuter und Pilze zur Unterstützung der Leber, zur Stärkung des Immunsystems und als Antioxidantien, während Sie auf Laborbefunde warten, Informationen sammeln oder über die nächsten Schritte nachdenken.
- Nutzen Sie adaptogene Kräuter zur Stressbewältigung.

GANZHEITLICHE KREBSMEDIZIN

FÜR

PATIENTEN

UND

HELFER

KREBS VERSTEHEN

Es gibt unzählige Varianten davon, wie Krebs in Erscheinung tritt. Sowohl die Symptome als auch die Prognose können von Person zu Person, von Krebsart zu Krebsart stark variieren. Im Kern der Sache, angesichts der grenzenlosen Komplexität metabolischer Prozesse in Krebszellen, muss man in der Regel immer mit denselben Kern(dys)funktionen rechnen.

Alles beginnt mit einer Genmutation

Jede Krebserkrankung ist einzigartig, mit spezifischer Prädisposition und spezifischen Auslösern. Daher bleibt die „Heilung“ von Krebs zunächst eine unerfüllbare Wunschvorstellung. Trotz ihrer Einzigartigkeit haben Krebserkrankungen bestimmte Merkmale und metabolische Signalwege gemeinsam. Krebs beginnt mit einer tumorauslösenden (onkogenen) Genmutation, die erhalten bleibt und repliziert wird. Es gibt unterschiedliche Auffassungen darüber, wie Krebs entsteht oder wie primäre Mutationen zustande kommen. Grundsätzlich sind Genmutationen der Ausgangspunkt für die unkontrollierte Vermehrung von Krebszellen.

Gene funktionieren wie die Buchstaben eines Alphabets und kodieren molekulare Anweisungen, mit denen eine Zelle bestimmte Proteine herstellen kann. Diese Proteine sind entweder strukturelle Komponenten (z. B. Muskelfaser oder Zellwand) oder funktionelle Komponenten (z. B. Enzyme, die alle Stoffwechselprozesse der Zellen aktivieren). Manche zelleigenen Proteine können sowohl strukturell als auch funktionell sein, etwa Rezeptorproteine, die in die Zellwand integriert sind und diese überbrücken. Sie sind struktureller Bestandteil der Zellwand oder der Zellmembran, fungieren aber auch als Kinase-Enzyme (*kinesis* = sich bewegen).

Sie passen ihre Form an, wenn sie mit einem Partnermolekül (Ligand) Bindungen eingehen – mit einem Hormon, einem zelleigenen Wachstumsfaktor oder einem anderen Triggermolekül. Die Proteindynamik löst ein Signal aus, das von der Zelloberfläche in den Zellkern wandert, und Informationen vermittelt, welche Proteine produziert werden sollen. Der Weg dieser Botschaft durch das Zellplasma über eine Kaskade von Enzymreaktionen wird als *Signaltransduktion* bezeichnet. Hat die Botschaft den Zellkern erreicht, erfolgt dort die *Signaltranskription*, d. h. die Ablesung der Botschaft und die Aktivierung der entsprechenden Gene.

Ein mutiertes Gen kodiert für Proteine, die nicht richtig funktionieren. Das kann Zelloberflächenrezeptoren oder intrazelluläre Rezeptoren und Transkriptionsfaktoren betreffen. Fehlfunktionen verursachen dann eine fehlerhafte Bindung von Triggermolekülen (z. B. Bindungspartnern wie Östrogen oder Cortisol) sowie Störungen der Signaltransduktion/Transkription. Bei vielen Krebsarten kommt es durch Frühmutationen auch zur Störung der Zelladhäsionsmoleküle, die aus Glykoproteinen bestehen und normalerweise eine regelrechte Zell-Zell-Kommunikation ermöglichen. Zellen mit dysfunktionalen Zelladhäsionsmolekülen werden „aussortiert“ und sind dem Zugriff des Immunsystems entzogen. Das bedeutet, dass die normale Kontrolle von Zellwachstum und Reproduktion ausfällt.

Gene mutieren aus vielen Gründen, auch ganz zufällig. Mutationen können durch ionisierende Strahlung, oxidativen Stress oder Schadstoffwirkungen verursacht werden.

Mutierte Tumorsuppressor-Gene. In den meisten Fällen entsteht Krebs durch die Mutation eines Tumorsuppressor-Gens. Ein solches Gen bestimmt, wie schnell sich Zellen vermehren und wann sie absterben. Ein Beispiel ist die Mutation des p53-Gens, die bei bis zu 50 Prozent aller Krebserkrankungen vorkommt. Das p53-Protein wird vom p53-Gen kodiert und fungiert als eine Art Qualitätskontrollmechanismus: Ist die kopierte DNA korrekt oder fehlerhaft? Liegen Kopierfehler vor, wird die Zellteilung (Replikation) gestoppt und der Fehler korrigiert oder die Zelle fällt dem programmierten Zelltod (Apoptose) zum Opfer. Bei einer p53-Mutation können Kopierfehler nicht mehr erkannt und betroffene Zellen nicht aussortiert werden. Das heißt, die Zellen wachsen weiter, infiltrieren ihre Umgebung und werden zu dem, was wir Krebs nennen.

Mutierte Krebsgene (Onkogene). Solche Gene kodieren für Proteine, die die Zellteilung fördern und vorantreiben oder den Zelltod (Apoptose) hemmen. Gesunde Zellen benötigen streng regulierte Onkogene, um die natürliche Zellalterung (Seneszenz, irreversible Blockade des Zellzyklus), den Zelltod und die Zellerneuerung zu kontrollieren. Onkogenmutationen prädestinieren für kanzerogenes Zellverhalten und potentiell unsterbliche Zellen. Beispiele für Onkogene sind Gene, die für Wachstumsfaktoren und deren Kinaserezeptoren, für cyclin-abhängige Kinasen und Ras-Proteine kodieren.

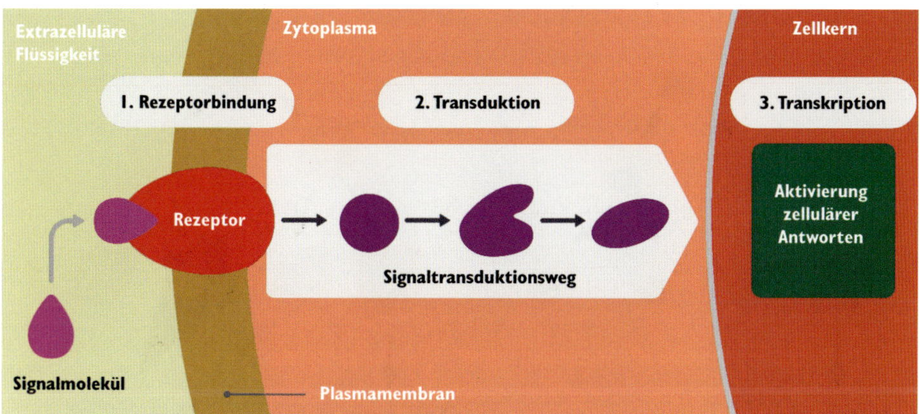

Ausschnitt Zellwand/Plasma/Zellkern. Krebs entsteht durch Genmutationen, die zu einer Störung der Kommunikation mit dem Zellkern führen (Signaltransduktion). Ist dieser Prozess gestört, entstehen abnorme Zellen, die sich rasch teilen, nicht absterben und sich der Kontrolle durch das Immunsystem entziehen.

Fehlende Kontakthemmung. Normale Körperzellen müssen wissen, wann kopiert oder repliziert werden soll und wann diese Vorgänge gestoppt werden müssen. Beispielsweise vermehren sich Hautzellen bei einer Schnittverletzung und stoppen das Zellwachstum, wenn die Wunde verheilt ist. Dieser Prozess wird als Kontakthemmung bezeichnet. Das bedeutet, dass die übermäßige Zellvermehrung durch den Kontakt mit anderen Zellen gehemmt wird. Bösartige Tumorzellen können diese Kontakthemmung ausschalten. Das bedeutet, dass sie sich unkontrolliert vermehren und auswandern können. Gesunde, normale Zellen kommunizieren via Zelladhäsionsmolekülen (Kontakt) und Gap Junctions engmaschig mit ihren Nachbarzellen über Zellwände hinweg. Krebszellen manipulieren die Zelladhäsionsmoleküle und deaktivieren so die Kommunikation zwischen den Zellen. Am Ende ist die bösartige Zelle komplett von externen Kontrollmechanismen abgekoppelt und kann sich nach Belieben weiterentwickeln. Diesen Vorgang nennt man Onkogenese, die Entstehung von Krebs.

Unsterbliche Zellen. Jede normale Zelle ist so programmiert, dass sie abstirbt, wenn das Ende ihrer funktionellen Lebensdauer erreicht ist oder wenn eine ausgeprägte Stoffwechselstörung vorliegt, die Seneszenz und Apoptose auslöst. Krebszellen können ungehemmt gedeihen, sich vermehren und im Körper ausbreiten, weil die Mechanismen, die den Zelltod auslösen, abgeschaltet sind. Krebszellen mutieren früh, entgehen der normalen Apoptose, setzen sich fest und werden aggressiv.

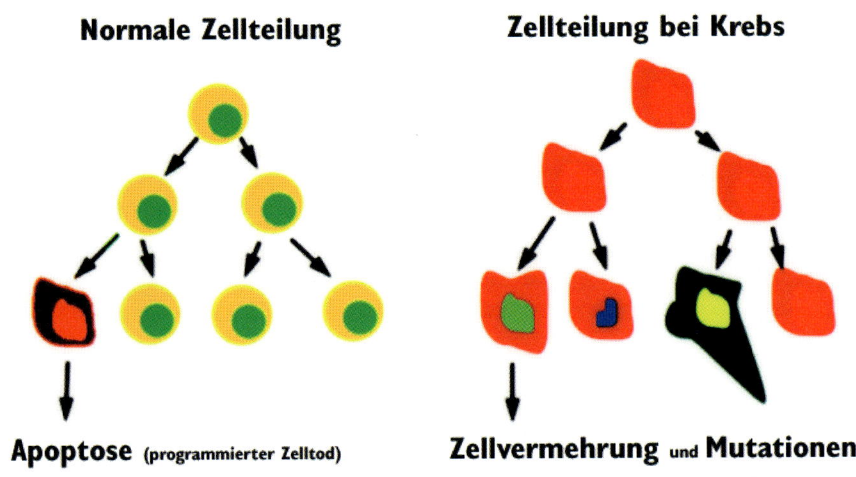

Bei normaler Zellteilung werden mutierte Zellen (links; rot) durch programmierten Zelltod aus dem Verkehr gezogen. Bei der Zellteilung von Krebszellen entstehen mutierte Zellen, die sich ungehemmt vermehren (rechts; grün) und weiter mutieren (blau, gelb).

Mutierte DNA in Krebszellen kodiert für fehlerhafte Proteine. Die produzierten Enzyme können dysfunktional und defekt sein. Da die natürlichen Kontrollsysteme dann ausfallen, dauert es in der Regel nicht lange, bis die Zelle abnormes Verhalten zeigt und eine Abwärtsspirale einsetzt: Jede weitere Mutation kodiert für zunehmend dysfunktionales Zellverhalten. Je mehr bösartige Krebszellen entstehen, desto stärker breitet sich der Tumor aus und konkurriert mit normalem Gewebe um Platz und Nährstoffe. Schließlich wird normales Gewebe vom Tumor verdrängt.

Es gibt keine einzelne Ursache für Krebs. Die Wahrscheinlichkeit, an Krebs zu erkranken, wird von vielen Faktoren beeinflusst. Im Einzelfall kann ein Faktor entscheidend sein, der Tropfen, der das Fass zum Überlaufen bringt. Wahrscheinlich hat jeder Mensch seine eigene Kombination von Ursachen und Risikofaktoren. Allen Krebserkrankungen liegen grundlegende molekulare Fehlfunktionen zugrunde: falsche DNA-Ablesung, dysfunktionale Reparaturmechanismen und Kontrollverlust. Der Kern des Problems.

Auch wenn die Tumorentstehung als komplexe Verkettung von Fehlern und genetischen Defekten mit gravierenden Folgen erscheinen mag, so lassen sich doch fast immer die gleichen Umstände und Auslöser identifizieren. Ganz vorn rangieren oxidativer Stress und Stoffwechselstörungen, verursacht durch übermäßigen Zuckerkonsum, und Nährstoffmangel sowie physischer, physiologischer und psychischer Stress. So vielfältig und komplex die Ursachen von Krebs sind, so bemerkenswert einfach sind die natürlichen Behandlungsstrategien.

Die gute Nachricht: Wir können selbst etwas für unsere Heilung tun. Tabak- und Alkoholabstinenz, nährstoffreiche Ernährung und Stressabbau sind Teil der Krebsprävention und auch für die Krebstherapie von Bedeutung. Vollwertkost und antioxidativ wirksame Nahrungsergänzungsmittel mit pflanzlichen Polyphenolen zählen ebenfalls zur Krebsprävention. Antioxidantien sind für Pflanzen und Menschen gleichermaßen lebenswichtig. Obst, Gemüse, Kräuter und Pilze enthalten antioxidative Stoffe. Grundsätzlich sollte man möglichst naturbelassene Lebensmittel essen, statt isolierte Inhaltsstoffe in Form von Supplementen zu konsumieren. Es gibt aber Zustände, Befindlichkeiten und Situationen, in denen Supplemente explizit sinnvoll sind.

Sich vegetarisch zu ernähren, jeden Tag spazieren zu gehen (Sport zu treiben) und zu meditieren gilt als radikal. Sich die Brust aufschneiden und Beinvenen ins Herz transplantieren zu lassen, gilt als normal und konservativ.

Dr. Dean Ornish, Prof. f. klin. Medizin, University of California, San Francisco

Zu den Nahrungsergänzungsmitteln gehören natürliche Wirkstoffe wie Catechine (in grünem Tee), Apigenin und Luteolin (in Kamille), essentielle Omega-3-Fettsäuren (in Fischöl), Sulforaphan (in Brokkoli) und Curcumin (in Kurkuma). Diese und viele andere Stoffe können über verschiedene Stoffwechselwege dazu beitragen, Krebs wirksam zu bekämpfen.

Eine systemische Erkrankung

Krebs ist kein mysteriöses Alien, das in den Körper eingedrungen ist und sich dort eingenistet hat. Krebs gehört von Natur aus zum Wirt und seinen amoklaufenden Zellen. Das bringt Herausforderungen mit sich, die es zu meistern gilt. Das Immunsystem ist darauf programmiert, das Selbst nicht anzugreifen – und erkennt die Krebsgefahr zu spät. Gefährlich ist primär nicht die rasante Zellvermehrung, die auch Teil des Problems sein kann, sondern die durch DNA-Mutationen verursachte Stoffwechselstörung: Krebszellen sind nicht mehr in der Lage, miteinander und mit dem Rest des Körpers zu kommunizieren. Sie agieren autonom und sind unsterblich.

Die (allopathische) Schulmedizin betrachtet Krebs als Klon von Zellen, die umweltbezogene Begrenzungen und Kontrollmechanismen überwunden haben. Sie verhalten sich abnormal und werden als körperfremd betrachtet. Das Paradigma der konventionellen Krebstherapie ist die gezielte Vernichtung von Krebszellen mit aggressiven und destruktiven Mitteln.

Die ganzheitliche Krebsmedizin betrachtet Krebs als Teil eines komplexen Syndroms, das auf einem Ungleichgewicht des gesamten Körper-Geist-Seele-Netzwerks beruht. Mit anderen Worten: Krebs ist von Anfang an eine systemische Erkrankung. Das Terrain („Gelände“) hat genauso große Bedeutung wie der Tumor selbst. Die ganzheitliche Medizin geht davon aus, dass das normale Gleichgewicht wiederhergestellt und der Krebs vom Körper selbst beseitigt werden kann – wenn es gelingt, das Netzwerk von Körper, Geist und Seele zu stärken und wieder auszubalancieren. Man muss nicht jede einzelne Krebszelle vernichten, um den Krebs zu besiegen. Menschen können Krebs überleben und mit Krebs leben. Heilkräuter und Pilze helfen dabei.

Von der normalen Zelle zum bösartigen Tumor

Die wichtigsten Schritte:

- Anfälligkeit des Terrains und physiologische Störungen. Prädisponierende Faktoren: Tabak- und Alkoholkonsum, ungesunde Ernährung, Umweltgifte, bestimmte Arzneimittel, ionisierende Strahlung, chronischer Stress und Vererbung.

Krebs als systemische Erkrankung

Viele ganzheitliche Therapien verlangsamen das Krebswachstum, indem sie bestimmte Stoffwechselwege hemmen oder fördern. Stoffwechselwege sind Abfolgen von Prozessen oder Funktionen, die durch Enzyme gesteuert werden und das Räderwerk chemischer Reaktionen in einer Zelle katalysieren.

Sie können aufbauend (anabol) sein, was Energie und Nährstoffzufuhr erfordert. Sind sie abbauend (katabol), wird Energie freigesetzt.

Solche Prozesse betreffen zentrale Funktionen des Zuckerstoffwechsels (Glykolyse und Citratzyklus), des Fettstoffwechsels (Pentosephosphatweg) und Entgiftungsfunktionen der Leber.

- Mutationen von Genen, die für eine abnorme Expression von Zellen und Proteinen kodieren (fehlerhafte strukturelle oder funktionelle Proteine).
- Aufregulierung (Stimulierung) oder Abregulierung (Hemmung) der Übertragung von Botschaften von der Zelloberfläche in den Zellkern (Signaltransduktion) und der Ablesung von Botschaften im Zellkern (Signaltranskription), was die Blockade von Kontrollproteinen verursacht, die normalerweise die Zellvermehrung regulieren; Förderung onkogenen Zellverhaltens, z. B. übermäßige Produktion von Wachstumsfaktoren und Hemmung oder Unterdrückung des Immunsystems.
- Schwächung der Gelmatrix, in die alle Zellen eingebettet sind, die alle Nährstoffe, Stoffwechselprodukte und Arzneistoffe ein- und auswärts passieren müssen.
- Verlust der Zelladhäsion und der Zell-Zell-Kommunikation, Verlust der Kontakthemmung.
- Hemmung der mitochondrialen Aktivität (Citratzyklus), was auch zur Abschaltung von Apoptosemechanismen (Zelltod) führt.
- Hoher Glucosebedarf und hohe Glykolyserate (Zuckerstoffwechsel) bei aktiven Krebszellen, auch Warburg-Effekt und glykolytische Verschiebung genannt.
- Niedriger zellulärer Sauerstoffbedarf: Krebszellen vermehren sich auch unter sauerstoffarmen (hypoxischen) Bedingungen; Tumoren wachsen so schnell, dass die Blutversorgung nicht Schritt halten kann.
- Produktion von Milchsäure (Lactat) durch aerobe Glykolyse, die zum lokalen Entzündungsmilieu beiträgt und das Wachstum neuer Blutgefäße (Angiogenese) fördert.
- Verlust der Kontrolle über den Zellzyklus: schnelle Zellvermehrung und Tumorwachstum.

Frühwarnzeichen (American Cancer Society)

Nachstehend sind einige der wichtigsten Frühwarnsymptome aufgeführt, die eine weitere Abklärung rechtfertigen. Diese Liste kann durch anhaltende Kopfschmerzen oder Schwindel, unerklärlichen Gewichts- und Appetitverlust und anhaltende unerklärliche Müdigkeit ergänzt werden. C-A-U-T-I-O-N (engl.) = Vorsicht!

C Veränderungen beim Stuhlgang oder Wasserlassen
A Eine Wunde, die nicht abheilt
U Ungewöhnliche Blutungen oder Ausfluss
T Verdickung oder Vergrößerung eines Knotens
I Verdauungs- oder Schluckstörungen (Dysphagie)
O Auffällige Veränderung einer Warze oder eines Leberflecks
N Belastender Husten oder Heiserkeit

- Verdrängung und mögliche Rekrutierung von Nachbarzellen.
- Metastasierung und Invasion: Krebszellen breiten sich von ihrem Ursprungsort im Körper aus.
- Erhöhte Blutgerinnungsneigung: Vermehrung von Blutplättchen (Thrombozyten); Koagulopathien.

Obwohl immer wieder von neuen Tests die Rede ist, gibt es derzeit außer für einige Blutkrebsarten (z. B. Leukämien und Lymphome) keine leicht verfügbaren oder zuverlässigen Bluttests für die Krebsdiagnose. Tumormarker solider Tumoren sind im Blut nachweisbar, wenn die Erkrankung fortschreitet, und können therapiebedingte Veränderungen anzeigen. Wirksame Prognosetests stehen zur Verfügung – z. B. Pap-Tests (Zervixkarzinom) oder Tests auf okkultes Blut im Stuhl (Darmkrebs).

Fallen solche Tests positiv aus, ist die Krebserkrankung schon seit Monaten oder gar Jahren präsent. Das heißt, wenn Sie davon erfahren, ist der Schaden bereits angerichtet. Deshalb ist Vorsorge so wichtig. Anfangs wachsen die meisten Tumoren sehr langsam. Krebszellen müssen sich viele Male replizieren, bis der Tumor eine Größe erreicht hat, die Beschwerden auslöst oder ertastet werden kann.

Diagnosen verstehen

Der pathologische Befund ist das maßgebliche Dokument, das Ihre Krebserkrankung definiert. Er ist mit Fachbegriffen gespickt und in der Regel nicht

Körperliche Auswirkungen von Krebs

Krebs kann sich klein und lokal begrenzt entwickeln. Bleibt er unbehandelt, infiltriert er umliegendes Gewebe und breitet sich anschließend via Blutversorgung, Lymphe und entlang von Nerven zu benachbarten Organen oder weiter entfernten Stellen aus (Metastasen). Im fortgeschrittenen Stadium können Stoffwechselprozesse gestört werden, was zu generalisierten oder systemischen Beschwerden führt.

Lokale Auswirkungen

- Knoten, Läsionen oder Blockaden
- Krebsinfiltration in benachbartes Gewebe : lokale Schmerzen, Absterben von Gewebe, Blutungen und/oder Infektionen und Schmerzen

Metastatische Wirkungen

- Regionale Lymphknotenschwellung (stromabwärts vom Tumor)
- Kurzatmigkeit (Lungenmetastasen)
- Gelbsucht (Lebermetastasen)
- Knochenbrüche (Knochenmetastasen)
- Krampfanfälle (Hirnmetastasen)

Systemische Auswirkungen

- Fieber, Nachtschweiß (insbesondere bei Lymphomen)
- Blutkrankheiten, einschließlich Anämie
- Hormon- und Stoffwechselstörungen
- Allgemeine körperliche Auszehrung (Kachexie)

einfach zu verstehen. Nachfolgend finden Sie eine Zusammenfassung der wichtigsten Befunde und deren Bedeutung.

Tumoren klassifizieren

Gewebeneubildungen im Körper (Neoplasmen) können in vier verschiedene Klassen eingeteilt werden. Die Tumorklassifikation ist für die Therapieplanung und die Prognose von großer Bedeutung.

- Lokalisation : Wo tritt der Tumor auf?
- Ursprungsgewebe (Histogenese) : In welchem Gewebetyp ist der Tumor entstanden? Tochtergeschwülste (Metastasen) können weit entfernt vom

Erscheinungsformen und Verhalten von Tumoren

Gutartiger Tumor

- Lokal begrenzt
- Gut differenzierte, zusammenhängende Zellen
- Normalerweise von einer faserhaltigen Kapsel umgeben
- Wachstum vom Zentrum nach außen, gut definierte Ränder (glatt, abgerundet und weich)
- Langsam wachsend
- Metastasiert nicht
- Nur dann gefährlich, wenn Symptome verursacht oder lebenswichtige Organe befallen werden (z. B. Blutungen bei einem Uterusmyom oder Schluckbeschwerden bei einem Schilddrüsentumor/Kropf)
- Hoher Sauerstoffbedarf, geringer Glucosebedarf; effizienter Stoffwechsel : Produktion von 38 ATP-Einheiten (Energiewährung der Zelle) pro verarbeitete Zuckereinheit; Energiegewinnung aus Fetten
- Kommunikation mit Nachbarzellen möglich, Kontakthemmung reduziert das Zellwachstum
- Neubildung von Blutgefäßen (Angiogenese) nur nach Verletzungen
- Programmierter Zelltod (Apoptose) bedarfsabhängig möglich

Tumorklassifikation nach Ursprungsgewebe

Gewebeart	Gutartig	Bösartig
Keimzellen (Eierstock oder Hoden)	Dermoidzyste	Teratom
Oberflächenepithel (Haut)	Papillom	Karzinom
Drüsenepithel	Adenom	Adenokarzinom
Faseriges Bindegewebe (Muskel)	Fibrom	Fibrosarkom
Fetthaltiges Bindegewebe	Lipom	Liposarkom
Gefäßgewebe	Angiom	Angiosarkom
Lymphknoten	Lymphadenopathie	Lymphom

Weitere Krebsarten : Osteosarkom (Knochen), Leiomyosarkom (glatte Muskulatur), Leukämie (weiße Blutkörperchen), Myelom (Knochenmark)

Bösartiger Tumor : hochgradige Krebserkrankung

- Derbe, unregelmäßige und harte Konsistenz
- Unzusammenhängendes und unorganisiertes Zellwachstum, kaum Differenzierung
- Fehlende Immunkontrolle
- Fehlender Zelltod (Apoptose), „unsterbliche" Zellen
- Rasches, permanentes Wachstum, fehlende Signale zur Wachstumshemmung
- direkte Invasion in benachbarte Gewebe
- Neigung zur Metastasierung, „systemische" Krebserkrankung (Metastasen bei ca. 50 % der Patienten)
- Tumorwachstum schneller als Blutgefäßneubildung : Zell-/Gewebetod durch Sauerstoffmangel (ischämische Nekrose)
- Geringer Sauerstoffbedarf, hoher Glucosebedarf; ineffizienter Stoffwechsel : nur 2 ATP-Einheiten (Energiewährung der Zelle) pro produzierte Zuckereinheit; Energiegewinnung aus Fett und Eiweiß (nicht erste Wahl)
- Störung der interzellulären Kommunikation, Verlust der Kontakthemmung

Bösartiger Tumor : geringgradige (indolente) Krebserkrankung

- Subklinische Tumoren, oft vom Patienten unbemerkt (Nachweis durch Bildgebung oder Bluttests)
- Wenige und geringgradige Mutationen
- Geringgradig unorganisiertes Zellwachstum, mäßige Differenzierung
- Kein programmierter Zelltod (Apoptose)
- Moderat fortschreitendes Wachstum, begrenzt und langsam
- Normalerweise nicht invasiv und nicht metastasierend

Ursprungstumor auftreten, ihre Herkunft lässt sich jedoch anhand des Gewebetyps erkennen.

- Verhalten : gutartig oder bösartig? Die Schlüsselfrage bei der Krebsdiagnose.
- Primärtumor (im Ursprungsgewebe wachsend) oder sekundärer/metastasierender Tumor (an entfernten Stellen wachsend)?

Nur Dysplasie oder schon Krebs?

Abnorme Zellen in Gewebe bezeichnet man als Dysplasie. Krebs und Dysplasie unterscheiden sich in manchen Punkten. Dysplasie ist nicht invasiv, aber Teil des karzinogenen Kontinuums: Dysplasie kann sich leicht in lokal begrenzten Krebs verwandeln (Carcinoma in situ). Dysplastische Zellen breiten sich nicht in die Tiefe aus. Die chirurgische Entfernung ist in der Regel ein heilender Eingriff. Allerdings müssen die Umgebung, der Gesundheitszustand und das Wohlbefinden beachtet werden, um einem Tumorrezidiv vorzubeugen. Deshalb sind regelmäßige Pap-Abstriche zur Erkennung von dysplastischen Zellen im Gebärmutterhals hilfreich. Dysplasie ist leicht zu behandeln – bevor sich ein therapieresistentes Zervixkarzinom entwickelt. Besser man versucht von Anfang an, eine Zervixdysplasie zu verhindern, die in der Regel durch bestimmte Stämme des humanen Papillomavirus (HPV, Genitalwarzen) verursacht wird.

Krebsbefall bestimmen

Eine gängige Methode zur Abschätzung des Krebsbefalls ist die Messung der Zellverdopplungsrate. Bliebe der Krebs sich selbst überlassen, würde er exponentiell wachsen; die Zellen würden sich ungehindert teilen und unendlich oft verdoppeln. Dies ist im frühen Tumorstadium der Fall. Die begrenzte Verfügbarkeit von Nährstoffen, Sauerstoff und Platz führt jedoch dazu, dass das exponentielle Wachstum durch hemmende Faktoren gebremst wird. Das Wachstum variiert je nach Krebsart und Patient. Es gibt Schätzungen der durchschnittlichen Verdopplungsraten für bestimmte Krebsarten, die zur Beurteilung der Prognose herangezogen werden. Sie sind aber aufgrund individueller Einflussgrößen immer etwas ungenau.

Langsam und schnell wachsende Krebsarten. Die Medizin ist eine Kunst, die sich ständig weiterentwickelt. Nirgendwo wird dies deutlicher als in der Onkologie. Die Grenze zwischen indolentem Krebs und aktivem oder aggressivem Krebs ist ein solches bewegliches Ziel. Es ist keineswegs unvermeidlich, dass langsam wachsender Krebs zum aggressiven Tumor wird. Dies hat enorme Auswirkungen auf die Behandlungsplanung – sogar die Klassifikation einiger Arten von Prostatakrebs und Brustkrebs wird inzwischen in Frage gestellt. So hätte eine Frau, bei der vor zehn Jahren ein duktales Carcinoma in situ (DCIS) diagnostiziert wurde, das gesamte Spektrum von Operation, Chemotherapie und Bestrahlung durchlaufen. Heutige Behandlungsstrategien sind viel fortschrittlicher und weniger invasiv.

Einige Krebsarten (z. B. Prostatakrebs) können so langsam wachsen, dass bei einer Diagnose im Frühstadium häufig eine „abwartende Haltung“ empfohlen

Zell- und Gewebeveränderungen mit Neigung zur Bösartigkeit

Dysplasie : abnorme Zellen, abnorme Gewebearchitektur, nicht invasiv, teilweise reversibel

Anaplasie : abnorme Zellen, abnorme Gewebearchitektur, invasiv, ohne Behandlung irreversibel

wird, da eine aktive Behandlung ungünstigere Auswirkungen haben kann als das langsame Fortschreiten der Krankheit. Wenn bei einem über 70-jährigen Mann Prostatakrebs diagnostiziert wird, ist die Wahrscheinlichkeit groß, dass der Krebs nie hochgradig fortschreitet. Leider bedeutet Abwarten (watchful waiting) in der Schulmedizin, sich zurückzulehnen und nichts zu tun – für den Heilpraktiker/Arzt/Therapeuten und die meisten Patienten eine unerträgliche Situation. Aber andererseits auch eine sehr gute Gelegenheit für den Heilpraktiker, einen aktivierenden Behandlungsplan zu erstellen, um das Wachstum und die Progression der Erkrankung zu verhindern, wenn nicht sogar rückgängig zu machen.

Auf der anderen Seite besteht die Gefahr, dass Patienten in fortgeschrittenen Krebsstadien mit rasch fortschreitendem Tumorwachstum zu aggressiven medizinischen Behandlungen gedrängt werden. Sie haben dann keine Chance, natürliche Therapien zur Genesung von Operation, Chemotherapie oder Bestrahlung anzuwenden, geschweige denn einen problematischen Lebensstil oder tiefer liegende konstitutionelle Ungleichgewichte anzugehen.

Stadien- und Gradeinstufung. Das Stadium gibt an, wie weit sich der Krebs im Körper ausgebreitet hat. Der Grad bezieht sich darauf, inwieweit die Krebszellen ihrem Ursprungsgewebe ähneln. Je höher das Stadium oder der Grad, desto schlechter ist die Prognose.

Stadien		Grade	
Stadium 0	frühe Läsion oder zelluläre Dysplasie, kein messbarer Tumor	Grad 1	gut differenziert
Stadium 1	in situ (lokalisiert, nicht metastasiert)	Grad 2	mäßig differenziert
Stadium 2	Invasion in benachbartes Gewebe	Grad 3	leicht differenziert
Stadium 3	Fernmetastasen	Grad 4	schlecht differenziert

TNM-Klassifikation : Tumor, Knoten und Metastasen. Jedem Tumor wird eine Zahl von 1 bis 4 zugeordnet, die den Schweregrad kennzeichnet. Die Abstufungen T (*tumor*)1a, b, c usw. beschreiben spezifische Merkmale bestimmter Krebsarten. Abstufungen von N (*node* = Knoten) beschreiben den Krebsbefall von Lymphknoten. Abstufungen von M (*metastasis*) beschreiben den Grad der Tumorausbreitung außerhalb des Ursprungsorts (außer in den Lymphknoten). Beispiel:

T1, N0, M0 = lokal begrenzter Tumor, kein Lymphknotenbefall, keine Metastasen

T4, N4, M3 = hohe Stadien-/Gradeinstufung, erheblicher Lymphknotenbefall, Metastasen

Die Einteilung wird manchmal auch als pT, N, M bezeichnet. Die Diagnose wurde dann aufgrund pathologischer Befunde gestellt wurde. cT, N, M bedeutet, dass die Diagnose nur aufgrund klinischer Befunde und Scans gestellt wurde. Krebsarten können auch eigene, spezifische Kriterien der Subklassifizierung haben, z. B. den Gleason-Score (Prostatakrebs) oder das FIGO-Staging (Zervixkarzinom).

Geringgradige Differenzierung von Krebszellen

Ein Hauptmerkmal der fortgeschrittenen, hochgradigen Krebserkrankung sind schlecht differenzierte Zellen, die nicht mehr dem Ursprungsgewebe ähneln, und sich auch nicht unbedingt so verhalten, wie es das Ursprungsgewebe getan hätte. Je geringer der Differenzierungsgrad, desto höher ist der Schweregrad des Krebses. So ähnelt Krebs Grad 1 noch dem Ursprungsgewebe. Krebs Grad 4 ist kaum noch als spezifisches Gewebe erkennbar.

Nicht selten stellen sich Patienten mit Krebserkrankung im Spätstadium (einschließlich Metastasierung) vor, wobei der Ort des Primärtumors nicht mehr zu ermitteln ist. Die Zelldifferenzierung ist so stark nivelliert, dass das Ursprungsgewebe nicht mehr identifiziert werden kann.

Entscheidend für die Überwindung von Krebs ist die Fähigkeit der Zellen, sich während der Replikation richtig zu differenzieren. Sie ähneln dann dem Ursprungsgewebe, verhalten sich wie dieses und reagieren besser auf zelluläre Kontrollmechanismen.

Anmerkung: Die Differenzierung erfolgt unmittelbar nach der Zellteilung. Differenzierungsfördernde Wirkstoffe sind in solchen Zellen am aktivsten, die sich aktiv teilen. Paradoxerweise betrifft dies aggressivere Krebsarten. Dies bedeutet aber nicht, dass eine Unterstützung der Differenzierung in einem früheren Stadium nicht sinnvoll ist, da jede Zelle jederzeit entarten kann, wenn sie sich teilt. Es ist zudem möglich, dass solche Wirkstoffe bei stark entdifferenzierten aggressiven Tumoren vorteilhaft sein können.

Krebsauslösende Faktoren

Neben einer erblichen/genetischen Veranlagung oder Gendefekten kann eine Krebserkrankung auch durch andere Faktoren ausgelöst werden: Tabak und Alkohol, Viren, Parasiten und Infektionen, Umweltgifte, Hormone und östrogenähnliche Stoffe (Xenoöstrogene), Stress, Angst und Einsamkeit, Schlafstörungen, Fehlernährung, Bewegungsmangel und chronische Entzündungen sowie ionisierende (z. B. radioaktive) Strahlung. Alle diese Faktoren können zu Genmutationen beitragen.

Weltweit sind Tabak und Alkohol mit hohen Krebsraten assoziiert. Rauchen verursacht nicht nur Lungenkrebs, sondern erhöht das Krebsrisiko insgesamt: unter anderem in Mund und Rachen, Nieren, Gebärmutterhals, Leber, Blase, Bauchspeicheldrüse, Magen, Darm und sogar im Blut. Die Liste der Krebsarten, die durch Alkoholkonsum verursacht werden, ist ähnlich lang. Die wichtigste Empfehlung ist der Verzicht auf Tabak und Alkohol.

Zum Zeitpunkt der Krebsdiagnose ist es zu spät, lebenslang wirksame Auslöser zu vermeiden. Dennoch sind positive Veränderungen des Lebensstils zu empfehlen. Auch nach einer vermeintlich erfolgreichen Behandlung können Krebszellen überleben und sich – manchmal Jahre später – erneut vermehren. Ein Rezidiv kann in der Nähe des ursprünglichen Krebsherdes auftreten (Lokalrezidiv) und durch eine Bestrahlung nach der Erstdiagnose verhindert werden. Der Krebs kann auch in Lymphknoten in der Nähe des Primärtumors (regionales Rezidiv) oder an anderen Körperstellen erneut auftreten (Fernrezidiv oder Metastasierung). Selbsthilfestrategien, die ein Rezidiv verhindern helfen und generell der Krebsentstehung vorbeugen: vitalstoffreiche Ernährung (möglichst ohne raffinierten Zucker), Stressbewältigung, gute Schlafqualität, Vermeidung von Toxinbelastungen, Tabak- und Alkoholabstinenz und regelmäßiges Fitnesstraining.

Forschungsergebnisse zeigen, dass 45 bis 65 Prozent aller Krebserkrankungen durch eine Änderung der Ernährung und des Lebensstils vermeidbar sind. Der Anteil wäre noch höher, wenn wir alle Umweltgifte vermeiden könnten. Da vollwertige Ernährung und körperliche Bewegung auch die Stoffwechselgesundheit insgesamt fördern, kommt es seltener zu Herzkrankheiten, Übergewicht, Fettleibigkeit und Diabetes. Dies sind die häufigsten Todesursachen in Industriestaaten.

Forschungsergebnisse deuten darauf hin, dass 45 bis 65 Prozent aller Krebserkrankungen durch eine Änderung der Ernährung und des Lebensstils verhindert werden könnten.

Belastung am Wohnort

Der Wohnort kann das Risiko, an bestimmten Krebsarten zu erkranken, beeinflussen. Einige Krebsarten stehen in direktem Zusammenhang mit bestimmten Orten. Beispielsweise ist das Lungenkrebsrisiko bei längerer Radonexposition erhöht. Das betrifft etwa Menschen, die in Regionen mit viel Granit (der Radongas freisetzt) leben. Traditionelle Ernährungsgewohnheiten können gleichfalls das Krebsrisiko beeinflussen. Gebärmutterhalskrebs, Mund- und Rachenkrebs, Speiseröhrenkrebs und Leberkrebs treten häufiger in Entwicklungsländern auf, wo Saatgut und Getreide mit Toxinen und Karzinogenen wie Aflatoxinen (Schimmelpilzen) belastet sein können oder wo bestimmte Viren und Parasiten heimisch sind. In Europa und Nordamerika dominieren Lungen-, Brust-, Darm-, Prostata- und Gebärmutterkrebs, vermutlich aufgrund des hohen Konsums tierischer Fette, der Exposition gegenüber hormonähnlichen Stoffen (Xenoöstrogene) und einer ballaststoffarmen Ernährung.

In Australien tritt Hautkrebs in der hellhäutigen Bevölkerung deutlich häufiger auf als bei den Aborigines. UV-Strahlung und Hautverbrennungen gelten als ursächlich. Ethnologen haben beobachtet, dass Auswanderer innerhalb von ein bis zwei Generationen das Krebsinzidenzmuster des Gastlandes übernehmen. Brustkrebs ist bei japanischen Frauen relativ selten. Nach der Auswanderung in die USA ist bei ihren Nachkommen zwei Generationen später fast die gleiche Krebshäufigkeit zu beobachten wie bei einheimischen amerikanischen Frauen nicht-japanischer Abstammung. Ein weiterer Hinweis auf die Bedeutung von Lebensstil und/oder Umweltfaktoren für die Entstehung von Krebs. Ursache sind vermutlich epigenetische Faktoren, die darüber entscheiden können, ob krebsfördernde oder krebshemmende Gene an- oder abgeschaltet werden.

Belastung mit Toxinen

Krebs ist medizinhistorisch seit Jahrtausenden dokumentiert. Die erste Krebserkankung, die einer bestimmten toxischen Substanz zugeordnet wurde, war Hautkrebs (an den Hoden) bei jungen Schornsteinfegern im viktorianischen England. Auslöser war die Rußbelastung. Solche toxischen Risiken haben mit der Industrialisierung noch zugenommen. 1997 wurde in *The Lancet* eine Studie veröffentlicht: Patienten mit Non-Hodgkin-Lymphom hatten im Vergleich zu einer demographisch ähnlichen Gruppe ohne Krebs dramatisch erhöhte Werte von PCB (polychlorierte Biphenyle) im Blut – eine weit verbreitete toxische Industriechemikalie. Leukämie bei Kindern wird ebenfalls mit Schadstoffbelastungen in Verbindung gebracht. Kinder haben ein erhöhtes Krebsrisiko, wenn sie im Umkreis von wenigen Kilometern von bestimmten Industrieanlagen leben, vor allem wenn dort große Mengen an Erdöl oder chemischen Lösungsmitteln verwendet werden.

Seit Jahrhunderten ist volksmedizinisch überliefert, dass Krebs im Körper dort entsteht, wo sich Giftstoffe ansammeln und zelluläre Abfallstoffe („Schlacken") – aus der Umwelt oder via Zellstoffwechsel – ein krebserregendes Milieu im Körper erzeugen. Traditionell bietet die Naturheilkunde auch heute noch Programme zur Entgiftung und Unterstützung der Leber an. Manche Detoxprogramme können anstrengend sein. Ausgiebiges Saftfasten und tägliche Einläufe sind sicher nicht für jeden Patienten geeignet. Es gibt auch moderate Entgiftungsverfahren. Eingeschränkte Nahrungsaufnahme und zelluläre/organische Entgiftung sind Kennzeichen aller Detoxverfahren.

Grundsätzlich wird bei solchen Programmen die Aufnahme von Makronährstoffen (Kohlenhydrate, Fett, Eiweiß) begrenzt, aber die Zufuhr von essentiellen sekundären Pflanzenstoffen und Mikronährstoffen aufrechterhalten. Dies ist für den Stoffwechsel von großer Bedeutung. Hinzu kommen planmäßig verabreichte Ballaststoffe, Probiotika und gesunde Getränke. Naturheilkundler empfehlen nach Bedarf grüne Pflanzensäfte mit wenig oder ohne Obst oder Wurzelgemüse, einfache grüne Salate, Nahrungsergänzungsmittel, die die Phase-I/II-Entgiftung in der Leber unterstützen, und Kräuter, die die Verdauung fördern. Dahinter steht die Idee, die Leber zu entlasten und die lebereigenen Entgiftungsenzyme mit Mikro- und Phytonährstoffen zu unterstützen (siehe Seite 66).

Krebserregende Industriegifte

Toxine	Krebsart
Arsen	Blase, Lunge und Haut
Asbest	Mesotheliom
Lösungsmittel	Leukämie und Non-Hodgkin-Lymphom (durch Benzol); Blase (durch Tetrachlorethylen)
Pestizide	Leukämie und Non-Hodgkin-Lymphom
Petrochemikalien (einschließlich Autoabgase)	Blase, Lunge und Haut
Trihalomethane (Nebenprodukte der Chlorierung)	Blase

In der Naturheilkunde wird die Entgiftung in der Krebstherapie seit über 100 Jahren propagiert. Eine Fülle von anekdotischen Berichten und Fallstudien weist auf den Nutzen von Detox hin. Belastbare Studiendaten zur Wirksamkeit des Verfahrens fehlen – was nicht heißt, dass Entgiftung nicht sinnvoll ist. Es ist allerdings unwahrscheinlich, dass eine bereits bestehende Krebserkrankung durch eine 2- bis 3-wöchige Detox-Kur (einschließlich gesunder, ausgewogener Ernährung) überwunden werden kann. Man kann aber davon ausgehen, dass eine Entgiftungskur die Gesundheit stärkt und die Belastbarkeit insgesamt erhöht, die Verträglichkeit der Chemotherapie verbessert, Symptome und Nebenwirkungen reduziert und einen besseren Schutz vor Rezidiven bietet. Zudem können populäre Detoxkuren ganzheitlich positiv wirken. Eine ballaststoffreiche Ernährung mit reichlich Obst und Gemüse verbannt toxische Lebensmittel und optimiert die Versorgung mit lebenswichtigen Nährstoffen. Eine empfehlenswerte Strategie gegen Krebs.

Hormone und Krebs

Brust-, Knochen-, Hirn-, Haut-, Gebärmutter-, Prostata-, Lungen- und andere Tumoren können hormonempfindlich sein. Dies betrifft primär Östrogene, Testosteron und Stresshormone wie Cortisol, die das Immunsystem beeinflussen.

Östrogene. Die lebenslange Östrogenexposition moderner Frauen ist höher als in früheren Zeiten. Gut ernährte Mädchen werden früher geschlechtsreif (erste Menstruation), bekommen dann weniger Kinder und kommen später in die Wechseljahre. Weitere Gründe sind Östrogenersatztherapien und Übergewicht – Bauchfett enthält Aromataseenzyme, die Testosteron in Östrogen umwandeln. Die Östrogenexposition nimmt mit jeder Schwangerschaft und längeren Stillzeiten ab. Mit zunehmendem Alter nimmt die Östrogenproduktion ab. Bei lebenslanger Hormonexposition steigt das Risiko für Gebärmutterhalskrebs. Insbesondere dann, wenn Östrogen nicht durch Progesteron ausgeglichen wird. Dies kann das Risiko für östrogensensitive Lungen-, Knochen- und Hirntumoren sowie Brustkrebs beeinflussen.

Brustkrebs ist die häufigste Krebsart bei Frauen. Da der Körperfettanteil der Frauen heute höher ist als früher, treten die Geschlechtsreife (Menarche) früher und die Wechseljahre (Menopause) später ein. Dies führt zu einer längeren Exposition der Eierstöcke gegenüber Östrogen/Progesteron. Das Risiko, an östrogensensitiven Tumoren zu erkranken, ist heute ebenfalls erhöht. Die moderne Reproduktionsmedizin (z. B. weniger Kinder) und die zunehmende Exposition gegenüber synthetischen Östrogenen tragen dazu bei. Früher heirateten Frauen in der Regel kurz nach der Menarche und waren die nächsten 15 bis 20 Jahre schwanger oder stillten. Sie hatten nur 30 bis 50 Menstruationen während ihres gesamten Lebens. Die Östrogenbelastung war also insgesamt gering. Schwangerschaft und Stillen schützen auf natürliche Weise vor Brustkrebs. Die medikamentöse Therapie des hormonempfindlichen Brustkrebses setzt an den Östrogenrezeptoren an: Tamoxifen kann Alpha-Rezeptoren in der Brust blockieren, neuere Aromatasehemmer regulieren die Östrogenproduktion in Fettzellen.

Synthetische Hormone. Synthetische nicht körpereigene Hormone (Xenoöstrogene) stammen aus unserer Umwelt. Sie sind in Reinigungsmitteln, Kosmetika, Kunststoffen, Pestiziden und Herbiziden enthalten, wirken wie Östrogene und können das Hormonsystem nachhaltig schädigen, die Fortpflanzung beeinträchtigen und die Hormonempfindlichkeit von Tumoren beeinflussen. Dies gilt auch für Männer (Knochen-, Hirn- und Prostatatumoren). Die Exposition gegenüber Xenoöstrogenen ist bei Frauen und Männern vergleichbar.

Phytoöstrogene. Hormonähnliche pflanzliche Verbindungen können entweder eine steroidale Struktur haben oder Isoflavone sein. Sie wirken als selektive Östrogen-Rezeptormodulatoren (SERM). Das heißt, sie stimulieren (Agonisten) oder hemmen (Antagonisten) Rezeptoren und beeinflussen Hormonreaktionen modulierend oder ausgleichend. Phytoöstrogene sind also, ähnlich wie SERMs, je nach Situation oder Umgebung ambivalent wirksam. Zu den Phytoöstrogenen gehören Isoflavone aus Sojabohnen, Linsen und anderen Hülsenfrüchten, cumarinartige Coumestane aus Sprossen von Hülsenfrüchten, Prenylflavonoide aus Hopfen und Lignane aus Vollkorngetreide, Leinsamen, Obst und Gemüse. Isoflavone von Soja sind besonders gut erforscht. In fermentierten Sojaprodukten (wie Tempeh oder Miso) enthaltene Isoflavone regulieren onkogene Signalwege und hemmen die Krebsentstehung.

Forschungsergebnisse deuten darauf hin, dass das Mikrobiom des Dickdarms die Aktivität von Phytoöstrogenen im Körper entscheidend mitbestimmt. Phytoöstrogene in Lebensmitteln sind als Hormonvorstufen anzusehen, die von

Umweltöstrogene vermeiden

Vermeiden Sie eine Hormonersatztherapie (HRT) in den Wechseljahren. Falls indiziert, eine ausgewogene Östrogen-Progesteron-Therapie bevorzugen.

Verwenden Sie keine Plastikfolien für Lebensmittel, insbesondere nicht für Fetthaltiges wie Käse oder Butter.

Verwenden Sie keine Plastikbehälter für Lebensmittel oder Wasserflaschen, auch nicht für die Mikrowelle.

Essen Sie möglichst nur Bio-Lebensmittel.

bestimmten Bakterien im Darm in gut verwertbare aktive Formen umgewandelt werden. Studien haben gezeigt, dass der übermäßige Einsatz von chemischen Antibiotika langfristig negative Auswirkungen hat und das Krebsrisiko erhöht. Chemische Antibiotika beeinträchtigen die Produktion hormoneller Schutzstoffe im Darm. Auch viele Phytoöstrogene vermitteln spezifische krebshemmende Wirkungen.

Mit Naturstoffen entgiften

Die nachfolgend gelisteten Mikronährstoffe sind wichtige Cofaktoren für die Katalyse von Enzymreaktionen, die an Entgiftungsprozessen in der Leber beteiligt sind. Solche Stoffe können mit der Nahrung aufgenommen werden und entfalten langfristig Schutzeffekte. Als Nahrungsergänzungsmittel werden sie hochdosiert eingesetzt, um schnelle Wirkungen zu erzielen.

Calcium-D-Glucarat. Salze und Ester der D-Glucarsäure (Zuckersäure) werden als Glucarate (Saccharate) bezeichnet. Calciumglucarat-Verbindungen sind in vielen Obst- und Gemüsesorten zu finden, insbesondere in Orangen, Grapefruit, Äpfeln, Trauben und Kohlgewächsen. Als Nahrungsergänzungsmittel hemmen sie das Enzym Beta-Glucuronidase, das von der Mikroflora im Darm produziert wird. Calcium-D-Glucarat ist auch ein Cofaktor der Phase II der Leberentgiftung und mindert das Risiko für hormonempfindliche Tumoren wie Brust-, Prostata- und Darmkrebs.

Cholin. Cholin ist in Fleisch, Geflügel, Fisch, Milchprodukten und Eiern sowie in Kohlgemüse, Bohnen, Nüssen, Samen und Vollkornprodukten enthalten – ein vitaminartiger Stoff und eine Quelle von Methylgruppen, die für essentielle Stoffwechselprozesse benötigt werden. Cholin vermittelt die korrekte Replikation von DNA und unterstützt Entgiftungsprozesse in der Leber. Aus Cholin wird Acetylcholin gebildet, der wichtigste Neurotransmitter des parasympathischen Nervensystems. Acetylcholin wirkt stoffwechselaktivierend, regt die Verdauung an und fördert die Entspannung.

DIM (3,3'-Diindolylmethan). Ein Stoffwechselprodukt von I3C (Indol-3-Carbinol), das in Kohlgewächsen enthalten ist, und ein antientzündlicher Stoff mit leberschützenden und krebshemmenden Eigenschaften. DIM fördert die Phase I der Entgiftung in der Leber. Manche Therapeuten empfehlen die Einnahme von I3C-Präparaten, obwohl I3C ein instabiles Molekül mit geringer oraler Bioverfügbarkeit ist. Eine Nahrungsergänzung mit DIM dürfte zuverlässiger wirksam sein. In Lebensmitteln enthaltenes I3C hat antimikrobielle, antioxidative, antivirale und entzündungs-/krebshemmende Eigenschaften.

Folsäure (Folat, Vitamin B9). Eine weitere Quelle von Methylgruppen, die in grünem Blattgemüse enthalten sind.

L-Methionin oder SAM (S-Adenosylmethionin). Diese stellen gleichfalls Methylgruppen bereit (Donorstoffe). Methionin ist in Fleisch, Fisch, Milchprodukten, Nüssen und Getreide enthalten. SAM wird körpereigen aus Methionin produziert und als Supplement bei chronischer Müdigkeit, depressiven Verstimmungen, zur Verbesserung der Gedächtnisleistung und bei kognitiven Störungen eingesetzt.

Magnesium. Der Mineralstoff unterstützt die Leberfunktion und ist in Vollkornprodukten, dunkelgrünem Blattgemüse, Bohnen, anderen Hülsenfrüchten, Nüssen, Milch und Joghurt enthalten.

NAC (N-Acetylcystein). Dieses Nahrungsergänzungsmittel wird aus der Aminosäure Cystein hergestellt. Cystein ist auch in Lebensmitteln enthalten, besonders reichlich in Geflügel, Joghurt, Eiern und Knoblauch. Es wird für das in der Leber produzierte Antioxidans Glutathion benötigt und hat zudem lungenschützende Eigenschaften.

Selen, Vitamin B6 und B12. Diese Vitalstoffe unterstützen alle Entgiftungsprozesse. Sie fungieren als Cofaktoren spezifischer Enzyme und sind in Paranüssen (Selen), Vollkornprodukten, Bohnen (B6), Fisch und Fleisch (B12) enthalten.

Virale und bakterielle Infektionen

Man schätzt, dass Viren weltweit an 10 Prozent aller Krebserkrankungen ursächlich beteiligt sind. Zu den onkogenen Viren zählen das humane Papillomavirus (HPV), das Genitalwarzen, Gebärmutterhals- und Anorektalkrebs verursachen kann, das Hepatitis-C-Virus (Leberkrebs) und das Epstein-Barr-Virus (Burkitt-Lymphom, Hodgkin-Lymphom). Auch Bakterien können Krebsauslöser sein, beispielsweise der Magenkeim *Helicobacter pylori* (chronische Gastritis, Magenkrebs).

Bei Virusinfektionen vergehen mitunter Jahre, bis es zur Krebserkrankung kommt. Leberkrebs kann bis zu 20 Jahre nach einer Hepatitis-C-Infektion auftreten. Chronische Infektionen, die subklinische Entzündungen verursachen, wirken wie ein Schwelbrand im Immunsystem. Virusinfektionen sollten möglichst rasch erkannt und aktiv mit Heilkräutern/Pilzen und/oder pharmazeutischen Mitteln bekämpft werden, um Krebs vorzubeugen.

Es gibt Medikamente, die Hepatitis C heilen und vor Leberkrebs schützen. Mit Heilkräutern allein wird man solche Erfolge nicht erreichen. Lässt sich das Virus nicht eliminieren (z. B. Epstein-Barr-Virus), ist eine aktive Langzeitbehandlung erforderlich.

Manche antiviralen Kräuter vermitteln eher unspezifische Wirkungen, beispielsweise Lapacho. Andere zielen auf bestimmte Gewebe oder Organe ab, z.

Antiviral wirksame Heilkräuter

Nicht jedes Kraut wirkt gegen jedes Virus. Manche sind sehr spezifisch gegen bestimmte Viren wirksam, beispielsweise Johanniskraut gegen Epstein-Barr-Viren oder Süßholz gegen Hepatitis-C-Viren. Lassen Sie sich von Ihrem Heilpraktiker/Therapeuten beraten, wenn Sie antivirale Heilkräuter nutzen möchten.

- Andrographis (*Andrographis paniculata*)
- Baikal-Helmkraut (*Scutellaria baicalensis*)
- Japanischer Staudenknöterich (*Polygonum cuspidatum*)
- Knoblauch (*Allium sativum*)
- Kutkihirse (*Picrorhiza kurroa*)
- Mahonia (*Mahonia aquifolium*)
- Schöllkraut (*Chelidonium majus*)
- Sichel-Hasenohr (*Bupleurum falcatum*)
- Süßholz (*Glycyrrhiza glabra*)

Zytotoxische Kräuter

Diese moderat wirksamen, zellabtötenden Heilkräuter haben auch antivirale oder antibakterielle Eigenschaften. Sie können problemlos äußerlich angewendet werden. Innerlich sollte man sie nur nach den Vorgaben eines qualifizierten Therapeuten einsetzen.

- Kanadische Blutwurz (*Sanguinaria canadensis*)
- Kermesbeere (*Phytolacca decandra*)
- Kreosotbusch (*Larrea tridentata*)
- Thuja (*Thuja occidentalis*)

B. Schöllkraut unterhalb des Zwerchfells oder Andrographis in der Leber und der Gallenblase. Es gibt auch Kräuter/Pilze, die direkt krebshemmend wirken.

Trauma und Stress, Angst und Einsamkeit

Seit Galens antiker Viersäftelehre (Humoralpathologie) wissen wir, dass Melancholiker für Krebs anfälliger sind als Sanguiniker. Die moderne Forschung fand viele Belege dafür, dass Stimmung, Geisteshaltung, Einstellungen und Konstitution das Wohlbefinden stark beeinflussen. Gesichert ist auch, dass die stressbedingt chronische Aktivierung der HPA (Hypothalamus-Hypophysen-Nebennieren)-Achse wesentlich zur Krebsentstehung beiträgt.

Die HPA-Achse beschreibt den Signalweg vom Gehirn über die Hypophyse zu den Nebennieren, wo wichtige Funktionen der Nebennierenrinde gesteuert werden. Dort wird bei Bedarf, vor allem bei Stresszuständen, Cortisol produziert. Es handelt sich im Grunde um einen Schutzmechanismus, der den Körper in Gefahrensituationen in den Notfallmodus „Kampf oder Flucht“ versetzt und zum Überleben beiträgt.

Der moderne Mensch lebt jedoch häufig im Dauerstressmodus, ohne sich dessen bewusst zu sein. Chronischer Stress ist ein echter Killerfaktor. Die permanente Stresshormonflut wirkt sich zerstörerisch auf den ganzen Körper aus, vom Herz bis zum Gehirn, von Kopf bis Fuß. Anhaltend hohe Cortisolspiegel im Blut wirken depressiogen, schwächen die Immunabwehr und begünstigen die Entstehung und das Wachstum bestimmter Krebsarten. Die Psychoneuroimmunologie befasst sich explizit mit solchen Wechselwirkungen zwischen Psyche und Immunsystem.

Heilkräuter/Pilze, die Stressreaktionen ausgleichend beeinflussen (modulieren), werden als Adaptogene bezeichnet (siehe S. 85). Adaptogene stärken die Vitalität, verbessern die Selbstheilungskräfte und Resilienz, vermitteln Immunfitness, erhalten die Leistungsfähigkeit, fördern Erholung und Regeneration, normalisieren die Energieproduktion, verringern die Krankheitsanfälligkeit, beeinflussen Heil- und Alterungsprozesse günstig. Adaptogene modulieren auch die HPA-Achse und den thyreotropen Regelkreis (Hypothalamus, Hypophyse, Schilddrüse), was zur Stabilisierung des Stoffwechsels und der Energieverwertung beiträgt.

Trauma. Eine Studie untersuchte die Auswirkungen traumatischer Erfahrungen bei Frauen mit metastasierendem oder rezidivierendem Brustkrebs. 94 Frauen ohne Trauma blieben signifikant länger krankheitsfrei als Frauen, die ein oder mehrere belastende/traumatische Ereignisse erlebt hatten (62 vs. 31 Monate). Diese Ergebnisse zeigen, dass mit lebenslangen Auswirkungen von Traumata auf die Stressreaktionssysteme zu rechnen ist.

Stress. Chronischer Stress wirkt sich negativ auf neurochemische, hormonelle und immunologische Regelkreise aus und verursacht – wenn er nicht bekämpft wird – latente Entzündungszustände, die Krebs fördern können. Tierstudien (Mäuse) weisen darauf hin, dass chronisch erhöhte Stresshormonspiegel

Trauer im Herzen kann schneller, sehr viel schneller töten als ein Keim.

John Steinbeck, *Reisen mit Charley*

eine größere Tumorlast und invasive Wachstumsmuster bei Eierstockkrebs verursachen sowie das Wachstum von Tumorblutgefäßen aktivieren. Zudem aktivieren Stresshormone auch Enzyme, die das Bindegewebe schwächen und die Ausbreitung von Krebs erleichtern, sowie Wachstumsfaktoren, die die Bildung neuer Blutgefäße in Tumoren anregen (Angiogenese). Stress und Depression sind mit einer reduzierten Anzahl zytotoxischer T-Zellen und natürlicher Killerzellen (NK-Zellen) assoziiert. Dadurch werden wichtige Immunfunktionen und die Genstabilität geschwächt.

Brustkrebspatientinnen mit erhöhten Cortisolwerten haben ein erhöhtes Risiko für Metastasen. In einer Studie überlebten Frauen mit abnormalen Cortisolwerten durchschnittlich 3,2 Jahre, während Frauen mit normalen Werten 4,5 Jahre überlebten. Die Beeinträchtigung der NK-Zellen (reduzierte Anzahl/Funktion) bei diesen Frauen erwies sich als Marker für eine beschleunigte Tumorprogression. Chronischer Stress macht Gewebe entzündungsanfällig, was sowohl die Entstehung als auch die Progression von Tumoren fördert. Psychischer Stress kann zudem Immunsuppression bewirken, da die Expression von Transkriptionsfaktoren im Zellkern verändert ist.

Soziale Isolation. Wohlbefinden kann als körperliche, emotionale, spirituelle und intellektuelle Vitalität definiert werden. Empathie und soziale Aktivitäten verbessern unsere Lebensqualität. Wahres Wohlbefinden bezieht sich nicht nur auf das Individuum, sondern auch auf das Wohlbefinden der Familie, der Gemeinschaft und der Umwelt. Ich glaube, dass man Liebe geben und empfangen, ein echtes Gefühl der Zugehörigkeit und Sinnhaftigkeit empfinden muss, um gesund zu bleiben. Krankheit kann sich auf vielen Ebenen manifestieren: körperlich, emotional, psychisch und spirituell. Starke familiäre Bindungen und das Gefühl der Geborgenheit schützen vor Krebs, Einsamkeit und Isolation bewirken das Gegenteil. Wer in ein tragfähiges soziales Netz eingebunden ist, profitiert von besseren Überlebensraten bei Krebserkrankungen.

Das zeigte eine Studie mit Frauen, die von Eierstockkrebs betroffen waren. Bei Frauen, die über mehr soziale Interaktion und Wohlbefinden berichtet hatten, wurden niedrige Werte des vaskulären endothelialen Wachstumsfaktors (VEGF) beobachtet. Ein Protein, das von Tumoren produziert wird und das Wachstum neuer Blutgefäße fördert. Erhöhte VEGF-Werte korrelierten mit sozialen Aspekten wie Hilflosigkeit oder Wertlosigkeit und einer verkürzten Überlebenszeit. Unterstützung durch Freunde und Nachbarn im näheren Umkreis ist ein Aspekt des Wohlbefindens und mit niedrigeren VEGF-Werten assoziiert.

Emotionales Wohlbefinden ist eine starke Waffe im Kampf gegen Krebs. Sollten Angst und Depression dominieren, sind begleitende Therapien für den Heilungsprozess von entscheidender Bedeutung. Liebevolle Beziehungen zu Mensch und Tier sind nicht zu unterschätzende Erfolgsfaktoren für die Genesung.

Ernährungsfaktoren

Körperliche Aktivität, Lebensstil und Ernährung beeinflussen die Entstehung von Krebs. Die fünf wichtigsten Risikofaktoren: hoher Body-Mass-Index (BMI), geringer Verzehr von Obst und Gemüse, Bewegungsmangel, Alkoholkonsum und Rauchen. Hohe BMI-Werte sind mit einem um bis zu 50 Prozent erhöhten Risiko für verschiedene Krebsarten assoziiert. Dabei spielen mehrere Mechanismen eine Rolle: erhöhte Östrogen-, Testosteron- und Insulinspiegel im Blut (Hyperinsulinämie), Insulinresistenz (Typ-2-Diabetes), abnorme Entzündungswerte und eine geschwächte Immunfunktion.

Randomisierte klinische Studien zeigen, dass körperliche Aktivität und gesunde Ernährung die Biomarker für das Krebsrisiko günstig beeinflussen. Veränderungen des Lebensstils bestimmen die zukünftige Wahrscheinlichkeit, an Krebs zu erkranken wesentlich mit. Die westliche Ernährung ist in der Regel ballaststoffarm und enthält zu viel rotes Fleisch, Kalorien, tierische Fette, Transfette, Kohlenhydrate und Zucker. All diese Faktoren begünstigen Entzündungen, die zu Störungen des Mikrobioms und der Immunfunktion im Darm beitragen (z. B. Leaky-Gut-Syndrom). Die abnorme Aufnahme von Proteinen aus dem Darm in den Blutkreislauf verursacht anhaltende, geringgradige systemische Entzündungen und hochgradigen oxidativen Stress. Das sind eindeutig krebsfördernde Faktoren.

Folgende Krebsarten sind häufig mit Übergewicht assoziiert: Endometrium-, Gallenblasen-, Nieren-, Rektum-, Brust-, Bauchspeicheldrüsen-, Schilddrüsen-, Darm- und Speiseröhrenkrebs, Leukämie, Multiples Myelom, Non-Hodgkin-Lymphom und Melanom.

In meiner klinischen Praxis versuche ich, keine starren Diäten zu verordnen. Anstatt Verbote für bestimmte Nahrungsmittel auszusprechen, versuche ich, all die Köstlichkeiten hervorzuheben, die die Patienten essen können. Es ist meist erfolgreicher, Grundsätze festzulegen, die Flexibilität, Spielraum und Wahlmöglichkeiten zulassen. Das bedeutet beispielsweise, dass es an einem Wochentag keine Diätvorschriften gibt, oder dass Süßigkeiten erlaubt sind. Hauptsache, die Patienten befolgen den Diätplan in der restlichen Zeit. Meine Patienten beginnen oft mit der Clean-and-Green Detox-Diät (siehe S. 57). Eine Art Starthilfe oder Neustart, um sich langsam an eine insgesamt gesündere Ernährungsweise heranzutasten.

Wenn anfangs Biofleisch, Fisch, fermentierte Milchprodukte und Eier auf den Tisch kommen, fällt die Ernährungsumstellung leichter. Die Patienten halten einen Monat durch und kehren dann zu ihrer gesunden Ernährung zurück. Diese Langzeitdiät ist eine Variante der mediterranen Ernährung, die persönliche Vorlieben und Entscheidungen oder Clean-and-Green-Detox-Phasen

Vorgaben der Anti-Krebs-Diät

- Regelmäßiger Verzehr von Obst und Gemüse, bevorzugt Zwiebelgewächse, Kreuzblütler wie Kohl, Brokkoli, Rosenkohl und Wasabi, zudem dunkelviolette Pflanzenkost wie Pflaumen, Karotten, Kartoffeln oder Rotkohl.
- Reichlich Vitalstoffe wie Selen, Folsäure, Vitamine, Mineralstoffe und antioxidative Pflanzenstoffe wie Carotinoide und Lycopin.
- Reichlich pflanzliche Ballaststoffe wie Vollkornprodukte, Hülsenfrüchte und Blattgemüse.
- Seltener (vorzugsweise fermentierte) Milch und Milchprodukte.
- Ein- bis zweimal pro Woche Seefisch.
- Moderater Verzehr von Fleisch und tierischen Produkten, zwei- bis höchstens viermal pro Woche. Haut von Hühnern und Puten (vor allem gegrillt) meiden, da sie reichlich krebserregende heterozyklische Amine enthält.
- Süßigkeiten meiden. Kakao oder sehr dunkle Schokolade bevorzugen.

zwischendurch zulässt. Die mediterrane Ernährung erlaubt den unbegrenzten Verzehr von Gemüse, Obst und Hülsenfrüchten, in begrenzten Mengen Nüsse, Fisch, mageres Fleisch, Vollkornprodukte und Milchprodukte (vorzugsweise roh oder fermentiert) sowie sporadisch gesättigte tierische Fette. Kombiniert mit Intervallfasten (siehe S. 75) ergibt sich eine vitalstoffreiche Ernährung, die den Blutzuckerspiegel auf einem gesunden Niveau hält.

Entzündung

Chronische, systemische Entzündung ist ein wesentliches Merkmal aller Stadien der Krebsentstehung. Entzündungsmarker im Labor sind CRP (C-reaktives Protein) und die Blutsenkungsreaktion (BSR/BKS). Diese Laborwerte können jederzeit angefordert werden. Beispielsweise ist soziale Isolation mit einem (entzündungsbedingt) ansteigenden Krebsrisiko assoziiert: Die Transkription von Genen, die Stresshormone (Glukokortikoide) beeinflussen, ist gestört, die Aktivität entzündungsfördernder Gene erhöht. Chronischer Stress schwächt Studien zufolge das Immunsystem und damit auch die Krebsabwehr. Es kommt zu hyperinflammatorischen Zuständen (auch Autoimmunreaktionen), zu einer reduzierten Produktion von NK-Zellen und zur abgeschwächten T-Zell-Antwort.

Stimmungsmacher-Tee

Dieser Tee ist für Patienten, Angehörige und Helfer empfehlenswert, die mit Trauer, gedrückter Stimmung oder Verzweiflung zu kämpfen haben.

Abkochmischung : Dekokt	Aufgussmischung : Infus/Tee
25 g Milchhafer (Samen)	25 g Johanniskraut
25 g Ashwagandha	15 g Tulsi-Blüten
25 g Seidenbaumrinde	15 g Weißdornblüten
15 g Taigawurzel	15 g Damianaspitzen
10 g Rosenwurz	15 g Eisenkraut
	15 g Rosenblütenblätter

1 gehäuften TL der Abkochmischung in einen Topf mit 750–1000 ml kaltem Wasser geben, bedecken und zum Kochen bringen. Die Hitze abregeln und 15 min auf niedriger Stufe köcheln. Vom Herd nehmen und 2 gehäufte TL der Aufgussmischung hinzufügen. Den Deckel wieder aufsetzen und 10 min ziehen lassen. Täglich 2 bis 4 Tassen trinken.

Rosenblüten, Rosenwurz und Weißdornblüten. Die Heilkräuter sind bei belastenden Sorgen, Liebeskummer, Niedergeschlagenheit und Verzweiflung hilfreich. Rosenwurz kann im Mund austrocknend (adstringierend) wirken. Manche Menschen bevorzugen daher ein Kapselprodukt.

Damiana, Seidenbaum und Tulsi. Die Heilkräuter sind bei depressiven Zuständen hilfreich, heben die gedrückte Stimmung und vermitteln hoffnungsfrohe Zuversicht. Sie gelten alle als „Stimmungsmacher“. Tulsi (indisches Basilikum) kann leicht selbst kultiviert und getrocknet werden und ist dann als Tee das ganze Jahr verfügbar.

Milchhafer. Das Kraut wirkt nervenschützend, wird bei Überempfindlichkeit und emotionaler Instabilität eingesetzt und oft Rezepturen zugegeben, um die „Erdung“ stärker zu fördern. Obwohl man Milchhafer eher in Tinkturen aus frischen, unreifen (grünen) Samenköpfchen findet, sind auch die getrockneten unreifen Köpfchen beliebte Teezutaten.

Ashwagandha und Taigawurzel. Immunmodulierende (adaptogene) Kräuter erhöhen die Belastbarkeit und Stressresistenz.

Eisenkraut. Ein kühlendes, beruhigendes, bitteres Heilkraut, das emotional und körperlich unterstützend wirkt. Es wird Menschen empfohlen, die bestimmte Situationen schwer akzeptieren können, die sich selbst die Schuld geben, hart mit sich ins Gericht gehen oder zu hohe Erwartungen haben. Eisenkraut zählt auch zu den Bach-Blüten.

Entzündungshemmende Heilkräuter und Nahrungsergänzungsmittel

Antientzündliche Kräuter können Saponine, Steroide und Triterpene enthalten, die den körpereigenen Entzündungshemmer Cortisol nachahmen. Solche Kräuter bezeichnet man als „nebennierenschonend", da sie die Cortisolsekretion überstimulierter Nebennieren reduzieren. Sie haben noch weitere stress- und krebshemmende Wirkmechanismen, einschließlich Immunmodulation. Andere Heilkräuter enthalten Salicylate und Harze, die die Enzyme COX (Cyclooxygenase) und LOX (Lipoxygenase) hemmen und die Produktion entzündlicher Prostaglandine reduzieren. Hierzu zählen folgende Kräuter und Supplemente:

- Triterpene : Bupleurum, Sarsaparilla, Süßholz, Yamswurzel, Yucca
- Harze : Ingwer, Weihrauch
- Flavonoide : Kurkuma
- Omega-3-Fettsäuren : Fischöl (EPA und DHA)
- Polyphenole und ätherische Öle : Rosmarin, Grüne Minze
- Salicylate : Silberweide, Mädesüß, Balsampappel

Heilkräuter mit hohem Harz- und Triterpengehalt

Ingwer. Ein hilfreiches Gewächs, das man häufig essen sollte. Die heilkräftigen Harze werden durch Anbraten in Speiseöl extrahiert und wirksam.

Weihrauch. Das Heilkraut enthält ein Harz mit entzündungshemmenden Triterpensäuren: Boswelliasäure (BA) und deren zahlreiche Derivate.

Sichel-Hasenohr (Bupleurum), Sarsaparilla (Stechwinden, Smilax), Süßholz, Yucca und Yamswurzel. Diese Kräuter enthalten Triterpen- oder Steroidsaponine mit cortisolähnlicher Wirkung, schonen die Nebennieren und hemmen Entzündungen.

Heilkräuter mit hohem Salicylatgehalt

Mädesüß und Weide. Blätter und Blüten von Mädesüß und Weidenrinde sind reich an Salicylsäure, die Pflanzen als Abwehrstoffe gegen Krankheiten, Insekten, Bakterien und Umweltstress produzieren. Damit pflanzliche Salicylate für den Menschen verwertbar und wirksam sind, müssen sie zunächst via Darmmikrobiom fermentiert werden. Es empfiehlt sich, salicylatreiche Kräuter zusammen mit Präbiotika und Probiotika einzunehmen, um die Aktivierung der Inhaltsstoffe zu optimieren.

Heilkräuter mit hohem Polyphenolgehalt

Kurkuma. Das Heilkraut gehört zu den am besten untersuchten und populärsten Naturheilmitteln in den USA, Kanada, Europa und Indien, wo es eigentlich herkommt. Der darin enthaltene Flavonoidkomplex hat eine starke entzündungshemmende Wirkung auf viele Gewebe: Gelenke, Muskeln und Weichteile, Leber, Gallenblase, Darm und als topische Anwendung auf der

Haut. Aus Kurkuma extrahiertes Curcumin wurde in zahllosen Krebszelllinien-, Tier- und Humanstudien umfassend untersucht. Krebshemmende Wirkungen wurden für mehrere Signalwege nachgewiesen, insbesondere für die COX-2-Hemmung.

Rosmarin. Das Kraut enthält reichlich Rosmarinsäure (RA). Ein Kaffeesäureester und natürliches Polyphenol, das vor allem in mehreren Pflanzen aus der Familie der Minzen vorkommt, darunter Rosmarin, Minze und Perilla. RA wurde als Futtermittelzusatz in der Tierhaltung zur Förderung von Wachstum und Fruchtbarkeit, gegen oxidativen Stress und zur Verbesserung des Immunprofils eingehend untersucht. RA gilt auch als antimikrobielles, immunmodulatorisches, antidiabetisches, antiallergisches, antientzündliches sowie leber- und nierenschützendes Mittel. Insbesondere bei Krebs ist RA ein starker Hemmstoff des Enzyms MARK4 (MAP/Microtubule Affinity Regulating Kinase 4), das die ersten Schritte der Zellteilung steuert. Laborstudien belegen, dass die Behandlung von Krebszellen mit RA das Zellwachstum signifikant kontrolliert und in der Folge Apoptose auslöst (Zelltod).

Belastung durch UV-Strahlung

Die Hautkrebsraten sind in den letzten 50 Jahren weltweit rapide angestiegen, vor allem bei hellhäutigen Menschen. Übermäßige Sonnenexposition gilt als Hauptursache. Um Sonnenschutzmittel ist eine ganze Industrie entstanden, die das Problem noch verschärft hat. Vitamin D ist für ein gesundes Immunsystem unerlässlich, insbesondere durch Aktivierung von T-Zellen sowie für viele andere wichtige Körperfunktionen. Da Vitamin D durch Bestrahlung der Haut mit Sonnenlicht gebildet wird, führt die strikte Vermeidung von Sonnenlicht oder der exzessive Gebrauch von Sonnenschutzmitteln zu Vitamin-D-Mangel und schwächt das Immunsystem.

Es gibt zwei Arten ultravioletter Strahlung: UV-A und UV-B. UV-A-Strahlung kann DNA direkt schädigen und die Beseitigung von UV-Photoprodukten beeinträchtigen. Helle Haut und Muttermale (Nävi) sind wichtige Risikofaktoren für Melanome. Wahrscheinlich weil sie große Mengen an Phäomelanin und frühen Vorläufermolekülen enthalten, die UV-A1-Strahlung absorbieren und Mutationen begünstigen.

Paradox, aber wahr: Sonnenschutzmittel verringern in der Regel vor allem die UV-B-Dosis, schützen vor Sonnenbrand, Hautrötungen und Hitzeschäden. Ohne Sonnenschutz wüsste man frühzeitig, wann es Zeit ist, im Schatten Zuflucht zu suchen. Mit Sonnenschutz wird man wohl länger in der Sonne bleiben und stärker mit UV-A-Strahlung belastet, was dosisabhängig zur Zunahme von Hautkrebs beiträgt. Hinzu kommt, dass das Sonnenlicht im Freien sowohl UV-

A- als auch UV-B-Strahlung enthält. Sonnenlicht, das durch Fenster eindringt, enthält nur UV-A-Strahlung. UV-B-Strahlung kann Glas nicht durchdringen. Wenn Sie sich also in geschlossenen Räumen aufhalten, um Strahlenbelastung zu vermeiden, aber in der Nähe von Fenstern sitzen, sind Sie weniger gut geschützt als Sie denken!

Eine Studie untersuchte weltweit Melanomhäufigkeit und die UV-B-Exposition bei Männern und Frauen jeden Hauttyps (Fitzpatrick-Klassifikation, Hautphototyping, basierend auf der Anfälligkeit für Sonnenbrand und der Bräunungsneigung). Ein signifikanter Trend oder eine Korrelation zwischen der Melanomhäufigkeit und der individuellen UV-B-Dosis bei Männern/Frauen jeder Altersgruppe war nicht auszumachen. Bei hellhäutigen Frauen (Hauttyp I–III, > 29 Jahre) in Europa korrelierte eine geringere UV-B-Exposition signifikant mit einer erhöhten Melanom-Inzidenz. Mit anderen Worten: Eine geringe UV-B-Exposition, das heißt wenig Sonne, erhöht das Melanomrisiko. Sonnenlicht schützt vor bösartigem Hautkrebs!

Sicherheit beim Sonnenbad

Eine leichte, gesunde Bräunung der Haut ist durchaus erwünscht. Da wir wissen, dass Sonnenschutzmittel die UV-B-Strahlung und die Vitamin-D-Produktion blockieren, stellt sich die Frage, wie wir die Vorteile des Sonnenlichts nutzen können, ohne ein Krebsrisiko einzugehen.

Der beste Schutz vor Sonnenbrand ist die gezielte Sonnenexposition im Frühsommer und in den frühen Morgenstunden, bevor die Sonnestrahlung intensiver wird. Es sollte niemals zum Sonnenbrand kommen! Fühlt sich die Haut noch warm an oder ist blassrosa getönt, begeben Sie sich an einen schattigen Platz.

An einem sonnigen Sommertag produziert ein hellhäutiger Mensch innerhalb von 10 bis 12 Minuten Vitamin D, das einer Tagesdosis von 10 000 bis 20 000 IE (Internationale Einheiten) entspricht.

KREBS VORBEUGEN

Es ist schier unmöglich, alle Faktoren der Krebsentstehung im Auge zu behalten. Krebs ist unkalkulierbar. Außer Frage steht, dass Sie Ihren Lebensstil selbst bestimmen. Das bedeutet, Ernährung, Bewegung, Schlaf und Stressbewältigung beeinflussen direkt Ihr Wohlbefinden. Stand der Dinge: Zwei Drittel aller Tumoren könnten durch optimale Ernährung und den passenden Lebensstil vermieden werden.

Dieses Kapitel ist der Prävention gewidmet: Wie Gesunde Krebs vorbeugen und Patienten davon profitieren. In meiner klinischen Praxis behandle ich auch andere chronisch degenerative Erkrankungen mit diesem Präventivkonzept.

Gesund Essen

Als ich Ende der achtziger Jahre in Glasgow, Schottland, meine klinische Tätigkeit aufnahm, war die Empfehlung, eine Entgiftungsdiät zu machen und Zucker, Limonade und Junkfood zu meiden, definitiv ein harter Kampf. Ich erinnere mich noch gut daran, wie verblüfft und verzweifelt ich eines Tages war, nachdem ich 15 Minuten lang versucht hatte, jemandem zu erklären, dass es tatsächlich so etwas wie braunen Reis gibt, und dass es nicht schwer ist, ihn zu kochen. Seitdem haben wir einen weiten Weg zurückgelegt! Heute geht es in meinen Gesprächen eher um spezielle Ernährungsweisen (Paleo, Keto, Makrobiotik, Vegan), um Fermentation und Fasten.

Ich lege großen Wert darauf, dass sich die Patienten darauf konzentrieren, gesunde Essgewohnheiten zu entwickeln, anstatt eine bestimmte Diät zu befolgen. Es soll ja nicht so aussehen, als ob gesundes Essen eine Art Buße ist! Damit dies langfristig funktioniert, sollten Sie Lebensmittel finden, die Sie wirklich mögen, und Ihre Geschmacksknospen so trainieren, dass sie die gesunden Lebensmittel lieber mögen als zuckerhaltige, salzige, vorverarbeitete oder frittierte Kost. Manche Menschen brauchen eine Starthilfe oder wollen einfach nur planmäßig neu starten.

Wenn Sie jetzt anfangen oder Ihre guten Vorsätze in die Tat umsetzen wollen, versuchen Sie es einen Monat lang mit der Clean-and-Green Detox-Diät. Sie ist praxistauglich und gibt realistische Ziele vor (siehe S. 57).

Bio-Produkte bevorzugen. Ein wichtiger Bestandteil der gesunden Ernährung ist die Entscheidung für Bio-Produkte. Nach Angaben einer US-amerikanischen gemeinnützigen Umweltorganisation (EWG), enthalten fast 70 Prozent der in den USA verkauften nicht-biologischen Frischwaren Rückstände potentiell schädlicher Chemikalien, darunter krebserregende und neurotoxische Fungizide, Pestizide und Herbizide, die routinemäßig auf Nahrungspflanzen gesprüht werden. Jedes Jahr überprüft die EWG Daten des US-Landwirtschaftsministeriums und veröffentlicht aktualisierte Listen der Dirty-Dozen- und Clean Fifteen-Nahrungsmittel – Hitlisten der am schlimmsten und am wenigsten belasteten Lebensmittel.

In der EU veröffentlicht die Europäische Behörde für Lebensmittelsicherheit (EFSA) jährlich Testergebnisse von Stichproben. 2019 waren 3,9 Prozent der Lebensmittel auf dem EU-Markt mehr als erlaubt mit Rückständen belastet, 50 Prozent waren rückstandsfrei und 27 Prozent der Stichproben enthielten Mehrfachrückstände, besonders häufig Frischprodukte. Pestizidhersteller finden Mittel und Wege, die EU-Vorgaben zu umgehen. Ich empfehle, möglichst nur Bio-Produkte zu kaufen.

Leitlinien für gut verdauliche Mahlzeiten

Achten Sie darauf, dass Sie entspannt sind, wenn Sie essen. Nehmen Sie sich 2 Minuten Zeit, bevor Sie sich Ihrem Essen widmen. Zünden Sie eine Kerze an, schließen Sie die Augen, sprechen Sie ein Gebet oder ein paar Worte des Dankes für Ihre Mahlzeit. Das hilft, vom stressigen Aktivitätsmodus (Sympathikus) auf den Entspannungsmodus (Parasympathikus) umzuschalten – und ist entscheidend für eine gute Verdauung.

Essen Sie immer auf einem Teller. Setzen Sie sich zum Essen, auch bei einer Zwischenmahlzeit. Stehen Sie beim Essen nicht in der Küche herum. Nicht aus Töpfen essen.

Verzichten Sie während des Essens auf Radio-Nachrichten oder TV-Shows. Vermeiden Sie beunruhigende Gespräche bei Tisch. Essen Sie nicht in Eile oder wenn Sie aufgeregt sind. Lassen Sie Mahlzeiten dann besser ausfallen.

Essen Sie vor der Hauptmahlzeit bittere Kräuter oder einen grünen Salat mit ungesüßtem Dressing (Essig und Öl) oder trinken Sie ein Gläschen Kräuterbitter.

Wenn Sie Bitterstoffe nicht vertragen, kauen Sie 10 Minuten vor dem Essen langsam zwei hauchdünnne Scheiben frischen Bio-Ingwer, jeweils mit einem Stück frischer Bio-Limette (mit Schale) und einem Körnchen Meersalz. Das fördert den Speichelfluss und aktiviert die Verdauung.

Nutzen Sie eine Prise Magenbalsam-Gewürzmischung als wohltuende, karminative Verdauungshilfe (siehe S. 235).

Nach dem Essen Melissen-, Zitronengras-, Zitronenverbenen-, Kamillen-, Lindenblüten- oder Pfefferminztee trinken oder Kümmelsamen kauen.

Clean-and-Green Detox-Diät

In der Regel bitte ich die Patienten zunächst, diesen strikten 4-Wochenplan an zwei nicht aufeinanderfolgenden Tagen pro Woche einzuhalten. Man stimmt sich ein und führt die Diät später täglich durch. Danach kann man für einen weiteren Monat wieder zum 2-Tage-Modus zurückkehren. Wer die Ernährungsvorgaben langfristig nutzen möchte, plant einen Diättag pro Woche und ein Diätwochenende pro Monat ein – so lange man möchte.

Generell empfehle ich, Gemüse und Obst im Ganzen zu essen und nicht zu entsaften, um von Ballaststoffen zu profitieren. Da für kurzfristiges Detox pflanzliche Nährstoffe maximal zugeführt werden sollen, wird deshalb Entsaften für ein paar Tage empfohlen, um eine größere Menge an Pflanzenextrakten zu bekommen.

Wenn Sie schwanger sind oder stillen, wenn Sie spürbar geschwächt oder erschöpft sind, verzichten Sie auf diese restriktive Diät. Wenn Sie hohe/niedrige Blutzuckerspiegel oder hohen/niedrigen Blutdruck haben, sollten Sie eine solche Diät nur unter ärztlicher Aufsicht durchführen. Zu beachten ist, dass diese Diät relativ viel Oxalat enthält und bei Nierensteinleiden oder interstitieller Zystitis nicht empfohlen wird.

Denken Sie daran, dass Entgiftung und Entschlackung nur begrenzt wirksam sind. Fasten heilt keinen Krebs. Bei manchen Menschen steht die Gewichtsabnahme im Vordergrund, bei anderen der Aspekt körperliche Auszehrung (Kachexie). Essen, nicht hungern! Dieser Diätplan ist dennoch ein guter Startpunkt, um gesündere Essgewohnheiten zu entwickeln und sich bewusst zu machen, wie man isst und wie man sich dabei fühlt.

Was man an strikten Diät-Tagen essen sollte

- Unbegrenzt : grüne Säfte : Gurken, Sellerie, Petersilie, Spinat, Kohl, Fenchel, Grünkohl, Brunnenkresse und anderes grünes Gemüse.
- Unbegrenzt : gedünstetes (Blatt)-Gemüse : Brokkoli, Wirsing oder Rotkohl, Pak Choi, Spinat, Rosenkohl, Grünkohl, Kohlrabi, Mangold oder Rote Bete.
- Kleinere Mengen : Rübenkraut, Mangold und Wildkraut, wenn sie von unbelasteten Standorten stammen, sowie Löwenzahn, Vogelmiere, Feldsalat, Portulak, Schafkraut (Edel-Gamander, *Teucrium chamaedrys*) und Brennnessel.
- Täglich 1 bis 2 Portionen : Yambohnen (*Pachyrhizus erosus*), grüner Apfel, Karotten oder Rüben zum Süßen des grünen Saftes.
- Täglich 1 Portion : Vollkornprodukte : Quinoa, Hirse, Natur-/Wildreis, Amaranth, Buchweizen, Hafer.
- Täglich 2 Portionen frisches oder tiefgekühltes Obst : Heidelbeeren, Bro beeren, Himbeeren, Pflaumen, Kirschen, Äpfel oder Birnen.
- Getreide und (Blatt-)Gemüse mit Zitronensaft, Balsamico, flüssiger Aminosäure oder Sojasauce sowie nach Belieben mit Algen, Nährhefe oder frischen Kräutern anrichten – kein Öl.

Was man an den restlichen Tagen essen sollte

- Essen Sie täglich zusätzlich 1 oder 2 Portionen Vollkorngetreide oder stärkehaltiges Gemüse wie Karotten, Rüben, Kartoffeln, Süßkartoffeln oder Kürbisse.

- Verwenden Sie als Fett Sauerrahmbutter, Ghee, kleine Mengen Vollmilchprodukte (falls verträglich), kaltgepresstes Oliven- oder Kokosöl.
- Achten Sie darauf, 60 bis 70 Gramm Eiweiß pro Tag zu sich zu nehmen, darunter Nüsse, Samen, Bohnen/Hülsenfrüchte, Tempeh, gelegentlich Tofu oder tierische Produkte (falls gewünscht). Wenn Sie Fleisch essen möchten, bevorzugen Sie Bio-Hühner-/Putenfleisch aus Freilandhaltung zwei- bis dreimal pro Woche, Bio-Lamm, Wild oder anderes mageres Wildfleisch oder Seefisch (Lachs, Sardinen, Hering, Heilbutt, Makrele) zwei- bis dreimal pro Woche. Auf Zuchtfisch ganz verzichten.
- Gelegentlich süße tropische Früchte wie Banane, Mango, Ananas und Papaya.

Zusätzliche Empfehlungen

Hochwertige Öle bevorzugen. Verwenden Sie nur hochwertige, kaltgepresste Pflanzenöle aus biologischem Anbau. Ein wenig Butter ist in Ordnung, solange sie aus Bio-Produktion und von grasgefütterten Kühen stammt. Solche Butter enthält konjugierte Linolsäure. Eine Fettsäure, die anabol (muskelaufbauend) wirkt und bei Auszehrung (Kachexie) hilfreich ist. Überdies enthält sie Buttersäure, die eine direkte krebshemmende Wirkung im Darm hat. Auch Kokosöl ist empfehlenswert, da es antivirale und antimykotisch wirksame Fettsäuren enthält. Nussöl kann zum Würzen von Speisen verwendet werden, sollte aber nicht erhitzt werden.

Buntes Obst und Gemüse essen. Bevorzugen Sie orangefarbene, rote und blauviolette Früchte sowie Zitrusfrüchte und Beeren, die reichlich antioxidative Polyphenole und Flavonoide mitbringen.

Kohlgemüse dämpfen. Brokkoli, Blumen-, Rosen-, Weiß-, Grünkohl und andere Kohlgewächse enthalten reichlich schwefelhaltige Isothiocyanate, die die Bildung von antioxidativem Glutathion in der Leber unterstützen. Kohl sollte häufig gegessen werden, am besten leicht gedünstet oder gekocht. Kohlrohkost kann die Schilddrüsenfunktion beeinträchtigen. Knoblauch, Lauch, Schalotten und Zwiebeln sind ebenfalls reich an Schwefelverbindungen und sehr zu empfehlen.

Pilze essen. Alle essbaren Pilze sind empfehlenswert: Shiitake, Austernpilze, Champignons, Igelstachelbart (*Hericium*). Kochen oder braten Sie sie gut, um die immunmodulierenden Beta-Glucane bioverfügbar zu machen.

Gerichte mit Algen und Miso verfeinern. Algen und fermentierte Sojabohnenpaste (Miso) können regelmäßig verzehrt werden, falls verträglich. Sie liefern Vitamine, Mineralstoffe und Spurenelemente und verleihen dem Essen einen tollen Geschmack. Achten Sie darauf, Algen von Anbietern beziehen, die

Speiseöle und Butter

Als Speiseöle in der Küche empfehle ich kaltgepresste Bio-Öle. Diese Öle sollten nicht oder nur minimal erhitzt werden, damit die gesunden Inhaltsstoffe erhalten bleiben.

Zum Kochen bei höheren Temperaturen chemisch unbehandelte Öle verwenden. Hier eine Auswahl gesunder Speiseöle:

Kokosöl : Rauchpunkt 234 °C

Sesamöl : Rauchpunkt 177 °C

Olivenöl : Rauchpunkt 130–175 °C

Butter : Rauchpunkt 130–175 °C

Ghee (Ayurveda) : Rauchpunkt 200 °C

Rapsöl (Canola) : Rauchpunkt 130–180 °C

Walnussöl : nicht erhitzen

auf Schwermetalle testen, die sich in Algen anreichern und im Körper ansammeln können.

Essen mit maximalem Nährwert. Prähistorische Jäger und Sammler favorisierten Nahrung, die mit dem geringsten Aufwand möglichst viel Kalorienenergie lieferte. Eine Frage von Leben und Tod. Noch heute kann man bei unserer Primatenverwandtschaft beobachten, dass Früchte und süße Nahrungsmittel Blättern und Wurzeln vorgezogen werden. Die Vorliebe für zucker- und kalorienreiche Nahrung wird mit der „Effizienzgen-Hypothese" erklärt: Das Verlangen nach süßer Nahrung ist angeborenes Instinktverhalten – maximale Kalorienenergie bei minimalem Aufwand.

Die Industrieproduktion hat zuckerhaltigen Lebensmitteln sekundäre Pflanzenstoffe, Vitamine, Mineral- und andere Nährstoffe weitgehend entzogen und eine scheinbar unkontrollierbare Epidemie von Fettleibigkeit, Diabetes, Herzkrankheiten und Krebs heraufbeschworen. Der Mensch folgt instinktiv dem Programm der Überlebensgene: kalorienreiche, süße Nahrung.

Um Krebs nachhaltig zu heilen, müssen wir eine gute Verdauung haben, um gutes Blut zu produzieren. Erst dann, wenn wir gutes Blut produzieren, können wir das System gegen Krebsattacken absichern.

Eli Jones (1850–1933), Arzt und Herbalist

Krebszellen lieben Zucker!

Zucker verursacht Störungen im Darmmikrobiom (Dysbiose) und ist aktiv an der Entstehung und Ausbreitung von Krebs beteiligt. Krebszellen benötigen viel Energie, um ihren rasanten Stoffwechsel zu befeuern, sind aber extrem ineffizient bei der Energiegewinnung.

Krebszellen sind immer hungrig und gieren nach Zucker, um ihr Wachstum anzukurbeln. Bei diesem Stoffwechselprozess entsteht viel Milchsäure (Lactat) und ein niedriger pH-Wert, der Krebswachstum begünstigt.

Traditionell wird daher empfohlen, Zucker bei Krebs zu meiden und viel Obst und Gemüse zu essen, um die Entgiftung saurer Stoffwechselprodukte zu verbessern.

Weitere Informationen zum Phänomen der glykolytischen Verschiebung finden Sie auf Seite 429.

Neuere Forschung über das Darmmikrobiom lässt vermuten, dass bestimmte Bakterienstämme, die zuckerhaltige Stoffe verwerten, eine Sucht nach zuckerhaltigem Futter entwickeln. Da Darm und Gehirn via Neurotransmitter eng zusammenarbeiten (Darm-Hirn-Achse), kann dieses mikrobielle Ungleichgewicht (Dysbiose) zu einer sich selbst erhaltenden Feedbackschleife werden. Das heißt, man wird süchtig nach kalorienreicher Kost, gefolgt von Gewichtszunahme und Gesundheitsproblemen.

Wer Krebs vorbeugen, behandeln oder sein Krebsrisiko senken möchte, kann dies mit einer gesunden und nährstoffreichen Ernährung tun. Auf süße Speisen muss dabei nicht verzichtet werden. Zahllose Studien bestätigen mittlerweile, dass komplexe Kohlenhydrate in Vollwertkost das Mikrobiom positiv beeinflussen und krebshemmend wirken können. Eine epidemiologische Studie fand heraus, dass die vermehrte Aufnahme komplexer Kohlenhydrate das Risiko für verschiedene Krebsarten senkt.

Vermeiden Sie zusätzlichen Zucker, raffinierte Kohlenhydrate und Fertigprodukte – sie liefern nur „leere Kalorien". Unser Stoffwechsel ist auf Vitamine, Mineralstoffe und bestimmte Cofaktoren angewiesen, um aus Zucker Energie zu gewinnen. Wer überwiegend raffinierten Zucker konsumiert, plündert die Vitalstoffreserven des Körpers. Genießen Sie frisches Obst, Vollkorngetreide (z. B. gekeimtes Getreide) und süßes Gemüse wie Mais, Kürbis und Karotten.

Essen Sie täglich 60 bis 70 g hochwertiges Eiweiß, um die Muskelkraft und das Immunsystem zu stärken, reichlich Obst und Gemüse sowie 50 g Ballast-

Krebshemmende Komponenten in Lebensmitteln

Allicin, Diallyldisulfid (und Derivate) : Knoblauch

Ballaststoffe :Vollkornprodukte, Bohnen, Obst, Pilze und Gemüse

Beta-Glucane : Pilze, Hafer, Zwiebeln und Nährhefe

Calcium-D-Glucarat : Äpfel, Grapefruit, Weintrauben, Bohnensprossen, Blumenkohl und Kohl

Carotinoide : Karotten, Grünkohl, Yamswurzeln, Süßkartoffeln und rote Paprika

Curcuminoide : Kurkuma, Ingwer und Galgant

Ellagsäure : Erdbeeren, Himbeeren, Cranberries/Preiselbeeren, Loganbeeren und Zwetschgen

Epigallocatechingallat (EGCG) : schwarzer und grüner Tee

Isoflavone : fermentierte Sojabohnen (Miso, Natto, Tamari), Klee und Alfalfa/Luzernen-Sprossen

Isothiocyanate : Kohlgemüse, Brokkoli, Grünkohl, Rote Bete, Speiserüben, Kohlrabi, Senfgewächse, Rosenkohl und Blattkohl

Limonen : Zitrussaft/-schalen (insbesondere Mandarinen), Cannabis

Lycopin :Tomaten, Wassermelonen und anderes rotes Obst und Gemüse

Omega-3-Fettsäuren : Fisch, Lein-, Hanf-, Algenöl und Walnüsse

Polyphenole : schwarzer und grüner Tee, Rooibos-Tee, blauviolette/schwarze Beeren, Kaffee, Kakao und Rotwein

Schwefel : Knoblauch, Zwiebeln, Lauch, Schalotten, Schnittlauch und Kohlgemüse (Wasabi-, Brokkoli-Sprossen)

Selen : Shiitake- und Maitake-Pilze, Paranüsse und Knoblauch

stoffe in Form von grünem Gemüse, Vollkornprodukten und Bohnen. Essen Sie ein- bis zweimal pro Woche Seefisch, um von Omega-3-Fettsäuren zu profitieren. Konsumieren Sie so oft wie möglich Bio-Produkte. Alternative Proteinquellen sind nicht denaturiertes, kalt verarbeitetes, mikrofiltriertes Molkenproteinpulver mit Immunglobulinen oder veganes Hanfproteinpulver, besonders wenn Sie wenig Appetit haben. Beachten Sie, dass Hanf nicht die gleichen Immunfraktionen liefert, die in Molke enthalten sind.

Soja : krebshemmend oder krebserregend?

Die auffallend niedrigen Krebsraten in Japan und China hat man mit dem dort traditionell hohen Sojakonsum in Verbindung gebracht. Tatsächlich ergaben epidemiologische Studien und Studien mit Migranten, dass beispielsweise für Brust- und Prostatakrebs mehrere Faktoren eine Rolle spielen können: Lebensstil, Ernährung, Fett- oder Ballaststoffverzehr u. a. In Asien wird Soja traditionell in Form von fermentierten (Tempeh, Miso, Natto) und nicht fermentierten Sojaprodukten (Tofu, Sojabohnen/-milch) konsumiert. Die durchschnittliche Aufnahme beträgt 25 bis 50 mg Isoflavone täglich ab dem frühen Kindesalter.

In Europa und Nordamerika sind es weniger als 1 mg pro Tag. Sojamehl und Sojaproteinisolate finden sich in den meisten vorverarbeiteten Lebensmitteln. Hinweis: Alle Hülsenfrüchte sind chemisch ähnlich strukturiert wie Soja. Manche Bohnen enthalten mehr andersartige Isoflavone als Soja, die weniger gut erforscht sind, aber zumindest vorbeugend gegen Krebs wirken.

Soja als selektiver Östrogenrezeptormodulator (SERM)

Alles in allem wirkt Soja hormonbalancierend. Die Soja-Isoflavone Daidzein und Genistein gelten als Phytoöstrogene, da sie SERM-Funktionen haben: Sie docken an Östrogenrezeptoren auf Zellen an und fungieren als partielle Agonisten („Schalter"). Isoflavone kommen in der Pflanze hauptsächlich an Zucker gebunden vor. Im Darm müssen sie von Bakterien fermentiert werden, bevor sie aufgenommen werden können. Es muss also ein gut funktionierendes Darmmikrobiom vorliegen, um von Phytoöstrogenen zu profitieren – ähnlich wie bei Prä- und Probiotika. Sojaproteinisolate, die z. B. in Pulvern und Energieriegeln im Bodybuilding verwendet werden, liefern zwar Aminosäuren, sind aber keine gute Quelle für bioverfügbare Isoflavone. Der Hormonhaushalt wird davon höchstwahrscheinlich nicht beeinflusst.

Daidzein und Genistein sind zwei der am besten untersuchten Isoflavone in Soja und anderen Hülsenfrüchten. Sie werden zu Equol (4',7-Isoflavandiol) bzw. 5-Hydroxyequol verstoffwechselt, wenn die passende Darmflora vorhanden ist. Nur diese Stoffe sind in ausreichender Menge im Körper bioaktiv. Obwohl Equole den Östrogenen strukturell relativ unähnlich sind, aktivieren sie die gleichen Rezeptoren. Sie können reversibel an Östrogenrezeptoren binden und vermitteln eine schwach agonistische (stimulierende) Wirkung, die aber deutlich geringer ausfällt als bei körpereigenem Östrogen. In jedem Fall wird der Rezeptor zumindest vorübergehend besetzt und stärkeres, körpereigenes Östrogen kann nicht andocken. Dies führt generell zur Abschwächung der Östrogenwirkung im Körper.

Phytoöstrogenbindungen können flexibel angepasst werden, agonistisch oder antagonistisch wirken und Schwankungen der Hormonbalance ausgleichen. Equole vermitteln nachweislich auch andere krebshemmende Wirkungen, die nichts mit Östrogenrezeptoren zu tun haben.

Soja und Krebsprävention

Soja-Isoflavone wirken antiproliferativ, antiangiogen (hemmen das Wachstum neuer Blutgefäße), antioxidativ und entzündungshemmend bei östrogenempfindlichen Tumoren. Studien zufolge verringert sich das Brustkrebsrisiko mit ansteigendem Gesamtverzehr von Soja, insbesondere bei Frauen vor der Menopause. Eine erhöhte Brustgewebedichte (Mammographie) wird mit einem vier- bis sechsfach erhöhten Brustkrebsrisiko in Verbindung gebracht. Die Brustgewebedichte fällt bei Frauen (56–65 Jahre), die mehr Soja konsumieren, geringer aus als bei gleichaltrigen Kontrollpersonen.

Sojazufuhr in der Jugend reduziert das Brustkrebsrisiko. Tierstudien ergaben, dass frühe Genistein-Exposition (das wichtigste Soja-Isoflavon) vor experimentell induzierten Brusttumoren schützt. Klinische Studien mit Sojavollkost bestätigten diesen Befund. Je früher Soja Teil der Ernährung und des Lebensstils ist, desto größer ist der Nutzen. Bei Frauen, die in ihrer Jugend viel Soja konsumierten, war das Brustkrebsrisiko vergleichsweise um 23 Prozent reduziert. Wenn auch im Erwachsenenalter weiterhin Soja konsumiert wurde, betrug der Krebsschutzeffekt 47 Prozent. Wenig Soja in der Jugend, aber mehr Soja im Erwachsenenalter bringt keinen nennenswerten Vorteil. Somit eignet sich Soja zur frühzeitigen Krebsprävention. Der Nutzen von Sojaprodukten als Mittel gegen Brustkrebs bei Frauen, die nicht mit solchen Lebensmitteln aufgewachsen sind, ist jedoch zweifelhaft.

Man erklärt dieses Phänomen so, dass der Verzehr von Sojaprodukten in jungen Jahren bekanntermaßen zur Entwicklung einer spezifischen Darmflora beiträgt, die die in Soja enthaltenen Verbindungen verstoffwechseln kann. Solche angepassten Darmbakterien sind bei Menschen, die im späteren Leben Sojaprodukte zu sich nehmen, selten nachweisbar.

Was spricht gegen Soja?

Es gibt Hinweise darauf, dass die Wachstums-/Vermehrungsrate (Proliferation) von Zellen in histologisch normalem Brustgewebe bei prämenopausalen Frauen, die Soja konsumieren, erhöht ist. Das lässt darauf schließen, dass kurzfristige Nahrungsergänzung mit Soja die Proliferation von Brustgewebe bei Frauen im gebärfähigen Alter fördern könnte. Andererseits zeigen epidemiologische Daten kein erhöhtes Brustkrebsrisiko im Zusammenhang mit Sojakonsum.

Fermentierung ist wichtig! Studien ergaben, dass Soja-Isoflavone in der Nahrung besser bioverfügbar sind, wenn sie in Form von Aglykonen (fermentierte Sojaprodukte wie Tempeh) und nicht als Glykoside vorliegen (nicht fermentierte Sojaprodukte wie Sojamilch und Tofu). Dies beruht wahrscheinlich auf der spezifischen Kompetenz der Darmflora. Das Darmmikrobiom kann Soja zwar grundsätzlich zu aktiven Isoflavonen fermentieren – aber nicht sicher oder konsistent, wenn man nicht mit Sojakost aufgewachsen ist.

Die Fermentation neutralisiert auch verdauungshemmende Stoffe wie Antitrypsin, Antichymotrypsin und Anti-alpha-Amylase, die in Sojabohnen reichlich vorkommen. Diese Enzyme hemmen normalerweise die Verdauung und fördern allergische Reaktionen. Einweichen, Keimen und Fermentieren der Bohnen reduziert den Anteil der Enzyme, fördert die Verdaulichkeit und erhöht die Bioverfügbarkeit von Isoflavonverbindungen. Ein in Sojabohnen enthaltener Enzymhemmer (Bowman-Birk-Proteaseinhibitor) ist besonders antikanzerogen wirksam.

Soja für die Gesundheit?

Die Forschung zu den gesundheitlichen Nutzen von Sojalebensmitteln/-extrakten/-isolaten hat widersprüchliche und verwirrende Ergebnisse erbracht:

- Der Verzehr von Soja in der Jugend kann die spätere Anfälligkeit für Brustkrebs verringern.
- Soja-Isoflavone (Genistein und Daidzein) wirken eindeutig tumorhemmend.
- Sojakost reduziert die Brustgewebedichte (somit auch das Krebsrisiko).
- Der Nutzen von Soja nach der Pubertät ist fraglich.

Es gibt also keine einfachen Antworten. Ich empfehle meinen Patienten Sojaprodukte zur Östrogenmodulation in den Wechseljahren, bei östrogenempfindlichen Tumoren und für die Knochengesundheit – am besten Tempeh sowie Tofu, Sojamilch und Sojabohnen. Wenn therapeutische Isoflavondosierungen sinnvoll sind, verordne ich fermentiertes Sojapulver als Nahrungsergänzung. Wer Soja nicht verträgt, sollte darauf verzichten.

Soja für den Knochenschutz

Eine willkommene Wirkung von Soja-Isoflavonen ist der positive Einfluss auf die Knochendichte: weniger Knochenbrüche und Vorbeugung von Knochenmetastasen. Nahrungsergänzung mit Genistein und Daidzein in Kapselform ist im Fach- und Onlinehandel erhältlich. Eine Tagesdosis von 80 bis 120 mg kann ausreichen, um die Knochendichte zu verbessern und die Entwicklung von Metastasen zu verhindern. Bis zu 250 mg pro Tag sind zur Behandlung von Osteoporose oder bei bereits vorhandenen Knochenmetastasen empfehlenswert.

In China wurde ein fermentiertes Sojapräparat (Haelan 951) entwickelt, das Stickstoff, Polysaccharide, Proteaseinhibitoren, Saponine, Phytosterine, Inositolhexaphosphat und Fermentationsprodukte (Isoflavone, Genistein, Daidzein) enthält. Überzeugende klinische Studiendaten fehlen noch.

Hinweis: Als Alternative zu Soja wird Kudzu (*Pueraria lobata*) empfohlen, eine Leguminose wie Soja und ähnlich wirksam. Kudzu hemmt die Angiogenese, induziert das p53-Gen und den programmierten Zelltod (Apoptose), erhöht die Bindung von Testosteron an das Protein SHBG (Sexualhormon-bindendes Globulin) und hemmt Östrogenrezeptoren (partieller Antagonist).

Detox in der Leber

Die Leber ist eines der größten Organe des Menschen. Alle Leberzellen haben die gleichen Funktionen, was eine sehr hohe Detoxkapazität ergibt, um akute Toxinbelastungen zu kompensieren, z. B. Vergiftungen. Zu jedem Zeitpunkt befinden sich etwa 25 % des gesamten Blutvolumens in der Leber, wo es gefiltert und verstoffwechselt wird, bevor es in das Herz-Kreislauf-System abfließt.

Alles, was wir essen, trinken, einatmen oder auf die Haut bekommen, landet in der Leber. Die im Blut gelösten Verbindungen gelangen durch die Zellmembran in die Leberzellen (Hepatozyten). Dort werden sie über die Zellmembran wieder ins Blut abgegeben, verteilen sich im Körper, sammeln sich in der Galle an und werden ausgeschieden. Entgiftungsprozesse via Hepatozytenmembran erzeugen oxidativen Stress. Daher steht die Leber auch bei Detoxkuren buchstäblich unter Stress, wenn Giftstoffe aus dem Gewebe via Lymphe und Blut in die Leber gelangen und dort neutralisiert werden. Mariendistel spielt eine Schlüsselrolle beim antioxidativen Schutz von Leberzellen.

Leberschützende Heilkräuter

Nutzen Sie Lebensmittel mit Bitterstoffen, um die Verdauung anzuregen (via Enzyme und Peristaltik), z. B. Brunnenkresse, Rettich, Winterrettich (Daikon), Radieschen, Artischocken, Löwenzahn, Grünkohl und Kohl. Sie können auch Bitterkräuter vor den Mahlzeiten einnehmen. Eine gute Leberfunktion ist die wichtigste Voraussetzung für die wirksame Entgiftung. Die folgenden Kräuter sind bei allen Gesundheitsstörungen und in allen Krebsstadien unbedenklich und beeinträchtigen nicht die Chemotherapie. Sie wirken stärkend und regenerierend auf die Leber und werden auch vorbeugend eingesetzt.

Mariendistel

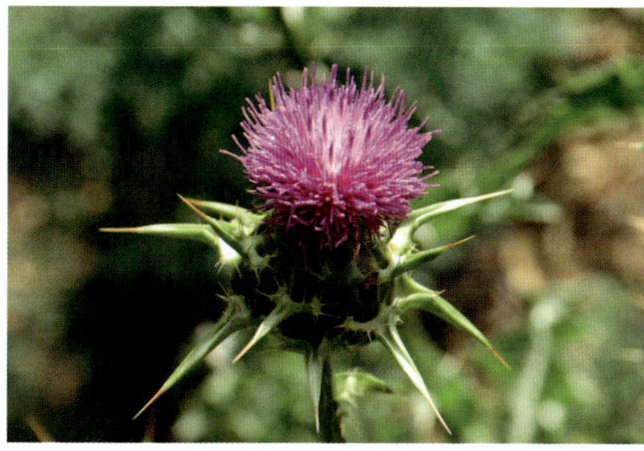

Silybum marianum

Die Samen der Mariendistel enthalten Flavonoidverbindungen, die unter der Sammelbezeichnung Silymarin zusammengefasst werden und die Leber sehr wirksam vor oxidativem Stress schützen. zu dem auch die Mehrfachnutzung der Glutathionperoxidase gehört. Die Mariendistel unterstützt das Recycling von Glutathion: Die antioxidative Wirkung wird verlängert und die oxidative Stressbelastung sinkt. Bei akuten Lebervergiftungen (z. B. durch Knollenblätterpilze) wird Silymarin in sehr hohen Dosen bis zu 5 g täglich auch intravenös verabreicht – eine mitunter lebensrettende Maßnahme.

Während oder nach einer Chemotherapie kann Mariendistel die Leberfunktion deutlich verbessern. Mitteilungen der US-Krebsgesellschaft zufolge (2009) lassen sich lebertoxische Wirkungen der Chemotherapie bei Kindern mit akuter lymphatischer Leukämie (ALL) durch eine komplementäre Behandlung mit Mariendistel deutlich reduzieren. Das Heilkraut ist sicher und wirksam und beeinträchtigt nicht die ALL-Therapie.

Darüber hinaus hat Mariendistel eine nierenschützende Wirkung, wenn potenziell nierenschädigende Chemotherapeutika eingesetzt werden. Tierversuche haben gezeigt, dass Silymarin in einer Dosierung von 100 mg/kg über einen Zeitraum von 8 Wochen die toxischen Wirkungen von Blei neutralisieren kann.

Schisandra

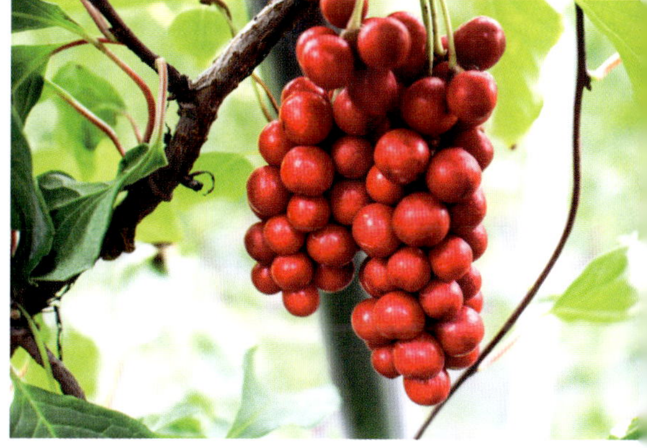

Schisandra chinensis

Die Schisandra-Beere wird in der asiatischen Medizin traditionell zur Regeneration der Leber und als antientzündliches Mittel empfohlen. Forschungsergebnisse bestätigten den Nutzen des Heilkrauts bei verschiedenen Lebererkrankungen, einschließlich Leberkrebs, hohem LDL-Cholesterinspiegel und toxischen Leberschäden. Schisandra enthält immunaktivierende und stressmindernde Lignane, antioxidative und regenerative Anthocyane sowie entzündungshemmende Terpene. Darüber hinaus vermittelt

Schisandra-Beerenextrakt auch phytoöstrogene Wirkungen: SERM-Funktionen, die Östrogeneffekte im Gewebe balancieren und normalisieren. Laborstudien zufolge haben Frucht- und insbesondere Samenextrakte eine signifikant blutverdünnende Wirkung. Wer rezeptpflichtige Blutverdünner (Antikoagulantien) einnehmen muss, sollte Schisandra nur nach Rücksprache mit dem Arzt einsetzen.

Entgiftungskräuter

Entgiftungskräuter (*Alterativa*) sind Kräuter, die traditionell zur Unterstützung der zellulären und lymphatischen Entgiftungssysteme eingesetzt werden. Dies betrifft den Transport zellulärer Stoffwechselprodukte in die Lymphe, den Lymphabfluss aus Geweben und vor allem Leberfunktionen und Detoxprozesse. Die wenigsten Alterativa sind in klinischen Studien untersucht worden, werden aber seit Urzeiten als Blutreinigungsmittel verwendet, häufig bei Hautkrankheiten wie Akne, Schuppenflechte, chronischem Ekzem, Eiterungen und schlecht heilenden Wunden, auch bei Krebs.

Viele Entgiftungskräuter sind Bitterkräuter mit spezifischer Leberwirkung: galleproduzierend (choleretisch) oder gallefreisetzend (cholagog). Manche Kräuter verbessern den Lymphfluss, andere unterstützen den Darm und die Ausscheidung von Giftstoffen.

Die Alterativa-Therapie beruht auf jahrhundertealten Erfahrungen. Bestimmte Kräuter sollen bevorzugt auf bestimmte Gewebe oder Organe einwirken. Ein kompetenter Therapeut kann bei Problemen oder Funktionsstörungen bestimmter Organe gezielt die passenden Kräuter verordnen. Metabolische und physiologische Effekte sind objektiv schwer zu erfassen. Die Erfahrungen von Patienten und Therapeuten/Heilpraktikern sprechen jedoch für den Nutzen von Entgiftungskräutern.

ESSIAC für die Darmgesundheit

Essiac ist eine traditionelle kanadische Rezeptur zur Stärkung der Darmgesundheit. Sie wurde erstmals in den 1920/30er Jahren in Ontario von einer Krankenschwester namens René Caisse beschrieben (*Essiac* ist ihr Name rückwärts gelesen). Sie hatte das Rezept offenbar von einer älteren indigenen Patientin erhalten. Allerdings sind nicht alle Heilkräuter der Rezeptur in Nordamerika heimisch. Caisse verbrachte den Rest ihres Lebens damit, für die Rezeptur zu werben und Krebspatienten damit zu behandeln. Viele haben davon profitiert. In meiner Klinik verordne ich häufig Essiac, meist kombiniert mit anderen Kräutern, die zum jeweiligen Patienten passen. Ich habe die Erfahrung gemacht,

Entgiftungskräuter

Choleretika
Heilkräuter, die die Gallenproduktion anregen

Artischocke (Blatt)

Berberitze, Mahonia, Kanadische Blutwurz

Boldo

Löwenzahn (Wurzel und Blatt)

Schöllkraut

Cholagoga
Heilkräuter, die die Gallensekretion und die Entleerung der Gallenblase fördern

Erdrauch

Kurkuma

Schneebaum (Rinde)

Schöllkraut

Entgiftungskräuter : Haut

Braunwurz

Brennnessel (Blätter)

Erdrauch

Klette

Krauser Ampfer

Labkraut

Sarsaparilla (Stechwinden)

Stiefmütterchen

Wiesenklee

Entgiftungskräuter : Eierstöcke und Peritoneum

Kermesbeere

Seerose (weiß oder gelb)

Thuja

Wilder Indigo (*Baptisia tinctoria*)

Entgiftungskräuter : Prostata

Goldrute

Hortensie

Thuja

Entgiftungskräuter : Niere und Blase

Brennnessel (Samen, Blätter)

Goldrute

Maisseide

Quecke

Entgiftungskräuter : Lymph- und Immunsystem

Calendula

Ceanothus

Kermesbeere

Labkraut

Thuja

Wilder Indigo (*Baptisia tinctoria*)

dass das Mittel sehr wirksam ist, um den Stuhlgang schonend zu normalisieren – sanft, aber wirksam. Rotulme und Klettenwurzel unterstützen den Darm mit Fructo-Oligosacchariden als Präbiotika und wirken stuhlauflockernd, erweichend und befeuchtend. Essiac ist kein Stimulans wie andere traditionelle Abführmittel.

Essiac-Rezeptur

Innere Rinde der Rotulme : Pulver

Klette : Wurzelpulver

Krauser Ampfer : Wurzelpulver

Rhabarber : Wurzelpulver

Zunächst je 2 Teile Ulme, Kletten- und Ampferwurzel und 1 Teil Rhabarber mischen. Das Verhältnis kann variieren. Meist wird wegen der abführenden Wirkung nur eine geringere Menge Rhabarberpulver zugegeben. Der Anteil an Rhabarber kann je nach Darmreaktion nach oben oder unten angepasst werden.

Für eine niedrige Dosis machen Sie einen Aufguss mit 1 1/2 TL Kräuterpulvermischung pro Tasse. Sie müssen mit zäher Konsistenz und einem starken Aroma rechnen. Wenn Sie die Pulverpaste als Basis für einen Tee mit anderen passenden Kräutern mischen, wird der Tee genießbarer.

Essiac wird am besten als dünne Paste oder mit Haferbrei eingenommen. 2 EL fein gehackte Wurzeln (kein Pulver) von Sauerampfer, Klette und Rhabarber in 500 ml Wasser in einem Topf bedeckt 10 min kochen. Abkühlen lassen und den Tee abseihen. Nehmen Sie 50 bis 100 ml der Abkochung und verrühren Sie 1 bis 3 TL pulverisierte Ulme zu einer dünnen Paste. Den Tee mit Pfefferminze, Kardamom oder anderen Kräutern oder mit 1 Tropfen ätherischem Öl (Pfefferminze, Nelke, Kardamom, Orange oder Fenchel) würzen.

Rotulmenrinde. Sie enthält komplexe Fructo-Oligosaccharide (große Zuckermoleküle), die Präbiotika oder Substrat für hilfreiche Darmbakterien sind. In der freien Natur ist die Rotulme vom Aussterben bedroht. Rinde aus nachhaltigem Anbau ist jedoch erhältlich.

Rhabarber und Krauser Ampfer : Wurzelpulver. Emodin ist das am häufigsten vorkommende Anthrachinon von Rhabarber- und Ampferwurzel. Es induziert programmierten Zelltod (Apoptose), hemmte bei Krebszellen in Zelllinien- und Tierstudien die Metastasierung via Modulation zellulärer Signalkaskaden. Aloe-Emodin ist ein weiterer Hauptbestandteil von Rhabarber mit krebshemmenden Eigenschaften, der über das p53-Gen und den nachgeschalteten p21-Signalweg wirkt (ein Inhibitor von Cyclin-abhängigen Kinasen, Enzymen, die für die Zellzyklusprogression notwendig sind).

Klettenwurzel. Ein traditionelles, entgiftendes Blutreinigungsmittel und sanftes Abführmittel, das keine darmstimulierenden Anthrachinone enthält, sondern eher tonisierend wirkt, gut verträglich und sicher ist. Die Forschung favorisiert auch Klettensamen, die besonders reich an Lignanen sind und besser abführend/entgiftend wirken sollen als die Wurzel. Für die Klette gibt es keine spezifische Höchstdosis. Sie kann sogar in der Küche als Gemüse verwendet werden. Die kultivierte Variante heißt Gobo und ist in der japanischen Küche sehr populär. Klette gilt als sanftes Heilmittel. Sie muss 2 bis 4 Wochen eingenommen werden, bevor die Wirkung einsetzt. Mehrmonatige Anwendung ist unproblematisch. Klettenwurzel kann zusammen mit Tragant und Pilzen Bestandteil einer blutbildenden Knochenbrühe sein.

Die Rezeptur wird seit fast 100 Jahren verwendet. Isolate von Essiac-Kräutern zeigten in Laborstudien ermutigende Ergebnisse. Belastbare klinische Studien fehlen. Eine Studie untersuchte die Lebensqualität von Frauen mit Brustkrebsdiagnose, mit und ohne Essiac. Die Prüfkriterien waren unter anderem Depression, Angst, Müdigkeit und die Häufigkeit unerwünschter Ereignisse während der Standard-Krebstherapie. Die Ergebnisse waren unklar. Viele Frauen bewerteten Essiac positiv. Nur zwei berichteten von Nebenwirkungen.

Verdauung und Mikrobiom regenerieren

Das komplexe Mikrobiom des Dickdarms spielt eine zentrale Rolle bei der Regulation von Stoffwechsel-, Hormon- und Immunfunktionen. Es ist über die eng vernetzte Darm-Hirn-Achse an der Modulation zahlreicher neurochemischer Signalwege beteiligt und produziert einen Großteil des Serotonins, das Körper und Geist, Stimmung und Kognition maßgeblich beeinflusst. Krebspatienten müssen penibel auf die Gesundheit ihres Darmmikrobioms achten. Viele Medikamente, die zur Behandlung eingesetzt werden, verursachen erhebliche Störungen, vorrangig chemische Antibiotika.

Die Mikrobiomforschung hat in den letzten zehn Jahren enorm zugelegt. Ein bahnbrechender Erfolg war die Entwicklung der Stuhltransplantation. Heute gilt die Stuhltransplantation als Standardtherapie bei *Clostridium difficile*-Infektion. Eine von vielen krebsrelevanten Studien (2021) wies nach, dass die Resistenz gegen neue Immunhemmstoffe bei Melanompatienten via Stuhltransplantation beseitigt werden kann.

Funktionen des Darmmikrobioms

Ein gesundes Darmmikrobiom fördert die Gesundheit auf vielfältige Weise. Es produziert Vitamin K, das die Blutgerinnung und die Geweberegeneration nach Operationen unterstützt. Es neutralisiert und beseitigt Giftstoffe und potentielle Karzinogene. Bei der bakteriellen Vergärung von Pflanzenfasern im Darm entstehen kurzkettige Fettsäuren, die auch den pH-Wert im Stuhl senken – ein Indikator für die Gesundheit des Darms und für ein reduziertes Darmkrebsrisiko. Der gesunde Darm aktiviert auch gesundheitsfördernde Nährstoffe. Beispielsweise enthalten Kreuzblütler (wie Grünkohl, Kohl und Brokkoli) Glucosinolate, die im Darm zu Isothiocyanaten fermentiert werden. Das sind schwefelhaltige Verbindungen, die stark krebshemmend wirken und die Entgiftung krebserregender Stoffe in der Leber unterstützen. Silberweide und Mädesüß enthalten Salicylate, die im Darm zu Salicylsäure fermentiert werden, was entzündungshemmend und schmerzlindernd wirkt.

Kurzkettige Fettsäuren (Buttersäure, Propionsäure und Essigsäure), die durch bakterielle Fermentation im Darm entstehen, dienen als Brennstoff für Darmepithelzellen, regen die Durchblutung an, stimulieren die Muskelaktivität im Darm und regenerieren Zellschäden, die durch ballaststoffarme Ernährung verursacht wurden. Ballaststoffarme Ernährung hat als Risikofaktor für Darmkrebs allergrößte Bedeutung. Speziell Butyrate (Salze/Ester der Buttersäure) beeinflussen die Genexpression und lösen programmierten Zelltod (Apoptose) aus, was das Darmkrebsrisiko verringert.

Mein Mann ist Mikrobiologe und behauptet, dass Bakterien die Welt beherrschen und den Menschen eigennützig kolonisieren. Alles scheint sich um Bakterien zu drehen. Vielleicht hat er Recht. Bakterien, die von Zucker abhängig sind, erzeugen unsere Gier nach Süßem, was die Dysbiose verstärkt. Einige Darmbakterien vergären Zucker und produzieren Alkohol – der stete Tropfen Alkohol im Blut gelangt in die Leber, wo er abgebaut wird. Dort kann es zu einer Fettlebererkrankung (nichtalkoholische Steatohepatitis/NASH) und zu einer Entzündung der Bauchspeicheldrüse (nichtalkoholische Steatopankreatitis) kommen. Übergewicht/Fettleibigkeit, Insulinresistenz und erhöhte Blutzuckerwerte begünstigen chronische, subklinische Entzündungen und bereiten den Boden für Herzkrankheiten, Krebs und chronisch degenerative Erkrankungen.

Jäten, Säen, Füttern

Die Kräuterexpertin Kerry Bone prägte die Redewendung „jäten, säen und füttern", um den ganzheitlichen Ansatz zur Optimierung des Mikrobioms zu veranschaulichen. Das heißt, pathogene Bakterien oder Hefen werden eliminiert, nützliche Bakterien und Hefen regeneriert und die Darmflora bekommt optimales „Futter". Auch ohne Parasiten im Darm leben die meisten Menschen höchstwahrscheinlich mit einer gewissen Unausgewogenheit ihrer Darmbakterien (Dysbiose) – eine Folge der lebenslang ballaststoffarmen Ernährung und von zahllosen Anwendungen chemischer Antibiotika.

Jäten. Das bedeutet, dass die Populationen abnormer und pathogener Darmbakterien ausgedünnt werden. Treten Symptome einer möglichen parasitären Infektion auf (Durchfall, Bauchkrämpfe, Blähungen oder Juckreiz am After), wird ein Stuhltest empfohlen, um Parasiten/Eier nachzuweisen oder auszuschließen. Der Test muss gegebenenfalls mehrmals wiederholt werden, um ein eindeutiges Ergebnis zu erhalten. Sind Darmparasiten nachweisbar, können zweiwöchige Zyklen der „Jäten"-Rezeptur während 2 bis 4 Monaten durchgeführt werden. Liegen keine Parasiten vor, ist diese darmregulierende Rezeptur eine proaktive und präventive Maßnahme im Rahmen der Rehabilitation, 1 bis 2 Wochen vor einer Operation und vor der Einnahme chemischer Antibiotika.

„Jäten"-Rezeptur

Eine geeignete Rezeptur kann die folgenden pulverisierten Kräuter enthalten:

25 g Olivenblätter

15 g Berberitzenwurzel

10 g Walnuss

10 g Knoblauch

10 g kanadische Gelbwurz

15 g Niembaum

5 g Andrographis

5 g Nelke

5 g einjähriger Beifuß

Die Pulver gut vermischen und 500 mg in Kapseln (Größe „00") abfüllen. Ein- bis zweimal täglich drei Kapseln auf nüchternen Magen einnehmen. Darmparasiten sind phasenweise aktiv. Zu manchen Zeiten sind sie für eine Behandlung anfällig, ansonsten eingekapselt und unerreichbar. Deshalb wird die Behandlung mehrmals im Intervall durchgeführt (2 Wochen mit, 2 Wochen ohne Therapie), bis keine Parasiten im Stuhl nachweisbar sind.

Alternativ können täglich je 500 mg Schwarzkümmelöl und Oreganoöl in Kapselform eingenommen werden. Beide haben eine starke antimikrobielle Wirkung.

Knoblauch als Bestandteil der Ernährung ist in jedem Fall empfehlenswert. Die anderen Heilkräuter werden am besten in Kapselform eingenommen. Reformhäuser haben weitere wirksame Rezepturen im Angebot.

Säen. Dies bedeutet, die Populationen nützlicher Darmmikroorganismen zu stärken, das Wachstum bereits vorhandener Populationen zu fördern und zusätzliche Populationen bereitzustellen falls nötig. Eine Maßnahme, die vor oder nach einem chirurgischen Eingriff durchgeführt werden kann. Die Blutgerinnung oder das Operationsergebnis werden dadurch nicht beeinträchtigt.

Möglichkeiten zur Ergänzung und Unterstützung nützlicher Bakterienpopulationen im Darm:

- Probiotische, fermentierte Lebensmittel wie Sauerkraut, Kimchi, Salsa, Miso, Natto und Tempeh; probiotische, fermentierte Getränke wie Kombucha, Jun, Kefir und andere fermentierte alkoholfreie Getränke; unpasteurisierter

Resistente Stärke

Resistente Stärken passieren (wie Ballaststoffe) den Dickdarm, ohne aufgespalten und resorbiert zu werden. Sie erhöhen das Stuhlvolumen, schützen vor Verstopfung und senken langfristig das Darmkrebsrisiko. Für resistente Stärke gibt es keine empfohlene Tagesdosis oder andere Zufuhrempfehlungen.

Amerikaner konsumieren täglich etwa 5 g resistente Stärke, Europäer 3–6 g und Chinesen durchschnittlich fast 15 g. Da resistente Stärke nur langsam fermentiert wird, kann sie in relativ hoher Dosierung konsumiert werden, wenn sie gut vertragen wird. Die Fermentierung resistenter Stärke verursacht weniger Darmgase als Ballaststoffe. Studien fanden heraus, dass bis zu 20–40 g resistente Stärke pro Tag gut verträglich sind.

Nach dem Abkochen und Abkühlen ist die resistente Stärke noch schlechter verdaulich und damit ein noch besseres Futter für das Mikrobiom. Beim Abkühlen rehydriert die Stärke, wird dicker und fester (z. B. kalte Nudeln, Kartoffelsalat oder Haferflocken). Das Aufwärmen solcher Lebensmittel ist unproblematisch. Das heißt, man kann sie für mehrere Tage im Voraus zubereiten und täglich nach Bedarf aufwärmen. Allerdings steigt der Histamingehalt mit der Zeit an. Vorsicht also bei Histaminintoleranz!

Apfelessig und Joghurt mit lebenden Bakterienkulturen.

• Probiotische Supplemente. Wünschenswert sind zweimal täglich 50 Milliarden lebende Bakterien. Die Arten, die wichtigsten Stämme, können durch eine Stuhlanalyse bestimmt werden. Tatsächlich gibt es hunderte Stämme, von denen nur eine Handvoll in einer Kapsel enthalten sind. Deshalb empfehle ich generell ein möglichst breites Artenspektrum, eine relativ hohe Dosierung sowie ein Hefepräparat mit *Saccharomyces boulardii*.

Füttern. Das bedeutet, dass komplexe Polysaccharide und ballaststoffreiche Nahrung zugeführt werden, was nützliche Darmbakterien besonders schätzen. Dadurch verbessert sich die Fermentation im Darm und die Bildung kurzkettiger Fettsäuren (Buttersäure/Butyrate). Folgende Mittel werden empfohlen:

• Präbiotika und Fructo-Oligosaccharide, die in stärkehaltigem Gemüse (Wurzeln) und stärkefreiem Gemüse und Bio-Beeren enthalten sind. Nicht empfohlen bei Fructoseunverträglichkeit.

• Resistente Stärke, die reichlich in Reis, Mais, Hafer, Graupen, Kartoffeln, Kochbananen und Hülsenfrüchten wie Linsen und Bohnen vorkommt. Sie wird nicht wie andere Kohlenhydrate in kleine Zuckerbausteine aufgespalten und aufgenommen. Stattdessen gelangt sie unverändert über den Dünndarm in den Dickdarm. Dort wird sie von Bakterien als Brennstoff für die Fermentation genutzt. Resistente Stärke kann auch zum Sättigungsgefühl beitragen und so die Kalorienaufnahme begrenzen. Beginnen Sie mit kleinen Mengen und steigern Sie diese mit der Zeit.

Heilkräuter mit spezifisch ausgleichender Wirkung auf das Darmmilieu und das Mikrobiom sind Knoblauch, Klettenwurzel, Kurkuma, Artischockenblätter und Löwenzahnwurzel. Knoblauch wirkt im Darm nicht nur antibiotisch, sondern auch probiotisch. Die reichlich enthaltenen Fructane werden fermentiert und in Futter für nützliche Darmbakterien umgewandelt.

Intervallfasten

Fasten kann Krebs nicht heilen. Kalorienentzug und Intervallfasten (intermittierendes Fasten) sind jedosch hilfreich, um Krebs vorzubeugen und gesunde Blutzucker- und Blutfettwerte zu erhalten. Bei Untergewicht, Auszehrung (Kachexie), Schwäche, Erschöpfung und Müdigkeit sollte vor dem Fasten eine blutbildende, energiereiche Kost zur Stärkung eingenommen werden. Es lohnt sich in jedem Fall, mindestens 10 Stunden innerhalb von 24 Stunden nichts zu essen, z. B. nach 18/19 Uhr.

Studien belegen überzeugend, dass modifizierte Fastenkuren die Gewichtsabnahme fördern, die Stoffwechselgesundheit verbessern und Krebs vorbeugen. Besonders günstig wirken sich der Verzicht auf nächtliche Mahlzeiten und ein verlängertes nächtliches Fastenintervall aus. Dann wird der Großteil der Kalorien innerhalb von 8 Stunden verbraucht, gefolgt von 16 Stunden Fasten. Das fördert die Umstellung des Stoffwechsels von Glucose auf Ketone zur Energiegewinnung, was zur erhöhten Stressresistenz und einer längeren Lebenserwartung beiträgt und vor Krebs und Übergewicht/Fettleibigkeit schützt. In einer Tierstudie wurden Ratten intermittierend gefüttert. Die Lebenserwartung der Tiere stieg um 15 bis 20 Prozent an und das Wachstum von Brusttumoren verringerte sich um 65 bis 90 Prozent verglichen mit Tieren, die kontinuierlich gefüttert wurden. Die Anzahl der Fastentage pro Woche korrelierte mit dem Ausmaß der Gewichtsabnahme.

Es gibt verschiedene Formen von Intervallfasten. Sie sollten vor allem darauf achten, die Gesamtkalorienzufuhr zu verringern und gleichzeitig für maximale Nährstoffzufuhr sorgen. Intermittierender Kalorienverzicht ist erfolgreicher als eine tägliche kalorienreduzierte Kost. Entscheidend ist das „Ein- und Ausschalten“ der Nahrungsaufnahme, nicht der Gesamtkalorienentzug, da genetisch vorgegebene Ess- und Hungerzyklen nachgeahmt werden. Intervallfasten ist leichter durchzuhalten als ganztägiges Fasten.

16:8-Intervallfasten. Sie fasten 16 Stunden am Tag und nehmen alle Kalorien in einem Zeitfenster von 8 Stunden zu sich. Diese Methode ist am einfachsten umzusetzen und durchzuhalten. Ich empfehle sie meinen Patienten: Ein reichhaltiges Frühstück, 4 Stunden später das Mittagessen und nach weiteren 4 Stunden das Abendessen ohne Zwischenmahlzeiten.

Modifiziertes 1:1-Intervallfasten. An jedem zweiten Tag wird gefastet, an den Tagen ohne Fasten wird „normal" gegessen. An einem Fastentag dürfen 20 bis 25 Prozent der üblichen Kalorienzufuhr verzehrt werden (ca. 500 Kalorien).

5:2-Intervallfasten. An fünf Tagen in der Woche wird normal gegessen, an zwei nicht aufeinander folgenden Tagen wird die Kalorienzufuhr eingeschränkt (500–600 Kalorien pro Tag). Es handelt sich eher um eine Änderung des Essverhaltens als um eine Diät. Es gibt keine spezifischen Anforderungen an die Nahrungsmittel. Entscheidend ist, wann gegessen wird, nicht was gegessen wird.

Crescendo-Methode. Man fastet 12-16 Stunden an 2-3 Tagen pro Woche. Die Fastentage sollten nicht aufeinander folgen und gleichmäßig über die Woche verteilt sein (z. B. Montag, Mittwoch und Freitag).

6:1 (24 h)-Intervallfasten. Bei diesem Fastenprotokoll wird ein- oder zweimal pro Woche 24 Stunden lang strikt gefastet – maximal zweimal pro Woche an nicht aufeinanderfolgenden Tagen. Beginnen Sie mit 14 bis 16 Stunden Fasten, verlängern Sie die Fastenzeiten langsam.

Immunabwehr stärken

Jede Krebserkrankung entsteht auf der Grundlage einer gewissen Schwäche des Immunsystems. Defekte Immunzellen erkennen dann Krankheitserreger oder dysfunktionale Zellen nicht mehr. Krebs beginnt mit einem DNA-Defekt in einer Zelle, den das Protein p53 nicht beseitigen oder korrigieren kann, oder mit einem mutierten Tumorsuppressor-Gen. Es kann Monate oder Jahre dauern, bevor sich ein Tumor entwickelt, den das Immunsystem bekämpfen muss, um das abnorme Wachstum zu stoppen. Krebszellen können sich verstecken und der Kontrolle des Immunsystems entziehen – ein wesentlicher Faktor der Krebsentstehung!

Immunmodulierende Kräuter und Heilpilze

Viele Heilkräuter/Pilze gelten als nahrhaft, anregend und stärkend für den ganzen Körper, insbesondere für das Immunsystem. Sie können als starker Aufguss/Infus (Blätter und Blüten) oder Abkochung/Dekokt (Wurzeln, Rinden und Samen) zubereitet und grünen Säften oder Knochenbrühen beigemischt werden. Dazu gehören unter anderem Ashwagandha, Tragant, Codonopsis, Bocksdorn (Goji-Beere), Maralwurzel (Luzea), Rehmannia (zubereitet), Schisandra und Heilpilze.

Tragant

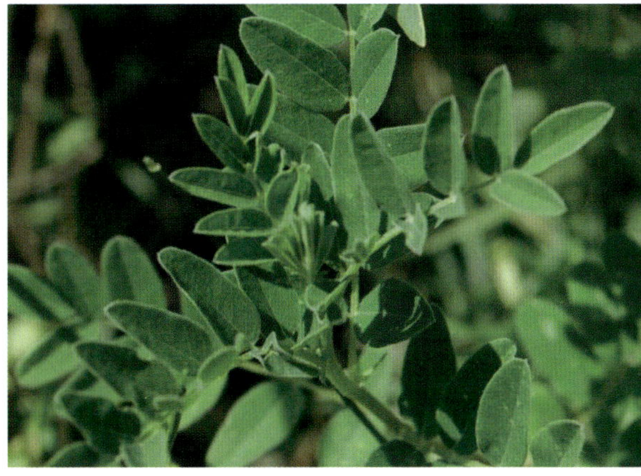

Astragalus membranaceus syn. propinquus

In der traditionellen chinesischen Medizin gilt Tragantwurzel (Huang Qi) als warmes, mildes Kraut, das Milz und Lunge unterstützt, und als Qi-Tonikum (Vitalitätsbooster). Tragant wird zur allgemeinen Stärkung, zur Behandlung von übermäßigem Schwitzen, als Detoxmittel und zur Förderung der Wundheilung empfohlen. Außerdem wird das Kraut bei Ödemen (Flüssigkeitsansammlungen), Nachtschweiß, Hautgeschwüren und Abszessen verordnet.

Abkochdosen von bis zu 30 g pro Tag gelten als unbedenklich. Tragant enthält wasserlösliche Polysaccharide, die immunmodulierend wirken, sowie stressreduzierende und stressmodulierende Triterpensaponine, die mit Alkohol oder anderen Lösungsmitteln extrahiert werden.

- Um das Beste aus Tragant herauszuholen, kocht man die zerkleinerte Wurzel in Wasser und mischt die entstandene Flüssigkeit als wässrige Phase mit Alkohol – etwa 30 bis 35 Prozent Wasser plus 65 bis 70 Prozent Alkohol – und gießt sie über das Kraut, um eine Tinktur herzustellen. Auf diese Weise werden die wasser-, fett- und alkohollöslichen Bestandteile maximal extrahiert.

- Alternativ empfehle ich, holzige Heilpilze (Reishi, Schmetterlingstramete) und Tragantwurzel in ein Baumwollsäckchen oder eine saubere dünne Socke zu füllen und in den Suppentopf zu geben. Wenn man zuerst die Zwiebeln anbrät und dann die Brühe hinzufügt, wirken Öl und Wasser wie ein doppeltes Lösungsmittel für das Kraut. Ist alles gut durchgekocht, nehmen Sie den Beutel mit Kräutern/Pilzen heraus.

- Eine andere Methode besteht darin, aus den Kräutern einen starken Sud herzustellen, diesen zu filtern und als Grundlage für die Brühe zu verwenden. Den Kräuterbrei im Baumwollbeutel lässt man in der Suppe köcheln, um alle fettlöslichen Komponenten zu extrahieren.

Krebshemmende Eigenschaften von Tragant

- Stärkt die körpereigene Abwehr (Immunität)
- Erhöht die Anzahl der Makrophagen und die Phagozytoserate (Aktivität der weißen Blutkörperchen)
- Stimuliert die Produktion von Interferon in den weißen Blutkörperchen (antivirale Potenz)
- Reduziert das Wachstum neuer Gefäßzellen (Anti-Angiogenese)
- Verbessert die Wirksamkeit und verringert die Toxizität der Chemotherapie.
- Erhöht die Detoxrate in der Leber
- Schützt lebenswichtige Organe (Leber, Nieren, Herz)
- Erhöht die Lebenserwartung und die Lebensqualität von Krebspatienten

Immunaktivierende Tinktur

Diese Kräutertinktur ist eine wirksame Detoxmischung mit immunmodulierenden und krebshemmenden Eigenschaften. Die Tinktur wird eine Woche vor und 1 bis 2 Wochen nach einer Operation oder bei chirurgisch oder chemotherapeutisch verursachten Infektionen empfohlen. Kermesbeere und Mistel sind Zytostatika, die hochdosiert verabreicht werden und das unspezifische Immunsystem sowie das Lymphsystem aktivieren. Sie sind nur bei qualifizierten Kräuterkundigen erhältlich, nicht in Reformhäusern.

Wenn diese Kräuter nicht verfügbar sind, erhöhen Sie die Dosierung von Mahonia und wildem Indigo. Alle gelisteten Kräuter sind als Tinktur im Verhältnis 1:2 hergestellt: 1 Teil getrocknetes Kraut (Gramm) auf 2 Teile Alkohol (Milliliter). Das Ganze ergibt 100 ml und entspricht bei empfohlener Dosierung etwa einem Wochenvorrat.

20 ml Calendula	10 ml Wilder Indigo
15 ml Echinacea	10 ml Mistel (1:10)
15 ml Wiesenklee	5 ml Propolis
10 ml Mahonia	5 ml Kermesbeere (1:10
10 ml Stillingia	

Empfohlene Dosierung: 7,5 ml (1 1/2 TL) zweimal täglich in heißem Wasser vor den Mahlzeiten.

Wilder Indigo war bei traditionellen Heilern ein beliebtes Mittel gegen „schlechtes Blut" und zur Entgiftung. Er wird oft zusammen mit Echinacea verwendet. Mahonia ist ein bitteres Detoxkraut und verbessert die Wirksamkeit mancher Chemotherapeutika oder zytotoxischer Kräuter. Wiesenklee und Calendula sind sanfte Heilmittel. Andere geeignete Entgiftungskräuter sind Ceanothus oder Schwertlilie.

Heilpilze

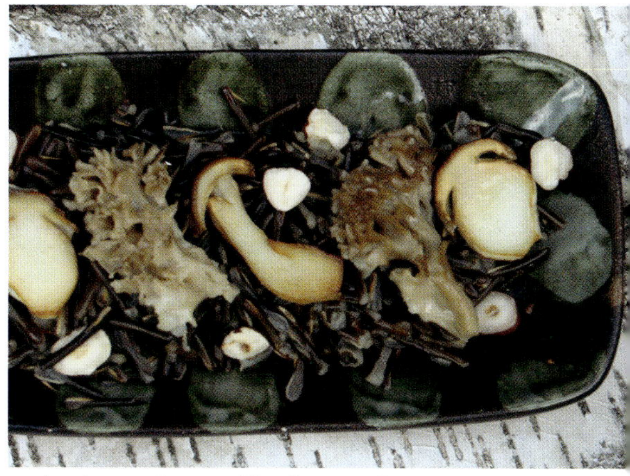
Lecker und gesund kochen mit Pilzen

Alle essbaren Heilpilze sind Nahrung und Medizin zugleich. Die Pilzforschung hat in den letzten Jahrzehnten enorme Fortschritte gemacht. Manche Pilzspezies sind medizinisch sehr gut untersucht. Pilzwirkstoffe sind beispielsweise im Knochenmark aktiv und optimieren dort Immunfunktionen. Andere Pilze wirken gewebespezifisch, etwa Cordyceps, der die Lungenfunktion verbessert, oder Igelstachelbart (*Hericium*), ein hervorragendes Nerventonikum. Sogar Pilze aus dem Supermarkt sind empfehlenswert: Austernpilze, Shiitake, Champignons und Kräuterseitlinge sind alle medizinisch wirksam und ergeben schmackhafte Gerichte. Man kann Pilze auch zu einem Brei kochen, dehydrieren und pulverisieren und dann in Kapselform einnehmen. Wie auch immer man sie zubereitet, sie sollten lange genug gekocht werden, um bioaktive Beta-Glucane zu extrahieren und verfügbar zu machen.

Der Pilzexperte Christopher Hobbs weist darauf hin, dass Schmetterlingstramete und Reishi maximale Mengen an immunaktiven Beta-Glucanen enthalten. Er empfiehlt täglich mindestens 6 g gekochtes und getrocknetes Pilzpulver und alle 3 Monate die Pilzspezies zu wechseln sowie andere immunmodulierende Heilpilze zu nutzen.

Training für das Immunsystem

Während Sie Informationen sammeln, Optionen abwägen und andere Teile Ihres Behandlungsplans festlegen, können Sie mit einem „Immuntraining“ beginnen. Die Vorabkur zur Stimulierung des Immunsystems ist eine gute Vorbereitung auf konventionelle Krebstherapien, idealerweise 2 bis 4 Wochen vor Therapiebeginn. Nach Operationen, Chemotherapie oder Bestrahlung sollte die Immunstimulation für weitere 3 bis 6 Wochen fortgesetzt werden. Falls Sie alles gut vertragen (auch während der Krebstherapie), behalten Sie die Immunkur bei.

Eine Schwächung des Immunsystems, wie sie bei Krebserkrankungen auftritt, wird durch Chemotherapie und Bestrahlung in der Regel erheblich verstärkt. Nach Abschluss dieser Behandlungen erholt sich das Immunsystem wieder. Dies kann aber Monate dauern. Heilkräuter und Nahrungsergänzungsmittel können die Genesung beschleunigen. Nachfolgend finden Sie einen Überblick über das Immuntraining, das ich neuen Patienten in meiner Praxis empfehle:

- Clean-and-Green Detox-Diät (siehe S. 57) und Intervallfasten (siehe S. 75)
- Knochenbrühe und hochwertiges Eiweiß zum Aufbau von Immunzellen (insbesondere Molkenprotein mit Immunglobulinen)
- Unterstützung der Leber und Entgiftungskräuter nach Bedarf
- Unterstützung des Mikrobioms und der Darmgesundheit (Präbiotika, Probiotika, Ballaststoffe), Darmstimulanzien oder Abführmittel bei Verstopfung nach Bedarf
- Thymusprotein-Supplement, 4 mg täglich (aktiviert Immunzellen)
- Arabinogalactan, ein Polysaccharid der Lärche (*Larix laricina* und *L. occidentalis*), aktiviert natürliche Killerzellen und Makrophagen und reguliert die Ausschüttung proentzündlicher Zytokine. Studien haben gezeigt, dass Arabinogalactan sowohl direkt als auch indirekt mit dem Immunsystem interagiert. Indirekt über die Fermentation, bei der kurzkettige Fettsäuren entstehen, die die Entzündungsreaktionen über die Modulation weißer Blutkörperchen steuern, oder direkt via spezifischer Zellen der Darmschleimhaut (M-Zellen), die intaktes Arabinogalactan über die Darmbarriere transportieren und an Immunzellen im Blut weitergeben. Empfohlene Dosierung: 1,5 –4,5 g täglich, über mehrere Wochen
- Kurkuma-Extrakt, 1500–2000 mg täglich, standardisiert auf 94 % Curcumin
- Quercetin, 1500–2000 mg, und Bromelain, 2000 GDU (= Enzymeinheit), täglich
- Antioxidantien/Redox-Supplemente (z.B. Zink, Coenzym Q10, Alpha-Liponsäure, Selen, Flavonoide, Resveratrol und oligomere Proanthocyanidine)
- Vitamin-B-Komplex-Supplement, 50¬–100 mg täglich (essentielle Vitamine!)
- Adaptogene Heilkräuter wie Ashwagandha, Codonopsis, Ginseng, Rosenwurz, Süßholz, Taigawurzel und Tulsi
- Immunaktivierende, entgiftende und lymphstimulierende Heilkräuter
- Heilpilze hochdosiert : Die geeignete Dosierung hängt von der Pilzspezies und der Wirkpotenz des Produkts ab (konzentrierter Extrakt oder Pilzpulver). Am besten nimmt man Heilpilze mit der Nahrung auf. Das heißt täglich 50 bis 100 g frische, gut durchgekochte Pilze. Da dies nicht immer möglich ist (zumindest nicht täglich), verwende ich bei Patienten in der Regel eine Markenrezeptur aus 5 oder 7 Pilzen in Form von verkapseltem Extraktkonzentrat-Pulver. Mit 3 bis 5 Kapseln erreicht man ausreichend hohe Tagesdosierungen

Ich bin jetzt ein alter Mann und hatte in meinem Leben viele Probleme, von denen die meisten nie aufgetreten sind.

Mark Twain

Immunkur-Smoothie

1/2–1 TL gepuffertes Vitamin C (Pulver; 1 TL = 2500 mg)

25.000 IE Beta-Carotin, Öl (Tropfen)

5.000–10.000 IE Vitamin D3 (Tropfen)

1–3 TL (5–15 g) Glutaminpulver

250 mg frische oder tiefgekühlte Beeren (Heidelbeeren, Brombeeren, Himbeeren)

125 ml ungesüßter oder aromatisierter Joghurt mit lebenden Kulturen oder milchfreier Ersatz

1 EL Nussbutter (hochwertiges Fett/Eiweiß), um die Masse cremiger zu machen.

2 Datteln, Feigen oder Pflaumen, über Nacht in Wasser eingeweicht

250–500 ml Flüssigkeit, z.B. ungesüßte Nussmilch oder rohe Biomilch (Kuh/Ziege), um die gewünschte Konsistenz zu erreichen

1–2 Messlöffel Molkenproteinpulver (kalt verarbeitet, mit Immunglobulinen) = mind. 20 g Protein

Alle Zutaten mixen, das Molkepulver erst ganz zum Schluss zugeben. Zusätzliche Nahrungsergänzungsmittel (Tabletten/Kapseln) können ebenfalls in den Smoothie gegeben werden. Dies ist besonders bei Schluckbeschwerden hilfreich. Zerkleinern Sie die Tabletten, leeren Sie die Kapseln und rühren Sie den Inhalt in den Smoothie. Hinweis: Nur wenig Supplement zugeben, damit der Smoothie genießbar ist!

Glutamin. Eine Aminosäure, die als Nahrungsergänzung von Vorteil ist. Sie ist für Darmzellen von Bedeutung, um die Synthese von antioxidativem Glutathion anzuregen. Glutamin unterstützt das Immunsystem, stabilisiert den Blutzuckerspiegel, verbessert die Hirnfunktion, schützt vor Muskelkater und Ermüdung und erhöht die Muskelmasse. Hinweis: Manche Supplemente enthalten L-Glutamin, das bei Hitze oder Säureeinwirkung instabil und schlecht resorbierbar ist!

Molkenproteinpulver. Ein Nebenprodukt der Milchverarbeitung, das aus mehreren immunaktiven Proteinen besteht: Lactoferrin, Beta-Lactoglobulin, Alpha-Lactalbumin, Glyko-Makropeptide und Immunglobuline. Diese Proteine haben blutdrucksenkende, krebshemmende, cholesterinsenkende, antivirale und antibakterielle Eigenschaften. Durch die Umwandlung von Cystein in Glutathion entsteht ein starkes intrazelluläres Antioxidans. Nicht alle Molkenproteine sind für Krebspatienten von ausreichend hoher Qualität. Manche sind reine Muskelaufbaupräparate und nicht geeignet. Ein gutes Produkt ist kalt verarbeitet, mikrofiltriert, nicht denaturiert und mit definiertem Immunglobulingehalt deklariert. Solche Pulver kann man in den Smoothie oder auf Haferflocken/Müsli geben.

Optionale Zusätze. Empfohlene Zutaten: eine halbe Avocado (hochwertiges Fett), eine weitere Frucht (eine halbe Mango, eine Scheibe Melone oder eine Kiwi), grünes Superfood-, Pilzextrakt-, Kokosnusspulver (Kalorien und Geschmack), rohes Kakaopulver nach Belieben und Gewürze oder Kräuter für den Geschmack (Vanille, Birkenzucker, Zimt, Kardamom oder Fenchel).

Stresskontrolle

Stress, gedrückte Stimmung, soziale Isolation und chronische Angstzustände können ein Umfeld erzeugen, das die Entstehung von Krebs begünstigt. Man könnte fast sagen, dass Stress Krebs verursacht. Da ist etwas dran! Die Naturheilkunde hilft mit adaptogenen Kräutern, Stress zu reduzieren. Sie kann aber niemals die Folgen eines ungesunden Lebensstils kompensieren. Beispielsweise ist erholsamer Schlaf jedem Kraut überlegen, wenn es um Stressabbau geht.

Systemische Auswirkungen von chronischem Stress

Permanent erhöhte Cortisolspiegel durch chronischen Stress lösen verschiedene systemische Störungen aus. Viele davon wirken krebsfördernd.

- Störungen der Insulinsekretion und der Blutzuckerkontrolle, Insulinresistenz und schwankende Blutzuckerwerte
- Störung des Fettstoffwechselhormons Leptin, Ansammlung von Fettgewebe, erhöhte Östrogenempfindlichkeit
- Erhöhte Produktion von IGF-1 (insulinähnlicher Wachstumsfaktor 1), verbesserte zelluläre Zuckeraufnahme, erhöhte Zellstimulation
- Störung der zellulären Glukoseverwertung, Förderung von Glykolyse und Milchsäurebildung
- Reduzierte Anzahl und Funktion von Lymphozyten (weiße Blutkörperchen).
- Erhöhter Proteinabbau und verminderte Proteinsynthese, Muskelschwund
- Demineralisierung der Knochen, Osteoporose
- Störung der Regeneration/Heilung der Haut
- Thymusatrophie, Immunschwächung
- Verminderte Produktion von sekretorischen Antikörpern (SIgA) im Immunsystem des Darms, ein Schutzmechanismus gegen Toxine
- Allgemeine Immunschwäche (Immunsuppression) macht anfällig für Allergien, Infektionen und degenerative Erkrankungen.

Allgemeines Anpassungssyndrom

Der kanadische Endokrinologe Hans Selye beschrieb Stress erstmals im medizinischen Kontext: „Stress ist die unspezifische Reaktion des Körpers auf jede Anforderung, die an ihn gestellt wird.“ Er wies darauf hin, dass alle Arten von Stress ähnliche physiologische und endokrine Auswirkungen haben. Dabei spielt es keine Rolle, ob ein Stressor als angenehm oder unangenehm empfunden wird. Entscheidend sind Häufigkeit, Intensität und Dauer der Stressreize.

Selye stellte 1936 die Theorie des allgemeinen Anpassungssyndroms vor. Sie besagt, dass Stressreaktionen mehrstufig ablaufen, und dass es mit zunehmen-

Neuroendokrines System : Hormondrüsen und Hormone

Nebennieren. Die Rinde (äußere Schicht) produziert Pregnenolon, ein Vorläuferstoff für Cortisol und Androstendion, das in Testosteron und Östrogene umgewandelt wird, sowie Aldosteron, das die Salz-Wasser-Balance im Blutkreislauf und das Blutvolumen steuert. Das innere Mark produziert Adrenalin (Epinephrin) und Noradrenalin (Norepinephrin), Botenstoffe des sympathischen Nervensystems.

Fettgewebe. Fettzellen produzieren Leptin, einen starken Appetitzügler. Leptin ist bei Depression häufig unzureichend vorhanden, was Heißhunger begünstigt und für Übergewicht/Adipositas anfällig macht.

Keimdrüsen (Gonaden). Eierstöcke und Hoden produzieren Östrogene, Progesteron und Testosteron, Hormone zur Steuerung der Fortpflanzungsfunktionen. Östrogene stimulieren auch die Zellproliferation und sind ein Risikofaktor für manche Krebsarten.

Bauchspeicheldrüse. Dieses Organ produziert Insulin und Glukagon. Hormone, die den Blutzuckerspiegel kontrollieren sowie die Speicherung und Verwertung von Zucker im Körper steuern.

Zirbeldrüse. Die Drüse produziert lichtabhängig schlafanstoßendes Melatonin und beeinflusst den Tagesrhythmus des Stoffwechsels.

Hypophyse. Die Drüse produziert und setzt Steuerhormone frei: TSH (Thyroidea-stimulierendes Hormon), ACTH (Adrenocorticotropes Hormon), Wachstumshormon (Somatotropin), FSH (Follikel-stimulierendes Hormon), LH (Luteinisierendes Hormon), Prolaktin, ADH (Antidiuretisches Hormon) und Oxytocin.

Schilddrüse. Die Drüse produziert überwiegend inaktives T4-Hormon und eine geringe Menge aktives T3-Hormon.

Thymus. Die Drüse stimuliert T-Lymphozyten, reguliert das Th1/Th2-Gleichgewicht (Lymphozyten und Immunglobuline) und ist an der Entwicklung der spezifischen Immunabwehr beteiligt.

Allostase

Allostase ist der ständige Ausgleich von aufbauenden/auffüllenden (anabolen) und abbauenden/ausscheidenden (katabolen) Kräften im Körper. Das neuroendokrine Netzwerk ist ein Verbund von Regelkreisen, der die Allostase aufrechterhält.

- Allostase beinhaltet eine fein abgestimmte und kontinuierliche Kalibrierung des Hormonhaushalts als Reaktion auf Signale des Nervensystems.
- Allostase ist ein integriertes Kontroll- und Regulationsnetzwerk im gesamten Körper.
- In der Krebstherapie versucht man, allostatische Stressreaktionen zu stabilisieren und so zu beeinflussen, dass anabole und katabole Aktivitäten ausbalanciert sind.

der Stressbelastung immer schwieriger wird, sich davon zu befreien.

Stufe 1 : Alarm. Plötzlicher Stress führt zur Ausschüttung von Adrenalin und zur Aktivierung des neuroendokrinen Systems: Erhöhung der Atem- und Herzfrequenz, des Blutdrucks, der Glukoneogenese und des Insulinspiegels. Drohende Schäden sollen durch kurzfristige und rasch abklingende anabole Aktivität abgewendet werden. Der moderne dauergestresste Mensch scheint seinen physiologischen Alarmzustand offenbar nicht in ausreichendem Maße wahrzunehmen, so dass Erholung und Regeneration ausbleiben. Dies führt zu Stufe 2.

Stufe 2 : Widerstand. Die Aktivierung der Hypothalamus-Hypophysen-Nebennieren-Achse (HPA) führt innerhalb weniger Wochen zu Überaktivität und einer Vergrößerung der Nebennieren (Hypertrophie). Der Cortisolspiegel steigt, die Thymusdrüse schrumpft und die Zahl der Lymphozyten nimmt ab, was zu Immunstörungen führt. Anfangs kommt es zu starken Immunreaktionen, die sich aber zunehmend abschwächen. Natürliche Killerzellen sind weniger aktiv, die Zahl der T-Lymphozyten sinkt, Antikörperreaktionen ermüden, proentzündliche Zytokine und oxidativer Stress überwiegen.

Stufe 3 : Erschöpfung. Wenn die Nebennieren die extremen Anforderungen nicht mehr bewältigen, versagen die Feedbackmechanismen. Die Reaktionen des Hypothalamus und der neuroendokrinen Drüsen schwächen sich ab. Es kommt zu abnormen Cortisolspiegeln, die chronische Entzündung fördern, und zu Störungen des DHEA-Stoffwechsels, die wiederum Menstruations- und Fruchtbarkeitsprobleme auslösen können.

Allerdings hat die moderne Forschung herausgefunden, dass die Nebennieren bei Dauerstress nicht wirklich erschöpft sind (Stadium 3). Sie können aber auf den erhöhten Bedarf nicht mehr angemessen reagieren. Es kommt zur Erschöpfung des Gesamtsystems: allgemeine Schwäche, fehlende Erholung und Regeneration. Die echte Nebenniereninsuffizienz ist ein medizinischer Notfall, der klinisch behandelt werden muss.

Stress und Stressreaktionen sind grundsätzlich natürlich, normal und unvermeidbar. Stressoren können jedoch vermieden werden, um Erholung zu ermöglichen. Die meisten gestressten Menschen können der Stufe 2 des allgemeinen Anpassungssyndroms zugeordnet werden. Kurzfristig ist dies tragbar. Langfristig wird das Immunsystem geschwächt und das Risiko für chronische Erkrankungen steigt.

Stressfaktoren tragen zur konstitutionellen Schwäche bei. Die Art und Weise, wie wir Stress interpretieren und darauf reagieren, kann den Unterschied ausmachen, ob wir mit einer Krebserkrankung gut zurechtkommen oder ihr zum Opfer fallen. Das neuroendokrine System gibt die Richtung für alle Stoffwechselvorgänge im Körper vor: aufbauend (anabol) oder abbauend (katabol).

Mit Hormonen und Medikamenten kann man zwar endokrine Regelkreise beeinflussen, es bleibt aber immer eine heikle Gratwanderung zwischen erwünschten und unerwünschten Wirkungen. Alternativ wirken Adaptogene, stressreduzierende Medikamente, Heilpilze/-kräuter unterstützend und regenerierend auf das Gesamtsystem.

Auswirkungen von unbewältigtem Stress

Das Problem ist, wie oben beschrieben, nicht so sehr, dass Stressoren auftreten, sondern dass anhaltende Stressoren den Körper im Zustand der Sympathikusdominanz halten. Dies führt in der Regel zu katabolen Zuständen, wirkt langfristig schwächend und erschöpfend und hemmt die Regeneration von Zell-, Gewebe- und Organsystemen.

Auswirkungen erhöhter Cortisolspiegel durch chronischen, nicht bewältigten Stress:

- Reduzierte zelluläre Glucoseverwertung, erhöhte Glykolyse und oxidativer Stress
- Reduzierte Anzahl und Funktion von Lymphozyten (weiße Blutkörperchen).
- Erhöhter Blutzuckerspiegel
- Reduzierte Proteinsynthese
- Erhöhter Proteinabbau, der zu Muskelschwund führen kann
- Demineralisierung der Knochen, was zu Osteoporose führen kann
- Störung der Regeneration/Heilung der Haut
- Atrophie von Lymphgewebe

Auswirkungen hoher Cortisolspiegel auf die Aktivierung der HPA-Achse:

- Erhöhtes C-reaktives Protein : Entzündungsmarker
- Erhöhte PGE2-, COX-, LOX-Werte : Entzündungsmarker
- Erhöhte Kreatinkinase : Muskelschwundmarker
- Erhöhte IL6-, IL10-, TNF-α-Werte : Entzündungsmarker
- Reduziertes freies T3 und erhöhtes reverses T3 : Entzündungsmarker (Schilddrüse)
- Reduzierte 5-Diodinase-Funktion in der Schilddrüse (verlangsamter Stoffwechsel) : Marker für Schilddrüsenhormonmangel
- Reduzierte Lymphozyten, NK-Antwort, IL2 und IL12 : Immunschwäche

Vitalkräfte mit Adaptogenen aktivieren

Der Begriff Adaptogen wurde Mitte des 20. Jahrhunderts von dem sowjetischen Toxikologen Nikolai Lasarew (1895–1974) geprägt. Heute ist der Begriff weit gefasst und umfasst auch Heilkräuter/Pilze mit vitalisierender Wirkung: Heilung und Regeneration fördern, oxidativen Stress ausgleichen, Zellfunktionen normalisieren. Solche Kräuter/Pilze enthalten bioaktive Stoffe: Polyphenole und Lignane sowie Steroid- und Triterpenderivate, die Stoffwechselwege von Stresshormonen beeinflussen und dadurch immunmodulierend und regenerierend wirken.

Im Laufe des menschlichen Lebens überwiegen mit zunehmendem Alter die katabolen gegenüber den anabolen Prozessen. Das bedeutet, dass naturgemäß der allmähliche körperliche Abbau überwiegt. Zu den Faktoren, die (katabole) Alterungsprozesse beschleunigen, gehören Operationen, Chemotherapie, Bestrahlung, physische und psychische Traumata, schwere Erkrankungen, Hochleistungssport, Cholesterinsenker, chronischer Stress, entzündliche Erkrankungen und Infektionen.

Vorteile von Adaptogenen

Adaptogene Kräuter/Pilze zielen darauf ab, katabole Zustände (Zellabbau) zu verlangsamen, vitalisierende und regenerative Kräfte zu stärken. Solche Heilkräuter/Pilze unterstützen und regenerieren die Vitalität, erhöhen die Stressresistenz, sichern die Energieversorgung, erhöhen die Resilienz gegen Krankheiten. Sie fördern die Heilung, normalisieren Funktionen der HPA- und HPT-Achse (Hypothalamus-Hypophysen-Schilddrüsen), wirken entzündungshemmend, normalisieren den (mitochondrialen) Energietransfer. Sie verbessern (antioxidative) Redox-Reaktionen und den anabolen Stoffwechsel, schützen vor Zellentartung und vieles mehr. Sie wirken belebend, verbessern Kognition und Gedächtnis, die körperliche Ausdauer, Belastbarkeit und Leistungsfähigkeit. Adaptogene optimieren die Sauerstoffnutzung, wirken allgemein unterstützend, stimulieren die Proteinsynthese in der Bauchspeicheldrüse, der Leber, der Nebennierenrinde und im gesamten Organismus. Sie vermitteln optimale endokrine Reaktionen und regulieren den Blutzuckerspiegel.

Da Adaptogene normalisierend und stabilisierend, antioxidativ und immunmodulierend wirken, werden sie bei Krebspatienten als „Hintergrundmedikation" eingesetzt, um die innere Widerstandsfähigkeit der Betroffenen zu stärken. Adaptogene Kräuter lösen unspezifische physiologische Veränderungen aus und sind sehr gut verträglich. Manche Bestandteile von adaptogenen Kräutern/Pilzen können zytotoxisch wirken, wenn man sie isoliert verabreicht. Sie werden aber nicht speziell zu diesem Zweck verordnet.

Cortisol, der wichtigste Entzündungsmediator des Körpers, wird aus einem Steroidskelett in der Nebennierenrinde hergestellt. Interessanterweise sind Cortisol und einige pflanzliche Verbindungen, die ebenfalls von Steroiden abgeleitet sind, strukturell ähnlich aufgebaut. Deshalb können solche Heilkräu-

Adaptogene in der Onkologie

- Aufbau und Erhalt der Vitalität
- Aufbau des Knochenmarks, Optimierung von Immunreaktionen, Regeneration von Immunfunktionen, Verbesserung unspezifischer Immunreaktionen, Immunmodulation
- Verbesserung von Genesung und Heilung
- Senkung des Cortisolspiegels
- Potenzierung anaboler, Hemmung kataboler Prozesse, Schutz vor körperlicher Auszehrung (Kachexie), Normalisierung des Blutzuckerspiegels
- Verbesserung der Wirksamkeit von Chemo- und Strahlentherapie
- Hemmung der Tumorinvasion und Metastasierung
- Hemmung von Mehrfachresistenzen bei Medikamenten
- Organschutz bei Chemotherapie und Bestrahlung (Toxine und oxidativer Stress)

Adaptogene : Wirkstoffkomponenten und Zielorgane

Adaptogene	Wirkstoffkomponenten	Zielorgane/-systeme
Ashwagandha	Withanolide (Triterpene)	Gehirn, Nebennieren
Codonopsis	Polyacetylene, Alkaloide, Phenylpropanoide, Triterpenoide und Polysaccharide	Stärkungsmittel und Energiebooster
Ginseng *	Ginsenoside (Triterpene)	Nebennieren
Maralwurzel	Phytoecdysterone (Triterpene)	Nebennieren
Rosenwurz	Salidrosid (Tyrosolglucosid), Rosavin (Zimtalkoholglycosid)	Herz
Schisandra	Lignane	Leber
Süßholz	Glycyrrhizin (Saponin)	Nebennieren
Taigawurzel	Eleutherosid A (Saponin und Sterolglykosid), Eleutherosid B (Phenylpropanoidglycosid)	Nebennieren
Tragant	Astragaloside (Triterpene)	Immunsystem
Tulsi	Oleanolsäure und Ursolsäure (Triterpene), Rosmarinsäure (Polyphenol)	Gehirn

* amerikanische/asiatische Spezies

Es gibt weitere Kräuter, die adaptogene, bevorzugt nerventonisierende Eigenschaften haben, aber nicht in gleicher Weise hormonregulierend und immununmodulierend wirken. Dazu gehören z. B. Gotu Kola, Eisenkraut, Damiana und Milchhafer.

Maralwurzel : Hauptwirkungen

- adaptogen, regenerierend
- anabol (erhöhte Proteinsynthese im gesamten Organismus)
- antidiabetisch, insulinotrop
- antimikrobiell
- antioxidativ
- antitoxisch (bei Chemotherapie)
- „blutverdünnend"
- gefäßschützend (Herz-Kreislauf)
- immunstärkend
- krebshemmend
- nervenschützend (Neuroprotektion)
- vitalisierend (bei Erschöpfung)

ter zur Beeinflussung des körpereigenen Hormonhaushalts verwendet werden. Pflanzliche Cortisol-Analoga tragen zur adaptogenen Wirkung vieler Kräuter bei. Manche Adaptogene enthalten solche steroidalen Verbindungen (z. B. Rosenwurz und Schisandra). Aber alle Adaptogene vermitteln insgesamt nebennierenschonende Wirkungen, regulieren die HPA-Achse ab und gelten als Nerventonikum. Adaptogene sind für die meisten Menschen weitgehend unbedenklich. Sie sollten nicht über Wochen oder Monate eingenommen werden, ohne die Stressursachen zu beseitigen.

Adaptogene auswählen

Pflanzliche Adaptogene haben spezifische Wirkungen: Tragant für das Immunsystem, Tulsi zur Stimmung, Schisandra für die Leber und Rosenwurz für das Herz. Vorsicht bei asiatischem Ginseng: Er kann anregend wirken. In manchen Fällen ist amerikanischer Ginseng vorzuziehen. Rosenwurz, Ashwagandha, Taigawurzel, Süßholz und Codonopsis sind sanfte und sichere Adaptogene.

Codonopsis ist ein traditionelles chinesisches Heilmittel, um Qi (Energie)-Mangel zu bekämpfen, das Immunsystem zu stärken, den Blutdruck zu senken, die Verdauung zu verbessern, Magengeschwüren vorzubeugen und den Appetit anzuregen. Das Mittel wirkt nicht so stark anabol wie Ginseng.

Manche lieben, andere verabscheuen Süßholz. Der Therapeut sollte den Patienten fragen, ob Süßholz infrage kommt, insbesondere als Tee. Die TCM verwendet Süßholz häufig als Synergist für Kräutermischungen, um die Wirkung anderer Kräuter zu verstärken.

Stimulierende Adaptogene

Adaptogene Heilkräuter sollten gelegentlich oder intermittierend und gezielt eingesetzt werden, um Organsysteme belastbarer zu machen, z. B. vor und nach einer Operation oder Chemotherapie. Stimulierende Adaptogene sollte man nicht ohne triftigen Grund verordnen und nicht länger als 6 bis 8 Wochen ohne Pause einnehmen.

Maralwurzel

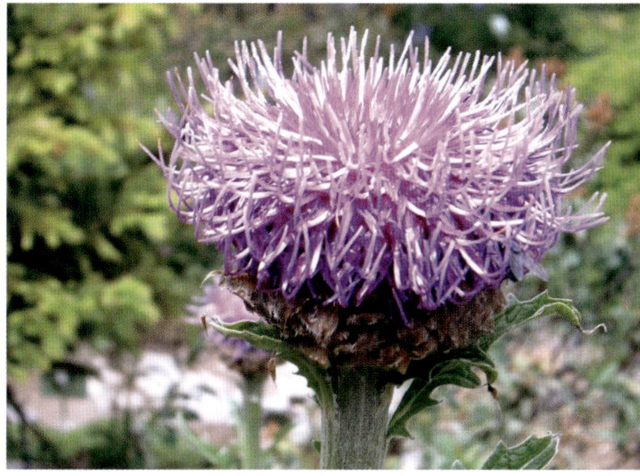

Rhaponticum carthamoides

Die Pflanze (Saflor-Bergscharte) gehört zur Familie der Distelgewächse, hat aber keine Stacheln und gleicht im Wuchs einer kleinen Artischocke. Sie gedeiht wild nur in den alpinen und subalpinen Zonen Südsibiriens, nirgendwo sonst. Man kann sie aber problemlos im eigenen Garten kultivieren. Zu medizinischen Zwecken verwendet man die Wurzel, die Phytoecdysteroide, insbesondere Ecdysteron und Turkesteron, sowie zahlreiche Flavonoide, Glykoside, organische Säuren, Carotinoide, Gerbstoffe und Harze enthält. Bei Insekten beeinflussen Ecdysteroide die Häutung und Bildung eines neuen Exoskeletts. Sie wirken stark anabol und wachstumsfördernd. Die Phytoecdysteroide der Maralwurzel sind die stärksten bekannten anabolen Verbindungen in der Pflanzenwelt.

Maralwurzel wirkt am besten in Verbindung mit einer wirklich guten Ernährung und ausreichend Schlaf und Erholung, um stimulierende Effekte auszugleichen. Das Kraut sollte phasenweise eingenommen werden: 2 bis 3 Wochen einnehmen, dann die gleiche Zeit pausieren, dann wiederholen. Während einer Chemotherapie und bei Erschöpfung ist das Kraut kontraindiziert. Zur Rekonvaleszenz nach einer Operation oder Chemotherapie wird es empfohlen.

Asiatischer Ginseng

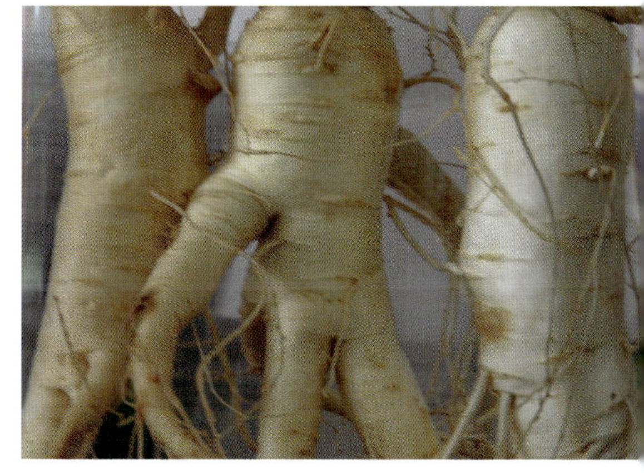

Panax ginseng

Ginseng gilt als archetypisches und Breitbandadaptogen ohne besondere Gewebsspezifität. Der asiatische Ginseng und seine Wirkstoffe, primär die Ginsenoside Rb und Rg, vermitteln ausgeprägte krebshemmende Wirkungen. Eine Studie mit 1500 Brustkrebspatientinnen, die bis zu 6 Jahre beobachtet wurden, ergab, dass die regelmäßige Einnahme von Ginseng das Leben verlängerte, die Zahl der Rezidive reduzierte und die Lebensqualität verbesserte.

Krebshemmende Wirkungen von Ginseng:

- Selektive Beeinflussung der Angiogenese : Ginseng aktiviert die Bildung und Differenzierung neuer Blutgefäße in der Genesungsphase (z. B. nach einer Operation) und hemmt gleichzeitig das durch Krebs verursachte Wachstum neuer Blutgefäße (Angiogenese).
- Verbesserung/Regulierung des endokrinen Systems : Ginseng wirkt insulinotrop und bekämpft cortisolinduzierte Immunsuppression.
- Immunmodulation : Ginseng verbessert Antikörperreaktionen, aktiviert natürliche Killerzellen und die Interferonproduktion, die Vermehrung und die Phagozytosefunktion von Leukozyten, stimuliert dendritische Zellen und fördert die intrazelluläre Kommunikation über Gap Junctions.
- Apoptose-Induktion (Zelltod) : Ginseng vermittelt die Abregulierung von NF-κB, COX-2 und AP-1.
- Regulierung von Entzündungen : Ginseng hemmt COX-2, NF-κB und AP-1
- Hemmung der Zellproliferation (G1/S-Phase)
- Verbesserung der DNA-Reparatur
- Verringerung oxidativer Stressoren und der Mutationsrate

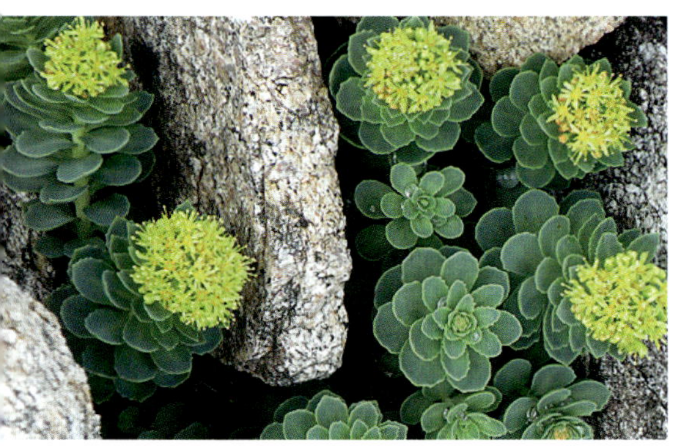

Rhodiola rosea

Rosenwurz

Das Gewächs stammt aus nördlichen Zonen (Skandinavien, Sibirien, Mongolei) und ist ein Überlebenskünstler. Die Resilienz und Robustheit der Pflanze lässt sich auch auf die Medizin übertragen. Hier gilt Rosenwurz traditionell als Adaptogen, zur Verbesserung der Sauerstoffnutzung bei Lungenproblemen und zur Förderung der Zellatmung. Deshalb ist die Pflanze auch im Protokoll Mitochondrienschutz aufgeführt (siehe S. 432). Rosenwurz hat eine gewisse Spezifität für das Herz, da die Herzmuskulatur günstig beeinflusst und die Kontraktionskraft und Herzleistung erhöht werden. Rosenwurz hat eine leicht stimulierende Wirkung auf die Herzfunktion, und ist deshalb nicht zu empfehlen für Patienten mit Herzklopfen (Palpitationen) oder Herzrhythmusstörungen.

Regenerierend-ausgleichende Adaptogene

Adaptogene haben nährende, stärkende und unterstützende Wirkungen auf den gesamten Organismus und sind von Natur aus für fast alle Menschen und unter fast allen Umständen sicher anwendbar. Sie können problemlos über Monate hinweg eingenommen werden, um die Widerstandskraft zu stärken.

Taigawurzel

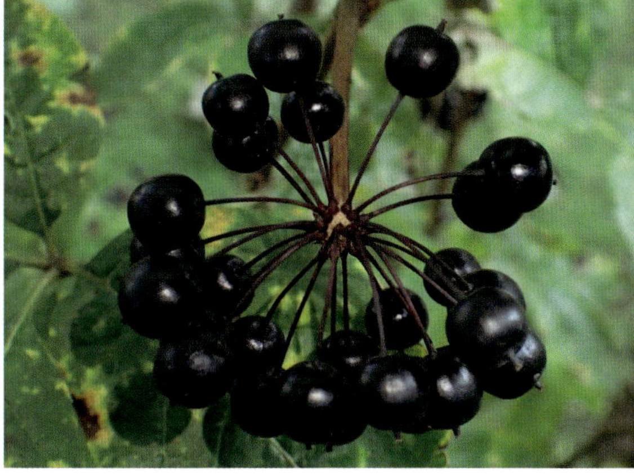

Eleutherococcus senticosus

Die Pflanze wurde früher als „sibirischer" Ginseng bezeichnet, taxonomisch gehört sie heute zu einer anderen Gattung: *Eleutherococcus* aus der Familie der Araliengewächse. Eleutherosid A (ein Saponin und Sterolglykosid) und Eleutherosid B (ein Phenylpropanoidglykosid) vermitteln stressreduzierende Wirkungen, die denen des Ginsengs entsprechen.

In Russland wird das wilde Gewächs als „König der Adaptogene" bezeichnet. Taigawurzel wirkt weniger wachstumsfördernd und stimulierend als asiatischer Ginseng. Das Kraut ist deshalb besser zur langfristigen Anwendung geeignet.

Taigawurzel : Hauptwirkungen

- Erhöht die Ausdauer und Belastbarkeit, verbessert die geistige Fitness.
- Wirkt antiviral und immunmodulierend.
- Verbessert die Kognition und das Gedächtnis.
- Antioxidativer Radikalfänger.
- Verbessert die Sauerstoffverwertung der Zellen.
- Verbessert die allgemeine Gesundheit von Patienten.
- Wirkt belebend und fördert die Organgesundheit.
- Verbessert Immunfunktionen.
- Verbessert die Verträglichkeit und Wirksamkeit von Chemo- und Biologikatherapien, die Regeneration des Immunsystems und das Allgemeinbefinden (Appetit, Schlaf, Energie).
- Verbessert die Verträglichkeit von Strahlentherapien und beugt der Strahlenkrankheit vor.
- Schützt vor Umweltgiften.
- Wirkt insulinotrop (eiweißschonend).
- Verzögert die Entstehung von Krebs und Metastasen.

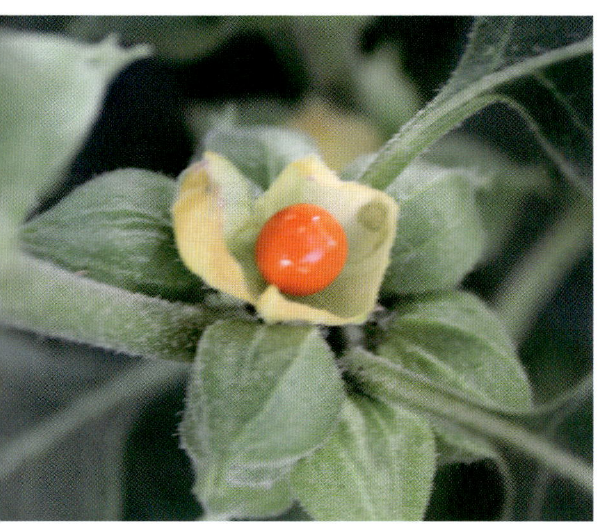

Withania somnifera

Ashwagandha

Das indische Heilkraut Ashwagandha (Schlafbeere) ist für seine vitalisierende und tonisierende Wirkung bekannt. In der ayurvedischen Medizin ist Ashwagandha Teil von *Rasayana*, einer tonisierenden Anwendung. Man nutzt es zur Stärkung des Immunsystems in der Genesungsphase.

Das Kraut wirkt stressmindernd, vitalisierend, hilft auch bei Libidostörungen. Die Wurzel enthält mindestens 12 Steroidalkaloide und 35 Steroidlactone (Withanolide), die ein breites Spektrum positiver Wirkungen vermitteln. Die pharmakologische Aktivität ist größtenteils auf zwei primäre Triterpen-Withanolide zurückzuführen: Withaferin A und Withanolid D.

Der botanische Name *Withania somnifera* bezieht sich auf die bekannte Eigenschaft des Krauts, einen tiefen und erholsamen Schlaf zu fördern. Tatsächlich hat die Tiefschlafphase für die zirkadianen Rhythmen und die regenerativen Prozesse, einschließlich Immunsystem größte Bedeutung. Die schlaffördernde Wirkung von Ashwagandha gilt als adaptogenes Hauptmerkmal.

Ashwagandha-Spektrum:

- Wirkt antioxidativ und als Radikalfänger
- Wirkt stressmindernd
- Verbessert die Kognition, das Gedächtnis und Reaktionsvermögen
- Wirkt angstlösend und antidepressiv, ohne Schläfrigkeit zu verursachen
- Stabilisiert den Blutzucker und senkt den Cholesterinspiegel
- Wirkt nervenschützend (Neuroprotektion)
- Wirkt entzündungshemmend

Laborstudien an menschlichen Tumorzelllinien ergaben, dass Ashwagandha das Wachstum von Lungen-, Brust- und Darmkrebszellen verlangsamen und Tumorwachstum hemmen kann – ohne gesunde Zellen zu schädigen.

• Die übliche empfohlene Dosis beträgt 600–1000 mg getrocknetes Wurzelpulver zweimal täglich.

• Wer unter Schlafstörungen und Angstzuständen leidet, trinkt vor dem Schlafen gehen eine Tasse heiße Milch mit 1⁄2 TL pulverisiertem Ashwagandha.

Süßholz

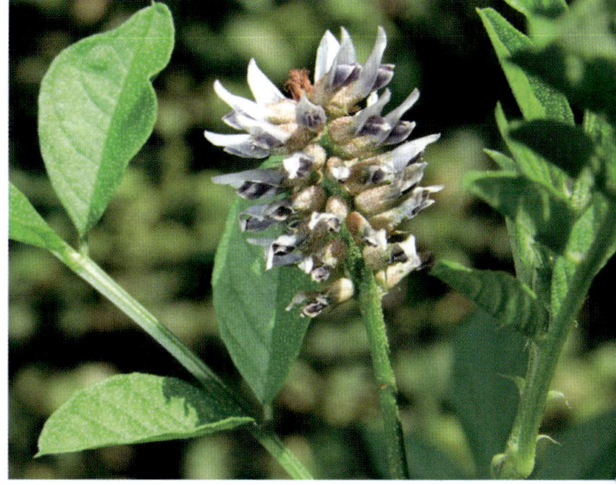

Glycyrrhiza glabra

Süßholz ist eines der populärsten Adaptogene. Es schmeckt angenehm süß und wird in der Regel gut vertragen, gilt als Nebennierenbooster, als schleimiges, befeuchtendes und kühlendes Kraut mit östrogenregulierenden und antiviralen Eigenschaften. Süßholz wird oft als „Harmonizer" oder Synergist in einer Rezeptur verwendet. Einer meiner Lehrer bezeichnete es als „das Kraut, das hilft, alle losen Enden der Rezeptur zusammenzufügen."

Süßholz enthält Triterpene, vor allem Glycyrrhizin und sein Aglykon Glycyrrhizinsäure, sowie Isoflavone und Polysaccharide, die immunmodulierend wirken. Das Heilkraut beeinflusst die HPA-Achse (cortisolschonend), vitalisiert und wirkt regenerierend, verjüngend und aufbauend (anabol).

Manche Menschen reagieren besonders empfindlich auf Süßholzsteroide und sind für aldosteronartige Wirkungen anfällig (Wasserretention, ansteigender Blutdruck). Wer regelmäßig Süßholz einnimmt, sollte gelegentlich den Blutdruck kontrollieren. Für Patienten mit Bluthochdruck oder Ödemen ist Süßholz nicht geeignet.

Tulsi

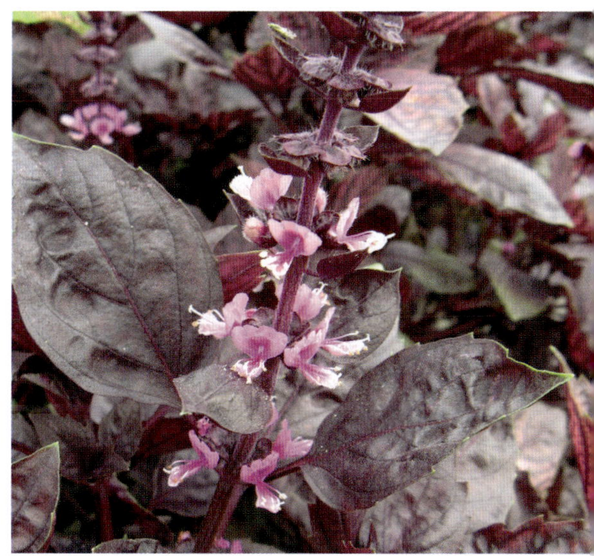

Ocimum sanctum, syn. tenuiflorum

Indisches Basilikum ist ein aromatisches Gewäc https://commons.wikimedia.org/wiki/File:Psilocybe_semilanceata_6514.jpg?uselang=de hs aus der Familie der Lippenblütler. Man kann es leicht selbst kultivieren. Das Kraut ergibt trotz seines starken Aromas eine angenehme Teezubereitung. Für höhere therapeutische Dosen werden Kapseln oder Tinkturen verwendet.

Tulsi verbessert die geistige Fitness

Adaptogene Kräuter : morgens

Wer müde und träge ist …	Wer ängstlich und schreckhaft ist …
• Süßholz • Eisenhut • Ginseng • Rosenwurz • Maralwurzel • Maca	• Süßholz • Taigawurzel • Tulsi

Adaptogene Kräuter : nachmittags und abends

- Süßholz
- Ashwagandha
- Taigawurzel
- Tulsi

Körperliches Training und Bewegung

Es ist hinreichend belegt, dass körperliche Aktivität und Bewegung für die Vorbeugung und Behandlung von Krebs von großem Nutzen sind. Körperlich aktive Menschen erkranken seltener an Brust-, Darm-, Prostata-, Blasenkrebs und gynäkologischen Krebsarten. Brustkrebspatientinnen, die körperlich aktiv sind, haben ein um bis zu 40 Prozent geringeres Sterberisiko als inaktive Patientinnen. Körpertraining nach einer Darmkrebsdiagnose ist mit einem um 30 Prozent reduzierten Sterberisiko assoziiert, nach der Diagnose Prostatakrebs um 33 Prozent. Das Risiko, an irgendeiner Ursache zu sterben, verringert sich sogar um 45 Prozent. Wer regelmäßig trainiert, profitiert von einem bis zu 15 Prozent geringeren Risiko, an Blasenkrebs zu erkranken.

Bewegung und regelmäßiges Training verbessern die aerobe Fitness, erhöhen die Muskelkraft und die Lebensqualität und stärken vor allem das Immunsystem, das dann Tumore besser bekämpfen kann. Im Folgenden werden einige Vorteile von Training und körperlicher Aktivität in Bezug auf Krebsentstehung und Tumorprogression aufgeführt:

- Gewichtsabnahme und Abbau von Fettgewebe führen zur Senkung der Sexualhormonspiegel (Östrogen) und zu einer Verminderung von Wachstumsfaktoren. Faktoren, die mit Kanzerogenese und Tumorprogression assoziiert sind.
- Senkung des Insulinspiegels, Vorbeugung von Insulinresistenz und hohen Blutzuckerwerten.

- Antientzündliche Wirkungen, verbesserter Lymphfluss, reduzierte Ödemneigung.
- Verbesserte Immunfitness.
- Verbesserte Knochendichte, Schutzfaktor gegen Metastasierung.
- Verbesserte Schlafqualität.

Alles erlaubt. Hauptsache Bewegung: Spazierengehen, Tanzen, Radfahren, anstrengende Haus- und Gartenarbeit oder sportliche Aktivitäten. Das Minimum an Bewegung sind mindestens 150 Minuten (2,5 Stunden) pro Woche moderat intensiv oder 90 Minuten mit hoher Intensität. Empfehlenswert sind zudem Krafttraining für den Muskelaufbau und für die Knochendichte (Fitnessgeräte), Dehn- und Gleichgewichtsübungen, Yoga, Pilates und aerobes Konditionstraining (Laufen, Radfahren) für die Herzgesundheit und eine sportliche Figur.

Eintauchen in die Natur

Ein ausgeglichenes Gemüt, Gelassenheit und eine gute seelische Verfassung sind die besten Voraussetzungen, um Krebs erfolgreich vorzubeugen, zu bekämpfen, zu bewältigen und zu heilen. Es gibt viele Möglichkeiten und Angebote, die zur Festigung des seelischen Gleichgewichts beitragen können. Beratung und Psychotherapie können lähmende Blockaden und Ängste aufspüren und lösen. Achtsamkeitstraining, Kunst- und Tiertherapie, Waldbaden und andere Optionen zeigen mögliche Wege, die innere Balance zu finden. Ziele: Selbstwertgefühl, Akzeptanz und Lebensfreude stärken.

Unzählige Studien bestätigten, dass intensive Naturerfahrungen und natürliche Umgebungen für den ganzen Menschen, seine Gesundheit und Lebensfreude äußerst förderlich sind. Wandern im Wald, am Strand, in den Bergen oder einfach auf der Gartenbank sitzen. Man fühlt sich wohl und gut aufgehoben, umgeben von Pflanzen und Bäumen, inmitten von Flora und Fauna. In der Natur, unter freiem Himmel schlägt das Herz langsamer, der Blutdruck sinkt und die Stimmung steigt. Frische Waldluft sorgt für gehobene Stimmung und belebende Empfindungen. Aromen flüchtiger Terpenoide von Bäumen und immergrünen Gewächsen stimulieren das Immunsystem. Die Forschung fand Belege dafür, dass der Aufenthalt vor allem in Nadelwäldern wünschenswerte physiologische Wirkungen hat:

- Senkung des Cortisolspiegels im Speichel.
- Verringerung der subjektiv empfundenen Stressbelastung.
- Verringerung der oxidativen Stressbelastung.
- Senkung der Spiegel proinflammatorischer Marker.

Eine Naturtherapie können Sie sich selbst verordnen und selbst praktizieren.

Waldbaden

Vorbereitung auf den Spaziergang und Einstimmung

• Bereiten Sie sich darauf vor, inneren Frieden und Heilung durch den Wald zu empfangen. Lassen Sie die lärmende Straße und den Staub des Tages hinter sich. Schütteln Sie Ihren ganzen Körper durch: erst die Hände, dann die Arme und Beine, den Oberkörper und Kopf – zunächst sanft, dann stärker, ein oder zwei Minuten, bis alle Anspannung und Widerstände gelöst sind.

• Legen Sie eine Hand auf das Herz und eine Hand auf den Bauch und atmen Sie mehrmals tief ein und aus, um die beschleunigte Atmung zu verlangsamen.

• Sie nehmen eine innere Haltung der Dankbarkeit ein. Sie danken dem Wald.

Achtsamkeitsmeditation im Wald

• Den Blick in die Nähe und in die Weite des Himmels üben. Gehen Sie langsam durch den Wald. Sie blicken nach oben und in die unmittelbare Umgebung und Sie entdecken immer neue winzige Details der Natur, die Sie nie zuvor bemerkt hatten.

• Bewegen Sie sich wie ein Tier. Die Maus bewegt sich lautlos im Waldstreu. Der Fuchs hat gute Ohren, ihm entgeht kein Geräusch. Das Reh hat große Augen, kann alles sehen. Vertiefen Sie Ihr Naturerlebnis. Nutzen Sie alle Sinne: sehen, riechen, hören, fühlen.

• Üben Sie kontemplatives Gehen: langsam, schweigend, mit geschärfter Aufmerksamkeit inmitten der Natur.

• In der Stille des Waldes sitzen und mit geschlossenen Augen lauschen.

• Alte, mächtige Bäume umarmen. Mit der Stirn die Rinde berühren. Spüren Sie die Energie.

• Rinde, Blätter, Moos und Erde fühlen und riechen.

• Rinde, Blätter, Moos und Erde fühlen und beschnuppern.

• Konzentrieren Sie sich darauf, ganz bewusst, mit allen Sinnen präsent zu sein.

Der Spaziergang im Wald oder im Park hat keine Nebenwirkungen und ist für jeden erschwinglich, auch für Krebspatienten. Auf dem Balkon oder am offenen Fenster zu sitzen und auf den Garten oder in die Ferne zu blicken, hat positive Auswirkungen. Studien wiesen nach, dass es etwa 20 Minuten dauert, bis der Cortisolspiegel sinkt und eine tiefe Entspannung einsetzt.

Shinrin Yoku („Waldbaden") ist seit den 1980er Jahren in Japan als medizinische Therapie anerkannt. Es gibt dort mehr als 60 gekennzeichnete Waldbadestellen. Es ist sogar möglich, sich vom Arzt ein Rezept für heilende Waldspaziergänge ausstellen zu lassen. In Asien und Australien, Großbritanniens, in den USA, in Norwegen, Schweden, Deutschland, Österreich und der Schweiz werden komplementäre Waldtherapien entwickelt oder angeboten. In British Columbia hat die Provinzverwaltung gemeinsam mit der Gesundheitsbehörde das Programm *Park Prescription* ins Leben gerufen. Das Programm ermöglicht Ärzten, ihre Patienten zu motivieren, mehr nach draußen zu gehen.

Shinrin Yoku entspricht der Meditations- oder Achtsamkeitspraxis. Waldbaden wird sehr langsam, mit geschärfter Sinneswahrnehmung und großer Aufmerksamkeit für die Umgebung durchgeführt: Sehen, Hören, Riechen – Farben, Geräusche, Düfte. Der Teilnehmer lernt, sich des großen Ganzen bewusst zu werden (nach oben und in die Ferne schauen) und gleichzeitig die Wahrnehmung von Details aufrechtzuerhalten (nach unten schauen, sich umsehen, lauschen, riechen, berühren). Man übt die Versenkung in das Sein, nicht das Tun („Atembewusstsein") und kultiviert das Gefühl der ganzheitlichen Verbundenheit. Man nimmt diese Naturerfahrung für den Rest des Tages in seine Alltagswirklichkeit mit.

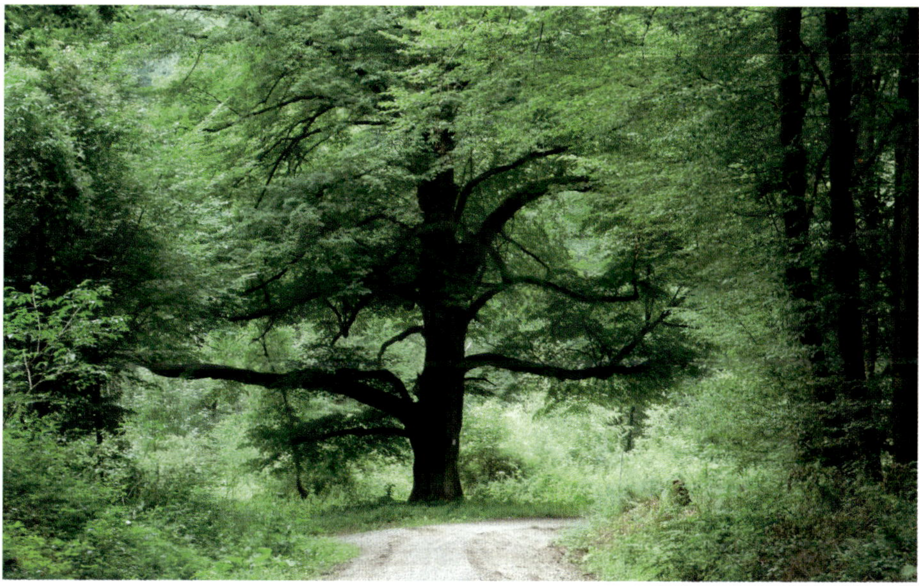

Trauerarbeit und Spiritualität

Gefühle der Trauer und des schmerzlichen Verlustes sind Teil der Erfahrung von Krebspatienten, ihren Familien und Angehörigen, ihren Helfern und Freunden. Der Trauerprozess ist eine natürliche Reaktion auf den Verlust eines geliebten Menschen oder den Verlust der Lebensperspektive nach einer katastrophalen Diagnose.

Elisabeth Kübler-Ross beschrieb 1969 fünf Trauerphasen. Die emotionale Achterbahn der Trauerreaktionen: Verleugnung, Wut, Verhandlung, Depression und Akzeptanz. Obwohl sehr allgemein gehalten, entsprechen diese Phasen doch ganz der *Conditio humana*. Eine Person kann jederzeit mehr als eine dieser Phasen oder aber alle mehr als einmal durchlaufen. Heute sind sieben differenziertere Phasen allgemein anerkannt, die für Menschen mit der Diagnose Krebs ebenso gelten wie für Trauernde.

Schock und Verleugnung. Ein Zustand des Unglaubens und der emotionalen Betäubung: „Das kann nicht wahr sein. Das ist ein böser Traum."

Schmerz und Schuldgefühle. „Was habe ich falsch gemacht? Was habe ich nicht getan? Was hätte ich mehr, weniger oder besser machen können? Warum ich?"

Wut und Feilschen. Ein Zustand des Widerstands und Grolls: „Wenn ich dies oder jenes ändere, wird alles verschwinden und alles wird wieder in Ordnung sein."

Depression. Ein Zustand der Ohnmacht und Verzweiflung. Die Überzeugung, dass nichts mehr funktioniert, und das Gefühl, dem Untergang geweiht zu sein, völlig zerstört zu sein.

Der Wendepunkt. Ist der Tiefpunkt erreicht, hilft nur noch der Weg nach innen. Man stellt sich selbst der eigenen, nackten Wahrheit. Die Befreiung von Anhaftung und Fixierung bringt einen wieder nach oben.

Umstrukturierung und Aufarbeitung. Das Streben nach dem bestmöglichen Leben.

Akzeptanz und Hoffnung. Frieden im Herzen. Ruhe im Geist. Die Leichtigkeit des Seins.

Kräutermedizin kann bei allen möglichen körperlichen Beschwerden helfen, auch bei Krebs. Sie kann aber auch auf einer tieferen, psychischen und spirituellen Ebene heilende Kräfte entfalten. Pflanzen können emotionale Zustände verkörpern und uns auf sanfte Weise positiv beeinflussen, anders als bei der Einnahme von Medikamenten – wie bei einem Waldbad. Nachfolgend finden Sie weitere Optionen, wie man in der Praxis heilkräftige Pflanzen für Trauerarbeit nutzen kann.

Bach-Blüten

Die Bach-Blütentherapie wurde vor mehr als 30 Jahre von dem britischen Arzt und Homöopathen Edward Bach (1886–1936) entwickelt. Sie genießt seither ungebrochene Popularität. Die Wirksamkeit und Unbedenklichkeit der Bach-Blüten ist empirisch immer wieder nachgewiesen worden. Es gibt auch andere Sammlungen von Blütenessenzen, die aber nicht die Geschichte und bewährten Heilmittel von Dr. Bach zu bieten haben.

Bach identifizierte sieben Haupttypen negativer Gemütszustände, auf die seine Heilmittel abzielen: Angst, Verunsicherung, Unzufriedenheit mit der gegenwärtigen Situation, übermäßige Sorge um das Wohlergehen anderer, Einsamkeit, Überempfindlichkeit gegenüber Einflüssen und Ideen, Niedergeschlagenheit und Verzweiflung (siehe Tabelle auf S. 100).

Um Essenzen zu gewinnen, lässt man frisch gepflückte Blüten einige Stunden in reinem Wasser im Sonnenlicht schwimmen (manchmal werden auch holzige Pflanzen gekocht) und konserviert die Flüssigkeit mit Branntwein. Die Mittel werden tropfenweise eingenommen, einzeln oder kombiniert (3–5 Mittel), um komplexe Zustände zu behandeln.

Blütenessenzen wirken als subtile „Schwingungsmodulatoren“ und sind wirksame Mittel (wie Placebo oder Suggestion). Manchmal gebe ich Bach-Blüten in ein Tropffläschchen, damit sie als Einzelmittel absichtlich Teil des Selbsterfahrungsprozesses sind: Welche Bedeutung hat das Mittel? Warum tut es dem Patienten gut? Manchmal gebe ich Bach-Blüten einer Tinktur zu, um eine zuverlässige Einnahme zu erreichen. Bach-Blüten sind sehr hilfreich: Eine Person kann ihren Weg klarer erkennen. Sie kann sich selbst, ihre Antworten und Reaktionen besser verstehen und negative Emotionen bewältigen.

Rosen : Schönheit und Liebe

Das Herz gilt als Hort starker Gefühle. Die Rose ist der blütenblättrige Bote, der von Liebe, Kummer und gebrochenen Herzen kündet. Traditionell werden Rosen mit Liebe und dem Herzen in Verbindung gebracht: rote Rosen zum Valentinstag und zu Jahrestagen. Die Rose ist das Symbol der Liebe. Man kann die Rose auch darum bitten, Trauer in etwas zu verwandeln, das man akzeptieren und mit dem man leben kann. Ich verwende Rosenblütentinktur in meinen Rezepturen und Rosenblüten in Teemischungen. Ich motiviere Menschen, den Weg der Rose zu gehen: rosa Kleidung tragen, nach Rosen duftende Seifen, ätherisches Rosen- oder Geraniumöl als Parfum, ein Rosenstrauß für zu Hause, Schälchen mit getrockneten Rosenknospen und duftendem Rosenöl. Und die Hand umschließt den Rosenquarzkristall. Das Zwiegspräch von Herz zu Herz.

Bach-Blüten Essenzen

ESSENZ	EMOTION / VERHALTEN
	Angstzustände
Rock Rose Gelbes Sonnenröschen	Extreme Angst, Alpträume, Schrecken, Erstarrung, Überempfindlichkeit, Hyperwahrnehmung
Mimulus Gefleckte Gauklerblume	Angst bekannter Ursache, nervöse Anspannung, Krämpfe und Tics, Unruhe und Erregung
Cherry Plum Kirschpflaume	Angst vor Kontrollverlust, Suizidgedanken oder Risikoverhalten, Verlust des Glaubens an die Zukunft
Aspen Zitterpappel	Befürchtungen, Ängste, Furcht vor dem Unbekannten, Rückzug und Selbstisolierung
Red Chestnut Rote Kastanie	Angst um andere, übermäßige Besorgnis und Kontrolle, Mikromanagement und Detailbesessenheit
	Verunsicherung
Cerato Bleiwurz	Mangelndes Vertrauen in das eigene Urteilsvermögen, Hinterfragen und Zweifeln, Selbstzweifel
Scleranthus Einjähriger Knäuel	Unentschlossenheit, Entscheidungsunfähigkeit, sich unausgeglichen fühlen, zwischen Extremen hin- und hergerissen sein
Gentian Kirschpflaume	Niedergeschlagenheit, Enttäuschung, mangelndes Vertrauen, niedergeschlagen und zurückgeworfen, von anderen im Stich gelassen
Gorse Stechginster	Hoffnungslosigkeit, Verzweiflung, keinen Ausweg aus der Situation sehen, in sich selbst gefangen
Hornbeam Hainbuche	Geistige Ermüdung, Prokrastination, Unvermeidliches ausblenden, Resignation, Verbitterung
Wild Oat Waldtrespe	Unfähigkeit, die eigene Richtung zu erkennen, Unklarheit über die Zukunft, Fragen stellen, Gefühl der Unsicherheit
	Unzufriedenheit mit der gegenwärtigen Situation
Clematis Gewöhnliche Waldrebe	Verträumt, zerstreut, abgelenkt, unaufmerksam, in einer Fantasiewelt lebend
Honeysuckle Geißblatt	Leben in der Vergangenheit, Heimweh, Nostalgie und Bedauern, wünschen, man hätte sich früher anders entschieden
Wild Rose Heckenrose	Apathie, mangelnder Enthusiasmus, Lethargie, keine Lust, mangelndes Interesse an Anderen, mangelnde Neugierde
Olive Ölbaum	Körperliche und geistige Müdigkeit, Erschöpfung, ausgelaugt und entkräftet, verbraucht und abgenutzt
White Chestnut Weißblühende Kastanie	Hartnäckige unerwünschte Gedanken, kreisförmiges Denken und Beharrlichkeit
Mustard Ackersenf	Niedergeschlagenheit, unbegründete Depression, dunkle Wolken ziehen auf, Pessimismus
Chestnut Bud Rosskastanienknospe	Unfähigkeit zu lernen, Wiederholung von Fehlern, Arroganz und Unflexibilität
	Übermäßige Sorge um das Wohl anderer Menschen
Chicory Wegwarte	Besitzergreifend, kontrollierend, herrschsüchtig, Aufmerksamkeit und Gehorsam fordernd

Bach-Blüten Essenzen

ESSENZ	EMOTION / VERHALTEN
	Übermäßige Sorge um das Wohl anderer Menschen
Vervain Eisenkraut	Übereifer, Perfektionismus, der härteste Kritiker seiner selbst, getrieben, alles besser zu machen
Vine Weinrebe	Anhänglich und bedürftig, ängstlich und zerbrechlich, weinerlich, geringes Selbstwertgefühl, Selbsterniedrigung
Beech Rotbuche	Überkritisch, nie zufrieden, will immer mehr oder besser sein, Sehnsüchte und Obsessionen
Rock Water Fels-Quellwasser	Widerstand, Verleugnung, Weigerung, eine Situation zu akzeptieren, Penetranz, Isolation
	Einsamkeit
Water Violet Wasserfeder	Stolz, selbstgerecht, rechthaberisch, belehrt andere, wie sie sein sollen
Impatiens Drüsiges Springkraut	Ungeduld, Reizbarkeit, intolerant, fordernd, herrisch und aufdringlich
Heather Schottisches Heidekraut	Übertrieben redselig, hört anderen nicht zu, narzisstisch
	Überempfindlichkeit gegen Einflüsse und Ideen
Agrimony Gemeiner Odermenning	Sorgen hinter einem falschen Lächeln verstecken, ein tapferes Gesicht aufsetzen, Gefühle verdrängen
Centaury Tausengüldenkraut	Willensschwach, unterwürfig, fühlt sich übergangen, leicht beeinflussbar
Walnut Walnuss	Veränderung, Anpassungsbedürfnis, Schutzbedürfnis, wenn man sich verletzlich fühlt, Offenheit für neue Ideen
Holly Europäische Stechpalme	Wut, Eifersucht, Misstrauen, eingebildete Probleme, Ärger machen
	Niedergeschlagenheit und Verzweiflung
Larch Europäische Lärche	Mangelndes Selbstvertrauen, Unfähigkeit, Risiken einzugehen, verängstigt, Zwänge
Pine Schottische Kiefer	Schuldgefühle, Unwürdigkeit, mangelndes Selbstwertgefühl
Elm Englische Ulme	Überwältigt von Verantwortung, Überforderung, Resignation
Sweet Chestnut Edelkastanie	Extreme Ängste, Bestürzung, Verzweiflung, Hoffnungslosigkeit
Star of Bethlehem Doldiger Milchstern	Schock, Trauma, Unfälle, Todesangst
Willow Gelbe Weide	Sturheit, Unflexibilität, starres Denken, das Bedürfnis nach Leichtigkeit und Anmut in einer Situation, Unfähigkeit, Hindernisse zu umgehen
Oak Eiche	Das Gefühl, von den Wechselfällen des Lebens gebeutelt und geschlagen zu werden, das Bedürfnis nach einer geerdeten starken Haltung, die die Dinge so nimmt, wie sie kommen.
Crab Apple Holzapfel	Gefühle von Scham, Unwürdigkeit, Unreinheit, Bedürfnis nach körperlicher und geistiger Erneuerung und Erfrischung

Motivieren Sie Ihre Patienten, einen Rosenstock im Garten oder wenigstens eine Rose im Topf auf dem Balkon zu pflanzen und sie mit Hingabe zu hegen und pflegen. Man könnte auch einen Rosengarten vor Ort ausfindig machen und dort ehrenamtlich arbeiten – oder einfach nur auf einer Bank sitzen und genießen. Patienten könnten Rosenblätter in der Natur sammeln und künstlerisch verarbeiten: gepresste Blütenblätter, Rosenblüten-Potpourri oder Rosenperlen. Aus den Blütenblättern kann man einen hervorragenden Sirup herstellen, der mit Sprudelwasser und einem Spritzer Zitrone ein erfrischendes Sommergetränk ergibt. Der Weg der Rose ist die Verwandlung von Trauer in Schönheit und Kreativität.

Garten der Erinnerung : Trost und Zuversicht

Motivieren Sie Ihre Patienten, einen Garten der Erinnerung anzulegen. Ein Pflanzkübel auf der Terrasse, ein Blumenbeet im Garten oder Zimmerpflanzen mit besonderer Bedeutung: Lieblingsblumen aus dem Garten – Lavendel, Röschen, Ringelblumen und Löwenmäulchen, Hochzeitsblumen – Rosen, Maiglöckchen und Orchideen, Pflanzen aus Zeiten des Glücks oder Pflanzen mit den Lieblingsfarben – gelbe, rosa, weiße Blüten. Die Planung, Bepflanzung und Pflege des Gedenkgartens sind kreative gärtnerische Aufgaben mit therapeutischer Wirkung. Der Patient selbst profitiert davon. Familie, Freunde, Helfer und Betreuer haben einen Ort der lebendigen Erinnerung an geliebte Menschen, die von ihnen gegangen sind.

Psychedelika : Balsam für die wunde Seele

Psychedelika gehören seit Urzeiten zum Heilmittelschatz der Menschheit, im religiös-kultischen Kontext und als Bestandteil einer therapeutischen Sitzung. Leider waren Psychedelika seit jahrzehntelang illegal und auch für die Forschung tabu. Doch es gibt Anzeichen für ein Comeback der Psychedelika-Medizin. Vor allem schwer traumatisierte und depressive Menschen, aber auch Krebspatienten könnten davon profitieren.

Da Psychedelika spirituelle („göttliche") Erfahrungen vermitteln, taufte man sie Entheogene (gr. *theos* = Gott). Jede entheogene Erfahrung ist subjektiv, einzigartig und grenzenlos, erweitert den Wahrnehmungshorizont, zeigt Lebensperspektiven und Problemlösungen auf und kann nachhaltig wirken.

Psychoaktive, psychedelische Substanzen kommen in Pflanzen, vor allem in Pilzen vor. Am bekanntesten sind Mescalin im Peyote-Kaktus, LSD im Mutterkornpilz und Psilocybin in Pilzen der Gattung *Psilocybe*. Klinische Studien wurden bereits in den 1920er Jahren durchgeführt. Seit 2020 hat das Interesse an heilkräftigen Psychedelika enorm zugenommen. Daten zu den erstaunlichen Aspekten solcher Serotonin-(5-HT2a)-Agonisten stammen aus allen wissenschaftlichen Disziplinen, aus klinischen Studien, Anwendungserfahrungen und traditionellem Heilwissen.

Die Anwendung erfolgt als quasi-standardisierte Behandlung: Vorgespräch, Verabreichung eines Pychedelikums (z. B. Psilocybin) und therapeutische Nachbearbeitung (Integration). Die Sitzung findet in Räumlichkeiten mit „Wohnzimmeratmosphäre" statt. Sie liegen bequem, bei gedämpftem Licht, die Augen bedeckt. Sie hören ausgewählte Musik über Kopfhörer und erleben eine mehrstündige „Reise zum Ich", vom fachkundigen „Tripsetter" (Guide) begleitet.

Psilocybin, in kontrollierter Umgebung gegeben, ist heilkräftige Medizin ohne relevante Nebenwirkungen, risikoarm, wirksam und gut verträglich – ganzheitliche Medizin. Studien zufolge eignet sich Psilocybin zur Behandlung von Krebspatienten im Endstadium und zur Behandlung von schwere Depressionen sowie für die Psychotherapie. Psilocybin ist wegen der niedrigen Dosierungen und kurzen Wirkdauer für Studien mit Patienten besonders interessant. In den USA ist Psilocybin seit 2018 von der FDA als „Durchbruchstherapie" zugelassen. In der EU sind nur in den Niederlanden und Spanien mehrtägige Psilocybin-Retreats („Workshops") unter kontrollierten Rahmenbedingungen legal möglich.

Psychedelika zählen (noch) zu den illegalen Drogen. Do-it-yourself-Anwendungen hat es schon immer gegeben. Man nutzt heute beispielsweise *Microdosing* (nicht-halluzinogen, niedrig dosiert) als Lifestyle-Supplement. Von der unbegleiteten Selbstanwendung wird jedoch dringend abgeraten! Wer von Psychedelika profitieren möchte, sollte gut informiert sein. Weitere Informationen finden Sie auf S. 599.

Psychedelika-Medizin

Mescalin, LSD und Psilocybin sind klassische Psychedelika, die Serotoninrezeptoren aktivieren, ähnliche Hirnzentren beeinflussen und immunmodulierend, antientzündlich und neuroplastisch wirken. Obwohl nicht suchterzeugend, sind sie in Deutschland verboten. Dabei könnten Patienten mit Depression, Traumastörungen (PTSD) und Krebs mit Psychedelika wirksamer und nachhaltiger behandelt werden als mit gängiger Schulmedizin.

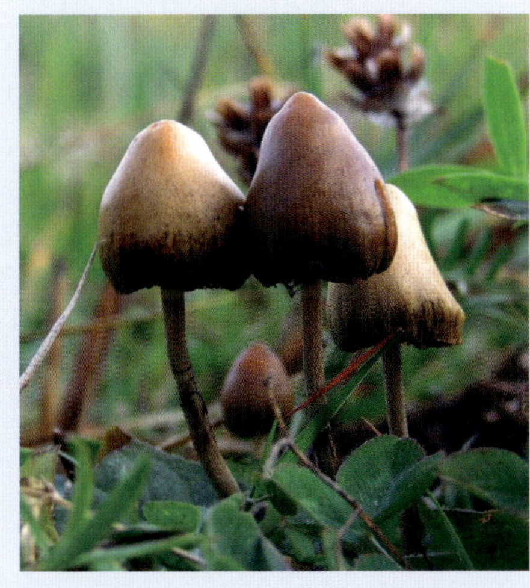

Der spitzkegelige Kahlkopf (*Psilocybe semilanceata*) ist die in gemäßigten Breiten am häufigsten vorkommende psychoaktive Pilzspezies.

Erholsam schlafen

Schlafstörungen verändern Hirnfunktionen und das neuroendokrine System derart, dass die Befindlichkeit der stressbedingten Depression ähnelt. Schlafmangel aktiviert direkt oder indirekt die HPA-Achse und die Cortisolausschüttung. Dies kann leicht zum sich selbst verstärkenden Teufelskreis werden: Schlafmangel löst Stressreaktionen aus, die wiederum die Schlafqualität beeinträchtigen.

Schlafstörungen werden auch mit einem erhöhten Brustkrebsrisiko assoziiert. Eine Studie mit 35.000 Frauen über einen Zeitraum von 11 Jahren ergab, dass Frauen, die durchschnittlich 9 Stunden pro Tag schliefen, ein um zwei Drittel geringeres Risiko hatten, an Brustkrebs zu erkranken, verglichen mit Frauen, die 6 Stunden oder weniger schliefen. In der Kohorte, die länger schlief, waren auch die Melatoninwerte im Durchschnitt um 42 Prozent höher. Schlafanstoßendes Melatonin wird lichtabhängig von der Zirbeldrüse ausgeschüttet, wenn es dunkel wird. In Industriestaaten leidet fast jeder Dritte unter mehr oder weniger ausgeprägten Schlafstörungen.

Tag-und-Nacht-Rhythmus

Störungen des zirkadianen Schlaf-Wach-Rhythmus durch Schichtarbeit, häufiges Reisen über Zeitzonen hinweg oder Lebensgewohnheiten (langes Aufbleiben oder Einschlafen bei eingeschaltetem Fernseher oder Licht) erhöhen das Brustkrebsrisiko. Möglicherweise hemmt nächtliche Lichtexposition die Produktion von Melatonin, das vor Brustkrebs schützt.

In einer Studie zum Tag-Nacht-Rhythmus verglichen Forscher der Universität Haifa in Israel Satellitenbilder der Erde mit Krebsregistern. Es zeigte sich, dass Frauen, die in Regionen mit viel nächtlicher Beleuchtung leben, häufiger an Brustkrebs erkrankten als Frauen in weniger gut beleuchteten Gegenden.

Epidemiologische Studien mit medizinischem Personal, Flugbegleiterinnen und anderen Nachtarbeiterinnen ergaben Brustkrebsraten, die bis zu 60 Prozent über dem Normalwert lagen. Auf der Grundlage solcher Studien stuft die Internationale Agentur für Krebsforschung Schichtarbeit, insbesondere Wechselschichtarbeit, als „wahrscheinlich krebserregend" ein. Nachtschichtarbeit ist demnach ebenso riskant wie die Exposition gegenüber toxischen Chemikalien (z. B. PCB).

Schlafhygiene

Die folgenden Tipps können Ihnen helfen, eine gesunde Schlafhygiene zu erreichen.

• Entspannen Sie sich. Planen Sie am Ende des Abends eine Stunde ein, um sich auf das Schlafengehen vorzubereiten. So können Sie abschalten, sich entspannen und auf den Schlaf einstimmen. Nehmen Sie ein warmes Bad mit Lavendel, zünden Sie eine Kerze an, hören Sie leise Musik. Erfinden Sie Ihr Schlafritual. Vermeiden Sie es, Stunden vor dem Schlafengehen fernzusehen. Lesen Sie abends keine Krimis oder Gruselgeschichten. Machen Sie drei Stunden vor dem Schlafengehen keinen Sport. Das wirkt anregend und belebend und hält wach.

• Legen Sie Ihre persönliche Schlafenszeit fest. Gehen Sie möglichst immer zur gleichen Zeit ins Bett und stehen Sie möglichst jeden Tag zur gleichen Zeit auf. Abweichungen von bis zu 30 Minuten sind in Ordnung. Der Körper reagiert in der Regel gut auf eine solche Routine. Das schließt gelegentliche Partys nicht aus. Klar ist, dass Sie wahrscheinlich am nächsten Tag dafür „bezahlen" werden und ein paar Tage benötigen, um wieder zur Routine zurückzufinden.

• Sorgen Sie dafür, dass Ihr Bett wirklich bequem ist. Schlafen Sie im größten Bett, das Sie finden können, mit Platz im Überfluss. Besorgen Sie sich eine gute Matratze und ein Boxspringbett (biologisch und nachhaltig produziert). Die Matratze sollte nicht zu weich sein. Verwenden Sie Laken aus Baumwollflanell, die sofort warm werden. Benutzen Sie eine Wärmflasche, wenn Sie frieren, keine Heizdecken, die Elektrosmog erzeugen! Vergewissern Sie sich, dass Sie das beste Kopfkissen haben, das erhältlich ist. Probieren Sie Formkissen aus, die den Kopf stützen und von Chiropraktikern oder Sanitätshäusern angeboten werden. Legen Sie ein langes, festes Kissen zwischen Ihre Knie, wenn Sie auf der Seite liegen – unter den Knien, wenn Sie auf dem Rücken liegen. Das stützt und schützt das Kreuz-Darmbein-Gelenk.

• Kühl schlafen. Sorgen Sie für ein kühles Schlafzimmer mit etwas Frischluft, aber ohne Zugluft. Wenn das Raumklima zu trocken ist, sollten Sie die Anschaffung eines Luftbefeuchters erwägen. Beduften Sie den Raum mit Aromen: Lavendel, Orangenblüten und Rosenholz wirken besonders entspannend.

• Schalten Sie das Licht aus und hören Sie beruhigende Klänge. Bereiten Sie sich auf den Schlaf vor: Schalten Sie alle elektrischen Lampen aus, verwenden Sie Kerzen für die letzte Stunde vor dem Schlafengehen. Dann schaltet die Körperchemie langsam auf den Nachtmodus um. Achten Sie darauf, dass Sie in absoluter Dunkelheit schlafen. Dunkeln Sie mit schweren Vorhängen ab oder tragen Sie eine Schlafmaske. Verbannen Sie digitale Uhren und Nachtlichter. Tragen Sie Ohrstöpsel, wenn es laut ist. Hören Sie leise Musik oder Naturgeräusche.

• Verbannen Sie Uhren aus dem Schlafzimmer. Müssen Sie morgens die Uhrzeit sehen oder vom Wecker geweckt werden, stellen Sie die Uhr an einen

Ort, der vom Bett aus unsichtbar ist. Widerstehen Sie dem Drang, nach der Zeit zu sehen, wenn Sie nachts aufwachen und nicht wieder einschlafen können. Das erzeugt nur Stress und Anspannung.

• Nutzen Sie die Einschlafphase für eine Meditation: gezielte Visualisierung, Gedanken an angenehme und glückliche Dingen oder positive und kreative Vorstellungen. Lassen Sie den vergangenen Tag nicht gedanklich Revue passieren. Planen Sie nicht den nächsten Tag. Verbannen Sie Sorgen und Ängste aus Ihrem Kopf.

• Machen Sie Ihr Schlafzimmer zum heiligen Ort. Reservieren Sie das Schlafzimmer exklusiv zum Schlafen und für die Liebe, als ihr persönliches Heiligtum. Nutzen Sie es nicht zum Fernsehen, Lesen, Arbeiten, Telefonieren etc.

• Machen Sie morgens kein Nickerchen. Versuchen Sie, wach zu bleiben. Wenn Sie morgens immer wieder einschlafen, wird der Weckruf gestört und Sie werden schläfrig. Stehen Sie auf, gehen Sie nach draußen und schauen Sie eine Minute lang in den Morgenhimmel, ohne Brille oder Kontaktlinsen. Das beendet die Melatoninproduktion und der Serotoninschub für den Tag setzt ein.

Besser schlafen mit Kräutern und Supplementen

Heilkräuter sind als schlaffördernde Mittel sehr nützlich, am besten in Form von Tinkturen oder Kapseln, die kurz vor dem Schlafengehen eingenommen werden. Manche Schlafkräuter wirken auch schmerzlindernd. Wenn Schmerzen den Schlaf stören, sind diese Mittel besonders wirksam.

Leicht beruhigend und entspannend : Johanniskraut, Kamille, Katzenminze, Linde, Milchhafer, Zitronenmelisse. Diese Kräuter eignen sich bei Unruhe oder Angstzuständen für Tees tagsüber und höher dosiert in Form von Kapseln und Tinkturen abends vor dem Schlafengehen.

Moderat beruhigend und entspannend : Hopfen, Kalifornischer Mohn, Kava, Passionsblume, Wilder Lattich. Tinkturen oder verkapselte Extrakte sind wirksamer als wässrige Auszüge. Beachten Sie, dass höhere Dosierungen zu Schläfrigkeit führen können. Nach der Einnahme sollte man keine Maschinen bedienen oder Auto fahren. Hopfen als Kissenfüllung ist ein traditionelles Mittel, um sich mit betörendem Duft in den Schlaf zu wiegen.

Stark beruhigend : Baldrian, Corydalis, Piscidia. Die Kräuter werden am besten als Tinktur verwendet, die genau dosiert werden kann. Am nächsten kann Müdigkeit vorkommen. Messen Sie eine Dosis vor dem Schlafengehen ab. Wenn Sie nachts aufwachen, nehmen Sie diese Dosis ein. Pflanzliche Schlafmittel beruhigen den Geist und fördern erholsamen Schlaf. Beachten Sie, dass wilde Piscidia eine gefährdete Spezies ist. Kaufen Sie nur kultiviertes Pflanzenmaterial.

Supplemente für besseren Schlaf

- Calciumcitrat : Muskelrelaxans (entspannend)
- Magnesiumglycinat/Bisglycinat : Muskelrelaxans (entspannend)
- Vitamin B6 : Nerventonikum
- CBD (Cannabidiol) : nicht psychoaktiver Cannabisextrakt
- GABA (Gamma-Aminobuttersäure) : hemmender Neurotransmitter
- Glycin : süß schmeckende Aminosäure (beruhigend)
- L-Theanin : Aminosäure aus grünem Tee (beruhigend und entspannend)
- 5-HTP (5-Hydroxytryptophan) : Antidepressivum

Reishi : Schlafhilfe

In der chinesischen Medizin gilt Reishi (*Ganoderma lucidum*, chin. lingzhi) als „Pilz der Götter". Ein mächtiger Beschützer und Heiler für Körper und Geist. Man empfiehlt ihn, um den Geist zu beruhigen und das Herz-Qi zu stärken. Diese Eigenschaften machen Reishi zu einer hilfreichen Option bei Schlafstörungen

Melatonin

Melatonin ist ein Hormon mit vielfältigen Wirkungen, darunter die Regulierung des zirkadianen Schlaf-Wach-Zyklus und der saisonalen Rhythmen sowie antioxidative und entzündungshemmende Eigenschaften. Melatonin reguliert auch Immunreaktionen sowie die Zellproliferation und Immunmediatoren. Im Immunsystem wirkt Melatonin als Puffer: Je nach Bedarf wirkt es immunstimulierend oder entzündungshemmend und unterstützt Heilungsprozesse. Dies macht Melatonin zu einer Art „Adaptogen" für das Immunsystem. Reaktionen werden optimiert und das Zellverhalten normalisiert.

Melatonin und Krebs

Melatonin wirkt über mehrere Mechanismen gegen Krebs. Es soll in erster Linie vorbeugen, hat aber auch spezifischen Nutzen in der Krebstherapie, da Gene blockiert werden, die für Östrogenrezeptoren kodieren. Melatonin hemmt das Zellwachstum und die Metastasierung von Brustkrebszellen, vermindert auch die Bildung von Östrogenen aus Androgenen (durch Aromatasehemmung).

Melatonin macht Krebszellen empfänglicher für Chemotherapie. Da viele Krebsarten empfindlich auf Östrogen reagieren, wurde Melatonin auch als Option bei Hirn-, Knochen-, Haut-, Gebärmutterhals-, Prostata- und Lungentumoren untersucht. Eine randomisierte kontrollierte Studie mit 100 Lungenkrebspatienten befasste sich mit der Wirkung gängiger Chemotherapeutika (Cisplatin und Etoposid) plus 20 mg Melatonin pro Nacht. Die Gesamttumor-Regressionsraten und die 5-Jahres-Überlebensraten waren bei kombiniert behandelten Patienten deutlich höher. Die Chemotherapie wurde von der Melatonin-Gruppe besser vertragen, was zur besseren Therapietreue beitrug.

Eine Melatonin-Chemotherapie-Kombination kann Signalwege deaktivieren, die für Arzneimittelresistenzen anfällig machen. Das verbessert die Wirksamkeit und hemmt die Metastasierung. Hinzu kommen unspezifische Vorteile der Melatoninanwendung: Schutz der Magen-Darm-Schleimhaut vor Schäden durch Chemotherapie und Bestrahlung, bessere Wundheilung nach Operationen sowie reduzierte Gewebeschäden, Schmerzlinderung und raschere Genesung. Melatonin hemmt zudem die Metastasierung, da es die Invasion von Krebszellen in das Gefäßsystem erschwert.

Melatonin begrenzt die Aufnahme von wachstumfördernder Linolsäure (Omega-6-Fettsäure), hemmt die Aktivität des Zellkernenzyms Telomerase, das für die Synthese von Telomer-DNA zuständig ist und die Lebenszeit von Zellen begrenzt. Telomere sind für die Stabilisierung der Chromosomenstruktur erforderlich und verkürzen sich normalerweise bei jeder Zellteilung in normalen Zellen, was am Ende den programmierten Zelltod (Apoptose) auslöst. In Krebszellen ist die Telomeraktivität aufreguliert, weshalb die DNA stabil bleibt und die Zellen unsterblich werden. Melatonin kann diese Aktivität abregulieren.

Melatonin als Supplement

Melatonin ist in Deutschland als Nahrungsergänzungsmittel erhältlich. Da es sich um ein Hormon handelt, ist bei der Anwendung eine gewisse Vorsicht geboten. Jahrzehntelange Erfahrungen in Nordamerika haben jedoch gezeigt, dass es sicher eingesetzt werden kann. Ein gesunder Erwachsener produziert normalerweise etwa 0,5 mg Melatonin innerhalb von 24 Stunden. Kleinkinder und ältere Menschen produzieren weniger Melatonin, was zu den veränderten Schlafmustern beiträgt.

Die in der Regel geeignete Melatonindosis wird anhand der Traumtoleranz ermittelt. Melatonin ist ein von Tryptamin abgeleitetes Molekül (Vorstufe von Hormonen und Nervenbotenstoffen), das den visuellen Inhalt von Träumen beeinflusst, ähnlich wie DMT (Dimethyltryptamin), das in dem Psychedelikum *Ayahuasca* vorkommt. Melatonin-Dosierungen, die die individuelle Toleranz übertreffen, erzeugen tendenziell lebhafte oder gar störende Träume. Ein Großteil der Krebsforschung benutzte hohe Dosierungen von 10, 20 oder bis zu 40 mg Melatonin, die in manchen Fällen nicht gut vertragen wurden. Die empfohlene Dosierung beträgt 1 bis 20 mg, je nach Traumtoleranz (Dosierungsrichtlinien siehe S. 469).

VOR UND NACH OPERATIONEN

Irgendwann im Verlauf der Krankheit kann eine Operation nötig sein, zumindest zu diagnostischen Zwecken. Es gibt nur wenige Krebsarten, die im Blut (z. B. Leukämie) oder Sputum (z. B. Lungenkrebs) entdeckt werden. Bei fast allen Tumoren ist eine Biopsie erforderlich, um die Diagnose zu stellen. In vielen Fällen wird es zur Operation kommen. Der Primärtumor wird entfernt, vor oder nach einer Chemotherapie. Naturheilverfahren sind äußerst hilfreich, wenn man sich auf eine Operation vorbereiten muss und schneller genesen möchte.

Operationsrisiken abwägen

Tatsächlich haben die Wundheilung und die Bildung neuer Blutgefäße (Angiogenese) viele Stoffwechselwege und Kontrollsysteme gemeinsam. Mit anderen Worten, dieselben biologischen Prozesse, die die Wundheilung unterstützen, können auch die Ausbreitung von Krebs fördern. Es mag kontraintuitiv erscheinen, sich einer Operation zu unterziehen, die ein perfektes Umfeld für das Wachstum überlebender Krebszellen schafft. Die Debatte über die relative Sicherheit und die Vorzüge von Operationen als Teil der Krebstherapie hält an. Selbst eine Nadelbiopsie zur Entnahme von Gewebeproben aus Brust- oder Prostataknoten kann eine Spur potentiell bösartiger Zellen hinterlassen, die beim Herausziehen der Nadelspitze freigesetzt werden. Ganz zu schweigen von Entzündungen und Schäden, die durch An- und Durchstechen des Tumors selbst entstehen. Das könnte sogar ein Argument für die Tumorexzision sein, bei der der gesamte Tumor entfernt und anschließend ein detaillierter pathologischer Befund erstellt wird. Es wäre nur eine einzige, allerdings größere Operation nötig als bei der Feinnadelbiopsie.

Jede Operation ist mit Risiken behaftet. Komplikationen können die Genesung verzögern und die Behandlung des Krebsleidens erschweren. Im Prinzip wäre es ideal, eine Operation zu vermeiden. Tatsächlich ist es ziemlich wahrscheinlich, dass Sie irgendwann operiert werden müssen. Daher erscheint es sinnvoll, sich auf die Genesung nach einer Operation zu konzentrieren, um Risiken zu mindern und die Entzündungs- und Reparaturprozesse der Genesung günstig zu beeinflussen.

Manche Komplikationen (wie Blutgerinnung und Blutungen) sind medizinische Notfälle, die einen Klinikaufenthalt oder rezeptpflichtige Medikamente erfordern und nicht mit Naturheilmitteln allein behandelt werden können. Kognitive Störungen und Gedächtnisschwund, Narbenbildung und Verwachsungen, Infektionen und Schmerzen lassen sich jedoch mit Heilkräutern/Pilzen wirksam und sicher bekämpfen. Bei genau solchen Komplikationen ist die ganzheitliche Therapie sehr hilfreich.

Denken Sie daran, dass eine Operation allein den Krebs nicht beseitigen kann. Es ist wie bei Pilzen: Sie können noch so viele oberirdische Fruchtkörper (die Pilze) vernichten, wie Sie wollen. Wenn der nächste Regen kommt, wachsen sie wieder nach, weil die „Wurzeln" noch da sind und der Nährboden neues Wachstum begünstigt. So gesehen ist eine Operation ohne Berücksichtigung des „Nährbodens" (Ernährung, Lebensstil und Gewohnheiten, „Terrain") wahrscheinlich unzureichend. Beispielsweise sollte eine Frau mit Gebärmutterhalsdysplasie (ein Anzeichen für entartete Zellen), bei der eine Kolposkopie durchgeführt und die entarteten Zellen instrumentell entfernt wurden, möglichst mit dem Rauchen aufhören und mehr Gemüse essen, um das Rückfallrisiko zu senken.

Chirurgie : Faktor der Krebsausbreitung?

Zweifellos hat die Chirurgie in den letzten 100 Jahren große Fortschritte gemacht. Dazu haben neue Techniken und Verfahren ebenso beigetragen wie die moderne Schmerzmedizin und die Infektiologie. In Bezug auf die Invasivität von Krebszellen und die damit verbundenen Auswirkungen auf das Therapieergebnis haben wir heute wie damals das gleiche Problem: Krebs ist unberechenbar und lebensbedrohlich. Was die Behandlung betrifft, sollte das erste Gebot der Medizin gelten: Du sollst nicht schaden.

Warum Tumoren nach einer Operation zum Wachstum angeregt werden, hat vermutlich viele Gründe. Beispielsweise wird nach Verletzungen/Operationen das Wachstum neuer Blutgefäße (Angiogenese) angeregt, was auch das Wachstum von Krebszellen stimulieren kann, die nach der Operation zurückgeblieben sind.

In der Chirurgie wird das Wachstum neuer Blutgefäße durch Aufregulierung (Aktivierung) verschiedener zellulärer Wachstumsfaktoren und entzündlicher Signalwege wie COX-2 (Cyclooxygenase-2) und 5-LOX (5-Lipoxygenase) angeregt. Dies steht eigentlich im Widerspruch zu den Zielen der Krebstherapie: Entzündungshemmung und Anti-Angiogenese. Die stressbedingte Immunschwäche erhöht ebenfalls die Tumoranfälligkeit. Stressbewältigung, eine wirksame Schmerztherapie und die Kontrolle der Gefäßneubildung (Angiogenese) könnten das Ergebnis chirurgischer Eingriffe deutlich verbessern.

Komplikationen von Operationen

- Blutgerinnsel : Herzinfarkt, Schlaganfall, Lungenembolie, Thromboembolie
- Blutungen oder Infektionen
- Schmerzen (akut und chronisch)
- Unerwünschte Arzneimittelwirkungen
- Verschlechterung von Kognition und Gedächtnis
- Narbenbildung und Verwachsungen
- Invalidität, Behinderung
- Schlechtes Selbstbild nach dem Eingriff
- Dysbiose : vor/während der Operation verabreichte Antibiotika, Stress, erhöhtes Risiko für Funktionsstörungen der Darmschleimhaut und des Mikrobioms

Bei einigen Krebsarten haben Studien einen Zusammenhang zwischen der chirurgischen Entfernung des Primärtumors und dem verstärkten Wachstum von Metastasen nachgewiesen. Bei etwa 20 Prozent der prämenopausalen Brustkrebspatientinnen löst die Operation das Wachstum von Blutgefäßen aus ruhenden Zellen an entfernten Stellen aus und trägt zum Befall von Lymphknoten bei. Die Forscher vermuten, dass die Angiogenese durch die Operation induziert wurde und den Krankheitsverlauf um zwei Jahre beschleunigte.

Bei Darmkrebs mit Leberinvasion untersuchten Studien den Zusammenhang zwischen der Persistenz des Primärtumors und Fernmetastasen mit reduzierter Blutgefäßversorgung. Die chirurgische Entfernung des Primärtumors bewirkte stärkeres Wachstum neuer Blutgefäße in den Metastasen. In Darmkrebs-Studien waren nach der chirurgischen Entfernung des Primärtumors niedrige Spiegel der zirkulierenden antiangiogenen Faktoren (Angiostatin und Endostatin) mit erhöhter Stoffwechselaktivität der Lebermetastasen assoziiert. Auch in einer Studie zu Magenkrebs führte die Entfernung des Primärtumors zur erhöhten Aktivität der Lebermetastasen. Die Ergebnisse lassen darauf schließen, dass die Präsenz des Primärtumors die Gefäßneubildung seiner Fernmetastasen unterdrückt und die Entfernung des Primärtumors die Bildung neuer Blutgefäße stimuliert. Detaillierte Informationen zur chirurgisch induzierten Angiogenese finden Sie auf Seite 152.

Tumorschrumpfung : Erfolgsmarker der Chemotherapie?

Nach Entfernung des Primärtumors reagiert das Immunsystem und die Tumormarker steigen zunächst an. Außerdem ist der Tumor nicht mehr sichtbar oder tastbar, was die Beurteilung des Erfolgs der Chemotherapie oder der zytotoxischen Kräutern erschwert. Wird ein Tumor im Stadium 1, Grad 1 diagnostiziert – das heißt, der Tumor wurde früh entdeckt, ist relativ klein, lokal begrnzt und gut differenziert, dann belässt man ihn häufig an Ort und Stelle

Ein Chirurg kann nur das herausschneiden, was dem Messer zugänglich ist. Währenddessen entstehen und vermehren sich Millionen Krebszellen im Blut, die Keimzellen zukünftiger Tumoren.

Der Chirurg vergisst auch, dass jede Operation ein Schock für das Nervensystem ist, was die Abwehrkräfte gegen Krankheiten schwächt und Krebsinvasion begünstigt.

Eli Jones, Krebs – Ursachen, Symptome und Behandlungen (19. Jh.)

und verordnet eine Chemotherapie und/oder Naturheilmittel. Ist die Strategie erfolgreich, kann man bei wiederholten Untersuchungen beobachten, dass der Tumor schrumpft oder die Markerwerte im Blut sinken. Ein brauchbares Erfolgskriterium.

Die zuverlässige und belastbare Bestimmung des Gesamtüberlebens nach einer Therapie dauert Jahre. Tumorschrumpfung ist hingegen rasch und einfach zu erkennen. Die Tumorgröße gilt als akzeptabler, leicht messbarer Ersatzendpunkt des Therapieerfolgs und kann auch für die Therapieplanung genutzt werden. Es gibt aber auch Studien, die dagegen sprechen. Eine Metaanalyse (2019) mit Daten aus 20 klinischen Studien zeigte, dass der Zeitpunkt der Tumorschrumpfung und das Ausmaß der Schrumpfung nur moderat mit dem Gesamtüberleben assoziiert waren.

Noch bedeutsamer ist eine Studie (2020), die das bekannte klinische Phänomen belegt, dass der anfänglichen Tumorschrumpfung auf ein nicht mehr nachweisbares Niveau das aggressive Tumorrezidiv folgt. Möglicherweise sind am Ende der Behandlung oder zu Beginn einer Therapiepause noch Restkrebszellen vorhanden, die sich in der Umgebung des zerfallenden Tumors selbständig entwickeln und rasch vermehren können. Gelingt es der Chemotherapie nicht, die Erkrankung vollständig zu beseitigen oder zu stabilisieren, führen die Therapiepausen dazu, dass sich überlebende Krebszellpopulationen vermehren. Der zerfallende Tumor schafft Platz und macht Nährstoffe, Sauerstoff und Wachstumsfaktoren verfügbar. Dies spricht für das metronomische Dosierungsschema (siehe S. 184), bei dem Medikamente kontinuierlich niedrig dosiert werden, statt in Intervallen die maximale Dosis zu verabreichen. Offenkundig stimuliert eine stärkere Tumorschrumpfung die Vermehrung resistenter Zellen. Deshalb gilt die Tumorschrumpfung als klinisch unzuverlässiger Surrogatendpunkt.

Ein weiteres Problem ist die schwierige Beurteilung der Schrumpfung. So wurde beispielsweise in einer Studie mit onkologischer Bildgebung (Mammographie, Ultraschall, Tomosynthese) die Tumorgröße in weniger als der Hälfte der Fälle korrekt geschätzt. Eine im *Journal of Urology* 2021 veröffentlichte Studie stellte fest, dass MRT-Scans die Tumorgröße bei Prostatakrebs häufig unterschätzen, und empfahl ein breiteres Bestrahlungsfeld.

Fazit – es kann sinnvoll sein, eine Operation zu verschieben, um den Erfolg der Chemotherapie zu beurteilen und das Risiko einer lokalen Ausbreitung und/oder Metatasierung zu verringern. Die Tumorschrumpfung allein ist kein zuverlässiger Marker für den Erfolg einer Chemotherapie. Auch eine frühzeitige Entfernung des Tumors kann sinnvoll sein. Bei chirurgischen Entscheidungen sollten alle Faktoren berücksichtigt werden.

Wenn der Tumor auf die Speiseröhre drückt, den Darm blockiert oder auf einen Nerv oder ein Blutgefäß drückt, ist eine Operation indiziert. Auf geplante Eingriffe kann man sich vorbereiten. Die ganzheitliche Behandlung mit antientzündlichen und immunmodulierenden Naturstoffen verbessert langfristig die Heilungschancen. Man kann Wochen und Monate, aber auch nur ein paar Tage vor dem Eingriff von Naturheilverfahren profitieren.

Optimale Genesungsphase einplanen

Fortschritte der Medizin, Infektionskontrolle, moderne Geburtshilfe, verbesserte Unfall- und Notfallversorgung sowie lebensrettende Medikamente haben dazu beigetragen, dass die Lebenserwartung bis heute stetig angestiegen ist. Die Menschen werden immer älter. Zwischen 1960 und 2010 stieg die Lebenserwartung weltweit von 50 auf über 65 Jahre, in Deutschland von 70 auf über 80 Jahre. Das hat zur Folge, dass sich immer mehr ältere Menschen umfangreichen Operationen unterziehen. Damit hat sich auch die Forschung beschäftigt und nach Strategien gesucht, um Akut- und Folgeschäden durch Operationen vorzubeugen.

Der dänische Arzt Henrik Kehlet stellte Anfang der 90er Jahre das innovative Programm/Protokoll ERAS (*Enhanced Recovery After Surgery*) vor, das man unter folgendem Motto zusammenfassen könnte: Die Genesung beginnt vor der Operation. Zu den wichtigsten chirurgischen Vorgaben gehören eine restriktive intravenöse Flüssigkeitstherapie, die Bauchspiegelung (Laparoskopie) kombiniert mit der passenden Narkose, eine angemessene und wirksame Schmerzbehandlung, eine gesunde Ernährung und Verdauung sowie die frühe postoperative Mobilisierung. Vorteile: reduzierte perioperative neuroendokrine Stressbelastung, regelrechte Organfunktionen und beschleunigte Normalisierung der Darmfunktion. Das proaktive und präventive, präoperative ERAS-Programm befasst sich auch mit chronischen Erkrankungen, um den bestmöglichen körperlichen Zustand zu erreichen. Man taufte dieses Programm „Prähabilitation“.

Prähabilitation plus anschließende postoperative Rehabilitation ist eine ideale Strategie, die sowohl den Lebensstil und das Wohlbefinden vor dem medizinischen Stressereignis als auch einen maßgeschneiderten Plan für die vollständige Genesung berücksichtigt. Dies ist eine großartige Gelegenheit, die ganzheitliche Medizin mit Heilkräutern/Pilzen und Ernährung in den Mittelpunkt zu rücken. Je gesünder und kräftiger ein Patient vor einem chirurgischen Eingriff ist, desto besser und schneller wird er sich erholen. Man kann auch eine geplante Operation verschieben und sich einige Wochen Zeit nehmen, um den Gesundheitszustand zu optimieren.

Vorbereitung auf die Operation

Die Art und Weise, wie Sie sich auf eine Operation vorbereiten, hat maßgeblichen Einfluss darauf, wie schnell Sie sich von der Operation erholen und wie erfolgreich sie verläuft. Die Entscheidung für eine Operation ist möglicherweise eine der wichtigsten Entscheidungen in Bezug auf Ihre Krebserkrankung. Sie sollte sorgfältig überlegt und vorbereitet werden, um ein optimales Ergebnis zu erzielen. Nachfolgend finden Sie Vorschläge und Optionen, wenn ein chirurgischer Eingriff geplant ist.

- Informieren Sie sich so gut wie möglich über den geplanten Eingriff: Was wird gemacht? Wie sieht die voraussichtliche Genesungsphase aus? Welche Ergebnisse können Sie erwarten?
- Bereiten Sie alles vor, damit Besucher Ihnen täglich hausgemachte Speisen, frische Säfte, Smoothies, Suppen usw. mitbringen.
- Bereiten Sie tiefgefrorene Mahlzeiten zu, die nahrhaft, eiweißreich, leicht zuzubereiten und gut verdaulich sind. Knochenbrühen, Suppen und Eintöpfe sind ideal.
- Planen Sie die häusliche Pflege nach der Entlassung aus dem Krankenhaus. Dazu gehören eine Pflegekraft, die Sie zu Hause betreut, eine Haushaltshilfe, die kocht, putzt, Besorgungen macht und/oder die Betreuung von Kindern und älteren Menschen übernimmt. Wenn Sie finanzielle Probleme haben, besprechen Sie Ihre Bedürfnisse mit dem zuständigen Sozialarbeiter der Klinik. Er kann Ihnen helfen, Zugang zu Dienstleistungen und Ressourcen zu bekommen.
- Besorgen Sie Heilkräuter/Pilze und Nahrungsergänzungsmittel für die Genesung und für die Zeit vor und nach der Operation.
- Planen Sie eine Physiotherapie für die Genesung ein. Yoga oder Pilates, Spaziergänge oder Lauftraining sind einige der empfohlenen Methoden, um Ihre körperliche Fitness wiederzuerlangen.
- Besorgen Sie sich (falls nötig) ein höhenverstellbares Klinikbett für zu Hause. Sie können dann das Bett leichter verlassen. Empfehlenswert ist auch eine spezielle Matratze, um Wundliegen zu vermeiden, wenn Sie einige Wochen oder länger ans Bett gefesselt sind. Überlegen Sie auch, welche Möglichkeiten es gibt, wenn Sie Schwierigkeiten beim Toilettengang haben.

Stellen Sie Fragen und informieren Sie sich

Wenn Sie sich für eine Operation entscheiden, sollten Sie wissen, worauf Sie sich einlassen – und warum Sie es tun. Es gibt kein Zurück. Ihre Entscheidung sollte auf der Grundlage umfassender Informationen getroffen werden, nicht aus Angst. Wenn Sie wissen, was Sie erwartet, können Sie Ihre Genesungsphase planen und die ganze Erfahrung besser bewältigen.

Allgemeine Fragen

- Warum lasse ich diese Operation machen? Wie sind die Erfolgsaussichten?
- Gibt es eine andere Möglichkeit, meine Krankheit zu behandeln?
- Bin ich, abgesehen von meiner Krankheit, robust genug, um den Stress durch die Operation, die Narkose und Medikamente zu verkraften?

Fragen an Ihren Chirurgen

- Wie viele Operationen dieser Art haben Sie bereits durchgeführt? Wie hoch ist Ihre Erfolgsquote? Haben Sie Erfahrung mit Operationen bei meiner Art von Krankheit?
- Was genau werden Sie bei der Operation tun? Was werden Sie entfernen? Und warum?
- Welche anderen chirurgischen Optionen gibt es?
- Verbleiben nach der Operation Implantate oder Geräte im Körper?
- Wie oft sind nach dieser Operation weitere Eingriffe nötig? Was sind die Ursachen oder Gründe für weitere Eingriffe?
- Welche medizinischen Belege gibt es für die Annahme, dass dies das beste Verfahren im vorliegenden Fall ist?
- Wie lange dauert die Operation?
- Brauche ich Bluttransfusionen? Wenn ja, kann ich jetzt schon Blut spenden?
- Womit muss ich nach der Operation rechnen? Werde ich starke Schmerzen haben? Werden Drainagen oder Katheter gelegt sein? Wie lange muss ich in der Klinik?
- Welche Auswirkungen hat die Operation auf meinen Körper? Wird er anders funktionieren oder anders aussehen? Sind diese Veränderungen dauerhaft?
- Wie lange wird es dauern, bis ich wieder meinen gewohnten Tätigkeiten nachgehen kann?
- Welche Risiken und Nebenwirkungen kann die Operation haben? Wie hoch ist das Risiko zu sterben oder behindert zu bleiben?
- Womit muss ich rechnen, wenn ich mich gegen die Operation entscheide?
- Wie hoch sind die Chancen, dass meine Erkrankung durch die Operation geheilt werden kann?
- Welche Medikamente muss ich vor oder nach der Operation einnehmen?
- Wenn Sie in meiner Situation wären, würden Sie sich dieser Behandlung unterziehen?
- Was spricht für diese Klinik, für diesen Chirurgen?

Einverständniserklärung

Wenn Sie im Krankenhaus die Zustimmung für den Eingriff unterschreiben, erklären Sie damit, dass Sie alle Informationen über Risiken und Nutzen zur Kenntnis genommen haben und mit dem Eingriff einverstanden sind. Es ist in Ihrem eigenen Interesse, dass Sie die Schriftstücke lesen und alle Informationen verstanden haben, bevor Sie sie unterschreiben. Bei Unklarheiten fragen Sie nach. Die Einzelheiten können je nach Klinik variieren. In der Regel besagt die Einverständniserklärung, dass Ihr Arzt Sie über Folgendes aufgeklärt hat:

- Ihr Zustand und warum die Operation die beste Lösung ist.
- Das Ziel der Operation.
- Wie die Operation durchgeführt wird.
- Wie Sie davon profitieren können.
- Welche Risiken bestehen.
- Mit welchen Nebenwirkungen zu rechnen ist.
- Welche anderen Möglichkeiten anstelle oder zusätzlich zu einer Operation zur Verfügung stehen.

Wenn Sie ein bestimmtes Verfahren ausdrücklich nicht wünschen, müssen Sie dies in der Erklärung vermerken und bestätigen lassen. Sie müssen sich auch vergewissern, dass der Chirurg dies anerkennt. Wenn Sie sich etwa einer Brustamputation (Mastektomie) unterziehen, können Sie im Voraus die vollständige Entfernung der Lymphknoten ablehnen, aber einer Wächterlymphknotenbiopsie zustimmen.

Ein bis zwei Monate vor der Operation

Umstellung der Ernährung. Beginnen Sie mit der Clean-and-Green Detox-Diät (siehe S. 57). Sie schützt vor Giftstoffen in der Nahrung und entlastet die Leber.

Silymarin-Supplement. Der Wirkstoffkomplex Silymarin (in Mariendistelsamen enthalten) schützt die Leber, neutralisiert oxidativen Stress und verbessert die Entgiftungsleistung. Laut der Kräuterexpertin Kerry Bone, die sich auf langjährige klinische Erfahrungen stützt, werden dreimal täglich 200 mg Silymarin für 2 Wochen vor und 2 bis 4 Wochen nach einer Operation empfohlen. Bei längeren Operationen werden höhere Dosierungen und eine längere Anwendungsdauer eingeplant (ca. 2 Wochen pro Narkosestunde). Zahlreiche Studien belegen die Sicherheit und den Nutzen von Mariendistelextrakt in allen Phasen der Krebstherapie, von der Vorbeugung bis zur Akutbehandlung.

Stärkung des unspezifischen Immunsystems. Empfehlenswert sind das Heilkraut Tragant und Heilpilze (Reishi, Cordyceps u. a.) mehrmals wöchentlich, in den letzten 2 Wochen vor der Operation täglich einzunehmen. Erwägen Sie Thymian-Proteinpulver und den Immunkur-Smoothie (siehe S. 81).

Darmgesundheit und Mikrobiom. Wenn Sie sich für eine Operation anmelden, müssen Sie wie bei einer Chemotherapie zahlreiche Medikamente einnehmen, die empfohlen oder sogar vorgeschrieben sind. Muskelrelaxantien und Opioide gegen Schmerzen können Verstopfung auslösen. Das Krankenhausessen enthält in der Regel keine Ballaststoffe und Mikronährstoffe, die für eine regelrechte Verdauung erforderlich sind, und Antibiotika werden routinemäßig als Prophylaxe verschrieben. Aus all diesen Gründen ist es vor und nach einer Operation sinnvoll, die Gesundheit des Mikrobioms und der Darmfunktion im Auge zu behalten.

Vier Tage vor der Operation

Der größte Vorbehalt gegen den Einsatz von Heilkräutern bei Operationen ist die Befürchtung, unbeabsichtigt zur Bildung von Blutgerinnseln beizutragen oder umgekehrt gerinnungshemmende Wirkungen zu fördern und Blutungen zu riskieren. Blutgerinnsel entstehen als unmittelbare Reaktion auf Gefäßverletzungen, die bei Operationen nicht selten sind. Blutplättchen (Thrombozyten) lagern sich wie ein Pflaster um das verletzte Gefäß und verschließen das Leck. Diese erste Reaktion ist schwach und instabil. Schon bald bildet sich ein richtiges Gerinnsel: Enzyme am Ort der Verletzung wandeln das aus der Leber stammende Fibrinogen in vernetzte Fibrinstränge um und bilden ein Netz über dem Thrombozytenpfropf. Das Gerinnsel verfestigt und stabilisiert sich.

Thrombozyten enthalten Granula mit Gerinnungsfaktoren, die ins Blutplasma abgegeben werden. Dazu gehören Serotonin, Gerinnungsfaktoren wie PAF (plättchenaktivierender Faktor) und entzündungsförderndes TXA2 (Thromboxan A2) aus Omega-6-Fettsäuren. Diese wiederum aktivieren weitere Blutplättchen und lösen lokale Immunreaktionen zur Gewebereparatur aus. Jede Störung in diesem komplizierten Regelkreis der Blutgerinnung kann zu Blutungen oder Blutergüssen, Unterhautblutungen (blaue Flecken) oder Blutgerinnseln, die die Blutversorgung blockieren (Thrombosen), führen. In der Regel kommen ausgewählte Antithrombotika zum Einsatz:

- Thrombozytenaggregationshemmer : Wirkstoffe, die die Anhaftung oder Verklumpung von Blutplättchen verhindern (Ginkgo, Ingwer, Berberin und Weißdorn).
- Antikoagulantien (Gerinnungshemmer) : Wirkstoffe, die die Fibrinbildung verhindern (Kurkuma und Knoblauch).
- Fibrinolytika : Wirkstoffe, die den Abbau von Fibrin bewirken (Granatapfel, Amla oder proteolytische Enzyme).

OP-Vorbereitung : Heilkräuter/Pilze und Ernährung

Die gelisteten Kräuter/Pilze und Nahrungsergänzungsmittel können je nach Bedarf kombiniert werden. Die Komposition der verschiedenen Kräuter/Pilze und Nährstoffe ist eine Wissenschaft für sich und betrifft vor allem die Art der Zubereitung. Informationen hierzu finden Sie auf S. 365 und 403.

Das Immunsystem optimieren. Verwenden Sie Immuntonika und -modulatoren wie Echinacea, Katzenkralle, Lapacho, Kermesbeere, Heilpilze (Igelstachelbart, Reishi, Shiitake), Tragant, Vitamin A, Vitamin C, Vitamin D, Zink und Selen.

Systemische Entzündungen reduzieren. Verwenden Sie Kurkuma, Weihrauch, Süßholz, Fischöl (Omega-3), Sarsaparilla (Stechwinden), Yucca, Bupleurum und Phytosterine.

Blutzucker regulieren. Empfehlenswert sind die Mineralstoffe Vanadium und Chrom, die Ayurveda-Kräuter Gurmar (*Gymnema sylvestre*) und Bittermelone sowie Geißraute und Süßholz, um den Blutzucker zu senken und die Bauchspeicheldrüse zu unterstützen.

Entgiftung in der Leber. Vitamin B12, Vitamin B6 und Folat in grünem Gemüse, Sulforaphane in Kohlgemüse und DIM (Diindolylmethan) verbessern die Leberentgiftung in Phase I. Calcium-D-Glucarat verbessert die Entgiftungswege in Phase II. Löwenzahnwurzel, Klette, Schöllkraut, Berberitze und Andrographis aktivieren den Gallenfluss und die Gallenfreisetzung aus der Gallenblase.

Optimale Darmfunktion. Nutzen Sie das Programm „Jäten, Säen, Füttern" (siehe S. 72). Verwenden Sie bei Bedarf pflanzliche Abführmittel und Kräuter, die die Galleproduktion fördern (Choleretika), Kräuter, die die Freisetzung von Galle fördern (Cholagoga), und Kräuter, die Blähungen und Krämpfe oder Koliken lindern (Karminativa).

Nährstoffreiche, blutbildende Heilkräuter. Bereiten Sie Kräuter wie Brennnesselblätter, Seegras, Wiesenklee, Luzerne, Ampfer, Millettia, Chlorella, Maralwurzel, Rehmannia (zubereitet), Codonopsis und Klette in Knochenbrühe zu.

Planmäßiger Stressabbau. Praktizieren Sie Achtsamkeit, Meditation, Waldbaden oder andere Techniken zum Stressabbau (siehe S. 94/95).

Adaptogene Kräuter. Empfehlenswert sind Rosenwurz, Ginseng, Süßholz, Taigawurzel, Ashwagandha und Maralwurzel.

Körpergewicht verringern. Narkosegase werden im Fettgewebe gespeichert und postoperativ wochen- oder monatelang freigesetzt. Dies kann zu kognitiven Störungen beitragen. Das Gesamtrisiko für postoperative Komplikationen bei fettleibigen Patienten ist aber mit normalgewichtigen Patienten vergleichbar.

Option Magnolia-Rindenextrakt (Honokiol). Das Heilmittel vermittelt neuroprotektive, krebshemmende, schmerzlindernde, entzündungshemmende und angstlösende Wirkungen, vor und nach Operationen.

Obwohl die Forschung zu blutverdünnenden Heilkräutern erstaunlich aussagekräftig ist (insbesondere zu Kurkuma, Ginkgo und Fischöl), stammen die meisten Untersuchungen aus Laborstudien (in vitro), Tierversuchen und klinischen Fallberichten (z. B. Kamille- und Cranberry-Studien). Manche pflanzlichen Wirkungen sind spekulativ und beruhen auf Hochrechnungen der Zelllinienforschung oder Studien mit isolierten Wirkstoffen – interessant und wichtig, aber nicht unbedingt klinisch relevant. Beispielsweise können nur zwei Tassen grüner Tee pro Tag den Fibrinogenspiegel bei gesunden Erwachsenen messbar senken. Es gibt keine Belege dafür, dass die asiatische Bevölkerung mit hohem Grünteekonsum blutungsanfälliger ist (z. B. Nasenbluten, verlängerte Menstruation, Blutergüsse) als Teeabstinenzler in anderen Ländern.

Manche Studien lassen auf günstige Wirkungen von Ginkgo in der perioperativen Phase schließen (vor und nach einer Operation). Allen Befürchtungen zum Trotz, dass Ginkgo das Blutungsrisiko erhöht, fehlen belastbare Studien (auch aus der klinischen Chirurgie), die signifikante Blutungen dokumentieren. Im Gegenteil zeigen mehrere Studien, dass Ginkgo sicher, wirksam und hilfreich für Menschen ist, die sich einer Operation unterziehen müssen, Krebspatienten inklusive.

Chirurgen empfehlen ihren Patienten in der Regel, vor der Operation alle Heilkräuter und Supplemente abzusetzen. Naturheilkundler sind da anderer Meinung. Auch wenn keine der genannten Supplemente sigifikante Blutungen verursachen, wird dennoch dazu geraten, potentiell blutverdünnende Heilkräuter und Nahrungsergänzungsmittel abzusetzen. Beenden Sie die Anwendung 4 Tage vor der Operation und beginnen Sie damit wieder 4 Tage nach der Operation.

Ein Tag vor der Operation

Früher wurde eine recht lange präoperative Nahrungskarenz vor Operationen gefordert. In manchen Fällen bis zu 24 Stunden, um eine Vollnarkose ohne das Risiko einer Lungenaspiration (Einatmen) von Mageninhalt zu gewährleisten. Heute gilt der Verzicht auf feste Nahrung für 6 bis 10 Stunden und auf klare Flüssigkeiten für 2 bis 3 Stunden als akzeptabel. Empfohlen wird die orale Einnahme von Kohlenhydraten. Das bedeutet, dass am Abend vor der Operation und 3 Stunden vor der Operation ein klares kohlenhydrathaltiges Getränk getrunken wird. Herbalisten und Naturheilkundler empfehlen generell keine zuckerhaltigen, künstlich aromatisierten Getränke. Aber in diesem Fall ist es sinnvoll. Die Zufuhr von Kohlenhydraten beugt Dehydrierung vor, reduziert die neuroendokrine Stressreaktion, den Katabolismus (Zellabbau), die Insulinresistenz und fördert die Genesung.

Kräuter und Supplemente

4 Tage vor der Operation absetzen

- Chili
- Cranberrysaft
- Curcumin
- Dong Quai
- Ginkgo
- Grapefruit
- Grüner Tee
- Ingwer
- Johanniskraut
- Kamille
- Knoblauch
- Kurkuma
- Leinsamenöl
- Nachtkerzenöl
- Omega-3-Fettsäuren (Fischöl)
- Proteolytische Enzyme
- Vitamin E (einschließlich Tocopherole und Tocotrienole)

Handelsübliche klare Kohlenhydratgetränke enthalten Maltodextrine, komplexe Zucker, die im Gegensatz zu Glucose oder Milch leicht vom Magen aufgenommen werden. Eine erste Dosis von 100 g Kohlenhydraten wird etwa 12 Stunden vor der Operation (in der Regel am Vorabend) eingenommen, eine zweite Dosis mit 50 g Kohlenhydraten 2 bis 3 Stunden vor der Operation oder am Morgen der Operation, um maximalen Nutzen zu erzielen. Bei einer Überprüfung aller ERAS-Elemente (siehe S. 114) wurde festgestellt, dass die orale Kohlenhydratzufuhr die Komplikationsrate und das Wohlbefinden signifikant positiv beeinflussen. Die Studie zeigte auch, dass eine übermäßige intravenöse Flüssigkeitszufuhr am Tag der Operation das Komplikationsrisiko erhöht. Orale Kohlenhydratzufuhr verringert den intravenösen Flüssigkeitsbedarf.

Ist eine Bauchoperation geplant, sollte der Darm möglichst leer sein. Pharmazeutische Abführmittel können am Tag vor dem Eingriff eingenommen werden. Alternativ bieten sich 250–400 mg Magnesiumoxid plus 0,5–1 g Cascara-Rinde vor dem Schlafengehen oder eine Darmspülung an.

Gleichfalls empfehlenswerte Nährstoffe für die perioperative Phase sind mehrfach ungesättigte Omega-3-Fettsäuren und die Aminosäuren Glutamin und Arginin, die die Wundheilung verbessern und Entzündungen vorbeugen. Für den optimalen Stoffwechsel und optimale Leistungsfähigkeit sollte die Muskulatur mit reichlich Stickstoffmonoxid (NO) versorgt sein. Nahrungsmittel und Supplemente, die anorganische Nitrate enthalten (wie Rote Bete und Spinat – Popeye hatte die richtige Idee!), tragen zum Stoffwechsel von Arginin, Nitriten und Nitraten bei und verbessern die NO-Versorgung der Muskulatur.

Genesung nach der Operation

Jeder Mensch reagiert anders auf eine Operation. Manche Menschen scheinen die Operation gut zu überstehen, andere wiederum leiden unter Infektionen, Schwindel, Schmerzen und anderen Komplikationen, die die Wirksamkeit der Krebsbehandlung mindern können. Es gilt wie immer: Vorbeugen ist besser als Heilen. Mit den präoperativen Protokollen können Sie sich auf die Operation vorbereiten – mit dem Ziel, Komplikationen zu minimieren und die Genesung zu fördern. Unmittelbar nach der Operation können Sie sofort mit der ganzheitlichen Behandlung beginnen.

Sobald Sie aufrecht sitzen, feste oder halbfeste Nahrung zu sich nehmen können und Stuhlgang haben, können Sie nahrhafte grüne Säfte, Knochenbrühen mit stärkenden und blutbildenden Kräutern, Tees, Tinkturen und flüssige Nahrungsergänzungsmittel zu sich nehmen. Als Nächstes kommen Pulverextrakte und Kapselprodukte, deren Dosis Sie jeden Tag ein wenig erhöhen, um nach ein bis zwei Wochen die volle Dosis zu erreichen. Supplemente und Heilkräuter in Pulverform lassen sich am einfachsten einnehmen, indem man einen stark gewürzten Tee (z. B. mit Minze oder Chai-Gewürz) zubereitet und das Pulver zu einem dünnen Brei verrührt. Fügen Sie eine Prise Kardamom, Zimt oder Stevia hinzu, um den Geschmack zu verbessern.

Schmerztherapie

Jeder chirurgische Eingriff ist mit erheblichen Schmerzen in der Genesungsphase verbunden. Schmerzen können die Heilung und Genesung verzögern und sind ein gutes Anwendungsgebiet für pflanzliche Arzneimittel. Unabhängig davon, ob Schmerzen eine Begleiterscheinung der Heilung nach einer Operation, eine Nebenwirkung der Behandlung oder Folge der fortschreitenden Krebserkrankung ist, können sie mit ähnlichen Strategien und Rezepturen behandelt werden. Über die Schmerztherapie mit Heilkräutern gibt es viel zu sagen. Einzelheiten dazu finden Sie in einem eigenen Kapitel (siehe S. 154).

Thrombosen vorbeugen

Zur postoperativen Versorgung gehören zwingend Maßnahmen zur Vermeidung von Blutgerinnseln. Gebot Nummer eins für die Genesung: Aufstehen und bewegen. Legen Sie im Sitzen die Füße hoch, um den venösen Rückfluss zu fördern. Legen Sie nachts ein Holzbrett (ca. 5 cm dick) unter die Fußenden des Betts, um die Schwerkraftwirkung zu erhöhen. Rehabilitationsmaßnahmen können hilfreich sein. „Gartentherapie" ist besonders empfehlenswert. Zur Verbesserung des Lymphflusses und zur Thromboseprophylaxe kann der Arzt

Blutverdünnung mit Enzymen

Die Enzyme sind in der Reihenfolge von schwach bis stark wirksam aufgeführt.

Papain und Bromelain. Die Enzyme sind pflanzlicher Herkunft, mild und sehr sicher. Als Nahrungsbestandteil unterstützen sie den Proteinstoffwechsel und können die Eiweißverdauung verbessern. Zwischen den Mahlzeiten eingenommen streben sie in saure Geweberegionen (niedriger pH-Wert) – wie bei Entzündungen und Krebs, und unterstützen die Entsorgung von Stoffwechselrückständen und die Geweberegeneration.

Serrapeptase und Nattokinase. Serrapeptase ist ein proteolytisches Enzym, das aus Seidenraupen gewonnen wird. Nattokinase wird aus fermentierter Soja- und Fischpaste hergestellt. Beide Enzyme sind hilfreich bei Durchblutungsstörungen der Arme, Hände, Beine und Füße (periphere Ischämie) oder bei Entzündungen nach Verletzungen.

Lumbrokinase. Ein proteolytisches Enzym (aus Regenwürmern gewonnen), das in der traditionellen chinesischen Medizin (TCM) zur Unterstützung einer gesunden Durchblutung eingesetzt wird. Lumbrokinase wirkt stark fibrinolytisch (gerinnselauflösend) und eignet sich zur Behandlung von Phlebitis (Venenentzündung und Thrombose). Lumbrokinase zersetzt überschüssiges Gerinnselmaterial (Fibrin), ist zur Auflösung von Gerinnseln, zur Senkung der Viskosität des Bluts und Verringerung der Verklumpung von Blutplättchen (Thrombozytenaggregation) hilfreich. Das Enzym erhöht nicht das Blutungsrisiko und hat keine Nebenwirkungen. In China wird es häufig als Thrombolytikum bei Schlaganfall, koronarer Herzkrankheit, pulmonaler Herzerkrankung, tiefer Venenthrombose, Angina pectoris und Diabetes verordnet.

auch eine pneumatische Kompressionstherapie (aufblasbare „Hosenbeine") und Kompressionsstrümpfe verordnen.

Manche Ärzte empfehlen Aspirin (75 mg pro Tag) als Blutverdünner. Ich bevorzuge proteolytische Enzyme (z. B. Nattokinase oder Lumbrokinase), um Entzündungen und das Risiko von Blutgerinnseln zu verringern. Heilkräuter und Nahrungsergänzungsmittel, die vor der Operation abgesetzt wurden, sollten so bald wie möglich wieder eingenommen werden, um Blutgerinnseln vorzubeugen.

Wenn Sie gerinnungshemmende Medikamente einnehmen, müssen Blutparameter (Prothrombinzeit, INR, Fibrinogen, D-Dimer u. a.) im Labor kontrolliert werden, um die Gerinnungsneigung und das relative Blutungsrisiko zu bestimmen. Sind der Gerinnungsstatus und die Thrombozytenzahl bekannt, können unter ständiger Kontrolle der Gerinnungsparameter antithrombotische Medikamente verordnet werden. Wenn eine Verringerung des Blutungsrisikos festgestellt wird, kann die Medikamentendosis reduziert, die Anwendung der Kräuter beibehalten oder die Dosis erhöht werden.

Heilpraktiker können Enzyme verordnen, die rezeptfrei erhältlich sind. Sie werden niedrig dosiert eingesetzt, um Blutgerinnsel zu verhindern, können aber auch höher dosiert werden, wenn die Gerinnungsneigung zunimmt. Medikamentöse Gerinnungshemmung ist mit unerwünschten, teils gefährlichen Nebenwirkungen (z. B. Blutung) assoziiert. Dies ist bei natürlichen Gerinnungshemmern in der Regel nicht zu befürchten.

Kognitiven Störungen vorbeugen

Viele Patienten berichten nach einer Operation oder Narkose über Denkstörungen einschließlich Gedächtnisstörungen. Dieser Zustand wird als postoperative kognitive Störung (POCI) bezeichnet und kann die Orientierung, die Aufmerksamkeit, die Wahrnehmung, das Bewusstsein und das Urteilsvermögen beeinträchtigen. Man schätzt, dass mehr als 35 Prozent der jungen Erwachsenen und über 40 Prozent der älteren Patienten nach einem chirurgischen Eingriff ein gewisses Maß an POCI aufweisen, wenn sie aus dem Krankenhaus entlassen werden. Dasselbe gilt für 6 Prozent der jungen und 13 Prozent der älteren Patienten drei Monate nach der Operation. Die Beschwerden können Tage oder Wochen andauern und hängen mit der Dauer der Narkose zusammen: je länger die Narkose, desto größer das POCI-Problem.

Kognitive Störungen beruhen im Wesentlichen auf Reaktionen des sympathischen Nervensystems. Es reagiert auf Stressoren mit der Ausschüttung von Adrenalin und Cortisol (Stresshormone). Durch Entzündungen und chirugische Traumata kommt es zur Verengung der Blutgefäße, zum Blutdruck-, Herzfrequenzanstieg und zu Muskelverspannungen. All dies kann die Durchblutung des Gehirns beeinträchtigen. Gegenmaßnahmen zielen auf das parasympathische Nervensystem ab, das dämpfende Wirkungen vermittelt.

Die parasympathische Aktivierung gilt als Erfolgsfaktor von Erholungs- und Wellnesskuren. Dies gelingt beispielsweise im Sanatorium in den Bergen oder im Kurort. Entspannung, Ruhe und Regeneration sind wichtige Voraussetzungen der Genesung. Ideal ist die Erholung nach einer Operation an der frischen Luft und in der Natur. Auch stressreduzierende Heilkräuter und Pilze (z. B. Igelstachelbart) sind empfehlenswert (siehe S. 85).

POCI-Prävention mit Lobelia

Lobelia (*Lobelia inflata*) kann in der postoperativen Phase hilfreich sein, um das Risiko von Denkstörungen (POCI) zu verringern. Das Alkaloid Lobelin ist

Narkosemittel und postoperative Denkstörungen

Forschungsergebnisse deuten darauf hin, dass außer der Tiefe und Dauer der Narkose auch die Molekülgröße von Narkotika Faktoren für Denkstörungen (Kognitionsstörungen) sind.

Niedermolekulare Narkosemittel wie Isofluran und Desfluran können eine stärkere Beta-Amyloid-Oligomerisierung (komplexe Bindungsmuster) und Entzündung von Nervengewebe verursachen. Infusionen mit Sevofluran, Desfluran, Thiopental und Propofol enthalten größere Moleküle, haben eine kürzere Halbwertszeit und sind weniger neurotoxisch. Lassen Sie sich vom Anästhesisten über die Narkose informieren.

Wegen des Narkoserisikos wird die Entfernung kleiner Tumoren (Lumpektomie) der Brustamputation (Mastektomie) und die laparoskopische Chirurgie (Bauchspiegelung) der offenen Bauchchirurgie und der Wächterlymphknotenbiopsie der Lymphknotenentfernung vorgezogen. Wenn möglich, wird zusätzlich eine epidurale Analgesie empfohlen. Das Einlegen von Drainagen und Magensonden sollte möglichst vermieden werden, damit die Patienten mobilisiert werden können. Zusätzliche Sauerstoffgaben lindern postoperative Übelkeit und Erbrechen.

die am besten erforschte pflanzliche Komponente, die parasympathisch dämpfend wirkt (wie Nikotin). Tatsächlich wird *Lobelie* von Heilkundlern zur Unterstützung der Raucherentwöhnung und als Muskelrelaxans verwendet, sowohl äußerlich als auch innerlich (Umschlag, Öl, Tinktur). Bei Atemwegserkrankungen wie Asthma und chronisch obstruktiver Lungenerkrankung (COPD) wird Lobelia als Bronchodilatator eingesetzt, um die Atmung zu vertiefen und die Gasaustauschkapazität zu erhöhen. Nach Operationen kann das Heilkraut kognitiven Störungen vorbeugen, indem es die Durchblutung und die Sauerstoffversorgung des Gehirns verbessert.

Obwohl alle Teile der Pflanze bioaktive Stoffe enthalten, bevorzugt man in der Kräuterheilkunde die oberirdischen Teile (Blätter und vor allem die Samen). Mit modernster Verfahrenstechnik wurden mindestens 52 Alkaloide identifiziert, überwiegend Piperidine/Pyridine, die in allen Pflanzenteilen vorkommen. Lobelin wirkt im parasympathischen Nervensystem als Nikotinrezeptor-Agonist/Antagonist, d. h. es aktiviert oder hemmt die Rezeptoren des parasympathischen Nervensystems unter verschiedenen Bedingungen und fungiert als Neurotransmitter-Hemmer. Die Wirkungen auf das Nervensystem sind mit den Wirkungen von Nikotin vergleichbar.

Lobelin wird in der postoperativen Phase deshalb empfohlen, weil es die Hemmung der medikamenteninduzierten Atemdepression (DIRD) günstig be-

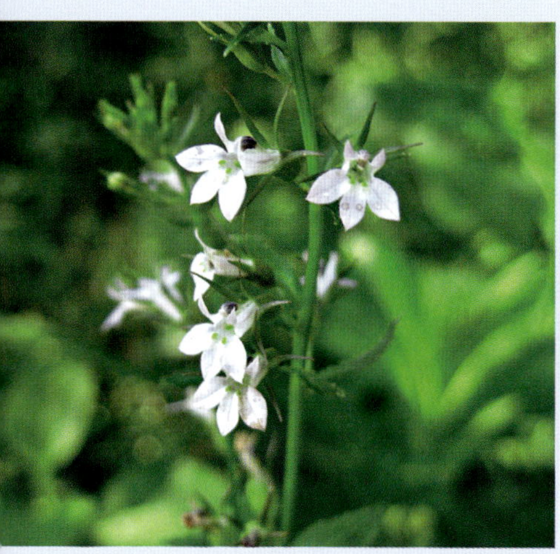

„Indianertabak"

Die Gattung *Lobelia* umfasst weltweit fast 400 Arten. Die Kräutermedizin verwendet *Lobelia inflata*. Ein kleines blühendes Gewächs, das in der Natur auf Waldlichtungen und Wiesen im Osten Nordamerikas vorkommt. Das Heilkraut wurde traditionell von indigenen Irokesen medizinisch genutzt. Die Blätter wurden zerquetscht und als Umschlag zur Behandlung von Abszessen verwendet. Die zerkleinerten Wurzeln legte man auf schmerzende Körperstellen auf. Zerriebene Blätter linderten Beschwerden bei Wunden, Schmerzen und Nackenverspannungen.

einflusst. Dadurch verbessert sich die Sauerstoffversorgung des Gehirns. Dies beruht auf der parasympathisch vermittelten, vertieften Atmung und der Sensibiliserung von Chemorezeptoren der Halsschlagader und Aorta, die die Atemtiefe regulieren, wenn der Sauerstoffgehalt im Blut absinkt. Therapeutische Dosen von Lobelia sind schwierig zu erreichen, da DIRD meist durch Opioide verursacht wird. Sowohl Lobelia als auch Opioide lösen häufig Erbrechen aus. Äußerliche Lobelia-Anwendungen, beispielsweise eine Brusteinreibung, werden besser vertragen als die orale Einnahme.

Tierstudien ergaben Hinweise darauf, dass Lobelia die Kognition und das Gedächtnis verbessern kann. Dies spricht für Lobelia bei der Vorbeugung von postoperativen kognitiven Störungen.

Empfohlene Dosierung. Eine Einzeldosis mit 100–400 mg Lobelia gilt als sicher und wirksam. Dosierungsrichtlinien empfehlen eine Tinktur 1:8 und eine maximale wöchentliche Dosis von 32 ml. Dies entspricht einer durchschnittlichen Tagesdosis von 4,5 ml bzw. 562 mg getrocknetem Kraut. Der dosisbegrenzende Faktor ist Erbrechen.

• Lobelia-Tinkturen sollten tropfenweise eingenommen werden, bis die individuelle Verträglichkeit erreicht ist.

• Die äußerliche Anwendung ist unproblematisch, was die Nebenwirkung Erbrechen betrifft. Allerdings sollte man sich danach gründlich die Hände waschen. Traditionelle Anwendungen des Heilkrautes sind Umschläge oder Einreibungen. Wenn Sie frisches Kraut bekommen können, machen Sie einen Umschlag aus pürierten Stängeln, Blättern und Blüten, die Sie in ein Stück Mulltuch einwickeln. Mit Wärmflasche oder Heizkissen kombiniert wirkt die Anwendung wohltuend und entspannend. Steht kein frisches Kraut zur Verfügung, feuchten Sie das getrocknete Kraut mit heißem Wasser an und wenden Sie es auf gleiche Weise an.

• Am einfachsten sind Lobelia-Einreibungen.

Lobelia-Einreibung

In der postoperativen Genesungsphase ist die Lobelia-Einreibung auf Brust und oberem Rücken hilfreich, um von entspannenden Wirkungen zu profitieren, ohne dass Übelkeit auftritt.

20 ml Lobelia-Tinktur (1:8)

je 10 Tropfen ätherische Öle von Niaouli, Majoran, Benzoe, Lavendel

30 ml Wasser-Schneeball-Tinktur (1:5) („Krampftinktur")

10 ml Chili-Tinktur (1:5)

20 ml Wacholderöl

20 ml Kermesbeerenöl

Geben Sie die ätherischen Öle den Tinkturen zu, gut schütteln. Dann geben Sie Wacholder- und Kermesbeerenöl hinzu. Vor Gebrauch schütteln. Je nach Bedarf großzügig auftragen. Nach der Anwendung die Hände gut waschen.

Dieses Rezept ist von einem Patienten inspiriert, den ich während meines Studiums behandelt hatte. Er litt an schwerer Bronchitis, Lungenblähung (Emphysem) und Atemnot. Wenn er sprach, strengte sich so sehr an, dass er die gesamte Atemhilfsmuskulatur einsetzte, die Schultern hochzog und nach Luft rang. Auf Anweisung meines Tutors ging ich in die Hausapotheke und goss je 5 ml Lobelia- und Krampftinktur und 5 ml Mandelöl ab, erwärmte die Mischung in meinen Händen und massierte den Nacken, die Schultern und den oberen Rücken des Patienten. Ich spürte, wie sich seine Muskeln entspannten. Innerhalb weniger Minuten konnte er tiefer und entspannter atmen und sprechen.

Seitdem stelle ich dieses Mittel selbst her und verabreiche es meinen Patienten. Es hilft nicht nur bei Asthma und Brustbeschwerden, sondern auch bei Bauchkrämpfen oder Koliken, Krämpfen während der Menstruation, Krämpfen der Skelettmuskulatur und Spannungskopfschmerzen, wenn man den Nacken einreibt.

Immunsuppression bekämpfen

Immunsuppression ist die Unterdrückung des körpereigenen Abwehrsystems und wird bei Krebs durch unterschiedliche Stoffwechselprozesse verursacht. Die Immunsuppression aktiviert postoperativ das Wachstum von Metastasen. Die Schwächung des Immunsystems ist teilweise auf neuroendokrine Stressreaktionen zurückzuführen. Blockiert man während der Operation den HPA-Signalweg (Hypothalamus-Hypophyse-Nebennieren) durch eine Spinalanästhesie, wird die Metastasenbildung gehemmt. Das bedeutet, dass Stress das Immunsystem schwächt und die Tumorangiogenese fördert.

Stressbewältigung trägt entscheidend zur Immunfitness bei. Immunaktivierende/-modulierende Heilkräuter/Pilze sind ein hochwirksamer Beitrag zur

Vorbeugung postoperativer Beschwerden. Um Immunfunktionen im Umfeld von Operationen zu stärken, können essentielle Nährstoffe wie Glutamin, Arginin, Omega-3-Fettsäuren oder spezifische Pflanzenstoffe 5 bis 7 Tage vor und nach dem Eingriff verordnet werden.

Hilfreiche Heilkräuter

Es gibt viele Heilkräuter, die bei der Genesung nach einer Operation hilfreich sein können. Heilpraktiker/Heilkundige entwickeln in der Regel individuelle Therapieprotokolle für ihre Patienten. Diese werden über einen relativ kurzen Zeitraum durchgeführt. In der Regel 3 bis 6 Wochen, wenn Symptome fortbestehen.

Das Gehirn verbraucht etwa 25 Prozent des täglichen Energiebedarfs. Bekommt es nicht genügend Energie, wird man anfälliger für Müdigkeit, Denkstörungen und Depressionen. Heilkräuter/Pilze, die die kognitiven Funktionen und das Gedächtnis positiv beeinflussen, verbessern die Hirndurchblutung und die Versorgung des Gehirns mit Sauerstoff und Glucose.

Ginkgo, Gotu Kola und Rosmarin fördern die optimale Durchblutung des Gehirns, wirken antioxidativ und entzündungshemmend. Gotu Kola ist zudem hilfreich für das Bindegewebe, insbesondere im zentralen Nervensystem. Lobelia verbessert die Sauerstoffnutzung der Zellen.

Die genannten Kräuter haben sich bei Depression, Gedächtnis- und Kognitionsstörungen bei älteren Menschen bewährt. Es ist davon auszugehen, dass sie auch in der postoperativen Phase eine ähnlich günstige Wirkung haben.

Heilkräuter/Pilze für geistige Fitness

Heilkräuter

Ginkgo

Gotu Kola

Huperzia

Lobelia

Madagaskar-Immergrün

Rosenwurz

Rosmarin

Heilpilz

Igelstachelbart (*Hericium*)

Ätherische Öle

Basilikum, Pfefferminze und Rosmarin

Ginkgo (*Ginkgo biloba*)

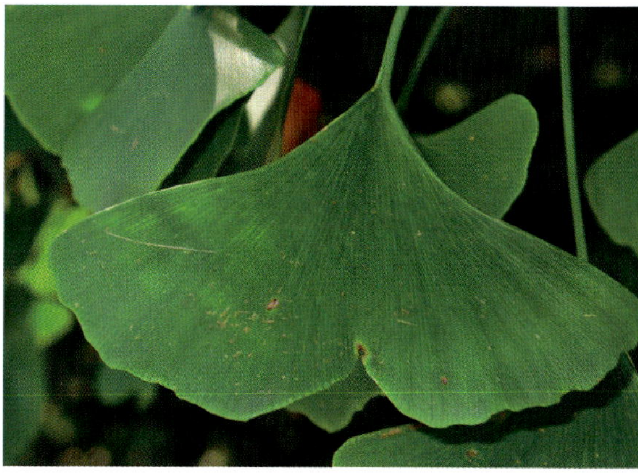

Ginkgo biloba

Ginkgo ist eines der am besten erforschten pflanzlichen Arzneimittel. Nach Angaben des *American Botanical Council* wurden in den letzten 30 Jahren mehr als 400 wissenschaftliche Studien mit standardisierten Extrakten aus Ginkgoblättern durchgeführt. Interessanterweise werden in der traditionellen chinesischen Medizin (TCM) nicht die Blätter, sondern die Früchte als Lungentonikum verwendet. Ginkgoblätter enthalten bioaktive Stoffe wie Flavonolglykoside (basierend auf Flavonen wie Quercetin, Kaempferol und Isorhamnetin) und Terpenlactone (Ginkgolide und Bilobalid). Ginkgoextrakt muss standardisiert sein, um die beabsichtigte Wirkung zu entfalten. Für andere Zubereitungen fehlen Wirksamkeitsnachweise. Der Trockenextrakt wird pharmazeutisch zu einem Superkonzentrat aufbereitet – Verhältnis: 35–65 Teile Kraut auf 1 Teil Fertigprodukt – und ist in der Regel auf 24 Prozent Ginkgo-Flavonolglykoside und 6 Prozent Terpenlactone standardisiert.

Ginkgo hat nervenschützende Eigenschaften. Hauptanwendungsgebiete sind Durchblutungsstörungen, insbesondere zerebrale Insuffizienz mit den daraus resultierenden kognitiven Störungen. Das Kraut wird außerdem bei peri-

Ginkgo in der Genesungsphase

- Verbessert die Toleranz des Gehirns bei Sauerstoffmangel
- Hemmt die Entwicklung von Hirnödemen (Flüssigkeitsansammlung) nach Kopftrauma, Trauma oder bei toxischer Belastung und beschleunigt die Rückbildung des Ödems
- Reduziert Symptome eines Netzhautödems
- Verbessert Gedächtnis und Kognition
- Inaktiviert toxische Sauerstoffradikale (via Flavonoide)
- Wirkt als Antagonist des Plättchen-aktivierenden Faktors (via Ginkgolide), reduziert die Gerinnungsneigung
- Verbessert die Durchblutung, insbesondere die Mikrozirkulation
- Wirkt nervenschützend (via Ginkgolide A und B, Bilobalide)

pheren Kreislaufstörungen, Claudicatio intermittens (Durchblutungsstörungen der Beinarterien), Schwindel und Tinnitus sowie zum Schutz vor Höhenkrankheit und bei Erektionsstörungen empfohlen.

Laborstudien mit isolierten Wirkstoffen trugen zu der irrigen Annahme bei, dass Ginkgo ein starkes Antikoagulans ist und Blutungen verursachen könnte. Dies hat die Forschung bislang nicht bestätigt, obwohl das Kraut den Thrombozyten-aktivierenden Faktor hemmen und die Aktivität der Blutplättchen normalisieren kann. Die Vorbehalte gegen Ginkgo in Bezug auf die Gerinnungshemmung sind nach heutigem Wissensstand weitgehend unbegründet.

Empfohlene Dosierung. Ein konzentrierter 2:1-Extrakt, der mindestens 9,6 g/ml Ginkgo-Flavonglykoside enthält und auf 6–8 Prozent Terpene standardisiert ist, 3–4 ml täglich. Ginkgo gilt als sicher und wirksam bei Tagesdosen von 120–240 mg standardisiertem Extrakt. Rohextrakte aus Ginkgoblättern enthalten Ginkgolsäuren, die dem in Giftefeu vorkommenden Urushiol sehr ähnlich sind und bei längerer Einnahme potentiell schädlich sein können. Ein weiterer Grund, standardisierte Ginkgo-Präparate zu bevorzugen.

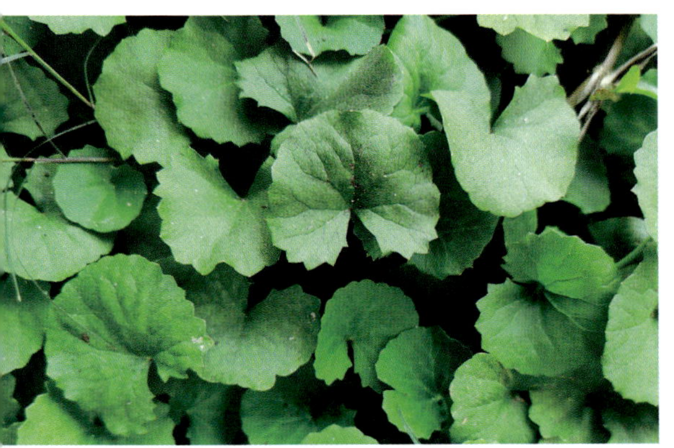

Centella asiatica

Gotu Kola

Gotu Kola ist ein bemerkenswertes Heilkraut in der Krebstherapie. In meiner klinischen Praxis wird es ähnlich häufig eingesetzt wie Kurkuma. Gotu Kola wirkt durchblutungsfördernd im Gehirn und beruhigend bei Angstzuständen. Indische Heilkundige nutzten das Kraut traditionell, um die geistige Fitness und Konzentration zu verbessern.

Heute ist Gotu Kola als grünes Blattgemüse in Indien ein populäres Nahrungsmittel. Das Kraut beeinflusst die extrazelluläre Bindegewebsmatrix (ECM) günstig. Die ECM besteht aus Zucker-Protein-Komplexen (wie Chondroitin und Hyaluronsäure), Wasser und integrierten Fasern (einschließlich Kollagen und Elastin). Somit werden auch antimetastatische und antiinvasive Wirkungen vermittelt. Die Forschung bestätigte den Nutzen von Gotu Kola als nervenregenerierendes, immunmodulierendes, antidepressives, gedächtnisförderndes, gastro-, kardio-, radioprotektives, krebshemmendes und wundheilendes Mittel.

Empfohlene Dosierung. Eine Tinktur im Verhältnis 1:2 (60 % Ethylalkohol), entsprechend 1,5–3 g getrocknetem Kraut, täglich 3–6 ml. Dosierungen bis zu 8–10 g täglich sind akzeptabel und manchmal sehr hilfreich. Der Saft kann in Eiswürfelbehältern eingefroren werden (für spätere Verwendung). Sie können auch Pesto oder Dips aus Gotu Kola zubereiten.

Rosmarin

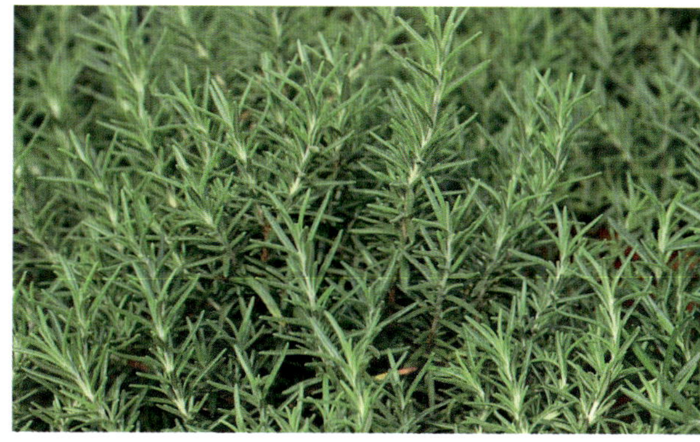
Rosmarinus officinalis

Rosmarin ist ein bekanntes mediterranes Kraut mit schönen blauen Blüten und einzigartigem Duft. In der Küche wird er für viele Gerichte verwendet und ist auch ein geschätztes Heilmittel. Rosmarin regt die Durchblutung im Gehirn an und gilt als „Gedächtnis- und Erinnerungskraut" – Shakespeare verwies auf diese Eigenschaften in *Hamlet*, wo die tragische Heldin Ophelia von Rosmarin „zur Erinnerung" spricht.

Rosmarin ist ein sanftes, kühlendes, bitteres Kraut, aber auch ein wirksames Antioxidans und Antibiotikum. Es kann zur Behandlung von gastroösophagealem Reflux (GERD), Gallenblaseninsuffizienz, bei chronischen Verdauungsstörungen und Dysbiose (bakterielle Überwucherung des Dünndarms (SIBO) oder Dickdarms) erfolgreich eingesetzt werden.

Empfohlene Dosierung. Eine 1:2-Tinktur, entsprechend 1–2,5 g getrocknetem Kraut, 2–5 ml täglich.

Kontraindikationen. Bei Blutdruckhochdruck wird von Rosmarin abgeraten. Rosmarin kann stark aktivierend wirken. Deshalb nicht mit Rosenwurz kombinieren.

Immergrün

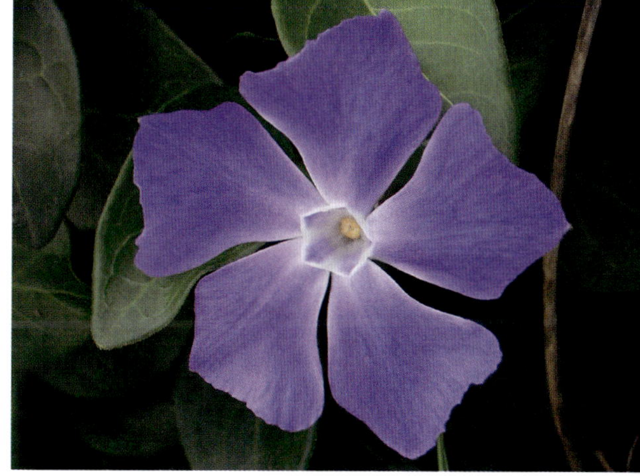
Vinca major, V. minor

Immergrünextrakt verbessert die Aufnahme von Sauerstoff und Glucose im Gehirn. Heilpraktiker/Heilkundige verordnen das Kraut unter anderem bei ADHS (Aufmerksamkeitsdefizit-/Hyperaktivitätsstörung), Schwindel, Gedächtnisstörungen, nach Kopfverletzungen und Schlaganfall, zur Vorbeugung von Denkstörungen und Depression und zur Stärkung der geistigen Fitness. Immergrün eignet sich sehr gut zur Vorbeugung und Behandlung postoperativer kognitiver Störungen. Medizinisch relevante Pflanzenteile sind die Blätter, Knospen und Blüten. Sie enthalten bis zu 1 % des Trockengewichts an Gesamtalkaloiden, einschließlich etwa 10 % Vincamin, sowie 30 weitere Indolalkaloide/-derivate.

In den Blättern finden sich reichlich Gerbstoffe, die adstringierend wirken. Man verwendet sie traditionell als Mundspülung bei Zahnfleischbluten, Mundgeschwüren oder Halsschmerzen. Innerlich kommen Blätter bei Verstopfung oder Darmblutungen (Darmentzündung, Durchfall) und bei starken Gebärmutterblutungen (Menorrhagie, Metrorrhagie) zum Einsatz. Die adstringierende Wirkung von Immergrün schützt vor Flüssigkeits-/Blutverlust durch Straffung der Schleimhäute.

Empfohlene Dosierung. Eine 1:5-Tinktur (45 % Ethylalkohol), 5–10 ml täglich.

Kontraindikationen. Isolierte Vincaalkaloide sind bei Hirntumoren mit intrakranieller Hypertonie kontraindiziert und sollten auch bei Herzrhythmusstörungen nicht angewendet werden. Ganzkrautextrakte sind nicht streng kontraindiziert.

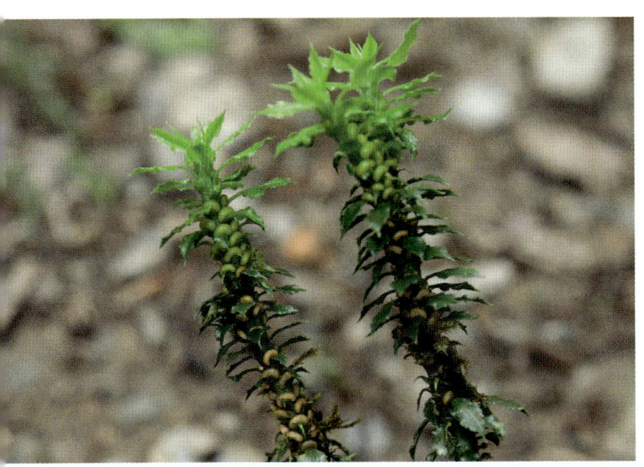

Huperzia serrata

Huperzia

Das Bärlappgewächs ist seit über 400 Millionen Jahren auf unserem Planeten zu Hause. Die traditionelle chinesische Medizin (TCM) nutzt *Qian Ceng Ta* als Fiebermittel und bei Entzündungen. Forschungsergebnisse zeigen, dass das Hauptalkaloid Huperzin A Nervenzellen vor Toxinen schützt und das Gedächtnis verbessert. In einer Doppelblindstudie verbesserten Huperzin-A-Kapseln (à 100 µg) zweimal täglich eingenommen die Gedächtnis- und Lernleistung bei Schülern signifikant, ohne Nebenwirkungen.

Huperzia serrata beugt Denkstörungen vor. Das Enzym Acetylcholinesterase wird gehemmt und Acetylcholin – der wichtigste Neurotransmitter des parasympathischen Nervensystems – ist länger bioverfügbar. Diese entspannende Wirkung verbessert kognitive Funktionen. Tierstudien mit Mäusen zeigten, dass eine orale Dosis von 100 mg/kg *Huperzia serrata* die Kognition fördert und die Lipidperoxidation im Gehirn reduziert, ohne dass Nebenwirkungen auftreten.

Empfohlene Dosierung. Huperzin A in Reinform erwies sich bei Alzheimer-Demenz in einer Dosierung von 0,2 bis 0,4 mg pro Tag als wirksam. In

Historische Huperzia-Medizin

Im 19. und frühen 20. Jahrhundert verwendete man Sporophyten von *Huperzia serrata* als Heilmittel.

Laut *King's American Dispensatory* (1898) wird Huperzia besonders bei hartnäckigem Wechselfieber (mit Fieberanfällen nachmittags), bei dunklem Urin oder roten, sandigen Urinsedimenten, bei Harnverhalt mit schmerzhaftem Wasserlassen, bei Verstopfung, Verdauungsstörungen, Koliken oder Bauchkrämpfen mit Gurgelgeräuschen (Borborygmus), bei Refluxkrankheit, Husten mit blutigem Schleim, schmerzhaftem Kopfdruck und Schwindel empfohlen.

Der Herbalist John Milton Scudder (1829–1894) empfahl Lycopodium (*Huperzia*) bei Erkrankungen mit „extremer Empfindlichkeit der Oberfläche, bei Empfindlichkeit eines Körperteils, bei hartnäckigen schmerzhaften Furunkeln, Knoten oder Schwellungen und äußerer Empfindlichkeit der besonderen Sinnesorgane, mit blasser, fahler oder schmutziger Hautfarbe."

1919 stellte Finley Ellingwood, Autor der einflussreichen *American Materia Medica*, eine 1:1-Tinktur aus der grünen Sporophytenphase vor und dosierte sie mit 1–15 minims. Zum Vergleich: 1 minim = 0,0616115 ml und 15 minims = 0,924172798829 ml. Somit entspricht 1 ml oder 1 g pro Tag der Obergrenze für den Sporophytenextrakt.

einer Studie mit Schizophrenie-Patienten wurden 0,3 mg Huperzin A 12 Wochen lang täglich verabreicht. Die Behandlung war sehr gut verträglich. Für den Sporophytenextrakt gilt etwa 1 ml oder 1 g pro Tag als Dosisobergrenze.

Rosenwurz

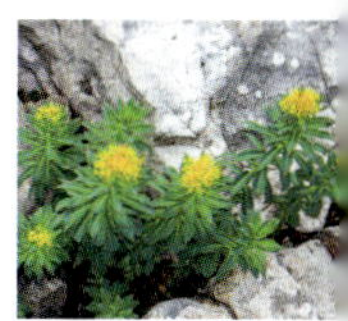

Rosenwurz (*Rhodiola rosea*) ist im östlichen Teil von Russland, in China, Tibet, in Skandinavien und in alpinen EU-Regionen, in Kanada und in kälteren Regionen der USA heimisch. Die Pflanzen sind typische Sukkulenten mit fleischigen, graugrünen, saftgefüllten Blättern. Sie werden bis zu 20 Zentimeter hoch und bilden traubenförmige Blüten. *Rhodiola rosea* blüht gelb. Zu medizinischen Zwecken verwendet man die rosig duftende Wurzel. Sie enthält Wirkstoffe, die das Nervensystem stimulieren, Ängste vertreiben, die Leistung steigern, vitalisieren, die Lern- und Gedächtnisleistung verbessern und Höhenkrankheit vorbeugen. Rosenwurz ist ein geschätztes Kraut, wenn es um Anti-Aging, Entzündungshemmung, Zellschutz und Krebsvorbeugung geht. Rhodiola fördert die Heilung von Gewebe, wirkt stressreduzierend und krebshemmend. Aufgrund der vielfältigen Wirkungen und Effekte zählt Rosenwurz zu den pflanzlichen Adaptogenen.

Empfohlene Dosierung. 200 mg zweimal täglich (400 mg/Tag) sind eine sichere Dosis. Klinische Dosierungen betragen meist 200–600 mg pro Tag.

Ätherische Öle : Basilikum, Pfefferminze und Rosmarin

Die Düfte dieser aromatischen Öle wirken anregend, erfrischend und belebend. Sie können einzeln oder kombiniert als Raumduft, in der Duftlampe oder auf dem Taschentuch verwendet werden. Die Öle sind preiswert, sicher und wirksam. Wer an Bluthochdruck leidet oder für pochenden Kopfschmerz anfällig ist, sollte Rosmarin meiden.

Antientzündliche Heilkräuter

Nach einer Operation befindet sich der Körper im akuten Entzündungszustand. Entzündliche Prozesse sind für Geweberegeneration und die Wundheilung unabdingbar, ebenso wie ein Kontrollsystem, das Entzündungen zum richtigen Zeitpunkt beendet. Die proentzündlichen Signalwege werden durch Omega-6-Fettsäuren und die Entzündungshemmung durch Omega-3-Fettsäuren beeinflusst. Um antientzündliche Signalwege zu unterstützen, sollten weniger Omega-6-Fettsäuren (z.B. Getreide und Milchprodukte) und mehr Omega-3-Fettsäuren (z. B. Seefisch) konsumiert werden. Bekannte Kräuter, die entzündliche Prozesse regulieren, sind Kurkuma, Süßholz, Sarsaparilla (Stechwinden), Weihrauch und Yucca.

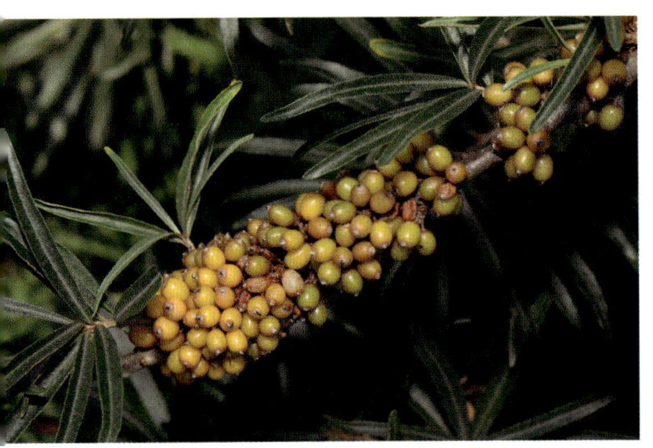

Hippophae rhamnoides

Sanddorn

Sanddornbeeren werden seit Jahrhunderten in vielen Kulturen traditionell als Heilmittel, Hautpflegemittel und Kosmetikum mit nährender, revitalisierender und regenerierender Wirkung verwendet. Sanddorn ist nährstoffreich und heilkräftig, da reichlich essentielle Fettsäuren, Carotinoide, Vitamin E und Phytosterine enthalten sind. Dies fördert die Wundheilung und bekämpft Entzündungen.

Sanddorn ist ein winterharter Strauch mit gelben oder orangefarbenen Beeren, leicht zu kultivieren und eine dekorative Heckenpflanze mit Dornen, die Tiere fernhalten. Eine Studie untersuchte die besten Erntemethoden in verschiedenen Phasen des kompletten Pflanz- und Erntezyklus. Die Beeren wurden auf ihre physikalischen Eigenschaften und die Frucht- und Samenfraktio-

Nervenschutzmittel

Phosphatidylcholin. Das auch als Lecithin bekannte Phosphatidylcholin ist ein wichtiger Lipidbaustoff für Hirnstrukturen. Die Nahrungsergänzung mit bis zu 5 g oder mehr täglich wird empfohlen. Es wird als Granulat mit der Nahrung eingenommen.

Fischöl. Die in Fischöl enthaltenen Omega-3-Fettsäuren können Hirnfunktionen günstig beeinflussen. EPA (Eicosapentaensäure) wirkt anregend oder stimulierend, DHA (Docosahexaensäure) beruhigend. Dosierungen von 500–1000 mg EPA plus die halbe Menge DHA werden empfohlen.

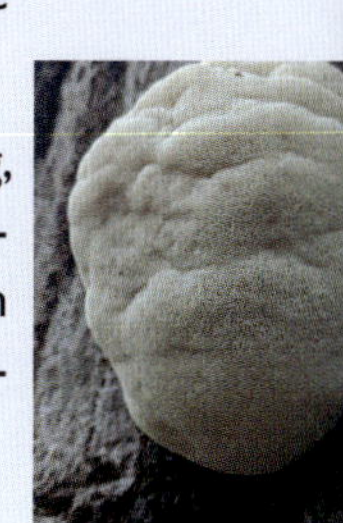

Igelstachelbart (*Hericium erinaceus*). Alle Heilpilze bieten Vorteile zur Vorbeugung, Behandlung und Heilung von Krebs. Igelstachelbart wird zur Vorbeugung von Demenz, zur Linderung von Angst und Stimmungsstörungen und zur Regeneration von Nervengewebe empfohlen. Er wirkt entzündungshemmend, antioxidativ und immunstärkend.

nen auf bioaktive Wirkstoffe hin untersucht: Je später geerntet, desto größer sind die Beeren.

Aus Früchten und Samen lässt sich mit passendem Equipment ein schweres, orangefarbenes Öl gewinnen. Man nutzt es für Hautpflegeprodukte wegen der feuchtigkeitsspendenden, nährenden und regenerierenden Eigenschaften.

Empfohlene Dosierung. Sanddorn gilt als Nahrungsergänzungsmittel. Als tägliche Dosis werden 10 bis 20 Beeren pro Tag empfohlen. Aus den Blättern bereitet man einen erfrischenden Tee zu. Die Beeren sind gesunde Zugaben zu Smoothies, Müsli und Salaten.

Nerventonisierende Kräuter

Bei einem schweren körperlichen Trauma (Verletzung oder Operation) werden alle verfügbaren Reserven mobilisiert, um den Heilungsprozess voranzutreiben. Nach einem chirurgischen Eingriff fühlt man sich häufig geschwächt und ausgelaugt. Die Zeit der Rekonvaleszenz sollte genutzt werden, um die Genesung zu beschleunigen. Dazu gehört leichte, nährstoffreiche und gut verdauliche Kost, wie sie in der täglichen Selbsthilfe zur Bewältigung der Chemotherapie beschrieben ist (siehe S. 192).

Johanniskraut

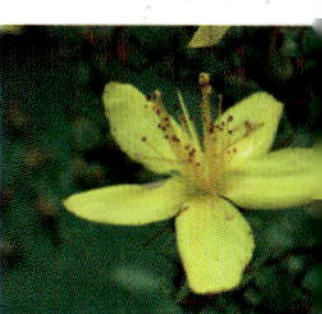

Die Blüten von Johanniskraut (*Hypericum perforatum*) nutzt man zur Behandlung von Verstimmung, Niedergeschlagenheit und Depression, zur Unterstützung von Leber und Galle sowie als tonisierendes, aufbauendes und beruhigendes Nerventonikum. Diese Wirkungen sind in traditionellen und in modernen westlichen Medizinkonzepten historisch eng miteinander verknüpft. Die antike Viersäftelehre assoziierte das Element Erde, die „schwarze Galle“ und das melancholische Temperament mit der Anhäufung von „krankhaftem Abfall“. Zu den „Schlacken“ zählen zelluläre und physiologische Stoffwechselprodukte und Nahrungsreste, aber auch die gedrückte Stimmung. Ein „schlackenbedingter“ depressiver Zustand kann durch Unterstützung der Leber bekämpft werden. Die Leber ist ein Organ, das im wahrsten Sinne des Wortes das Gute und Nützliche vom Schlechten und Unerwünschten trennt.

Eine suboptimale Leberfunktion kann sich in depressiven Verstimmungen mit Gefühlen von „Stauung“ oder „Stagnation“ sowie in Verstopfung, „Trockenheit“, Blähungen und Verdauungsstörungen äußern. Johanniskraut ist ein bewährtes pflanzliches Antidepressivum und verbessert zugleich die Entgiftung in der Leber. Solche Wirkungen sind insbesondere nach Operationen hochwillkommen, wenn Narkosegase, Schmerzmittel und die gesamte traumatische Erfahrung die Leber belasten und die Stimmung drücken. Weitere Informationen siehe S. 308.

Empfohlene Dosierung. Eine 1:2-Tinktur, entsprechend 1–3 g des Krauts, 2–6 ml pro Tag. Ein standardisiertes Produkt sollte etwa 3–5 Prozent Hyperforin enthalten.

Andere Nervenschutzkräuter

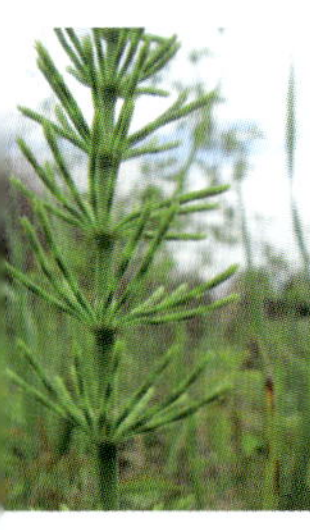

Schachtelhalm (*Equisetum arvense*) und **Haferstroh** (*Avena sativa*). Beide Kräuter werden häufig kombiniert eingesetzt, um das Bindegewebe zu stärken und mit Nährstoffen zu versorgen. Schachtelhalm enthält reichlich Mineralstoffe und Substrate für eine gesunde extrazelluläre Matrix (ECM). Histologisch zählt Nervengewebe zum Bindegewebe. Beide Heilkräuter unterstützen die Struktur und Festigkeit des Bindegewebes. Haferstroh und Schachtelhalm gelten traditionell als Synergisten mit potenzierter Wirkung.

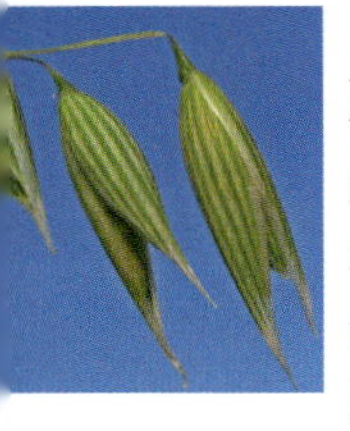

Milchhafersamen (*Avena sativa*). Das Naturprodukt kann wie Johanniskraut stimmungsstabilisierend, anregend und aufmunternd, aber auch beruhigend und entspannend wirken. Der Hafer wird geerntet, wenn die Samenköpfe noch jung und grün sind und eine milchige Flüssigkeit absondern, wenn man sie auspresst. Milchhafersamen gelten als „Nervennahrung“ und Mittel für geistige Fitness.

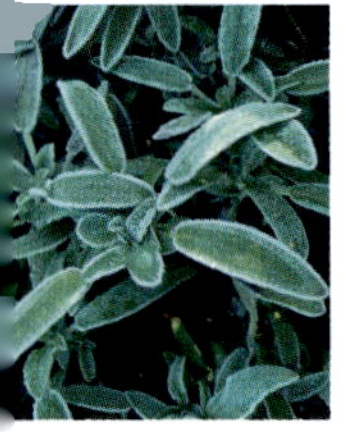

Salbei (*Salvia* spp.). Eine Metaanalyse klinischer Studien (2014) zeigte, dass sowohl *Salvia officinalis* als auch *S. lavandulifolia* die Kognition bei gesunden Probanden und Demenzpatienten signifikant günstig beeinflussen, wirksam und gut verträglich. Diese positive Wirkung ist Terpenen zu verdanken, die das Enzym Cholinesterase hemmen und die Verfügbarkeit des Neurotransmitters Acetylcholin verlängern. Terpene aktivieren auch GABA (Gamma-Aminobuttersäure)-Rezeptoren. Beide Wirkmechanismen vermitteln Entspannung und Beruhigung. Phenolische Komponenten wirken nervenschützend und kognitionsfördernd: Die Produktion von BDNF (*brain-derived neurotrophic factor*) wird angeregt, was die Regeneration von Nervenzellen reguliert und unterstützt. Hinzu kommen antioxidative und entzündungshemmende Wirkungen auf die Nervenzellen.

Wundheilung unterstützen

Nach einem chirurgischen Eingriff können Wundheilungsstörungen schwere Komplikationen auslösen: Infektionen, Narbenbildung, Entstellung, wenn nicht gar Behinderung. Chemotherapie und Bestrahlung schwächen das Immunsystem. Das Infektionsrisiko steigt und Erkrankungen verlaufen länger. Die Bestrahlung schwächt auch regenerative Mechanismen. Erneuertes Gewebe ist schwach, brüchig und anfällig für wiederholte Schäden. Ist die Wunde verheilt, setzt die Narbenbildung ein – gleichfalls ein störanfälliger Prozess.

Wundheilung umfasst ein komplexes, dynamisches Geschehen, bei dem geschädigte und abgestorbene Zellen entfernt und ersetzt, und die Hautschichten oder organische Gewebestrukturen regeneriert werden. Ziel ist die Erneuerung geschädigten Gewebes und die funktionelle Wiederherstellung. Der optimal ausbalancierte Regelkreis von pro- und antiinflammatorischen Faktoren ist die beste Voraussetzung für eine normale Wundheilung.

Phasen der Wundheilung

Wundheilung ist ein abgestufter Prozess mit mehreren aufeinander folgenden Phasen.

Phase 1 : Blutstillung. Die Blutgefäße verengen sich und Blutplättchen sammeln sich an, um die Blutung aus dem verletzten Gefäß sofort zu stoppen. Es bildet sich ein lokales Fibringerinnsel, das die Verletzung abgrenzt und vor Kollateralschäden schützt.

Phase 2 : Abwehr/Entzündung. Die Blutgefäße weiten sich, um weiße Blutkörperchen und Fresszellen (Phagozyten) an den Ort der Verletzung zu bringen. Es kommt zu einer Entzündung: Erwärmung, Rötung und Schwellung. Danach beginnt die „Granulation“: Fibroblasten formen ein Kollagenbett in der Wunde. Neue Kapillaren sprossen aus. Es folgt die „Wundkontraktion“: Myofibroblasten ziehen die Wundränder zusammen, die Wunde schrumpft, ähnlich der Kontraktion glatter Muskelzellen.

Phase 3 : Proliferation/Epithelisierung. Hautzellen (Epithel) vermehren sich und bedecken die Wunde mit neu gebildetem Gewebe (Schorf).

Phase 4 : Reifung/Umbildung. Die Dermis produziert in den folgenden Monaten Kollagen und Matrixproteine, um die ursprüngliche Form und Funktion wiederherzustellen. Entbehrliche Zellen sterben ab (Apoptose).

Lokale Infektionen bekämpfen

Bei der Wundheilung können pflanzliche Arzneimittel helfen, Infektionen zu bekämpfen. Antibiotisch wirksame Kräuter sind kanadische Gelbwurz, Knoblauch, Lapacho, Mahonia, Thymian und Flechten (*Usnea*) sowie Pflanzen mit ätherischen Ölen, vor allem immergrüne Gewächse wie Tanne, Kiefer, Thuja, Eukalyptus, Oregano, Thymian und Teebaum. Weide und Honig eignen sich zur Entfernung von Gewebeschäden und Fremdmaterial (Debridement) und für die Wundreinigung. Detaillierte Informationen und Protokolle zur Vorbeugung und Behandlung lokaler Infektionen sind bei Stephen Harrod Buhner in seinem Buch *Pflanzliche Antibiotika. Wirksame Alternativen bei Infektionen durch resistente Bakterien, Krankenhauskeime und MRSA* enthalten (Herba Press) zu finden.

Tumorspray

Diese Mischung ergibt ein kühlendes, beruhigendes, juckreizstillendes, entzündungshemmendes und antimikrobielles Spray, das direkt auf einen Tumor aufgetragen werden kann, wenn die Läsion an der Oberfläche offen und der Krebs zugänglich ist.

Dieselbe Rezeptur kann ohne die zytotoxische Tinkturmischung bei Strahlenschäden verwendet werden, jedoch nicht bei oberflächlichem Krebs.

Das Spray eignet sich auch zur Behandlung von Schnittwunden nach einer Operation, bevor die betroffene Stelle berührt werden kann.

25 g Kamille	5 ml kolloidales Silber
5 g Lavendel	5 ml zytotoxische Tinkturmischung*
25 ml Aloe-vera-Gel	20 Tropfen Lavendelöl
15 ml Ringelblumensaft	20 Tropfen Thujaöl

500 ml Wasser in einem Topf aufkochen. Vom Herd nehmen, Kamille und Lavendel zugeben und 10 min bedeckt ziehen lassen. Die Kräuter durch ein Mulltuch abseihen und abkühlen lassen, die restlichen Zutaten mit 50 ml des gefilterten Aufgusses mischen. Die Mischung mehrmals täglich auf den Tumor sprühen, oder auf ein Pad, das Sie für den Tumorverband verwenden.

*Eine zytotoxische Mischung, die von einem qualifizierten Kräuterkundigen zubereitet wurde, könnte folgende Kräuter enthalten: einjähriger Beifuß, Mistel, Thuja, Papaya, Eibe, Kermesbeere, Blutwurz, Kreosotbusch.

Protokoll : lokale Infektionen behandeln

Die primären Verbände sind entfernt und die betroffenen Hautregionen zugänglich.

• Waschen Sie die Wunde mit einem starken Tee von Thuja, Thymian oder Oreganoblättern. Alle Heilkräuter enthalten reichlich ätherische Öle mit antimikrobieller Wirkung. Hinweis: Wenden Sie unverdünnte ätherische Öle niemals direkt auf der Haut oder auf einer Wunde an!

Geben Sie pro Liter Tee 1 TL Gelbwurzpulver oder 25 ml Gelbwurztinktur (1:5, 45–65 % Ethylalkohol) hinzu. Gelbwurz enthält das Alkaloid Berberin, das Bakterien wie ein modernes Antibiotikum abwehren und abtöten kann.

• Spülen Sie mit einer Lösung von 10 ppm kolloidalem Silber.
• Manuka-Honig mit 10 Tropfen Lavendelöl pro TL
• Mit einer leichten, sterilen Gaze abdecken.

Den Vorgang zwei oder drei Mal täglich wiederholen, bis die Fäden entfernt oder resorbiert sind und die Infektion abgeklungen ist.

Das Immunsystem aktivieren

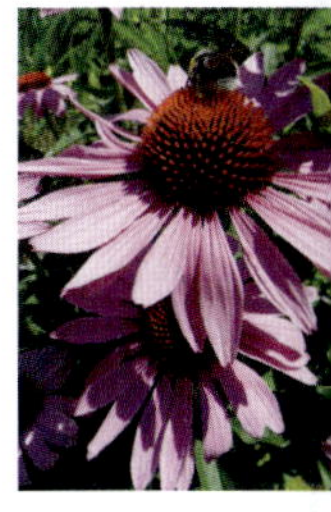

Neben Echinacea, auf das weiter unten eingegangen wird, gibt es noch andere Kräuter und Supplemente, die über das Immunsystem zur Entzündungsregulation beitragen: Kurkuma, Fischöl, Vitamin E, Süßholz und Phytosterine.

Echinacea angustifolia (Schmalblättriger Sonnenhut) und *E. pallida* sind die immunstimulierenden Spezies. *E. purpurea* ist in kommerziellen Produkten häufiger zu finden, da die Art einfacher zu kultivieren ist. *E. angustifolia* ist vor allem direkt nach der Operation von Nutzen. Sie verbessert die Infektionsabwehr, indem sie die Aktivität von Neutrophilen und Makrophagen stimuliert. Echinacea wird auch traditionell zur Behandlung von Schlangenbissen verwendet, da es die Hyaluronidase hemmen kann, ein proteolytisches Enzym, das Bindegewebe abbaut.

Empfohlene Dosierung. Eine 1:2 Tinktur, entsprechend 3 g getrocknetes Kraut (Wurzel, Blatt oder Blüte), bis zu 6 ml täglich.

Bindegewebe regenerieren

Zum Bindegewebe gehören Muskeln, Sehnen, Faszien und Haut, die alle nach einer Operation regeneriert werden müssen. Sobald die Fäden gezogen sind, die Wunde nicht mehr offen ist und die Infektion abgeklungen ist, können Naturheilmittel eingesetzt werden: adstringierende Narbenkräuter, die die Wundränder zusammenziehen, und Wundkräuter, die die Granulation, Epithelisierung, Regeneration und Hautreparatur fördern. Sie werden häufig mit Umschlägen und Salben appliziert.

Narbenkräuter

Nach einer Operation ist es manchmal notwendig, die Wunde zu reinigen. Sobald die Fäden gezogen oder resorbiert sind, können Sie die Wunde selbst versorgen – mit Kräutern, die die Heilung beschleunigen. Bereiten Sie aus den Kräutern einen starken Tee (15 g getrocknete Kräuter auf 500 ml Wasser) und geben Sie Tinkturen aus Propolis, Fichten- und Zedernspitzen, Weihrauch oder Myrrhe hinzu. Verwenden Sie saubere Wattestäbchen oder einen Naturschwamm, um den Tee lokal aufzutragen. Kochen Sie die Hilfsmittel nach jedem Gebrauch aus oder entsorgen Sie sie. Nach der Wundreinigung eine Wundcreme oder ein Wundspray auftragen und einen sauberen Verband anlegen.

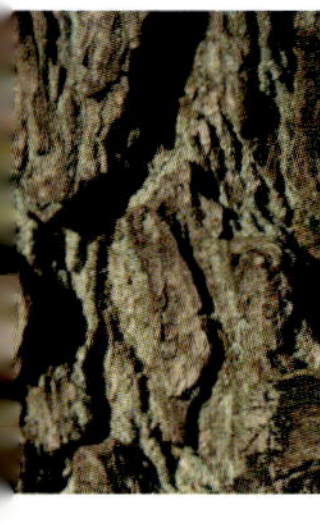

Erlenrinde. Die Erle (*Alnus glutinosa*) ist in nördlichen Regionen weit verbreitet. Für medizinische Zwecke ist Erlenrinde leicht zu gewinnen. Man nimmt einen Zweig und zieht die dünne äußere Schicht ab, um die innere Rinde, das grüne Kambium oder lebende Gewebe freizulegen. Der Extrakt aus frischen Kätzchen und getrockneter Rinde wirkt antibiotisch und ist ein stark adstringierendes Mittel. Er ist gegen viele Bakterienstämme wirksam, darunter Methicillin-resistente *Staphylococcus aureus* (MRSA) und *Pseudomonas aeruginosa* – in der chirurgischen Abteilung sind diese Keime gefürchtet. Der Extrakt wirkt demnach sowohl adstringierend als auch antibiotisch.

Erlenrinde wurde von den Ureinwohnern Nordamerikas für Fußbäder verwendet, bevor es schützendes Schuhwerk gab. Frische Blätter wurden auch in die Mokassins gelegt, wenn eine lange Reise bevorstand. Die moderne Forschung hat die antioxidativen und zellschützenden Eigenschaften der inneren Erlenrinde bestätigt: NF-κB (nukleärer Faktor Kappa B), die Produktion von NO (Stickstoffmonoxid) und TNF-α (Tumor-Nekrose-Faktor alpha) werden gehemmt. Hinzu kommt eine leberschützende Wirkung.

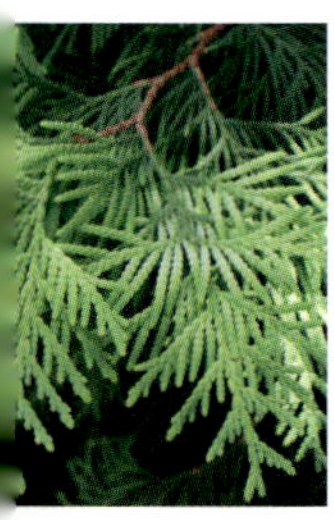

Thuja. Immergrüne Gewächse (*Thuja* spp.), die auch für das Waldbaden von Bedeutung sind, enthalten in den Nadeln Terpen-Phytonzide, die stark antimikrobiell wirken. Man kann Thuja-Zweige in einem Topf mit Wasser auf einem Holzofen köcheln oder auf einem Heizkörper erwärmen, wobei flüchtige Verbindungen ausdünsten. Grüne Thuja-Zweige werden in Schwitzhütten verwendet, um Wasserdampf mit ätherischen Ölen auf heißen Steinen zu erzeugen. Andere immergrüne Zweige von Kiefer, Tanne und Fichte werden auf gleiche Weise verwendet.

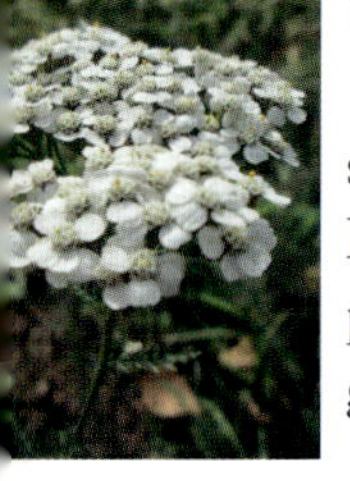

Schafgarbe. Das Blatt der Schafgarbe (*Achillea millefolium*) enthält Gerbstoffe, die austrocknend und zusammenziehend (adstringierend) wirken. Die Blüte enthält ätherische Öle mit reichlich entzündungshemmenden Sesquiterpenen. Blatt und Blüte können als Waschung oder Kompresse auf Wunden angewendet werden und fördern die Wundheilung.

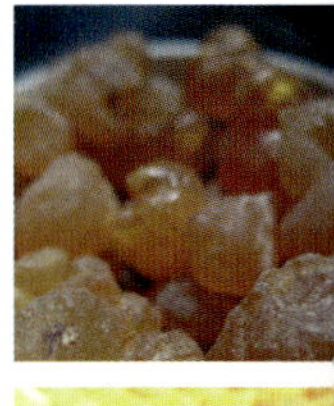

Weihrauch. Echter Weihrauch (*Boswellia carteri*), Indischer Weihrauch (*B. serrata*) und Myrrhe enthalten reichlich Harze und flüchtige Terpene. Sie wirken austrocknend, tonisierend und straffend (Hautepithel), antiseptisch, blutstillend und entzündungshemmend. Manche Arten sind vom Aussterben bedroht. Man sollte nur zertifiziertes, nachhaltig geerntetes Harz verwenden.

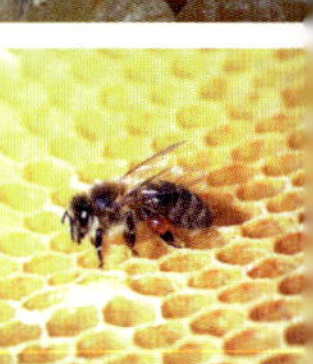

Propolis. Bienenharz/Stopfwachs wirkt stark wundheilend, antimikrobiell und entzündungshemmend. Enthaltene Kaffeesäurephenethylester (CAPE) hemmen onkogene Signalwege.

Wundkräuter

Wundkräuter sind Pflanzen, die die Geweberegeneration und Wundheilung fördern. Besonders geeignet sind Heilkräuter, die zusammenziehende (adstringierende) Gerbstoffe enthalten, die Blutungen und Infektionen vorbeugen. Hinzu kommen antibiotisch wirksame ätherische Öle mit Triterpenen und Saponinen, die die Regeneration des Bindegewebes fördern, sowie Polysaccharide, die die Wundtoilette (Debridement) und Ablösung von abgestorbenem Gewebe erleichtern.

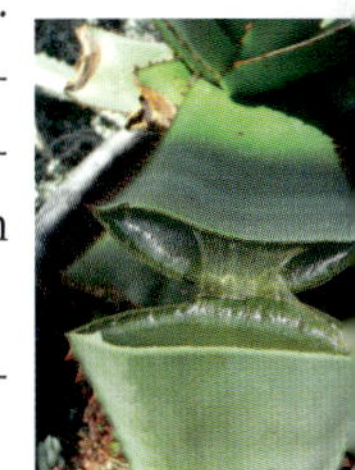

Aloe (*Aloe vera*). Das innere Gel der Aloeblätter wirkt erweichend und befeuchtend, lindert Juckreiz und Entzündungen bei der Wundheilung.

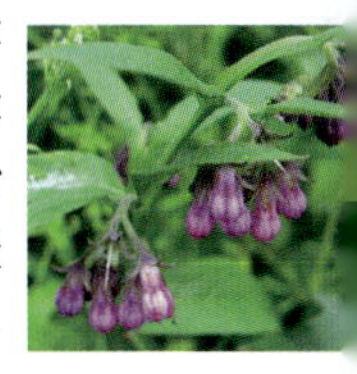

Beinwell (*Symphytum officinale*). Das im Beinwell enthaltene Allantoin ist ein zellwachstumsförderndes Alkaloid (erhöhte Zellteilungsrate) und fördert die Bildung von Bindegewebe (Granulation) bei Hautwunden. Ein wichtiger Aspekt der Wundheilung. Allantoin ist wasserlöslich, daher die Wirksamkeit von Beinwelltee. Beinwell lässt sich auch in Öl extrahieren und als Einreibemittel oder Salbe zur äußerlichen Anwendung zubereiten.

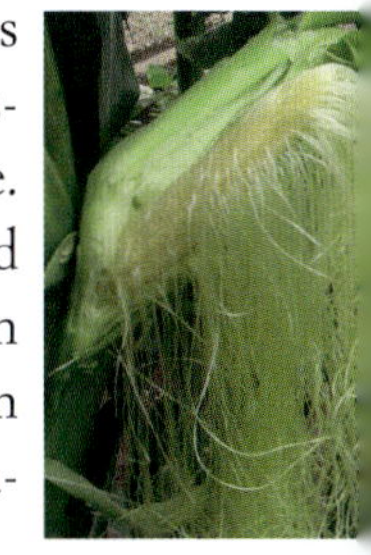

Maisseide (*Zea mays*). In Maisseide enthaltenes Allantoin ist ein spezifisches Mittel für die Nieren und Harnwege. Maisseide (der weibliche Teil der Maisblüte) schmeckt süß und eignet sich hervorragend für die Zubereitung von Tee. Die Seide enthält auch komplexe Zucker, die beruhigend und schleimbildend auf die Harnwege einwirken. Das Kraut wird bei Entzündungen und Reizungen von Nieren und Blase empfohlen, z. B. bei der Anwendung von platinhaltigen Chemotherapeutika oder bei Blaseninfusionen im Rahmen einer Chemotherapie.

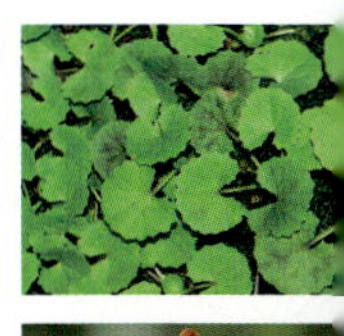

Gotu Kola (*Centella asiatica*). Gotu Kola-Blätter enthalten Triterpene, die die Regeneration von Bindegewebe fördern. Sie beeinflussen den Stoffwechsel der Aminosäuren Alanin und Prolin, die das Bindegewebe stabilisieren. Das Kraut kann die Wundheilung fördern und die Narbenbildung verringern.

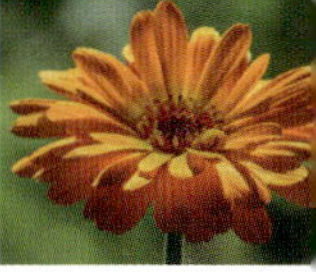

Calendula (*Calendula officinalis*). Die Ringelblume wirkt antimikrobiell und entzündungshemmend. Ein starker Tee eignet sich für Waschungen, Umschläge

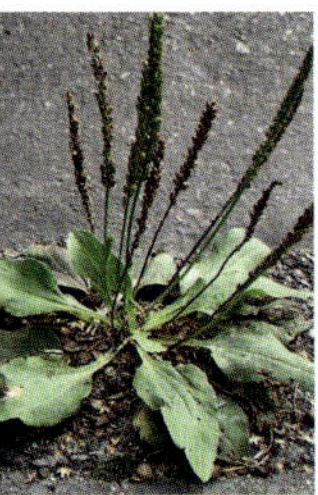

oder Kompressen. Der Tee kann auch in Salben und Lotionen zur langfristigen Anwendung eingearbeitet werden.

Wegerich (*Plantago major*) und **Braunelle** (*Prunella vulgaris*). Wegerich und Braunelle wirken sowohl zusammenziehend (adstringierend) auf Weichgewebe als auch befeuchtend und beruhigend und fördern die Regeneration des Bindegewebes.

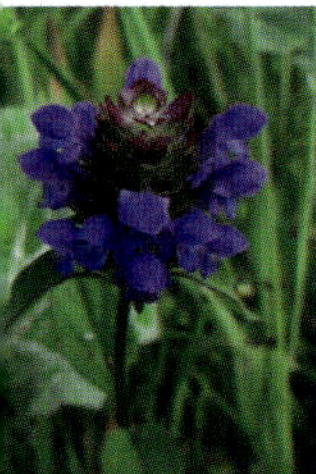

Narbenbildung günstig beeinflussen

Narbenbildung ist immer ein Merkmal der Geweberegeneration nach chirurgischen Eingriffen. Im ungünstigsten Fall können Narben behindernd oder entstellend sein. Innere Narbenbildung wird als Verwachsung bezeichnet. Sie kann, falls stark ausgeprägt, zu schweren Komplikationen führen, z. B. Darmverschluss oder Funktionsstörungen innerer Organe. Manche Heilkräuter fördern die Geweberegeneration: Bildung optimaler Bindegewebsstrukturen via Kollagen, Fibrin und anderen Fasern (z. B. Gotu Kola), Verbesserung der Sauerstoffversorgung des Gewebes (z. B. Gelbholz und Chili), Abtransport von Abfallstoffen (z. B. Rizinusöl und Kermesbeere).

Komplikationen der Wundheilung

Obwohl die Wundränder verschlossen sind und die lokale Infektion abgeklungen ist, kann es zu Wundheilungsstörungen kommen, die manchmal Wochen oder Monate andauern. Die Anwendung von Narben- und Wundkräutern sowie Rehabilitationsmaßnahmen (Krankengymnastik, Beschäftigungstherapie u. a.) sollten den nachfolgend genannten Komplikationen vorbeugen:

Narbenbildung : Verdickung und Verkürzung der neuen Kollagenfasern

Keloid : Extreme Narbenbildung, die bei Menschen afrikanischer Herkunft häufiger auftritt.

Traumatisches Neurom : Extreme und lang anhaltende Empfindlichkeit der verletzten Region. Erhöhtes Risiko für komplexes regionales Schmerzsyndrom (CRPS) Typ I.

Inzisionshernie : Ausstülpung von Gewebe an einer verletzten Stelle

Striktur : Vernarbung innerhalb einer Hohlstruktur (z. B. Blutgefäß), die das Lumen verengt.

Verwachsungen : Narben, die sich an inneren Organen bilden und diese miteinander verkleben. Teile des Dickdarms können z. B. bei Endometriose mit der Gebärmutter verwachsen sein.

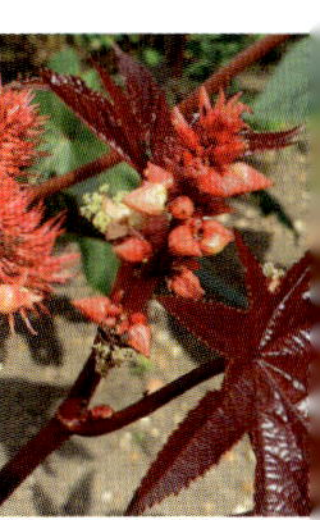

Rizinusöl wird aus der Rizinuspflanze (*Ricinus communis*) gewonnen. Es wird seit der ägyptischen Antike innerlich als abführendes (kathartisches) Mittel und zur Einleitung von Wehen verwendet, verursacht aber starke Magen-Darm-Krämpfe und wird nicht mehr empfohlen.

Topisch (äußerlich) angewendet ist Rizinusöl sicher und wirksam. Es durchdringt die Haut und die Muskulatur bis in tiefer liegende Gewebe, wo die Durchblutung und der Lymphfluss angeregt werden. Dies führt zu entstauenden und entzündungshemmenden Effekten, zur Ausscheidung von Giftstoffen und zum Abtransport von Schlacken. Rizinusöl hat auch eine wärmende Wirkung, die Gelenksteifigkeit und Schmerzen lindert.

Hauptwirkstoff ist die Ricinolsäure, die 80 bis 90 Prozent aller enthaltenen Fettsäuren ausmacht. Weitere Bestandteile sind Ölsäure und Linolsäure. Rizinolsäure wirkt ähnlich schmerzstillend und entzündungshemmend wie Capsaicin, Menthol und Piperin und aktiviert die gleichen Hautrezeptoren. Rizinusöl stimuliert die lokalen T-Lymphozyten in der Haut, die eine lokale und/oder allgemeine Immunreaktion auslösen, die zur normalen Wundheilung beiträgt.

Rizinusölpackung

1 Nehmen Sie ein Stück Stoff oder Handtuch, das groß genug ist, um die zu behandelnde Region zu bedecken. Falten Sie es drei oder vier Mal.

2 Rizinusöl auf das Tuch gießen, bis es vollständig getränkt ist.

3 Das Tuch auf die sauber verschlossene Wunde legen und mit Plastikfolie abdecken.

4 Ein Heizkissen oder eine Wärmflasche auflegen und 1 bis 2 Stunden einwirken lassen.

5 Nach Gebrauch die Packung in Plastikfolie wickeln und im Kühlschrank aufbewahren. Vor der nächsten Anwendung sollte die Packung Raumtemperatur erreicht haben. Sie können nach Bedarf Rizinusöl zugeben. Nach einigen Anwendungen wird die Packung entsorgt.

Hinweis : Die Häufigkeit der Anwendung hängt vom individuellen Bedarf ab. In der Regel wird die Rizinusölpackung drei bis sechs Mal wöchentlich angewendet, bis keine Schwellung oder Stauung mehr zu erkennen ist und die Stelle normal aussieht.

Unerwünschte Wirkungen sind bei topischer Anwendung nicht zu erwarten, mit Ausnahme von vorübergehender Hautreizung durch allergische Kontaktdermatitis. In diesem Fall die betroffene Stelle gründlich mit Wasser und Seife waschen und eine Paste aus Natron und Wasser auftragen. Den Vorgang so oft wiederholen, bis die Reizung verschwunden ist.

Narbenöl

Dieses nährende und entzündungshemmende Öl regeneriert das Bindegewebe, beeinflusst Narbenbildung, Schwellungen und Juckreiz günstig. Rizinusöl erhöht die Wirksamkeit des Öls.

20 ml Hagebuttenkernöl	20 ml Gotu Kola-Öl
20 ml Jojobaöl	10 ml Sanddornöl
20 ml Kermesbeerenöl	10 ml Vitamin E-Öl
20 ml Ringelblumenöl	5 ml Rizinusöl
20 ml Beinwellblätteröl	Ätherische Öle : je 1 ml Helichrysum, Benzoe, Weihrauch und Perubalsam.

Alle Öle mischen und regelmäßig auf die saubere und geschlossene Wunde auftragen.

Hilfreiche Supplemente

Grundsätzlich ist es immer besser, sich so gesund wie möglich zu ernähren, als Pillen und Kapseln mit zusätzlichen Nährstoffen zu schlucken. Ich erkläre meinen Patienten, dass diese Mittel nicht umsonst Nahrungsergänzungsmittel heißen. Sie sind idealerweise als sinnvolle Ergänzung einer guten Ernährung zu betrachten.

In der Krebstherapie, auch unmittelbar nach einer Operation, kann es schwierig sein, allein mit der normalen Ernährung genügend Vitalstoffe zuzuführen: wenn der Appetit fehlt, wenn der Patient unter Übelkeit, Erbrechen oder Durchfall leidet oder wenn bei der Operation ein Teil des Darms entfernt wurde. In vielen Fällen ist es hilfreich, nach Supplementen in flüssiger oder pulverförmiger Form zu suchen oder Pulver aus Kapseln zu entnehmen oder Tabletten zu zerkleinern. Die Supplemente werden dann mit einem Löffel und Wasser eingenommen und rasch geschluckt, wenn sie schlecht schmecken.

Vitamin-B-Komplex

Es gibt acht B-Vitamine: B1 (Thiamin), B2 (Riboflavin), B3 (Niacin), B5 (Pantothensäure), B6 (Pyridoxin), B7 (Biotin), B9 (Folat) und B12 (Cobalamin), die eine Vielzahl wichtiger Aufgaben im menschlichen Körper erfüllen. B-Vitamine sind für die optimale Funktion des Nervensystems von entscheidender Bedeutung. Zusammen eingenommen wirken die Vitamine B1, B6 und B12 synergistisch und lindern beispielsweise neuropathische Schmerzen.

Stressfaktoren wie Operationen oder Infektionen können Vitaminmangel verursachen. B12-Mangel lässt sich am einfachsten durch Bestimmung des Laborwerts Homocystein (Hcy) erkennen. Die Hcy-Normalwerte, die mit dem geringsten Risiko assoziiert sind, liegen bei 6–9 µmol/l. Werte über 10 µmol/l Hcy lassen auf B12-Mangel schließen, der in der Regel durch B12- oder B-Komplex-Supplemente behoben wird. Detaillierte Informationen zu Homocystein sind bei Eberhard J. Wormer in seinem Buch *Gutes Cholesterin – Böses Homocystein* (Herba Press 2018) zu finden.

Tierische Organismen können B-Vitamine nicht selbst synthetisieren und müssen sie in ausreichender Menge mit der Nahrung aufnehmen. Vitamin B12 wird nicht von Pflanzen produziert, sondern von Bakterien, die im Darm von Wiederkäuern oder im Dickdarm des Menschen vorkommen. B12 ist demnach nur in tierischen Produkten wie Leber, Fisch, Eiern oder Milchprodukten zu finden.

Empfohlene Dosierung. B-Vitamine sind wasserlöslich. Deshalb ist eine Überdosierung ausgeschlossen. Überschüssige B-Vitamine werden mit dem Urin ausgeschieden. Ein Mangel an B-Vitaminen ist viel wahrscheinlicher, da Lebensmittel immer mehr verarbeitet und zu wenig Vollkornprodukte verzehrt werden. Krebspatienten sollten sich an den Obergrenzen der Referenzwerte des empfohlenen Tagesbedarfs orientieren. Tatsächlich werden in der klinischen Praxis Dosierungen ab 500 µg Vitamin B12 pro Tag bei medikamentöser Belastung, Operationen, älteren Menschen und Krebspatienten erfolgreich eingesetzt.

Tagesbedarf : B-Vitamine

	Frauen	Männer
Vitamin B1 (Thiamin)	1,1–1,3 mg	1,2 mg
Vitamin B2 (Riboflavin)	1,1–1,4 mg	1,4 mg
Vitamin B3 (Niacin)	12–16 mg	15 mg
Vitamin B5 (Pantothensäure)	6 mg	6 mg
Vitamin B6 (Pyridoxin)	1,2–1,9 mg	1,5 mg
Vitamin B7 (Biotin)	30–60 µg	30–60 µg
Vitamin B9 (Folat)	300–600 µg	300 µg
Vitamin B12 (Cobalamin)	3,0–4,0 µg	3,0 µg

* Quelle: D-A-CH-Referenzwerte; Elmadfa/Aign/Muskat/Fritzsche: Nährwert-Kalorien-Tabelle (2018/19). Es stellt sich die Frage, ob die Referenzwerte nicht grundsätzlich zu niedrig angesetzt sind.

Vitamin C

Vitamin C ist ein essentielles Vitamin, das für die Bildung von Kollagen, die Stärkung von Narbengewebe und dessen Zugfestigkeit sowie für Immunfitness und die Abwehr von Infektionen benötigt wird. Nach Verbrennungen, bei postoperativen Patienten und bei Menschen, die ein körperliches Trauma erlitten haben, hat man deutlich reduzierte Vitamin-C-Spiegel nachgewiesen.

Vitamin C ist ein Radikalfänger, der oxidativen Stress reduziert, Immunfunktionen und die Resilienz gegen Krankheiten verbessert. Hohe, sogar ultrahohe, intravenös verabreichte Dosierungen von Vitamin C sind bei vielen Krebsarten sehr wirksam.

Empfohlene Dosierung. Vitamin C ist unbedenklich. Überschüssiges Vitamin C wird über den Darm ausgeschieden. Zu viel davon kann Durchfall auslösen.

- Nehmen Sie eine Woche lang täglich 1 g Vitamin C ein. Pulver, Kapseln oder Tabletten sind empfehlenswert, wenn die Vitamine aus einer natürlichen Quelle stammen (z. B. Acerola-Kirsche mit Flavonoiden).
- Nach einer Woche erhöhen Sie die Dosis um 500 mg (0,5 g) pro Tag, vorzugsweise in geteilten Dosen (zwei- oder dreimal täglich). Es kann sein, dass sich der Stuhl ab einem gewissen Zeitpunkt auflockert. Wenn Sie häufigeren oder gelockerten Stuhlgang bemerken, verringern Sie zu diesem Zeitpunkt die Dosis um 500 mg. Der Stuhlgang sollte sich dann normalisieren. Dies ist Ihre optimale Erhaltungsdosis.
- Ihr Bedarf kann sich mit der Zeit ändern. Das heißt, manchmal mehr und manchmal weniger Vitamin C. Sie beachten dabei immer Ihre Darmtoleranz. Wenn die Normaldosis bei 3–4 g pro Tag liegt, kann Ihr Bedarf bei schwerer Erkältung oder Akutereignissen bis auf 10 g oder mehr pro Tag ansteigen!

Hinweis. Wenn Sie schwanger sind, nehmen Sie nicht mehr als 5 g Vitamin C pro Tag ein.

Vitamin C : Krebshemmende Wirkungen

- Wirkt stark antioxidativ.
- Stabilisiert die Wände von Blutgefäßen.
- Erhält die Funktionen der Haut, von Bindegewebe und Knochen.
- Verbessert den Schutz vor krebserregenden Stoffen.
- Erhöht die Aufnahme von Calcium und anderen Mineralstoffen.
- Hemmt die Bildung arteriosklerotischer Plaques in Blutgefäßen.

Vitamin D

Grundsätzlich ist der nachhaltig optimale Vitamin-D-Status für eine robuste Gesundheit unabdingbar: für Jung und Alt, Gesunde und Kranke, zur Krebsvorbeugung und für Krebspatienten, vor und nach Operationen.

Vitamin D3 (Cholecalciferol) gehört zu den fettlöslichen Vitaminen. 95 Prozent des Vitamin-D-Bedarfs werden durch die Produktion in der Haut unter dem Einfluss von Sonnenlicht (UV-B-Strahlung) gedeckt, der Rest kommt von wenigen Nahrungsmitteln, die schwach wirksames Vitamin D2 enthalten. An einem sonnigen Sommertag in Norditalien produziert ein hellhäutiger Mensch innerhalb von 10–12 Minuten eine Tagesdosis von 10.000–20.000 IE Vitamin D3.

Um gesund zu bleiben, muss sich ausreichend Vitamin D im Blut befinden. In Deutschland und weltweit liegt viel zu häufig eine Unterversorgung mit Vitamin D vor. Ein optimaler Vitamin-D-Spiegel im Blut ist für die Gesundheit und das Wohlbefinden zwingend nötig. Vitamin D ist am Knochenstoffwechsel beteiligt, aktiviert wichtige Gene und das Immunsystem.

Forschungsergebnisse belegen, dass die Schutzwirkung mäßig intensiver UV-Strahlung der Sonne höher zu bewerten ist als deren Krebs erzeugende Effekte. Daraus folgt, dass viele Leben durch vernünftige Sonnenlicht-Exposition, oder noch sicherer durch Vitamin-D-Zufuhr (empfohlen im Herbst und Winter) verlängert werden könnten. Vitamin D vermittelt an Hautzellen zahlreiche Schutzeffekte gegen potentiell Hautkrebs erzeugende UV-Strahlung: Aktivierung des Tumorsuppressor-Gens p53, DNA-Schutz durch Hemmung der NO (Stickstoffoxid)-Bildung, antioxidative Schutzwirkung, Hemmung der Immunsuppression.

Der positive Einfluss von Vitamin D auf das Immunsystem kann nicht überschätzt werden. Seit Jahrzehnten ist bekannt, dass zahlreiche Immunzellen Vitamin-D-Rezeptoren besitzen: B- und T-Lymphozyten, Monozyten, Makrophagen, dendritische Zellen und Epithelzellen. Mittlerweile weiß man, dass sich ab einem 25(OH)D-Wert von 20 ng/ml aufwärts das Risiko, Darm-, Brustkrebs oder andere Krebsarten zu bekommen, um 30–50 Prozent verringert. Wer bei-

Vitamin D : Status bestimmen

Laborwert	25(OH)D (Calcidiol) im Blutserum
Mangelversorgung	Werte unter 30 ng/ml (80 nmol/l)
Optimale Versorgung	40–60 ng/ml (100–150 nmol/l)

Pflanzliches Vitamin D2

Vitamin D pflanzlicher Herkunft ist Ergocalciferol (Vitamin D2). D2 ist grundsätzlich schwächer wirksam als D3. Pflanzen enthalten nur wenig Vitamin D, da UV-B-Strahlung nicht nur die Vitamin D-Produktion ermöglicht, sondern auch das lichtempfindliche Vitamin zerstört (Photolyse). Insbesondere Pilze sind gute D-Quellen. So benutzte man in der Frühzeit der Vitamin-D-Forschung einen Fettextrakt von Hefepilzen, um durch UV-Bestrahlung Vitamin D für medizinische Zwecke herzustellen. Deshalb enthielten Vitamin-D-Präparate bis in die 1950er Jahre ausschließlich Vitamin D2 (Ergocalciferol). Bemerkenswert ist auch, dass sonnengetrocknete Shiitake-Pilze einen mehr als zehnfach höheren Vitamin-D-Gehalt aufweisen als frische Pilze.

Tierisches Vitamin D3

Vitamin D tierischer Herkunft ist Cholecalciferol (Vitamin D3). Seefische produzieren kein Vitamin D, sondern fressen Plankton, das sich mit Vitamin D vor der UV-Strahlung der Sonne schützt. Über Meeresströmungen gelangt Vitamin D mit Plankton oder durch Wanderung der Fische in unsere Breiten. Der D-Gehalt von Seefisch ist je nach Fangort unterschiedlich hoch. Wildfisch enthält mehr Vitamin D als Zuchtfisch. Der D-Gehalt von Zuchtfischen wird oftmals überschätzt. Belastungen durch Umweltgifte (z.B. Schwermetalle) kommen häufig hinzu. Dies gilt auch für Lebertran aus Dorsch und Schellfisch. Vitamin D3-Kapseln/Öl sind die bessere Wahl. Süßwasserfische enthalten gar kein Vitamin D.

Vitamin D : Gesundheitsvorteile

Immunaktivierung	Vorbeugung von Infektionen, Erkältung, Asthma und Heuschnupfen Vorbeugung von Autoimmunerkrankungen wie Multiple Sklerose, Typ-1-Diabetes, Morbus Crohn, rheumatoide Arthritis u. a.
Krebsschutz	Vorbeugung von Krebs: Prostata-, Brust-, Darm-, Eierstock-, Bauchspeicheldrüsenkrebs u. a.
Organschutz	Vorbeugung von Herzerkrankungen und Schlaganfall Vorbeugung von Typ-2-Diabetes und entzündlichen Erkrankungen
Nervenschutz	Vorbeugung von Depression, Schizophrenie, Autismus, Alzheimer-Demenz u. a.
Knochenschutz	Vorbeugung von Osteopenie, Osteoporose, Osteomalazie, Rachitis und Knochenbrüchen
Muskelfitness	Stärkung der Muskelkraft
Wohlbefinden	Vorbeugung von Winterdepression, Beschwerden bei prämenstruellem Syndrom, Schlafstörungen Verbesserung des Wohlbefindens und der Lebensqualität

spielsweise mit 1000 IE Vitamin D pro Tag versorgt ist, halbiert sein Risiko für Darm-, Brust-, Prostata- oder Eierstockkrebs.

Vitamin D hemmt das Tumorzellwachstum und den Reifeprozess von Tumorzellen, und trägt zur Bildung von Krebszellen bei, die weniger bösartig sind. Stoffwechselprodukte von Vitamin D sorgen dafür, dass es häufiger zum Zelltod (Apoptose) kommt. Dadurch verringert sich die Gefahr von Krebsmetastasen und die Aggressivität des Tumorwachstums wird gebremst. Indirekt stört Vitamin D auch die Nährstoffversorgung des Tumors durch Hemmung der Gefäßneubildung (Angiogenese). Eine wichtige immunologische Eigenschaft von Vitamin D ist auch die entzündungshemmende Wirkung. Grundsätzlich gilt: Solange das Immunsystem topfit ist, hat man wenig zu befürchten. Vitamin D ist ein Fitmacher für das Immunsystem.

Empfohlene Dosierung. Bei Vitamin-D-Mangel, wird zur Immunstärkung und Krebsvorbeugung die tägliche Supplementierung mit D3 empfohlen. Je nach Bedarf kann die Erhaltungsdosis 500–5000 IE oder mehr pro Tag betragen. Ich empfehle D3-Öl, da man die Dosierung leicht anpassen kann. Ein Tropfen sollte mindestens 500 IE, besser 1000 IE Vitamin D3 enthalten. Liegt Vitamin-D-Mangel vor, wird für einige Tage oder Wochen D3 hochdosiert (bis 20.000 IE pro Tag) verabreicht, bis sich der Versorgungsstatus normalisiert hat.

D3-Grenzwerte: Vitamin D3 (Cholecalciferol) ist ein äußerst gut verträglicher Stoff, der sich auch bei extremer Überdosierung kaum nachteilig bemerkbar macht, geschweige denn lebensbedrohlich ist.

Tageshöchstdosis: 10.000 IE Vitamin D3; oberer Grenzwert von 25(OH)D im Blut: 150 ng/ml.

Zink

Wird Zink 1 bis 2 Monate vor einer Operation supplementiert, verkürzt sich die Heilungszeit, die Wunde verkleinert sich rascher und Immunfunktionen zur Infektionsabwehr verbessern sich. Topisches Zink (äußerlich) hemmt das Bakterienwachstum auf der Hautoberfläche und beugt Infektionen vor.

Empfohlene Dosierung. In Industriestaaten ist Zinkmangel weit verbreitet, da überwiegend verarbeitete Lebensmittel konsumiert werden. Deshalb wird häufig eine Supplementierung mit 5–10 mg täglich empfohlen. Liegt Ihr Zinkspiegel bei weniger als 25 Prozent des Normalbereichs, sollten Sie einen Monat lang höhere Dosen einnehmen (30–50 mg pro Tag). Nach einem Monat lassen Sie Ihre Werte erneut testen und verringern die Dosis schrittweise.

Hinweis. Zink sollte immer in geteilten Dosen und mit der Nahrung eingenommen werden. Zink auf nüchternen Magen kann schwere und anhaltende Übelkeit auslösen.

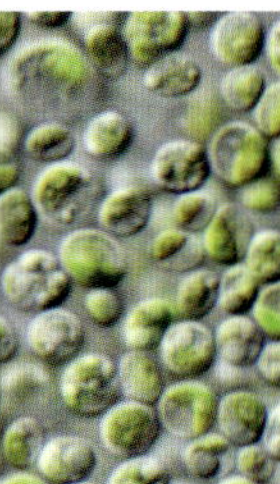

Chlorella

Chlorella (*Chlorella* spp.) ist ein einzelliges Süßwasser-Cyanobakterium, das photosynthesefähig ist und Makro-/Mikronährstoffe enthält: Proteine, mehrfach ungesättigte Omega-3-Fettsäuren, komplexe Zucker, Vitamine (einschließlich D2 und B12) sowie verschiedene Mineralstoffe mit relativ geringer Bioverfügbarkeit. Es gibt mehr als 30 bekannte Chlorella-Spezies.

Chlorella vulgaris und *Chlorella pyrenoidosa* sind die für Supplemente am häufigsten verwendeten Spezies. Chlorella wird traditionell als Nahrungsmittel, zur Behandlung von Fett- (Hyperlipidämie) und Zuckerstoffwechselstörungen (Hyperglykämie), zur Verbesserung des Gasaustauschs bei chronisch obstruktiver Lungenerkrankung (COPD) und zum Schutz vor oxidativem Stress und Krebsrisiko verabreicht. Die Algen beeinflussen auch den Gesamtcholesterinspiegel günstig: LDL-Cholesterinwerte sinken, nicht aber die Triglyceride oder HDL-Cholesterin.

Japanische Studien wiesen nach, dass Chlorella-Wachstumsfaktor (CGF) besonders wirksam ist, wenn es darum geht, Zellwachstum zu beschleunigen. Ein wichtiger Faktor der Wundheilung. Andere Studien zeigten, dass CGF die Abheilung von Geschwüren verbessert und das Wachstum von Knochen und Muskeln fördert. Oral eingenommen wirkt CGF als Immunbooster. Bei äußerlicher Anwendung fungiert CGF als Schutzstoff für die Haut.

Tierstudien ergaben Hinweise darauf, dass Chlorella bei oraler Einnahme die Halbwertszeit mancher Toxine verkürzt, durch beschleunigte Ausscheidung und reduzierte Exposition. Chlorella ist zudem antioxidativ wirksam, enthält reichlich Protein in der Trockenmasse und senkt den Blutzuckerwert (hypoglykämisch) durch Erhöhung der Insulinempfindlichkeit.

Empfohlene Dosierung. 1–2 g Pulver, zweimal täglich.

Andere nützliche Mittel für die Genesung

- Rescue Remedy (Bach-Blüten) bei Schock („Notfalltropfen“)
- Arnika-Creme bei Blutergüssen und Schmerzen
- Pfefferminz- oder Ingwertee und/oder Akupressur-Handgelenkbänder gegen Übelkeit
- Kamille und Baikal-Helmkraut bei Angstzuständen
- Kieselerde zur Regeneration des Bindegewebes
- Sonnenlicht zur Beschleunigung der Wundheilung (Produktion von Vitamin D) : Balsam für die Haut

Nahrungsergänzungsmittel

Supplemente zu den Mahlzeiten

Nahrungsergänzungsmittel sind in Naturkostläden oder im Kräuter- und Onlinehandel erhältlich. Dosierungsrichtlinien siehe S. 466

- Hochwirksame adaptogene Mischung (siehe S. 87)
- Kurkuma, grüner Tee, Flavonoide, Alpha-Liponsäure, CoQ10, Zink, Selen : antioxidativ, entzündungshemmend
- Molkenprotein mit Immunglobulinen (1–2 Messlöffel täglich) : immunstärkend
- Vitamin E-Succinat (800 IE) : antioxidativ, Schutz vor Narbenbildung
- Omega-3-Fettsäuren, z.B. in Fischöl (1200–1500 mg EPA, 600–800 mg DHA) : entzündungshemmend
- Glucosaminsulfat und Methylsulfonylmethan (1500 mg GLS, 3000 mg MSM) : Heilfaktor für das Bindegewebe
- Flüssiges Chlorophyll (2 EL zweimal täglich) : Entgiftung von Narkose- und Schmerzmedikamenten

Supplemente vor dem Schlafengehen

- Mariendistel (600 mg Silymarin zweimal täglich) : Leberschutz
- Serrapeptase/Nattokinase/Lumbrokinase : entzündungshemmend
- N-Acetylcystein (NAC) (750–1000 mg) : unterstützt die Leberfunktion
- Probiotische Mischung (50–100 Milliarden Bakterien) : unterstützt die Darmgesundheit, vor allem nach Antibiotikaanwendung und Chemotherapie

Tinktur für Heilung und Genesung

Beginnen Sie mit der Einnahme dieser Tinkturmischung kombiniert mit einem Schmerzmittel und setzen Sie sie dann 2 Monate postoperativ fort, um die Geweberegeneration und Heilung zu fördern. Alle Tinkturen werden 1:2 aus getrockneten Heilkräutern hergestellt.

20 ml Gotu Kola	10 ml Rosmarin
15 ml Schachtelhalm	10 ml Schafgarbe (Blätter und Blüten)
15 ml Süßholz	5 ml Zimt
15 ml Mädesüß	10 ml Mariendistel

Alle Tinkturen mischen. Zweimal täglich 1 TL in heißem Wasser einnehmen.

Informationen für Therapeuten

Mechanismen chirurgisch bedingter Angiogenese

VEGF : vaskulärer endothelialer Wachstumsfaktor

VEGF ist ein starker Faktor der Angiogenese. Er wird bei Zellschäden freigesetzt und ist für die Wundheilung erforderlich, wird aber auch von Krebszellen genutzt, um das Tumorwachstum zu aktivieren. Die Plasmaspiegel von VEGF steigen nach größeren Operationen an, ein Anzeichen für Tumorexpansion.

nm23 : nicht metastasierendes 23-Gen

nm23 umfasst eine Familie von mindestens acht verwandten Genen, die überwiegend in Primärtumoren zu finden sind und die Metastasierung hemmen. Wenn nm23 verloren geht, geht auch die Ortsständigkeit der Zelle verloren. Sie kann sich überall im Körper ansiedeln. Mutierte nm23-Gene sind bei vielen Tumorarten nachweisbar, einschließlich Brust-, Darm- und Bauchspeicheldrüsenkrebs, und stimulieren die Metastasierung. Wird der Primärtumor entfernt, gehen auch nm23-Gene verloren. Dann entfallen die metastasenhemmenden Faktoren des Primärtumors.

Eine Darmkrebsstudie über 5 Jahre ergab, dass sowohl p53-Mutationen als auch nm23-H(1)-Mutationen unabhängige prognostische Faktoren sind. In einer anderen Studie erwies sich die Präsenz des nm23-Proteins als Resistenzmarker in Bezug auf Metastasen bei Speicheldrüsenkrebs. Curcumin kann die nm23-Expression und die Produktion antimetastatischer Proteine verstärken und TIMP-2 (*Tissue Inhibitor Metalloproteinase* 2) und E-Cadherin aufregulieren. Diese Wirkmechanismen zielen auf die Hemmung und Kontrolle des Krebswachstums ab.

Kontrolle chirurgisch bedingter Angiogenese

Ginseng induziert offenbar paradoxe Wirkungen. Er fördert die Wundheilung und hemmt die Angiogenese – widersprüchliche Vorgänge im Gefäßsystem? Eine massenspektrometrische Analyse von Ginseng diverser Herkunft (USA, China, Korea, Vietnam) ergab gleichermaßen diverse „Sterol-Ginsenosid-Variationen". Das betraf insbesondere das Verhältnis der Ginsenoside Protopanaxatriol (Triol)-Rg1 und Protopanaxadiol (Diol)-Rb1. Die Dominanz von Triol-Rg1 aktiviert die Angiogenese, Diol-Rb1 vermittelt den gegenteiligen Effekt. Im Labor beobachtete man, dass Rg1 mittels Expression von NO (Stickstoffmonoxid)-Synthase und über den PI3K/Akt-Signalweg die Gefäßneubildung sowie die Proliferation von Endothelzellen bewirkt. Rb1 hemmt den frühesten Schritt der Angiogenese, die Chemoinvasion von Endothelzellen.

Dies verdeutlicht die Komplexität von Ginseng aufgrund gegensätzlich wirksamer Komponenten in Extrakten. Die Forscher schlugen vor, dass Rg1 der Prototyp einer neuen Gruppe von Nicht-Peptid-Molekülen sein könnte. Hilfreich zur Stimulierung der Angiogenese bei der Wundheilung.

Rosenwurz (*Rhodiola*) enthält Phenylpropanoidglykoside (Salidrosid, Rosavin, Rosin, Rosarin). Sowohl der Wurzelextrakt als auch das Salidrosid-Isolat induzieren paradoxe Wirkungen in Bezug auf die Angiogenese. HIF (Hypoxie-induzierbarer)-Faktor ist ein Signal-Transkriptionsregulator, der für viele Aspekte der Sauerstoffhomöostase bedeutsam ist.

In Krebsgewebe hemmen Rhodiola und Salidrosid den mTOR-Signalweg und reduzieren Angiogenese durch Abregulierung von HIF. In normalem (nicht krebsartigem) Gewebe aktivieren Rhodiola und Salidrosid den mTOR-Weg und fördern Angiogenese. Das spricht für Rhodiola: Wundheilung plus Krebshemmung. Salidrosid erwies sich zudem als Herztonikum. Hinzu kommen antioxidative, cholinerge, anti-apoptotische und entzündungshemmende Rhodiola-Wirkungen, die die koronare Durchblutung und den zerebralen Stoffwechsel günstig beeinflussen.

SCHMERZEN LINDERN

Krebspatienten haben aus verschiedenen Gründen Schmerzen: ein chirurgischer Eingriff, eine Infektion, ein implantierter Port für Zytostatika oder andere Medikamente, gefäßschädigende, intravaskuläre Chemotherapeutika, der Tumor selbst, der auf einen Nerv drückt oder den Blut- oder Lymphfluss blockiert. Die Schmerztherapie ist ein Teilgebiet der Onkologie bis hin zur Palliativmedizin und Sterbebegleitung.

Starke rezeptpflichtige Opioide wie Morphin und Hydromorphon wirken schlaffördernd und depressiogen auf das Gehirn und die Stimmung, was die Lebensqualität erheblich beeinträchtigen kann. Bei manchen Zuständen sind pflanzliche Heilmittel als Alternative zu Opioiden von großem Wert. Belladonna und Corydalis können bei krampfartigen Unterleibsschmerzen helfen, Weide bei Entzündungsschmerz und kalifornischer Mohn, Piscidia, wilder Lattich und Carolina-Jasmin bei quälenden oder schlafstörenden Schmerzen.

Rezeptpflichtige Medikamente haben ihre Berechtigung, aber ich ermutige meine Patienten, sie so schnell wie möglich abzusetzen und bei Bedarf Heilkräuter zu nutzen. Sind die Kräuter nicht oder nicht ausreichend wirksam, kommen Arzneimittel zum Einsatz. Der Heilpraktiker/Heilkundige kann neben Arzneimitteln auch weitere unterstützende Maßnahmen anbieten.

Alternative Schmerzmittel

Heilkräuter wirken auf vielfältige Weise schmerzlindernd. Sie können peripher oder gewebespezifisch wirken, um Entzündungen zu reduzieren, Muskelkrämpfe lösen, die Durchblutung fördern und die Übertragung von Schmerzsignalen hemmen. Sie sind in der Regel relativ sicher und mit geringem Risiko behaftet. Es gibt auch Zubereitungen in Form von Salben, Lotionen oder Pflastern, die äußerlich angewendet werden. Pflanzliche Schmerzmittel wie Corydalis und Piscidia, die zentralnervös wirken, sind in der Regel stärker wirksam und haben mehr Nebenwirkungen, z. B. ausgeprägte Beruhigung (Sedierung). Die meisten Schmerzkräuter machen schläfrig und sollten am besten abends oder nachts eingenommen werden, um erholsamen Tiefschlaf zu fördern. Salicylate, Harze, Muskelrelaxantien und pflanzliche Vasodilatatoren (Blutgefäßerweiterung) wirken nicht beruhigend und sind gut für tagsüber geeignet.

Manche Kräuter wie kalifornischer Mohn und Corydalis wirken ähnlich wie rezeptpflichtige Opioide, da sie mit körpereigenen Opioidrezeptoren interagieren. Sie machen nicht süchtig und verursachen keine Verstopfung. Man nutzt sie, um den Bedarf an Opioiden zu verringern, auch um das Verlangen nach Opioiden und Abhängigkeit zu dämpfen.Einige wenige Kräuter wie Carolina-Jasmin und Tollkirsche sind sehr wirksame Schmerzmittel, eignen sich aber nicht für die Selbstmedikation. Informationen hierzu finden Sie im Abschnitt für Therapeuten (siehe S. 170).

Dosierungsrichtlinien. Anfangs ist es immer ratsam, zunächst mit schwach wirksamen Kräutern und der niedrigsten Dosis zu beginnen. Man beobachtet die Reaktion und kann dann die Dosis oder Anwendungshäufigkeit behutsam erhöhen, um die Wirksamkeit zu verbessern. Risiken einer Übermedikation wie Schläfrigkeit, kognitive Störungen, Koordinationsstörungen u. a. lassen sich so vermeiden.

Bei Akutschmerz werden standardisierte Kapselpräparate empfohlen, da die Dosis besser eingestellt werden kann. Bei starken Schmerzen neigt man dazu, mehr und noch mehr Medikamente einzunehmen. Je präziser die Dosierung, desto einfacher lässt sich eine sichere und wirksame Einnahme erreichen. Heilpraktiker/Ärzte können einer Schmerzrezeptur eine kleine Menge Lobelia zugeben, was muskelentspannend wirkt und die Sauerstoffversorgung (Gewebeoxygenierung) verbessert. Das Kraut wirkt auch als Brechmittel (hochdosiert), was vor der Überdosierung von stark schmerzlindernden Kräutern schützt (z. B. Carolina-Jasmin oder Belladonna). Sicherheitshalber gebe ich gelegentlich winzige Dosierungen Lobelia zu.

Heilkräuter und Supplemente bei Schmerzen

Leichte Schmerzen

- Entzündungshemmer : Weide, Kurkuma, Ingwer, indischer Weihrauch, Mädesüß, Süßholz, Phytosterine, Fischöl (Omega-3-Fettsäuren)
- Muskelentspannung : Wasser-Schneeball, Kava, Magnesiumbisglycinat, Magnesiumsulfat (Bittersalz)-Flocken in einer Salbe oder 1 Tasse davon aufgelöst im heißen Bad.
- Nerventonika : Helmkraut, Passionsblume, Hopfen.
- Unspezifisches Schmerzmittel : Capsaicin (äußerlich).

Leichte bis moderate Schmerzen

Cannabis	Piscidia
Corydalis	Wilder Lattich
Kalifornischer Mohn	PEA (Palmitoylethanolamid)

Starke Schmerzen

(nur unter ärztlicher Kontrolle)

Bilsenkraut

Carolina-Jasmin

Stechapfel

Tollkirsche

Topische Heilkräuter

(nur äußerliche Anwendung, bei oraler Einnahme toxisch!)

Arnika

Eisenhut

Leichte bis mittelstarke Schmerzen

Die nachfolgend genannten Heilkräuter können bei den meisten Arten von Schmerz sicher angewendet werden. Das Risiko der Überdosierung ist gering. Bei hohen Dosen ist aber mit Nebenwirkungen zu rechnen, z. B. morgendlicher Kopfschmerz oder eine gewisse Müdigkeit. Anders als Opioide enthalten Schmerzkräuter keine suchterzeugenden Stoffe. Das Abhängigkeitspotential von Cannabis wird als sehr gering eingestuft.

Kalifornischer Mohn und Corydalis

Beide Mohnspezies haben Gemeinsamkeiten, obwohl sie von unterschiedlichen Kontinenten stammen. Der sanfte (babysichere) kalifornische Mohn ist die erste Wahl. Corydalis ist der nächste Schritt, wenn kalifornischer Mohn nicht ausreichend wirkt. Corydalis fungiert demnach als Brücke zwischen leichten und stärkeren Kräutern.

Mohn enthält meist reichlich Benzylisochinolinalkaloide. Eine Gruppe von Pflanzenstoffen, zu der Protopine, Protoberberine und Papaverin gehören. Papaverin ist in Schlafmohn (Rohstoff für Morphin und Codein) sowie in Spuren in kalifornischem Mohn und Corydalis enthalten. Papaverin entspannt die glatte Muskulatur und wirkt krampflösend, was sich insbesondere auf den Darm, die Gallen- und Harnwege und das arterielle Gefäßsystem auswirkt.

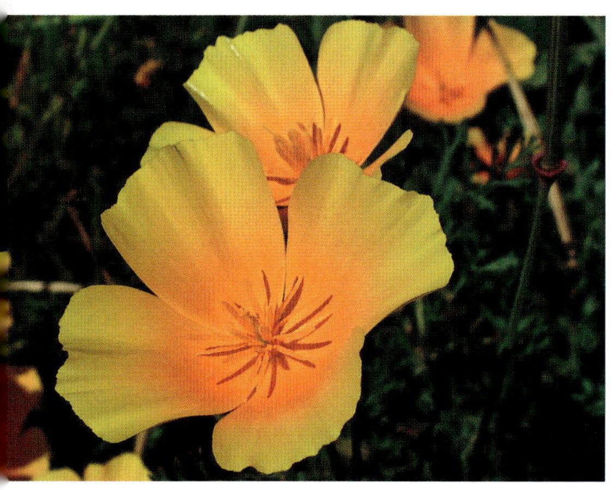

Eschscholtzia californica

Kalifornischer Mohn

Das schöne, leuchtend orange blühende Gewächs ist in vielen Gärten anzutreffen. Kalifornischer Mohn (*Eschscholzia californica*) gilt als bewährtes Mittel bei Schmerzen und Krämpfen und als Hustenstiller (Antitussivum). Die oberirdischen Teile (Blüten) wirken sanft, aber wirksam muskelrelaxierend, beruhigend und leicht bis mittelstark schmerzlindernd – hypnotisch, aber nicht narkotisch. Traditionelle Indikationen sind Schlafstörungen, Angstzustände, Unruhe, gedrückte Stimmung, Depression, Kopf- und Nervenschmerzen. Manche Mediziner bezweifeln die Wirksamkeit von kalifornischem Mohn. Obwohl die moderne Forschung zeigte, dass Protopin-Alkaloide die Bindung von GABA (Gamma-Aminobuttersäure) an Neurorezeptoren erhöhen, was im Nervensystem beruhigend wirkt. Bei höheren Dosen kann Sedierung auftreten, bei niedrigeren Dosen überwiegen die angstlösenden Effekte.

Empfohlene Dosierung. Das getrocknete Kraut (Samenkapseln, oberirdische Teile oder die ganze Pflanze) kann in Dosen von 500–2000 mg über den Tag verteilt eingenommen werden. Höhere Dosen wirken beruhigend und machen schläfrig. Das Kraut schmeckt extrem bitter und wird nicht als Tee empfohlen.

Hinweise. Zu den potentiellen Wechselwirkungen mit anderen Medikamenten gehören die Verstärkung der hypnotischen Wirkung von Barbituraten (verstärkte Bindung an GABA-Rezeptoren), Wirkungsverstärkung bestimmter Antidepressiva, einschließlich MAO (Monoaminoxidase)-Hemmer, sowie von Antipsychotika und Anxiolytika. Es handelt sich dabei um additive/synergistische Wirkungen, die das Ansprechen auf das Medikament verbessern und eine Dosisreduktion ermöglichen.

Corydalis

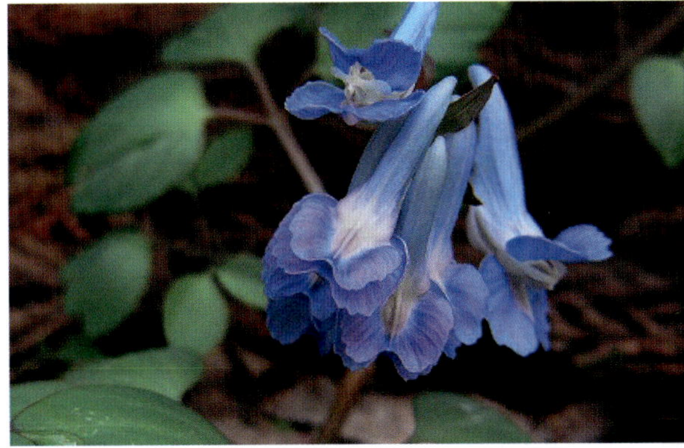

Corydalis ambigua

Die Mohnspezies Corydalis (*Corydalis ambigua*) stammt aus China und wird in der traditionellen chinesischen Medizin (TCM) als Schmerzmittel und zur „Belebung des Blutes" verwendet. Die Wurzel enthält Protoberberin-Alkaloide mit stark schmerzstillender und beruhigender Wirkung. Das Kochen der Wurzel in Essig soll dazu beitragen, die schmerzstillende Wirkung zu verstärken. Corydalis wird auch in traditionellen Kombinationen mit anderen Kräutern verordnet, beispielsweise um gestautes Qi (Energie) und Blutstagnation (Stauung, Schwellung, Ödem) zu behandeln. Insgesamt wirkt Corydalis schmerzlindernd, desinfizierend, gerinnungshemmend und krampflösend, was vor allem auf die Protoberberin-Alkaloide zurückzuführen ist. Das Kraut hemmt akute Nervenschmerzen, auch Entzündungsschmerzen, ohne abhängig zu machen.

Corydalis kann auch die Gerinnungsneigung im Blut reduzieren. Tumore und bestimmte Krebsmedikamente erhöhen das Thromboserisiko. Mindestens zwei klinische Studien haben gezeigt, dass ein dl-THP (Tetrahydropalmatin)-Alkaloidextrakt die Thrombozytenaggregation hemmt, im Labor und in vivo (Kaninchen und Ratten). Es wurde auch gezeigt (in vivo), dass dl-THP sowohl die Viskosität der Blutplättchen als auch den Blutdruck und die Herzfrequenz günstig beeinflusst. Corydalis schützt zudem vor Herzrhythmusstörungen und Krämpfen. Moderne Studien bestätigten die traditionelle Anwendung bei „Blutstau“.

Ein weiteres Corydalis-Alkaloid ist DHCB (Dehydrocorybulbin). Es blockiert Schmerzsignale und reduziert die Empfindung von Entzündungschmerzen und posttraumatischen Nervenschmerzen. DHCB wirkt dosisabhängig stark analgetisch, ohne sedierend zu wirken. Der Wirkmechanismus ist unabhängig von Opioidrezeptoren und macht daher nicht abhängig.

Wirkungen von Corydalis.

- Krampflösend und entspannend : glatte Muskulatur und Skelettmuskulatur
- Entzündungshemmend : Hemmung von COX (Cyclooxygenase)-2 und 5-/12-/15-LOX (Lipoxygenase), die proentzündliche Prostaglandine kontrollieren.
- Verbessert den Blutfluss und beugt Stagnation vor.
- Wirkt antithrombotisch : reduziert die Gerinnungsneigung und Gewebeschwellung.
- Blutstärkend : regeneriert rote Blutkörperchen und Hämoglobin.
- Wirkt synergistisch mit Chemo- und Strahlentherapie, verbessert die Anzahl der weißen und roten Blutkörperchen sowie die Hämoglobin- und Thrombozytenzahl.
- Kann die Krebsprogression und/oder Metastasierung blockieren.

Empfohlene Dosierung. Die traditionelle Dosierung des ganzen Krauts beträgt 3–9 g täglich, was 6–18 ml einer 1:2-Tinktur (45–65 % Ethylalkohol) entspricht. Starten Sie mit einer geringen Dosis, erhöhen Sie sie diese nach Bedarf.

Hinweise. Das Kraut ist ein starkes Beruhigungsmittel und kann hochdosiert einen „Kater“ auslösen. Corydalis-Alkaloide wirken synergistisch mit Barbituraten. Überdosierung führt zu abnormer Muskelentspannung und narkotischen Effekten.

Corydalis plus Opioide

Corydalis-Alkaloide binden an kappa-Opioidrezeptoren im Nervensystem, wo sie stimulierend wirken und bei Opioidabhängigkeit Suchtverhalten und Rückfälle reduzieren.

Wird Corydalis zusammen mit Opioiden verabreicht, kann die Opioiddosis verringert werden, bei gleichbleibend wirksamer Schmerzlinderung. Die Entwicklung einer Arzneimitteltoleranz (Unwirksamkeit) mit ansteigenden Dosen (und steigenden Risiken) kann so vermieden werden.

Cannabis

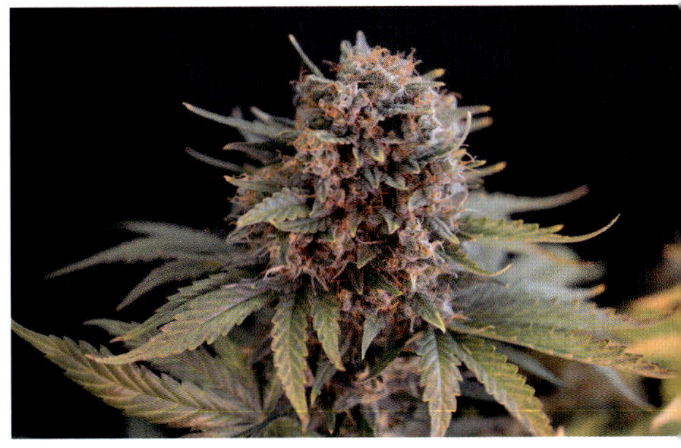

Cannabis spp.

Cannabisblätter und vor allem die weiblichen Blütenknospen enthalten ein reichhaltiges Sortiment von Terpenen und Cannabinoiden, die mit Rezeptoren im ganzen Körper interagieren und unter anderem die Stimmung, die Schmerzempfindung und den Appetit beeinflussen. Die Cannabinoide sind am besten erforscht, aber auch das breite Spektrum der Cannabis-Terpene ist klinisch bedeutsam. Ursprünglich aus Nordasien (Indien) stammend, wird Cannabis heute weltweit kultiviert und fast so häufig verwendet wie andere (legale) stimmungs- und appetitmodulierenden Mittel wie Kaffee und Tabak.

Cannabis ist mittlerweile in vielen Ländern legal. Auch in Deutschland macht die Legalisierung Fortschritte. In Kanada, wo ich praktiziere, ist Cannabis für den Freizeit- und medizinischen Gebrauch legal. Dort haben 43 Prozent der Bevölkerung über 15 Jahre mindestens einmal in ihrem Leben Cannabis konsumiert. Der häufigste Grund für die Anwendung von medizinischem Cannabis sind chronische Schmerzen (ca. 84 %). Weitere Indikationen sind psychische Probleme (wie Angstzustände), Schlafstörungen und Spastik bei Multipler Sklerose (MS). Zu den erwünschten Wirkungen von Cannabis gehören schmerzlindernde, muskelentspannende, stimmungsaufhellende, appetitanregende und euphorisierende Effekte. Übermäßiger Konsum kann Benommenheit, Übelkeit und Erbrechen auslösen.

Obwohl die Prüfung der klinischen Wirksamkeit und Verträglichkeit von Cannabis in kontrollierten Studien schwierig ist, gibt es belastbare Daten für die Anwendung von Cannabis: chronische Schmerzen (neuropathische und therapierefraktäre Schmerzen), Übelkeit und Erbrechen während der Chemotherapie und Muskelspastik (MS und Rückenmarkverletzungen). Klinisch wird Cannabis auch zur Linderung von Epilepsiesymptomen eingesetzt.

Cannabinoide : CBD und THC. In weiblichen Cannabisblüten wurden über 400 Verbindungen identifiziert, von denen mindestens 100 als Cannabinoide klassifiziert werden. Die Cannabinoidfraktionen variieren im Lebenszyklus der Pflanze sowie abhängig von der Tageszeit und Lichtexposition. Aktuelle Forschung belegt, dass CBD (Cannabidiol) und THC (Tetrahydrocannabinol) die am häufigsten vorkommenden, medizinisch und psychoaktiv wirksamen Cannabinoide sind. Cannabis enthält noch viele andere Wirkstoffe, die in Zukunft für medizinische Zwecke bedeutsam sein könnten.

Cannabinoide verändern sich durch Hitzeeinwirkung (Rauchen oder Kochen), wobei manche aktiviert und andere deaktiviert werden. Medizinisch-therapeutisch relevant ist auch der sogenannte Entourage-Effekt: Synergien und Wechselwirkungen der unterschiedlichen Pflanzeninhaltsstoffe (z. B. Terpene).

Endocannabinoidsystem (ECS). Cannabinoide können im Körper selbst gebildet werden, z. B. die Endocannabinoide Anandamid und PEA (Palmitoylethanolamid), oder sie werden aus Pflanzen wie Cannabis (beispielsweise THC und CBD) gewonnen. Zudem gibt es synthetische Cannabinoide wie Nabilon, die zur Behandlung von Übelkeit und Erbrechen bei Chemotherapie eingesetzt werden. Pflanzliche Cannabinoide wirken schmerzlindernd, da sie an Rezeptoren des ECS binden können.

Das ECS bestimmt die Grundschwingung des menschlichen Wohlbefindens. Beim gesunden Menschen erzeugt es ein sanft vibrierendes Hintergrundsignal mit der Botschaft: „Alles in Ordnung". Währenddessen erfüllen andere Systeme ihre täglichen Pflichten – hektische Nervosität, Gelassenheit, Abwehralarm, Drüsenaktionen, Darmintelligenz und stürmische Fortpflanzungsphasen eingeschlossen. Dieses umfassend integrierte Metasystem beeinflusst jedes Körpersystem in gesunden und kranken Tagen. Das ECS wurde über alle Evolutionsstadien des Lebens hinweg beibehalten, bei Pflanzen, Tieren und Pilzen.

Cannabinoidrezeptoren sind an Neurotransmitterfunktionen beteiligt und spielen auch eine wichtige Rolle für den Fettstoffwechsel, die Modulation von Entzündungen, die Verbesserung der Insulinempfindlichkeit und das Immunsystem. Endocannabinoide beeinflussen viele miteinander verknüpfte und sich überlappende Funktionen, von denen die meisten in der Krebstherapie explizit von Nutzen sind:

- Modulation der HPA-Achse (Hypothalamus-Hypophysen-Nebennieren), die Stressreaktionen und das Immunsystem beeinflusst.
- Beruhigende Wirkung auf das parasympathische Nervensystem (z. B. antiemetische Wirkung)
- Positive Effekte auf Herzfrequenz und Herzleistung
- Herzschützende Wirkung (verbesserte Sauerstoffversorgung) bei Angina pectoris und Infarktpatienten
- Gefäßerweiterung (Vasodilatation), die Bluthochdruck günstig beeinflusst.
- Bildung neuer Nervenzellen (Neurogenese) nach Verletzung oder Trauma des Gehirns
- Verminderung der Krampfneigung und Nervenschutz bei Schlaganfallpatienten

Endocannabinoide sind mit Kurzzeitgedächtnis, Kognition, Stimmung und Emotion, Motorik und Schmerzwahrnehmung (Nozizeption) assoziiert. Tatsächlich reagiert der menschliche Körper auf Verletzungen, indem er Cannabinoidrezeptoren in peripheren Nerven aufreguliert. Größere Mengen an Cannabinoiden können aufgenommen und Schmerzen besser gelindert werden.

Endocannabinoide haben auch eine wichtige neuroprotektive Aufgabe. Sie schützen Nervengewebe (insbesondere nach Verletzungen), fördern die Neuroplastizität und Neurogenese (Bildung neuer Gehirnzellen). Neuroplastizität bedeutet, dass lebenslang neue neuronale Verbindungen geknüpft werden können. Das zentrale Nervensystem kann so Verletzungen und Krankheiten kompensieren und sich an neue Herausforderungen durch adaptives Lernen anpassen: z. B. Laufen lernen nach einem Schlaganfall.

Cannabis-Spezies. Cannabisexperten betonen häufig die Unterschiede zwischen *Cannabis sativa* und *Cannabis indica* sowie anderen Stämmen oder Sorten. Hybriden, die entwickelt wurden, um bestimmte Eigenschaften der Pflanze zu verstärken, um sie zu vermarkten oder wirksamer zu machen. Grundsätzlich wirkt *C. sativa* energetisierend und psychoaktiv, d. h. „high im Kopf". *C. indica* wirkt eher „high im Körper". Eine körperliche Wirkung, die Schmerzen lindert und beruhigend wirkt.

Der Psychopharmakologe Ethan Russo erklärt, dass die Mehrzahl der kommerziellen Sorten heute eine Mischung aus beiden Arten sind und nicht voneinander unterschieden werden können. Bei den meisten erhältlichen Sorten sind die Unterschiede wahrscheinlich in der Komposition und dem Gehalt an Terpenoiden und nicht im variablen CBD-/THC-Gehalt zu finden.

Cannabis-Dosierung. Um die richtige Dosis zu finden, muss man experimentieren. Obwohl CBD-reiche Sorten weniger psychoaktiv wirken, gibt es überzeugende Belege dafür, dass alle Cannabinoide, einschließlich THC, sich gegenseitig verstärken und in einer Zubereitung enthalten sein sollten. Mit anderen Worten, man muss ein wenig „high" werden, um die beste Wirkung

Es gibt biochemisch unterschiedliche Cannabisvarietäten, aber die Unterscheidung von C. sativa und C. indica in der Laienliteratur ist völliger Unsinn, eine Übung in Sinnlosigkeit.

Man kann den biochemischen Gehalt einer bestimmten Cannabispflanze derzeit in keiner Weise anhand ihrer Höhe, Verzweigung oder Blattmorphologie abschätzen.

Der Grad der Kreuzung und Hybridisierung ist so hoch, dass nur ein biochemischer Test einem potentiellen Konsumenten oder einem Wissenschaftler sagen kann, was wirklich in der Pflanze steckt.

Ethan Russo, MD

Cannabis kultivieren

Man kann Cannabis auch selbst kultivieren. In Kanada, wo ich praktiziere, darf jeder Haushalt vier Pflanzen pro Jahr anbauen. Das hört sich nicht nach viel an. Ein geschickter Gärtner erzielt aber pro Pflanze 1 bis 3 kg Ertrag. Genug, um sich das ganze Jahr über mit Cannabis zu versorgen.

Viele Videos im Internet zeigen, wie man Cannabis bester Qualität kultiviert, erntet und verarbeitet. Bio-Cannabis aus eigenem Anbau. Detaillierte Informationen zur Cannabis-Kultur für den Hausgebrauch und medizinische Anwendungen finden sich in Tammy Sweets Buch *Ganzheitliche Heilung mit Cannabis* (Herba Press 2021).

zu erzielen. Das ist natürlich nicht jedermanns Sache. Und nicht jeder verträgt Cannabismedizin.

Meinen Patienten empfehle ich, qualitativ hochwertiges Cannabis aus Bioproduktion zu verwenden und das Kraut 40 min im Ofen bei 116 °C zu erhitzen (Decarboxylierung aktiviert die Cannabinoide). Anschließend wird es in einer Cannabismühle fein gemahlen und in Kapseln gefüllt. Mit einer Kapselfüllmaschine können in wenigen Minuten 50 Kapseln gefüllt werden.

Die erste Anwendung sollte in kontrollierter Umgebung stattfinden: Sie fahren nicht Auto, Sie bedienen keine Maschinen, Sie müssen sich nicht in der Öffentlichkeit aufhalten. Eine vertraute Person ist in der Nähe – für den Fall, dass Sie Angst bekommen oder Übelkeit aufkommt. Die erste Empfehlung lautet: Beginnen Sie mit einer niedrigen Dosis und steigern Sie diese langsam nach Bedarf.

20–30 mg THC pro Tag gelten als sichere Dosis. Denken Sie daran, dass psychoaktive Wirkungen nicht gleichbedeutend mit medizinischer Wirksamkeit sind. Die richtige Dosis ist die niedrigste, die einen therapeutischen Nutzen ohne unerwünschte Wirkungen erzielt. Für Erstanwender werden anfangs 2,5–5 mg THC pro Tag empfohlen. Wenn man wissen will, wie viel Kraut für diese Dosis nötig ist, muss man den THC-Gehalt in Prozent kennen. Ein THC-Gehalt von 20 % würde zum Beispiel 200 mg THC pro 1 g Cannabisblatt ergeben. Die meisten hochgezüchteten Sorten enthalten 21–25 % THC. Wenn Sie Cannabis selbst anbauen, sind diese Informationen nicht verfügbar. Sie müssen experimentieren und ausprobieren.

Auch die Art und Weise, wie Cannabis konsumiert wird, beeinflusst seine Wirkung. Wird Cannabis geraucht, sind nur 60–65 % THC bioverfügbar. Wird Cannabis erhitzt und gegessen (Gebäck), kann die Wirkung drei- bis fünfmal stärker sein als beim Rauchen der gleichen Menge. Die Wirkung von inhaliertem Cannabis setzt rasch ein, schwächt sich aber rascher ab. Bei oraler Aufnahme tritt die Wirkung langsam ein und hält länger an. Patienten mit starken Schmerzen profitieren häufig von beidem: Inhalative Cannabismedizin wirkt rasch schmerzlindernd, orale Gabe sorgt für einen gleichmäßigen Cannabinoidspiegel im Blut.

Cannabis-Überdosierung. Überdosierung von Cannabis kommt häufiger vor. Insbesondere die Dosis von Cannabisverzehr (z. B. Cannabisgebäck) ist schwer abzuschätzen. Schwindel, Gleichgewichtsstörungen, räumliche Fehlwahrnehmung, verzögerte Reflexe und Denkstörungen sind subjektive Zustände, die von „leicht stoned" bis „total bekifft" reichen. Schwerwiegendere Symptome können starke Beruhigung (Sedierung), muskulärer Kontrollverlust, niedriger Blutdruck, Stimmungsschwankungen, Gedächtnisstörungen und bei sehr hohen Dosen psychotische Symptome sein. Die individuelle Verträglichkeit hängt auch von der Sorte und Stärke des Krauts ab und davon, ob zuvor Alkohol, Kaffee oder andere Stimulanzien konsumiert wurden, ob man müde oder gestresst ist.

Wenn man zu viel genommen hat und sich unwohl fühlt, reicht es meist aus, sich hinzulegen und abzuwarten. In seltenen Fällen kann eine Überdosis oder die hochdosierte Langzeitanwendung Anfälle von Erbrechen und starker Übelkeit (Hyperemesis) auslösen, die mit üblichen Mitteln (Antiemetika) nicht beherrschbar sind. Hyperemesis kann bei akuter Überdosierung Stunden, bei chronischem Cannabiskonsum Tage bis Wochen andauern.

Wer von cannabisinduzierter Hyperemesis betroffen ist, ist meist stark unterkühlt, wünscht dringend ein heißes Bad oder wickelt sich in Decken. Wenn Sie in der Notaufnahme landen, wird man dort üblicherweise Bauch und Rücken mit einer Capsaicin-Salbe (Chili) behandeln. Das können Sie zu Hause auch selbst machen.

Piscidia

Piscidia-Medizin wird aus der Rinde eines kleinen mittelamerikanischen Baumes aus der Familie der Erbsengewächse hergestellt. Die Ureinwohner nutzen Rindenholz traditionell, um Fische in Teichen zu betäuben und den Fischfang zu vereinfachen. Im Holz enthaltene Neurotoxine (Rotenoide) machen die Fische bewegungsunfähig. Sie treiben dann auf der Oberfläche des Gewässers. Die Restmen-

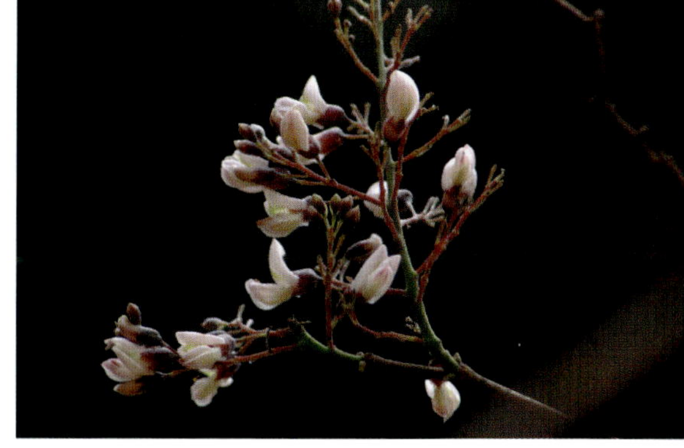

Piscidia piscipula

gen an Neurotoxinen in den Fischen sind sehr gering. Der Verzehr der Fische gilt als unbedenklich. Jahrelang war Piscidia in der biologischen Landwirtschaft als Insektizid zugelassen. Mittlerweile hat man das Mittel aus dem Verkehr gezogen und den Verkauf untersagt. Piscidia könnte den Fischbeständen schaden, wenn es in Bäche gelangt.

In therapeutischen Dosen gilt Piscidia als sicher. Bei Überdosierung können Schwindel, Übelkeit und starke Kopfschmerzen auftreten. Der Rindenextrakt enthält weitere Wirkstoffe. Insbesondere Isoflavone vermitteln synergistische Wirkungen: tief beruhigend und leicht narkotisch. Das Kraut wirkt stark entspannend und kann die Schlaflatenz verkürzen (schlafanstoßend).

Am besten kombiniert man Piscidia mit anderen Kräutern, um eine niedrigere Dosierung zu erreichen, ohne die Gesamtwirkung zu beeinträchtigen. Bei Schmerzen der Skelettmuskulatur sind Kombinationen mit muskelrelaxierenden und schmerzlindernden Kräutern wie Traubensilberkerze, Weide, Mädesüß und Kava möglich. Bei Schlafstörungen kombiniert man es mit Kräutern wie Baikal-Helmkraut, kalifornischem Mohn, Baldrian, wildem Lattich und Hopfen, bei starken Schmerzen mit Corydalis, Baldrian und Kava.

Hinweis. Versuchen Sie, Piscidia möglichst nur aus nachhaltigen Quellen zu beziehen.

Empfohlene Dosierung. Getrocknete Wurzelrinde, 1–2 g dreimal täglich. Tinktur (1:2, 60 % Ethylalkohol) 3–6 ml täglich.

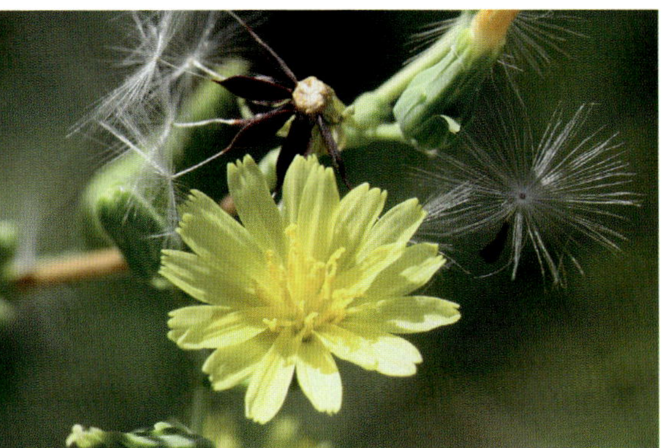

Lactuca virosa

Wilder Lattich

Das mit Kopfsalat verwandte Gewächs wird traditionell als entzündungshemmendes und beruhigendes Mittel mit schmerzstillenden und angstlösenden Eigenschaften beschrieben. Die Pflanze sondert einen weißen, bitteren, heilkräftigen Milchsaft ab. Früher wurden die dicken, bis zu drei Meter hohen Lattichstängel angezapft oder abgeschnitten und der Milchsaft auf Baumwollstoff aufgefangen, der über die Schnittstelle gebunden wurde. Lattichgetränkter Stoff wurde in Alkohol eingeweicht, um den Milchsaft einschließlich Alkaloide zu extrahieren. Anschließend ließ man den Alkohol bei sehr geringer Hitze verdampfen. Übrig blieb eine schwarze, teerartige Substanz: „Salatopium“. Es handelt sich dabei um ein sesquiterpenreiches

Harzsubstrat, das nach der Verarbeitung wie Opium aussieht, aber keine Opioide enthält. Wilder Lattich hat beruhigende und schmerzstillende Eigenschaften wie Opium, ist aber schwächer wirksam und macht nicht abhängig.

Das klassische arabische Unani-Heilsystem nutzt traditionell Samen von Lactuca scariola als Medizin zur Behandlung von Kopfschmerzen, Schlaflosigkeit, Nervosität, Bluthochdruck, Herzklopfen und Fieber. Der Samenextrakt wird in einem 2013 im *Global Journal of Research in Medicinal Plants and Indigenous Medicine* publizierten Review mit folgenden Eigenschaften beschrieben: „beruhigend und schlaffördernd, harntreibend, fiebersenkend, entzündungshemmend, blutreinigend, abführend, kühlend, betäubend und krampflösend, krebshemmend, antibakteriell, bronchien- und gefäßerweiternd." Nur wenige Studien haben sich seit den 1990er Jahren mit *Lactuca virosa* befasst.

Lactuca virosa ist eng verwandt mit *L. scariola. Lactuca sativa* ist eine nicht medizinisch relevante Spezies, die weltweit als Gemüse angebaut wird.

Empfohlene Dosierung. Für wilden Lattich gibt es keine Standarddosis. Tee aus Blättern und Stängeln ist eine schwächer wirksame Zubereitung, da die Sesquiterpene kaum wasserlöslich sind. Der Tee schmeckt bitter und unangenehm. Eine Tinktur aus Blättern und Stängeln mit etwa 45 % Alkohol als Lösungsmittel ist am stärksten wirksam. Konzentriertes „Salatopium" ist die am stärksten wirksame Zubereitung: Man rollt davon eine erbsengroße Kugel und nimmt sie wie eine Tablette ein.

- Tee: 1–2 TL getrocknete Blätter und Stängel in 250 ml Wasser, bis zu dreimal täglich
- Lattichharz („Salatopium"): 1,5 g, so oft wie nötig
- Tinktur (1:5, 45–65 % Ethylalkohol): 0,5–1 ml in Wasser eingenommen.

Wilder Lattich wird mehrmals täglich nach Bedarf eingenommen. Höhere Dosen können Schläfrigkeit verursachen.

Überdosierung. Nur eine Fallstudie berichtet über eine akute Vergiftung. Bei drei Personen wurde ein einfacher Wasserextrakt intravenös injiziert. Eine Person hatte sich zusätzlich einen alkoholischen Baldrianwurzelextrakt injiziert. Die Nebenwirkungen waren Fieber, Schüttelfrost, Bauch-, Flanken- und Rückenschmerzen, Nackensteifigkeit, Kopfschmerzen, eine erhöhte Anzahl weißer Blutkörperchen und erhöhte Leberenzyme. Alle Betroffenen erholten sich innerhalb weniger Tage.

Eine andere Studie beschrieb acht Personen im Iran, die übermäßige Mengen wilden Lattich gegessen hatten und leicht erkrankten. Pupillenerweiterung, Angst, Schwindel, Darmträgheit und Harnverhalt wurden beobachtet. Dies deutet auf anticholinerge Wirkungen bei hohen Dosen hin. Die Wirksamkeit von Lattich ist dosisabhängig.

Palmitoylethanolamid

Palmitoylethanolamid (PEA) ist eine Fettsäure, die in der Zellwand vorkommt und zu den Endocannabinoiden zählt. PEA ist eng verwandt mit AEA (Anandamid), dem ersten identifizierten Endocannabinoid. Es ist in Kapselform als Supplement zur Selbstmedikation erhältlich.

PEA bindet an Rezeptoren in den Nervenzellen und vermittelt zahlreiche biologische Wirkungen, insbesondere bei chronischen Schmerzen und Entzündungen. PEA bindet nicht direkt an Cannabinoidrezeptoren, sondern verstärkt die Aktivität von AEA. Das Mittel wird bei neuropathischen Schmerzen, Fibromyalgie, multipler Sklerose, Karpaltunnelsyndrom und neuromuskulären Entzündungsschmerzen eingesetzt. PEA erzeugt ein Gefühl von Euphorie, Energie, Stimulation und allgemeinem Wohlbefinden. Es verbessert die Konzentration, Aufmerksamkeit, zielgerichtetes Verhalten und die Leistungsbereitschaft – hilfreich bei Denkstörungen nach einer Chemotherapie (Gehirnnebel) oder Operationen.

Empfohlene Dosierung. Man bevorzugt die ultramikronisierte Zubereitung, die tendenziell besser bioverfügbar ist. Es wird empfohlen, bis zu 600 mg PEA zweimal täglich mit der Nahrung einzunehmen. PEA verursacht keine Wechselwirkungen mit anderen Medikamenten, da es im Zytoplasma und nicht in der Leber oder den Nieren verstoffwechselt wird. Es verursacht keine Nebenwirkungen und macht nicht süchtig. PEA ist auch für ältere Menschen sehr gut geeignet und kann beim Opioidentzug helfen.

Äußerlich wirksame Schmerzkräuter

Manche Heilkräuter könnten in der Schmerztherapie sehr nützlich sein, sind aber für die innere Anwendung zu giftig. Man verwendet sie am besten als Teil einer Einreibung (Alkohol-Ölextrakt-Mixtur) oder als Salbe: kräuterhaltiges Basisöl, mit Bienenwachs verfestigt, oder eine Wasser-Hydrosol-Mischung, die mit kräuterhaltigen Ölen emulgiert wird.

Alles, was auf die Haut aufgetragen wird, kann bis zu einem gewissen Grad absorbiert werden, daher sind auch bei topischer Anwendung Einschränkungen oder Vorsichtsmaßnahmen zu beachten:

- Nicht auf verletzter Haut, offenen Schnittwunden oder Geschwüren oder Schleimhäuten anwenden (Mund, Genitalien).
- Bei eingeschränkter Leberfunktion nicht anwenden, um das Risiko einer toxischen Kumulation zu vermeiden.
- Topische Schmerzkräuter nicht einnehmen!
- Nach jeder Anwendung Hände waschen!

Eisenhut

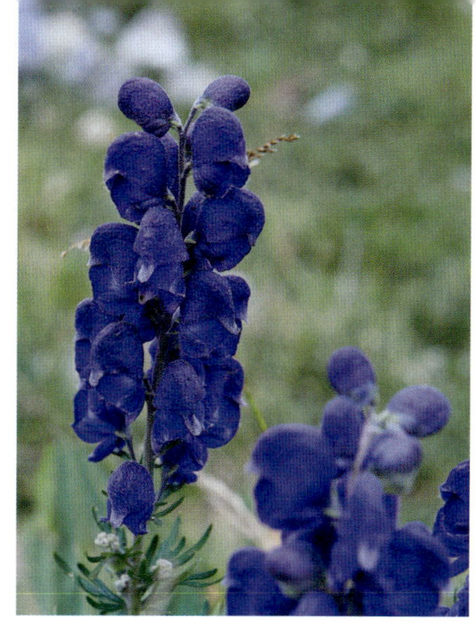

Aconitum napellus

Eisenhutwurzel enthält Alkaloide, die die Natriumkanäle von Nervenzellen und die Übertragung von Nervenimpulsen hemmen. Das Kraut wird als stark wirksames Lokalanästhetikum eingesetzt. Anfangs kommt es zur Reizung von Nervenenden mit Hitzegefühl, später zu Betäubung und Kälteempfindung. Eisenhut gilt als wirksames Lokaltherapeutikum bei Nervenschmerzen (Zahnschmerzen), Ischias-, Trigeminusneuralgie und rheumatischen Schmerzen.

Das Heilkraut darf nicht eingenommen werden! Orale Anwendung verursacht eine Lähmung des zentralen Nervensystems, mit niedriger Herzfrequenz (Bradykardie), niedrigem Blutdruck (Hypotonie), unregelmäßigem Herzschlag (Arrhythmie), Atemlähmung und Herzversagen. Schon 5 ml einer 1:10-Tinktur können tödlich wirken!

In der traditionellen chinesischen Medizin (TCM) wird *Aconitum carmichaeli* verwendet. Die Wurzeln werden gekocht und verarbeitet, um jegliche Toxizität zu eliminieren. Das Mittel wird häufig als wärmendes Kraut und schmerzstillendes, entzündungshemmendes, antirheumatisches, herzstärkendes und gefäßerweiterndes Mittel (Vasodilatation, Blutdrucksenkung) verordnet. Zubereitungen aus echtem, chinesischem Eisenhut sollten nicht mit rohem, europäischem Eisenhut verwechselt werden!

Empfohlene Dosierung. Eine Tinktur 1:10 (60–65 % Ethylalkohol) wird für Einreibungen oder Lotionen in einer Konzentration von maximal 1,3 % verwendet (*British Herbal Pharmacopoeia*). Die Tinktur kann auch im Verhältnis 1:9 mit Hamamelisdestillat verdünnt direkt auf die Haut aufgetragen werden. Hamamelis verengt die Hautporen und verzögert die Absorption. Eisenhut wird auf Stellen mit stechendem oder brennendem Schmerz aufgetragen, und bei Bedarf wiederholt.

Arnika

Die leuchtend gelben, gänseblümchenartigen Blüten von *Arnica montana* werden traditionell medizinisch genutzt. Das ätherische Öl enthält reichlich Sesquiterpenolaktone wie Helanin und Dihydrohelenalin mit entzündungshemmenden und durchblutungsfördernden (mikrovaskulär tonisierenden) Eigenschaften. Das Öl wird bei Blutergüssen empfohlen. Arnika wird häufig in topischen

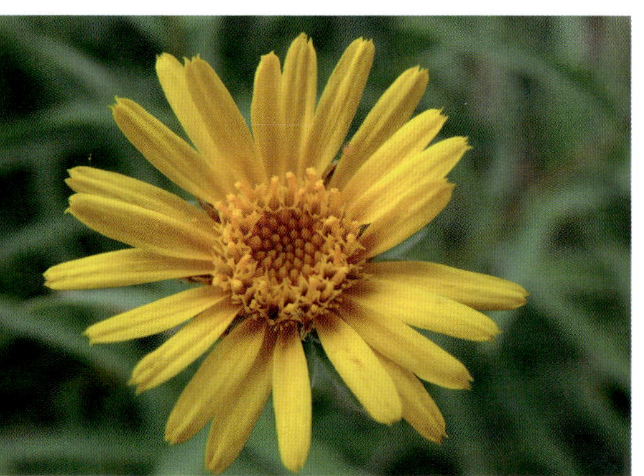

Arnica montana

Präparaten zur Behandlung von Weichteilverletzungen, Verstauchungen und Bänderzerrungen, Muskelzerrungen, Arthritis, Rückenschmerzen, Schmerzen des Bewegungsapparates sowie zur Rekonvaleszenz und Regeneration nach Verletzungen und Operationen verwendet. Eine Polysaccharidfraktion der Arnikablüten wirkt möglicherweise immunstimulierend (erhöhte Phagozytoserate von Granulozyten), was bei Entzündungsherden von Vorteil ist.

Die Samen enthalten reichlich Phenolsäuren (Chlorogensäure, Kaffeesäure, Quercetin und Kaempferol) und Flavonoide (Luteolin und Apigenin). In Laborstudien beobachtete man eine verstärkte Apoptose bei zwei Krebsarten: demanaplastischen Astrozytom und dem Glioblastoma multiforme. Das ätherische Öl der Wurzel hemmt den nukleären Transkriptionsfaktor NF-κB, der krebsfördernde Gene beeinflusst. Insgesamt ist Arnika potentiell krebshemmend wirksam. Es gibt allerdings weder Tier- noch klinische Studien. Daten zur Sicherheit und Dosierung in Bezug auf Krebs liegen nicht vor. Ölauszüge aus Samen oder Wurzeln in einer Krebssalbe gelten als unbedenklich.

Die Einnahme von Arnika in jeglicher Form – außer in homöopathischen Mitteln – ist nicht empfehlenswert! Homöopathische Arnikamedizin wird aus hoch verdünnter, potenzierter Blütentinktur hergestellt. Sie ist sehr sicher und verträglich und wird bei Schock, Verstauchung, Prellung, Zerrung, nach Schlägen oder Stürzen verabreicht. Besonders hilfreich unmittelbar nach Operationen.

Für äußerliche Anwendungen wird Arnika meist als Infus-/Mazeratöl zubereitet: Frische Blüten werden zwei Wochen in Basis-/Trägeröl (Traubenkern- oder Mandelöl) angesetzt und anschließend abgeseiht. Alternativ kann man eine Tinktur aus frischen Blüten (1:5, 65 % Ethylalkohol) herstellen. Die Tinktur wird zu Salben oder Einreibungen verarbeitet. Topische Arnika ist von der deutschen Arzneimittelbehörde (Kommission E) zur Behandlung von Hautentzündungen zugelassen. Sie ist häufig in Mitteln gegen seborrhoische Dermatitis und Schuppenflechte, Insektenstiche, Furunkel, Akne und Hämorrhoiden enthalten.

Empfohlene Dosierung. 1 EL (15 ml) Tinktur (1:5, 45–65 % Ethylalkohol) mit 0,5 l Wasser vermischen, ein Tuch damit tränken und als Kompresse auflegen. Für einen Tee 25 g getrocknete Arnikablüten mit 1 l kochendem Wasser übergießen, bedeckt abkühlen lassen und in einer Schüssel als Umschlag auf betroffene Stellen auftragen. Creme- oder Salbenzubereitungen sollten nicht mehr als 15 % Arnikaöl oder 20–25 % Arnikatinktur enthalten.

Hinweise. Arnika keinesfalls oral anwenden – außer in homöopathischer Verdünnung! Arnika kann laut Berichten Kontaktdermatitis verursachen. Bei topischer Anwendung in höherer Konzentration oder über einen längeren Zeitraum kann es zu Hautreizungen kommen. Arnika sollte nicht auf offene Wunden oder verletzte Haut aufgetragen werden. Arnica montana gilt in Europa und Russland als bedrohte Art. Viele Hersteller verwenden deshalb die nordamerikanische Spezies *Arnica cordifolia*.

Chili

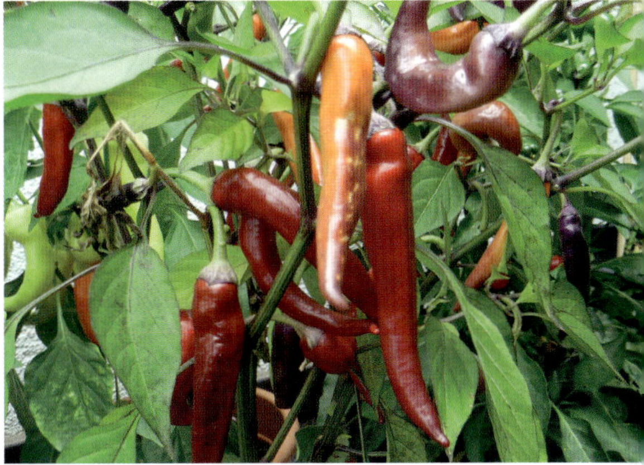

Capsicum minimum, spp.

Früchte und Samen von Cayennepfeffer enthalten Capsaicin. Ein Inhaltsstoff, der an Vanillinoidrezeptoren in der Haut bindet und die Freisetzung von Substanz – P aus peripheren Nervenfasern aktiviert. Dies verursacht zunächst Hitzegefühl, Juckreiz, Kribbeln und Hautrötung. Substanz P wird rasch verbraucht und es kommt dann zu einer betäubenden oder schmerzstillenden Wirkung.

Capsaicin-Salben/-Cremes sind überall erhältlich. Sie sind bei Nervenschmerzen (Ischias-, Trigeminusneuralgie), bei eingeklemmtem Nerv oder Bandscheibenvorfall, Spasmen und krampfartigen Muskelschmerzen, bei diabetischer Neuropathie, Juckreiz (Herpes), Migräne, Clusterkopfschmerz, postoperativen und Amputationsschmerzen mäßig stark wirksam.

Empfohlene Dosierung. Cremes und Lotionen enthalten meist 0,025–0,075 % Capsaicin. Um eine ausreichende Wirkung zu erzielen, sind mehrere Anwendungen täglich nötig. Chiliprodukte sollten nicht mit den Augen oder Schleimhäuten in Berührung gebracht werden. Nach der Anwendung Hände gründlich waschen!

Informationen für Therapeuten : Schmerzkräuter

Kräuter für moderate bis starke Schmerzen

Manche Kräuter sind toxisch, nur für qualifizierte Therapeuten von professionellen Anbietern erhältlich und nicht für die Selbstbehandlung geeignet. Sammeln oder kaufen Sie solche Pflanzen nicht! Versuchen Sie nicht, damit Ihre eigene Medizin herzustellen. Ohne sichere Dosiskalibrierung wissen Sie nicht, wie hoch die Potenz des Produkts ausfallen wird.

Therapeutische Dosierungen müssen aus validiertem Pflanzenmaterial im kontrollierten Verfahren hergestellt werden, das eine bekannte Potenz des Endprodukts ergibt. In der Apotheke werden solche Mittel im „Giftschrank" gelagert und mit Totenkopfsymbol versehen. Entnahmen müssen dokumentiert werden. Die Dosisbestimmung sollte in einer 5-ml-Glassäule erfolgen, da die meisten 100-ml-Dosiersäulen eine Toleranz von ±2 % haben – zu hoch für toxische Kräuter.

Sowohl die maximale Einzeldosis als auch die Tagesdosis müssen mit Rotstift gekennzeichnet sein. Ich bringe Aufkleber auf der Flasche an: einen mit Totenkopf, auf dem „Gift" steht, und einen mit dem Hinweis, dass man nicht Auto fahren oder Maschinen bedienen sollte. Außerdem erkläre ich den Patienten, womit sie behandelt werden und wie sie sicher damit umgehen können.

Toxische Schmerzkräuter

Die richtige Dosierung zwischen therapeutischer und toxischer Wirkung zu finden, ist keine exakte Wissenschaft. Zu den dosisrelevanten Faktoren zählen individuelle metabolische Besonderheiten wie Einzelnukleotid-Polymorphismen/SNPs in der Leber, die die Entgiftungskapazität beeinflussen, Alter, Body-Mass-Index, Ernährung, Komorbiditäten, Einnahme anderer Medikamente (Polypharmazie), Compliance und der Lebensstil.

Weitere Aspekte sind die Qualität der Schmerztherapie mit pflanzlichen Mitteln und die Wirkpotenz. Durch eine langsame Aufdosierung, schrittweise und sorgfältig kalibriert, kann in jedem Fall eine verträgliche Dosierung gefunden werden.

Optionale toxische Analgetika sind in der klinischen Praxis nur dann sinn-

Wirkungen toxischer Schmerzkräuter

Belladonna : krampflösend und austrocknend für den Darm

Bilsenkraut : krampflösend und austrocknend in der Blase und in den Harnwegen.

Carolina-Jasmin : stark beruhigend (niedrig dosiert), narkotisch (hochdosiert).

Stechapfel : krampflösend und austrocknend (Lunge und Atemwege).

voll, wenn unter medikamentösen Analgetika erhebliche Probleme oder Beschwerden auftreten. Beispielsweise sind Hydromorphon und Morphin starke Schmerzmittel, die aber verstopfend wirken. Eine Nebenwirkung, die langfristig noch mehr Schmerz verursachen kann. Mit Hilfe von Schmerzkräutern kann die Dosis von Medikamenten reduziert und die Lebensqualität verbessert werden..

Carolina-Jasmin

Die kletternde, rankende Pflanze mit den süß duftenden gelben Blüten ist kein Jasmin, sondern ein Enziangewächs (*Gelsemium*). Einwanderer im Süden der USA hatten die Pflanze so benannt und nutzten sie als fiebersenkendes Mittel. Die Wurzeln enthalten verschiedene Alkaloide. Gelsemium-Extrakt wirkt niedrig dosiert stark sedierend und hochdosiert als narkotisches Schmerzmittel.

Die Alkaloide beeinflussen zunächst das periphere Nervensystem, wirken generalisiert muskelrelaxierend, lösen Erschlaffen oder Schweregefühl der Augenlider und Kiefer aus, ein Gefühl der Leichtigkeit, Entspannung und Schmerzlinderung. Bei nur geringfügig höherer Dosis ist auch das zentrale Nervensystem betroffen: Gleichgewichtsstörungen, Doppeltsehen, Pupillenerweiterung, herabhängende oder schwere Augenlider und motorische Störungen. Die Pulsfrequenz kann auf 30 bis 40 Schläge pro Minute absinken. Die Körpertemperatur fällt. Durch Hemmung des Atemzentrums im Hirnstamm wird die Atmung anfangs beschleunigt, später verlangsamt und flach. Noch höhere Dosen verursachen Querschnittslähmung, den kompletten Verlust der Muskelkraft, reduziertes Schmerzempfinden, Koma und Tod durch Herz- und Atemstillstand.

Naturärzte empfahlen das Kraut traditionell bei Fieberschüben, bei starken Muskel- und Kopfschmerzen wie als Beruhigungs- und Schmerzmittel. Zu den spezifischen Indikationen gehörten Zustände mit „glänzenden Augen", verengten Pupillen, gerötetem Gesicht, mit „großer Hitze" und Unruhe, Reizbarkeit, Schlaflosigkeit, Erregung, Hysterie, Kopf- und Nervenschmerzen, mit Kältegefühl bei Bewegung und Krämpfen.

Empfohlene Dosierung. Die Tinktur wird aus der frischen Wurzel 1:10 (65 % Ethylalkohol) hergestellt. Man gibt 5 bis 15 Tropfen in 1/2 Glas Wasser und nimmt alle 10–15 min 1/2 TL ein, bis man die Wirkung spürt. Die Tageshöchstdosis beträgt 25 mg der ge-

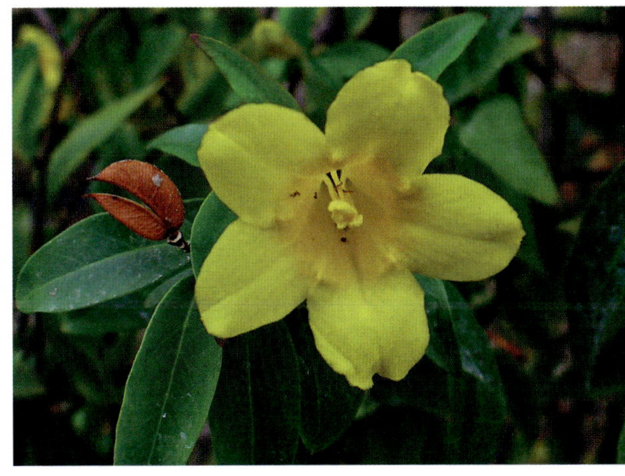

Gelsemium sempervirens.

trockneten Wurzel oder des Rhizoms oder 0,25 ml (etwa 6 Tropfen) einer 1:10-Tinktur dreimal täglich. Die wöchentliche Höchstdosis beträgt 5 ml einer 1:10-Tinktur.

Belladonna, Stechapfel, Bilsenkraut

Diese Pflanzen gehören alle zur Familie der Nachtschattengewächse (*Solanaceae*). Sie enthalten Pyrrolidin- und Tropanalkaloide, insbesondere Atropin (L- und D-Hyoscyamin) und Hyoscin

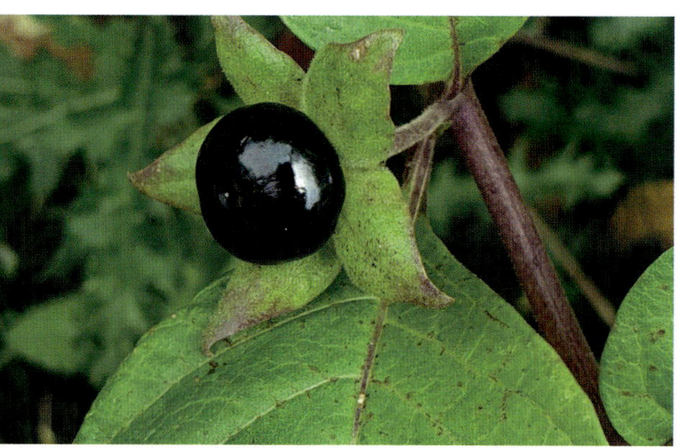

Atropa belladonna

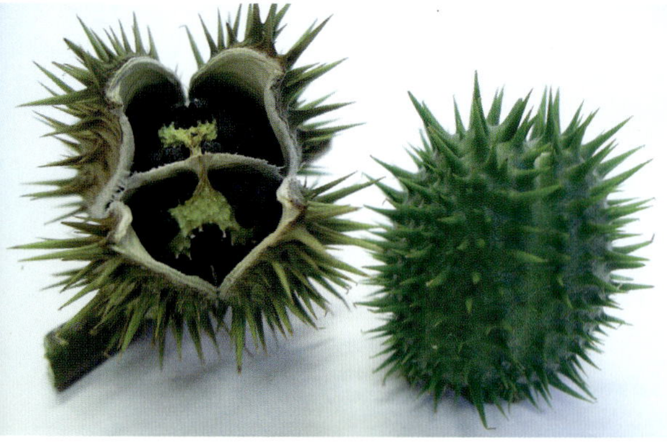

Datura stramonium

(Scopolamin), aber auch Apoatropin und Belladonnin. Die Alkaloide hemmen Rezeptoren des parasympathischen Nervensystems und vermitteln daher sympathomimetische Wirkungen: wärmend, austrocknend, entspannend (Spasmen der glatten Muskulatur), allgemein stimulierend.

Von den drei Kräutern hat die Tollkirsche die stärkste Wirkung, gefolgt von Stechapfel und Bilsenkraut. Die Kräuter werden am häufigsten wegen ihrer entspannenden und krampflösenden Wirkung auf die glatte Muskulatur eingesetzt.

Tollkirsche. Die Tollkirsche (*Atropa belladonna*) hat eine gewisse Spezifität für den Darm und ist besonders bei Krämpfen der Speiseröhre, kolikartigen Darmkrämpfen, lockerem und häufigem Stuhlgang, bei starkem Stuhldrang und Gallenkoliken indiziert.

Stechapfel. Der Stechapfel (*Datura stramonium)* ist besonders hilfreich, um Bronchokonstriktion bei Asthma oder Reizhusten bei Lungenkrebs zu lindern. Er ist auch bei Parkinson-Tremor spezifisch wirksam. Stechapfel beeinflusst das Cholin/Dopamin-Gleichgewicht im Gehirn.

Bilsenkraut. Krampflösende Wirkungen sind im Harnwegssystem stärker ausgeprägt. Ein hilfreiches Mittel bei Nierensteinen, schmerzhaften Krämpfen bei Blasenkrebs oder Blasenkrämpfen bei interstitieller Zystitis. Bilsenkraut (*Hyoscyamus niger*) kann auch zur Vorbeugung von Reisekrankheit und zur Behandlung der Ménière-Krankheit gegeben werden (gegen Schwindel und Übelkeit).

Niedrige therapeutische Dosierung. Sympathomimetische Wirkungen dominieren: Pupillenerweiterung (Mydriasis), reduzierte Körpersekrete (Schweiß, Speichel, Tränen, Verdauungssäfte), Hemmung des Vagusnervs (Tachykardie, erhöhte Herzleistung, Bluthochdruck), allgemein reduzierter glatter Muskeltonus (Vaso-, Bronchodilatation, Darmträgheit). Die entspannende Wirkung auf die Atemwege erleichtert den Gasaustausch, beschleunigt das Herz, erhöht die Herzleistung und wärmt den Körper, trocknet Sekrete und Körpersäfte, lindert Spasmen oder Krämpfe.

Hohe therapeutische Dosierung. Zentralnervöse Wirkungen dominieren (Gehirn und Rückenmark). Nach anfänglicher Stimulation treten Verwirrtheit und Halluzinationen auf. War die Dosis hoch genug, steigen Atemfrequenz und Temperatur an. Es kann zur zentralen narkotischen Lähmung kommen (mit Rückbildung aller Symptome), gefolgt von Koma und Tod.

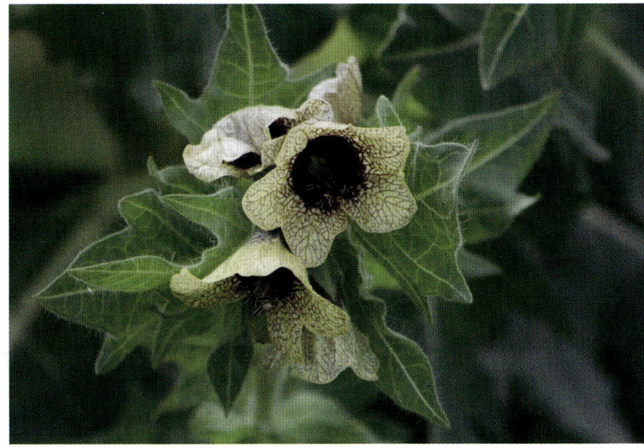

Hyoscyamus niger

Überdosierung. Zu den ersten Anzeichen einer Überdosierung von Tollkirsche, Stechapfel oder Bilsenkraut zählt Mundtrockenheit. Auch die Augen können wund und trocken werden. Die individuelle Verträglichkeit toxischer Kräuter ist sehr unterschiedlich. Es ist höchste Vorsicht geboten! Kleine Dosen verwenden. Steigern Sie die Dosis langsam, um mit der niedrigsten Dosis die beste Wirkung zu erzielen.

Dosierung toxischer Schmerzkräuter

Zulässige wöchentliche Maximaldosen gemäß der britischen Liste illegaler Kräuter (*Schedule 20 list*):

Belladonnablätter : 1:10 Tinktur, 10 ml

Belladonnawurzel : 1:10 Tinktur, 6 ml

Bilsenkraut : 1:10 Tinktur, 20 ml

Stechapfel : 1:10 Tinktur, 10 ml

Hinweis. Sekretionshemmung (z. B. Magensaft) kann bei der Behandlung von Magengeschwüren oder Übersäuerung sinnvoll sein. Bei erkältungsartigen Symptomen mit Überproduktion von Schleim wirken die Alkaloide austrocknend auf Schleimhäuten. Die empfindlichen Schleimhäute sollten aber nicht exzessiv ausgetrocknet und gereizt werden. In solchen Fällen kann man auch beruhigende Kräuter verwenden, um die Schleimproduktion zu unterstützen.

CHEMOTHERAPIE UND BESTRAHLUNG MEISTERN

In meiner klinischen Praxis habe ich Patienten gesehen, die die Chemotherapie ohne große Probleme überstanden, und andere, die völlig am Boden zerstört waren. Ich empfehle, sich mit einem Rehabilitationsplan vorzubereiten: Clean-and-Green Detox-Diät, Immunfitness, Leberunterstützung, Verdauungshilfen, stressmindernde Adaptogene, Fasten vor der Chemotherapie sowie Kräuter- und Ernährungsstrategien zur Bewältigung von Nebenwirkungen und Symptomen.

Mit einem solchen Plan können Krebspatienten die Chemotherapie und Bestrahlung besser verkraften und die Behandlung erfolgreich abschließen.

Konventionelle Krebstherapien verstehen

Bei der Suche nach den besten Optionen in der Krebstherapie ist eine Leitlinie als Orientierungshilfe für lebenswichtige Entscheidungen von großer Bedeutung. Die Patienten sollen wissen, was auf sie zukommt und welchen Entscheidungsspielraum sie haben. Das ist ermutigend und hilfreich. Der therapeutische Weg beginnt mit der Diagnose (meist nach einer Biopsie). Es folgen Behandlungen, die je nach Art, Stadium und Schweregrad der Krebserkrankung sowie ihrem Gesundheitszustand mehr oder weniger aggressiv und belastend sind.

Lokale Therapie. Die konservative, lokal begrenzte Behandlung zielt auf den Tumor selbst und benachbartes Gewebe ab und wird nur angeboten, wenn es keine Anzeichen für eine Fernausbreitung gibt (Metastasierung). Sie ist in der Regel gut verträglich, mit akzeptabler Erfolgschance. Beispiele für örtliche Therapie: chirurgische Behandlung, Kryotherapie (Anwendung extremer Kälte) und manchmal gezielte Strahlentherapie.

Systemische Therapie. Sie wirkt sich auf Zellen im ganzen Körper aus und wird angeboten, wenn sich der Krebs bereits ausgebreitet hat oder eine Ausbreitung vom Primärtumor auf Metastasen unmittelbar bevorsteht. Systemische Therapien bergen ein höheres Risiko von Nebenwirkungen. Die Gesamtergebnisse sind je nach Krebsart und Bevölkerungsgruppe sehr unterschiedlich. Beispiele für eine systemische Therapie sind: Chemotherapie, Hormontherapie, Immuntherapie und zielgerichtete Therapie.

Neoadjuvante Therapie. Sie umfasst Maßnahmen, die einen Tumor vor der chirurgischen Entfernung verkleinern sollen. Beispiele für neoadjuvante Therapie: Chemotherapie, Strahlentherapie, Hormontherapie.

Chirurgische Therapie. Sie steht nach wie vor an vorderster Front im Kampf gegen den Krebs, wenn er lokal begrenzt ist und nicht metastasiert hat. Via minimal-invasiven Techniken (Laparoskopie) können gelegentlich Bauchoperationen durchgeführt werden, mit insgesamt guten Ergebnissen. Die Entfernung von Wächterlymphknoten hat die früher übliche, umfangreiche Lymphknotendissektion ersetzt. Lymphödeme (Ansammlung von Lymphflüssigkeit) kommen bei den Patienten heute seltener vor.

Adjuvante Therapie. Zusätzliche Behandlungen, die nach der Operation durchgeführt werden, um sicherzustellen, dass alle bösartigen Zellen eliminiert wurden. Beispiele für adjuvante Therapien: Chemotherapie, Biologika (Immuntherapien) für systemische Wirkungen oder Bestrahlung als lokale Therapie.

Supportive Therapie. Sie kann schwere Nebenwirkungen von Chemo- und Strahlentherapie lindern oder unterdrücken. Beispiele für supportive Therapie: Verordnung von Abführmitteln bei Verstopfung durch Opioide oder Cremes zur Linderung von Strahlenschäden an der Haut.

Palliative Therapie. Sie kann helfen, Symptome zu lindern und die Lebensqualität zu verbessern, ohne die Krebserkrankung selbst zu bekämpfen. Die palliative Behandlung zielt darauf ab, Schmerzen zu lindern, den Appetit zu steigern und erholsamen Schlaf zu fördern.

Systemische medikamentöse Therapie

Zytotoxische Wirkstoffe. Bei der heute etablierten Chemotherapie werden Zellgifte (zytotoxische Wirkstoffe) eingesetzt, die in erster Linie darauf abzielen, essentielle Funktionen der DNA zu blockieren. Die Behandlung ist wenig spezifisch und birgt hohe Langzeitrisiken. Therapieerfolge können teilweise durch Gewebetests und Empfindlichkeits-/Resistenztests besser abgeschätzt werden.

Zielgerichtete Wirkstoffe. Hierbei handelt es sich um Biopharmazeutika (Biologika), Immuntherapeutika oder monoklonale Antikörper, die auf spezifische Rezeptoren oder andere tumorrelevante Moleküle auf/in der Zelle gerichtet sind und Immunreaktionen auslösen. Solche Wirkstoffe bergen ein hohes Risiko akuter Nebenwirkungen. Sie sind nur dann wirksam, wenn das richtige Medikament für eine bestimmte Mutation verabreicht wird. Wichtigste Voraussetzung ist die sorgfältige Testung von Tumorgewebe.

Endokrine/hormonelle Wirkstoffe. Die Behandlung zielt auf den Östrogen-, Androgen- und Insulinstoffwechsel ab. Dies kann mit erheblichen Risiken verbunden sein. Beispielsweise kann Tamoxifen (bei Brustkrebs) Endometriumkarzinome und Blutgerinnsel verursachen. Zudem wirken solche Mittel nicht immer spezifisch: Aromatasehemmer (bei Brustkrebs) können auch Cytochrom-Detox-Funktionen in der Leber abregulieren oder blockieren.

Option Chemotherapie

Die Chemotherapie ist die wichtigste Option bei fast allen Krebsarten. Nur wenige Tumoren, wie z. B. abnormes Gebärmutterhalsgewebe oder Plattenepithelkarzinome der Haut, können bei frühzeitiger Erkennung allein durch eine Operation erfolgreich behandelt werden.Die Strahlentherapie wird hier vor allem palliativ oder ergänzend zum Schutz vor Tumorrezidiven eingesetzt.

Alle Patienten, die sich einer Chemotherapie unterziehen, sollten sich im Vorfeld Gedanken darüber machen, wie sie für sich das beste Ergebnis erzielen und mit den Nebenwirkungen umgehen. Der Zeitpunkt, die Häufigkeit der Anwendung und die Dosierung der Medikamente können den entscheidenden Unterschied in Bezug auf die Verträglichkeit und Wirksamkeit der Therapie ausmachen. Es lohnt sich definitiv, mit dem Onkologen über metronomische (tägliche niedrig dosierte Gabe) und chronotherapeutische Optionen (Gabe nach der inneren Uhr) zu sprechen. Fasten vor der Chemotherapie, Antioxidantien kombiniert mit Chemotherapie, Heilkräuter/Pilze zur Unterstützung der Leber u. a. sind äußerst hilfreich. Patienten sollten über solche Selbsthilfemöglichkeiten informiert sein und sie mit ihren Ärzten besprechen, bevor sie Entscheidungen treffen.

Die Nebenwirkungen der Begleitmedikation (Opioide, Steroide, Antibiotika), die routinemäßig bei einer Chemotherapie verordnet wird, können erheblich und sehr belastend sein – z. B. Opioidtoleranz, Immunsuppression, Verstopfung, Durchfall und Dysbiose (Mikrobiomstörungen im Darm). Jedes Kräuter- oder Ernährungsprogramm, das Sie umsetzen, kann dazu beitragen, den Bedarf an Medikamenten und das Nebenwirkungsrisiko zu verringern. Zudem profitieren Sie von tumorhemmenden Heilkräutern/Pilzen.

Kompliziert wird es dann, wenn zytotoxische Medikamente kombiniert werden, um die Wirkung zu verstärken. Dies wird heute von Onkologen routinemäßig verordnet, obwohl es kaum Belege oder Studiendaten gibt, die die Erfolgschancen einer bestimmten Kombination bestätigen. Vielleicht hat eine Studie gezeigt, dass Kombination A im Vergleich zu Kombination B bei Mäusen oder menschlichen Zelllinien oder sogar in einer klinischen Studie das Überleben um 1 oder 2 Monate verlängert. Dies beweist jedoch nicht, dass Kombination A tatsächlich die beste Option für Sie ist. Bei dieser Fragestellung kann eine Empfindlichkeits-/Resistenztestung von Tumorgewebe die Entscheidung erleichtern, wenn der Nachweis erbracht wird, dass ein bestimmter Medikamentencocktail bei Ihren Krebszellen ganz besonders wirksam ist (siehe S. 419).

Es gibt vielversprechende neuartige Chemotherapieverfahren, aber nur wenige sind hinreichend erforscht oder klinisch etabliert. Die medikamentöse Krebstherapie wird in Zukunft weiter verfeinert und verbessert werden. Krebspatienten von heute werden aber in der Regel mit konventioneller Chemotherapie behandelt, ohne spezifische Zielsetzung. Das heißt, sie bekommen die maximal verträgliche Dosis intravenös verabreicht und müssen mit allen Begleiterscheinungen der modernen Chemotherapie zurechtkommen.

Das Wichtigste, was ich allen Chemotherapiepatienten empfehle, ist eine Art Traumatherapie. Lassen Sie sich in Sachen Achtsamkeit und Akzeptanz helfen! Entwickeln Sie eine solide tägliche Gesundheitsroutine, bevor die Behandlung beginnt.

Krebspatientin (mehr als 9 Jahre überlebend)

Nebenwirkungen der Chemotherapie

Vor einer Chemotherapie sollte man über mögliche Nebenwirkungen informiert sein. Niemand übersteht eine Chemotherapie ohne Beeinträchtigung des täglichen Lebens oder des Wohlbefindens. Die toxische Natur der Chemotherapie ist ein dosisbegrenzender Faktor dafür, wie viel Chemotherapie ein Patient tatsächlich verträgt. Die Patienten werden sogar darauf hingewiesen, dass ihre Körperausscheidungen gefährliches Material sind, und dass sie Bettwäsche, Hand- und Hygienetücher verbrennen sollten. Oftmals werden die letzten Behandlungen einer Serie verschoben, damit sich der Patient erholen und sein Immunsystem regenerieren kann.

Akute Toxizität. Müdigkeit und Unwohlsein, Übelkeit und Erbrechen, orale Mukositis (Entzündung im Mund), Haarausfall und Myelosuppression (Unterdrückung der Knochenmarkfunktion) sind die häufigsten Symptome, die auf die Zelltoxizität gängiger Chemotherapeutika hinweisen. Einige Symptome können stärker ausgeprägt sein als andere und treten in der Regel innerhalb von 1 bis 2 Tagen nach Erhalt der Medikamente auf. Sie können auch kumulativ auftreten, wobei sich die Reaktionen auf die Behandlung mit jedem Behandlungszyklus verschlimmern. Bestimmte Medikamente können spezifische Nebenwirkungen hervorrufen, wie Lebervergiftung durch Methotrexat (Hepatotoxizität), chronische Blasenentzündung durch Cyclophosphamid oder Nieren- und Nervenvergiftung durch Platinpräparate (Nieren- und Neurotoxizität).

Chronische Toxizität. Die toxischen Wirkungen von Platinpräparaten, Taxanen und Vinca-Alkaloiden können noch lange nach Beendigung der medikamentösen Therapie anhalten: Nervenschmerzen bis zu 2 Jahre; Herzschäden durch Anthrazykline bis zu 5 Jahre oder länger; Lungenschäden und Leukämie durch Cyclophosphamid 8 oder sogar 10 Jahre; funktionelle Sterilität durch viele dieser Medikamente. In der Krebstherapie ist der wahllose Einsatz toxischer Medikamente Teil des Problems. Dies ist bedauerlich, da wir wissen, dass die Chemotherapie, einschließlich klassische/konventionelle Medikamente, sehr wirksam sein kann. Vorausgesetzt, sie wird mit Sorgfalt angewendet und berücksichtigt den einzelnen Patienten und seine Empfänglichkeit für bestimmte Medikamente, die durch Resistenz- und Empfindlichkeitstests ermittelt wird.

In einer Studie zur Patientenzufriedenheit mit medikamentösen Therapien wurde die Wirksamkeit der meisten Medikamente von den Patienten mit ca. 50–75% bewertet. Am schlechtesten schnitten konventionelle Chemotherapien ab (25 %). Die besten Noten bekamen COX-2-Hemmer bei Arthritis (80 %). Das bedeutet, dass nur ein Viertel der Patienten mit ihrer Chemotherapie zufrieden war. Schockierende drei Viertel der Patienten konnten die Behandlung wegen Nebenwirkungen nicht zu Ende führen, hatten erhebliche Langzeitfolgen oder erlitten Rückfälle, was auf Therapieversagen hinweist. Diese Patienten sind für einen gesundheitlichen Kollaps infolge der Behandlung besonders gefährdet.

Besser verträgliche Chemotherapie

Die meisten gängigen Chemotherapeutika sind naturgemäß bei Zellen wirksamer, die sich aktiv vermehren. Ältere Medikamente (vor 2000 entdeckt/entwickelt) zielen auf Zellen ab, deren DNA-Stränge gerade abgelesen oder kopiert werden. Im athologischen Befund findet man dann eine erhöhte DNA-Synthese (S-Phase) und eine erhöhte Zellteilungsrate (Ki67-Wert, Mitoseindex). Deshalb wirken solche Medikamente auch ungünstig auf Haut-, Haar- und Darmzellen, die sich ebenfalls schnell vermehren.

Zu den Medikamenten, die spezifisch auf die Entfaltung und Vervielfältigung von DNA abzielen, gehören Platinpräparate (Cisplatin, Oxaliplatin, Carboplatin), Alkylierungsmittel (Melphalan, Bendamustin, Doxorubicin, Epirubicin, Idarubicin), Cyclophosphamid, Chlorambucil, Etoposid, 5-Fluorouracil, Gemcitabin, Methotrexat und Temozolomid. Die Bestimmung des Ki67-Wertes und des prozentualen Anteils der Zellen in der aktiven Synthesephase erlaubt die Abschätzung des wahrscheinlichen Nutzens mancher Chemotherapeutika. Je höher diese Werte sind, desto größer ist die Wahrscheinlichkeit, dass die Chemotherapie anschlägt.

Tumoren vor der Chemo „aushungern“. Gesunde Körperzellen sind von Natur aus so programmiert, dass sie sich an das seit Urzeiten vertraute Phänomen „Fressen oder verhungern“ anpassen. Gesunde Zellen können ihre Stoffwechselaktivität in Ermagelung von frei verfügbarem Zucker verlangsamen oder körpereigenes Fett und Eiweiß nutzen, um Energie zu gewinnen (Citratzyklus). Krebszellen benötigen hingegen massenhaft Glucose zur Energiegewinnung. Sie können Fett und Eiweiß nicht so leicht mobilisieren. Zuckermangel hemmt das Krebswachstum. Leider kann man Krebszellen nicht buchstäblich aushungern, da die Leber Glykogen freisetzt, um den Blutzuckerspiegel so lange wie möglich aufrechtzuerhalten. Wie andere Zellen auch, können Krebszellen Energie aus alternativen Quellen beziehen, wenn die Glucosezufuhr ausbleibt.

Fasten mit anschließender Zuckeraufnahme kann jedoch die Wirksamkeit von Chemotherapeutika verbessern. Wenn Sie vor der Chemotherapie 24 bis 48 Stunden fasten und nur Wasser oder zuckerfreie Elektrolytgetränke trinken, verlangsamen gesunde Zellen ihren Stoffwechsel und senken den Energiebedarf, während Krebszellen bei Zuckermangel in Stoffwechselstress geraten. Nehmen Sie etwa 30 Minuten vor Beginn der Chemotherapie eine kleine Dosis leicht verdaulichen Zucker ein: Essen Sie eine reife Banane oder trinken Sie 150 ml frischen Orangensaft. Die kleine Zuckerdosis wird von den Krebszellen leicht aufgenommen und verbessert auch die Aufnahme des Chemotherapeutikums. Das Medikament erreicht dann besser die Zielzellen und wirkt in anderen Geweben weniger schädlich. In vielen Kliniken bekommen die Patienten vor der Chemotherapie eine Infusion mit Traubenzucker. Fragen Sie Ihren Onkologen, ob das bei Ihnen auch so gemacht wird.

Die Forschung untersuchte ein Verfahren, das als Insulinpotenzierungstherapie bezeichnet wird. Hierbei wird eine Zuckerdosis zusammen mit einer Insulindosis verabreicht. Das ermöglicht eine noch schnellere Zuckermobilisierung und eine geringere Dosierung der Chemotherapie, bei gleichbleibender Wirksamkeit.

Patienten, die in einer klinischen Studie vor der Chemotherapie Fastentage einlegten, berichteten über weniger Müdigkeit, Schwäche und gastrointestinale Nebenwirkungen. Fasten beeinflusste nicht die Wirksamkeit der Chemotherapie (Messparameter: Tumorvolumen oder Tumormarker). Die Forscher schlugen vor, Fasten mit Chemotherapie kombiniert durchzuführen, da Nebenwirkungen dann schwächer ausfallen. Obwohl mehr Studiendaten nötig wären, sollten sich Patienten nicht davon abhalten lassen, solche positiven Effekte für sich zu nutzen. Aus meiner Praxis kann ich bestätigen, dass Fasten vor einer Chemotherapie in der Regel Nebenwirkungen abschwächt und zur Therapietreue beiträgt.

Wem Fasten zu beschwerlich erscheint, kann die folgenden Ernährungstipps ausprobieren:

- Gedünstetes grünes Gemüse mit Zitronensaft
- Grüne Säfte oder rohes, grünes Gemüse.
- Brühe (abgeseiht, um Fleisch und Gemüse zu entfernen)

Vitamin C intravenös. Die hochdosierte Gabe von Vitamin C ist bei Naturheilkundlern, Heilpraktikern und ganzheitlich orientierten Ärzten sehr beliebt. Die Flutung des Körpers mit Vitamin C und Bioflavonoiden 2 bis 4 Stunden vor der Chemotherapie ist ein ausgezeichnetes Mittel, um gesunde Zellen maximal vor Stressschäden zu schützen. In meiner klinischen Praxis überweise ich Patienten für Vitamin-C-Injektionen/Infusionen an andere Therapeuten, da ich solcher Injektionen nicht durchführen darf.

Ist Vitamin C intravenös nicht verfügbar, wird es oral als Supplement eingenommen: 1 bis 5 Gramm pro Tag. Es können durchaus höhere Dosen verwendet werden, wenn sie für den Patienten verträglich sind. Die Maximaldosis hängt davon ab, wann abführende Wirkungen auftreten (siehe S. 146).

Geschichte der modernen Chemotherapie

Die moderne Chemotherapie befindet sich heute im Wandel. In der ersten Hälfte des 20. Jahrhunderts beruhte die Krebstherapie auf verbesserten diagnostischen und chirurgischen Verfahren. Die damalige Strahlentherapie war so spektakulär unwirksam und gefährlich, dass man sich heute wundert, dass sie überhaupt eingesetzt wurde. Gegen Ende des Jahrhunderts machten die medizinisch-wissenschaftliche und klinische Pharmakologie rasche Fortschritte. Die Chemotherapie wurde zum Schwerpunkt der Krebsforschung.

Chemotherapie im 20. Jahrhundert

In den 1940er Jahren befasste sich die Forschung mit Senfgasderivaten, die im Ersten Weltkrieg als Waffe eingesetzt worden waren. Man wusste, dass sie die Knochenmarkfunktion hemmen. Dies führte zur Entdeckung der ersten echten Chemotherapeutika: Alkylanzien, die die DNA so stark schädigen, dass sich die Zelle nicht replizieren kann. Sie sind in allen Stadien des Zellzyklus wirksam, nicht nur in der aktiven Replikationsphase wie andere Chemotherapeutika. Diese Wirkung macht sie zwar zu potenten Medikamenten in der Krebstherapie, verursacht aber auch tiefgreifende Zellschäden im ganzen Körper. Alkylanzien werden häufig in der Chemotherapie verwendet, unter anderem bei Lungen-, Brust- und Eierstockkrebs sowie bei Leukämie, Lymphomen, multiplem Myelom und Sarkomen. Das größte Risiko besteht darin, dass bis zu zehn Jahre später Leukämie auftreten kann.

Nach der Entdeckung der Anthrazykline kamen Folsäureantagonisten auf: Methotrexat, Aminopterin, Pyrimethamin, Trimethoprim, Triamteren. Sie hemmen die Zellvermehrung, sind aber lebertoxisch. In den 1950/60er Jahren entdeckte die Forschung weitere Krebsmedikamente: pflanzliche Verbindungen wie Taxol, Podophyllotoxin, Camptothecin und Vinca-Alkaloide, sowie Medikamente auf Platinbasis.

Mitte der 1960er Jahre verabreichte man erstmals Kombinationen solcher Medikamente. Die unterschiedlichen Wirkmechanismen eröffneten die Chance, Resistenzbildung bei Krebs vorzubeugen. Die Kombination von Methotrexat (Folsäureantagonist), Vincristin (Immergrün-Alkaloid), 6-Mercaptopurin (Antimetabolit, DNA-Syntheseblocker) und Prednison (Kortikosteroid) gelang es, anhaltende Remissionen bei Kindern mit akuter lymphoblastischer Leukämie (ALL) zu erzielen.

Der neue Chemococktail gab vormals todgeweihten Kindern mit ALL Hoffnung auf Überleben – allerdings mit erheblichen Nebenwirkungen. Die Medikamente können das Wachstum, die Ausreifung von Organen, Pubertät und Geschlechtsreife verzögern oder beeinträchtigen. Die gewonnenen Lebensjahre wurden gefeiert, die Nebenwirkungen ignoriert. Ein Kompromiss, den Krebspatienten seit Jahrzehnten akzeptierten – Überleben vs. Risiken: katastrophale Toxizität und langfristige Einbußen an Gesundheit und Lebensqualität. Es ist fast unmöglich, die Erfolgschancen von Chemotherapeutika (einzeln oder kombiniert) zu bestimmen. In jedem einzelnen Fall gibt es so viele Variablen und Unwägbarkeiten, dass Spezialwissen nötig ist, um die bestmöglichen Optionen für die Krebstherapie auszuwählen. Die ganzheitliche Krebsmedizin kann dazu beitragen, die Nutzen-Risiko-Relation für jeden Betroffenen zu verbessern. Die Verteidigung des „Terrains", wo der Krebs Fuß zu fassen versucht, wird unterstützt und gestärkt. Der ganze Körper wird belastbarer und kann konventionellen Behandlungen besser standhalten.

Fortschritte im 21. Jahrhundert

Seit der Entschlüsselung des menschlichen Genoms im Jahr 2000 kann man molekulare Signalnetzwerke untersuchen, die die Vermehrung und das Überleben spezifischer Krebszellen beeinflussen. Fortschritte in der Molekularbiologie und Genomik ebneten den Weg zu zielgerichteten Therapien, die bestimmte Stoffwechselwege bei spezifischen Krebsarten blockieren. Von solchen Immuntherapien haben viele Krebspatienten profitiert.

Manche Immuntherapeutika sind inzwischen fest etabliert: Trastuzumab (Herceptin) bei Brustkrebs (HER2/neu-Rezeptor), Glivec (Imatinib) bei chronisch myeloischer Leukämie/MLL (Tyrosinkinasehemmer) und Rituxan (Rituximab) bei Lymphomen (CD20-Antigen, B-Lymphozyten). In den letzten 10 Jahren ist eine Vielzahl neuer Medikamente entwickelt worden, die alle auf spezifische Rezeptorproteine abzielen.

Krebszellen machen sich für das Immunsystem unsichtbar und entgehen der Zerstörung. Monoklonale Antikörper (mAb) binden an spezifische Antigenproteine, die auf der Oberfläche von Krebszellen überexprimiert sind, und markieren diese als „fehlerhaft". Dies führt zur Zerstörung der Zelle durch das Immunsystem. Ein Wirkprinzip, das im krassen Gegensatz zur Chemotherapie alten Stils steht, die im Grunde nur ein mehr oder weniger fundiertes Rätselraten über den richtigen Cocktail und das richtige Dosierungsschema ist.

Monoklonale Antikörper können auch Rezeptorantagonisten von Wachstumsfaktoren sein, die für Tumore essentiell sind. Das eröffnet neue Wege im Kampf gegen Krebs: Hemmung der Replikation von Krebszellen, Hemmung der Gefäßneubildung (Anti-Angiogenese), Immun-Checkpoint-Antagonisten, die den Tumor daran hindern, das Immunsystem auszuschalten, sowie spezifische Apoptoseauslöser für Krebszellen.

Eine andere Therapie kann Giftstoffe zielsicher zu Krebszellen transportieren, während gesunde Zellen geschont werden. Hierbei handelt es sich um konjugierte mAbs, bestehend aus einem mAb und Chemotherapeutika oder einem radioaktiven Partikel, der als Tracker fungiert. Konjugierte mAbs heften sich an das Zielantigen (Zelloberflächenprotein) und bringen tumortoxische Stoffe dorthin, wo sie gebraucht werden – ohne andere Zellen zu schädigen. Konjugierte mAbs werden auch als „markierte", „gelabelte" oder „geladene" Antikörper bezeichnet.

Dosisoptionen bei Chemotherapie

Jeder Patient würde gerne glauben, dass es Algorithmen gibt, um die Dosis und die Anwendung seines Medikamentencocktails präzise zu bestimmen. Leider ist das nicht so einfach. Onkologen und Kliniken können sehr unterschiedliche Medikamente oder Anwendungsprotokolle für die gleiche Krebserkrankung favorisieren. Das mag in gewisser Weise verunsichern. Aber es kann durchaus gute Gründe dafür geben, unterschiedliche Meinungen innerhalb der Ärzteschaft einzuholen. Ein wichtiger Aspekt für Ihre Entscheidungsfindung.

Als Patient haben Sie vielleicht schon die Erfahrung gemacht, dass es als ketzerisch gilt, eine medizinische Therapie oder die vermeintliche Kompetenz eines Onkologen in Frage zu stellen. Es ist also eine gewisse innere Stärke nötig, um Ihren Standpunkt zu vertreten. Es betrifft Ihren persönlichen Weg! Gut zu wissen, dass Ärzte, Mediziner und Wissenschaftler nicht immer einer Meinung sind, und dass Sie vielleicht andere Optionen finden werden, die besser zu Ihnen passen.

Maximal verträgliche Dosis

Gängige Dosierungsmodelle der konventionellen Chemotherapie empfehlen die Berechnung der Stoffwechselkapazitäten, um die maximal verträgliche Dosis (MTD) zu ermitteln. In Abhängigkeit von Halbwertszeit (Clearance) und Nebenwirkungen werden die Medikamente dann in definierten Intervallen verabreicht. Ziel ist es, möglichst viele anfällige Krebszellen schnell zu zerstören.

Das Problem: Nicht alle Krebszellen sterben bei jeder Dosis ab, und Zellen, die nicht absterben, können noch aggressiver nachwachsen. Die Medikamente sind so giftig, dass sie in der Regel nicht häufig oder kontinuierlich eingenommen werden können. In einer Therapiepause können sich überlebende Krebszellen neu bilden und vermehren. Auch wenn die MTD kurzfristig wirksam ist, kommt es häufig zu schweren, sogar lebensbedrohlichen Nebenwirkungen. Die Rückfallwahrscheinlichkeit ist hoch.

Metronomische Dosierung

Heute wird anstelle der MTD häufig die gepulste oder metronomische Dosierung eingesetzt. Hierbei wird nur ein Zehntel bis ein Drittel der MTD eines Chemotherapeutikums verabreicht, was oft viel besser verträglich ist als die volle MTD. Dieses Verfahren ermöglicht auch häufigere Anwendungen. Dadurch verkürzen sich die Pausen zwischen den Behandlungen und die Wachstumschancen von Krebszellen verschlechtern sich. Zellzyklus-spezifische Wirkstoffe (S- oder M-Phase) sind metronomisch dosiert besonders effizient. Niedrig dosierte Medikamente infiltrieren in erster Linie die Mikroumgebung eines Tumors, einschließlich Tumorendothelzellen und Immunzellen. Es kommt dann nicht zur hochgradig systemischen Toxizität. Die metronomische Chemotherapie hat sich gegenüber der MTD als vorteilhaft erwiesen: geringere Komplikationsraten und geringerer klinischer Versorgungsaufwand. Ob die metronomische Dosierung der MTD tatsächlich überlegen ist, ist nicht gesichert. Klinische Studien hierzu fehlen noch.

Chronotherapie

Einige Aspekte des Immunsystems unterliegen der zirkadianen Kontrolle, dem Auf und Ab innerhalb von 24 Stunden. Jedes Organ ist tageszeitabhängig mehr oder weniger stoffwechselaktiv: Gehirn und Herz tagsüber, der Darm nachts. Spezifische Hormone regulieren die entsprechende Aktivität. Auch das Immunsystem wird vom Tag-und-Nacht-Rhythmus beeinflusst. Schlafmangel beeinträchtigt beispielsweise gamma-Interferon, natürliche Killerzellen und regulatorische T-Zellen.

Bei der Chronotherapie wird die Dosierung so geplant, dass sie zum Biorhythmus (Schlaf-Wach-Zyklus) und der tageszeitlichen Organaktivität des Patienten passen. Randomisierte multizentrische Studien belegen den klinischen Erfolg der Chronotherapie. Toxizität und Wirksamkeit von über 30 Krebsmedikamenten können je nach Tageszeit um mehr als 50 Prozent variieren.

In Studien mit Oxaliplatin, 5-FU und Leucovorin bei metastasierendem Darmkrebs hat man Chronotherapieprotokolle verwendet und bislang unerreichte Langzeitüberlebensraten erzielt. Klinische Studien ergaben, dass sich die Verträglichkeit um den Faktor fünf verbesserte und die Antitumoraktivität durch eine chronomodulierte, kombinierte Anwendung von Oxaliplatin, 5-FU und Leucovorin fast verdoppelte.

Tierstudien zeigten, dass die Rezeptoraktivität des epidermalen Wachstumsfaktors (EGFr) durch hohe Glukokortikoidspiegel abreguliert wird, wenn die Tiere aktiv waren (Sympathikusdominanz), und dass EGFr-Signale in Ruhephasen verstärkt werden (Parasympathikusdominanz). Demzufolge schlug man vor, EGFr-Medikamente gezielt in Ruhephasen normaler zirkadianer Rhythmen einzusetzen, um ihre Wirksamkeit zu erhöhen.

In der Regel sind sowohl die metronomische Dosierung als auch die Chronotherapie nur in Forschungskliniken verfügbar. Es ist aber davon auszugehen, dass sich solche Dosierungsprotokolle in den kommenden Jahren durchsetzen und als Standardtherapie anerkannt werden. Vor 20 Jahren wurde nach langem Kampf die Rezeptierung von HER2/neu-Tests und Herceptin (Trastuzumab) bei Brustkrebspatientinnen durchgesetzt. Bleibt zu hoffen, dass dies bald auch für die metronomische und chronotherapeutische Dosierung gelingt.

Medikamente via Nanopartikel

Nanotechnologie bietet eine weitere Möglichkeit, die Chemotherapie gezielt auf Krebszellen zu fokussieren und Kollateralschäden an gesunden Zellen zu vermeiden. Forscher der Washington State University setzten winzige Protein-Nanoröhrchen, die 100.000 Mal dünner als ein menschliches Haar sind, erfolgreich als Transportvehikel ein, um Doxorubicin direkt in schnell wachsende Lungenkrebszellen zu bringen. Die Wirkung war noch stärker, wenn die Nanoröhren zusätzlich einen photodynamischen Wirkstoff enthielten, der unter Lichteinwirkung reaktive Sauerstoffspezies (ROS) freisetzt, die Apoptose vermitteln und Krebszellen abtöten. Das duale Wirkprinzip ermöglicht niedrige Chemodosierungen und die wirksame Abtötung von Krebszellen bei geringer systemischer Toxizität.

Die Verabreichung von Medikamenten via Nanopartikel befindet sich noch im Versuchsstadium. Sicherheit und Wirksamkeit sind noch nicht hinreichend belegt. Mögliche Nachteile sind schlechte Bioverfügbarkeit, Instabilität im Blutkreislauf, schlechter biologischer Abbau, unzureichende Verteilung im Gewebe und potentielle Toxizität für Leber oder Nieren, insbesondere bei Langzeitanwendung.

Medikamente via Liposomen

Liposomen sind winzige Kügelchen mit einer Lipid-Doppelschicht. Sie können wasserlösliche (hydrophile) Arzneistoffe im inneren wässrigen Kern und fettlösliche (lipophile) Arzneistoffe innerhalb der Doppelschicht aufnehmen und transportieren. Liposomen sind die ersten Arzneiträgersysteme mit Nanopartikeln, die klinisch erfolgreich eingesetzt werden. Viele Chemotherapeutika werden heute liposomal zubereitet. Die Arzneistoffe dringen leichter in die Zellen ein. Liposomale Medikamente können die Blut-Hirn-Schranke überwinden und ermöglichen eine Chemotherapie auch bei schwer zugänglichen Hirntumoren.

Isolierte hypertherme Extremitätenperfusion

Die isolierte hypertherme Extremitätenperfusion (ILP) ist ein etabliertes neoadjuvantes Verfahren zur Behandlung von Weichteilsarkomen, mit sehr hohen Dosen ohne systemische Toxizität. ILP ist derzeit nur zur Behandlung von lokalisierten Melanomen an Armen oder Beinen indiziert, könnte aber auch bei anderen Tumoren, die die Extremitäten betreffen, eingesetzt werden. Bei dieser Technik werden große Blutgefäße (Arterien/Venen), die die Extremitäten versorgen, an eine Bypass-Maschine angeschlossen, ähnlich wie bei einer Operation am offenen Herzen. Dies ermöglicht die Verabreichung hoher Dosen, die nicht zum Herzen und in den übrigen Blutkreislauf gelangen. Das mit Sauerstoff angereicherte Blut fließt in die isolierte Extremität zurück. Die verabreichte Dosis kann bis zu zehnmal höher sein als bei der systemischen Anwendung.

Die ILP funktioniert nur mit Medikamenten, die zur Aktivierung nicht die Leber passieren müssen. Wenn die Dosierung beendet und die Blutversorgung des Beins oder Arms wieder an den Körperkreislauf angeschlossen ist, wird das medikamentös infundierte Blut abgefangen. Der Patient gerät dann in einen Blutmangelzustand, der sehr belastend sein kann. Die Blutversorgung kann aber wiederhergestellt werden. Die Therapie ist in der Regel gut verträglich.

Hypertherme intraperitoneale Chemotherapie (HIPEC)

Eierstockkrebs ist weltweit die achthäufigste Todesursache bei Frauen, mit steigender Tendenz trotz aggressiver Behandlungsmethoden. An der Mayo Clinic erforscht man die Therapie von Eierstockkrebs mit überwärmter (hyperthermer) Chemotherapie (Cisplatin oder Carboplatin). Die erhitzten Chemotherapeutika werden direkt in die Bauchhöhle (Peritoneum) gepumpt, unmittelbar nach einer Bauchspiegelung (Laparoskopie) zur Entfernung aller sichtbaren Läsionen – während die narkotisierte Patientin noch auf dem OP-Tisch liegt. Die HIPEC ist oftmals schlecht verträglich und ist nicht immer erfolgreich. Dennoch gibt es Patienten, die von dieser Behandlung profitieren.

Innovative Krebstherapien

Es kann Jahre oder sogar Jahrzehnte dauern, bis eine neue Therapie allgemein akzeptiert und eingesetzt wird. Manchmal wird ein völlig neuer Behandlungsansatz entwickelt (z. B. die photodynamische Therapie), manchmal werden aber auch bereits existierende Medikamente für bestimmte Krebsindikationen umgewidmet. In der klinischen Praxis kommen manche Arzneimittel bei Indikationen zum Einsatz, für die sie nicht explizit zugelassen sind. Solche „Off-Label"-Verordnungen gibt es auch in der Krebstherapie. Einige Anwendungen sind inzwischen gut erforscht und etabliert, andere sind weniger bekannt. Die Tabelle ab Seite 565 stellt bekannte pharmazeutische Optionen vor, die in der Komplementärmedizin häufiger verwendet werden.

Off-Label-Wirkstoffe können eine Chemotherapie nicht ersetzen, werden aber von Patienten, für die konventionelle Krebstherapie nicht in Frage kommt, meist besser vertragen. Eine hilfreiche Option 12 bis 24 Monate nach Abschluss einer Chemotherapie. Auf Seite 565 finden Sie die Fallgeschichte einer Lungenkrebspatientin, die seit drei Jahren niedrig dosiertes Naltrexon einnimmt, ohne dass ein Rezidiv aufgetreten ist.

Da es sich um rezeptpflichtige Medikamente handelt, müssen Krebspatienten eine Off-Label-Anwendung mit ihren Ärzten besprechen. Solche Wirkstoffe sind nicht für jeden Patienten geeignet, können aber dennoch vielversprechend sein. Man sollte auch auf Wechselwirkungen mit konventionellen Medikamenten achten. Metformin kann beispielsweise die Zellteilungsrate (Ki67-Werte in Krebszellen) absenken, was auf eine Verlangsamung des Zellzyklus hindeutet. Das Medikament kann aber auch die Wirkung von Chemotherapeutika abschwächen, die auf die Zellvermehrung abzielen (z. B. Alkylanzien wie Busulfan, Chlorambucil, Cyclophosphamid, Thiotepa), oder Antimetaboliten wie Methotrexat beeinträchtigen. In solchen Fällen sollte Metformin erst nach der konventionellen Chemotherapie verabreicht werden.

Photodynamische Therapie

Die Photodynamische Therpie (PDT) wurde Anfang des 20. Jahrhunderts entwickelt und in den 1980er Jahren wesentlich verbessert. Wirkprinzip: Lichtempfindliche Stoffe (Photosensibilisatoren z. B. Hypericin) werden in den Tumor eingebracht und anschließend durch Licht/Laser aktiviert, was tumorschädliche reaktive Sauerstoffspezies (ROS) erzeugt. Die PDT wird in der Regel ambulant durchgeführt und kann mit einer Operation, Chemotherapie oder anderen Krebsmedikamenten kombiniert werden.

Die PDT ist sehr gut verträglich, nicht invasiv und kann bei kleineren äußeren Tumoren (ohne Metastasen) gezielt eingesetzt werden. Die Haut über der behandelten Stelle kann noch einige Zeit lichtempfindlich sein. Zu den Krebsarten, die erfolgreich mit PDT behandelt wurden, gehören Tumoren der Harnblase, der äußeren Kopfregion (Mundhöhle, Kehlkopf), der Speiseröhre, der Lunge, der Gallenwege und der Geschlechtsorgane.

Therapeutische Hyperthermie

Künstlich erzeugte Überwärmung (Hyperthermie) wird zur adjuvanten Krebstherapie genutzt, insbesondere in der ganzheitlichen Krebsmedizin. In den USA ist Hyperthermie zur Behandlung aktiver oder rezidivierender solider Tumoren kombiniert mit Strahlentherapie zugelassen. Man unterscheidet Ganzkörperhyperthermie (Ausnahme: Kopf), lokoregionale Hyperthermie und Prostatahyperthermie. Vermutlich löst die Hitze Immunreaktionen aus, setzt Interferon frei und aktiviert Kontrollsysteme im Körper. Therapeutische Hyperthermie wird in spezialisierten Zentren angeboten.

Der Patient … wird manchmal trotz Medizin gesund.

Thomas Edison

Nebenwirkungen kontrollieren

Wenn die Entscheidung für eine Chemo- oder Strahlentherapie gefallen ist, geht es vor allem darum, den Körper dabei zu unterstützen, die Behandlung so gut wie möglich zu vertragen und die Schäden so gering wie möglich zu halten. Die Nebenwirkungen können schwerwiegend oder sogar dosislimitierend sein. Bei manchen Chemotherapien brechen 20 bis 30 Prozent der Patienten die Behandlung vorzeitig ab. Medikamente können unterschiedliche Symptome hervorrufen.

Jeder Patient hat seine eigene spezifische Krebsdiagnose. Er hat häufig Begleiterkrankungen, und die Medikamente werden individuell unterschiedlich wirksam und verträglich sein. Das optimale Prozedere sollte Beschwerden lindern, die konventionelle Behandlung erträglicher machen und den Krebs selbst wirksam bekämpfen.

Die nachfolgend aufgeführten Rezepturen haben sich in meiner klinischen Praxis seit Jahrzehnten bewährt. Viele Krebspatienten profitierten von der rationellen Verordnung gut erforschter, wirksamer Pflanzenstoffe. Manchmal empfehle ich ein Kraut oder eine Zutat, das/die schwer zu bekommen ist, die aber möglicherweise durch ein anderes Kraut mit vergleichbarer Wirkung ersetzt werden kann, z. B. Süßholz, wenn Ashwagandha nicht verfügbar ist, oder Kamille statt Passionsblume. Solche Alternativen sind auch als Inspiration für die Komposition von Rezepturen gedacht, die Sie bei Bedarf maßgeschneidert herstellen können.

Tägliche Gesundheitsroutine einführen

Die Krebsdiagnose und die Behandlung – egal, welche Entscheidungen Sie treffen – reißen Sie aus Ihrer täglichen Routine und Ihren bisherigen Erfahrungen heraus. Sie befinden sich in unbekanntem Terrain. Manchmal scheint es fast unmöglich, überhaupt aus dem Bett zu kommen, geschweige denn grüne Smoothies zuzubereiten, Nahrungsergänzungsmittel einzunehmen, Yoga zu machen oder im Wald spazieren zu gehen.

Sie sollten herausfinden, was realistisch, praktikabel und essentiell ist. Sie sollten lernen, sich auf das Wesentliche zu beschränken, um Hilfe zu bitten, Nein zu sagen und sich in erster Linie um sich selbst zu kümmern, Tag für Tag.

Es wird bessere und schlechtere Tage geben. Zeiten, in denen Sie mehr tun können, und Zeiten, in denen wenig gelingt. Machen Sie sich deswegen nicht fertig. Freuen Sie sich über das, was Sie tun können. Denken Sie daran: jeder kleine Schritt hilft weiter und es ist nie zu spät, neu anzufangen.

Off-Label-Medikamente in der Krebstherapie

Medikament	Zugelassene Indikationen	Krebsbekämpfende Wirkungen	Krebsbekämpfende Mechanismen
Disulfiram (*Antabus*)	Alkoholabhängigkeit. Bewährte Indikation zur Entwöhnung bei Alkoholsucht durch erhöhte Alkoholempfindlichkeit via Enzymhemmung (Acetaldehyddehydrogenase)	Anti-Angiogenese, Apoptose-Induktion Hemmung der Gefäßneubildung, Wachstumshemmung von Tumoren Brust-, Prostata-, Lungenkrebs, Glioblastom	Kupferkomplexbildung Chemosensibilisierung, Überwindung von Multidrug-Resistenz, Hemmung von NF-κB und Modulation proentzündlicher Signalwege
Celecoxib (*Celebrex*)	Arthrose, Arthritis, Morbus Bechterew.	Entzündungshemmer, Schmerzmittel	COX-2-Hemmung
Niedermolekulare Heparine	Thromboseprophylaxe/-therapie Blutgerinnungshemmung (Antikoagulation)	Anti-Angiogenese Hemmung der Gefäßneubildung	Blutgerinnungshemmung gegen Tumorwachstum, Metastasierung
Metformin (*Glucophage*)	Diabetes Typ 2, Übergewicht, Hyperglykämie	Antihyperglykämisch Hemmung der Gluconeogenese (Leber), Verbesserung des peripheren Glucosestoffwechsel, Absenkung Blutzucker/ Nüchterninsulin Darm-, Prostata-, Brustkrebs Reduzierte Inzidenz/ Sterblichkeit, erhöhte Wirksamkeit von Strahlen-/ Chemotherapie. Reduzierte Rezidive	Absenkung insulinähnlicher Wachstumsfaktor (IGF) I und Leptin, Abregulierung proentzündlicher Signalwege, erhöhte Wirksamkeit von Adiponektin, Hemmung der glykolytischen Verschiebung mTOR-Hemmung (Aufregulierung von AMPK, Wachstumshemmung). p53-Aktivierung (Zellzyklushemmung)
Naltrexon (*Naloxon*) niedrig dosiert (4,5 mg)	Opioid-/Alkoholabhängigkeit (Dosierung > 50 mg) Opioidrezeptorhemmung bis zu 4 h. Cave: nicht zusammen mit Opioidagonisten (Narkotika), vorsicht bei Einnahme von Schilddrüsenhormonen Nützlich bei Hashimoto-Thyreoiditis, Hypothyreose	Immunmodulierend, antidepressiv, stimmungsaufhellend Anwendung nachts (Erhöhung der Endorphinproduktion, Induktion/ Aktivierung von Stamm-/ Immunzellen) Verbessertes Langzeitüberleben	Opioidantagonist. Hemmung von Krebswachstum/-expansion

Off-Label-Medikamente in der Krebstherapie

Medikament	Zugelassene Indikationen	Krebsbekämpfende Wirkungen	Krebsbekämpfende Mechanismen
Sirolimus (*Rapamycin*)	Immunsuppressivum.	Immunmodulation.	mTOR-Hemmung (Zellwachstum, Expansion, Überleben). Abregulierung der Signaltransduktion, Onkogenhemmung.
Cimetidin (*Tagamet*)	Antazidum. Magengeschwür, Gastritis, Reflux.	Überlebensvorteile bei Chirurgie, synergistisch bei Chemotherapie. Niedrigere Dosierung von Medikamenten (via CYP450). Darmkrebs.	Zelladhäsionsmoleküle, Zell-Zell-Kommunikation, Immunaktivierung (Lymphozyteninvasion, Kontrollmechanismen), Antitumor-Signalproteine (Zytokine). Hemmung der Metastasierung durch Lewis-Antigene (auch mit Zimt wirksam), Labortest: Lewis-Antigene > potentieller Nutzen von Cimetidin.
Bis-Cholin-tetrathio-molybdat (*Thiomolibdicacid*)	Wilson-Krankheit (Kupferspeicherkrankheit).	Anti-Angiogenese. Hemmung der Gefäßneubildung.	Kupferkomplexbildung. hochwirksam bei aktivem Tumorwachstum.
Valproinsäure (VPS)	Antikonvulsivum. Epilepsie, bipolare Störung, Migräneprophylaxe, Cluster-Kopfschmerz.	Hemmung der Histondeacetylase, Natrium-/Calcium-Kanal-, GABA-Hemmung.	Aufregulierung unzähliger Signalweggene: ATP-Produktion, MAPK, Zellzyklus, Apoptose, Wachstumsfaktoren u. a.

Tägliche Selbsthilfe-Routine während der Chemotherapie

Dieser Tagesplan wurde von einer Patientin mit Ovarialkarzinom erstellt.

Morgens

- Trockenes Bürsten der Haut : Anregung des Lymphflusses
- Saft von 1/2 Zitrone oder 1 EL roher Apfelessig in einer Tasse heißem Wasser, nach Belieben mit Honig gesüßt (traditionelle Volksmedizin mit Detoxeffekt)
- Stretching oder Yoga, Qi Gong oder Tai Chi, je nach Möglichkeit
- Kaffee-/Kräutereinlauf, falls nötig
- Frischer grüner Saft
- Ruhe/Meditation

Mittags

- Bittere Kräuter zur Anregung des Appetits, z.B. als Kräuterbitter/-elixier
- Lebensmittel (leicht verdaulich, bekömmlich, nahrhaft) : Eier, Haferflocken, Avocado, gedünsteter Fisch, gedünstetes grünes Gemüse
- Kräutertee
- Ruhe/Meditation

Nachmittags

- Knochenbrühe
- Ruhe/Meditation
- Gehen/Bewegung
- Smoothie : gefrorene oder frische Beeren und Ziegen- oder Schafsjoghurt, plus Tahini (Sesampaste) für Eiweiß und Fett, falls gewünscht
- Ruhe/Meditation

Abends

- Essen : Fisch, Schmorbraten oder Eintopf; gedünstetes grünes Gemüse
- Film anschauen, ein Buch lesen
- Im Bett : Kein Stress, wenn Sie nicht schlafen können! Machen Sie es sich bequem. Machen Sie Ihr Bett zu Kuschelzone. Machen Sie kein Licht an, wenn Sie zu Bett gehen. Halten Sie beruhigende Kräutergetränke neben Ihrem Bett bereit.

Stressabbau mit Adaptogenen

Adaptogene Kräuter unterstützen die Nebennierenfunktion, stärken die Resilienz und das Immunsystem. Sie verbessern die Energieverwertung, aufbauende (anabole) Stoffwechselwege und wirken tonisierend und stärkend.

Adaptogene sind für die Krebstherapie definitiv unverzichtbar. Sie sind das Fundament und das Rückgrat jeder langfristigen Therapieplanung – auch wenn sie nicht unbedingt direkt krebshemmend wirken. Adaptogene sind insbesondere während und nach einer Chemo- oder Strahlentherapie empfehlenswert. Sie stärken die Abwehrkraft und Belastbarkeit des Immunsystems, die Ausdauer und Kondition und wirken anabol auf das Blut und die Knochen. Adaptogene sind immer gute Medizin. Bei langfristiger Anwendung kann man die Spezies der adaptogenen Kräuter variieren und den wechselnden Bedürfnissen des Patienten anpassen.

Bei „Gehirnnebel“ sollten tagsüber stimulierende Adaptogene (koreanischer Ginseng, Rosenwurz) gewählt werden. Abends können andere adaptogene Kräuter geeignet sein. Ashwagandha wirkt beispielsweise schlaffördernd. Der Heilpilz Igelstachelbart ist ein regenerierendes Adaptogen für das zentrale Nervensystem. Studien haben gezeigt, dass dieser Pilz ein Nerventonikum mit verjüngenden Eigenschaften ist und das Gedächtnis, die Kognition und die Stimmung verbessert. Weitere Informationen über Adaptogene finden Sie auf Seite 85.

Gehirnnebel und Chemobrain

Ein höchst unangenehmer Aspekt sind die Auswirkungen der Chemotherapie auf die Kognition und das Gedächtnis. Die Medikamente sind oft schon selbst neurotoxisch (Nervengift) und belasten auch die Detoxleistung der Leber. Zudem verschlimmern weitere Medikamente wie Hormone oder Opioide (gleichzeitig eingenommen) die Beschwerden. In einer Situation, in der eigentlich Verstand und Konzentration dringend gebraucht werden, um existenzielle Entscheidungen zu treffen, ist das Gehirn wie in Watte gepackt und das Gedächtnis angeschlagen. Auch wenn sich der „Gehirnnebel“ nach der Chemotherapie in der Regel lichtet, kann es noch Monate später zu Problemen kommen. Risikofaktoren für Denkstörungen sind darüber hinaus postoperative Müdigkeit, Stress und Belastungen, höheres Lebensalter, Infektionen, Mangelernährung und Suchtmittelkonsum.

Gehirnnebel kann den normalen Tagesablauf, einschließlich Schule, Arbeit und soziale Aktivitäten, beeinträchtigen. Betroffene sprechen mit Helfern oft nicht über ihr Problem, da es nicht lebensbedrohlich ist. Infolgedessen werden kognitive Defizite heruntergespielt und können das Leben der Patienten schwer beeinträchtigen.

Chemobrain-Empfehlungen der Amerikanischen Krebsgesellschaft:

- Verwenden Sie einen Terminkalender, ein Notizbuch, ein Tagebuch, einen Computer oder Ihr Smartphone. Wenn Sie alle Informationen an einem Ort aufbewahren, sind sie einfacher zu finden, wenn Sie sie brauchen. Vielleicht möchten Sie Termine und Zeitpläne, Checklisten, wichtige Daten, Websites, Telefonnummern und Adressen, Gesprächsnotizen, Filme, die Sie gerne sehen, oder Ihre Lieblingslektüre griffbereit haben.

Natürliche Wirkstoffe für kognitive Fitness

- Essentielle Fettsäuren (Omega-3 in Fischöl), 1200–1500 mg täglich : Myelinbildung, Stimmungsaufhellung
- Glycerophosphocholin (aus Sojalecithin), 2000 mg pro Tag : Myelinbildung
- Acetyl-L-Carnitin, 1000 mg pro Tag : Energie/Brennstoff für Nervenzellen
- Vitamin B-Komplex, 100 mg pro Tag : Cofaktoren des parasympathischen Systems
- Ginkgo, Gotu Kola, Immergrün, Rosmarin, Tulsi (indisches Basilikum), Igelstachelbart (Heilpilz) : Nerventonikum, Stimulanzien
- Phosphatidylserin (aus Sonnenblumenlecithin), 200 mg pro Tag : Unterstützung der Neurotransmitter

Hallo-Wach-Tee

Diese Teemischung hat einen hellen, frischen Geschmack, einen Hauch Koffein aus Grüntee oder Mate und wirkt belebend. Wer Koffein meidet, kann den Tee oder die Mate weglassen und z. B. durch Rooibos ersetzen.

30 g grüner Tee oder Mate
20 g Tulsi (indisches Basilikum)
10 g Hibiskusblüten
10 g Ingwer
10 g Pfefferminze
10 g Rosmarin
10 g Zitronengras

Alle Kräuter mischen. Einen gehäuften TL der Mischung pro Tasse mit kochendem Wasser aufgießen und nach Geschmack süßen (Honig oder Stevia). Morgens trinken oder wann immer Sie einen mentalen Fitnessschub brauchen.

• Erledigen Sie die anspruchsvollsten Aufgaben zu der Tageszeit, von der Sie glauben, dass Ihr Energielevel am höchsten ist (bei den meisten Menschen vormittags). Fordern Sie Ihr Gehirn heraus: Besuchen Sie einen Kurs, machen Sie Worträtsel, lesen Sie interessante Bücher, lernen Sie ein Musikinstrument oder eine neue Sprache.

• Gönnen Sie sich ausreichend Schlaf.

• Bleiben Sie in Bewegung. Regelmäßige körperliche Aktivität hält fit und verbessert die Stimmung, macht Sie wacher und reduziert Müdigkeit (Fatigue).

• Essen Sie Gemüse. Studien belegen, dass der Verzehr von mehr Gemüse im Alter zur geistigen Fitness beiträgt.

• Erstellen Sie einen Tagesplan und versuchen Sie ihn einzuhalten.

• Legen Sie Gegenstände, die leicht verloren gehen (z. B. Schlüssel), an einem bestimmten Ort ab..

• Versuchen Sie nicht, mehrere Dinge gleichzeitig zu tun. Konzentrieren Sie sich auf eine Sache.

• Vermeiden Sie Alkohol und andere psychoaktive Substanzen, die den Schlaf stören.

• Bitten Sie bei Bedarf um Hilfe. Freunde und Verwandte können Ihnen bei alltäglichen Aufgaben helfen. Das schont die geistigen Reserven.

Gehirnnebel verfliegt mit der Zeit, aber es kann Wochen oder Monate dauern, bis Sie sich wieder wie ein normaler Mensch fühlen. Um die Erholung des Nervensystems und des Denkvermögens (Kognition) zu unterstützen, sind zahlreiche Supplemente hilfreich, die im Reformhaus oder im Online-Handel erhältlich sind. Viele Mittel haben sich zur Vorbeugung von Demenz bewährt und können auch bei Prüfungsstress helfen (siehe S. 124, postoperative kognitive Störungen).

Hirndurchblutung stimulieren

Es gibt auch Heilkräuter, die gefäßerweiternd wirken und die Durchblutung des Gehirns fördern und damit die Sauerstoff- und Nährstoffversorgung verbessern. Pflanzliche Wirkstoffe optimieren den venösen Rückfluss und die Entsorgung von Stoffwechselprodukten aus dem Hirngewebe. Einige dieser Heilkräuter sind sehr gut erforscht (siehe S. 128).

Verstopfung

Bei Verstopfung herrscht Darmträgheit. Der Stuhl ist hart und klein, der Stuhlgang schmerzhaft. Die Anzahl der Stuhlentleerungen pro Tag sollte etwa der Anzahl der am Vortag eingenommenen Mahlzeiten entsprechen. Kleinkinder und Tiere scheiden häufiger geringe Stuhlmengen aus, was vielerorts weder als praktisch noch kulturell akzeptabel gilt. Deshalb trainieren Erwachsene ihren Darm so, dass er nur einmal entleert werden muss, in der Regel morgens. Medizinische Lehrbücher behaupten, dass Stuhlgang nur alle zwei bis drei Tage normal sei. Nein, das ist nicht normal! Mit Heilkräutern und Ernährung lässt sich das regeln. Optimal wäre mindestens ein normaler Stuhlgang pro Tag. Der Stuhl sollte etwa die Größe einer Banane haben, weich und geformt, nicht locker oder flüssig sein und sich in der Toilettenschüssel ein wenig auflösen. Die Farbe wechselt je nach Ernährung, ist aber meist homogen mittelbraun, bei Veganern mit einem Grünstich.

Gelegentliche Verstopfung (ein oder zwei Tage ohne Stuhlgang) ist harmlos. Chronische Verstopfung kann hingegen gesundheitliche Auswirkungen haben. Der Darm ist ein sehr wichtiges Ausscheidungsorgan. Funktioniert er nicht optimal, werden andere Organe stärker belastet (Niere, Haut und Lunge). Viele Stoffwechselprodukte können nicht ohne weiteres über andere Wege ausgeschieden werden. Ist der Darm untätig, sammeln sich rasch Giftstoffe im Körper an. Die Folgen: schlechter Atem, Körpergeruch, Hautausschläge, Sehstörungen, Kopf-, Muskel- und Gelenkschmerzen, Verwirrtheit.

Arten der Verstopfung

Es gibt zwei Arten von Verstopfung. Je nachdem welche Art bei Ihnen vorliegt, kann dies für den Behandlungsplan von Bedeutung sein.

Tonische Verstopfung.

• Abnorm hoher Muskeltonus im Darm in Folge von Anspannung oder Verkrampfung (früher „spastischer Darm“ genannt): unzureichende oder unvoll-

Ursachen von Verstopfung

Bei Krebspatienten können zahlreiche Faktoren Verstopfung verursachen.

Ernährungsfaktoren : Ballaststoffmangel, häufiger Verzehr von vorverarbeiteten Lebensmitteln und/oder unzureichende Flüssigkeitszufuhr.

Körperliche Inaktivität : längere Bettruhe oder Bewegungsmangel.

Medikamente : Anästhetika, Antazida, Anticholinergika, Antikonvulsiva, Antihypertensiva, Antipsychotika, Betablocker, Diuretika, Eisen, Bismut, Muskelrelaxantien und Opiate.

Psychogene Faktoren : Stress und nervöse Anspannung oder emotionale Störungen.

ständige Stuhlentleerung mit hartem, trockenem, kugelförmigem Stuhl, Verspannung, auch Hämorrhoiden oder Risse.

• Tritt häufiger bei jüngeren Menschen auf, die es morgens eilig haben, mit Partner und Kindern zusammenleben und morgens zu wenig Zeit für den Toilettengang oder tagsüber kaum Gelegenheit zum Stuhlgang haben.

• Erhöhte Grundspannung im Körper kann peristaltische Darmspasmen oder Krämpfe auslösen.

• Zunehmende Probleme mit dem Stuhlgang bei Fastfood, ballaststoffarmer Ernährung und geringer Flüssigkeitszufuhr.

Atonische/Schlaffe Verstopfung.

Diese Art der Verstopfung ist eine häufige Begleiterscheinung der Krebstherapie, wenn Opioide zur Schmerzbehandlung eingesetzt werden.

• Reduzierter Muskeltonus (Hypotonie) des Darms ermöglicht eine starke Dehnung, bevor durch Dehnungsreflex die Defäkation ausgelöst wird (früher als „Darmträgheit" bezeichnet).

• Seltener Stuhlgang mit großen, voluminösen Stühlen und relativ vollständiger Darmentleerung, aber nur ein- oder zweimal pro Woche.

• Langsame Darmpassage führt zu Gärung des Nahrungsbreis im oberen Verdauungstrakt, zu Blähungen, Aufstoßen, Übelkeit und kolikartigen Bauchschmerzen.

• Zunehmende Verstopfung bei Bewegungsmangel, Übergewicht/Fettleibigkeit, längerer Bettruhe oder gewohnheitsmäßiger Einnahme von Abführmitteln.

• Verschlimmerung bei ballaststoffreicher Ernährung, häufig Besserung bei kohlenhydratarmer Ernährung.

Ganzheitliche Therapie bei Verstopfung

Verstopfung ist ein Merkmal der schwach ausgeprägten oder unzureichenden Peristaltik. Ein Symptom und das Ergebnis bestimmter Umstände, die identifiziert und behandelt werden müssen, um das Problem zu lösen. Man kann Abführmittel einnehmen. Sie ändern jedoch nichts an den Ursachen und sind auf Dauer nicht zu empfehlen.

Ernährung. Ballaststoffe binden Wasser im Dickdarm, wodurch der Stuhl weicher und voluminöser wird. Das stimuliert den Dehnungsreflex und erleichtert den Stuhlgang. Ballaststoffe binden auch Giftstoffe im Stuhl und verringern deren Aufnahme, was die Transitzeit verkürzt. Da Ballaststoffe nur in pflanzlichen Lebensmitteln (Obst, Gemüse, Hülsenfrüchte und Getreide) und nicht in tierischen Produkten enthalten sind, sollte man reichlich Gemüse essen. Haferkleie scheint die schonendste und wirksamste Form von Ballaststoffen zu sein.

Kräutertee bei tonischer Verstopfung

Eine sanfte und beruhigende Rezeptur, die gesunde Ballaststoffe für die Darmflora liefert und die Darmschleimhaut in ihrer gesamten Länge beschichtet und schützt.

Alle Zutaten sind pulverisiert.

30 g Eibischwurzel

30 g Haferkleie

10 g Ingwer

30 g Rotulme

Alle Zutaten mischen. 1–2 TL Pulver in lauwarmes Wasser einrühren und nach dem Aufstehen oder vor dem Schlafengehen einnehmen.

Den Tee mit einem Glas Wasser trinken und mindestens 1 Stunde nichts essen. Empfehlenswert sind auch entspannende und tonisierende Nervenkräuter und Veränderungen des Lebensstils zur Unterstützung der Darmgesundheit: gesunde Ernährung, ausreichend Zeit am Morgen, optimale Flüssigkeitszufuhr.

Muskelentspannende Kräuter wie Ingwer, Wilde Yamswurzel und Wasser-Schneeball lindern Bauchkrämpfe und Karminativa helfen gegen Blähungen.

Beachten Sie, dass Rotulme eine gefährdete Spezies ist und nur aus nachweislich nachhaltigen Quellen bezogen werden sollte. Sie kann in dieser Rezeptur reduziert oder weggelassen werden. Andererseits ist die Ulme das beste Mittel, wenn es um Schleimstoffe geht, die den Darm beruhigen, um komplexe Zucker, die das Mikrobiom ernähren, und um Vitamine, Mineralstoffe und pflanzliche Nährstoffe.

Kräutertee bei atonischer/schlaffer Verstopfung

Der Tee wirkt anregend und leicht reizend auf die Darmwand, regt die Darmmotorik (Peristaltik) an und verbessert die Ausscheidung von Abfallstoffen/Schlacken. Löwenzahnblätter fördern den Gallenfluss und sind ein natürliches Abführmittel.

Fenchel, Ingwer und Pfefferminze sind Karminativa, die Blähungen lindern. Ingwer verbessert zudem die Durchblutung des Beckens, wodurch mehr Sauerstoff zugeführt wird und Verspannungen gelöst werden. Cascara ist ein stärkeres Abführmittel.

Die Dosierung sollte anfangs niedrig und später höher sein. Es kann 6 bis 8 Stunden dauern, bis die Wirkung einsetzt.

20 g Cascara (Faulbaumrinde)

20 g Klette

20 g Löwenzahnwurzel

10 g Löwenzahnblätter

10 g Fenchelsamen

10 g Ingwer

10 g Pfefferminze

Alle Kräuter mischen. 1 TL bis 1 EL der Kräutermischung pro Tasse kaltes Wasser in einen Topf geben und zugedeckt 10 min köcheln lassen.

Täglich 1/4–1/2 Tasse Haferkleie Suppen, Eintöpfen, Backwaren und gekochtem Müsli zugeben. Rohkost regt den Darm an und sollte mindestens die Hälfte der täglichen Nahrung ausmachen.

Essen Sie ballaststoffreiche Nahrungsmittel, z. B. Vollkornbrot, Getreideflocken, gut gekochte oder gekeimte Hülsenfrüchte, rohes Obst, Gemüse und Salat. Geben Sie Haferkleie oder Weizenkeime Nahrungsmitteln zu, z. B. Aufläufen, Müsli oder selbst gebackenen Broten.

Vorteilhaft ist auch, dass ballaststoff-, gemüsereiche Kost gut verdauliche Mehrfachzucker liefert und das Darmmikrobiom unterstützt. Hilfreiche Bakterien schätzen Blattgemüse und andere pflanzliche Stoffe, was das Wohlbefinden positiv beeinflusst.

Verstopfung lindern.

- 4–6 getrocknete Backpflaumen über Nacht in einer Tasse Wasser einweichen und morgens essen.
- Viel trinken, mindestens 250 ml pro 10 kg Körpergewicht täglich, immer warm, nicht kalt. Wasser oder Kräutertees sind ideal. Schwarzer Tee kann Verstopfung verursachen und sollte vermieden werden.
- Bei tonischer Verstopfung sehr bittere (austrocknende) Kräuter meiden und Karminativa (gegen Blähungen) sowie befeuchtende und entkrampfende Mittel (Spasmolytika) wählen. Verwenden Sie je nach Bedarf Flohsamenschalen (*Psyllium*) oder ein anderes wirksames Abführmittel. Beginnen Sie mit 1 gehäuften TL und erhöhen Sie bei Bedarf auf 2 EL: In einem Glas Wasser auflösen und vor dem Schlafengehen auf nüchternen Magen einnehmen. Danach ein Glas Wasser trinken, außer bei atonischer (schlaffer) Verstopfung. Erwägen Sie einen Warmwassereinlauf bei tonischer Verstopfung.
- Nehmen Sie täglich ein Probiotikum ein, das 50 Milliarden Bakterien enthält. Achten Sie darauf, dass es passende Bakterienspezies enthält, mindestens 6 bis 8 Stämme. Fermentierte Lebensmittel (bioaktiv, nicht pasteurisiert) eignen sich ebenfalls gut zur Aktivierung des Mikrobioms.
- Nehmen Sie Triphala Pulver/Kapseln ein, um den Darm zu trainieren und die Motilität zu verbessern.
- 200 mg Magnesiumoxid und 200 g Magnesiumcitrat mit Wasser vor dem Schlafengehen eingenommen, entspannen den Darm und verbessern die Darmpassage.

Lebensstil. Bewegung ist sehr wichtig, um eine gute Durchblutung und einen guten Muskeltonus im Bauch- und Beckenraum zu gewährleisten. Jede Übung, die die Beine und das Becken in Bewegung bringt, ist empfehlenswert: Yoga, Minitrampolin (*Rebounding*), Gehen, Laufen oder Tanzen. Die Übungen sollten bewusst kraftvoll ausgeführt werden, mindestens 20 Minuten, drei- bis viermal pro Woche.

Stuhldrang sollte nie unterdrückt werden! Wenn Sie müssen, gehen Sie! Um die optimale Funktion des Darms zu trainieren, können Sie jeden Morgen zu einer bestimmten Zeit auf die Toilette gehen – unabhängig davon, ob Sie Stuhldrang haben oder nicht. Mit der Zeit lernt der Körper, dass dies der richtige Zeitpunkt für die Darmentleerung ist. Kein Problem, wenn Sie mehrmals am Tag Stuhlgang haben. Die Entleerung funktioniert am einfachsten in der Hocke, da die Beckenbodenmuskulatur dann entspannt ist. In manchen Ländern gibt es dafür passende Toiletten. Wo die Hockstellung nicht möglich ist, stellen Sie die Füße auf einen kleinen Schemel.

Abführmittel

Zunächst muss man wissen, ob die Darmmuskulatur tonisch oder atonisch ist. Beides kann Verstopfung verursachen, muss aber unterschiedlich behandelt werden. Bei atonischer (schlaffer) Verstopfung, z. B. bei Einnahme von morphinhaltigen Schmerzmitteln, sind stimulierende Abführmittel, auch abführende Leber- und Gallenblasenmittel wahrscheinlich die beste Wahl. Die Anwendung von Ballaststoffen kann sogar noch mehr Blähungen und Unbehagen auslösen. Bei tonischer Obstipation (angespannte, spastische Darmmuskulatur) sollte man auf Mittel, die den Darm anregen, verzichten und stattdessen Muskelrelaxantien oder Spasmolytika, Nerventonika und Quellmittel (Leinsamen u. a.) wählen. Manchmal reichen Änderungen der Ernährung und des Lebensstils nicht aus, um Verstopfungsprobleme zu lösen. In solchen Fällen kann ein pflanzliches Laxans hilfreich sein.

Bessert sich die Verstopfung durch Ballaststoffe und Wasser oder die empfohlenen Mittel nicht, sollten Sie nicht noch mehr Ballaststoffe zu sich nehmen. Wahrscheinlich haben Sie eine tonische Verstopfung und müssen Karminativa (gegen Blähungen) oder Kräuter, die bei Krämpfen der glatten Muskulatur wirksam sind, verwenden, um die Spannung im Darm zu lösen. Heilkräuter, die die Darmbewegung fördern, wirken auf unterschiedliche Weise.

Leber und Gallenblase aktivieren. Hepatika-, Cholagoga- und Choleretikakräuter verbessern die Darmfunktion, indem sie Leber und Gallenblase stimulieren, die Gallenproduktion erhöhen und den Gallenfluss fördern. Der Darm wird reflektorisch aktiviert und die Spannung im Darm lässt nach. Zu diesen Kräutern gehören Löwenzahn, Klette und Schöllkraut. Sie vermitteln sanfte Wirkungen und können täglich zur Unterstützung der normalen Darmfunktion eingesetzt werden.

Den Dickdarm wässern. Hydrophile (wasserliebende) Stoffe und Quellmittel enthalten große, komplexe Polysaccharide, die Wasser binden und es im Dickdarm halten. Dadurch wird der Stuhl weicher und bekommt mehr Volumen. Abführmittel wie Flohsamenschalen (*Psyllium*) oder Leinsamen werden auch als Quellmittel oder Stuhlweichmacher bezeichnet. Sie eignen sich zur Behandlung von tonischer, schwerer Verstopfung, binden Wasser, füllen den Darm und regen die Peristaltik an. Sie wirken zudem beruhigend auf die Darmschleimhaut und enthalten reichlich Oligofructose. Ein gutes Präbiotikum für die Darmflora.

Den Darm stimulieren. Stimulanzien der Darmwandmuskulatur fördern regelmäßige und starke Kontraktionen. Pflanzliche Mittel dieser Kategorie enthalten häufig ähnliche Stoffe: Anthrachinonglykoside (Aloe, Krauser Ampfer, Cascara und Senna) oder Harze (in Zaunrübe und Kermesbeere). Sie eignen sich zur Behandlung der atonischen Verstopfung. Darmstimulierung sensibilisiert den Dehnungsreflex und kann Stuhlgang auslösen. Cascara und Kap-Aloe sollten selten und so kurz wie möglich eingesetzt werden. Kontaktstimulanzien reizen die Darmwand und induzieren Kontraktionen, um schädliche Stoffe auszuscheiden. Mineral-/Rizinusöl ist ein bekanntes Abführmittel. Kontaktstimulanzien werden klinisch nicht empfohlen. Sie wirken unnötig belastend.

Pflanzliche Abführmittel aller Klassen werden in der Regel zusammen mit einem aromatischen Kraut verordnet, das ätherische Öle enthält. Die Öle wirken karminativ. Das heißt, sie verbessern die Kontraktion der glatten Darmmuskulatur (Ring- und Längsmuskulatur), die die Peristaltik beeinflusst, und reduzieren Spannungen oder Verkrampfungen. Zu diesen aromatischen Kräutern gehören grüne Minze, Pfefferminze, Zitronenmelisse, Ingwer und Kamille.

Anwendung von Abführmitteln verringern

Das empfohlene Vorgehen kann sowohl bei der Entwöhnung von handelsüblichen Abführmitteln als auch von stärkeren pflanzlichen Abführmitteln genutzt werden. Wer frei verkäufliche Abführmittel verwendet, halbiert die Dosis und nimmt zusätzlich einen Monat lang ein stimulierendes pflanzliches Präparat ein. Die Dosierung des Heilkrauts richtet sich nach dem individuellen Bedarf und sollte einen Stuhlgang pro Tag ermöglichen. Anschließend kann man die Dosis des Präparats jede Woche um ein Viertel verringern, bis das Abführmittel ganz abgesetzt werden kann. Während dieser Zeit wird die Dosis des pflanzlichen Präparats nach Bedarf erhöht und in gleicher Weise wieder reduziert, bis die Mindestdosis erreicht ist, bei der noch ein regelmäßiger Stuhlgang möglich ist. Tritt die Verstopfung erneut auf, nehmen Sie eine weitere Woche lang die Dosis der Vorwoche ein und versuchen Sie dann, die Dosis wieder zu verringern.

Einlauf bei schmerzhafter Verstopfung

Klistiere sind ein traditionell bewährtes Verfahren, um Kräutermedizin für den Darm direkt zu verabreichen, wenn die orale Einnahme nicht möglich ist und

Klassifikation pflanzlicher Abführmittel

Es gibt vier Klassen pflanzlicher Laxantien mit zunehmender Wirkstärke. In der klinischen Praxis werden in der Regel nur die ersten beiden Klassen empfohlen. Höherklassige Mittel sind für die Routineanwendung zu stark.

Stimulierende Abführkräuter schmecken oft recht bitter und können als Tee eingenommen werden. Oftmals hält man die bittere Teemedizin nicht lange durch und bevorzugt Tinkturen. Ich empfehle eine abführende Tinktur, die auch aromatische Karminativa (gegen Blähungen) enthält. Das wird in der Regel recht gut vertragen.

Beginnen Sie immer mit sanften Strategien: Ernährung und Lebensstil, Wasser und körperliche Bewegung. Dann wählen Sie milde Abführmittel. Bedarfsweise sind stärkere Maßnahmen nötig.

Bitterstoffe

Die meisten Bitterstoffe wirken abführend. Sie regen die Gallenproduktion in der Leber an, wodurch auch der Darm stimuliert wird. Sanft und sicher abführend wirken Hepatika (Lebermittel), Cholagoga (galletreibende Mittel) und Choleretika (galleanregende Mittel). Sie verursachen selten Darmreizungen, Krämpfe oder Spasmen.

Sanft abführend wirkende Heilkräuter:

- Klette
- Krauser Ampfer
- Löwenzahn
- Schöllkraut

Laxativa

(lat. *laxare* = lockern) moderat wirksame Darmstimulanzien

Sanft blähende Mittel

Solche Mittel enthalten lösliche Ballaststoffe und Schleimstoffe und sind besonders bei tonischer Darmmuskulatur oder spastischer Verstopfung angezeigt. Bei Eisenmangelanämie, Osteoporose und Auszehrung (Kachexie) sollten sie mit Vorsicht eingesetzt werden, da sie Mineralstoffe binden und deren Resorption beeinträchtigen können. Von Aloe vera verwendet man das schleimige Gel aus der Blattmitte, das abführend, beruhigend und heilend auf den gesamten Verdauungstrakt wirkt.

- Aloe (Blatt-Gel)
- Flohsamenschalen (Psyllium)
- Leinsamen

Stärker reizende Mittel

Sie enthalten Anthrachinone, die mit der Darmflora fermentieren, die Darmwand reizen und Krämpfe auslösen können. Die kombinierte Anwendung mit Karminativa wird empfohlen.

- Cascara (Faulbaumrinde)
- Rhabarberwurzel
- Sanddorn
- Sauerampfer

Purgativa

(lat. *purgare* = reinigen) Diese Mittel reizen vor allem den Darm und sollten nur kurzfristig eingesetzt werden. Der Körper versucht, Purgativa auszuscheiden, was zu akutem Durchfall führt. Kermesbeere und Zaunrübe werden in der klinischen Praxis sehr niedrig dosiert und mit vorsichtig appliziert. Kap-Aloe ist relativ unpopulär und enthält Anthrachinone direkt unter der Blattepidermis. Die abführende Wirkung hängt von der Dosierung und die Anwendung von der individuellen Verträglichkeit ab.

- Kap-Aloe (niedrig dosiert)
- Kermesbeere
- Sennesblätter
- Zaunrübe

Kathartika

(gr. *katharsis* = Läuterung, Reinigung) Solche Mittel sind aggressiv und kommen nur in Extremsituationen, kurzfristig und sehr selten zum Einsatz, z. B. bei Darmlähmung durch Opioide oder wenn Opioide (in abnehmender Dosierung) abgesetzt werden.

- Kap-Aloe (höher dosiert)
- Schwarzerle

Kaffee- oder Kräutereinlauf

- Gefiltertes oder destilliertes Wasser zum Kochen bringen.
- Mahlen Sie so viele Kaffeebohnen, dass sich 8 TL Bio-Kaffee (jede Röstung) ergeben. Geben Sie das Pulver in eine French-Press-Kanne, die stärkeren Kaffee liefert als eine Kaffeemaschine. Die Presse eignet sich auch für die Zubereitung eines starken Kräutertees für einen Einlauf.
- Den Kaffeesatz mit Wasser übergießen. Eine Stunde ziehen lassen und auf Zimmertemperatur abkühlen lassen.
- Den Kaffeesatz am Boden der Kanne ausdrücken und die Kaffeeflüssigkeit durch einen Kaffeefilter (Papier oder Stoff) in den Beutel eines Einlaufsets (größeres Flüssigkeitsvolumen) oder in eine Rektalspritze (einfacher zu handhaben) gießen. Beide Hilfsmittel sind in der Apotheke erhältlich.
- Für den Einlauf sollte man mindestens 20 bis 30 Minuten einplanen.
- Ein Einlauf sollte möglichst nach dem Stuhlgang, nicht öfter als einmal täglich und nicht öfter als viermal wöchentlich durchgeführt werden.

starke krampfartige Bauchschmerzen behandelt werden müssen. Ein Kräutereinlauf mit Eibischwurzel-Kaltaufguss kann beruhigend, tonisierend und leicht abführend wirken. Bei starker Darmentzündung empfiehlt sich gekühlter Tee aus Lavendel-, Kamille-, Calendula- oder Rosenblüten. Bei Darmblutungen können Geranium, Hirtentäschel oder Spitzwegerich hinzugefügt werden. Klistiere werden nicht zur regelmäßigen Anwendung empfohlen, da sie dem Darmmikrobiom auf Dauer schaden.

Ein Einlauf mit starkem Kaffee ist bei Unterleibsschmerzen/-beschwerden besonders wirksam und wird häufig bei Bauch-/Beckentumoren empfohlen. Der Kaffee sollte aus biologischem Anbau stammen und frisch gemahlen sein, um die Bioaktivität zu gewährleisten. Kaffee enthält die Alkaloide Koffein, Theophyllin und Theobromin, die eine Entspannung der glatten Muskulatur und Erweiterung von Blutgefäßen und Gallengängen bewirken. Da die Venen im Enddarm sehr oberflächlich verlaufen, wird das Koffein rasch und hoch konzentriert aufgenommen. Auch die Bitterstoffrezeptoren im Dickdarm reagieren auf Kaffee: glatte Muskulatur im Darm entspannt sich, die Gallenproduktion und die Peristaltik werden angeregt. Solche ausgleichenden, entspannenden und kontrahierenden Wirkungen auf die Darmmuskulatur verbessern die Peristaltik und erleichtern die Darmentleerung.

Triphala für die Darmgesundheit

Keine Abhandlung über die Darmgesundheit wäre vollständig, ohne die traditionelle ayurvedische Rezeptur Triphala (Sanskrit: *tri* = drei und *phala* = Früchte) zu erwähnen. Triphala besteht aus drei Heilkräutern: *Amalaki*, *Bibhitaki* und *Haritaki*. Es gilt in der ayurvedischen Medizin als tridoshisches Rasayana (Vitalisierung/Reinigung). Ein Mittel, das die drei Doshas (Konstitutionstypen, Lebensenergien) im Körper ausbalanciert. Triphala ist in Indien seit über 1000 Jahren schriftlich überliefert und wird bei Kuren für Langlebigkeit und Verjüngung eingesetzt.

Triphala gilt als mildes, stimulierendes Abführmittel. Es regt den Appetit an und schützt vor Übersäuerung des Magens. Die Forschung hat zahlreiche Wirkungen untersucht, von denen Krebspatienten profitieren: antioxidativ, entzündungshemmend, immunmodulierend, antimutagen, antineoplastisch (tumorhemmend), chemo- und radioprotektiv. Triphala erhöht die Anzahl der T-Lymphozyten und natürlichen Killerzellen, hemmt Krebswachstum und Onkogene, reduziert die Zellproliferation und stimuliert Zelltod (Apoptose).

Die wichtigsten bioaktiven Stoffe sind wasserlösliche Polyphenole, inklusive Tannine und Derivate. Studien zu diesen Komponenten ergaben, dass sie das Darmmikrobiom modulieren können: Unterstützung für hilfreiche Bakterien und Hemmung pathogener Bakterien. Chebulaginsäure ist ein spezielles Phenol in der Triphala-Mischung, das nachweislich COX und 5-LOX hemmt und immunsuppressive und leberschützende Eigenschaften hat.

Sowohl Labor- (in vitro) als auch Tierstudien (in vivo) haben gezeigt, dass Triphala das Wachstum verschiedener bösartiger Tumore hemmen kann, darunter Brustkrebs, Prostata- und Pankreastumore. Es gibt Hinweise darauf, dass dies zum Teil auf der Hemmung von VEGF (vaskulärer endothelialer Wachstumsfaktor) und der Blockade der Bildung neuer Blutgefäße (Anti-Angiogenese) beruht.

In niedriger Dosierung wirkt Triphala darmtonisierend, in moderater Dosierung leicht abführend und in hoher Dosierung stark abführend. In der ayurvedischen Medizin wird Triphala häufig zur Senkung des Magensäurespiegels, zur Linderung von Verstopfung und Blähungen und zur Verbesserung des Stuhlgangs (Stuhlvolumen, Häufigkeit der Darmentleerung) eingesetzt. Triphala wirkt blutzuckersenkend, schützt die Mund- und Darmschleimhaut vor Entzündungen bei Chemo- und Strahlentherapie und beeinflusst den Cholesterinspiegel günstig (Hemmung der Lipidperoxidation).

Da die aktiven Bestandteile von Triphala größtenteils wasserlöslich sind, kann man einen Tee zubereiten, das Pulver in Wasser einrühren oder in Kapselform einnehmen. Triphala sollte zwischen den Mahlzeiten auf nüchternen Magen eingenommen werden, um eine maximale Absorption zu gewährleisten. Die empfohlene Dosis beträgt 500 mg bis 1 g täglich vor dem Schlafengehen, bei schwerer Verstopfung auch höhere Dosen. Studien zufolge verursachen auch wesentlicht höhere Dosen keine unerwünschten Wirkungen. In einer Studie mit HIV-positiven Patienten, die über vier Wochen mehr als 1 g täglich einnahmen, erwies sich Triphala im Vergleich zur Kontrollgruppe als sehr gut verträglich (Laborwerte im Normbereich).

Durchfall

Als Durchfall (Diarrhoe) bezeichnet man ungewöhnlich häufigen Stuhlgang oder die Ausscheidung von ungewöhnlich weichem oder flüssigem Stuhl. Meist kommen noch Übelkeit oder Erbrechen und kolikartige Schmerzen hinzu. Krebspatienten können besonders durch Chemotherapie und Bestrahlung von Durchfall betroffen sein. Sowohl Chemotherapie als auch Bestrahlung verursachen eine starke systemische Vergiftung, die der Körper schnellstmöglich zu beseitigen versucht. Außerdem können bei Operationen Teile des Darms entfernt werden, wodurch weniger Flüssigkeit aus dem Stuhl aufgenommen werden kann. Die Bestrahlung des Darms kann auch zu Nervenschäden führen, die die Darmfunktion erheblich beeinträchtigen. Chemotherapie kann zudem Absterben und Ablösung von Zellen der Darmschleimhaut verursachen, was Durchfall begünstigt.

Obwohl Durchfall in der Regel selbstlimitierend ist, kann akute Diarrhoe zu Komplikationen führen: Dehydrierung, Elektrolytverlust (Natrium, Kalium, Magnesium) oder Nierenversagen (Durchblutungsstörung der Nieren).

Arten von Durchfall

Durchfall kann belastend und schwächend sein und Nährstoffmangel verursachen, wenn nicht genügend Zeit bleibt, ausreichend Nährstoffe aufzunehmen. Es gibt verschiedene Arten und Ursachen von Durchfall, die unterschiedlich behandelt werden müssen, auch wenn die symptomatische Therapie ähnlich aussieht.

Osmotische Diarrhoe. Wenn ein Überschuss an hydrophilen, wasserlöslichen Stoffen im Darm vorhanden ist, können diese nicht resorbiert werden, was zu wässrigem Stuhl führt. Mögliche Ursachen sind Laktoseintoleranz, hoher Zuckerkonsum, hohe Dosen von Vitamin C, chronische Anwendung von salzhaltigen Abführmitteln (Laxantien) oder Magnesiumhydroxid, mangelhafte Nährstoffaufnahme (Malabsorption) und bestimmte magnesiumhaltige Magenmittel (Antazida). Bei dieser Art von Durchfall sind die Symptome umso ausgeprägter, je mehr von der betreffenden Substanz eingenommen wird. Werden die Mittel abgesetzt, bessern sich die Beschwerden.

Sekretorische Diarrhoe. Werden Elektrolyte und Wasser im Dickdarm ausgeschieden anstatt resorbiert (Störung des epithelialen Elektrolyttransports), kommt es zur sekretorischen Diarrhoe. Diese Art Durchfall kann verschiedene Ursachen haben. Bakterientoxine (Lebensmittelvergiftung, kontaminiertes Wasser), die mit Flüssigkeit (sekretorisch) ausgeschwemmt werden müssen, nicht resorbierte Gallensäuren nach Darmoperationen; pathogene Darmviren, nicht resorbierte Nahrungsfette bei Leber- oder Gallenblasenerkrankungen, übermäßige Anwendung pflanzlicher Anthrachinone oder anderer darmreizender Abführmittel, bestimmte hormonelle Störungen (z. B. Sekretin oder Calcitonin); Prostaglandin-Dysbalance.

Exsudative Diarrhoe. Sie kommt bei akuten oder chronischen Entzündungen des Magen-Darm-Trakts vor, wenn reichlich entzündliches Exsudat gebildet wird (z. B. Morbus Crohn oder Colitis ulcerosa).

Durchfall bei Krebspatienten

Bei Krebserkrankungen kann Durchfall osmotisch (Medikamente), oder exsudativ (Entzündungen, insbesondere bei Magen-Darm-Krebs) oder durch eine chirurgische Entfernung von Darmteilen bedingt sein (Verkürzung der Darmpassagezeit). Durchfall bei Krebspatienten ist jedoch in der Regel sekretorisch und eine Folge der Chemotherapie. Der Körper versucht, die extrem giftigen Medikamente loszuwerden. Darmschleimhautzellen vermehren sich rasch und nutzen sich auch rasch ab. Die hohe Stoffwechselrate macht sie anfällig für die Aufnahme giftiger Chemotherapeutika. Absterbende und sich ablösende Darmzellen begünstigen zudem Durchfall.

Ganzheitliche Behandlung von Durchfall

Wie die Verstopfung ist auch Durchfall ein Symptom und keine eigenständige Krankheit. Bevor Durchfall behandelt wird, sollte immer nach dem zugrunde liegenden Krankheitsprozess gesucht werden. In der Regel lässt der Durchfall rasch nach oder verschwindet ganz, wenn die Chemotherapie und die körpereigene Entgiftung abgeschlossen sind. Bei akutem Durchfall setzen Sie Ihren Notfallplan um: viel trinken, dazu adstringierende (zusammenziehende) und karminative Tees (gegen Blähungen).

- Die beste Ernährung bei akutem Durchfall ist die BRAT-Diät: Banane, Reis, Apfelmus, Toast. Weißer Reis und weißes Toastbrot sind für den Darm schonender als Vollkornprodukte. Wer glutenempfindlich ist oder einfach Ab-

Johannisbrotdrink bei Durchfall

Ein rasch wirksames Mittel bei akutem Durchfall.

1 EL ungesüßtes Johannisbrotpulver

125–250 ml lauwarmes Wasser

Das Johannisbrotpulver in Wasser einrühren, nach Bedarf alle 15 bis 30 Minuten oder stündlich trinken.

Kräutertee für lockeren Stuhl

Himbeer-, Erdbeer- und Brombeerblätter wirken zusammenziehend (adstringierend). Ist nichts davon erhältlich, erhöhen Sie die Menge der anderen Zutaten entsprechend. Fenchel ist ein Karminativum (lindert Blähungen). Baldrian ist ein wärmendes Entspannungsmittel (fördert die Peristaltik). Alle genannten Kräuter sind getrocknet, außer Ingwer.

60 g Brombeerblätter/-wurzel

60 g Himbeerblätter

40 g Erdbeerblätter

20 g Baldrianwurzel

20 g Fenchelsamen

3 cm frische Ingwerwurzel, grob gehackt

Getrocknete Wurzeln plus Samen und die Blätter getrennt anmischen. Die gehackte Ingwerwurzel mit 1 EL der Wurzel-Samen-Mischung in 1 l Wasser 10 Minuten lang bei geschlossenem Deckel köcheln. Die Hitze ausschalten und 4 EL der Blattmischung zugeben. Bedeckt mindestens 10 Minuten ziehen lassen. Mit einer Prise Salz und Honig abschmecken. 2 bis 4 Tassen täglich zwischen den Mahlzeiten trinken.

Fenchel, Ingwer und Baldrian lindern Krämpfe und Übelkeit. Kurzfristig kann man stärker zusammenziehende Mittel wie Nelkenwurz, Geranium, Eichenrinde und Hirtentäschel verwenden. Aber nicht länger als eine Woche, um die Nährstoffaufnahme nicht zu gefährden.

WHO-Elektrolytmischung

Die Weltgesundheitsorganisation (WHO) empfiehlt diese Rezeptur bei Dehydrierung.

1,5 g Kaliumchlorid

3,5 g Natriumchlorid (Kochsalz)

2,5 g Natriumbicarbonat

20 g Glucose (Traubenzucker)

Alle Zutaten in 1 Liter abgekochtem Wasser auflösen. Stündlich 1 Liter des Mittels trinken, bei Kindern je nach Gewicht und Alter anteilig weniger.

Kräutertee zur Rehydrierung

Eine erfrischende Teemischung, die heiß oder eiskalt getrunken werden kann. Ist der Mund sehr wund, frieren Sie den Tee in einer Eiswürfelform ein, zerkleinern die Eiswürfel und füllen die Stücke in ein Mulltuch. Lutschen Sie daran, um entzündetes Gewebe zu kühlen. Der Tee kann auch als Flüssigkomponente für die WHO-Elektrolytmischung verwendet werden.

50 g Rooibos

10 g Grüne Minze

10 g Hibiskusblüten

10 g Wegerich

10 g Zitronengras

10 g Zitronenschalen

Alle Kräuter mischen. 1 TL der getrockneten Kräutermischung in 250 ml abgekochtem Wasser ziehen lassen.

wechslung braucht, kann statt Toast auch Salzkartoffeln essen. Probieren Sie auch verdünnte Gemüsesäfte und Brühen.

• Wenn Sie andere Lebensmittel hinzunehmen, wählen Sie allergenarme und leicht verdauliche Kost: Gemüsesuppe, Joghurt, gekochtes Obst, geriebener Apfel u. a. Nahrungsergänzend nehmen Sie hochdosierte Probiotika ein, um die Darmflora zu regenerieren.

• Vermeiden Sie Koffein, das den Darm anregt und in Kaffee, Cola, schwarzem/grünen Tee, Mate-Tee und sogar in Schokolade enthalten ist. Vermeiden Sie blähende Lebensmittel und Getränke: Bohnen, Kohlgemüse, Bier und kohlensäurehaltige Getränke.

Durchfall stoppen

Um akuten oder länger als 2 bis 3 Tage anhaltenden Durchfall zu stoppen, nutzen Sie zusammenziehende (adstringierende) Kräuter wie Nelkenwurz, Geranie, Eichenrinde und Hirtentäschel als Tee oder Einlauf. Auch Flohsamenschalen eignen sich, um überschüssiges Wasser im Darm zu binden und den Stuhl zu formen.

Gerbstoffe und Ballaststoffe sollten im Abstand von 8 bis 12 Stunden eingenommen werden, am besten zwischen den Mahlzeiten: Tannine morgens, eine Stunde vor dem Frühstück, und Ballaststoffe vor dem Schlafengehen, mindestens zwei Stunden nach dem Abendessen.

Bei bakteriellen Infektionen sind kanadische Gelbwurz, Berberitze oder Mahonia sehr hilfreich. Kanadische Gelbwurz hat auch adstringierende, antiseptische und regenerierende Wirkungen. Empfehlenswert bei geschwüriger oder rissiger Darmschleimhaut. Bei schwerem Durchfall kann ein qualifizierter Therapeut auch Belladonna verordnen, um die Sekretion und die Darmbewegung zu stoppen. Eine kurzfristige und rezeptpflichtige Lösung. Sowohl bei Verstopfung als auch bei Durchfall muss das Darmmikrobiom „gejätet, gesät und gefüttert" werden (siehe S. 72). In beiden Fällen liegt eine Dysbiose der Darmflora vor.

Nach Durchfallattacken ist man dehydriert („ausgetrocknet"). Die optimale Rehydrierung gelingt mit dem Verzehr einer unreifen grünen Kokosnuss: Flüssigkeit und das gelartige Fruchtfleisch, d. h. eine (kolloidale) Lösung von Fett in Wasser, die die Speicherung von intrazellulärer Flüssigkeit unterstützt. Weitere Rezepte zur Rehydrierung bei Durchfall finden Sie auf Seite 208.

Herzgesundheit

Viele Chemotherapeutika schädigen Herz und Blutgefäße und können z. B. Bluthochdruck, Herzversagen und Blutgerinnsel verursachen. Besorgniserregend sind vor allem Anthrazykline, die noch 5 bis 10 Jahre nach Therapieende Herzmuskelschäden (Kardiomyopathie) hervorrufen können. Weitere herztoxische Chemotherapeutika: Cyclophosamid, Ifosfamid, Platinwirkstoffe (Cisplatin, Oxaliplatin), Antimetaboliten (5-Fluorouracil, Capecitabin), Antibiotika (Mitoxantron, Mitomycin, Bleomycin) und antimikrotubuläre Wirkstoffe (z. B. Taxane). Auch neuere Biopharmazeutika (Biologika) oder Immuntherapien können sich negativ auf das Herz auswirken.

Bevor solche Medikamente verordnet werden, prüft man die Blutmenge, die das Herz bei jedem Schlag auswirft (Auswurffraktion). Sie wird als Anteil der gesamten Blutmenge im Herzen angegeben und sollte über 70 Prozent liegen. Liegt der Wert darunter, sind bestimmte Chemotherapeutika oder eine Bestrahlung der linken Brustseite kontraindiziert.

Kommen kardiotoxische Medikamente oder die Bestrahlung der linken Brustseite zum Einsatz, muss das Herz proaktiv geschützt werden. Nahrungsergänzungsmittel und Heilkräuter sind im Vorfeld der Behandlung sehr hilfreich. Sie werden während der Therapie höher, zum langfristigen Herzschutz niedriger dosiert.

Kräutermedizin und passende Supplemente unterstützen und optimieren die Herzgesundheit. Sie stärken den Herzmuskel und beeinflussen die Schlagkraft des Herzens und den Herzrhythmus positiv, regulieren die Kreislauffunktionen (Venen und Arterien), die Gefäßerweiterung (Vasodilatation) und den Blutdruck.

Weißdorn

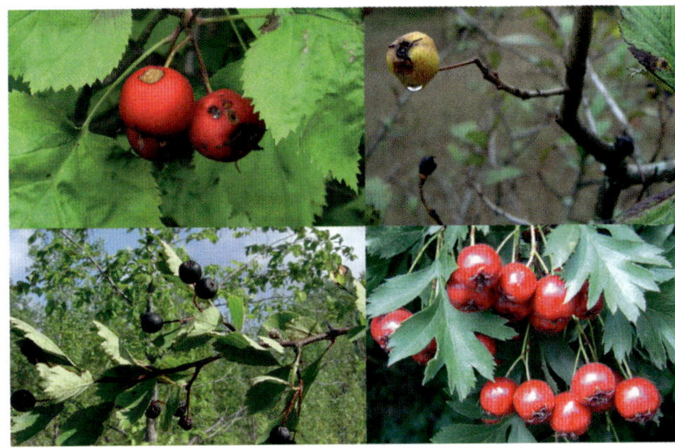

Crateagus *spp.*

Weißdornfrüchte (*Crataegus* spp.) enthalten Spuren von Vitamin C, Flavonoide, Gerbstoffe, Proanthocyanidine und Cofaktoren, die zur Regeneration des Bindegewebes und zur Stabilität der Herzmuskulatur, der Herzklappen und der Gefäße (Arterien, Venen) beitragen. Es zeigte sich, dass Blütenknospen und junge Weißdornblätter die Herzfunktion, die Schlagkraft des Herzens (inotrope Wirkung), die Herzfrequenz und den Herzrhythmus (chronotrope Wirkung) günstig beeinflussen.

Eine Metaanalyse bestätigte bei Patienten mit Bluthochdruck und Herzinsuffizienz (nicht spezifisch chemotherapiebedingt), dass Weißdornblätter/-blüten die maximale Belastbarkeit erhöhen, das Leistungsvermögen verbessern, den Sauerstoffverbrauch des Herzens absenken und Beschwerden wie Müdigkeit und Kurzatmigkeit lindern.

Alle Pflanzenteile sind Heilmittel für Herz und Kreislauf. Sie vermitteln unterschiedliche, aber auch komplementäre und synergistische Wirkungen. Weißdorn empfiehlt sich als Herztonikum und Herz-Kreislauf-Regulator. Das Kraut ist „Grundnahrungsmittel" für alle Senioren in meiner klinischen Praxis, Teil des gesunden Lebensstils und der Selbstvorsorge: einfach anzuwenden, genießbar und erschwinglich.

Empfohlene Dosierung. Weißdornextrakte/-tees haben sich durchweg als gut verträglich und mit vernachlässigbaren Nebenwirkungen erwiesen. In Kombination mit Herzmedikamenten gilt Weißdorn als sicher für ältere Menschen.

Kardiotonischer Weißdorntee

2 EL Weißdornbeeren

2 EL Weißdornblütenknospen/-blätter

3 EL Lindenblüten (Blüten und Hüllblätter)

Die Beeren 15 Minuten in 1 Liter kaltem Wasser im Topf einweichen. Abdecken, aufkochen und 10 Minuten auf niedriger Stufe köcheln. Vom Herd nehmen, Blütenknospen und Blätter zugeben. Erneut bedeckt 10 Minuten ziehen lassen. Abseihen und nach Belieben süßen. Täglich 3 bis 4 Tassen trinken.

In Studien benutzter Weißdorn ist in der Regel auf den Flavonoidgehalt (ca. 2 %) oder bioaktive Proanthocyanidine (ca. 20 %) standardisiert. In klinischen Studien verabreichte man täglich 800–1800 mg standardisierten, getrockneten Kräuterextrakt. Relevante Nebenwirkungen wurden nicht beobachtet. Die pflanzlichen Wirkstoffe sind überwiegend wasserlöslich. Weißdorntee ist die bevorzugte Anwendung. Mehrere Tassen pro Tag werden empfohlen.

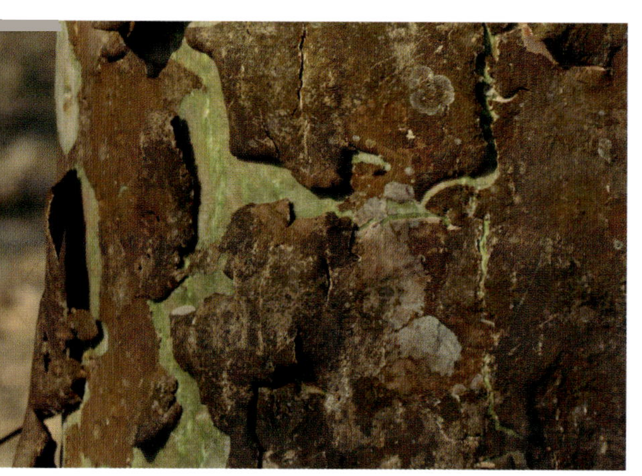

Terminalia arjuna

Arjuna

Der Arjuna-Baum (*Terminalia arjuna*) stammt aus Indien. Die Rinde von mindestens 15 Spezies ist für medizinische Zwecke geeignet. Im Ayurveda wurde Arjuna im 7. Jh. n. Chr. als Mittel gegen Herzerkrankungen eingeführt und traditionell als Milchsud zubereitet. Man nutzte Arjuna-Pulver auch äußerlich zur Behandlung von Wunden, Blutungen und Geschwüren. Wirkstoffe der Rinde sind Triterpensaponinglykoside, ein Cardenolid (herzwirksames Glykosid), antioxidative Flavonoide, Gerbstoffe und Proanthocyanidine sowie antientzündliches Beta-Sitosterin.

Die Inhaltsstoffe der Rinde verbessern die intrazelluläre Versorgung mit Antioxidantien und schützen das Herz vor oxidativem Stress. Arjuna wird bei chronischen Herz-Kreislauf-Erkrankungen empfohlen: stabile Angina pectoris, leichte Herzinsuffizienz, Kardiomyopathie, Bluthochdruck, Hypercholesterinämie und metabolisches Syndrom. Insbesondere Patienten mit Herzinsuffizienz profitieren von einer verbesserten Herzleistung. Obwohl klinische Studien zur

Herzschutz mit Supplementen

Arginin : 1000 mg, zweimal täglich

CoQ10 (Coenzym Q10) : 100–200 mg, zweimal täglich

L-Carnitin : 1000 mg, zweimal täglich

Magnesium-Glycinat : 500 mg, zweimal täglich

Omega-3-Fettsäuren : 1200–1500 mg pro Tag

Taurin : 1000 mg, zweimal täglich

Vitamin E : 400–800 IE pro Tag

kardiotoxischen Chemotherapie fehlen, kann man aufgrund der Anwendungserfahrungen davon ausgehen, dass Arjuna auch bei Krebspatienten eine herzschützende Wirkung hat.

Empfohlene Dosierung. 1–2 g der getrockneten Rinde täglich oder 1,5–4 ml einer 1:2 Tinktur (45 % Ethylalkohol). Arjuna ist gut verträglich und verursacht kaum Nebenwirkungen (leichte Gastritis, Kopfschmerzen, Verstopfung). Die Langzeitanwendung (24 Monate) ist unkritisch.

Fatigue

Müdigkeit und Erschöpfung (= Fatigue) können bei fortgeschrittener Krebserkrankung und unter konventioneller Krebstherapie auftreten. Chemotherapie und Bestrahlung wirken sich stark auf das Knochenmark aus. Nicht nur die Zahl der weißen Blutkörperchen sinkt und macht für Infektionen anfällig. Auch die Zahl der roten Blutkörperchen kann abnehmen, was zu Blutarmut führt (funktionelle Anämie, kein Eisenmangel!). Das Knochenmark kann nicht genügend Stammzellen für rote oder weiße Blutkörperchen bilden. Deshalb werden häufig niedrige Hämoglobinwerte und paradoxe Eisenwerte (niedrig oder hoch normal) gemessen Für die Hämoglobinbildung wird kein Eisen verbraucht.

Die Einnahme von Eisenpräparaten ist hier nicht sinnvoll! Die Regeneration des Knochenmarks (Blutstammzellen) wäre nötig. Es gibt Medikamente, die in dieser Situation hilfreich sein könnten: G-CSF (Granulozyten-Kolonie-stimulierender Faktor) und GM-CSF (Granulozyten-Makrophagen-Kolonie-stimulierender Faktor) werden seit mehr als 30 Jahren zum Schutz der Knochenmarkfunktion eingesetzt. Das Risiko für Infektionen und Blutungen verringert sich und Klinikaufenthalte werden verkürzt. Allerdings erschöpft sich der Vorrat an neu gebildeten neutrophilen Granulozyten mit der Zeit.

Es gibt viele gut konzipierte klinische Studien, die die Vorteile einzelner Heilkräuter/Pilze zur Linderung und Bewältigung krebsbedingter Fatigue belegen. Studien zu Kräuterrezepturen bei krebsbedingter Fatigue sind jedoch Mangelware. Die folgenden Empfehlungen basieren auf meiner eigenen klinischen Erfahrung und der traditionellen Kräutermedizin.

Regenerierende Adaptogene

Ein tonisierendes, aufbauendes und regenerierendes Programm kann zur Vitalisierung und Linderung von Fatigue beitragen. Dazu eignen sich sanft stressreduzierende Adaptogene wie Ashwagandha (Schlafbeere), amerikanischer Ginseng, Süßholz oder Taigawurzel. Anregende Kräuter wie koreanischer Ginseng oder Rosenwurz sind sporadisch empfehlenswert, wenn ein zusätzlicher

Energieschub nötig ist. Nehmen Sie Maralwurzel als anaboles Adaptogen und dosieren Sie es im Intervall: 2 Wochen on, 1 Woche off. Nutzen Sie nährstoffreiche und aufbauende Heilkräuter/Pilze: Rehmannia (zubereitet/gekocht, wie in der chinesischen Medizin), Codonopsis oder Heilpilze (Reishi, Cordyceps, Igelstachelbart), Krauser Ampfer, Brennnessel, Luzerne (Alfalfa) und Seetang.

Ginseng und krebsbedingte Fatigue

Dutzende Studien, die über Jahrzehnte durchgeführt wurden, bestätigen, dass Ginseng die Lebensqualität bei krebsbedingter Fatigue verbessern und die Stimmung stabilisieren kann. Eine randomisierte, placebokontrollierte Phase-III-Studie (2020) untersuchte die Wirksamkeit von koreanischem Ginseng bei Darmkrebspatienten, die mit einem Chemotherapie-Cocktail (FOLFOX-6) behandelt wurden. Die Ergebnisse zeigten, dass Ginseng Fatigue im Vergleich zu Placebo verbesserte. Eine andere Studie (2021) befasste sich mit verschiedenen Ginseng-Spezies zur Behandlung von krebsbedingter Fatigue. Amerikanischer Ginseng (> 5 % Ginsenoside, 2 g täglich, bis zu 8 Wochen) und asiatischer oder koreanischer Ginseng (≥ 7 % Ginsenoside, 400 mg täglich, oder nicht spezifizierter Ginsenosidgehalt, 3 g täglich, 12 Wochen) konnten Fatiguesymptome erfolgreich lindern.

Was die beste Ginseng-Spezies, die beste Dosis und der optimale Anwendungsmodus ist, darüber wird noch diskutiert. Eine Metaanalyse (2021) lässt vermuten, dass amerikanischer Ginseng Vorteile bei der Behandlung von krebsbedingter Fatigue hat und asiatischer Ginseng möglicherweise weniger wirksam ist. Klar ist, dass Krebspatienten von Ginseng profitieren. Der Anwendungsmodus und die optimale Dosierung müssen aber von Fall zu Fall bestimmt werden.

Heilkräuter/Pilze und Nährstoffe für die Blutbildung

Während und unmittelbar nach Abschluss einer Chemotherapie oder Bestrahlung kann es zu Verdauungsstörungen kommen, die einer gesunde Ernährung beeinträchtigen. Wenn Mund und Rachen oder der Brustbereich bestrahlt wurden oder die Chemotherapie zu Erbrechen und eine Speiseröhrenentzündung geführt hat, können harte, scharfe, würzige oder knusprige Lebensmittel schwer verdaulich sein. Auch Chemotherapie, Bestrahlung und Medikamente beeinträchtigen die Verdauung und Nährstoffaufnahme, da die Darmschleimhaut geschädigt wird.

Wählen Sie Lebensmittel, die nahrhaft und leicht verdaulich sind. Sie schmecken vermutlich recht fade, da die Geschmacksknospen überreizt sein können. Empfehlenswert sind Suppen, Eintöpfe, Aufläufe, gedünstete, pochierte und geschmorte Speisen, püriertes Wurzelgemüse und Kürbis, weich gekochte Eier, Smoothies, Hafer- und Reisbrei.

Nehmen Sie nährstoff- und mineralstoffreiche Kräuter wie Luzerne (Alfalfa), Seetang und Brennnessel in Ihren Speiseplan auf, auch immunstärkende Kräuter wie Tragant und Heilpilze (z. B. Schmetterlingstramete oder Cordyceps) sind empfehlenswert. Alle Kräuter und Pilze lassen sich leicht zu Suppen verarbeiten, als Beilage zu Blattkräutern oder in Brühe aufgekocht, wenn sie holzig sind.

Luzerne

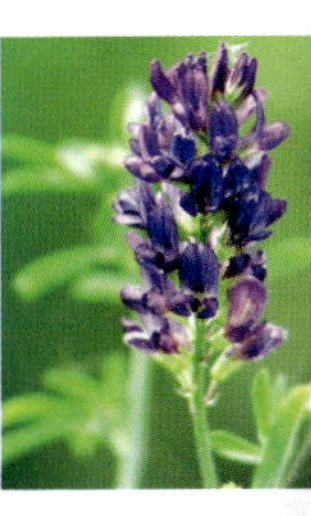

Die Luzerne (Alfalfa, *Medicago sativa*) kann ihre dünne Pfahlwurzel 3 bis 5 Meter tief in den Boden bohren, um Mineral- und Nährstoffe von ganz unten aufzunehmen. Deshalb ist Luzerneheu für Landwirte besonders wertvoll und wird hoch gehandelt. Getrocknete Luzerne kann in Tees und Brühen verwendet werden. Frisches Pflanzenmaterial wird entsaftet, in Eiswürfelformen eingefroren oder in Apfelessig eingelegt, um die Mineralstoffe zu extrahieren.

Brennnessel

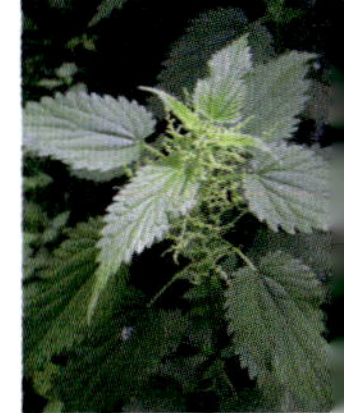

Die Brennnessel (*Urtica dioica*) wird traditionell als grünes Frühlingsgemüse geschätzt. Wie die Luzerne hat sie eine tiefe Wurzel und nimmt reichlich Mineralstoffe auf, die sich in den Blättern anreichern. Die Blätter werden im Frühjahr geerntet, wenn die Pflanze 6 bis 8 cm hoch ist. Man kann sie dünsten, braten oder wie Spinat zu Saft verarbeiten. Frische Brennnesseln haben Brennhaare. Tragen Sie Handschuhe, wenn Sie sie pflücken! Trocknen, Blanchieren, Entsaften und Kochen entfernen die Brennhaare.

Sie können die Brennnessel auch im Dörrautomaten trocknen. Bei 35 °C dauert das 24 bis 36 Stunden. Sie müssen die Bleche drehen, damit alles gleichmäßig trocknet. Niedrigere Temperaturen (unter 30 °C) wären besser geeignet, aber Dörrgeräte für den Hausgebrauch beherrschen das nicht. Ich habe meist eine große Tüte getrocknete Brennnesseln in der Küche und streue ein oder zwei Handvoll davon in die Suppe, in ein Curry, eine Soße oder über ein Omelett. Man kann Brennnessel auch pulverisieren und Smoothies oder Soßen zugeben oder in Kapseln einnehmen.

Seetang

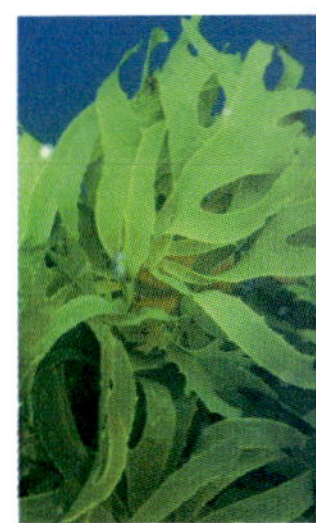

Seetang (Kelp) ist eine von vielen essbaren Meeresalgen. Ich kaufe gerne drei oder vier verschiedene Arten, vermahle sie grob und verwende sie als Beilage zu Gerichten. Manchmal mische ich Seetang auch mit „Magenbalsam-Gewürzmischung“ (siehe S. 235), um eine salzige, aromatische und mineralische Frische zu erzielen. Achten Sie auf die Herkunft der Algen. Sie könnten kontaminiert sein. Meeresalgen können Schwermetalle und Toxine anreichern. Ein vertrauenswürdiger Anbieter wird die Unbedenklichkeit bescheinigen.

Knochenbrühe

Knochenbrühe (auch aus Brühwürfeln) liefert eine hohe Nährstoffdichte und hochwertige Fette. Ich gebe zu, dass ich seit über 40 Jahren überzeugter Vegetarier bin und die Knochenbrühe mich noch immer Überwindung kostet. Fakt ist, dass die prähistorische Steinzeitkost Fisch und Fleisch von Wildtieren enthielt, weil tierisches Eiweiß für die Gesundheit große Bedeutung hat.

Wer nach einer Chemotherapie oder Operation erschöpft, geschwächt oder ausgelaugt ist, profitiert von nährstoffreichen, langsam gekochten und leicht zu schluckenden Suppen. Knochenbrühen sind in vielen Kulturen der Welt ein geschätztes traditionelles Heilmittel. Sie liefern gesunde Fette und Kollagen, das regenerierend und kräftigend wirkt. Wer ganz auf tierische Produkte verzichtet, muss aktiv nach guten Proteinquellen und Supplementen mit veganen Omega-3-Fettsäuren (Verhältnis DHA:EPA=1:2), Vitamin B12 und Eisen suchen.

Heilpilze

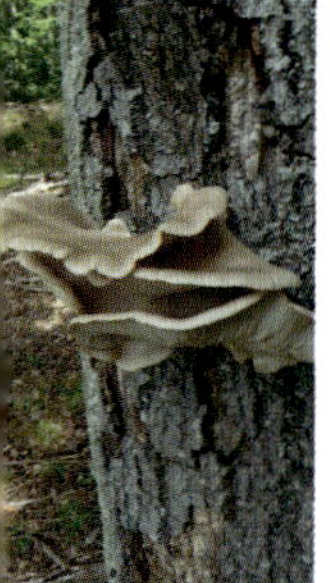
Pleurotus ostreatus

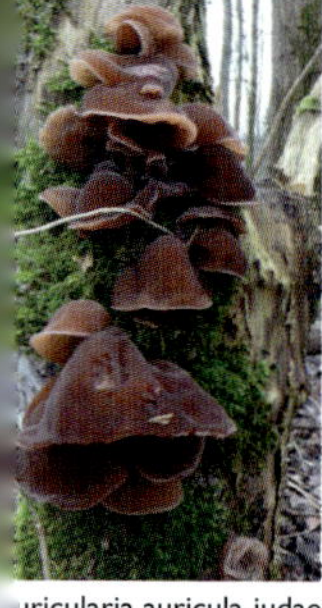
uricularia auricula-judae

Ob in Kapseln, Extrakten oder als Lebensmittel, Pilze sollten regelmäßig verzehrt werden. Pilze (auch aus dem Supermarkt) enthalten Zucker und komplexe Sterole, die Heilwirkungen vermitteln. Beta-Glucane in Pilz- und Hefeextrakten gehören zu den am besten erforschten Wirkstoffen in der ganzheitlichen Krebsmedizin.

Beta-Glucane sind langkettige Zuckermoleküle und natürlicher Bestandteil der Zellwand von Pilzen. Sie binden an spezifische Rezeptoren auf Neutrophilen und Makrophagen und beeinflussen die Produktion verschiedener Zytokine, die dann Immunzellen wie T- und B-Zellen aktivieren. Pilze müssen gekocht werden, um Beta-Glucane bioverfügbar zu machen. Zuckerverbindungen können mit Wasser extrahiert werden, Sterole am besten mit fetthaltigen oder alkoholischen Lösungsmitteln.

Ein Grund mehr, Pilze für Suppen zu verwenden: Wenn man Zwiebeln und Knoblauch zuerst in Öl anbrät und dann die Pilze in der Brühe köcheln lässt, bekommt man einen Fett-Wasser-Doppelextrakt. Manche Pilze schmecken nicht besonders gut, sind holzig und zäh, z. B. Reishi und Schmetterlingstramete. Sie können jedoch als fein gemahlenes Pulver eingenommen oder in einem Musselinbeutel oder sauberen Baumwolltuch zusammen mit Zwiebeln und Öl als Lösungsmittel gekocht werden. Die wässrige Extraktion erfolgt dann in der Kochbrühe. Vor dem Servieren den Beutel entfernen. Biologische Pilzprodukte bevorzugen.

Molkenprotein

Molke ist ein Nebenprodukt der Käseproduktion. Sie muss schonend behandelt und sorgfältig verarbeitet werden, da sonst immunaktivierende Proteine verloren gehen. Im Handel sind pulverförmige Supplemente (Molkenproteinkonzentrate) erhältlich, die essentielle Aminosäuren und Peptide, schwefelhaltige Aminosäuren (Methionin und Cystein) und muskelaufbauende, verzweigtkettige Aminosäuren (Leucin, Isoleucin und Valin) enthalten. Molke muss kalt verarbeitet und mikrofiltriert sein und sollte ausreichend Immunglobuline mitbringen: Lactoferrin, Lactalbumin, Lactoglobuline. Kaufen Sie keine billigen Molkepräparate, die für Bodybuilding verwendet werden.

Molke als Teil einer nährstoffreichen Ernährung hat sich bei vielen Krankheiten bewährt. Sie wirkt muskel- und knochenaufbauend, immunmodulierend und beeinflusst den Zucker- und Lipidstoffwechsel (z. B. Cholesterin). Molke enthält reichlich schwefelhaltige Aminosäuren (Cystein und Methionin), die die antioxidative Kompetenz verbessern und verschiedene Aspekte des Immunsystems optimieren.

Maca

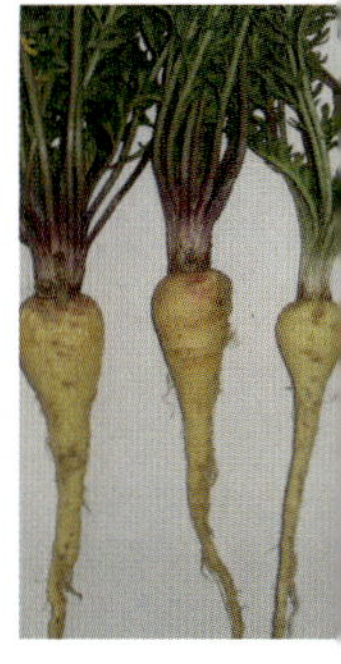

Das Wurzelgemüse ist mit den Kohlgewächsen verwandt. Maca (*Lepidium meyeni*) stammt aus dem Hochland von Bolivien und Peru und gilt traditionell als ausdauer- und konditionsstärkendes Nahrungsmittel in alpinen Regionen. Maca vertreibt Müdigkeit, wirkt antioxidativ, schützt die Nerven und die Leber, moduliert das Immunsystem, verbessert das Gedächtnis, hilft bei Erektionsstörungen, wirkt antidepressiv und antimikrobiell – und krebshemmend! Die Wurzel ist ein ausgezeichnetes Adaptogen.

Es gibt drei Maca-Varietäten mit unterschiedlich gefärbten Wurzeln, die man traditionell für verschiedene Zwecke nutzt. Gelbe Maca ist die am weitesten verbreitete und am besten erforschte Sorte. Sie dient als Energiebooster zur Leistungssteigerung, zur Verbesserung der Konzentrations- und Lernfähigkeit und als Aphrodisiakum. Rote Maca schmeckt süßlich und soll frauenspezifisch sein (Hormone) und knochenstärkend wirken. Schwarze Maca gilt traditionell als männerspezifisch (Hormone), muskelaufbauend und als libidosteigernd.

Chlorophyll

Der grüne Farbstoff in Pflanzen ermöglicht die Energiegewinnung via Sonnenlicht (Photosynthese). Chlorophyll ist chemisch und strukturell eng mit Hämoglobin verwandt. Es hat andere Seitenketten und Magnesium (statt Eisen) als Zentralatom. Unzählige Studien, die fast 100 Jahre zurückreichen, belegen, dass Chlorophyll als Substrat für die Bildung von Hämoglobin dienen kann. Chlorophyll hilft, Hämoglobin zu regenerieren und regt die Produktion von roten Blutkörperchen an.

Falls Eisenmangel vorliegt, kann man zunächst eisenreiche Lebensmittel essen, im Gusseisentopf zubereitet (Zufuhr mineralischer Mikrodosen). Eisen wird im Darm bei leicht saurem Milieu am besten aufgenommen. Deshalb empfiehlt sich die Zugabe von Vitamin C (Ascorbinsäure), das höher dosiert abführend wirkt und die verstopfende Wirkung von Eisen ausgleichen kann.

Chlorophyll vermittelt auch krebshemmende Wirkungen: antioxidativ, antimutagen, Modulation der Entgiftungswege, Induktion von Apoptose (Zelltod). Die Forschung hat gezeigt, dass Chlorophyll für die Hemmung von Multidrug-Resistenz relevant ist. Dies weist auf den Nutzen der Kombination von Chemotherapie und Chlorophyll-Extrakten hin. Ein starkes Argument für den Verzehr von viel dunkelgrünem Gemüse (Brokkoli, Grünkohl, Spinat u. a.).

Kräuterrezeptur für die Blutbildung

Eine Kräutermischung mit adaptogenen, aufbauenden und regenerierenden Eigenschaften, die die Blutbildung auf allen Ebenen unterstützt: Stärkung der Vitalität, der „inneren Wärme", der Lebenskraft und der Widerstandsfähigkeit. Manche Kräuter/Pilze stammen aus der traditionellen chinesischen Medizin (TCM), andere sind westlichen Ursprungs. Diese Rezeptur enthält eine beträchtliche Menge Süßholz, was bei manchen Menschen zur Erhöhung des Blutdrucks führen kann. Der Blutdruck sollte vor und während der Anwendung regelmäßig kontrolliert werden.

Abkochmischung : Dekokt : 20 g von jedem Kraut	
Chaga (Heilpilz)	Orangenschale
Goji (Beere)	Reishi (Heilpilz)
Katzenkrallenrinde	Schisandra (Beere)
Klettenwurzel	Süßholzwurzel
Lapacho (Rinde)	Tragantwurzel
Löwenzahnwurzel	

Aufgussmischung : Infus : 10 g von jedem Kraut	
Brennnesselblätter	Wiesenklee
Hibiskus	Zitronengras

20 g der Dekoktmischung mit 0,75 Liter kaltem Wasser aufgießen. Bedeckt zum Kochen bringen und 15 min auf niedriger Stufe köcheln lassen. Vom Herd nehmen und 10 g der Dekoktmischung hinzufügen. Bedeckt 15 min ziehen lassen. Diese Menge täglich trinken.

Dong Quai-Millettia-Rezeptur

Die traditionelle chinesische Medizin (TCM) verordnet diese Rezeptur zur Regeneration des Blutes, zur Durchblutungsförderung bei fortgeschrittener Knochenmarkerkrankung oder bei Mangel an weißen Blutkörperchen oder Blutplättchen, bei Chemotherapie oder Bestrahlung. Die Kräuter sind nährstoffreich und wirken kräftigend, aufbauend und regenerierend.

15 g *Angelica sinensis*/Dong Quai (Wurzel)	9 g Longan (Frucht)
15 g Millettia (Stängel)	9 g Milchweiße Pfingstrose (Wurzel)
15 g Rehmannia (zubereitet)	9 g Rotwurzelsalbei/Dan Shen

Diese Rezeptur ist bei TCM-Anbietern erhältlich, in der Regel als Tee zum Aufkochen. Zweimal täglich eine Tasse trinken.

Dong Quai

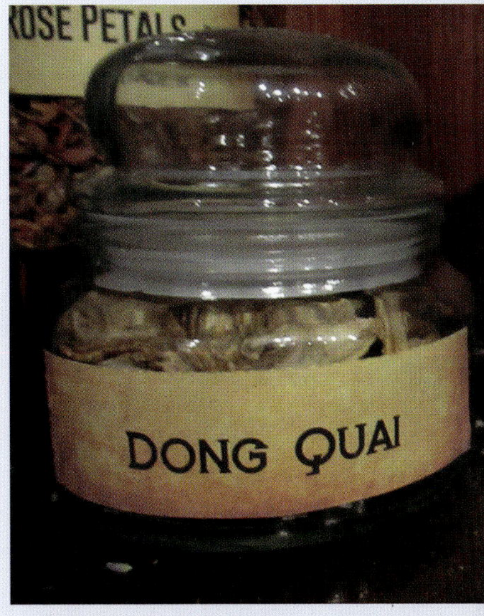

Dong Quai (*Angelica sinensis*) ist ein bekanntes und geschätztes Heilkraut der TCM: Regeneration, Erhaltung und Bewegung des Blutes, Schutz vor Stagnation und Stauung im Gewebe (vor allem in Bauch- und Fortpflanzungsorganen). Dong Quai gilt als wärmendes, befeuchtendes und entspannendes Mittel. Empfohlen bei Erschöpfungszuständen, Auszehrung und Schwäche.

Traditionell werden den verschiedenen Teilen der Wurzel unterschiedliche Wirkungen zugeschrieben. Der obere Teil der Wurzel soll eher tonisierend und weniger blutbewegend wirken. Der untere Teil („Schwanz") der Wurzel soll durchblutungsfördernd und weniger tonisierend wirken. In der Praxis wird in der Regel die ganze Wurzel verwendet, um ein möglichst breites Wirkungsspektrum zu erzielen. Dong Quai ist besonders nützlich, um Schmerzen im Becken, Menstruationskrämpfe, Schmerzen durch Eierstockzysten und Koliken oder Krämpfe bei Verstopfung zu lindern. Das Mittel hat eine gewisse menstruationsanregende (emmenagoge) Wirkung. Es wird daher nicht bei starker Menstruation oder während der Schwangerschaft empfohlen. Die Blutgerinnung wird nicht beeinflusst. Auch bei der Einnahme blutverdünnender Medikamente oder nach Operationen ist Dong Quai unbedenklich.

Das Thema Dong Quai und Brustkrebs wird kontrovers diskutiert. Man beobachtete östrogenähnliche Wirkungen bei Brustkrebs, aber auch krebshemmende Wirkungen bei anderen Krebsarten.

- Eine Laborstudie mit Zelllinien des invasiven duktalen Mammakarzinoms ergab, dass ein wässriger Extrakt der *Angelica-sinensis*-Wurzel die Proliferation von MCF-7-Zellen (Östrogen-/Progesteronrezeptor-positiv) stimuliert und das Wachstum von MDA-MB-231-Zellen (dreifach negativ für Östrogen-, Progesteron- und HER2/ neu-Rezeptoren) hemmt. Dong Quai erscheint daher unter Vorbehalt bei Östrogenrezeptor-positivem Brustkrebs geeignet zu sein.

• Im Gegensatz dazu ergab eine andere Studie (2021), dass komplexe Polysaccharide der Dong-Quai-Wurzel die Zellproliferation (Wachstum/Ausbreitung) reduzierten, Apoptose (Zelltod) auslösten und die Aktivität der JAK/STAT-Signaltransduktion abregulierten (unterdrückten). Diese Wirkungen waren dosisabhängig. Dong Quai empfiehlt sich demzufolge als Mittel zur Behandlung von Brustkrebs.

• In einer groß angelegten epidemiologischen Studie (2020) wurde eine geringe, aber immer noch signifikante Schutzwirkung gegen Brustkrebs festgestellt, vor allem bei Frauen, die das Präparat erstmals im Alter von 47 bis 55 Jahren einnahmen. Bei jüngeren Frauen und bei längerer Einnahme gab es Hinweise auf ein erhöhtes Risiko für die Vermehrung von Krebszellen. Insgesamt gehen die Autoren der Studie aber von einem positiven Effekt aus.

In der klinischen Praxis würde ich Dong Quai nicht bei einer Krebspatientin mit überexprimierten Östrogenrezeptoren einsetzen. Bei nicht-hormonempfindlichen Tumoren und bei Fatigue kann Dong Quai aber eine sinnvolle Option sein.

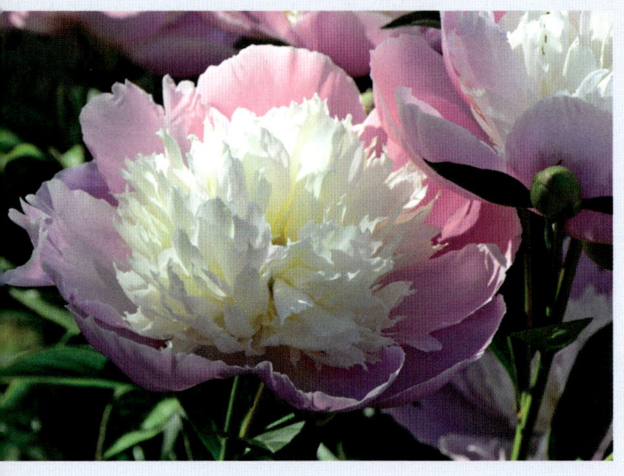

Paeonia lactiflora

Milchweiße Pfingstrose

Das Hahnenfußgewächs wird häufig in Gärten kultiviert und in vielen Blütenfarben gezüchtet. In der Natur sind die Blüten cremeweiß. Medizinisch wirksame Stoffe sind in der Wurzel enthalten. Die Monoterpenglykoside und Derivate werden von Darmbakterien fermentiert und bioverfügbar gemacht. Ein Grund mehr, auf die Darmgesundheit und die Balance des Mikrobioms zu achten.

Paeoniflorin und verwandte Monoterpene hemmen die Enzyme COX-1 und COX-2 und vermitteln antientzündliche Wirkungen. Paeoniflorin bindet an Östrogen- und Androgenrezeptoren und moduliert Agonisten-Antagonisten-Effekte. Es aktiviert zudem Aromataseenzyme, die Testosteron in Östrogen umwandeln. Die Östrogenproduktion kann leicht ansteigen und der Testosteronspiegel entsprechend absinken. Paeoniflorin wirkt nachweislich als Antagonist alpha- und beta-adrenerger Rezeptoren. Dies erzeugt eine Dominanz des Parasympathikus, verbessert die Kognition und das Gedächtnis. Pfingstrosenwurzel wird daher als Teil eines Therapieprotokolls bei Gedächtnisstörungen empfohlen.

Paeonia wirkt stark krampflösend auf den Darm, den unteren Rücken und die Gebärmutter, senkt den Blutdruck, lindert Blähungen, fördert die Harnentleerung und

Menstruation. Traditionell wird das Kraut zur Behandlung von Menstruations- und prämenstruellen Beschwerden eingesetzt. Die Wurzel wirkt außerdem stark antibakteriell, fiebersenkend, aktiviert Makrophagen und T-Lymphozyten. Pfingstrosenwurzel wird häufig mit Codonopsis und Dong Quai kombiniert: bei Fatigue, Schwindel und „Herzklopfen" (aufgrund von Blutmangel).

Rehmannia

Das Gewächs ist als Chinesischer Fingerhut bekannt, wird seit über 2000 Jahren medizinisch verwendet und ist ein wichtiges TCM-Kraut. Man empfiehlt die Wurzel insbesondere bei Erkrankungen der Nieren und Nebennieren mit Fatigue-Symptomen und Funktionsstörungen. Rehmannia gilt als kühlendes und entzündungshemmendes Kraut. Die Heilpflanze fördert die Genesung und Langlebigkeit.

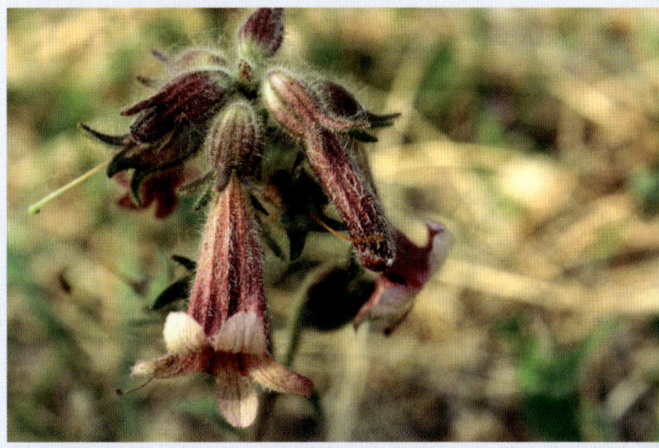

Rehmannia glutinosa

Rehmannia ist traditionell ein stärkendes und aufbauendes Mittel zur Behandlung von Osteoporose und Nebennierenschwäche sowie als Tonikum zur Behandlung von Anämie, „Herzklopfen" und Herzrhythmusstörungen. Es soll das Blut regenerieren und die Nebennieren unterstützen und wirkt adaptogen (Stresshormone modulierend). Pflanzliche Wirkstoffe (Iridoidglykoside), insbesondere Catalpol, regen die Hormonproduktion der Nebennierenrinde an und wirken entzündungshemmend. Rehmannia ist ein Trophorestorativum der Nebennieren: Erhalt der Drüsenstruktur/-funktion bei chronisch degenerativen Erkrankungen.

Das Heilkraut stimuliert die Nierendurchblutung, fördert die Ausscheidung von Abfallstoffen/Schlacken und Toxinen mit dem Urin und die Produktion des Hormons Erythropoetin, das für die Blutstammzellen im Knochenmark und die Erythrozytogenese (rote Blutkörperchen) größte Bedeutung hat. Tierstudien zeigten, dass Rehmannia vor Osteoporose schützt und die Knochendichte erhöht, den Blutzucker- und Insulinspiegel beeinflusst und den Zuckerstoffwechsel stabilisiert.

Traditionell wird die Rehmannia-Wurzel durch mehrmaliges Dämpfen und zwischenzeitliches Trocknen in der Sonne zubereitet. Die Wurzel kann auch in Wein gekocht werden, bis sie schwarz und feucht wird: „zubereitete" (gekochte) Rehmannia ist energetisch „wärmer" und wirksamer. Die rohe Wurzel kann leicht toxisch wirken und wird nicht empfohlen.

Dong-Quai-Millettia-Rezeptur

Millettia

Das traditionelle chinesische Heilmittel *Jixueteng* wird aus den Stängeln verschiedener Millettia-Arten hergestellt. Am häufigsten verwendet man die Spezies *Millettia spatholobus*. Traditionell wird das Kraut für zahlreiche Indikationen empfohlen: Regenerierung des Blutes, Anregung der Durchblutung, Aktivierung der Meridiane (Energieleitbahnen in der TCM), Blutarmut (Anämie), Blutstauungssyndrome, Menstruationsschmerzen/-störungen (Dysmenorrhoe und Menorrhagie), Wundsein, Empfindungsstörungen, Steifigkeit der Gliedmaßen, wetterabhängige Gelenkschmerzen, Schmerzen in der Taille und in den Knien, Muskel- und Sehnenschwäche.

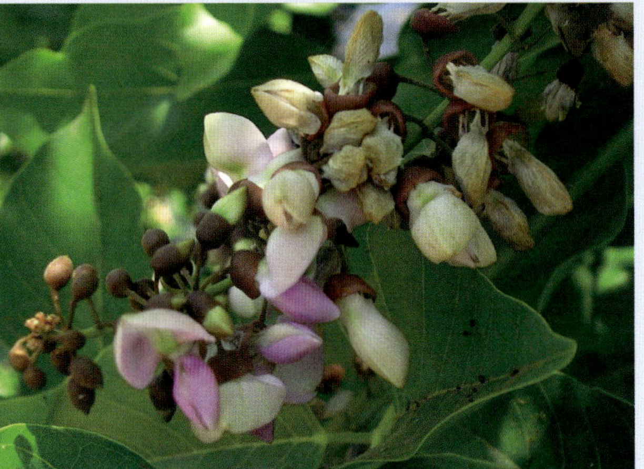

Millettia enthält Flavonoide und Sterole mit immunmodulierenden Eigenschaften:

- Isoflavone (genistein-ähnlich) : Formononetin, Ononin, Afrormosin, Daidzein
- Chalkone (Flavonoide) : Isoliquiritigenin, Tetrahydroxychalcon, Licochalcon
- Coumestane (Flavone) : Medicagol
- Kondensierte Flavonoide (Gerbstoffe) : Epicatechin
- Andere Flavonoide : Pruetin, Cajinin, Methoxyhydroflavonol
- Triterpene : Friedelan, Taraxeron
- Sterole : Beta-Sitosterin, Daucosterol, Methoxycoumestrol, Campesterin, Stigmasterin
- Phenolische organische Säuren : Protocatechusäure

Millettia wird in der Regel mit 15–30 g getrocknetem Kraut pro Tag dosiert und häufig kombiniert mit anderen Heilkräutern wie Dong Quai, Pfingstrose und zubereiteter Rehmannia sowie mit vitalisierenden Kräutern wie Rotwurzelsalbei verordnet.

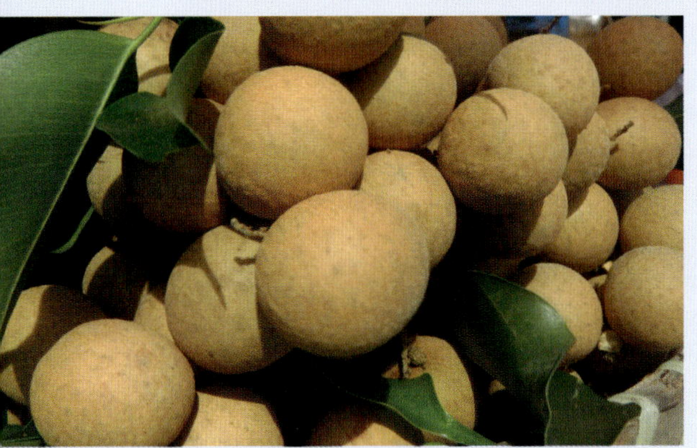

Longan

Die Früchte und Samen des immergrünen Longan-Baums (*Dimocarpus longan*), ein Seifenbaumgewächs (*Sapindaceae*), enthalten phenolische Verbindungen mit antioxidativen, antimikrobiellen und krebshemmenden Eigenschaften. Longan-Früchte können für Suppen, süß-saure Speisen, Snacks und Nachspeisen verwendet werden.

Gastritis und Reflux

Gastritis und Reflux sind höchst unangenehme, belastende Beschwerden. Bei Krebspatienten, die mit Chemotherapie behandelt werden, treten häufig Erbrechen und Refluxbeschwerden auf, wenn Magensäure in die Speiseröhre zurückfließt. Die Speiseröhre, die vom hinteren Teil des Rachens in den Magen führt, ist mit sehr widerstandsfähigem Gewebe ausgekleidet. Sie toleriert kratzende und heiße Speisen, ist aber nicht für den Kontakt mit Magensäure ausgelegt. Am Ende der Speiseröhre befindet sich der Speiseröhrenschließmuskel. Ein Ventil, das normalerweise geschlossen sein sollte und sich nur öffnet, wenn der Schluckreflex ausgelöst wird. Schließt dieses Ventil nicht dicht oder kommt Gegendruck vom Magen, gelangt Magensäure in den unteren Teil der Speiseröhre. Das wirkt schleimhautreizend und kann zu einer chronischen Entzündung führen.

Die Symptome von Gastritis und gastroösophagealem Reflux sind ausgeprägt und unverkennbar: Säuregeschmack im Mund, Mundgeruch aus dem Magen, Schmerzen unter dem Brustbein, Empfindlichkeit gegen Säure oder scharf gewürzte Speisen, nächtliches Erwachen mit Schmerzen im mittleren Bauchbereich. Manchmal ist Reflux schwer zu erkennen und zu behandeln. Chronischer Husten ist ein typisches Symptom, auch Reizung oder Räuspern, das sich nachts (in horizontaler Lage) verschlimmert, da Magensäure nicht mehr durch die Schwerkraft zurückgehalten wird.

Die Einnahme von Säureblockern (Antazida und Protonenpumpenhemmer) hilft nicht wirklich, denn das Problem ist meist nicht die Säureproduktion im Magen, sondern der schwache, nicht dicht schließende Sphinkter (Schließmuskel) der Speiseröhre. Antazida korrigieren den pH-Wert des Magens nach oben, was im Magen zur weiter ansteigenden Säureproduktion führen kann. Ein sich selbst verstärkendes Problem. Zudem können pH-Schwankungen die Gastrin- und Pepsinproduktion beeinträchtigen, was wiederum die Verdauung verschlechtert und zu Nährstoffmangel (Malabsorption) und Dysbiose (Störung des Darmmikrobioms) führen kann. Die chronische Einnahme von Antazida birgt Risiken: unzureichende Calciumaufnahme und abnehmende Knochendichte (Osteoporose).

Schleimstoffkräuter

Immer dann, wenn Schleimhäute gereizt oder entzündet sind, empfehlen sich schleimbildende Kräuter. Solche Heilkräuter enthalten reichlich komplexe Zucker, die Wasser binden. Schleimstoffe funktionieren „verdickend“ wie im tropfenden Aloe-Gel oder wie Chia und Leinsamen oder Flohsamenschalen im

Smoothie. Schleimbildung wirkt als befeuchtende, beruhigende und heilende Schutzbarriere auf Schleimhäuten.

Bei Gastritis und Reflux reizt Salzsäure aus dem Magen den Speiseröhrenschließmuskel und bei Reflux die unteren Schleimhautabschnitte. Eine geringe Schleimproduktion der Magenschleimhaut verschärft das Problem. Empfehlenswerte schleimstoffhaltige Kräuter sind Ulmenrinde, Aloe-Gel, Eibischblüten/-blätter/-wurzeln, Fenchelsamen, Süßholzwurzel und Wegerichblätter. Sie werden am besten als kalter Aufguss/Brei mit pulverisiertem Kraut zubereitet und eingenommen.

Magentonikum Mädesüß

Pflanzliche Magentonika verbessern die Schließmuskelfunktion und die Produktion von Magensäure, Schleim und Gastrin (Peptidhormon) sowie die Peristaltik. Sie werden bei leichter bis mittelschwerer Gastritis sowie Dyspepsie oder bei Verdauungsstörungen empfohlen.

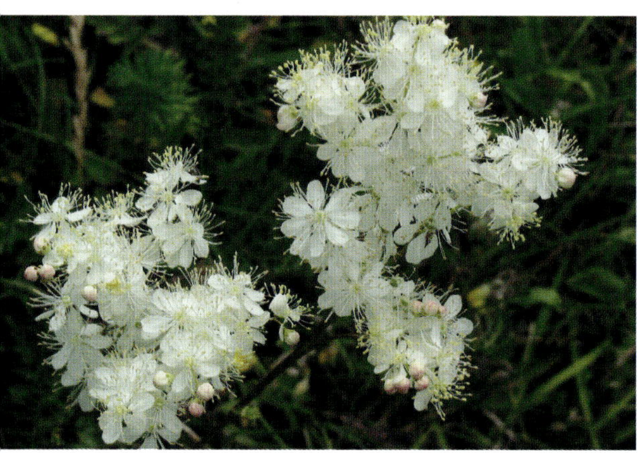

Mädesüß (*Filipendula ulmaria*) ist eines der besten Magenmittel und das hilfreichste Heilkraut zur Behandlung von Gastritis. Die hochwachsende Sumpfpflanze gehört zur Familie der Rosengewächse (*Rosaceae*) und produziert nach Bittermandeln duftende Blüten. Kräuterkundige in Europa schätzen Mädesüß seit Urzeiten als Tonikum für den oberen Verdauungstrakt und als Heilmittel gegen Arthritis und Gelenkschmerzen. Das Kraut enthält reichlich Salicylate, die auch in Weiden und Pappeln vorkommen. Sie wirken antientzündlich und schmerzlindernd. Bemerkenswert ist, dass Mädesüß früher als *Spiraea ulmaris* bezeichnet wurde und in der Frühzeit der Salicylatforschung Namensgeber für Aspirin war. Die Weide mag eine gute Salicylatquelle gewesen sein, aber der Name stammt von Mädesüß.

In der Naturheilkunde wird Mädesüß als Tee zubereitet. Es duftet angenehm und wirkt leicht adstringierend, lindert Entzündungen, beruhigt gereizte Magenschleimhaut und normalisiert die Säureproduktion. Kombiniert mit schleimlösenden Heilkräutern wie Rotulme und Eibisch entsteht ein komplexes Magenmittel mit adstringierender, tonisierender und regenerierender Wirkung. Synthetisches Aspirin (Acetylsalicylsäure) wirkt magenreizend. Das ist bei pflanzlichen Salicylaten nicht zu befürchten, da sie nicht acetyliert sind.

Karminative Kräuter

Karminativa (Mittel gegen Blähungen) zählen zu den wichtigsten Mitteln der Naturheilkunde bei Gastritis. Karminative Kräuter enthalten reichlich ätherische Öle, sind aromatisch und wohlschmeckend. Sie beeinflussen die Kontraktionen der Darmmuskulatur günstig und fördern den reibungslosen Transit von Nahrungsbrei und Stuhl. Sie sind sehr hilfreich bei Blähungen und kolikartigen Bauchschmerzen, bei tonischer Verstopfung und motorischen Darmstörungen. Karminativa öffnen den Magenpförtner (Pylorus) und die Ileozökalklappe, wenn peristaltische Wellen anrollen. Die meisten pflanzlichen Karminativa (z. B. Melisse, Kamille, Lavendel) beeinflussen den Ösophagussphinkter kaum und können bei Reflux und Gastritis sicher angewendet werden. Pfefferminze wird bei Reflux nicht empfohlen.

Entspannt und achtsam essen

Achten Sie nicht nur darauf, was Sie essen, sondern auch darauf, wie Sie essen. Die Gallensekretion und Fettverdauung werden 1 bis 2 Stunden nach dem Essen aktiviert, Säfte der Bauchspeicheldrüse etwas später. Die richtige Einstellung: Essen im Entspannungsmodus. Wenn Stress und sympathische Nervenaktivität dominieren, wird die Verdauung ausgeschaltet.

Beim Essen immer sitzen. Essen Sie nie, während Sie etwas anderes tun, z. B. beim Autofahren, in der Arbeit oder vor dem Fernseher. Nachrichten oder

Ganzheitliche Strategien bei Gastritis und Reflux

Legen Sie ein 4–6 cm dickes Holzbrett unter das Kopfende des Bettes, um es anzuheben, damit die Schwerkraft den Säurerückfluss verhindert.

Essen Sie nach 18 Uhr nichts mehr, damit Sie nicht mit Essen im Bauch zu Bett gehen. Das ist auch eine Vorgabe des Intervallfastens (siehe S. 75).

Wenn säurehemmende Antazida benutzt werden, gibt es die Option, Verdauungsenzyme zu den Mahlzeiten einzunehmen: Amylase für Stärke, Lipase für Fette und proteolytische Enzyme für Eiweiß. Das reduziert den Säuregrad aller anderen Verdauungssäfte.

Bittere Kräuter könnten nützlich sein, auch wenn sie die Verdauungssäfte anregen. In geringer Dosierung und in Kombination mit Schleimstoffen, Gerbstoffen, Adstringentien und Harzen können sie entzündungshemmend und verdauungsfördernd wirken.

Manche Heilkräuter sind sogar mehrfach wirksam: Calendula (bitter, entzündungshemmend, wundheilungsfördernd) oder Mädesüß (bitter, karminativ, adstringierend).

Kräuterpulver : Wellness im Darm

Rotulme enthält Fructo-Oligosaccharide, Futter für das Mikrobiom. Sie enthält wie Eibisch und Bockshornklee auch schützende Schleimstoffe. Flohsamen sorgt für voluminösen, lockeren Stuhl. Zimt ist ein Karminativum, das Blähungen und Krämpfe lindert. Glutamin (eine Aminosäure) regeneriert und stabilisiert Schleimhautzellen im Dünn- und Dickdarm.

Bei den unten aufgeführten Zutaten handelt es sich um pulverisierte Kräuter. Die angegebenen Mengen ergeben 100 g Pulvermischung, entsprechend 20 Dosen à 5 g (etwa 1 TL Pulver).

45 g Rotulme	10 g Süßholz
15 g Mädesüß	5 g Flohsamen
13 g Eibischwurzel	1 g Bockshornkleesamen
10 g Glutamin	1 g Zimt

Einen starken Kamillentee zubereiten: eine Handvoll Kräuter pro Tasse kochendes Wasser. Abkühlen lassen. Alle Kräuterpulver mischen. Etwa 250 ml des abgekühlten Tees mit 1 bis 3 TL der Kräutermischung zu einer Paste verrühren (oder zu einem Brei). Zwei- bis dreimal täglich 3 bis 4 EL einnehmen.

Teetonikum : Appetizer und Harmonizer

Die wohlschmeckende Teemischung kombiniert die Bitterkräuter Kamille, Eisenkraut und Lavendel mit den Karminativa Minze und Zitronenmelisse – allesamt Balsam für das Nervensystem. Linde schmeckt süß, entspannt und senkt den Blutdruck. Damiana und Eisenkraut sind Thymoleptika: sanfte Stimmungsaufheller. Hafer ist Nervennahrung.

Die angegebenen Mengen ergeben etwa 20 Tassen Tee.

15 g Hafer (junge Spitzen, grün geerntet)	10 g Grüne Minze
15 g Kamille	10 g Lavendel
15 g Zitronenmelisse	10 g Linde
10 g Damiana	5 g Betonie
10 g Eisenkraut	

Einen starken Kamillentee zubereiten: eine Handvoll Kräuter pro Tasse kochendes Wasser. Abkühlen lassen. Alle Kräuterpulver mischen. Etwa 250 ml des abgekühlten Tees mit 1 bis 3 TL der Kräutermischung zu einer Paste verrühren (oder zu einem Brei). Zwei- bis dreimal täglich 3 bis 4 EL einnehmen.

Alle Kräuter mischen. 1 gehäufter TL Kräutermischung auf 250 ml kochendes Wasser geben. Kräuter mit kochendem Wasser übergießen und bedeckt mindestens 15 Minuten ziehen lassen. Nach Bedarf verwenden.

Zusätzlich empfehlenswerte Magenmittel

- Aloe-Gel kann esslöffelweise eingenommen werden. Das Naturprodukt ist in jedem Naturkostladen erhältlich, beruhigt und schützt entzündete Schleimhäute.
- Kamillentee wirkt entzündungshemmend, karminativ und entspannend.
- Deglycyrrhizinierte (DGL) Lakritzpastillen werden wegen ihrer schleimlösenden und beruhigenden Eigenschaften empfohlen. Sie beeinflussen nicht den Blutdruck, was bei höheren Dosen von Rohlakritze möglich ist.
- Calendula ist bitter, entzündungshemmend und fördert die Wundheilung.

Horrorfilme sind definitiv keine gute Idee. Nehmen Sie sich fünf Minuten Zeit, bevor Sie mit dem Essen beginnen. Essen Sie achtsam und langsam. Kauen Sie gründlich. Achten Sie darauf, was Sie essen. Überstürzen Sie nichts. Kochen kann Meditation sein!

Hand-Fuß-Syndrom

Hautveränderungen, die als palmar-plantare Erythrodysästhesie (PPE) oder Hand-Fuß-Syndrom bezeichnet werden, treten oftmals bei der Behandlung mit Zytostatika (Zellgifte) auf. Dazu zählen Doxorubicin, Cytarabin, Docetaxel, Capecitabin und Fluorouracil sowie neuere Immuntherapien, die auf epidermale Rezeptoren von Wachstumsfaktoren abzielen, die in der Haut vorkommen und bei einigen Krebsarten überaktiv sind.

Die Hautveränderungen sind selten lebensbedrohlich, beeinträchtigen aber die Lebensqualität der Betroffenen. Das Syndrom ist nicht nur belastend, sondern kann auch zu Komplikationen führen (Blutungen, Infektionen, lebensgefährliche Sepsis). Allopathische Therapieempfehlungen bei PPE umfassen Sonnenschutz mit hohem LSF-Faktor, Feuchtigkeits- und Barrierecremes, Hydrocortison-(1 %)-Creme, bei Bedarf Antibiotika.

Hautreizung minimieren

- Verwenden Sie milde Seifen, Duschgels und Shampoos, die weder Alkohol noch Parfüm oder Farbstoffe enthalten. Unparfümierte Hygieneprodukte für Säuglinge sind generell empfehlenswert.
- Beruhigen Sie Ihre Haut mit Produkten, die Hafermehl enthalten.
- Meiden Sie Saunen, Dampfbäder und heiße Bäder.
- Baden Sie in kühlem oder lauwarmem Wasser. Bevorzugen Sie lauwarme Bäder, anstatt zu duschen. Meiden Sie heiße, feuchte Orte.

• Befeuchten Sie Ihre Haut mindestens zweimal täglich mit einer Creme (ohne Alkohol, Parfüm oder Farbstoffe) oder einem Öl (z. B. Bio-Kokosöl) – am besten direkt nach dem Bad, wenn die Haut noch feucht ist.

• Tragen Sie weite, weiche Kleidung aus Naturstoffen. Seide oder Bambus sind sehr hautfreundlich.

• Verwenden Sie Flüssigwaschmittel, die sich leicht ausspülen lassen. Vermeiden Sie Weichspüler und alles, was Duftstoffe enthält. Erwägen Sie einen zweiten Waschgang in der Waschmaschine. Verwenden Sie ein Baumwolltuch mit 10 Tropfen ätherischem Lavendelöl im Wäschetrockner.

• Meiden Sie möglichst direkte Sonnenbestrahlung. Tragen Sie tagsüber im Freien einen Hut mit breiter Krempe und langärmelige Kleidung. Sonnenschutzmittel verwenden (Lichtschutzfaktor mindestens 30).

• Verwenden Sie keine Medikamente gegen Akne. Auch wenn der Ausschlag wie Akne aussieht. Solche Medikamente sind wirkungslos, können die Haut austrocknen und die Hautreizung verschlimmern.

• Probieren Sie Gel-Schuheinlagen, wenn Ihre Fußsohlen empfindlich sind. Tragen Sie flache, bequeme und nicht zu enge Schuhe.

Heilkräuter zur Beruhigung der Haut

Heilkräuter können auch äußerlich (topisch) angewendet werden, um die Haut zu kühlen, zu beruhigen und mit Feuchtigkeit zu versorgen. Hafermehlbäder, Wegerich- oder Vogelmiereumschläge, gekühltes *Aloe-vera*-Gel und Pfefferminzlotion (20 Tropfen reines ätherisches Öl in 100 ml Basislotion) werden bei leichter bis mittelschwerer PPE empfohlen.

Klassifkation Hand-Fuß-Syndrom (PPE)

Grad 1 (leicht) : Minimale Hautveränderungen oder Dermatitis (leichte Rötung und Entzündung, Flüssigkeitsansammlung oder Verdickung), keine Schmerzen.

Grad 2 (mittelschwer) : Hautveränderungen (Schuppung, Blasenbildung, Blutung, Flüssigkeitsansammlung oder Verdickung), Schmerzen, funktionelle Einschränkung der Alltagsaktivität (Arbeit, Ausbildung, Freizeitgestaltung).

Grad 3 (schwer) : Schwere Hautveränderungen (Abschälung, Blasenbildung, Blutung, Flüssigkeitsansammlung oder Verdickung), Schmerzen, Beeinträchtigung der Selbstversorgung im täglichen Leben (Hygiene, Kleidung, Ernährung).

Grad 4 (lebensbedrohlich oder Gliedmaßen bedrohend) : Flüssigkeitsverlust kann lokale Gewebeatrophie und systemische Dehydrierung, Infektionsgefahr und unerträgliche Schmerzen verursachen.

Vogelmiere und Wegerich

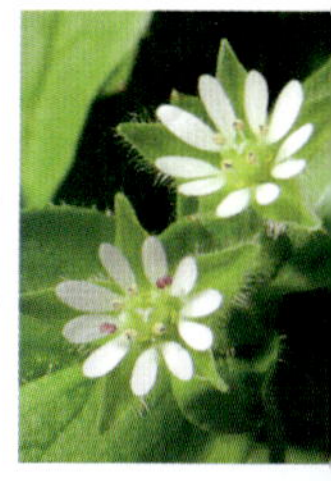

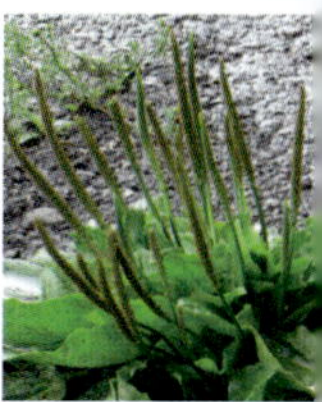

Beide Pflanzen (*Stellaria media* und *Plantago major*, spp.) sind weit verbreitete „Unkräuter". Man kann sie leicht ernten und frisch zu einem mit Wasser verdünnten grünen Brei verarbeiten. Der abgekühlte Brei kann als Handbad verwendet werden, das angenehm kühlend, juckreizstillend und heilend wirkt. Beide Kräuter enthalten Schleimstoffe, Allantoin, Vitamin E, Chlorophyll, Gerbstoffe und andere Wirkstoffe, die brennende Schmerzen und Entzündungen lindern und die Geweberegeneration fördern. Stehen keine frischen Kräuter zur Verfügung, kann man aus getrockneten Kräutern einen Tee zubereiten, diesen im Kühlschrank aufbewahren und als Einreibung verwenden. Ölauszüge aus den Kräutern eignen sich auch als Grundlage für eine Heilölmischung.

Aloe

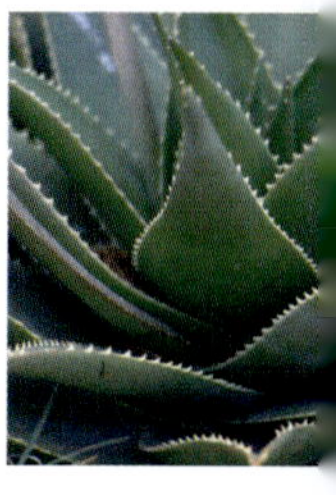

Die Blätter von *Aloe vera* sind mit gelartigem Schleim gefüllt, der Wasser bindet (hygroskopisch) und antientzündlich wirkt. Sie können Aloe als Zimmerpflanze kultivieren und bei Bedarf ein Blatt oder eine Blattspitze abschneiden. Schälen Sie vorsichtig die äußere Schicht ab, in der sich abführende Wirkstoffe befinden. Übrig bleiben gelartige Stücke, die im Mixer zu einer homogenen Masse verarbeitet und auf die Hände aufgetragen oder als Zutat für die Super-Feuchtigkeitscreme (siehe S. 230) verwendet werden können. Aloe-Gel ist in Naturkostläden, Reformhäusern und im Online-Handel erhältlich. Frisches selbst gemachtes Gel bleibt im Kühlschrank 1–2 Wochen haltbar.

Hafer

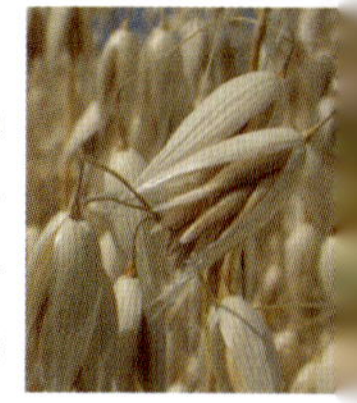

Hafer (*Avena sativa*) gehört zu den ersten Getreidearten, die in Nordeuropa angebaut wurden. Haferkorn wird traditionell als juckreizstillendes, entzündungshemmendes, hauterweichendes/-beruhigendes und geweberegenerierendes Mittel geschätzt. Gut zu wissen, dass einfacher Hafer für drei verschiedene Heilmittel genutzt werden kann: Hafermehl (reifer Samenkopf), grüner Milchhafer (unreife Samen) und Haferstroh – frisch und grün, kurz nachdem die Milchhaferspitzen entfernt wurden.

Kolloidales Hafermehl. Kolloidales Hafermehl ist fein gemahlener Hafer (reifes Haferkorn), der in Wasser eingerührt und darin teilweise gelöst vorliegt. Als Hautschutzmittel wurde es 2003 von der US-amerikanischen Arzneimittelbehörde FDA für die Anwendung bei Hautausschlägen, Rötungen, Verbrennungen, Juckreiz und Ekzemen zugelassen. Die standardisierte Zubereitung für den Einzelhandel ist in der *United States Pharmacopeia* geregelt. Die Inhaltsstoffe von Hafer vermitteln unterschiedliche Heilwirkungen:

- Stärke und Beta-Glucane : wasserbindend (hygroskopisch), schützend und erweichend.

Super-Feuchtigkeitscreme

15 ml Aloe-vera-Gel	10 g Sheabutter
12,5 ml Calendula-Öl	5 ml Squalanöl (aus Olivenöl gewonnen)
12,5 ml Gotu-Kola-Öl	10 ml Süßholztinktur
10 ml Jojobaöl	1 ml Vitamin A (flüssig)
10 g Kakaobutter	5 ml Vitamin E-Öl
10 g Lanolin (oder Avocadobutter für Veganer)	20 Tropfen ätherisches Lavendelöl
10 ml Propolistinktur (oder Kiefernharz für Veganer)	je 10 Tropfen ätherische Öle von Benzoe, Kamille und Perubalsam
10 ml Sanddornöl	

Die flüssigen Zutaten (außer ätherische Öle) mischen und im Wasserbad vorsichtig erhitzen. Nicht überhitzen, das Öl darf nicht kochen! Lanolin, Kakaobutter und Sheabutter zugeben und langsam schmelzen lassen. Vom Herd nehmen und die ätherischen Öle unterrühren. In ein sauberes Glasgefäß gießen und abkühlen lassen, Deckel aufsetzen. Im Kühlschrank aufbewahren. Gekühlt ist die Creme 2 bis 3 Monate haltbar.

Hafermehlbad

• Was Sie nicht tun sollten: Haferflocken nie direkt ins heiße Bad geben! Ihre Haut wird sich wunderbar anfühlen – aber wie erklären Sie dem Installateur, dass der Abfluss mit Haferbrei verstopft ist?

• Geben Sie stattdessen 1–2 Tassen fein gemahlenes Hafermehl (besser als Haferflocken) in einen Stoffbeutel, eine dünne Socke oder den Fußteil einer Nylonstrumpfhose (fest zubinden). Den Hafermehlbeutel in ein warmes Bad geben und mit den Händen kneten, bis das Badewasser milchig aussieht. 10 Tropfen ätherisches Lavendelöl zugeben, zurücklehnen und entspannen. Ihre Haut wird sich danach weich und seidig anfühlen. Ein Hafermehlbad wirkt beruhigend und regenerierend.

• Achtung: Saponine können die Badewanne rutschig machen!

- Phenole : antioxidativ und entzündungshemmend, Schutz vor Lichtschäden
- Saponine : Detergens und Reinigungsmittel, entzündungshemmend
- Lösliche Proteine (Globuline und Prolamine) : pH-Puffer. Forschungsergebnisse zeigen, dass Haferproteine die Integrität der Hautbarriere verbessern (z.B. festere Zellkontakte, optimiertes Lipidprofil).

Insgesamt vermitteln Haferkomponenten eine reduzierte Expression proinflammatorischer Zytokine in Hautzellen (Keratinozyten) und hemmen den NF-κB-Signalweg, was zu antientzündlichen Effekten beiträgt.

Grüner Milchhafer. Das unreife Korn, das im frischen Zustand eine milchige Flüssigkeit absondert, gilt explizit als „Nervennahrung". Milchhafer hebt die Stimmung und vitalisiert, beruhigt und besänftigt das gestresste Nervensystem, vertreibt Ängste und balanciert sympathische und parasympathische Funktionen aus. Aus getrocknetem Milchhafer kann ein bekömmlicher und nahrhafter Tee oder eine Tinktur (aus frischen grünen Körnern) zubereitet werden.

Haferstroh. Es handelt es sich nicht um getrocknetes Haferstroh, das nach der Ernte des reifen Getreides übrig bleibt und als Einstreu für Tiere verwendet wird. Haferstroh für medizinische Zwecke besteht aus Stängeln und Blättern, die frisch und grün mit dem Milchhafer geerntet werden. Junge, grüne Haferstängel/-blätter enthalten lösliche und bioverfügbare Mineralstoffe. Haferstroh kann als Tee, Tinktur oder Kapsel zubereitet werden und verleiht dem Bindegewebe Festigkeit und Elastizität.

Appetitlosigkeit : Anorexie

Anorexie (*an* = ohne, *orexia* = Appetit) ist der medizinische Fachbegriff für Appetitlosigkeit (Inappetenz). Ein beunruhigendes und schwer belastendes Symptom der Chemo- und Strahlentherapie – gerade dann, wenn man essen muss, um bei Kräften zu bleiben. Sie versuchen, Ihre Ernährung zu verbessern und verlieren plötzlich jedes Interesse am Essen. Es fällt Ihnen schwer, richtig zu essen. Auf diese Situation sollten Sie vorbereitet sein. Haben Sie Suppen, Brühen und andere gesunde Lebensmittel schon vor Beginn der Therapie zubereitet und in kleinen Portionen eingefroren, fällt es Ihnen leichter, häufiger und mit wenig Aufwand kleinere Mengen zu essen. Appetitlosigkeit kann viele Ursachen haben:

- Übelkeit und Erbrechen während der Chemotherapie
- Veränderungen der Geschmacksempfindung, fader oder metallischer Geschmack im Mund. Speisen schmecken nicht mehr so wie früher. Totaler Geschmacksverlust
- Wunden im Mund und in der Speiseröhre, die beim Essen Schmerzen verursachen.
- Angst, Stress und Sorgen stimulieren das sympathische Nervensystem (via Stresshormone). Die Verdauung wird verlangsamt, Nahrung wird nicht mehr normal verdaut und nicht mehr über den Darm ausgeschieden.
- Fatigue, Müdigkeit und Erschöpfung. Sie sind zu müde, um zu kochen oder das Essen zu genießen.

- Angst, die „falschen" Nahrungsmittel zu essen. Sie weigern sich, bestimmte Nahrungsmittel zu essen oder halten eine restriktive Diät ein (Orthorexie, siehe S. 237).
- Unappetitliches, abgestandenes oder schlecht zubereitetes Essen
- Schmerzen. Opioide oder andere Medikamente, die zur Schmerzbehandlung eingesetzt werden.

Ganzheitliche Behandlung von Appetitlosigkeit

Kleinere und häufigere Mahlzeiten und Zwischenmahlzeiten funktionieren oft auch ohne Hungergefühl. Achten Sie darauf, alle zwei Stunden etwas Nahrhaftes und Bekömmliches zu essen. Wenn das Geschmacksempfinden gestört ist oder Sie nur schwer schlucken können, empfehlen sich Smoothies, Brühen, Flüssigkeiten oder Säfte. Sie können den ganzen Tag über getrunken werden, schmerzen nicht beim Schlucken und verursachen kein Völlegefühl. Achten Sie darauf, aus allem, was Sie essen, das Maximum an Nährstoffen herauszuholen. Geben Sie dem Smoothie eine Avocado hinzu, nehmen Sie hochwertiges Molkenprotein mit intakten Immunglobulinen. Pilzpulver, Kurkuma, Zimt und andere wärmende Gewürze sind schmackhafte, appetitanregende und gesunde Zutaten.

Sich selbst ein Abendessen zuzubereiten, ist mitunter am schwierigsten. Wenn man nur wüsste, was man essen soll? Wenn Sie müde und geschwächt sind, wenn Sie etwas essen müssen, aber keinen großen Appetit haben, ist es äußerst nützlich, genau die richtigen Lebensmittel zur Hand zu haben. Mit vorbereiteten Essensplänen, Menüs und Einkaufslisten können Ihre Helfer besser auf Ihre Bedürfnisse eingehen.

Bewahren Sie Suppen und Aufläufe in Einzelportionen in der Gefriertruhe auf. Kaufen Sie Fischfilets oder Fleischportionen in Einzelportionen. Tauen Sie nur das auf, was Sie für ein oder zwei Tage benötigen. Besorgen Sie frisches und gesundes Gemüse. Lassen Sie sich eventuell von Lieferdiensten fertige Mahlzeiten bringen oder gründen Sie mit Freunden einen Kochclub. Dann sind Ihre Mahlzeiten entspannte und gesellige Ereignisse.

Nutzen Sie den Immunkur-Smoothie als Grundnahrungsmittel (siehe S. 81). Stellen Sie flüssige Mahlzeiten mit konzentrierten Nährstoffzusätzen wie Molkenprotein oder leicht verdaulichem, gesundem Gemüse zusammen.

Bitterkräuter

Die Phytotherapie kann auf verschiedenste Weise zur Anregung des Appetits beitragen. Tees sind häufig am wirksamsten. Sie werden heiß getrunken und mit Stevia, Ahornsirup oder Honig gesüßt. Wärmende, aromatische Bitterkräuter wie Engelwurz, Kalmus, Klettenwurzel, Zimtstangen, Baldrian und frische Ingwerwurzel entspannen den Darm und fördern den Saftfluss. Die Bitterstoffe in Wermutkraut, Tausendgüldenkraut und Andrographis regen die Verdauung im oberen Darmabschnitt an.

Bitter ist eine von fünf Geschmacksqualitäten (süß, salzig, sauer, bitter, umami) mit spezifischen physiologischen Funktionen. Pflanzliche Bitterstoffe sind häufig Alkaloide, starke bioaktive „Effektor"-Verbindungen. Sie regen den Appetit und die Verdauung an.

Appetit und Verdauung anregen. Bitterstoffe gelten als Digestif-Tonika, die die Magentätigkeit normalisieren, den Appetit anregen und alle Verdauungsfunktionen verbessern können. Bitterkräuter stimulieren den Fluss der Verdauungssäfte (Speichel, Salzsäure, Schleim, Pankreasenzyme, Galle) und aktivieren die Freisetzung von Hormonen in den Blutkreislauf. Beispielsweise reguliert Gastrin (im Magen) die nachgeschaltete Verdauung und „gibt den Ton an". Hormone beeinflussen das Sättigungs- und Hungergefühl, regen den Zuckerstoffwechsel und die Peristaltik an. In Deutschland sind „Kräuterbitter" als Appetizer sehr populär.

Pflanzliche Bitterstoffe

Leicht bitter

- Arbutin in Bärentraube (Blätter)
- Catechine in grünem Tee (Blätter)
- Lavandin in Lavendel

Stark bitter

- Arctigenin in Klette (Wurzel)
- Berberin in Mahonia (Wurzel) und kanadischer Gelbwurz (Wurzel)
- Cynaropicrin in Artischocke (Blätter)
- Humulon in Hopfen (Stängel)
- Marrubiin in Schwarznessel (Blätter)
- Sinigrin in Meerrettich (Wurzel)

Extrem bitter

- Absinthin in Wermutkraut
- Amarogentin in gelbem Enzian (Wurzel)
- Andrographolid in Andrographis (Rinde)
- Parthenolide in Mutterkraut (Blätter)

Stressreaktionen reduzieren. Wenn die Verdauung richtig funktioniert, befinden Sie sich im Entspannungsmodus der Nervenaktivität (Parasympathikus). Bitterstoffe fördern die Verdauung und bekämpfen so Stressreaktionen und Angstsymptome, die vom sympathischen Nervensystem via Stresshormone ausgelöst werden. Kein Wunder, dass wir Angst als „Schmetterlinge im Bauch" empfinden oder Stress Durchfall erzeugt (z. B. kurz vor einer Prüfung). Chronischer Stress kann tonische Verstopfung verursachen (siehe S. 196). Bitterkräuter wie der gelbe Enzian sind sogar antidepressiv wirksam. Die Balance der Darmflora (Mikrobiom), hat erheblichen Einfluss auf die psychische Gesundheit. Das „Bauchgefühl" ist also keine belanglose Wortschöpfung, sondern hat tatsächlich handfeste medizinische Bedeutung.

Bitterrezeptoren aktivieren. Rezeptoren für Bittergeschmack gibt es nicht nur in der Mundhöhle. Sie sind auch im Darm einschließlich des Magens zu finden. Bitterrezeptoren wurden auf hormonfreisetzenden (enteroendokrinen) Darmschleimhautzellen nachgewiesen. Aktivierte Rezeptoren stimulieren die Freisetzung von Darmpeptiden. Cholecystokinin stimuliert die Sekretion von Pankreas- und Gallenenzymen, die Magenfunktion, den Appetit und beeinflusst die Säureproduktion. Bitterrezeptoren verbessern höchstwahrscheinlich auch indirekt die Ausscheidung von Toxinen via Darmschleimhaut. Im unteren Darmabschnitt stimulieren sie die Flüssigkeitsausscheidung, was eine leicht abführende Wirkung hat.

Bitterstoffe früh einnehmen. Die beste Zeit für die Einnahme von Bitterkräutern ist früh am Morgen oder eine Stunde vor den Mahlzeiten: eine mit Wasser verdünnte Tinktur oder ein Tee aus getrockneten oder frischen Kräutern. Wenn Sie Kapseln einnehmen, stimulieren Sie Rezeptoren im Magen und im Darm, verzichten aber auf Wirkungen der sublingualen Absorption im Mund (unter der Zunge). Der direkte Weg vom Mund zum Gehirn ist schneller, da die Leber umgangen wird. Dort landet Blut aus dem Verdauungstrakt, bevor es in den systemischen Kreislauf zurückfließt. Bei oraler Anwendung sind Bitterkräuter rascher wirksam.

Bittere Kräuter haben oft Nebeneffekte, die bei der Auswahl der individuell geeigneten Mittel genutzt werden können:

- Bittere, beruhigende Kräuter : Hopfen, Herzgespann, Eisenkraut, Kamille, Damiana, Lavendel, Betonie
- Bittere Antibiotikakräuter : kanadische Gelbwurz, Mahonia, Andrographis (Kalmegh)
- Bittere Stimmungsaufheller : Damiana, Enzian
- Bittere Stimulanzien : Kaffee, Mate, Guarana, Cola
- Bittere Entzündungshemmer : Schafgarbenblüten, Kamille, Calendula

Enzian-Elixier

Der Gelbe Enzian ist ein klassisches Bitterkraut, traditionell geschätzt bei Verdauungsproblemen aller Art: Appetitlosigkeit, schnelles Sättigungsgefühl, Völlegefühl, Verstopfung, Aufstoßen, Sodbrennen, Reflux, Übelkeit, Erbrechen, Bauchschmerzen und Blähungen.

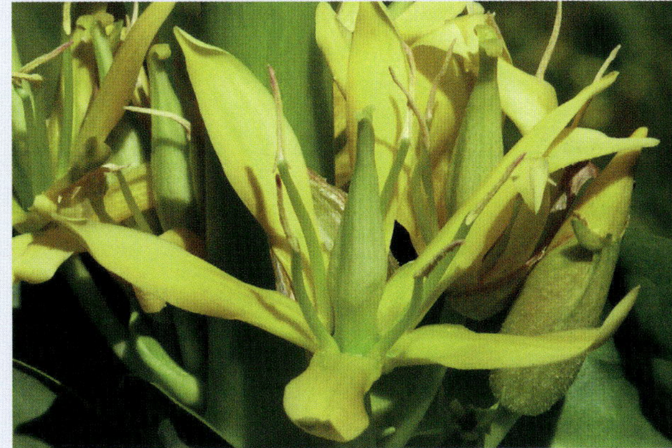

Gentiana lutea

Laborstudien an isolierten Magenzellen zeigten, dass Enzianwurzelextrakt die Produktion von Magensäure dosisabhängig erhöht. Der Extrakt war bereits bei Konzentrationen von 10–100 µg/ml wirksam. Klinischen Studien zufolge erreicht man mit 4–5 Kapseln Enzianwurzelextrakt (jeweils 120 mg eines 5:1-Trockenextrakts) pro Tag eine wirksame Dosierung.

Gelber Enzian ist eine gefährdete Spezies. Als Alternativen empfehlen sich Löwenzahn (Blätter), Wermutkraut, Schafgarbe (Blätter) und andere Bitterkräuter

Kräuterbitter

Eine kräftige Bitterkrautmischung, die am besten als Tinktur eingenommen wird. Zimt, Engelwurz und Pfefferminze lindern Blähungen und verbessern den Geschmack. Die genannten Tinkturen werden alle im Verhältnis 1:2 = 1 Teil getrocknetes Kraut (in Gramm) zu 2 Teilen Alkohol (in Milliliter) zubereitet.

15 ml Artischockenblatt	5 ml Andrographis (Kalmegh)
15 ml Engelwurz	5 ml Bitterorange
10 ml Bittermelone	5 ml Kanadische Gelbwurz
10 ml Klettenwurzel	5 ml Marsdenia
10 ml Mahonia	5 ml Pfefferminz
10 ml Zimt	5 ml Wermutkraut

1/2 TL der Tinkturmischung in 60 ml Wasser vor den Mahlzeiten ein- bis dreimal täglich einnehmen.

Gesunde Gewürze

Eine appetitanregende, aromatische Gewürzmischung, die jedes Gericht verfeinert. Einfach aromatische Samen mit grob gemahlenem Seetang mischen und in der Pfeffermühle direkt auf die Speisen geben.

- Gewürze nach Belieben mischen: Kreuzkümmel (Ajowan), Anis, schwarzer Pfeffer, Kreuzkümmel, Sellerie, Koriander, Kümmel, Dill, Fenchel, Bockshornklee, Senf, Schwarzkümmel. Nicht vorher mahlen, die ätherischen Öle mit ihren Wirkstoffen verflüchtigen sich schnell!
- Man kann auch grobes Meersalz oder Lappentang (Dulse) zugeben. Eine nützliche Zutat, wenn man durstig oder dehydriert ist. Es hilft auch, Wasser im Körper zu binden.
- Geröstete Sesamsamen sind eine köstliche Zutat. Ihre eigene Version von Gomasio (japanisches Sesamsalz) können Sie leicht selbst herstellen.

- Bittere Karminativa : Engelwurz, Kamille, Lavendel, Hopfen
- Wärmende Bitterkräuter : Engelwurz, Kalmus, Calendula
- Kühlende Bitterkräuter: Wermutkraut, Mutterkraut

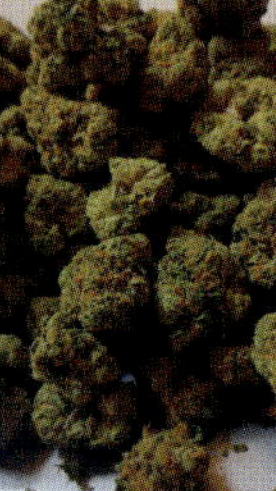

Cannabis als Appetitizer

Cannabismedizin ist ein ausgezeichnetes Mittel, um den Appetit anzuregen. Diese Wirkung beruht auf der Aktivierung von Cannabinoidrezeptoren, die viele positive Wirkungen vermitteln – darunter auch appetitanregende Effekte bei tierischen Organismen. Der Mensch produziert Endocannabinoide und verfügt über Rezeptoren, die auf pflanzliche Cannabinoide (CBD, THC u. a.) reagieren. Das psychoaktiv wirksame Cannabinoid THC fördert beispielsweise die Ausschüttung des appetitanregenden Peptids Ghrelin im Magen.

Erfrischender Chai-Tee

Ein köstlicher Tee, den wir oft und gerne genießen. Man kann ihn auch ohne die Milch in einer großen Kanne zubereiten und abkühlen lassen. Im Kühlschrank aufbewahren, um später nach Belieben Milch für ein kaltes Getränk zuzugeben. Man kann auch den konzentrierten Kräutersud (mit oder ohne Teezusatz) abkühlen lassen und mit kohlensäurehaltigem Mineralwasser aufgießen. Ein echtes Sommergetränk.

1 EL Fenchel (Samen)	1–2 EL Schwarztee oder Rooibos (Blätter)
1 EL Kardamom (Samen)	2 Sternanis (Schoten)
1/4 TL Muskatnuss (Pulver)	1 Stange Zimt
1 TL Nelkenknospe	2–3 cm frische Bio-Ingwerwurzel
1 TL Orange (Schale)	750 ml heiße Milch (tierisch oder vegan)
1/2 TL Pfefferkörner (schwarz)	

1 Bio-Ingwer in kleine Stücke schneiden (muss nicht geschält werden). In einen Topf mit dickem Boden geben und 1 l Wasser zugeben. Bedeckt auf kleiner Flamme zum Kochen bringen.

2 5 bis 10 Minuten köcheln. Kardamom-, Fenchelsamen, Orangenschale, Nelkenknospen, Pfefferkörner, Sternanisschoten und die Zimtstange mörsern.

3 Gemahlene Gewürze inklusive Muskatnuss dem Ingwersud zugeben, bedecken und weitere 5 Minuten köcheln.

4 Den Herd ausschalten, schwarzen Tee oder Rooibos zugeben.

5 Bedeckt 5 Minuten ziehen lassen.

6 Heiße Milch zugeben, kurz aufkochen, abseihen und nach Belieben süßen.

Empfohlene Dosierung. Die niedrigste therapeutisch wirksame Dosis, ohne dass es zu unerwünschten Wirkungen kommt. Beginnen Sie mit niedrigen Dosen und erhöhen Sie diese langsam nach Bedarf. 20 bis 30 mg THC pro Tag gelten als unbedenklich. Im oberen Dosisbereich ist mit psychoaktiven Wirkungen zu rechnen. Das ist nicht jedermanns Sache. Verwechseln Sie Psychoaktivität nicht mit medizinischer Wirksamkeit (Dosis-Info siehe S. 161).

Hinweis. Beachten Sie, dass Cannabis nicht überall in den USA und Europa legal ist. Die nationalen Cannabisvorgaben in der EU sind ein heilloses Durcheinander. In den Niederlanden ist Cannabis traditionell legal, in Italien und Spanien ist die begrenzte Kultivierung von Cannabis für den persönlichen Bedarf erlaubt. In Deutschland gilt Cannabis nach wie vor als verbotene Droge. Die medizinisch mögliche Verordnung/Anwendung wird hierzulande bewusst erschwert. Die schärfsten Sanktionen gibt es in Bayern, das bundesweite Vorgaben konsequent ignoriert. In Kanada, wo ich praktiziere, ist Cannabis legal. Viele Menschen profitieren davon.

Essstörung : Orthorexie

Der Begriff *Orthorexie* setzt sich aus den griechischen Worten *orthos* (= gerade, richtig) und *orexia* (= Appetit) zusammen und wurde 1997 von dem amerikanischen Arzt Steven Bratman geprägt. Orthorexie bezeichnet eine Essstörung: die pathologische Besessenheit von der biologischen oder ideellen Reinheit von Nahrung. Eine Zwangsstörung, die zu erheblichen Einschränkungen der Ernährung führt. Orthorexie-Patienten eliminieren alle als unrein empfundenen Lebensmittel. Die strikte Einhaltung einer solchen Diät kann zu Nährstoffmangel und Gewichtsverlust führen.

Krebspatienten sind besonders gefährdet, in eine Essstörung abzugleiten, wenn sie strenge Detox-, Saftdiäten oder Fastenprogramme einhalten – und sich dennoch schuldig oder unzulänglich fühlen, weil sie ihren hohen Ansprüchen nicht gerecht werden können.

Ärzte, Ernährungswissenschaftler und Psychologen haben einen Fragebogen zu Essgewohnheiten (*Eating Habits Questionnaire*, EHQ) entwickelt, um Verhaltensweisen, Gedanken und Emotionen zu identifizieren, die eine problematische Fixierung auf „gesunde Ernährung" signalisieren. Der EHQ hat einen 21-Punkte-Referenzbereich, der drei Unterskalen enthält, die das Wissen über gesunde Ernährung, Probleme im Zusammenhang mit gesunder Ernährung und positive Gefühle in Bezug auf gesunde Ernährung abfragen. In der Praxis kann der EHQ nützlich sein, um Grenzen bei der Auswahl von Lebensmitteln zu setzen.

Ein etabliertes Therapieprogramm nutzt kognitive Verhaltenstherapie, Aufklärung und Gewichtsmanagement. Medikamente wie Antidepressiva (z. B. Serotonin-Wiederaufnahmehemmer/SSRI), Antipsychotika (z. B. Olanzapin), auch Steroide, können verordnet werden, sind aber nur symptomatisch wirksam.

Ganzheitliche Behandlung von Orthorexie

Kognitive Verhaltensthera he zu stärken.

Ich bin kein großer Fan von langfristigen Spezialdiäten oder restriktiver Ernährung, auch wenn die Wissenschaft Vorteile überzeugend belegt. Man sollte sich ab und zu etwas gönnen und richtig gut essen. Ich glaube nicht, dass es besonders gesund ist, ein „Leben auf Diät" zu führen. Persönliche Vorlieben und Bedürfnisse sollte man nicht mit Gewalt unterdrücken. Genuss und Geselligkeit bei Tisch sind ein Stück Lebensqualität. Das hört sich vielleicht hochtrabend an, ist aber im Grunde eine Frage des gesunden Menschenverstands. Nicht alles von dem, was hier steht, ist für jeden möglich. Aber jeder kleine Schritt hilft weiter. Pflanzliche Ernährung ist deutlich preiswerter als tierische Kost. Bio- und Vollwertkost sind keine reine Kostenfrage!

Grundregeln gesunde Ernährung

- Essen Sie nur ganze Lebensmittel, möglichst nichts aus Packungen, Dosen oder Schachteln und nichts, was vorverarbeitet ist.
- Bevorzugen Sie biologische Lebensmittel. Vermeiden Sie toxische Rückstände und Kontaminationen.
- Essen Sie viel, sehr viel Gemüse. Versuchen Sie, 7 bis 8 Portionen, mindestens aber 2 bis 3 grüne Gemüsesorten und ein paar Portionen Obst täglich zu essen.
- Essen Sie nur hochwertiges Fleisch aus biologisch-dynamischer Produktion, nicht öfter als ein- bis zweimal pro Woche.
- Essen Sie ein- bis zweimal pro Woche Fisch aus Wildfang.
- Reduzieren Sie Kohlenhydrate. Beziehen Sie Ihre Energie aus hochwertigem Eiweiß und Fett und kleinen Mengen an Vollkorngetreide oder stärkehaltigem Gemüse. 2 bis 3 Portionen Kohlenhydrate pro Tag sind für die meisten Menschen ausreichend.
- Essen Sie tagsüber Eiweiß und Gemüse, um Kohlenhydrate zu vermeiden. Kohlenhydrate erzeugen starke Schwankungen des Blutzuckerspiegels. Niedrige Blutzuckerspiegel machen schläfrig (Hypoglykämie).

Intervallfasten?

Obwohl Intervallfasten in der Krebstherapie sehr populär ist (aus gutem Grund), ist Fasten bei Fatigue oder Orthorexie möglicherweise keine gute Idee. Krebspatienten müssen zu Kräften kommen. Sie müssen sich regenerieren. In der Praxis bedeutete das kleine und häufige Mahlzeiten. 10 bis 12 Stunden Fasten (über Nacht) ist für die meisten Menschen ohnehin kein Problem.

Lymphödem

Das Lymphödem ist eine abnorme Flüssigkeitsansammlung im Weichteilgewebe, die durch Abflussstörungen im Lymphsystem entsteht. Das Lymphgefäßsystem verläuft parallel zu den Venen. Wie die Venen leiten auch die Lymphgefäße Flüssigkeiten aus dem Gewebe ab und transportieren sie zum Herzen zurück. Das Lymphödem gilt in der Regel als chronische, unheilbare Erkrankung, die eine lebenslange Therapie erfordert. Lymphflüssigkeit ist im Grunde Serum, das heißt Blutflüssigkeit ohne Zellen. Passiert Lymphflüssigkeit die Lymphknoten (wo zahlreiche Gefäße zusammentreffen), kommen Lymphozyten (weiße Blutkörperchen) mit Krankheitserregern in Kontakt und lösen eine Abwehrreaktion aus.

Da sich Krebszellen via Lymphgefäße ausbreiten können, entfernt man die an den Tumor angrenzenden Lymphknoten chirurgisch und sucht nach Krebszellen, um das Tumorstadium zu bestimmen. Wurden Lymphknoten entfernt, sammelt sich im umliegenden Gewebe Lymphflüssigkeit an. Das betroffene Körperteil schwillt an.

Ein Lymphödem kann sich unmittelbar nach einer Operation oder Bestrahlung entwickeln. In der Regel dauert es 2 bis 5 Jahre oder länger, bis es sich ein Lymphödem bemerkbar macht. Da häufig Lymphknoten in der Achselhöhle und in der Leiste entfernt werden, betrifft das Lymphödem am häufigsten die Arme und Beine. Es kann aber auch am Hals, im Gesicht, im Mund, am Bauch oder an anderen Körperstellen auftreten. Am häufigsten entwickeln sich Lymphödeme bei Brust-, Bauch-, Prostata-, Kopf- und Halstumoren sowie bei Melanomen und anderen Hautkrebsarten.

Lymphödeme treten heute dank verbesserter chirurgischer Verfahren seltener auf. Früher wurden oft 20, 30 oder mehr Lymphknoten entfernt. Mitunter war dann kein Krebsbefall mehr nachweisbar. Ein schonendes, modernes Verfahren ist die Wächterlymphknoten-Biopsie: Ein Farbstoff wird in das Lymphsystem gespritzt; nur Lymphknoten, die reichlich Farbstoff aufnehmen, werden entfernt und untersucht. Ist der Befund negativ (keine Krebszellen), sind andere, benachbarte Knoten meist ebenfalls negativ und müssen nicht entfernt werden. Fällt der Befund positiv aus, können weitere Lymphknoten entfernt werden.

Lymphödem : Stadien

Die frühzeitige Diagnose des Lymphödems ist der Schlüssel zur erfolgreichen Behandlung. Lymphödeme werden in der Regel den Stadien 0 bis 3 zugeordnet, wobei die Symptome und der Schweregrad zunehmen.

Im **Stadium 0** sind keine Schwellungen bemerkbar. Es können aber Schweregefühl oder Schmerzen im betroffenen Körperteil auftreten, die Monate oder Jahre anhalten.

Im **Stadium I** ist eine Schwellung sichtbar, kann aber durch Hochlagern der Gliedmaße, durch Lymphdrainage und Kompressionsbandagen gebessert werden. Bei Druck auf die Haut entstehen sichtbare Dellen. Anzeichen von Hautverdickung und Narbenbildung fehlen.

Im **Stadium 2** fließt keine Flüssigkeit mehr aus der Extremität ab. Die Haut kann unter Druck eindellen oder auch nicht. Moderate bis starke Hautverdickung.

Im **Stadium 3** ist die Haut deutlich verdickt und verhärtet. Die Extremität ist stark geschwollen. Die Beweglichkeit kann eingeschränkt sein. Die Schwellung kann Schmerzen verursachen.

Ein Lymphödem im Stadium 0 oder 1 kann mit guter Prognose und dauerhaft behandelt werden. Im Stadium 2 ist eine Heilung nicht möglich, aber das Problem ist durch sorgfältige Pflege beherrschbar. Bei Lymphödemen im Stadium 3 ist keine vollständige Heilung zu erwarten, aber eine symptomatische Besserung ist möglich.

Symptome des Lymphödems

- Schwellung, Bewegungseinschränkung
- Pochende Schmerzen
- Straffe, glänzende, warme oder gerötete Haut
- Verhärtete oder nicht eindrückbare Haut
- Verdickung der Haut
- „Orangenhaut“, Verdickung der Haut mit kleinen Vertiefungen
- Kleine Bläschen, die eine klare Flüssigkeit absondern.

Lymphe mobilisieren

Da sich Krebs über das Lymphsystem ausbreiten kann, besteht der Irrglaube, dass die Mobilisierung von Lymphflüssigkeit mit Kräutern, Lymphdrainage, Massage oder Sauna und anderen Verfahren zum Metastasierungsrisiko beiträgt. Dies ist nicht der Fall. Wenn Lymphozyten eine Immunreaktion auslösen sollen, müssen sie Kontakt mit Auslöserproteinen haben. Das ist nur möglich, wenn Lymphe durch Lymphknoten fließt. Das bedeutet auch, dass die Entfernung von Lymphknoten die Aktivierung von Lymphozyten und Immunfunktionen abschwächt.

Physiotherapie bei Lymphödemen

- Die manuelle Lymphdrainage ist eine spezielle Massagetechnik, die den Lymphfluss sanft anregt und Schwellungen reduziert.
- Aerobes Training bringt das Blut in Bewegung und fördert grundsätzlich den Lymphfluss.
- Kompressionsmanschetten, Socken und Bandagen können hilfreich sein, um zu verhindern, dass sich die Gefäße zu schnell nach der Lyphdrainage wieder füllen.
- Die vollständige Entstauungstherapie umfasst Hautpflege, manuelle Lymphdrainage, Bewegung und Kompression.
- Hochlagern der betroffenen Gliedmaße hilft, Schwellungen zu reduzieren und den Lymphabfluss zu fördern. Füße und Beine kann man einfach hochlagern. Die Hochlagerung des Arms könnte schwieriger sein.
- Trockenbürsten der Haut mit Naturborsten aktiviert den Lymphabfluss. Streichen Sie mit langen, schwungvollen Bewegungen die Beine, Arme und den Bauch aufwärts, immer in Richtung Herz. Täglich vor dem Duschen anwenden und die Haut mit einer Lotion auf Algenbasis behandeln, um die Wirkung zu verstärken.

Der „innere Ozean"

Wie andere Körperflüssigkeiten ist auch die Lymphe dazu bestimmt, zu fließen, sich zu bewegen. Sie wird manchmal als „innerer Ozean" bezeichnet, weil sie ähnlich beschaffen ist wie Meerwasser. Lymphe durchspült und entgiftet Gewebe. Ist der Lymphfluss blockiert, was bei Krebserkrankungen häufig vorkommt, entwickelt sich eine Stauung mit Überlastung des Gewebes. Den Lymphfluss anzuregen, ist das beste Mittel, um Toxizität zu beseitigen. Die Flüssigkeit gelangt in den Blutkreislauf zurück und wird in der Leber gefiltert.

Kräutertinktur : Lymphe und Lymphozyten mobilisieren

Die Rezeptur ist eine Tinkturmischung. Die genannten Zutaten sind Tinkturen aus getrockneten Kräutern, die im Verhältnis 1:2 (Alkohol und Wasser) extrahiert wurden (außer wie angegeben). Alternativ können Sie aus getrockneten Kräutern auch eine Teemischung herstellen. Verwenden Sie die gleichen Proportionen der genannten Kräuter, abgemessen in Gramm statt Milliliter. Bereiten Sie den Tee mit 1 gehäuften TL der Tinkturmischung pro 250 ml kochendem Wasser zu. Zwei- bis dreimal täglich einnehmen.

20 ml Calendula	10 ml Mäusedorn
20 ml Labkraut	10 ml Schwertlilie
10 ml Ceanothus	10 ml Veilchen
10 ml Kermesbeere*	10 ml wildes Stiefmütterchen

* 1:10 Auszug aus frischer Wurzel. Vorsicht bei der Dosierung: ein toxisches Kraut!
1 TL der Tinkturmischung in Wasser zwei- bis dreimal täglich zwischen den Mahlzeiten einnehmen. Den Anteil von Kermesbeere bei Darmunverträglichkeit halbieren.

- Infrarotsauna und Minitrampolin sind weitere Möglichkeiten, den Lymphfluss zu aktivieren.
- Niedrigenergie- und Kaltlaserbehandlungen sind vielversprechend, werden aber nicht routinemäßig eingesetzt.

Heilkräuter bei Lymphödemen

Pflanzliche Entwässerungsmittel (Diuretika) helfen, Flüssigkeit aus dem Körper zu entfernen. Sie können die Nierensekretion stimulieren. Meerrettichwurzel oder Wacholderbeeren reizen die Nierenschleimhaut leicht und regen die Ausscheidung von Flüssigkeit an. Andere Kräuter wirken harntreibend, z. B. zuckerhaltige Eibischwurzel. Der Zucker gelangt in den Urin und zieht dort (osmotisch) Wasser an.

Harntreibende Heilkräuter verbessern die Ausscheidung über die Nieren und sind hilfreich bei der Behandlung von Lymphödemen. Überschüssige Flüssigkeit gelangt aus dem Gewebe via Lymphe zurück in den Blutkreislauf und in die Nieren. Von dort wird sie über die Harnwege mit dem Urin ausgeschieden. Klinische Studien mit pflanzlichen Diuretika zur Behandlung von Lymphödemen sind nicht verfügbar. Es gibt jedoch Hinweise darauf, dass Cumarin und Flavonoide bei jeder Art Lymphödem Schwellungen reduzieren. Die Evidenz der traditionellen Anwendung harntreibender Kräuter stützt die These, dass sie den Lymphfluss sanft anregen und die Entwässerung fördern. In europäischen Heilbädern werden spezielle Massagetechniken mit Kräuterölen und ätherischen Ölen angeboten, um die Lymphdrainage und den Lymphfluss zu verbessern.

Rezeptpflichtige Diuretika werden nicht empfohlen und nur in bestimmten Fällen verordnet, z. B. bei Begleiterkrankungen wie Herzinsuffizienz. Sie schwemmen überschüssiges Wasser aus dem Gewebe, lassen aber Eiweiß zurück, das wiederum Wasser in den betroffenen Bereich zieht. Dies kann zu einer Zunahme des Ödemvolumens, einer verstärkten Fibrose und einer lokalen Entzündung beitragen. Heilkräuter sind in dieser Hinsicht unproblematisch. Sie wirken wesentlich sanfter, insbesondere Labkraut, das Proteine aktiv aus dem Gewebe entfernt.

Labkraut

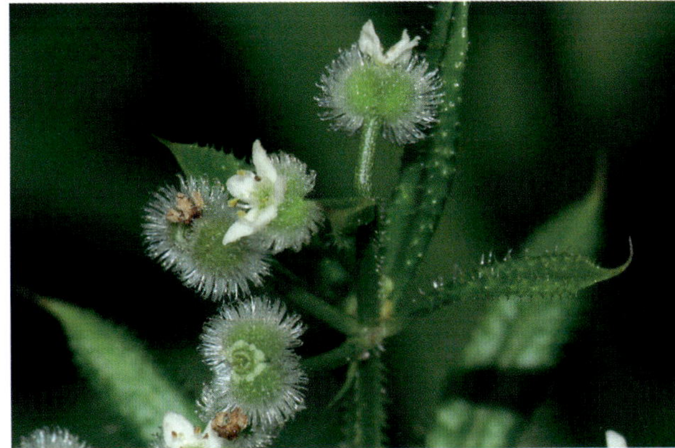

Galium aparine

Labkraut (*Galium aparine*) ist ein harntreibendes Heilkraut, das den Rückfluss der Lymphe in den Blutkreislauf verbessert. Der Blutdruck und die Filterung in der Niere steigen an (glomeruläre Filtration) und aktivieren die Harnproduktion: Flüssigkeit wird ausgeschieden und der Blutdruck sinkt. Labkraut ist das archetypische Lymphkraut. Seine Inhaltsstoffe sind weitgehend wasserlöslich: Iridoide, Hydroxyzimtsäurederivate, Kaffeesäurederivate, Gerbstoffe, Flavonoide und Zucker. Labkraut gilt traditionell als harntreibendes und die Harnwege beruhigendes Mittel bei Blasen- und Harnröhrenentzündung, bei Prostatitis, Niereninfektionen und Nierenschwäche. Es wird insbesondere zur Beseitigung von Stagnation und Stauung im Lymphsystem und zur Entgiftung des Körpers eingesetzt und eignet sich auch zur Verbesserung der Lymphdrainage und zur Verkleinerung der Lymphknoten, insbesondere im Beckenbereich.

Labkraut aktiviert weiße Blutkörperchen und unterstützt die Funktion der Lymphozyten. Es stimuliert die Makrophagen im Interzellularraum, Albumin ins Blut aufzunehmen, zur Aufnahme von Albumin in das Blut, wodurch der osmotische Druck im Gewebe ansteigt. Durch die Entfernung von Albumin aus dem Blut wird Flüssigkeit freigesetzt, die in die Lymphgefäße und zurück in den Blutkreislauf gelangt.

In Studien wurden auch krebshemmende Wirkungen von Labkraut beobachtet. Möglicherweise ist dies auf die enthaltenen Flavonoide zurückzuführen.

Eine Studie fand Hinweise darauf, dass Labkraut Brustkrebszellen hemmt, ohne normales Brustepithel zu schädigen. Es löst auch (nicht-apoptotischen) Zelltod aus. Eine erwünschte Wirkung, um resistente Brustkrebszellen abzutöten.

Labkraut kommt in vielen Teilen der Welt in freier Wildbahn vor. Die oberirdischen Teile werden im Frühjahr noch vor der Blüte geerntet. Man kann das Kraut zerkleinern und für die spätere Verwendung trocknen. Es eignet sich auch gut zum Entsaften. Den Saft kann man in Eiswürfelformen einfrieren. Ein bis zwei Eiswürfel pro Tag im Smoothie oder in der Suppe sind die einfachste Anwendung.

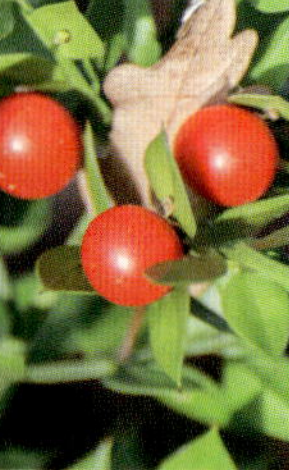

Mäusedorn

Der Mäusedorn (*Ruscus aculeatus*) ist ein kleiner, immergrüner Strauch, der traditionell bei chronischer Veneninsuffizienz, Krampfadern, varikösen Geschwüren, Lymphödemen, Hämorrhoiden und Stauungssymptomen des prämenstruellen Syndroms empfohlen wird. Die Wurzel enthält Steroidverbindungen, die aus den Aglykonen Ruscogenin und Neoruscogenin und ihren Glykosiden sowie aus Triterpensteroiden bestehen. Mäusedorn erhöht die Zugfestigkeit der Venen, stärkt die Integrität der Kapillaren und verbessert mehrere Marker der Venengesundheit/-funktion: reduzierte Plasmaviskosität, Erythrozytenschutz und Hemmung der Verklumpung roter Blutkörperchen.

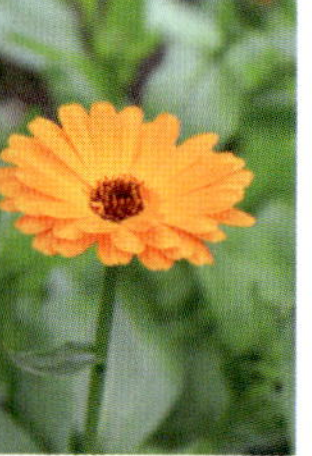

Calendula

Die leuchtend orangefarbenen Blüten enthalten zahlreiche wasserlösliche und nicht wasserlösliche Stoffe: Flavonoide, Carotinoide, Terpenharze, Cumarine, ätherische Öle, Aminosäuren, Lipide u. a. Das Gewächs wird traditionell als antientzündliches, antivirales und antimykotisches Mittel bei folgenden Zuständen eingesetzt: schlecht heilende Wunden, kleinere Verbrennungen, Prellungen, Hautausschläge, Entzündungen der Mund- und Rachenschleimhaut, Gastritis und Kolitis.

Präklinische Forschung bestätigte, dass *Calendula officinalis* in der Krebstherapie zur Normalisierung und Stabilisierung der Signalwege zur Krebskontrolle beiträgt. Triterpenglykoside unterbrechen den Zellzyklus (Hemmung der Zellvermehrung) und lösen Apoptose aus (Zelltod). In Tierstudien waren sie auch gegen Metastasen wirksam.

Eine Studie verglich Calendula-Lotion mit einer pharmazeutischen Standardcreme (Trolamin/Biafine) bei Strahlenverbrennung. Akute Hautentzündung (Dermatitis) war bei Patienten, die Calendula verwendeten, signifikant geringer ausgeprägt als in der Trolamin-Gruppe. Außerdem kam es bei Patienten der Calendula-Gruppe seltener zur Unterbrechung der Strahlentherapie und zu weniger therapiebedingten Schmerzen. Bei übergewichtigen Patienten, die mit Chemotherapie vorbehandelt sind, kann die vorbeugende Anwendung von Calendula auf bestrahlten Regionen das Dermatitisrisiko verringern.

Eine randomisierte, klinisch kontrollierte Studie mit mehr als 400 Teilnehmern verglich eine populäre kommerzielle Calendula-Creme mit einer einfachen wässrigen Creme in Bezug auf schwere akuter Strahlenreaktionen der Haut bei Brustkrebspatientinnen. Mit Calendula profitierten die Patientinnen von gering ausgeprägten hautbezogenen Symptomen.

Hautlotion : Lymphdrainage

Die Rezeptur kombiniert kühlende, beruhigende und heilende Eigenschaften von Aloe mit blutreinigenden und entwässernden Eigenschaften von Labkraut und Kermesbeere. Labkraut wird traditionell als kühlende Kompresse bei Lymphschwellungen verwendet. Kermesbeere verbessert die Eindringtiefe der Lotion in die Haut. Die genannten ätherischen Öle werden traditionell in europäischen Heilbädern zur Lymphdrainage eingesetzt und sind Bestandteil der Cellulite-Behandlung.

75 g Aloe-Gel

20 ml Öl-Aufguss Labkraut

5 ml Öl-Aufguss Kermesbeere

je 10 Tropfen ätherische Öle von rosa Grapefruit, Zypresse, Lorbeer und Fenchel

Alle Zutaten vermischen. Zur Aktivierung des Lymphflusses mit streichenden Bewegungen von den Extremitäten in Richtung Rumpf auftragen.

Hautlotion : Mobilisierung von Lymphe

Die Lotion wirkt entstauend, regt den Lymphfluss in Lymphknoten an und aktiviert die Lymphozyten.

50 g Basiscreme
(im Kräuterhandel erhältlich, oder eine Calendulacreme aus dem Reformhaus)

10 ml Arnikablütenöl

10 ml Calendulaöl

10 ml Schwarzkümmelöl

10 ml Kermesbeeren Tinktur

10 ml Kreosotbuschtinktur

je 10 Tropfen ätherisches Lorbeer-, Zypressen-, Ingwer-, Grapefruit-, Rosmarin- und Weihrauchöl

Die Tinkturen und ätherischen Öle in die Basiscreme einrühren. Dadurch verflüssigt sich die Creme zu einer Lotion. Zwei- bis dreimal täglich auf Lymphknoten oder Lymphödeme auftragen.

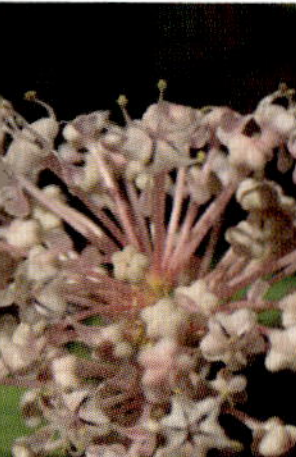

Ceanothus

Ceanothus americanus (Säckelblume) ist ein wärmendes Mittel, das die Lymphflüssigkeit mobilisiert (Lymphagogum). Es wird bei Ödemen und Schleimstauung in den oberen Atemwegen und der Lunge empfohlen. Zustände, die dem „Phlegma“ in der Säftelehre (Humoralmedizin), der „feuchten Stagnation“ in der TCM oder dem „Kapha-Überschuss“ im Ayurveda entsprechen. Die Symptome sind Trägheit, Melancholie und Apathie („geistig-emotionale Stagnation“). Ceanothus enthält in der Wurzelrinde gewebestärkende und tonisierende Tannine. Die Saponine wirken entzündungshemmend. Ein ausgezeichnetes Mittel bei Stauung und Stagnation jeder Art.

Das Heilkraut wird traditionell bei chronischen Halsschmerzen, Rachenmandelentzündung, vergrößerten Lymphknoten, Lymphödemen und zur Regeneration der Milz bei Mononukleose verordnet (nach der Akutphase). Weitere Indikationen: Depression, Lethargie, Antriebslosigkeit durch emotionale Blockaden, geschwollene, empfindliche Lymphknoten, vergrößerte Rachenmandeln, Ödeme in den Gliedmaßen, geschwollene Zunge mit schmutzig weißem oder gelbem Belag.

Andere Lymphödemkräuter

Veilchen, wildes Stiefmütterchen und Schwertlilie sind traditionelle Entgiftungskräuter oder blutreinigende Heilkräuter. Sie mobilisieren die Lymphe in Lymphknoten und aktivieren Lymphozyten, um den Abtransport der Giftstoffe über die Leber und die Ausscheidung zu verbessern. Die Kräuter gelten als sicher und verträglich, können aber Furunkel oder Pickel verursachen, wenn Giftstoffe aus dem Gewebe entfernt werden. Andere Lymphödemkräuter sind Echinacea, Klettenwurzel und Ocotillo-Rinde.

Aphthen und Mukositis

Patienten, die sich einer Chemo- oder Strahlentherapie unterziehen, sind besonders anfällig für Mundgeschwüre (Aphthen) und Schleimhautentzündungen (Mukositis). Die Oberflächenschicht der Zellen, die den Mund auskleiden, wird etwa alle zwei Stunden erneuert. Diese schnelle Erneuerungsrate macht die Zellen besonders anfällig für Schäden durch systemische Chemotherapie und lokale Bestrahlung. Da die Immunzellen durch konventionelle Chemotherapie/Bestrahlung geschädigt werden, besteht ein erhöhtes Risiko für lokale Infektionen, Entzündungen und Aphthen. Durch Erbrechen bei der Chemotherapie kann zudem Säure in die Mundhöhle gelangen. Auch manche neuere Immuntherapien können wunde Stellen im Mund verursachen und die Selbstheilungskräfte der Mundschleimhaut schwächen.

Aphthen können am gesamten Weichgewebe des Mundes vorkommen: an der Innenseite der Lippen, am Zahnfleisch, an der Zunge, am Gaumen oder am Mundboden. Solche Geschwüre breiten sich mitunter auch auf die Rachenmandeln und in die Speiseröhre aus. Schmerzhafte Schluckbeschwerden können auftreten. Die Beschwerden reichen von leichtem Unbehagen bis zu starken Schmerzen, die die weitere Behandlung unmöglich machen können.

Aphthen entwickeln sich in der Regel innerhalb 2 bis 4 Tage nach Beginn der Behandlung und können sich bis zu 7 Tage nach Therapieende verschlimmern. 2 bis 4 Wochen nach einer Chemotherapie und 4 bis 6 Wochen nach der letzten Bestrahlung sind die Aphthen meist abgeheilt. Überempfindlichkeit und schlechter Geschmack im Mund halten mitunter noch Wochen oder Monate an. Nach einer Knochenmarktransplantation können persistierende Aphthen auftreten, solange der Patient Immunsuppressiva einnehmen muss.

Entzündungen der Mundschleimhaut vorbeugen

Zahnärztlicher Checkup. Vor Beginn einer Chemotherapie oder oralen Strahlenbehandlung sollten Sie eine vollständige zahnärztliche Untersuchung und Zahnreinigung durchführen lassen, einschließlich Inspektion von Wurzelkanälen und Kronen. Liegt eine chronische Entzündung oder Infektion vor, die nicht behoben werden kann, erwägen Sie, den Zahn ziehen zu lassen. Er könnte sich später während der Chemotherapie weiter infizieren, wenn das Immunsystem geschwächt ist.

Eiskalte Mundspülung. Kauen von Eiswürfeln und wiederholte Mundspülungen mit Eiswasser innerhalb einer Stunde nach der Chemotherapie kann die Durchblutung der Mundschleimhaut verringern und die Schadwirkung toxischer Medikamente reduzieren.

Vitamin B. Mangel an B-Vitaminen kann dazu beitragen, dass sich eine Mundschleimhautentzündung entwickelt (Stomatitis). Eine Nahrungsergänzung mit Vitamin B (Komplex) ist empfehlenswert. Da alle B-Vitamine wasserlöslich, sicher und gut verträglich sind und nicht überdosiert werden können, empfehlen Heilpraktiker bei Krebspatienten mit Chemo-/Strahlentherapie mindestens die doppelte Tagesdosis oder mehr (siehe S. 145).

Chemotherapeutika mit Aphthenrisiko

laut Mayo-Klinik

- Capecitabin
- Cisplatin
- Cytarabin
- Doxorubicin
- Etoposid
- Fluorouracil
- Methotrexat

Konventionelle Therapie von Aphthen/Mukositis

Die konventionelle Behandlung von Aphthen umfasst eine gute Mundhygiene, Mundspülungen mit physiologischer Kochsalzlösung und alkoholische Spülungen. In schweren Fällen wird eine Mundspülung mit Kortisonpräparaten empfohlen. Bei Patienten mit bekannter oraler *Herpes-simplex*-Infektion stehen antivirale Medikamente zur Verfügung.
Der Keratinozyten-Wachstumsfaktor Palifermin (*Kepivance*) kann die Häufigkeit, Dauer und den Schweregrad einer Mundschleimhautentzündung (orale Mukositis) bei Strahlen- oder Chemotherapie verringern. Das Mittel wird intravenös verabreicht, um das Zellwachstum der Schleimhaut zu stimulieren, wenn eine Knochenmarktransplantation durchgeführt wurde. Häufige Nebenwirkungen: roter, trockener oder juckender Hautausschlag, rissige Lippen, Bauchspeicheldrüsenentzündung (Pankreatitis), Blähungen, Verdauungsstörungen, Fettstühle, Appetitlosigkeit, Schweißausbrüche, Bauchschmerzen, Gewichtsverlust, Fieber, periphere Ödeme (Schwellungen an Händen, Armen, Beinen, Knöcheln und Füßen). Hinzu kommt ein Missbildungsrisiko bei ungeborenen Kindern, wenn das Medikament im Umfeld der Zeugung eingenommen wurde.

Ganzheitliche Therapie von Mundgeschwüren/-entzündungen

Statt mit kochsalz- oder steroidhaltigen Mundspülungen oder noch stärkeren Medikamenten lassen sich Symptome auch mit natürlichen Mitteln gut in den Griff bekommen.

- Tragen Sie Manuka-Honig oder reines Propolis auf Wunden auf, um die Heilung zu beschleunigen.
- Nehmen Sie bei Halsbeschwerden Lutschtabletten aus Ulme oder Süßholz oder Echinacea (auch Lutschtabletten). Das regt die Speichelproduktion an. Wenn sich Wunden im Mund infizieren, greifen Sie zu zinkhaltigen Lutschtabletten.
- Mundspülungen mit lauwarmem Kamillentee machen.
- Ölziehen hält das Zahnfleisch gesund.
- Coenzym Q10, 100 mg mehrmals täglich, schützt vor Zahnfleischbluten.
- Verwenden Sie eine möglichst weiche Zahnbürste und eine chemiefreie Zahnpasta. Sie können Ihr eigenes Zahnpulver aus 1/2 TL Natron und 1 Tropfen ätherischem Pfefferminzöl selbst herstellen.
- Nach jeder Mahlzeit Zähne putzen, Zahnseide verwenden. Spülen Sie den Mund zumindest gut aus, wenn Sie die Zähne nicht putzen können.
- Vermeiden Sie Nahrungsmittel, die die Mundschleimhaut reizen, wie Zitrusfrüchte/-säfte (z. B. Orangen, Mandarinen, Grapefruits), scharfe oder salzige sowie raue, grobe oder trockene Speisen (z. B. rohes Gemüse, Chips, Toast).

• Wählen Sie flüssige Speisen wie Suppen, grüne Säfte und Smoothies. Servieren Sie Speisen kühl oder bei Raumtemperatur. Heiße Speisen können Mund und Rachen reizen. Ideal sind gefrorene Früchte wie Heidelbeeren und Mango.

• Schneiden Sie Lebensmittel in kleine Stücke und wählen Sie weiche Lebensmittel, die leicht zu kauen sind: Reisbrei, Haferflocken, pochierte Eier und gedünsteter Fisch.

• Bereiten Sie Speisen mit Soßen zu, die leichter zu schlucken sind.

• Trinken Sie mit einem Strohhalm, damit wunde Stellen nicht mit der Flüssigkeit in Berührung kommen.

Vorbeugung von Herpes-Bläschen

Träger des *Herpes-simplex*-Virus müssen während der Chemotherapie oder oralen Strahlenbehandlung mit Mundgeschwüren (Aphthen) rechnen. Antivirale Medikamente sind in der Regel Teil des Chemotherapieprotokolls und werden routinemäßig verordnet.

Vorbeugend sollten Patienten Nahrungsmittel meiden, die reichlich die Aminosäure Arginin enthalten, und Lebensmittel bevorzugen, die die Aminosäure Lysin enthalten. Proteine, die viel Arginin enthalten, sind für die Virusreplikation nötig. Proteine die viel Lysin enthalten, wirken antiviral, da der Stoffwechsel von Arginin gestört wird. Beide Aminosäuren konkurrieren um die Aufnahme aus dem Darm.

Zufuhr von Lysin-Aminosäuren erhöhen. Eine Nahrungsergänzung mit 500 mg Lysin zwei- bis viermal täglich kann sinnvoll sein. Da hohe Lysindosen den Cholesterinspiegel beeinflussen, sind Laborkontrollen empfehlenswert. Wählen Sie Lebensmittel, die viel Lysin enthalten: Obst und Gemüse wie Aprikosen, Avocado, Rote Bete, grüne und rote Paprika, Lauch, Mango, Birnen, Kartoffeln und Tomaten, Hülsenfrüchte wie schwarze Bohnen, Edamame-, Kidney-, Sojabohnen, Tempeh und Tofu, bestimmte Nüsse und Samen wie Kürbiskerne, Pistazien, Cashewkerne, Macadamianüsse, Quinoa und Amaranth.

Zufuhr von Arginin-Aminosäuren verringern. Meiden Sie Lebensmittel mit hohem Argininingehalt: die meisten Nüsse (Mandeln, Para-, Hasel-, Erd-, Walnüsse), Speck, Gelatine, Schokolade, Sesamsamen, Sonnenblumenkerne, Hefeextrakt, Weißmehl, raffinierter Zucker und alle zuckerhaltigen Lebensmittel. Lebensmittel mit moderatem Argininanteil können mit Vorsicht verzehrt werden: Huhn, Schalentiere, Kichererbsen, Linsen und alle anderen Hülsenfrüchte, Leber, Schweinefleisch, Lachs, Sardinen, Truthahn sowie Hafer, Mais, Reis und alle anderen Getreidearten.

Pilzinfektionen behandeln

Sprosspilzinfektionen von Schleimhäuten (Soor) können bei Chemo-/Strahlentherapie als Komplikation hinzukommen. Pilzinfektionen treten häufiger auf, wenn das Immunsystem geschwächt ist und Antibiotika das Darmmikrobiom geschädigt haben. Weiße Flecken/Beläge auf der Mundschleimhaut und saurer, muffiger Geschmack im Mund sind Anzeichen einer Candidainfektion. Zur Behandlung werden einer Mundspülung antimykotische Tinkturen zugesetzt: kanadische Gelbwurz, Oregano, Mahonia, Lapacho, Thuja oder Thymian.

Optionale Kräuter bei Aphthen und Mukositis

Weitere Kräuter und Phytotherapeutika zur Behandlung von Aphthen und Mukositis nach Chemo- oder Strahlentherapie: Schafgarbe, Waid, Curcumin (aus Kurkuma), Kamille, Flohsamenschalen-(*Psyllium*)-Husk-Gel und Mariendistel (Silymarin). Eine Studie (1995) empfiehlt Capsaicin-Bonbons zur Linderung von Schmerzen bei Mundschleimhautentzündung. Auch Lutschtabletten mit Honig oder eine Mundspülung mit Honigwasser können hilfreich sein.

Wohltuende Mundspülung

30 ml kolloidale Silberlösung (10 ppm)	5 ml Propolistinktur
20 ml Aloe-Gel	5 ml Kanadische Gelbwurztinktur
10 ml Calendulasaft	5 ml Myrrhetinktur
10 ml Gotu-Kola-Tinktur	5 ml Weihrauchhydrosol
10 ml Süßholztinktur	

Die Rezeptur kann im Verhältnis 1:2 mit Eibischblättertee verdünnt werden (10 ml Tinkturmischung auf 20 ml Tee) und eignet sich auch als Mundspülung (schlucken und ausspucken).

Kolloidales Silber wirkt stark antimikrobiell und beugt Sekundärinfektionen vor und lindert Brennen und Reizungen. Propolis-, Gelbwurz- und Myrrhetinktur wirken ebenfalls antibiotisch. Myrrhe wirkt entzündungshemmend. Aloe-Gel und Calendula-Saft beruhigen, fördern die Gewebeheilung und lindern brennende Schmerzen. Süßholz wirkt antibiotisch, beruhigend, wundheilend und entzündungshemmend, auch antiviral, z. B. vorbeugend bei Herpes simplex. Gotu Kola fördert die Regeneration der Mundschleimhaut und die Wundheilung. Weihrauch wirkt stark krebs- und entzündungshemmend, schmeckt aber nicht besonders gut.

Rissige Lippen

Wie die Mundschleimhaut sind auch die Lippen besonders anfällig für Schäden durch Chemotherapie. Die harte und trockene äußere Hautschicht (Stratum corneum) ist auf den Lippen sehr dünn. Deshalb sind sie weniger gut vor Sonnenlicht, Hitze und Kälte, Rissen oder Säureschäden (durch Erbrechen) geschützt. Die Lippen haben keine Talgdrüsen. Sie sind auf die Feuchtigkeit des Speichels angewiesen. Bei Mundtrockenheit infolge einer Chemotherapie leiden auch die Lippen unter Trockenheit.

Trockene Luft in Krankenhäusern und Pflegeheimen kann rissige Lippen ebenso begünstigen wie Wind oder starke Sonneneinstrahlung. Es gibt kein natürliches Sonnenschutzmittel für die Lippen oder die Haut, außer Zinkoxid oder Titandioxid, die einen weißen Kreideeffekt auf der Haut hinterlassen. Ein handelsüblicher Lippenschutz mit Lichtschutzfaktor wird empfohlen. Achten Sie auf eine ausreichende Flüssigkeitszufuhr. Viel Wasser trinken.

Fischöl. Essentielle Fettsäuren (z. B. Nachtkerzenöl oder Fischöl) werden in die Zellmembran eingebaut und regulieren die zelluläre Wasseraufnahme/-

Kräutertee-Eiswürfel

Gefrorenes ist Balsam für den wunden Mund! Eibischwurzel liefert Schleimstoffe, die die Mundschleimhaut beruhigen und heilen. Beeren bringen Polyphenole und Flavonoide mit. Süßholz ist ein Adaptogen, das das Immunsystem aktiviert und ebenfalls Schleimstoffe enthält – und es schmeckt hervorragend!

40 g getrocknete Heidelbeeren, Kirschen, Preiselbeeren und Brombeeren in beliebiger Mischung

35 g zerkleinerte, getrocknete Eibischwurzel

je 20 g getrocknete Süßholzwurzel, Holunderbeeren und Gojibeeren

200 ml Manuka-Honig

20 Tropfen ätherisches Mandarinen- oder Tangerinenöl

1 Zerkleinerte, getrocknete Eibischwurzel über Nacht in 250 ml kaltem Wasser einweichen. Auspressen, die Flüssigkeit auffangen und Eibischwurzel entsorgen.

2 Alle Früchte und Süßholzwurzel in 900 ml kaltes Wasser geben. Bedeckt zum Kochen bringen, auf kleiner Flamme köcheln, bis die Flüssigkeit auf 500 ml reduziert ist. Abseihen und die Flüssigkeit auspressen.

3 Manukahonig zugeben, solange der Sud noch warm ist, dann den Eibischtee zugeben.

4 Abkühlen lassen, ätherisches *Mandarinenöl* zugeben, gut umrühren.

5 In Eiswürfelformen füllen und einfrieren. Nach Belieben Kräutereis lutschen.

speicherung. Es gibt zwei wichtige Fettsäuretypen in Fischöl: EPA (Eicosapentaensäure) und DHA (Docosahexaensäure). Sie benötigen beide als Nahrungsergänzung. Es sollten täglich mindestens 750–1000 mg EPA und 350–500 mg DHA aufgenommen werden. Wenn Sie sich an fischigen Rülpsern stören, bewahren Sie das Präparat im Kühlschrank oder Gefrierfach auf. Nehmen Sie die Kapseln immer zusammen mit der Mahlzeit ein.

Lanolin. Das beste Mittel bei rissigen Lippen ist Lanolin, tierisches Fett aus Schafwolle. Es wird in Apotheken als Brustwarzenbalsam für stillende Mütter verkauft. Man kann es bei jeder Art rissiger und sehr trockener Haut verwenden. Ein wenig Lanolin kann in den Lippenbalsam eingearbeitet werden. Wenn Sie Vegetarier/Veganer sind, bieten sich Shea- oder Kakaobutter als Ersatz an.

Hinweis. Fischöl ist nicht dasselbe wie Fischleberöl, das Vitamin A und D und weniger Omega-3-Fettsäuren enthält.

Heilsamer Lippenbalsam

Die Rezeptur ergibt etwa 70 g Lippenbalsam. Man kann den Balsam in Tuben oder in Glasgefäße abfüllen.

15 g Kokosöl

10 g Bienenwachs

10 g Kakaobutter

10 g Sheabutter

5 g Arganbutter

4 g Lanolin (oder extra Shea-/Kakaobutter für Veganer)

5 ml Babassuöl

2 ml Sanddornöl

Kokosöl, Bienenwachs, Kakao-, Shea-, Arganbutter und Lanolin schmelzen, dann das Babassuöl und das Sanddornöl einrühren. Abfüllen und abkühlen lassen.

Arganöl enthält reichlich essentielle Fettsäuren und ist länger haltbar als Olivenöl. Butter spendet Feuchtigkeit, regeniert und festigt die Haut.

Babassusamen liefern ein Öl mit 40–48 % Laurinsäure, das bei Sprosspilzinfektionen (*Candida albicans*) hilfreich ist. Es wirkt auf der Haut erweichend, beruhigend, schützend und nicht fettend, schmilzt bei Hautkontakt und zieht rasch ein.

Sanddornöl wird aus Fruchtfleisch oder Samen hergestellt. Die enthaltenen Fettsäuren fördern das Wachstum von Hautepithelzellen und tragen zur Wundheilung. Das Öl enthält antientzündliche Phytosterine und Faktoren, die den Aufbau des Bindegewebes beeinflussen und das Wachstum neuer Blutgefäße bei Verletzungen/Wunden regulieren. Sanddornöl hat antioxidative Eigenschaften und wirkt antibiotisch.

Übelkeit und Erbrechen

In den meisten Fällen sind Übelkeit und Erbrechen ein kurzfristiges Problem, meist unmittelbar nach der Chemo- oder Strahlentherapie. Übelkeit und Erbrechen sind äußerst unangenehm und begünstigen Appetitlosigkeit (Anorexie) und Gewichtsabnahme. Praktische Tipps gegen Übelkeit:

- Versuchen Sie, leicht verdauliche Speisen zu sich zu nehmen, z. B. klare Flüssigkeiten, Brühen, leichte Eierspeisen, Toast, Reis, Haferflocken- oder Reisbrei und Cracker.
- Trinken Sie Smoothies, konzentrierte Nahrungsmittel mit minimaler Verdauungsarbeit.
- Vermeiden Sie frittierte, fettige, sehr süße, würzige, scharfe oder stark gewürzte Speisen.
- Nehmen Sie tagsüber öfter kleine Mahlzeiten zu sich.
- Trinken Sie über den Tag verteilt schluckweise Wasser, Smoothies oder Kräutertees.
- Riechen Sie an Zitrusfrüchten wie Mandarinen oder Orangen. Verwenden Sie Raumdüfte wie Süßorangenöl.
- Trinken Sie Kamillen- oder Pfefferminz- oder Ingwertee.
- Tragen Sie Akupressur-Armbänder am Handgelenk, die auch bei Reisekrankheit helfen sollen.

Antiemetische Tinktur

Alle genannten Zutaten sind Tinkturen (1:2 = Kräuter : Alkohol).

25 ml Kamille

25 ml Mädesüß

15 ml schwarzer Andorn

15 ml Fenchel

15 ml Pfefferminze

5 ml Ingwer

Alle Tinkturen mischen. 125 ml der Tinkturenmischung in 125 ml Wasser oder Kräutertee geben. Nach Bedarf alle 15–20 Minuten 1 EL einnehmen.

Ein erfahrener Therapeut kann Belladonna (1:10 aus getrockneter Wurzel, 65 % Ethylalkohol, 2 ml Belladonna pro 100 ml Tinktur) zugeben, um die Darmsekretion zu hemmen und Krämpfe zu lindern. Bei Verwendung von Belladonna sollte die Fenchelmenge auf 13 ml reduziert werden.

Hinweis: Tollkirsche (Belladonna) ist giftig und darf nur von Ärzten verabreicht werden!

Natürliches Antiemetikum

Eine der stärksten spannungslösenden (spasmolytischen) und antiemetischen Rezepturen

Indikationen : Blähungen und Völlegefühl im oberen und unteren Verdauungstrakt, Bauchkrämpfe und Übelkeit. Das Mittel enthält Akazienpulver als Emulgator (Wasser-ÖL-Mischung) und ermöglicht den Einsatz von ätherischen Ölen zur inneren Anwendung.

Kontraindikationen : Nicht anwenden bei Refluxkrankheit. Pfefferminze öffnet den Schließmuskel der Speiseröhre und kann die Beschwerden verschlimmern.

Hinweis : Die meisten ätherischen Öle sollten nur unter ärztlicher Aufsicht innerlich angewendet werden. Diese spezielle Rezeptur gilt mit einer Verdünnung von 2 % als sicher. Dies gilt jedoch nicht für alle ätherischen Öle!

10 g Akazienpulver

10 ml ätherisches Fencheöl

10 ml ätherisches Pfefferminzöl

20 ml Wasser

Das Verhältnis der Bestandteile der Emulsion beträgt 1:2:2 (10 g Akazienpulver : 20 ml ätherisches Öl : 20 ml Wasser).

1 Akazienpulver und ätherische Öle in einen trockenen glatten Keramikmörser geben und gut mischen.

2 Wasser zugeben und nur in eine Richtung rühren, bis die Mischung emulgiert und „klickt“: eine klebrige Masse, die sich mit einem hörbaren „Klick“ von der Mörserwand löst.

3 Die Primäremulsion mit 980 ml Wasser pur verdünnen, um insgesamt 1 Liter einer 2%igen Emulsion zu erhalten (unbedenklich für die innere Anwendung). Je nach Bedarf 1 TL in 125–250 ml Wasser einrühren.

Regeneration nach Erbrechen : mineralisierender Tee

25 g Brennnessel	25 g Luzerne (Alfalfa)
25 g Haferstroh	25 g Schachtelhalm
25 g Hagebutten	25 g Wegerich
25 g Löwenzahnblätter	25 g Wiesenklee

Die Kräuter mischen und in einem luftdichten Behälter aufbewahren. Bei Bedarf 2 EL der Kräutermischung in 500 ml kochendem Wasser mindestens 15 Minuten ziehen lassen. Mit Zitronensaft oder Minze abschmecken.

Nierenschutz

Die geringgradige chronische Niereninsuffizienz kommt in der Bevölkerung überraschend häufig vor, insbesondere im höheren Lebensalter. Die langsam abnehmende Filtrationskapazität der Nieren (glomeruläre Filtrationsrate = GFR) ist häufig Teil des klinischen Bildes der Patienten. Krebspatienten sind besonders anfällig für Nierenschäden. Viele Chemotherapeutika schädigen Zellen der Nierenkörperchen und können die Nierenfunktion erheblich beeinträchtigen: vor allem Platinmedikamente (Carboplatin, Cisplatin, Oxaliplatin), aber auch Methotrexat.

Naturmedizin für die Nieren

Heilkräuter (Tee, Tinktur oder Kapseln) werden im Darm aufgenommen und zur Leber transportiert, wo sie gefiltert und verstoffwechselt werden. Reststoffe gelangen dann via Galle und Darm in den Stuhl. Sie können aber auch in den Blutkreislauf gelangen, wo sie über ein sekundäres Ausscheidungssystem in den Nieren mit dem Urin entsorgt werden.

Die traditionelle Medizin kann seit Urzeiten auf Heilkräuter/Pilze zurückgreifen, die spezifisch nierenschützende Eigenschaften haben. Dazu gehören der Heilpilz Cordyceps und pflanzliche Nierentonika, die die Regeneration des Nierenepithels unterstützen und die normale GFR wiederherstellen. Andere Kräuter heilen Schleimhautschäden der Nieren, Harnleiter, Blase und der Harnröhre. Sie wirken als sanfte Entwässerungsmittel (Diuretika), die die Durchspülung der ableitenden Harnwege fördern und den Tonus und die Kontrolle der Harnblase verbessern.

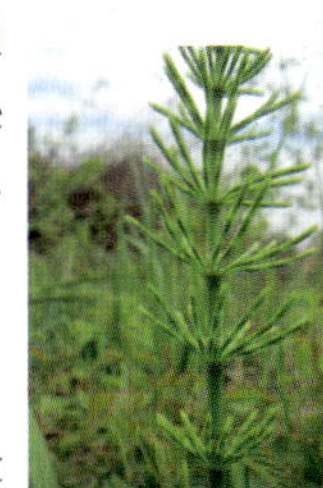

Schachtelhalm, Wegerich, Mais

Das traditionelle Kräutertrio (*Equisetum arvense*, *Plantago* spp, *Zea mays*) ist in der Volksmedizin seit Jahrhunderten ein geschätztes Mittel bei schwacher Nierenfunktion und bei Nierenerkrankungen.

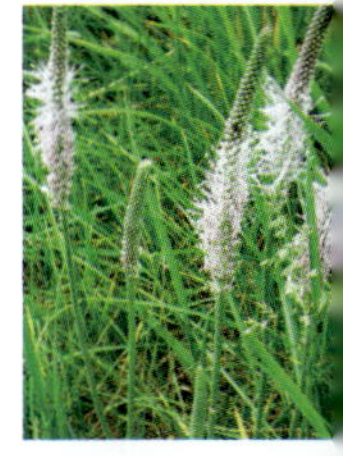

- Schachtelhalm wirkt adstringierend, tonisierend und stärkend auf das Nieren- und Bindegewebe (Haut, Haare, Lunge und Knochen). Er stellt die Integrität des Blasenschließmuskels wieder her und verbessert den Tonus des Trigonums – ein neuromuskulärer Bereich am Blasenboden, der an den Funktionen des Schließmuskels beteiligt ist.
- Wegerich wirkt heilend, lindernd, straffend, tonisierend und gewebestärkend. Ein kühlendes, sanftes und starkes Heilkraut, das das Nierengewebe nach der Chemotherapie regenerieren kann.
- Maisseide wirkt entkrampfend und entwässernd (diuretisch) und zieht Flüssigkeit (osmotisch) in die Nierenkanälchen.

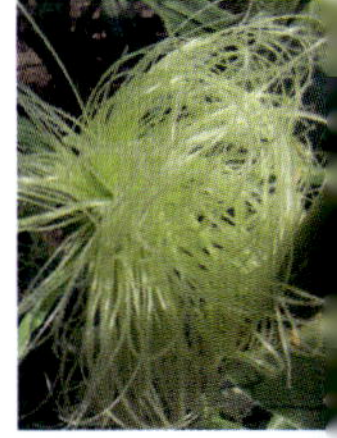

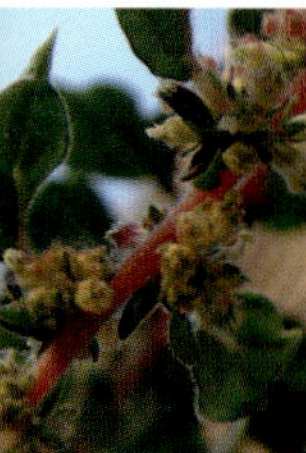

Glaskraut

Ein Kraut, das zur Familie der Brennnesselgewächse (*Urticaceae*) zählt und mehrere Spezies umfasst. *Parietaria judaica* und *P. officinalis* werden am häufigsten für medizinische Zwecke verwendet. *Parietaria judaica* gedeiht an den Küsten des Mittelmeers, *P. officinalis* wächst weiter nördlich in Frankreich, Italien und Osteuropa. Beide Spezies sind vergleichbar wirksame Kräutermedizin. Es gibt keine klinischen Studien, aber die Erfahrungen der Anwendungspraxis klassifizieren Glaskraut als wirksames Nierenschutzmittel.

Glaskraut (*Parietaria* spp.) wird traditionell zur Vorbeugung von Nierensteinen eingesetzt. Es verbessert die Nierendrainage und hat eine spezifische regenerierende Wirkung auf das Gewebe. *Parietaria judaica* erwies sich stark antibiotisch wirksam (gegen 8 Mikrobenstämme).

Glaskrautextrakt zeigte auch eine starke pilzhemmende Wirkung gegen *Candida albicans*. Das Mittel kann zudem bei der Gewichtsabnahme hilfreich sein, wirkt blutzuckersenkend (Hemmung der Enzyme Alpha-Amylase und Lipase) und hemmt die Fettresorption vergleichbar gut wie das Medikament *Orlistat*.

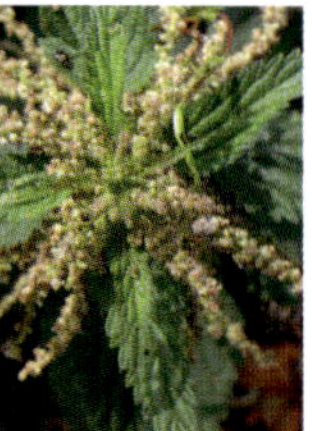

Brennnessel

Die Brennnessel (*Urtica dioica*) ist eine der hilfreichsten Pflanzen in der Kräuterheilkunde. Sie ist einfach zu kultivieren, wächst weltweit wild und jeder Teil des Krauts hat wohltätige Eigenschaften. Die Blätter werden häufig als harntreibendes Mittel, als nährstoffreiches Frühlingsgemüse und Blutreinigungsmittel benutzt. Das getrocknete Grün ist im Winter in Suppen, Eintöpfen, Aufläufen und Chili-Gerichten sehr beliebt.

Die Wurzel ist ein populäres Heilmittel bei gutartiger Prostatavergrößerung. Sie aktiviert die Bindung von Testosteron an SHBG (*Sexualhormon-bindendes-Globulin*) im Blut und inaktiviert dadurch das Hormon. Sowohl Patienten mit gutartiger Prostatavergrößerung als auch mit Prostatkrebs profitieren von dieser Brennnesselwirkung.

Die Samen bewirken eine direkte Unterstützung der Nierenfunktion. Eine über mehrere Wochen eingenommene Samentinktur kann Laborwerte wie Harnstoff, Stickstoff, Kreatinin und die glomeruläre Filtrationsrate merklich verbessern.

Klinische Studien liegen nicht vor, aber der Kräuterexperte Jonathan Treasure hat in einer Fallstudie darauf hingewiesen, dass ungesättigte Omega-3-Fettsäuren zu dieser Wirkung beitragen könnten. Ein aus den Samen der türkischen Brennnessel isoliertes Lektin hat immunmodulierende Wirkungen gezeigt. Ob dies auch für andere Brennnesselarten gilt, ist nicht bekannt.

Cordyceps

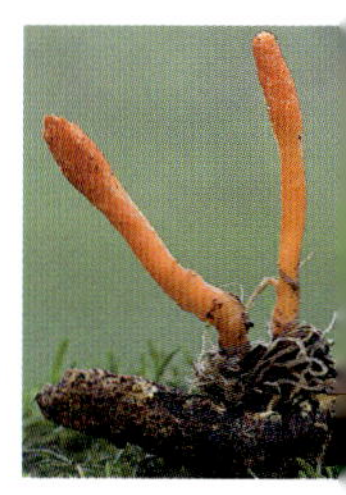

Cordyceps (*Cordyceps* spp.) ist ein geschätzter Heilpilz mit adaptogenen Eigenschaften. In der Natur wächst der parasitische Pilz auf Insekten, die er schließlich komplett aufzehrt. Heute verwendet man hauptsächlich kultivierten *Cordyceps militaris*, um den Wildbestand nicht zu gefährden. Das natürliche Habitat des Pilzes sind alpine Hochlagen in Nordchina und Tibet. Medizinische Wirkungen von Cordyceps beziehen sich auf die Verbesserung der Sauerstoffversorgung des Blutes und den Gasaustausch in der Lunge.

Cordyceps gilt als besonders heilkräftig in Bezug auf Nierengewebe und kann die Nierenfunktion fördern. Er wirkt aufbauend und regenerierend im ganzen Körper. Die enthaltenen Polysaccharide wirken stark krebshemmend. Der Heilpilz hat sich in klinischen Studien bei chronischem Nierenversagen als sicher und wirksam erwiesen. Bei Dosierungen von bis zu 5 g täglich über einen Zeitraum von bis zu einem Jahr waren keine unerwünschten Wirkungen zu beobachten.

Hortensie

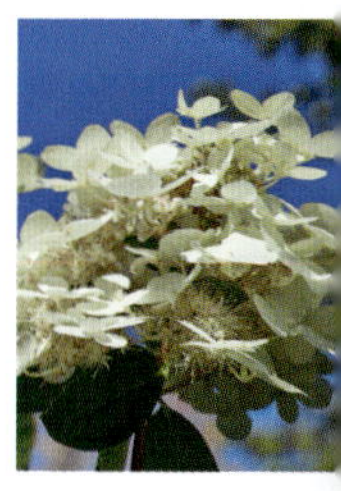

Die Wurzel des in den USA wild vorkommenden Strauches hat eine lange Vorgeschichte in der indigenen Medizin, insbesondere als Entwässerungskraut für die Nieren. Die Hortensie (*Hydrangea* spp.) unterstützt die Ausscheidung von Abfallstoffen. Klinische Studien zeigten, dass eine chinesische Spezies (*Hydrangea paniculata*) entzündungshemmend und antioxidativ wirkt und die Nierenfunktion schützt, insbesondere bei akuten Niereninfektionen.

Crateva

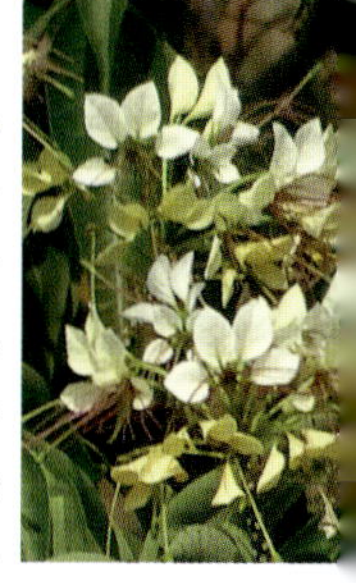

Der auch als *Varuna* bekannte Laubbaum (*Crataeva nurvala*) ist in ganz Indien, insbesondere in Regionen mit Halbwüstenklima, sowie in Südostasien und China heimisch. In der ayurvedischen Medizin wird Crateva noch heute als Blutreinigungsmittel und zur Behandlung von Herz- und Lungenschwäche, Arthritis, Gedächtnisverlust, zur Verbesserung der Wundheilung und bei Immunschwäche verordnet. In der Volksmedizin nutzt man die Blätter und die innere Rinde äußerlich, um Abszesse und Schwellungen zu behandeln, zur Linderung rheumatischer Gelenkschmerzen sowie bei vergrößerter Milz.

Wurzel und Rinde wird eine besondere Affinität zu den Nieren und der Blase sowie in Bezug auf die Regulierung der körpereigenen Oxalatsynthese zugeschrieben. Crateva enthält reichlich Saponine, Triterpene und Phytosterine, Gerbstoffe und Flavonoide, Alkaloide und Glucosinolate. Wurzel und Rinde von *Crataeva nurvala* wirken abführend und können Nierensteine auflösen. Das wird auf den hohen Gehalt an Lupeol zurückgeführt. Lupeol ist ein aus der

Wurzelrinde isoliertes pentazyklisches Triterpen, das die Verfestigung steinbildender Stoffe in den Nieren signifikant hemmt. Crateva gilt als hilfreich bei der Behandlung und zur Vorbeugung von Nieren-/Blasensteinen sowie bei Prostatavergrößerung. Das Kraut regt den Appetit an und stimuliert die Gallensekretion.

Eine Tierstudie (Ratten, 2004) zeigte, dass Crateva Nierenfunktionsstörungen nach der Chemotherapie merklich lindern kann. Cratevatinktur (250 oder 500 mg/kg Körpergewicht) wurde 5 Tage nach einmaliger Cisplatin-Gabe (5 mg/kg) über 10 Tage verabreicht. Die Wirkung wurde mit nierenspezifischen Laborwerten kontrolliert. Beide Crateva-Dosierungen verbesserten die Nierenfunktion signifikant. Der Rindenextrakt von *C. nurvala* zeigte insbesondere antioxidative Potenz.

In Studien war auch eine aktiv krebshemmende Wirkung erkennbar, möglicherweise wegen des hohen Lupeolgehalts. Bei humanen Leberkrebszellen hemmte Lupeol das Zellwachstum und löste Apoptose aus (Abregulierung der Expression des „Todesrezeptors 3"). In Tierstudien führte die äußerliche Anwendung von Lupeol (40 mg/kg Körpergewicht) dreimal wöchentlich (28 Wochen) zur signifikanten Reduktion der Tumorlast und zu einer Verlangsamung des Tumorwachstums (Beeinflussung der NF-κB-Signalwegs).

Beta-Sitosterin

In Pflanzen vorkommende Phytosterine (z. B. in Sojabohnen und Raps) wirken antioxidativ, krebshemmend, antidiabetisch, androgen (hormonaktivierend), antiviral (HIV), cholesterinsenkend und immunsuppressiv. Beta-Sitosterin ist im Pflanzenreich weit verbreitet: Weizen-, Mais-, Roggenkeimöl, Baumwollsamen-, Sojaöl, Calabarbohnen, Pekannüsse, Sägepalme (*Serenoa repens*), Avocado, Kürbissamen (*Cucurbita pepo*), Cashewkerne, Reiskleie, Sternanis, Sanddorn, Bocksdorn- und Gojifrüchte.

Betulinsäure

Das Triterpenoid kommt im Birkensaft und in Chaga-Pilzen vor, die auf Birken wachsen. Betulinsäure vermittelt antibakterielle, antientzündliche, cholesterinsenkende, zytotoxische, krebshemmende und antidiabetische Wirkungen.

Diosgenin

Das Steroid Sapogenin kommt in der Yamswurzel, in Bockshornkleesamen, Thai-Auberginen (*Solanum xanthocarpum*), Spargel, weißen Zwiebeln und anderen Pflanzen vor. Es hat krebshemmende, antioxidative, antimikrobielle, antientzündliche, lipidsenkende, antithrombotische und neuroprotektive Eigenschaften. Diosgenin wirkt spasmolytisch in den Harnwegen und erleichtert die Ausscheidung von Harnsteinen.

Neuropathie

Bei 30 bis 40 Prozent der Patienten, die mit konventioneller Chemotherapie behandelt werden, kommt es zu einer mehr oder weniger ausgeprägten peripheren Neuropathie (Polyneuropathie). Dabei handelt es sich um eine Nervenschädigung, die meist an Händen und Füßen Schmerzen und Empfindungsstörungen verursacht. Diese Nebenwirkung kann zur Dosisbegrenzung von Medikamenten führen. Die häufigsten Beschwerden: Taubheitsgefühl, Kribbeln, Brennen oder Kältegefühl, Überempfindlichkeit (mechanische und/oder Kältereize), Störungen der Feinmotorik bei Fingerbewegungen (z. B. beim Ankleiden, Binden von Schnürsenkeln), Gangunsicherheit und Schmerzen.

Manche Krebsmedikamente verursachen besonders schwere neuropathische Symptome, insbesondere Paclitaxel, Oxaliplatin, Thalidomid und Bortezomib (Velcade). Die Neurotoxizität ist in der Regel von der kumulativen Dosis abhängig: höhere Dosen, häufigere oder längere Anwendung verursachen stärker ausgeprägte Nervenschäden. Der Schweregrad der Neuropathie nimmt mit der Dauer der Behandlung zu und nach Beendigung der medikamentösen Behandlung wieder ab. Platinhaltige Chemotherapeutika können aber mehrere Monate anhaltende Empfindungsstörungen auslösen.

Die konventionelle Behandlung solcher neuropathischen Nebenwirkungen umfasst Infusionen mit Calcium und Magnesium, Glutathion, Gabapentin und sogar Antidepressiva. Ein Baclofen/Amitriptylin/Ketamin-Gel wird zur topischen Schmerzbehandlung verordnet. Diese Medikamente sind nur begrenzt wirksam. Bei starken Schmerzen müssen die Chemotherapeutika in der Dosis reduziert oder die Mittel ganz abgesetzt werden. Das kann sich negativ auf das Überleben der Patienten auswirken.

Nervenschutzkräuter

Die Chemotherapie verursacht eine Vergiftung der peripheren Nervenenden, die zu strukturellen Schäden des Nervengewebes und neuropathischen Beschwerden führt. Detoxmaßnahmen werden empfohlen, um Arzneimittelrück-

Neuropathie vorbeugen

Vermeiden Sie sehr heißes oder sehr kaltes Wasser (Duschen, Baden, Schwimmen).

Meiden Sie Sauna, Dampfbad, Whirlpool und Solarium.

Überhitzung durch Sport und Sonne vermeiden.

Tragen Sie weiche Stoffe aus gebürsteter Baumwolle, Hanf, Bambus oder Seide direkt auf der Haut.

stände zu eliminieren. In besonders schweren Fällen kann eine Chelat-Therapie hilfreich sein, um die Giftstoffe aus dem Körpergewebe zu entfernen. Geschädigtes Nervengewebe kann mit aufbauend wirksamen Kräuter regeneriert werden. Einige Heilkräuter/Pilze haben explizit neuroprotektive und nervenregenerierende Eigenschaften. Nicht alle Kräuter oder Pilze wirken im Nervensystem spezifisch, können aber dennoch zur Genesung beitragen.

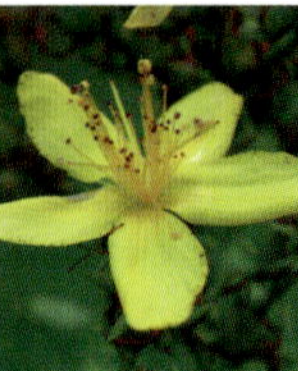

Johanniskraut

Johanniskrautsalbe wird traditionell bei Verbrennungen ersten und zweiten Grades sowie bei Wunden empfohlen. In der Regel erreicht man damit ein gutes kosmetisches Erscheinungsbild der betroffenen Hautpartien. Das Kraut fördert die Regeneration des Epithels und der Kollagenfasern, was der Narbenbildung vorbeugt. Salben mit Johanniskrautextrakt reduzieren die Ödembildung nach Verbrennungen und unterstützen den normalen Flüssigkeitsfluss in der Haut. Studien zufolge verbessern Flavonoide, Phenolsäuren und Proanthocyanidine die Absorptionsrate und die Aufnahme von Hypericin ins Blut. Ob dies auch für die Aufnahme von Hypericin über die Haut gilt, ist unklar.

Wird Johanniskraut (*Hypericum perforatum*) vor der Sonnenexposition auf die Haut aufgetragen oder in höherer Dosierung eingenommen (> 0,5 mg/kg Körpergewicht Hypericin), ist mit einer ausgeprägten Lichtempfindlichkeit zu rechnen. Direktes Sonnenlicht sollte daher generell oder auf den betroffenen Hautstellen gemieden werden.

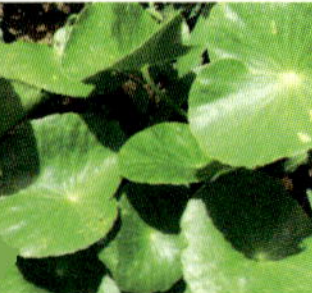

Gotu Kola und Wegerich

Centella asiatica und *Plantago* spp. sind Tonika für das Bindegewebe einschließlich des Nervengewebes. Sie sind zum Aufbau und zur Stärkung von Bindegewebe, zur Regeneration bei Nervenschäden und zur Verbesserung der Neurointegrität empfehlenswert.

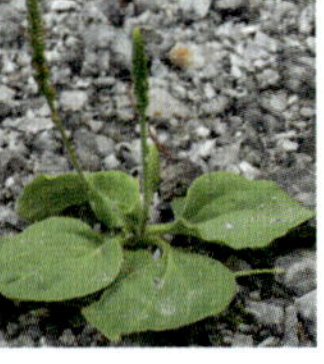

Cannabis

Patienten setzen Cannabis (*Cannabis* spp.) oder Cannabinoide häufig zur Selbstmedikation ein. Zahlreiche Fallstudien weisen darauf hin, dass das Cannabinoid CBD eine positive Wirkung auf neuropathische Schmerzen hat. Bekanntermaßen gibt es Cannabinoidrezeptoren auch in der Haut, was bei der äußerlichen Anwendung von Cannabis lokal entzündungshemmend wirkt. Inwieweit Patienten mit Neuropathie davon profitieren, wird derzeit in Studien untersucht.

Im *Current Pain and Headache Report* wurden mehrere randomisierte kontrollierte Studien vorgestellt (2018), die medizinisches Cannabis bei neuropathischen Schmerzen mit unterschiedlichen THC-Konzentrationen und Anwendungen untersucht haben. Demnach ist ein hohes Maß an Wirksamkeit von medizinischem Cannabis bei neuropathischen Schmerzen zu erwarten.

Eine Metaanalyse der Cochrane Collaboration (2018) prüfte 16 Studien mit 1750 Teilnehmern mit chronischen, neuropathischen Schmerzen. Alle Studien waren randomisiert, doppelblind und klinisch kontrolliert durchgeführt worden und hatten medizinisches Cannabis oder pflanzliche/synthetische Cannabis-Arzneimittel mit Placebo oder üblichen Medikamenten verglichen. Die Behandlungsdauer betrug mindestens 2 Wochen (bis zu 26 Wochen). Medikamente auf Cannabisbasis bei der Schmerzlinderung und der globalen Befindlichkeit (Schmerz, Schlaf, psychische Belastung) schnitten besser ab als Placebo. Cannabiskonsumenten berichteten jedoch über mehr Nebenwirkungen und brachen die Therapie häufiger ab als Teilnehmer der Kontrollgruppen. Als häufigste Nebenwirkung wurde die psychoaktive Wirkung von THC genannt. Dennoch unterstreicht die Studie den großen Nutzen von Cannabismedizin bei chronischen neuropathischen Schmerzen.

Cannabismedizin ist nicht jedermanns Sache. Patienten, die mit psychoaktiven THC-Wirkungen nicht zurechtkommen, können das Kraut äußerlich anwenden. Sie können alternativ auch nur das Cannabinoid CBD einnehmen, das keine psychoaktive Wirkung hat.

Kräuterlotion bei neuropathischen Schmerzen

Eine nährstoffreiche, cremige Rezeptur, die die Haut beruhigt und schmerzlindernd wirkt. Johanniskraut und Gotu Kola regen die Regeneration von Hautnerven an. Cayennepfeffer und Eisenhut hemmen die Übertragung von Schmerzsignalen. Magnesium-Gel kühlt und beruhigt die Haut. Vitamin E wirkt entzündungshemmend. Ätherische Öle wirken betäubend, kühlend und schmerzlindernd.

15 ml Johanniskrautöl

10 ml Gotu-Kola Öl

5 ml Vitamin-E-Öl

je 10 Tropfen (insgesamt 2 ml) ätherische Öle von Lorbeer, Muskatnuss, Wintergrün (*Gaultheria*) und Pfefferminze

50 g neutrale Basiscreme

5 ml Capsicum-Tinktur (Chili-Tinktur)

2 ml Eisenhut-Tinktur (1:10, 60 % Ethylalkohol) : **Achtung** : toxisch, nur äußerlich anwenden!

10 ml Magnesium-Gel

Die Öle in die Basiscreme mischen, Tinkturen und Magnesium-Gel zugeben. Alle Zutaten gründlich vermischen, bis alles gut eingearbeitet ist. Nach Bedarf auf die betroffenen Stellen auftragen. Anschließend die Hände waschen.

Goshajinkigan

Goshajinkigan ist ein Arzneimittel der traditionellen japanischen Kampo-Medizin. Auch die traditionelle chinesische Medizin (TCM) kennt das Mittel. Es ist insbesondere bei akuter Neuropathie durch Platinmedikamente wirksam. Extreme Kälteempfindlichkeit durch Schädigung der Wärmerezeptoren der peripheren Nerven ist eine häufige Nebenwirkung dieser Stoffe (besonders an Händen und Füßen).

Die Kräuterrezeptur lindert Kälteempfindlichkeit, wirkt muskelentspannend und krampflösend auf die Skelettmuskulatur. Goshajinkigan, 1⁄2 TL zwei- bis dreimal täglich, beeinflusst Neuropathiesymptome bemerkenswert günstig. In meiner klinischen Praxis habe ich damit die besten Erfahrungen gemacht. Die meisten Patienten haben davon profitiert. Der Geschmack ist nicht besonders gut, aber die Wirkung ist eindeutig: weniger Schmerzen, weniger Kribbeln, Brennen, Jucken und insgesamt weniger neuromuskuläre Schmerzen.

Zutaten von Goshajinkigan

Rehmannia (zubereitet) : Sheng Dì Huáng (*Rehmannia glutinosa*)

Ox knee : Niú Xi (*Achyranthis bidentata*)

Kornelkirsche : Shan Zhu Yú (*Cornus officinalis*)

Yamswurzel : Shan Yào (*Dioscorea opposita*)

Kokospilz : Fú Ling (*Wolfiporia extensa syn. Poria cocos*)

Wegerichsamen : Che Qián Zi (*Plantago asiatica*)

Wasserwegerich : Zé Xiè (*Alisma orientale*)

Strauch-Pfingstrosenrinde : Mu Dan Pí (*Paeonia suffruticosa*)

Zimtcassiarinde : Guì Pí (*Cinnamomum cassia*)

Eisenhutwurzel (heiß zubereitet) : Fù Zi (*Aconitum lateralis*)

Neuroprotektiv wirksame Supplemente

- Vitamin B12 (Methylcobalamin) : 1000 µg täglich
- Vitamin B9 (Folsäure) : 1200 µg täglich
- Vitamin B6 (Pyridoxin): 50 mg zweimal täglich
- (R+)-Alpha-Liponsäure : 500 mg zweimal täglich
- NAC (N-Acetylcystein) : 500 mg zweimal täglich
- Magnesium-Glycinat : 500 mg zweimal täglich (nachmittags und vor dem Schlafengehen)
- Acetyl-L-Carnitin : 500 mg zweimal täglich
- Fischöl (Omega-3-Fettsäuren) : 1500 mg EPA und 700 mg DHA täglich

Supplemente bei neuropathischen Schmerzen

Nahrungsergänzungsmittel können bei neuropathischen Schmerzen hilfreich sein. Die Vitamine B6, B12 und Folsäure sind für die Gesundheit und das gesamte Nervensystem von größter Bedeutung. B-Vitamine sind Cofaktoren essentieller zellulärer Funktionen, z. B. Methylierung, Entgiftung und korrekte DNA-Vervielfältigung. Wasserlösliche Vitalstoffe tragen entscheidend zur Regeneration der Nervenscheiden (Myelinscheiden) bei.

Omega-3-Fettsäuren in Fischöl wirken antientzündlich und neuroprotektiv. Auch der Verzehr von Seefisch (Hering, Makrele, Wildlachs, Sardinen) wird empfohlen – sofern gewünscht, ethisch vertretbar und aus unbelasteter Produktion. Acetyl-L-Carnitin unterstützt die Nervenfunktion und wird insbesondere bei chemotherapiebedingten Neuropathies verabreicht. Alpha-Liponsäure ist ein fett- und wasserlösliches Antioxidans speziell zur Behandlung von Neuropathien.

Nervenschutzlotion

Die Lotion dringt tief in die Haut ein, entspannt die glatte Muskulatur und erweitert die Blutgefäße, fördert die Durchblutung der Gliedmaßen, die Entsorgung von Giftstoffen und die Nervenregeneration.

- 125–250 mg Magnesiumchlorid (Flocken)
- 2 EL MSM (Methylsulfonylmethan, Pulver)
- 125 ml Kokosöl mit Cannabisaufguss
- 125 mg Sheabutter (unraffiniert)
- 2 bis 4 EL Bienenwachs
- 1 TL flüssiges Sojalecithin (in Naturkostläden erhältlich)

Ätherische Öle

10 Tropfen Lavendelöl	5 Tropfen Kamillenöl
5 Tropfen Ingweröl	5 Tropfen Weihrauchöl

1 Magnesiumchloridflocken in 125 ml Wasser einrühren und dann MSM zur Stärkung des Bindegewebes zugeben.

2 Kokosöl, Sheabutter und Bienenwachs im Wasserbad schmelzen. Für ein festeres (cremeartiges) Produkt mehr Bienenwachs verwenden.

3 Flüssiges Sojalecithin als Emulgator zugeben (damit sich Wasser und Öl vermischen).

4 Die Magnesiumlösung in die warmen Öle einrühren und 15 Minuten abkühlen lassen. Dann die ätherischen Öle zugeben und verrühren.

5 Alle Zutaten in einer Küchenmaschine cremig mixen.

6 Im sauberen, gut verschließbaren Gefäß an einem kühlen dunklen Ort aufbewahren.

Bestrahlung

Fast jeder Patient, der sich einer Krebstherapie unterzieht, muss mit überdurchschnittlich hoher Belastung durch ionisierende Strahlung rechnen. Dies kann therapiebedingt oder diagnostisch oder zur Verlaufskontrolle erforderlich sein. Die kumulative Strahlenbelastung aus medizinisch-therapeutischer und allgegenwärtiger Hintergrundstrahlung kann das Wohlbefinden beeinträchtigen.

CT-Scans und Röntgenstrahlung

Computertomographie (CT) und Röntgen werden als bildgebende Verfahren genutzt, um Krebs und invasive Tumoren sichtbar zu machen, den Erfolg einer Chemotherapie zu beurteilen und den Krankheitsverlauf zu kontrollieren. Diese diagnostischen Verfahren erhöhen das Risiko einer problematischen Strahlenbelastung. Etwa die Hälfte der lebenslangen Strahlenbelastung eines US-Bürgers stammt aus medizinischen Tests und Verfahren, die nichts mit Krebs zu tun haben. Die kumulative (aufsummierte) Belastung durch Diagnostik, Therapie und Verlaufskontrollen von Krebserkrankungen kann rasch ein kritisches Ausmaß erreichen und die sichere Lebenszeitdosis der Patienten überschreiten.

PET-(Positronen-Emissions-Tomographie)-Scans nutzen mit Radioisotopen markierte Substanzen, um stoffwechselaktive Zellen aufzuspüren. PET kann kleinste Wucherungen erkennen und verstreute Metastasen aufspüren. Die PET liefert präzisere Bilder als die CT, wird aber fast immer mit der CT kombiniert. Das bedeutet, dass die Patienten die doppelte oder dreifache Dosis ionisierender Strahlung abbekommen (verglichen mit einfachen CT-Untersuchungen). In jedem Fall sind Maßnahmen nötig, um die Strahlenbelastung so gering wie möglich zu halten. Diagnose- und Kontrolluntersuchungen können bei Bedarf in größeren Abständen durchgeführt werden.

Andere Strahlenbelastungen sollten möglichst vermieden werden: transkontinentale Langstreckenflüge oder berufsbedingte Exposition (z. B. Röntgentechniker, Bergleute). Die Exposition durch Körperscanner an Flughäfen, Mobiltelefone und Sendemasten, durch Radon oder andere natürliche Strahlungsquellen ist schwer einzuschätzen. Die Strahlendosen können sehr gering sein. Letztlich tragen sie aber zu einer erhöhten Gesamtbelastung bei.

Strahlentherapie

Obwohl die Strahlentherapie selbst nur selten zur Heilung beiträgt, ist sie doch bei mehr als der Hälfte aller Patienten Teil der Krebstherapie. Häufig behandelt man damit Symptome wie Schmerzen, Blutungen und Nervenkompression. Sie wird auch nach einer Operation oder Chemotherapie verordnet, um lokalen Rezidiven vorzubeugen, insbesondere bei Brust-, Lungen-, Urogenital- und Darmkrebs. Die Patienten sollten wissen, dass Fernmetastasen, die vom Primärtumor ausgehend periphere Gewebe befallen haben, durch Bestrahlung nicht beseitigt werden. Strahlentherapie führt nicht zwangsläufig zu besseren Langzeitergebnissen!

Die Strahlentherapie nutzt am häufigsten externe Bestrahlung mit Photonen, Elektronen, Protonen und anderen Teilchen. Innere Strahlentherapie kommt seltener zum Einsatz: Infusion radioaktiver Stoffen in den Tumor (Brachytherapie) oder Injektion von Radiopharmazeutika, z. B. kombiniert mit der gezielten Anwendung monoklonaler Antikörper. Für eine wirksame Therapie ist Sauerstoff unerlässlich. Tumore sind meist sauerstoffarm, was das Wachstum neuer Blutgefäße fördert und zur Strahlenresistenz beiträgt. Aufgrund der geringen Strahlenempfindlichkeit der meisten Tumoren ist häufig eine hohe Strahlendosis erforderlich. Dies kann schwere Schäden in benachbartem Gewebe verursachen. Mit Nanotechnologie kann man heute radioaktive Partikel auch dann in Tumoren einbringen, wenn diese sauerstoffarm sind.

Die Protonentherapie ist eine spezielle Form der externen Strahlentherapie. Sie ermöglicht eine höhere Zielgenauigkeit und weniger Kollateralschäden. Stereotaktische Bestrahlung und die intensitätsmodulierte Strahlentherapie sind weitere neuartige Verfahren, die durch geringere Dosen und höhere Präzision die Toxizität minimieren.

Strahlensensibilisierung und Strahlenschutz

Therapieresistenz und Rezidive sind zwei wichtige Aspekte bei der Entscheidungsfindung. Ein langfristiges Problem sind sekundäre Tumoren, die nach der Strahlentherapie an anderen Körperstellen auftreten. Die Strahlentherapie schützt nicht vor Metastasen. Hinzu kommt das Problem der Strahlenresistenz, die jeden therapeutischen oder palliativen Nutzen zunichte macht.

Vor diesem Hintergrund erscheinen Heilkräuter/Pilze als hilfreiche und wirksame Mittel, vor allem solche Kräuter, die reichlich Polyphenole enthalten. Studien belegen, wie pflanzliche Polyphenole Tumorzellen für Chemo- und Strahlentherapien sensibilisieren. Sie hemmen die Strahlenresistenz durch Regulierung und Anpassung von Redoxzyklen und reduzieren oxidativen Stress. „Radiosensitizer“ potenzieren den strahleninduzierten Tod von Tumorzellen bei geringerer Dosierung und mit weniger Nebenwirkungen.

Viele Kräuter/Pilze schützen auch gesunde Zellen vor Giftstoffen. Die Strahlenschutzwirkung beruht auf der Neutralisierung freier Radikale und der Hemmung des oxidativen Abbaus von Fettstoffen (Lipidperoxidation). Die Enzyme Glutathion, Katalase und Laktatdehydrogenase werden aktiviert und tragen zur intrazellulären Entgiftung bei. Pflanzlicher Strahlenschutz beugt unerwünschten Kollateralschäden bei normalen Zellen vor und minimiert die Nebenwirkungen der Strahlentherapie.

Zur Untersuchung von Strahlenwirkungen nutzt die Forschung in der Regel Tiermodelle und Zellkulturen, da klinische Studien aus ethischen Gründen nicht möglich sind. Das Ergebnis solcher Studien ist eine lange Liste von strahlenschützenden und strahlensensibilisierenden Heilkräutern. Einige davon sind (noch) nicht auf dem Markt erhältlich, andere werden regelmäßig in der ganzheitlichen Krebsmedizin eingesetzt. Die Forschung bestätigte die klinische Erfahrung der Phytotherapie. Für eine verlässliche Beurteilung der Wirksamkeit wären mehr klinische Studien nötig. Jedes pflanzliche Mittel ist eine sinnvolle Option zur Unterstützung von Patienten während der Strahlentherapie.

Viele Minzarten werden nicht nur wegen der redox- und entzündungsmodulierenden Wirkung empfohlen, sondern auch wegen ihrer DNA-regenerierenden Eigenschaften. Sowohl Pfefferminze als auch grüne Minze schützten Mäuse vor der Strahlenkrankheit und verbesserten das Überleben. Eine Studie zeigte, dass ein wässriger Extrakt (Tee) aus Pfefferminzblättern organschützend wirkt (einschließlich Magen, Darm und Knochenmark). Kräuter/Pilze wirken als Radikalfängern, Antioxidantien und Metallchelatbildner. Sie wirken antientzündlich und antimutagen und verbessern DNA-Reparaturprozesse. Eine weitere Studie zeigte, dass ein wasserlöslicher Extrakt der ganzen Ginsengwurzel radioprotektiv wirkt und besser vor DNA-Schäden schützt als isolierte Ginsengwirkstoffe.

Bestrahlungsfolgen

Die Nebenwirkungen der Bestrahlung variieren je nach Körperregion, Intensität und Dauer der Anwendung. Bei Bestrahlungen im Mundbereich können Mundtrockenheit, Zungenbrennen, wunde Stellen und Schluckbeschwerden (Dysphagie), Appetitlosigkeit (Anorexie), Übelkeit, Erbrechen und Durchfall auftreten. Fatigue, Haarausfall und Neutropenie (niedrige Anzahl weißer Blutkörperchen) sind fast obligate Begleiterscheinungen jeder Bestrahlung. Externe Strahlentherapie verursacht häufig Hautverbrennungen, die manchmal erst Wochen später auftreten und nur sehr langsam abheilen.

Äußerliche Naturmittel bei Strahlenbrand

Bestrahlung verbrennt die Haut. Eine Begleiterscheinung, die oftmals das vorzeitige Ende der Behandlung bedeutet. Zudem besteht die Gefahr, dass die Abheilung des Gewebes durch Bestrahlung verzögert wird und noch Wochen

Pflanzlicher Strahlenschutz

Die Anwendung der genannten Kräuter und Kräuterinhaltsstoffe hat sich während und unmittelbar nach einer Strahlenbehandlung als sehr hilfreich erwiesen.

Allicin in Knoblauch

Alpha-Santolol in Sandelholz

Beta-Glucane in Schmetterlingstramete (Pilz)

Beta-Lapachon in Lapacho

Betulinsäure im Chaga-Pilz

Camptothecin (ein Chemotherapeutikum) in Krebsbaum

Ellagsäure in Granatapfel

Genistein und Daidzein (Isoflavone) in Sojabohnen

Oleuropein in Oliven

Plumbagin in Sonnentau (*Drosera*)

Resveratrol in Weintrauben u.a.

Silymarin in Mariendistel

Tangeritin in Zitrusschalen

Pflanzliche Radiosensitizer

- Artemisinin in Wermutkraut (Qing Hao)
- Berberin und berberinhaltige Heilkräuter (z. B. Berberitze)
- Honokiol in Magnolia
- Sulforaphan in Kohlgewächsen
- Withaferin A in Ashwagandha

Andere strahlenschützende Heilkräuter

Echinacea

Gotu Kola

Grüner Tee

Ingwer

Kurkuma

Triphala : Amalaki (*Emblica officinalis*), Bibhitaki (*Terminalia bellirica*), Haritaki (*Terminalia chebula*)

Entgiftende Naturstoffe

Flavonoide : Quercetin, Genistein, Catechine (grüner Tee), Epicatechin, Apigenin, Silibinin (Heidelbeeren, Maulbeeren, Zitrusfrüchte, grüner Tee, Kamille, Propolis)

Gallussäure : Gerbstoffderivat (grüner Tee) und adstringierende Kräuter (Himbeerblätter, Bärentraube, Sumach, Eichenrinde)

Phenylpropanoide : Curcumin, Propolis, Resveratrol, Thymol, Zingeron (grüner Tee, Kurkuma, Ingwer, Rosmarin, Oregano, Thymian, Weintrauben)

Vitamin C : (Acerola-Extrakt empfohlen)

Strahlenschutz mit Seetang

Laut Dr. Ryan Drum, ein Algenexperte im US-Bundesstaat Washington, enthalten Algen Alginsäure. Ein komplexer Zucker, der an radioaktive Isotope bindet und deren Ausscheidung beschleunigt. Seiner Meinung nach könnte der Verzehr von Meeresalgen vorteilhaft sein, um radioaktive Stoffe aus dem Körper zu entfernen.

Wer von Algen profitieren möchte, stellt grob gemahlenen Seetang als Gewürz auf den Esstisch. Ich mische ihn manchmal mit gerösteten Sesamsamen zu einem leckeren Gomasio. Empfohlen werden 3–10 g (Trockengewicht) naturbelassene Algen pro Tag.

oder Monate später dünne oder brüchige Haut und brennende Empfindungen auftreten können. Bei Strahlenbrand kann es auch zu Komplikationen der Heilung durch Narbenbildung kommen. Tragen Sie 24 Stunden vor Beginn der Bestrahlung nichts mehr auf die betroffene Stelle auf. Jedes Öl auf der Haut kann Strahlenbrand verschlimmern. Erfolgt die Bestrahlung täglich, muss die äußerliche Behandlung bis zum Ende der Strahlentherapie aufgeschoben werden. Erfolgt die Bestrahlung mit Unterbrechungen, können topische Kräuter in den Therapiepausen angewendet werden.

Kurkuma (*Curcuma longa*). An einer Studie mit einer speziellen indischen Creme, die Kurkuma- und Sandelholzöl enthielt, nahmen 50 Patienten mit Kopf-Hals-Tumoren teil. Das Ergebnis zeigte, dass in der Gruppe, die Kurkuma- und Sandelholzcreme verwendet hatten, Hautentzündungen (Radiodermatitis) aller Schweregrade signifikant reduziert waren.

Aloe (*Aloe vera*). In einer Studie wurde die Wirksamkeit einer Creme auf Aloe-Vera-Basis zur Vorbeugung von strahlenbedingten Hautentzündungen bei Kopf- und Halskrebs untersucht. Die Studie ergab eine statistisch signifikante Verzögerung der Häufigkeit und des Schweregrads von Radiodermatitis in der Aloe-Gruppe. Die Patienten profitierten noch Wochen nach Abschluss der Strahlentherapie von positiven Wirkungen. Obwohl sowohl die traditionelle als auch die evidenzbasierte Medizin gute Ergebnisse mit der topischen Anwendung von Aloe vorweisen können, gibt es auch klinische Studien, die die Wirksamkeit von Aloe nicht belegen.

Honig

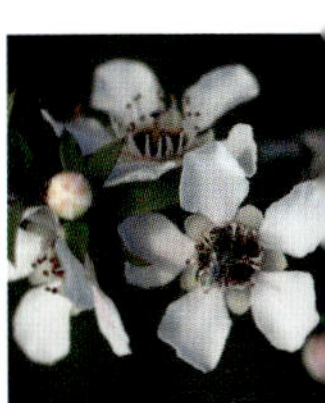

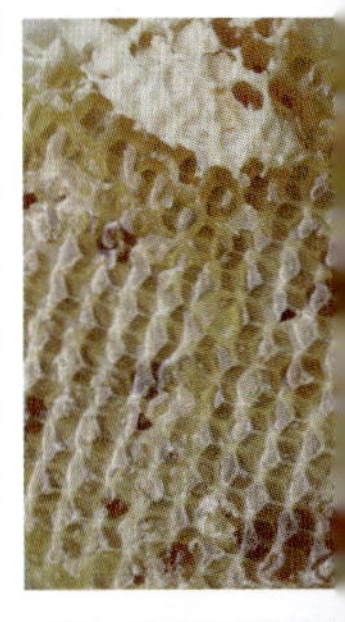

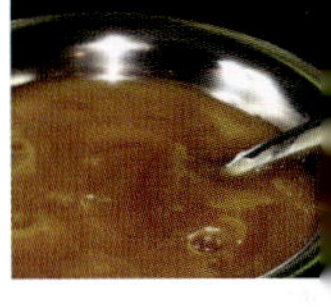

Die medizinische Anwendung von Honig hat eine lange Tradition. In der Krebstherapie ist Honig als äußerliches Mittel besonders hilfreich.

Wundheilung. Honig eignet sich zur Behandlung von Verbrennungen und anderen Hautverletzungen. Er beschleunigt die Wundheilung, bekämpft postoperative Infektionen und ist generell antibiotisch wirksam. Honig wird bei Abszessen, Druckgeschwüren, Fisteln, rissigen Brustwarzen, diabetischen Geschwüren und OP-Wunden verordnet. In den USA sind medizinische Honigprodukte von der FDA für die Behandlung kleinerer Wunden und Verbrennungen zugelassen. In Großbritannien sehen die Wundversorgungsprotokolle des *National Health Service* mit Manuka-Honig getränkte Verbände für offene Wunden vor. In Deutschland konnte man sich zu solchen Empfehlungen noch nicht durchringen.

Antibakterielle Wirkung. Honig hat ein breites antibakterielles Wirkspektrum und ist deshalb zur äußerlichen Behandlung von chirurgischen Schnittwunden oder Tumoren, die die Haut befallen haben, sehr gut geeignet. Aufgrund des hohen Zuckergehalts wird Bakterien lebenswichtige Zellflüssigkeit entzogen. Honig zerstört auch Biofilme, eine Schutzschicht für infektiöse Keime, die sich regelmäßig auf Wunden, Zähnen, Schleimhautoberflächen und Implantaten ansiedeln. Mikroben, die in Biofilmen leben, sind für gängige Antibiotika schlecht erreichbar und verursachen hartnäckige, chronische Infektionen. Insbesondere Manuka-Honig kann nachweislich zelluläre Biofilm-Aggregate aufbrechen und Infektionen durch problematische Erreger verhindern. Dazu gehören *Streptococcus*- und *Staphylococcus*-Spezies, *Escherichia coli*, *Klebsiella pneumoniae* und andere Keime. Manuka-Honig wird von Bienen in Neuseeland produziert, die den Manuka-Baum besuchen.

Krebshemmende Wirkung. Neben den Vorteilen bei äußerlicher Anwendung enthält Honig auch Flavonoide und Phenolsäuren mit bekannter krebshemmender Wirkung. Honig moduliert oxidativen Stress, hemmt das Wachstum von Krebszellen, unterstützt den normalen Zelltod (Apoptose) und hat antientzündliche, immunmodulierende, tumorhemmende, antimetastatische und (phyto)östrogene Eigenschaften.

Eine Laborstudie untersuchte die Wirkung von Honig pflanzlichen Ursprungs (Thymian, Tanne, Kiefer u. a.) auf die Östrogenempfindlichkeit und Lebensfähigkeit von Brustkrebszellen. Man beobachtete, dass Honig je nach Konzentration unterschiedlich und gegensätzlich wirken kann. Bei niedrigen Konzentrationen zeigten die Extrakte antiöstrogene und bei hohen Konzentrationen östrogene Aktivität. Die Gesamtanalyse ergab, dass Thymianhonig als Nahrungsbestandteil bei Brust-, Prostata- und Gebärmuttertumoren die stärkste krebshemmende Wirkung hat.

Naturhonig ist in der Regel ungiftig. Honigallergie kommt äußerst selten vor. Wer auf Bienenstiche allergisch reagiert, sollte bei Honig Vorsicht walten lassen. Honig kann auch Botulinum-Bakterien beherbergen, die im Erdreich vorkommen. Säuglinge und Patienten, die Immunsuppressiva einnehmen, sind infektionsgefährdet und sollten auf Honig verzichten.

Krebshemmende Wirkungen von Honig

Abregulierung zellulärer Signalwege, reduzierte mitochondriale Aktivierung und verminderter oxidativer Stress

Induktion von Zelltod (Apoptose) und Zellzyklusblockade, Stabilisierung des p53-Gens.

Hemmung des Wachstums neuer Blutgefäße (Anti-Angiogenese) und der Zellproliferation.

Immunmodulation und Entzündungshemmung durch Regulierung von TNF-α, COX-2, Lipoxygenasen und Hemmung von Prostaglandin E2

Verbessert sowohl die Wirkung krebshemmender Mittel als auch die Lebensqualität von Patienten, die sich einer Chemotherapie unterziehen.

Strahlenbrandsalbe

Die kühlende, beruhigende und heilende Creme fördert die Geweberegeneration, hemmt Infektionen und minimiert die Narbenbildung.

5 ml Sanddornöl	50 g Calendulacreme
5 ml Vitamin E-Öl	5 ml Calendulasaft (aus Blüten)
20 Tropfen ätherisches Lavendelöl	10 ml kolloidales Silber-Gel
10 Tropfen ätherisches Kamillenöl	10 ml Aloe-Gel
10 Tropfen ätherisches Strohblumenöl	2 g Beinwellwurzel-Pulver
1 ml Vitamin A (flüssig)	5 ml Manuka-Honig (oder anderer roher, nicht pasteurisierter Bio-Honig)
5 ml Propolis-Tinktur	

Sanddornöl, Vitamin E, Vitamin A, Propolis, ätherische Öle und Honig gut vermischen. Die Mischung der Calendulacreme zugeben und gut umrühren, beiseitestellen. In einer Schüssel Silber- und Aloe-Gel mit Calendulasaft mischen und Beinwellpulver zugeben. Alles gut vermischen. Auf die geschlossene Haut auftragen – nicht auf offene Wunden, um die Absorption von Beinwell zu vermeiden.

Exkurs : Immuntherapien

In den letzten Jahrzehnten ist eine Fülle von Medikamenten entwickelt worden, die neue Strategien in der Krebstherapie ermöglichen. Dazu gehören Immuntherapien oder biotechnologisch produzierte Wirkstoffe (Biologika). Sie werden auch als „zielgerichtete Therapien“ bezeichnet, da sie spezifisch auf Krebszellen abzielen. Solche Wirkstoffe können chemische Signale beeinflussen, die das Wachstum von Krebszellen blockieren oder ausschalten. Sie können Proteine in Krebszellen so verändern, dass die Bildung neuer Blutgefäße zur Versorgung der Krebszellen blockiert wird, oder das Immunsystem dazu bringen, Krebszellen zu zerstören.

Monoklonale Antikörper

Monoklonale Antikörper (mAB) sind immunologisch aktive Proteine, die von einer Zelllinie (Zellklon) produziert werden. Sie werden intravenös verabreicht und hemmen entweder intrazelluläre Transduktionswege oder lösen Immunreaktionen zur Zerstörung von Krebszellen aus. Konjugierte mAB bestehen aus dem Antikörper und einem Chemotherapeutikum oder einem radioaktiven Partikel, das als eine Art Peilsender benutzt wird, um toxische Stoffe direkt in die Krebszellen zu bringen. Der Antikörper heftet sich an das Zielantigen (Zelloberflächenprotein) und bringt die toxische Substanz dorthin, wo sie am dringendsten benötigt wird. So lassen sich Schäden bei normalen Zellen in anderen Körpergeweben vermeiden. Konjugierte mAB werden manchmal auch als „markierte“, „gelabelte“ oder „beladene“ Antikörper bezeichnet.

Niedermolekulare Verbindungen

Die Namen dieser niedermolekularen Substanzen tragen alle das Suffix *ib*. Sie können die Zellmembran passieren und an intrazelluläre Ziele der Signaltransduktion binden, die Genexpression unterbrechen und den Zelltod herbeiführen. Niedermolekulare Verbindungen werden durch Effluxpumpen (Proteintransporter) aus der Zelle entfernt und durch Resistenzentwicklung rasch inaktiviert – es sei denn, sie werden zusammen mit anderen Arzneimitteln verabreicht, die die Effluxpumpen drosseln. Dann steigt das Nebenwirkungsrisiko.

Checkpoint-Hemmer

Derartige monoklonale Antikörper (Suffix *mab*) hemmen einen Immun-Checkpoint (= Rezeptor auf T-Lymphozyten), zielen auf Immunzellen ab und können z. B. entzündungshemmende Immun-Checkpoints blockieren. Krebszellen aktivieren solche Checkpoints, um zu verhindern, dass sie vom Immunsystem erkannt und angegriffen werden. Mittels Checkpoint-Hemmern können Immunzellen Krebszellen erkennen und zur Zerstörung markieren. Die häufigsten Nebenwirkungen solcher Mittel sind Niereninfektionen, Durchfall, Lungenentzündung, Juckreiz und Ekzeme sowie eine Entzündung der Hirnanhangsdrüse (Hypophysitis). Bei jedem fünften Patienten führt die Hypophysitis zu Störungen der Hormondrüsen, z. B. der Schilddrüse (Autoimmunthyreoiditis).

Einige Checkpoint-Hemmer wie Pembrolizumab (Keytruda), Ipilimumab (Yervoy), Nivolumab (Opdivo) und Atezolizumab (Tecentriq) sind von der US-Arzneimittelbehörde FDA zur Behandlung bestimmter Krebsarten zugelassen. Pembrolizumab wird bei metastasierenden Tumoren eingesetzt, die bestimmte Kriterien einer Veränderung der molekularen MSI-H (*microsatellite instability high*) erfüllen oder einen Mangel an dMMR (DNA-Mismatch-Reparatur) aufweisen. Beide Parameter können durch Biopsie untersucht werden.

Ein häufig übersehener, wichtiger Faktor für den therapeutischen Erfolg von Checkpoint-Hemmern ist der Zustand des Darmmikrobioms. Forschungsergebnisse weisen darauf hin, dass eine optimal ausbalancierte Darmflora für die Wirksamkeit solcher Mittel von entscheidender Bedeutung ist. Wer sich für eine solche Therapie entscheidet, ist gut beraten, vor Behandlungsbeginn das sechswöchige Darmprogramm „Jäten, Säen und Füttern" durchzuführen (siehe S. 72).

Virustherapie bei Krebs

Bei dieser Behandlung wird ein gentechnisch verändertes Virus in den Tumor injiziert. Das Virus bringt die Krebszelle zum Absterben und setzt Proteine frei, die das Immunsystem aktivieren. Alle Krebszellen im Körper, die Proteine der abgestorbenen Krebszelle tragen, können dann angegriffen werden. Gesunde Zellen werden vom Virus nicht befallen.

Das erste gentechnisch veränderte Virusmedikament zur Behandlung von Melanomen im Spätstadium wurde 2015 von der FDA zugelassen. Imlygic (Talimogene Laherparepvec) nutzt ein modifiziertes *Herpes-simplex*-Virus als Transportvehikel (Vektor). Weiter Viren mit Krebsgiften im Gepäck werden derzeit erforscht.

Krebsimpfung

Impfstoffe (Vakzine) können vorbeugend wirksam sein. Beispielsweise schützt ein Impfstoff gegen das humane Papillomavirus vor Gebärmutterhalskrebs. Man kann Impfstoffe auch dazu nutzen, Immunreaktionen gegen einen Tumor auszulösen. Für eine Vakzine gegen eine bestimmte Krebserkrankung wird Krebsgewebe im Labor gezüchtet und dazu verwendet, Immunreaktionen auszulösen, sobald das manipulierte Protein im Körper auftaucht. Es gibt nur wenige Tumorimpfstoffe, die unzureichend erforscht sind. Boten-RNA (mRNA) für Impfstoffe gelten derzeit als vielversprechende Option der Krebstherapie. Der gentherapeutische Impfstoff Provenge gegen Prostatakrebs wurde 2010 in den USA zugelassen, 2013 in der EU. Die EU-Zulassung wurde allerdings 2015 widerrufen.

CAR-T-(chimäre Antigenrezeptor T)-Zelltherapie

T-Zellen sind spezialisierte weiße Blutkörperchen, die Infektionen bekämpfen. Bei der CAR-T-Zelltherapie werden T-Zellen aus dem Blut eines Krebspatienten entnommen und im Labor mit spezifischen Proteinen in Kontakt gebracht. Die T-Zellen können dann Krebszellen erkennen. Derart fortgebildete T-Zellen werden in den Körper zurückinfundiert, wo sie Krebszellen aufstöbern und zerstören. Die CAR-T-Therapie gilt als zukunftsweisend bei bestimmten Blutkrebsarten und beim multiplen Myelom. Nebenwirkungen wie Fieber, Verwirrtheit, niedriger Blutdruck und Krampfanfälle können die Dosierung und die Wirksamkeit einschränken.

2022 wurde mitgeteilt, dass Patienten, die erstmals mit CAR-T behandelt wurden, auch nach zehn Jahren immer noch krebsfrei waren. Die T-Zelltherapie gilt als Heilmittel gegen Krebs. In Großbritannien ist die CAR-T-Therapie für Kinder und Jugendliche mit akuter lymphoblastischer B-Zell-Leukämie sowie für Erwachsene mit bestimmten Lymphomarten zugelassen. Seit 2017 wurden mehrere CAR-T-Wirkstoffe in den USA und der EU zugelassen.

Antikörper- und Immuntherapien

Bislang sind die meisten Antikörper- und Immuntherapien erst nach Versagen der konventionellen Chemotherapie zugelassen. Das ist bedauerlich. In der Regel sind solche Wirkstoffe zwar teurer, aber besser verträglich und wahrscheinlich mindestens genauso wirksam wie gängige Chemotherapeutika. Der Schlüssel zum Erfolg sind umfassende Tests vor der Anwendung, um den richtigen Stoff für bestimmte intrazelluläre Zielproteine zu finden. In vielen Ländern fehlt es noch an der nötigen Expertise.

Dieser Forschungsbereich der Medizin befindet sich noch im Versuchsstadium, gilt aber als Zukunft der Krebstherapie. Da Krebszellen bestimmte Rezeptoren überexprimieren, reagieren sie sehr empfindlich auf die gezielt verabreichten Medikamente. Die Nebenwirkungen sind weniger belastend als bei der etablierten Chemotherapie.

Seltene schwere Nebenwirkungen von Antikörper-/Immuntherapien

- Blutgerinnungsstörungen : Bevacizumab (Avastin) zielt auf das Signalmolekül VEGF ab, das das Wachstum von Tumorgefäßen beeinflusst. Nebenwirkungen: Bluthochdruck, Blutungen, Wundheilungsstörungen, Blutgerinnsel, Nierenschäden
- Herzinsuffizienz und Herzinfarkt
- Entzündliche Lungenerkrankung

Immunstimulierende Wirkstoffe lösen die Freisetzung von Interferon aus (körpereigenes Gewebshormon). Dies führt zu den bekannten Nebenwirkungen: Fieber und Schüttelfrost, Fatigue und Abgeschlagenheit, Kopfschmerzen, Übelkeit und Erbrechen, Durchfall und niedriger Blutdruck. Interferon gehört zum natürlichen Abwehrsystem, macht auf Krankheitserreger oder Krebszellen aufmerksam und mobilisiert Immunzellen (z. B. natürliche Killerzellen).

Solche Medikamente lösen Immunreaktionen und Symptome aus wie sie bei fast jeder Virusinfektion vorkommen: Fieber, Muskelschmerzen, Müdigkeit und Kopfschmerzen, häufig auch Ekzeme. Cetuximab (Erbitux) zielt beispielsweise auf bestimmte Rezeptoren ab, die sich auf Hautzellen befinden, die aber auch auf Krebszellen zu finden sind. Cetuximab kann bei manchen Menschen schwere Hautausschläge verursachen. Da diese Therapien relativ neu sind und nur selten durchgeführt werden, konzentriert sich die Forschung auf ihre Handhabung und die Kontrolle von Nebenwirkungen.

Bei Durchfall, Ekzemen, Gerinnungsstörungen u. a. können spezifische naturheilkundliche Strategien sehr hilfreich sein. Solche Nebenwirkungen sind sogar ein Hinweis auf die Wirksamkeit von Medikamenten oder Naturheilmitteln. Wenn man beispielsweise via EGFr-Hemmung keinen Hautausschlag bekommt, ist die Krebstherapie möglicherweise nicht so gut wirksam. Bekommt man ein Ekzem, ist die Behandlung erfolgreich. Das Risiko von Wechselwirkungen zwischen Heilkräutern und Antikörper-/Immuntherapien ist höchstwahrscheinlich geringer als bei üblichen Chemotherapien. Bislang wurde kein Heilkraut als explizit kontraindiziert eingestuft.

Schwitzen und Fieber

In der Kräuterheilkunde wird die Ausschüttung von Interferon ausgelöst, wenn schweißtreibende und fiebersenkende Mittel z. B. bei Grippe verordnet werden. Vieles spricht dafür, Immunreaktionen naturmedizinisch auf ähnliche Weise zu stimulieren wie bei Antikörper-/Immuntherapien. Am Tag der Einnahme von Immuntherapeutika und 2 bis 3 Tage danach sollten Sie schweißtreibenden Tee trinken und heiße Bäder nehmen, um das Fieber zu erhöhen und die natürliche Interferonfreisetzung zu aktivieren.

Fiebertherapie

Das heiße Bad ist ein bewährtes Hausmittel, um die Körperkerntemperatur zu erhöhen und die Interferonausschüttung im Frühstadium einer Virusinfektion zu aktivieren. Verzichten Sie auf die Anwendung bei Hautausschlägen nach einer Immuntherapie oder bei Neuropathien mit Wärmeempfindlichkeit.

• Nehmen Sie ein heißes Bad. So heiß wie Sie es vertragen. Achten Sie darauf, dass die Haut nicht verbrüht wird! Trinken Sie eine große Tasse schweißtreibenden Tee, wenn Sie in der Wanne liegen.

• Halten Sie einen Eimer/Schüssel mit Eiswasser bereit. Einen Waschlappen im Eiswasser auswringen. Bei Schwindelgefühl auf die Stirn legen.

• Messen Sie alle 10 Minuten Ihre Körpertemperatur. Bleiben Sie 15 bis 20 Minuten in der Wanne. Dann legen Sie sich sofort ins Bett, wickeln sich gut ein, trinken Wasser oder eine Elektrolytlösung – und stellen sich auf noch mehr Schwitzen ein!

• In der Regel sind folgende Körpertemperaturen unbedenklich: bei Kindern bis 38 °C, bei Erwachsenen 39–40 °C – vorausgesetzt, die Schweißabsonderung ist normal. Verdunstender Schweiß kühlt. Solange Sie schwitzen, werden Sie nicht überhitzen.

• Wenn Sie Ihre Körpertemperatur schnell absenken wollen, weil Schwindel und Übelkeit auftreten, legen Sie sich ein eisgekühltes Tuch um den Hals oder die Handgelenke.

Vorsichtsmaßnahmen

- Verzichten Sie auf die Fiebertherapie, wenn Sie an Bluthochdruck oder sehr niedrigem Blutdruck (Hypotonie) leiden.
- Wenn Sie diese Behandlung durchführen, sollte ein Ansprechpartner im Haus sein, falls Ihnen schwindlig wird. Schließen Sie die Badezimmertür nicht ab.
- Steigen Sie vorsichtig und konzentriert aus der Wanne. Halten Sie den Kopf gesenkt, bis der Schwindel nachlässt.
- Bei Übelkeit eine Mischung 1 : 1 = Elektrolytgetränk : Wasser trinken.
- Achten Sie auf Anzeichen von Hyperventilation (schnelle Atmung): Taubheit und Kribbeln um den Mund oder in den Händen und Füßen.
- Gegebenenfalls kaltes Wasser einfließen lassen.
- Atmen Sie in den Bauch, nicht in die Brust.
- Steigen Sie aus der Wanne, wenn Sie sich beunruhigt oder unwohl fühlen.

Diaphorese-Tee

Ein starker, schweißtreibender Kräutertee (Diaphorese = Schwitzen). Sehr gut geeignet sind Katzenminze, Schafgarben-, Holunderblüten, Ingwer und Pfefferminze. Bereiten Sie den Tee als Aufguss zu.

• 30 g getrocknete Kräutermischung mit 500 ml Wasser aufgießen.

• Den Tee sehr heiß über den Tag verteilt trinken.

Um die Immunreaktionen zu maximieren, nehmen Sie zusätzlich zweimal täglich drei Kapseln Echinacea (à 500 mg) ein.

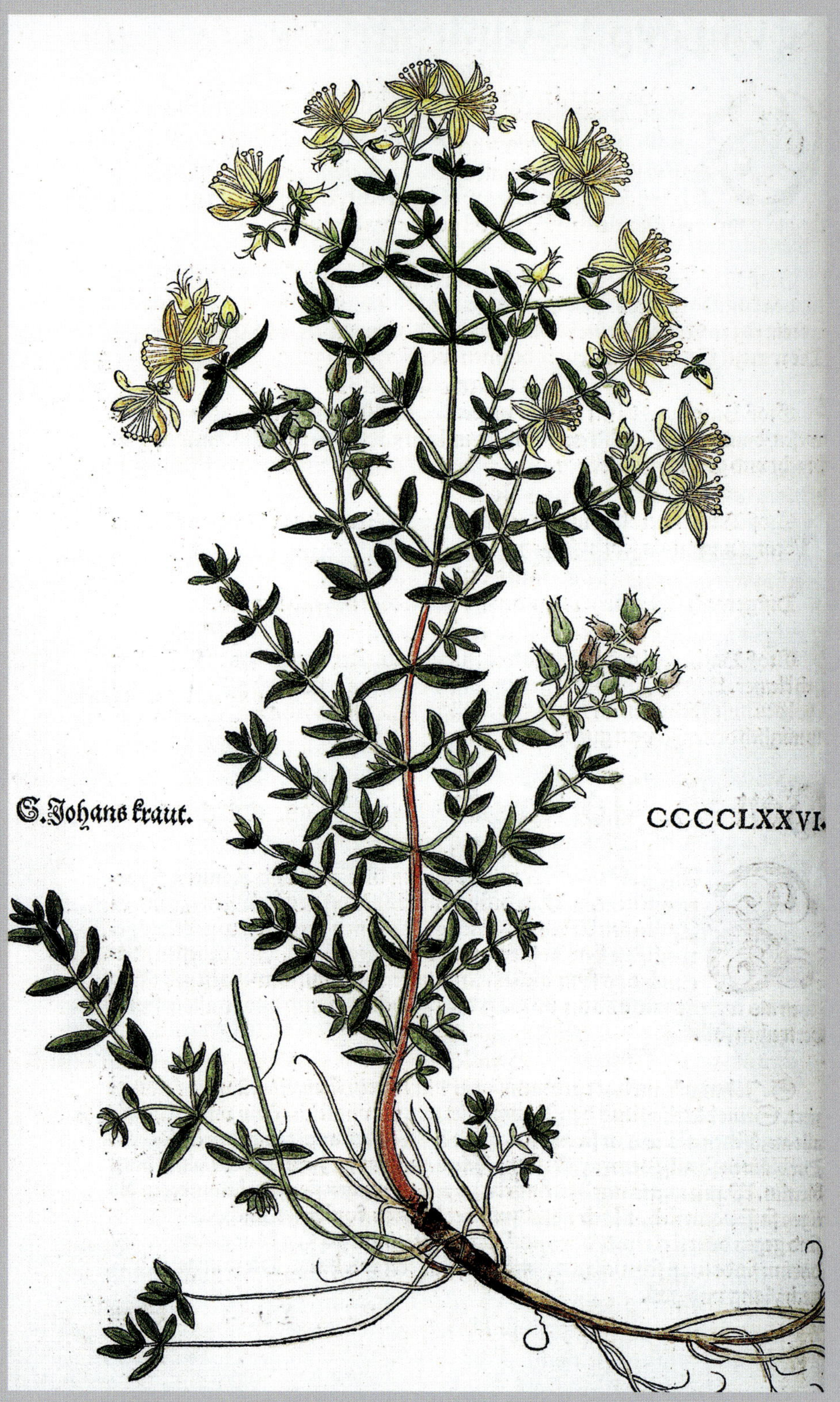

LEONHART FUCHS NEW KREÜTERBUCH 1543

MATERIA MEDICA

HEILKRÄUTER UND HEILPILZE

Die Wissenschaft ist sich einig: Naturheilmittel können in der Krebstherapie erfolgreich eingesetzt werden – von den Polyphenolen in grünem Tee, Polysacchariden in Pilzen und den Pigmenten in Kurkuma bis hin zu pflanzlichen Chemotherapeutika. Erfahrungen aus der klinischen Praxis bestätigen dies.

Diese Materia Medica stellt die wichtigsten Heilkräuter und Pilze vor, die ich regelmäßig für Rezepturen zur Behandlung von Krebserkrankungen verwende. Es handelt sich um Synergisten bzw. unterstützende und regenerierende Kräuter, die neben Spezifika und Basiskräutern im Pyramiden-Protokoll der kräutermedizinischen Verordnung beschrieben sind (siehe S. 374). Die genannten Heilkräuter/Pilze sind ein wesentlicher Bestandteil der ganzheitlichen Krebsmedizin. Naturmedizin für Krebspatienten ist auch bei regelmäßiger Anwendung wirksam, sicher und in der Regel gut verträglich.

Zubereitung und Dosierung

Sie können Kräuter- und Pilzpräparate selbst herstellen oder kaufen – je nachdem, wie viel Zeit und Energie Sie investieren möchten. Teezubereitung gelingt zu Hause mit den einfachsten Mitteln. Auch Öle, Tinkturen, Lotionen oder Kapseln können selbst zubereitet werden. Da man hierzu aber meist spezielle Geräte oder Kenntnisse benötigt, nutzen Sie besser Angebote im Fachhandel, Naturkostladen oder von Heilpraktikern.

Kräutertees

Bei der Teezubereitung werden die wasserlöslichen Bestandteile einer Heilpflanze (z. B. Gerb- und Bitterstoffe) extrahiert. Komponenten wie Harze, Öle oder Alkaloide sind dagegen kaum wasserlöslich. Alkaloide können durch Zugabe von Essig, der den pH-Wert senkt, löslicher gemacht werden. Vom heißen Tee aufsteigende Dämpfe enthalten flüchtige Terpenoide und Phenylpropanoide, die inhaliert werden können.

Um eine therapeutische Dosierung in Kräutertees zu erreichen, muss man mitunter große Mengen oder ziemlich starke, oftmals bittere Brühen schlucken. Demzufolge sinkt die Wahrscheinlichkeit, dass die Patienten die verordnete Teekur durchhalten. Das erschwert die Behandlung, wenn der Tee Hauptbestandteil des Krebsprotokolls ist und ausreichend hohe Dosierungen und Wirkpotenzen erforderlich sind. Häufiger wird Tee ergänzend zu Tinkturen und Kapseln eingesetzt, um Sekundärwirkungen zu erzielen und Symptome zu behandeln, ohne direkt auf den Krebs einzuwirken. Tees können nicht nur getrunken, sondern auch als Fuß- oder Handbad, zum Gurgeln, als Einlauf oder Spülung, im Badewasser oder als Kompresse auf einem Mullkissen verwendet werden.

Aufgüsse, d. h. das Ziehenlassen von Kräutern in Wasser, oder Abkochungen, d. h. das Kochen von Kräutern in Wasser, sind etablierte Zubereitungsformen. Ein Heiltee wird in der Regel mit 1 bis 2 Esslöffeln getrocknetem Kraut pro Tasse Wasser zubereitet. Wurzeln, Rinden und Samen sind kompakt und relativ schwer. Von ihnen werden kleinere Mengen benötigt. Bei Blättern und Blüten können größere Mengen erforderlich sein. Eine übliche Dosierung ist 2 bis 3 Tassen Tee pro Tag.

Aufguss/Infus. Man verwendet diese Zubereitung für Blätter, Stängel, Blüten und andere weiche Pflanzengewebe. Die Kräuter werden in eine Teekanne oder ein Glas- oder Edelstahlgefäß gegeben und mit kochendem Wasser übergossen. Lassen Sie die Kräuter etwa 10 Minuten ziehen. Je nach Bedarf heiß oder kalt trinken.

Abkochung/Dekokt. Man verwendet diese Zubereitung für Wurzeln, Zweige, Beeren und andere harte Pflanzengewebe. Geben Sie die Kräuter in einen Topf aus rostfreiem Stahl. Die Kräuter mit Wasser bedecken, zum Kochen bringen und 5–15 Minuten köcheln lassen. Da Beta-Glucane in Pilzen praktisch durch Alkohol nicht extrahiert werden und die meisten Medizinkomponenten hitzestabil sind, sind Köcheln und Schnellkochtopf die besten Optionen, um das Wirkpotential von Heilpilzen zu nutzen.

Der Tee sollte bedeckt ziehen oder köcheln, um ätherische Öle aufzufangen, die am Deckel kondensieren und in den Tee zurücktropfen. Es empfiehlt sich generell, reines Quellwasser oder gefiltertes Wasser für die Zubereitung von Aufgüssen oder Abkochungen zu verwenden. Wenn Sie die verbrauchten Kräuter nach dem Ziehen abseihen, kann der Tee 3 bis 4 Tage im Kühlschrank aufbewahrt werden.

Tinkturen

Tinkturen werden mit einem Lösungsmittel hergestellt, um alle fettlöslichen Stoffe wie Harze und Alkaloide sowie die wasserlöslichen Bestandteile zu extrahieren. Das gebräuchlichste Lösungsmittel ist Alkohol (meist Ethylalkohol). Manchmal verwendet man auch Essig oder Glycerin. Der Alkoholgehalt einer Tinktur wird in Prozent angegeben (25–60 %). Der Rest ist reines Wasser. Um eine vollständige Extraktion aller Wirkstoffe zu bekommen, kann man der Tinktur einen Aufguss derselben Pflanze hinzufügen.

Eine Tinktur muss mindestens 25 % Alkohol enthalten, um haltbar zu sein. Denken Sie daran, dass Sie bei Wodka oder anderen handelsüblichen Alkoholika den Wassergehalt berücksichtigen müssen. Wodka ist ein beliebtes Extraktionsmittel, zur Herstellung von Tinkturen für den Hausgebrauch. Er ist überall erhältlich und hat wenig bis gar keinen Eigengeschmack – auch Gin, Brandy oder Whisky sind geeignete Lösungsmittel. Wodka enthält jedoch nur 45–50 % Alkohol. Für manche Kräuterextrakte reicht das nicht aus. Harze lösen sich erst bei höherem Alkoholgehalt. Das Verhältnis von Kräutern zu Lösungsmittel wird immer als Verhältnis von Gewicht zu Volumen angegeben. Beispiele: 200 g Kräuter in 1000 ml Flüssigkeit (Alkohol plus Wasser) = 1:5-Tinktur; 500 g Kräuter in 1000 ml Flüssigkeit = 1:2-Tinktur.

Die folgenden Beschreibungen beziehen sich in der Regel auf 1:2-Tinkturen. Das bevorzugte Alkoholverhältnis ist angegeben. Falls Sie mit abweichenden Wirkpotenzen arbeiten, können Sie die Dosierung bedarfsweise nach oben oder unten anpassen. Die Tagesdosis von pflanzlichen Arzneimitteln sollte in drei oder vier Dosen aufgeteilt werden. Sie werden über den Tag verteilt eingenommen, um die Blutspiegel im therapeutischen Bereich möglichst stabil, sicher und wirksam zu halten.

Nachhaltigkeit und bedrohte Spezies

Manche der nachfolgend genannten Heilkräuter/Pilze können in der freien Natur gefährdete Spezies sein. Deshalb werden sie in der Heilpraxis nicht verwendet – es sei denn, es liegt eine sehr spezifische Indikation vor oder sie stammen aus nachhaltigem Anbau.

So wird Lapacho oder Pau d'Arco (*Tabebuia impetiginosa* und *T. avellandae*) in Brasilien exzessiv zur Holzgewinnung genutzt und geht durch Abholzung verloren. Die Pflanze wirkt aber stark krebshemmend und spezifisch antibiotisch/antiviral bei gleichzeitiger Infektion mit Viren, Pilzen oder Parasiten. In solchen Fällen kann man alternativ andere antiparasitäre und krebshemmende Kräuter verordnen, z. B. Schwarznuss (*Juglans nigra*) oder einjähriger Beifuß (*Artemisia annua*).

Der indische Weihrauch (*Boswellia serrata*) wird extensiv für die Parfümherstellung ausgebeutet. Alternativen sind andere entzündungs- und krebshemmende kultivierte Heilkräuter, insbesondere Kurkuma und Ingwer.

Die Materia Medica enthält sowohl Informationen über Heilkräuter/Pilze in der klinischen Praxis als auch über besonders gefährdete Spezies, die zurückhaltend verwendet werden sollten.

Die Abholzung der tropischen Regenwälder, der Raubbau an der Natur, die komplexe Frage des CO2-Fußabdrucks und der Nachhaltigkeit bei der Auswahl von Nahrungsmitteln sind hochaktuelle Probleme unserer Zeit, für die es keine einfachen Lösungen gibt. Zumindest pflanzliche Heilmittel sollten möglichst aus biologischem Anbau stammen und nicht aus der Wildsammlung gefährdeter Arten. Entscheiden Sie sich für biologische und fair gehandelte Lebensmittel und pflanzliche Heilmittel, die am besten aus lokaler Produktion stammen.

Aloe

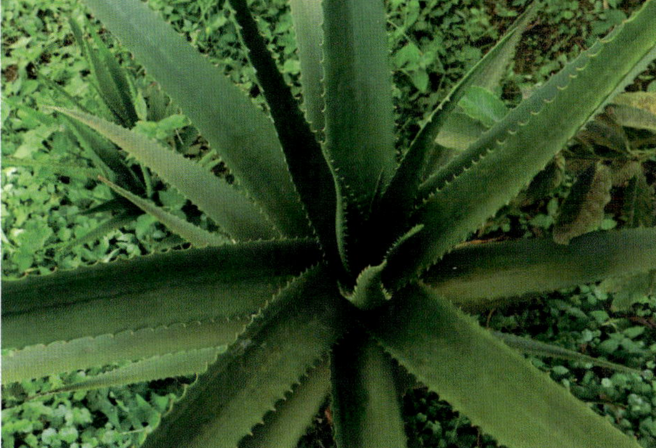

Aloe vera, A. barbadensis

Pflanzenfamilie : *Asphodelaceae*

Verwendete Teile : Blatt (inneres Gel)

Medizinische Wirkungen : Das Gel im Blattinneren wirkt äußerlich (topisch) beruhigend und erweichend. Anthrachinone unter der Blattoberfläche wirken abführend, aber auch krebshemmend.

Das fleischige Gewächs ist weltweit in Haushalten anzutreffen, wo es gerne vernachlässigt auf der Fensterbank steht und als Erste Hilfe bei Verbrennungen eingesetzt wird. Das Blatt produziert glitschigen Schleim, eine gelartige Substanz, die die Haut kühlt, beruhigt und Gewebeschäden heilt.

Das Gel enthält komplexe Zuckerverbindungen, die Wasser ziehen und speichern – ein Überlebensmechanismus in trockenen Regionen – und auf der Haut erweichend wirken. Bei oraler Einnahme hat das Gel gleichfalls reizlindernde Wirkung. Es kühlt, beruhigt und heilt Schleimhäute, mit denen es in Kontakt kommt.

Reizlinderndes Aloe-Gel ist hilfreich und wohltuend, wenn nach einer Operation oder Chemotherapie Entzündungen, Gewebeschäden oder Läsionen im Darm auftreten, wenn die Speiseröhre und der Rachen nach Strahlentherapie oder Erbrechen wund sind und brennen, oder wenn nach einer Bestrahlung rektale oder vaginale Entzündungen oder Brennen bemerkbar sind. Das Gel eignet sich auch für Spülungen oder Einläufe. Die reizlindernde Wirkung ist von unschätzbarem Wert bei der Behandlung von Strahlenbrand, bei Hand-Fuß-Syndrom oder Hautausschlägen nach Chemotherapie.

Heilmittel und Medizin

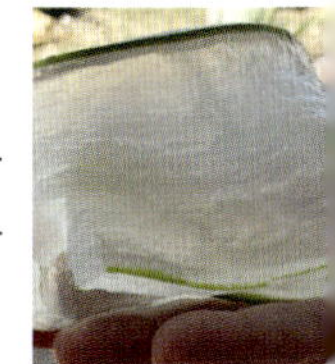

Das innere Gel von Aloe-Blättern wirkt auch direkt krebshemmend und antioxidativ. Acemannan, ein im Gel enthaltenes Polysaccharid, stimuliert das Immunsystem.

Eine randomisierte klinische Studie (2009) mit 240 Krebspatienten (metastasierende solide Tumoren) untersuchte eine Standard-Chemotherapie mit oder ohne Aloe-Gel. Den Ergebnissen zufolge kann Aloe als Synergist der Chemotherapie wirksam sein. Patienten mit Lungen-, Darm-, Magen- oder Bauchspeicheldrüsenkrebs waren nur mit Chemotherapie oder zusätzlich mit Aloe-Gel behandelt worden, dreimal täglich 10 ml oral. Patienten, die eine Kombination aus Aloe und Chemotherapie erhielten, profitierten von einer verbesserten Tumorrückbildung und Krankheitskontrolle. Zudem war auch die 3-Jahres-Überlebensrate höher.

Aloe-Emodin, Aloin und verwandte Verbindungen sind wasserlösliche polyphenolische (antioxidative) Anthrachinon-Derivate, die sich direkt unter der äußeren Schicht des Blattes befinden. Das Wirkstoffmaterial wird durch vorsichtiges Filetieren des Blattes geerntet und die äußere Schicht vom schleimigen Kern getrennt.

Emodin erwies sich als bemerkenswert krebshemmend wirksam, insbesondere bei Hautkrebs. Laborstudien zeigten, dass Aloe-Emodin bei humanen Keratinozyten die Zellproliferation hemmt und Zelltod (Apoptose) auslösen kann. Dies deutet auf eine potentielle Wirksamkeit bei Plattenepithel- oder Basalzellkrebs hin. In-vitro-Studien belegen zudem, dass Emodin kritische Signalwege der Krebszelle wie Toll-like-Rezeptoren, MAPK- und NF-κB abregulieren kann.

Aloe-Toxizität in der Forschung

Die orale Anwendung von Aloe ist mit Vorsicht zu genießen. Bei übermäßiger Aufnahme von Anthrachinonen (Emodin) steigen die Blutspiegel von Leberenzymen an. Andere unerwünschte Wirkungen wie Krämpfe, Nephritis, gastrointestinale Blutungen und Kurzatmigkeit (Dyspnoe) wurden in Tierstudien beobachtet. Es ist allerdings höchst unwahrscheinlich, dass solche Akutsymptome, die sich auf Isolate beziehen, in der klinischen Praxis mit Kräutervollextrakten auftreten. Kein Therapeut würde eine derart hohe Dosis verabreichen, die solche Wirkungen verursacht. In der Tat ist die Dosis für Kräuter mit hohem Emodingehalt nur so hoch, dass 6 bis 8 Stunden später Stuhlgang ausgelöst wird – nicht höher. Fallstudien, die über akute toxische Hepatitis berichten, die durch Aloe beim Menschen induziert wurde, weisen darauf hin, dass sich der Zustand der Patienten nach Absetzen der Aloe besserte.

Obwohl das Gel des inneren Aloeblattes laut Bewertung des *Cosmetic Ingredient Review Expert Panel* ungiftig ist, wird der Extrakt des ganzen Blattes (einschließlich Anthrachinone) von der *International Agency for Research on Cancer* als mögliches Karzinogen für den Menschen eingestuft (Gruppe 2B). Tierstudien hatten ergeben, dass das Gel bei innerer Anwendung krebserregend ist.

Das *National Toxicology Program* in den USA führte Toxizitätsstudien an Ratten durch, denen orale Dosen von Aloe-vera-Ganzblattextrakten verabreicht wurden. Man beobachtete eine dosisabhängige Zunahme von Schleimhautwucherungen im Dickdarm sowie nicht-bösartige Läsionen im Dickdarm und in den mesenterialen Lymphknoten. Fazit der Forscher: Bei chronischem

Gebrauch oder hohen Dosen können sich Darmtumoren entwickeln, da Emodin im Darm in mutagene Komponenten umgewandelt wird.

Aloe als Abführmittel

Aloe-Emodin ist ein Anthrochinon und Reizstoff für den Darm. Der Wirkstoff kann kurzfristig sicher zur Linderung von Verstopfung verabreicht werden. Man sollt Emodin nicht länger als 2 bis 4 Wochen anwenden – es sei denn, Emodin ist Teil eines Programms zur Entwöhnung von Abführmitteln, mit abnehmender Dosierung. Die Therapie zielt darauf ab, die Ursache der Verstopfung zu beheben und den Bedarf an Abführmitteln zu verringern. Kinder unter 12 Jahren und schwangere oder stillende Frauen sollten auf Aloe-Abführmittel verzichten.

Chronischer Gebrauch von Abführmitteln auf Anthrachinonbasis macht für Pseudomelanosis coli anfällig, eine Braunfärbung von Darmschleimhautzellen durch oxidative Schäden und Lipidperoxidation. Dieser Zustand wurde früher als Risikofaktor für Darmkrebs eingestuft. Eine Übersichtsarbeit (2021) stellte jedoch fest, dass aus klinischen Studien keine signifikante Assoziation von Anthrachinon-Laxantien, Pseudomelanosis coli und Darmkrebs abgeleitet werden kann. Für die Autoren der Studie ist die leicht erhöhte Inzidenz von Polypen bei Anwendern von Anthrachinon-Abführmitteln darauf zurückzuführen, dass die Pigmentierung der Darmwand Polypen bei der Koloskopie besser sichtbar macht. Ein diagnostischer Vorteil, aber keine Ursache von Polypenvermehreung (Polypose).

Dosierung

Aloe-Gel ist ohne Risiken und Nebenwirkungen auf der Haut anwendbar. Ist das Gel sorgfältig zubereitet – Trennung der äußeren Blattschicht vom Gel – entfallen Dosisbeschränkungen für den topischen Gebrauch. Ohne Anthrachinone sollte es auch bei oraler Anwendung sicher sein. Dem *International Aloe Science Council* zufolge beträgt der maximal zulässige Aloingehalt (in Aloematerial) bei oraler Anwendung weniger als 10 ppm (*parts per million*).

Die überwiegende Mehrheit der Studien hat die Wirksamkeit von Aloe als topisches Mittel bei Hautreizungen oder Hautwunden bestätigt. Es gibt aber mindestens eine Studie mit gegenteiligem Ergebnis (z. B. verzögerte Wundheilung). Widersprüchliche Beobachtungen in klinischen Studien erinnern daran, dass Heilkräuter komplexe Wirkungen vermitteln. Die Naturheilkunde wird jedes Heilkraut im Kontext des jeweiligen Patienten, seiner Diagnose und seines Wohlbefindens betrachten und die passende Anwendung finden.

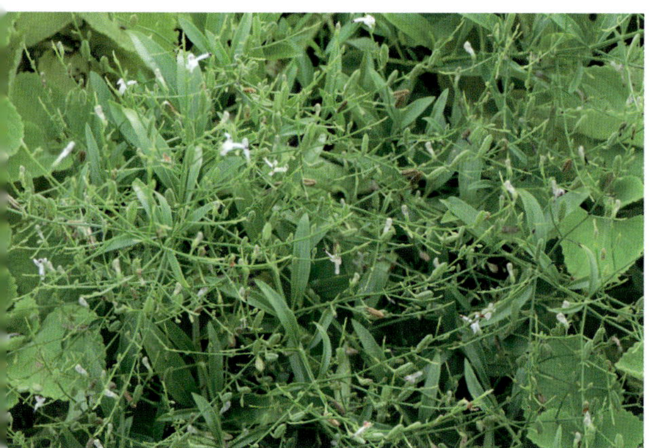

Andrographis paniculata
Pflanzenfamilie : *Acanthaceae*
Trivialnamen : Kalmegh, Chiretta, *kalamegha, King of bitters*
Verwendete Teile : *oberirdische Teile*
Medizinische Wirkungen : blutzuckerregulierend, hepatoprotektiv, gerinnungshemmend, antiviral und immunstimulierend

Andrographis

Das einjährige Kraut ist in Indien und Südostasien heimisch und wird auch „König der Bitterstoffe" genannt. Bittere Andrographolide (Diterpenlactone) machen bis zu 50 Prozent des Trockengewichts der Pflanze aus. Traditionell wird das Kraut am häufigsten bei bakteriellen Infektionen, insbesondere bei Fieberanfällen und Schweißausbrüchen als Mittel gegen „toxische Hitze" eingesetzt, auch gegen Parasiten und Virusinfektionen (Herpes, Tuberkulose, HIV, Borreliose, Grippe, Ruhr).

Bei Virusinfektionen der Leber profitieren die Patienten von kühlenden, bitteren und gallefördernden sowie insgesamt leberschützenden Eigenschaften. Andrographis hat sich auch bei Appetitlosigkeit (Anorexie) und Gewichtsverlust bewährt.

Nutzen für die Krebstherapie

Antivirale, leberschützende, blutzuckersenkende und blutgerinnungshemmende Wirkungen von Andrographis sind in der Krebstherapie generell hilfreich, darüber hinaus auch für die unspezifische Immunaktivierung von Nutzen. Das Heilkraut verbessert die Durchblutung des Herzmuskels und die kardiale Sauerstoffversorgung, reduziert Thrombozytenaggregation und wirkt indirekt als Blutverdünner, da proentzündliche Signalwege blockiert werden.

Andrographis reguliert den Blutzuckerspiegel und kann die Wirksamkeit von Metformin bei Typ-2-Diabetes verbessern. Das ist für die Krebstherapie besonders vorteilhaft, da die Kontrolle des Blutzuckerspiegels ein wichtiger Aspekt des ganzheitlichen Behandlungsplans ist. Als Immunstimulans unterstützt Andrographis weiße Blutzellen bei der Phagozytose, also die direkte Bekämpfung von Pathogenen. Studien zufolge ist Andrographis vielversprechend bei der Behandlung von Magen-, Brust- und Prostatakrebs, Melanom und lymphatischer Leukämie.

In Laborstudien zeigte Andrographolid, der bioaktive Bestandteil von Andrographis, zytotoxische und krebshemmende Effekte bei verschiedenen Krebszelllinien. Der Wirkstoff beeinflusst mehrere Signalwege: Modulation von oxidativem Stress, Induktion von Zellzyklusarrest und Zelltod (Apoptose), entzündungshemmende und immunmodulierende Wirkungen, Hemmung von Migration, Invasion und Entwicklung neuer Blutgefäße (Anti-Angiogenese). Zelllinien- und Tierstudien wiesen nach, dass die Kombination des Chemotherapeutikums 5-FU mit Andrographis signifikant wirksamer ist als jedes Mittel allein. Die günstige Andrographiswirkung war noch ausgeprägter, wenn zusätzlich oligomere Proanthocyanidine (OPC), Flavonoide in Traubenkernextrakt und Kiefernrindenextrakt, gegeben wurden.

Dosierung

Kraut : getrocknetes Kraut, 2–6 g täglich.

Tinktur : 1:2-Tinktur (45 % Ethylalkohol), 3–12 ml täglich.

Bei höheren Dosen ist Vorsicht geboten, da Magenbeschwerden, Appetitlosigkeit und Erbrechen auftreten können. Tierstudien (Nager) ergaben Hinweise auf antiandrogene und antispermatogene Wirkungen (Fruchtbarkeitsstörungen). Die Langzeitanwendung wird nicht empfohlen. In der traditionellen chinesischen Medizin (TCM) wird Andrographis jedoch häufig über einen längeren Zeitraum ohne Anzeichen von Toxizität verabreicht.

Praxistipps

Da Andrographis kühlend wirkt, kann es zusammen mit wärmenden Kräutern wie Gelbholz (*Zanthoxylum americanum*), Ingwer oder Kurkuma verwendet werden.

Die Bitterkeit macht Andrographis zu einem „Leberkraut“. Es kann bei Virushepatitis, primärem oder metastasiertem Leberkrebs, Gallensteinen und Gallengangskrebs unterstützend wirken. Andrographis ist auch ein spezifisches Heilkraut für den seltenen Fall einer Infektion mit Leberparasiten, z. B. bei Amöbenruhr.

Die antiviralen Eigenschaften können insbesondere bei viral induzierten Krebsarten vorbeugend wirksam sein. Liegen Virusinfektion lange zurück (10–20 Jahre bei Hepatitis C und Leberkrebs), kann man damit rechnen, dass das weitere Fortschreiten der Erkrankung unterbunden wird.

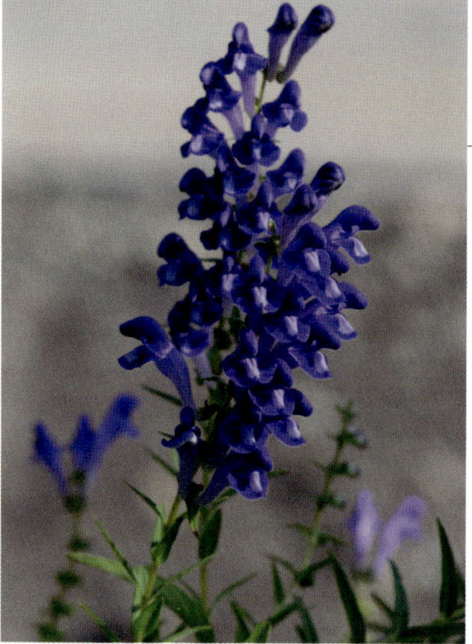

Scutellaria baicalensis
Pflanzenfamilie : *Lamiaceae*
Trivialnamen : chinesisches Helmkraut, *baikal scullcap, Huang Qin*
Verwendete Teile : Wurzel
Medizinische Wirkungen : bitter, kühlend, entzündungshemmend, antimikrobiell, antiviral

Baikal-Helmkraut

Die Wurzel von Baikal-Helmkraut enthält mehr als 35 Flavonoide, die ihr die gelbe Farbe verleihen – daher der Name Huang Qin (goldene Wurzel). In der traditionellen chinesischen Medizin (TCM) wird das Kraut als bitter und kühl beschrieben und bei Infektionen, Entzündungen und Fieber mit Begleitsymptomen (Reizbarkeit, Durst, Husten, produktiver Husten) verordnet. Die eng verwandte Art *Scutellaria barbata* ist medizinisch gleichwertig.

Heilmittel und Medizin

Es ist sehr wahrscheinlich, dass die zahlreichen Flavonoide in Baikal-Helmkraut synergistisch wirken. Baicalin ist sehr gut erforscht. Es fermentiert im Darm und produziert das Flavon Baicalein, das leicht in den Blutkreislauf aufgenommen wird und ein breites Spektrum an Bioaktivität vermittelt, darunter ausgeprägte entzündungshemmende und krebsvorbeugende Wirkungen.

Traditionelle Indikationen

- Durchfall, Dysenterie und Darminfektionen.
- Infektionen der oberen Atemwege mit Fieber, Ohrenschmerzen und verstopften Nasennebenhöhlen
- Verdickter Auswurf (Sputum) oder schleimige Ausscheidungen
- Harnwegsinfektionen, Gelbsucht und Hepatitis
- Nervöse Anspannung, Reizbarkeit, Schlaflosigkeit, Krampfanfälle
- Spannungskopfschmerzen
- Gesichts- oder Augenrötung
- Husten oder Bluterbrechen, Nasenbluten und Blut im Stuhl
- Unterleibsschmerzen und vaginale Blutungen, drohende Fehlgeburt und prämenstruelles Syndrom
- Ödeme

Nutzen für die Krebstherapie

Baicalein hat antioxidative und antientzündliche Wirkeigenschaften, die den Zellzyklus durch Hemmung der Telomeraseaktivität unterbrechen und die Krebsprogression verlangsamen. Telomerasen sind Enzyme, die für DNA- und der Zellreplikation erforderlich sind. Der Wirkstoff reguliert zudem den Fettsäurestoffwechsel und die Prostaglandinproduktion, was proentzündliche Signalwege beeinflusst. Baicalein blockiert auch den onkogenen Transkriptionsfaktor NF-κB im Zellkern.

Wogonin, ein weiteres Flavonoid, sensibilisiert Zellen für die Chemotherapie mit Cisplatin und löst Zelltod (Apoptose) aus. In einer Laborstudie mit Krebszellen, die gegen das Chemotherapeutikum Doxorubicin resistent waren, beseitigte Wogonin die Resistenz durch Hemmung von NRF2-Transkriptionsfaktoren (*nuclear factor erythroid 2-related factor 2*), die normalerweise Zellen vor oxidativem Stress schützen.

Baicalein hat noch weitere Vorteile. Es wirkt neuroprotektiv und antikonvulsiv, was bei Hirnmetastasen hilfreich sein kann, und schützt die Leber bei Belastung durch Chemotherapie. Der Kräuterextrakt ist auch bei postoperativen kognitiven Störungen empfehlenswert. In einer klinischen Studie wurden zwei Flavonoide aus den Wurzeln von *Scutellaria baicalensis* und dem Kernholz der Gerberakazie (*Acacia catechu*) in einer Dosierung von 300 mg zweimal täglich 30 Tage verabreicht: Die Geschwindigkeit und Genauigkeit der Verarbeitung komplexer Informationen sowie das Gedächtnis verbesserten sich.

Eine klinische Studie ergab, dass Baikal-Helmkraut-Extrakt bei Lungenkrebspatienten, die sich einer Chemotherapie unterziehen, zur schwach blutbildenden Wirkung beiträgt. Dieselbe Patientengruppe profitierte auch von optimierten Immunfunktionen.

Dosierung

Kraut : getrocknete Wurzel, Teeaufguss, 8–15 g täglich.

Kapsel : Kapseln enthalten meist 500 mg. 2–4 Kapseln täglich werden empfohlen. Das ist eine niedrige Dosis im Vergleich zur Teezubereitung. 6–8 Kapseln täglich, falls angezeigt, gelten als sicher und unproblematisch.

Tinktur : 1:5-Tinktur (45 % Ethylalkohol), bis zu 40 ml täglich. Es gibt keine Dosisobergrenze und kein Anwendungsrisiko. Die Flavonoide der Pflanze werden durch Fermentation im Darm aktiviert. Dies deutet darauf hin, dass die Darmflora und das Mikrobiom berücksichtigt werden sollten, um eine maximale Wirkung zu erzielen. „Jäten, Säen und Füttern“ der Darmflora wird empfohlen (siehe S. 72).

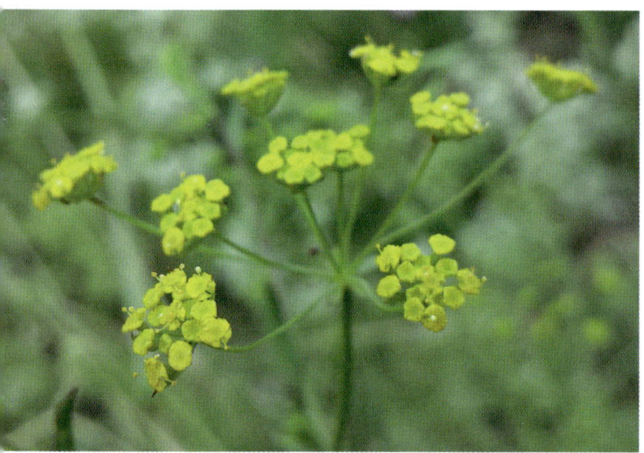

Bupleurum falcatum
Pflanzenfamilie : *Apiaceae*
Trivialnamen : Sichelblättriges Hasenohr, Hasenfuß, Wundkraut, Chai Hu
Verwendete Teile : Wurzel
Medizinische Wirkungen : immunmodulierend, entzündungshemmend, hepatoprotektiv

Bupleurum

Das Heilkraut gehört zur Familie der Selleriegewächse. Die Wurzel gilt als bitter und kühlend und wird in der traditionellen chinesischen Medizin (TCM) aufgrund der immunmodulierenden und antientzündlichen Eigenschaften sehr geschätzt, auch in der Krebstherapie. Zudem nutzt man das Kraut als schweißtreibendes Mittel bei Erkältungen und Grippe sowie als Hustenstiller bei Atemwegsinfektionen, die den Schlaf stören oder sehr belastend sind.

Heilmittel und Medizin

Bupleurumwurzel enthält mehrere Triterpensaponine, die als Saikosaponine bezeichnet werden und überwiegend entzündungshemmend wirken. Sie aktivieren Makrophagen (weiße Blutkörperchen), hemmen proentzündliche Prostaglandine und verbessern die Gewebegranulation bei der Wundheilung. Saikosaponine hemmen auch die Thrombozytenaggregation und wirken leicht blutverdünnend. Sie sind nach Toxinexposition (Chemotherapie) leberregenerierend und leberschützend wirksam, schützen die Integrität der Darmwand. Die Toxinresorption wird reduziert, die Nierenfunktion verbessert und die Ausscheidung gefördert. Bupleurane sind komplexe Polysaccharide, die immunmodulierend und synergistisch mit Saponinen wirken. Dies unterstützt die Normalisierung der Nebennierenrindenfunktion. Das Kraut qualifiziert sich somit zum wirksamen Adaptogen.

Nutzen für die Krebstherapie

In Laborstudien wurden zahlreiche Bupleurum-Komponenten identifiziert, die sich als vielversprechend für die Krebstherapie erwiesen. Sowohl in der Wurzel als auch in den Blättern wurden potentiell medizinisch wirksame Stoffe gefunden. Die Ernte der Blätter ist nachhaltiger als die Nutzung der Wurzeln. Das macht die Kräutermedizin für Patienten häufig erschwinglicher.

Studien mit humanen Darmkrebszelllinien zeigten, dass die Steroidfraktion der Bupleurum-Wurzel dosisabhängig Zelltod (Apoptose) auslöst, die p-Glykoprotein-vermittelte Multidrug-Resistenz reduziert und Krebszellen für Chemo- und Strahlentherapie sensibilisiert. Der Wirkstoff kann entzündlichen Erkrankungen wie Asthma, Arthritis und Sepsis sowie Leberschäden/-fibrose vorbeugen – vermittelt durch Zytokinhemmung, z. B. von PDGF (Blutplättchen-abgeleiteter Wachstumsfaktor) und TGF-β1 (transformierender Wachstumsfaktor).

Eine Studie (2021) identifizierte ein neues Phenolglykosid (Malconenosid A) in den Blättern von *Bupleurum malconense*, das humane Leber- und Magenkrebszellen hemmt, was auf eine Antitumorwirkung hinweist. In einer weiteren Studie mit oberirdischen Teilen von *Bupleurum marginatum* entdeckte man ein Triterpenoid und ein Flavonoid, die im Labor den Krebsfaktor NF-κB um 60 bzw. 24 Prozent hemmten. Das sind ermutigende Erkenntnisse für den krebstherapeutischen Nutzen von Heilkräutern. Praktische Erfahrungen der Phytotherapie mit diesen Bupleurum-Spezies fehlen aber weitgehend.

Dosierung

Kraut : getrocknete Wurzel, Teeaufguss, bis zu 6 g täglich. Hinweis: Wegen der besseren Bioverfügbarkeit der Saikosaponine ist die Tinktur vorzuziehen.

Tinktur : 1:2-Tinktur (60 % Ethylalkohol), 3–12 ml täglich.

Bupleurum verursacht selten Nebenwirkungen. In höherer Dosierung kann Schläfrigkeit auftreten, gelegentlich auch abführende Wirkung.

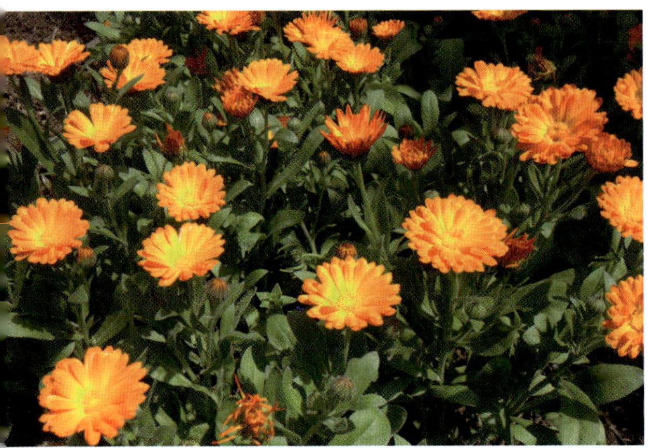

Calendula officinalis
Pflanzenfamilie : *Asteraceae*
Trivialnamen : Ringelblume, *Marigolds*
Verwendete Teile : Blüten
Medizinische Wirkungen : krebshemmend, redoxregulierend, bitter, wundheilungsfördernd, antimikrobiell

Calendula

Calendula gehört zu den nützlichsten Heilkräutern in der Hausapotheke. Sie fungiert als Redox-Regulator, reduziert oxidativen Stress im Gewebe, ohne konventionelle Krebstherapien zu beeinträchtigen. Calendula ist ein bitterer Digestif, ein Heilkraut für Haut und Schleimhäute, das die Wundheilung innerlich und äußerlich (postoperativ) fördert. Ringelblume hat auch antimykotische und antivirale Wirkungen.

Heilmittel und Medizin

Die Blüten enthalten reichlich Carotinoide und Xanthophyllpigmente mit stark redoxregulierenden Eigenschaften, Polysaccharide, Triterpene und Saponine, die immunmodulieren wirken, sowie ein bitteres, antimikrobielles Harz.

Calendula wird traditionell bei Entzündungen und Geschwüren im Verdauungstrakt verabreicht. Das Kraut hemmt Enzyme, die proentzündliche Leukotriene und Prostaglandine aktivieren, und regt die weißen Blutzellen zur Phagozytose an, um Zellschutt am Entzündungsort zu beseitigen.

Ringelblume fördert die Lymphdrainage und unterstützt die Entgiftung des Gewebes, insbesondere bei Lymph- und Brustkrebs, und wirkt als antientzündliches Tonikum der Gebärmutter und Gebärmutterschleimhaut. Topische Anwendungsgebiete sind Pilzinfektionen der Haut, Verbrennungen, Wunden, Frostbeulen, Hautinfektionen und Hautkrebs. Calendula kann in einer Blutwurzsalbe gegen Hautkrebs enthalten sein und lindert schmerzhafte Beschwerden.

Nutzen für die Krebstherapie

Die antioxidativen, immunstimulierenden, antiviralen und wundheilungsfördernden Eigenschaften empfehlen Calendula als wertvolle Ergänzung der meisten Krebstherapien. Das Kraut wirkt auch direkt krebshemmend. Bereits vor mehr als 25 Jahren hat man die zytotoxische Wirkung von Ringelblumenextrakt auf Tumorzelllinien beobachtet. Bis heute hat die Forschung mehrere tumorhemmende Inhaltsstoffe identifiziert.

Zytotoxische Aktivität. Das in Calendula officinalis enthaltene Flavonoid Lutein erwies sich im Labor als selektiv zytotoxisch auf Brustkrebszelllinien, insbesondere auf dreifach negative Brustkrebszellen. Studien wiesen nach, dass mehrere Apoptose-Proteine (p53, Bax, Caspase-3 u.a.) in mit Lutein vorbehandelten Krebszellen vermehrt vorkamen und die Bcl-2-Expression (Apoptosehemmung) reduziert war. Zwei Triterpenglykoside aus Calendulablüten wurden in Laborstudien in Bezug auf ihre zytotoxische Aktivität an 60 Zelllinien getestet. Die Zelllinien stammten von Leukämie, nicht-kleinzelligem Lungenkrebs (NSCLC), Darmkrebs, Krebs des zentralen Nervensystems, Melanom, Eierstock-, Nieren-, Prostata- und Brustkrebs. Es zeigte sich, dass das Heilkraut ein breites Spektrum krebshemmender Wirkungen vermittelt.

Strahlenschutz. Eine placebokontrollierte klinische Studie untersuchte bei 40 Patienten mit Strahlenbrand die Wirksamkeit einer Mundspülung mit Calendulaextrakt im Mundbereich. Die Patienten profitierten von einer deutlichen Besserung strahlenbedingter Entzündungen im Mundraum. Die topische Anwendung von Ringelblumenblüten hat sich auch als nützlich erwiesen, um Dermatitis und Strahlenschäden an der Haut zu verringern.

Dosierung

Man hat mehrere Extraktionsmethoden untersucht: verschiedene Lösungsmittel wie Methanol und Hexan und sogar einen mit Laserstrahlen potenzierten Aufguss. Keines dieser Verfahren ist für die praktische Kräuterheilkunde geeignet. Vorliegende Studiendaten belegen, dass höhere Dosierungen nötig sind, die aber mit Teezubereitungen nicht erreicht werden. Empfohlen werden Tinkturen oder konzentrierte Extrakte.

Tinktur : 1:2-Tinktur (gleiche Anteile von 25 % und 95 % Ethylalkohol), 1,5–3,5 ml täglich. Da Calendula wasserlösliche und nicht wasserlösliche Wirkstoffe enthält, wird die Tinktur am besten in zwei getrennten Gefäßen (25 % und 95 % Alkohol) hergestellt.

Orale Dosen bis zu 5 g/kg Körpergewicht wirken nicht akut toxisch. Eine Dosisobergrenze für Calendula gibt es nicht. Blütenblätter können problemlos in der Küche verwendet werden: über einen Salat oder ein Dessert gestreut oder dekorativ in Eiswürfeln.

Calendula kultivieren

Samen kaufen und nach Anleitung aussäen. Setzlinge in Töpfe oder Blumenkästen pflanzen und gießen. Die Heilkräuter sprießen rasch mit leuchtend orangefarbenen Blüten. Je mehr Blumen Sie pflücken, desto mehr wachsen nach. Lassen Sie einige Blumen reifen. Sind die Samen braun und trocken, können sie geerntet, aufbewahrt und im nächsten Jahr wieder ausgesät werden.

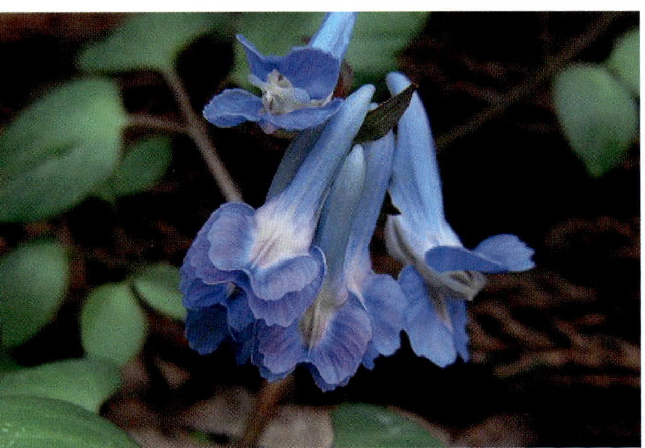

Corydalis ambigua, C. yanhusuo
Pflanzenfamilie : *Papaveraceae*
Trivialnamen : Lerchensporn
Verwendete Teile : Wurzel
Medizinische Wirkungen : krampflösend, schmerzstillend, blutfördernd und abschwellend, krebshemmend

Corydalis

Corydalis ist eine Mohnart, die traditionell als Heilkraut eingesetzt wird: als blutförderndes Mittel, zur Beseitigung von Stagnation im Gewebe, als Antikonvulsivum bei Krampfanfällen, als Antiarrhythmikum, antivirales Mittel und als Schlafmittel. Seine beste Eigenschaft in Bezug auf Krebs ist die Schmerzlinderung mit weniger Nebenwirkungen als bei pharmazeutischen Opioiden (z. B. Verstopfung). Corydalis hat kein Suchtpotential wie Opioide und kann sogar zur Behandlung von Opiatabhängigkeit beitragen.

Heilmittel und Medizin

Opioide wirken durch Bindung an drei Arten von Opioidrezeptoren in Nervengewebe (mu-, delta- und kappa-Rezeptoren), die alle Calciumkanäle und die Freisetzung von Neurotransmittern hemmen. Corydaliswurzel enthält Isochinolin-Alkaloide, die selektiv kappa-Opioid-Rezeptoren beeinflussen. Diese Rezeptoren spielen eine wichtige Rolle für die Empfindung von Bauchschmerzen, für die Stimmung und das Belohnungssystem, das mit Sucht assoziiert ist. Kappa-Opioidrezeptor-Agonisten haben eine stark schmerzlindernde Wirkung, aber weniger Nebenwirkungen als Agonisten anderer Opioidrezeptor-Subtypen. Sie machen nicht abhängig und lösen weder Verstopfung noch Atemdepression aus wie Morphine. Klinische Studien zeigten, dass Lerchensporn zur Behandlung von Morphinabhängigkeit hilfreich sein kann.

Die Alkaloide Corydin und Corydalin sind ebenfalls Agonisten von mu-Opioidrezeptoren und schmerzlindernd wirksam. Suchtfördernde Eigenschaften werden durch die Wirkung der kappa-Agonisten abgemildert. Andere Isochinolin- und Protoberberinalkaloide können auch das Enzym Cholinesterase hemmen, das Acetylcholin abbaut und das parasympathische Nervensystem beeinflusst, was zu beruhigenden und entspannenden Wirkungen führt.

Corydalis ist auch ein Entzündungsmodulator. Enzyme, die proentzündliche Mediatoren wie Prostaglandin E2, Leukotriene und Thromboxane aktivieren, werden gehemmt. In der Praxis wird Corydalis häufig mit antientzündlichen

Heilkräutern, krampflösenden Mitteln und Anxiolytika oder anderen Beruhigungsmitteln kombiniert verabreicht, um schlaffördernde oder schmerzlindernde Wirkungen zu erzielen. Zusammen mit Engelwurz und Ingwer kommt es zu abschwellenden und gerinnungshemmenden (blutverdünnenden) Effekten.

Nutzen für die Krebstherapie

Corydalis wird in erster Linie zur Schmerzlinderung verordnet, hat aber auch direkt krebshemmende Wirkungen. Bei einer Knochenmarkblockade (Myelosuppression) durch Chemo- oder Strahlentherapien sind blutvitalisierende Wirkungen hilfreich, auch bei Schmerzen und Schlafstörungen.

Corydalis ist zudem für die Behandlung der Opioidabhängigkeit von Bedeutung. Morphin, ein gängiges Mittel bei Krebsschmerzen, ist mit Risiken behaftet: Toleranz, ansteigende Dosierungen und nachlassende Wirkung. Darüber hinaus kann es zur opioidinduzierten Hyperalgesie (Schmerzüberempfindlichkeit) kommen.

Tetrahydropalmatin zählt zu den wichtigsten Alkaloiden in Lerchensporn. Der Wirkstoff bindet an Dopaminrezeptoren, wirkt als D1- und D2-Rezeptorantagonist und als Agonist für D3-, α-adrenerge und Serotoninrezeptoren. Insgesamt ergeben sich ausgleichende und regulierende Wirkungen in Bezug auf die Balance von Sympathikus- und Parasympathikuswirkungen.

Dosierung

Kraut : getrocknetes Rhizom (Wurzelstock), 5–10 g pro Tag.

Tinktur : 1:2-Tinktur (45 % Ethylalkohol), 2–4 ml täglich einnehmen. Die *American Herbal Products Association* zählt Corydalis zur Stoffklasse 2B: kontraindiziert in der Schwangerschaft und Stillzeit.

Praxistipps

Corydalis in geringer oder moderater Dosierung (3–6 g täglich) für regenerierende Wirkungen und erholsamen Schlaf

Corydalis in höherer Dosierung (6–10 g täglich) bei starken Schmerzen, insbesondere krampfartigen Unterleibsschmerzen mit Blutstau (Völlegefühl im Unterbauch, flaues Gefühl, Pochen in den Oberschenkeln)

Eine höhere Dosierung kann morgendliche Müdigkeit und Kopfschmerzen auslösen. Das Kraut wirkt ziemlich stark! Beginnen Sie mit niedrigen Dosen und erhöhen Sie diese nach Bedarf.

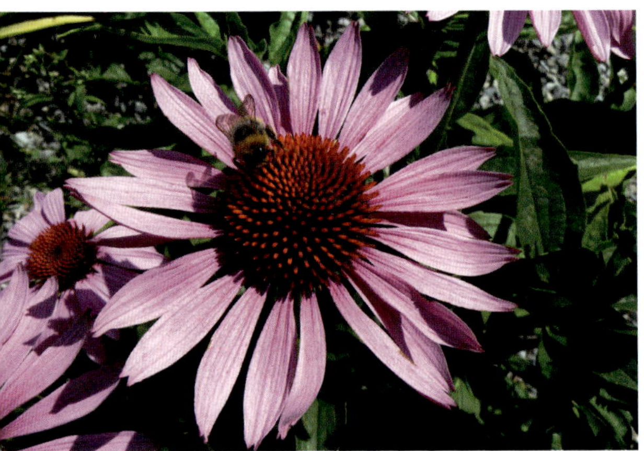

Echinacea angustifolia, E. pallida, E. purpurea
Pflanzenfamilie : *Asteraceae*
Trivialnamen : Sonnenhüte
Verwendete Teile : Wurzel, Stängel, Blätter, Blüten, Samen
Medizinische Wirkungen : immunaktivierend, -modulierend, Hyaluronidase-Hemmer, krebshemmend

Echinacea

Alle Teile dieser prächtig blühenden Pflanze sind wirksame Heilmittel. Die indigenen Völker der heutigen USA nutzten sie zur Behandlung von Infektionen. Sie kauten die Wurzel bei Zahn- und Halsschmerzen, bei Wunden im Mund, Husten und Tonsillitis. Auch als Mittel gegen Schlangen- und Spinnenbisse, Skorpion- und Bienenstiche war Echinacea sehr populär. Man nahm das Kraut oral ein oder verwendete es topisch bei Verletzungen.

Die frühen europäischen Siedler erkannten rasch, dass Echinacea ein hervorragendes Blutreinigungsmittel und Heilmittel ist, das bei Furunkeln, Abszessen, chronischen Infektionen, eiternden Wunden und lymphatischen Schwellungen zum Einsatz kam. Echinacea ist eines der erfolgreichsten indigenen Heilkräuter, die kommerziell vermarktet wurden und gehört zu den weltweit meistverkauften pflanzlichen Heilmitteln. Der Echinacea-Extrakt wirkt immunstimulierend, antioxidativ, antientzündlich, antiviral, antimykotisch und tumorhemmend.

Echinacea purpurea ist eine große, sperrige, leicht zu kultivierende Pflanze und die dominierende Spezies auf dem Markt. Studien zeigten, dass *E. purpurea* primär immunmodulierend wirkt (Anzahl und Verhältnis der weißen Blutkörperchen). *E. angustifolia* und *E. pallida* sind hingegen definitiv wirksame Immunaktivatoren (Förderung von Neutrophilen- und Makrophagenfunktion).

Die Ureinwohner Nordamerikas nutzten bevorzugt die Wurzeln von *Echinacea pallida.* Die Forschung im 20. Jahrhundert befasste sich überwiegend mit den Inhaltsstoffen und der Pharmakologie der oberirdischen Teilen und des frischem Saftes von *E. purpurea*. Heilkundige verwenden heute alle Teile der Pflanze – Wurzel, Stängel, Blätter, Blüten und Samen – und alle drei Echinacea-Spezies.

Heilmittel und Medizin

Zu den bioaktiven Komponenten gehört Echinacein. Ein Alkylamid, das beim Kauen von Pflanzenteilen fast sofort Taubheit und Kribbeln in der Mundschleimhaut sowie Speichelfluss auslöst. Alkylamide regen die Makrophagen (weiße Blutkörperchen) an, Zellschutt bei Entzündungen zu entsorgen.

Echinacea enthält auch Polysaccharide, vor allem in der Wurzel. Sie aktivieren Makrophagen, die Krankheitserreger eliminieren, und erhöhen die Zahl der T-Lymphozyten. Die Wurzel enthält antibiotisch wirksame Polyacetylene, die Bakterien- und Pilzinfektionen bekämpfen, sowie Flavonoide, die die Aktivität von Metalloproteinasen hemmen. Enzyme, die in der extrazellulären Matrix abgebaut werden, um die Neubildung von Blutgefäßen in Tumoren zu erleichtern. Polyphenolische Kaffeesäurederivate, die antioxidative und redoxregulierende Wirkungen haben und die Bindung des VEGF-Rezeptors blockieren.

Nutzen für die Krebstherapie

Für die Krebstherapie ist Echinacea in mehrfacher Hinsicht von Nutzen. Flavonoide im Extrakt hemmen das Wachstum neuer Blutgefäße in Tumoren. Studien konnten nachweisen, dass der Echinacea-Inhaltsstoff Cichorinsäure die Gefäßneubildung abreguliert und Zelltod (Apoptose) bei Darmkrebs induziert. Cichorinsäure ist ein Kaffeesäurederivat, das bei Herpesinfektionen auch antiviral wirkt. In Studien mit Magenkrebszelllinien hemmte *E.-purpurea*-Extrakt die Proliferation und Migration von Krebszellen, darüber hinaus auch die Koloniebildung und induzierte Apoptose.

Bemerkenswert ist, dass die gleichen Inhaltsstoffe, die Echinacea bei Schlangenbissen so wirksam machen, auch die Proliferation von Tumoren und die Neubildung von Blutgefäßen hemmen. Diese Wirkung ist darauf zurückzuführen, dass Echinacea das Enzym Hyaluronidase blockiert. Das Enzym baut Bindegewebe ab und erleichtert die Bildung neuer Blutgefäße, ein wichtiger Faktor beim Tumorwachstum. Echinacea ist als Hyaluronidase-Hemmer wirksam, der die Tumorinfiltration und Metastasierung bekämpft.

Eine klinische Studie ergab darüber hinaus, dass Echinacea das Wiederauftreten von Genitalwarzen verhindern kann. Das Heilkraut empfiehlt sich somit auch zur Vorbeugung von Gebärmutterhals- und Analkrebs.

Echinacea kann zudem als Synergist der Chemotherapie eingesetzt werden.

Eine Studie untersuchte die Wirkung eines Ethylacetat-Wurzelextrakts kombiniert mit Paclitaxel. Die Ergebnisse zeigten, dass Echinacea allein zytotoxisch auf Brustkrebszellen wirkt. Sowohl MDA-MB-231-Zellen (dreifach negativ) als auch MCF-7-Zellen (Östrogen-, Progesteron- und Glukokortikoidrezeptor-positiv) wurden gehemmt, während normale Brustgewebezellen unbehelligt blieben. Echinacea-Extrakt stoppte den Zellzyklus in der G1-Phase und induzierte caspase-vermittelten Zelltod. Die Laborstudie belegt, dass durch die Kombination von Echinacea-Extrakt und Paclitaxel eine synergistisch potenzierte Wirkung auf beide Krebszelllinien erzielt werden kann.

Dosierung

Kraut : getrocknete Wurzel, 2–4 g täglich sind eine sichere und wirksame Dosierung.

Tinktur : 1:2-Tinktur (40 % Ethylalkohol), 4–8 ml täglich. Höhere Dosierungen können bei akuten Infektionen einige Tage eingenommen werden, niedrigere Dosierungen, wenn die Infektion länger anhält.

• Aufgrund der immunstimulierenden und selektiv zytotoxischen Eigenschaften, der antimetastatischen Wirkung und des sehr guten Sicherheitsprofils spricht vieles für den Einsatz von Echinacea in der Krebstherapie.

• Da Echinacea immunstimulierende Eigenschaften hat, könnte eine Intervallanwendung sinnvoll sein: einen Monat einnehmen und einen Monat pausieren. Auch die abwechselnde Anwendung von Immunmodulatoren wie Tragant oder Heilpilzen (z. B. Reishi, Schmetterlingstramete) ist eine empfehlenswerte Option.

• Eine Studie (2019) zeigte, dass Echinacea-Extrakt (in vitro) bei Dosierungen bis 2000 mg/kg weder toxisch noch letal wirkt (in vivo, Nagetiere).

• Patienten mit Autoimmunerkrankungen können Echinacea bei akuten Infektionen 1 bis 2 Wochen sicher anwenden. Die langfristige Anwendungssicherheit ist bei dieser Patientengruppe allerdings nicht nachgewiesen. Patienten mit Autoimmunerkrankungen sollten die Anwendung nach Abklingen der akuten Infektion beenden.

• Bei Patienten, die Immunsuppressiva einnehmen, ist Echinacea kontraindiziert.

Gotu Kola

Gotu Kola ist eine in den Tropen weit verbreitete, kriechende Bodendeckerpflanze. In Südindien wird sie gerne als grünes Gemüse, ähnlich wie Spinat, zubereitet. In der ayurvedischen Medizin gilt Gotu Kola seit über 2000 Jahren als bewährtes Nerventonikum, das die Konzentration und das Gedächtnis verbessert, gleichzeitig beruhigt und Ängste löst. Gelegentlich wird das Kraut auch als *Brahmi* bezeichnet, ein Trivialname für *Bacopa monnieri* (Kleines Fettblatt). Um Verwechslungen zu vermeiden, ist Gotu Kola vorzuziehen.

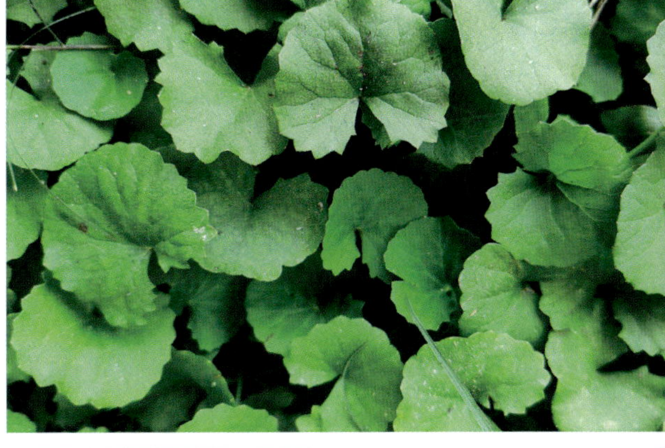

Centella asiatica
Pflanzenfamilie : *Apiaceae*
Trivialnamen: Indischer Wassernabel, Tigergras, Brahmi
Verwendete Teile : Blätter und andere oberirdische Teile
Medizinische Wirkungen : krebshemmend, zentral durchblutungsfördernd, angstlösend, bindegewebsstärkend

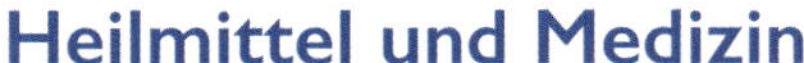

Heilmittel und Medizin

Gotu Kola enthält eine Reihe von Triterpensaponinen, die synergistisch und medizinisch wirksam sind: Asiasäure, Madecassinsäure und Asiaticosid. In rohen Frischpflanzen können die Saponine gelegentlich Reizungen der Hände, im Mund und Rachen verursachen. Bei getrocknetem Pflanzenmaterial oder Extrakten ist dies nicht der Fall. Weitere bioaktive Bestandteile sind Flavonoide, ätherische Öle und immunmodulierende Phytosterine sowie antiproliferative Polyphenole, darunter Rosmarinsäure.

Nerventonikum. In der traditionellen ayurvedischen Medizin gilt das Kraut als Nerventonikum, das das Gedächtnis verbessert und das zentrale Nervensystem regeneriert. Forschungen haben gezeigt, dass die Asiasäuren in Gotu-Kola-Blättern Agonisten für GABA-(Gamma-Aminobuttersäure)-Rezeptoren sind, was eine beruhigende und entspannende Wirkungen vermittelt. Gotu Kola fördert auch die Durchblutung des Gehirns und wirkt belebend und anregend.

Gotu Kola wird traditionell als Meditationshilfe eingesetzt, um die Konzentration zu schärfen und den Meditierenden zu helfen, völlig ruhig und entspannt zu bleiben. Dies ist auch für Studierende von heute hilfreich, die mit Prüfungsängsten zu kämpfen haben. Angst beeinträchtigt das Kurzzeitgedächtnis. Gotu Kola hemmt solche Stressreaktionen und fördert nachhaltige Lernprozesse. Das Kraut eignet sich gut dazu, das Gehirn und das Nervensystem zu revitalisieren, die Aufmerksamkeitsspanne und Konzentration zu verbessern und altersbedingten oder postoperativen kognitiven Störungen vorzubeugen.

Bindegewebstonikum. Gotu Kola ist ein bemerkenswertes Bindegewebstonikum. Es vermittelt die Bildung normaler Gewebestrukturen, die mit Kollagen, elastischen Fasern, Matrixproteinen und Grundsubstanz assoziiert sind. Das Gewächs gilt als führendes Kraut bei der Behandlung zahlreicher Bindegewebserkrankungen, beispielsweise Lupus, Sklerodermie, Sarkoidose, Myasthenia gravis und Multipler Sklerose.

Das Heilkraut unterstützt auch die Wundheilung. Gotu Kola wird in Indien seit Urzeiten zur Behandlung von Lepra, Verbrennungen, Ekzemen, Schuppenflechte, Druck- und diabetischen Geschwüren verordnet. Der bioaktive Inhaltsstoff Madecassosid reduziert das Eindringen von Entzündungszellen in eine Wunde, fördert die Regeneration der Haut und von Blutgefäßen, die Kollagensynthese und ist antioxidativ wirksam. Für die Wundheilung ist eine kontrollierte Gefäßneubildung erforderlich. Gotu Kola beeinflusst die Geschwindigkeit und das Ausmaß der Gefäßregeneration.

Nutzen für die Krebstherapie

Postoperative kognitive Störungen, chemoinduzierter Gehirnirnnebel, Stress, Angst und Verzweiflung sind allesamt Merkmale von Krebspatienten. All dies kann klares Denken und die Entscheidungsfindung der Betroffenen in Bezug auf Therapien und die postoperative Nachsorge beeinträchtigen. Gotu Kola stimuliert die Hirndurchblutung, vertreibt trübe Gedanken, löst Ängste und hilft Stress abzubauen. Das Kraut ist auch bei Gedächtnis- und kognitiven Störungen, Schwindel und Tinnitus hilfreich.

Gotu Kola eignet sich zur systemischen und topischen Behandlung postoperativer Wunden. Es kann die Heilung beschleunigen und Narbenbildung verringern. Eine Salbe oder Creme mit Gotu-Kola-Extrakt oder -Öl auf offene Wunden aufgetragen aktiviert die Zellproliferation und Kollagensynthese an der Wundstelle und erhöht die Zugfestigkeit. Gotu Kola beeinflusst nicht die Vermehrung von Krebszellen.

Zytotoxische Wirkungen. Krebshemmende Wirkungen von Gotu Kola betreffen die Hemmung mehrerer Transduktionswege und Transkriptionsfaktoren, die Apoptose auslösen. Asiasäure interagiert mit molekularen Zielen wie NRF2, NF-κB und PKC (Proteinkinase C) und hat chemosensibilisierende Wirkung. In einer Studie mit Süßholz und Olivenblatt schützte Gotu Kola humane Bronchialzellen vor oxidativen und entzündlichen Schäden: erhöhte Stabilität von Mitochondrien, antioxidative und antientzündliche Wirkmechanismen sowie Förderung regulatorischer Zellproteine.

In Studien mit Nieren- und Blasenzellen, die mit Chemotherapie und Gotu Kola behandelt wurden, wirkte Asiaticosid synergistisch mit dem Medikament Vincristin: Zellzyklusstillstand und Apoptoseinduktion, verbesserte Wirksamkeit des Chemotherapeutikums. Eine Tierstudie ergab, dass Adriamycin (Doxorubicin) – häufig bei Brustkrebs verordnet – plus Gotu-Kola-Extrakt (200 mg/kg oral) Herzmuskelschäden signifikant wirksam vorbeugen kann.

Strahlenschutz. In Laborstudien hemmten Asiasäure, Madecassinsäure und Asiaticosid in nicht zytotoxischen Konzentrationen die strahleninduzierte Migration und Invasion in menschlichen Lungenkrebs-Zelllinien. Das weist darauf hin, dass Gotu Kola die Effizienz der Strahlentherapie bei Patienten mit nicht-kleinzelligem Lungenkrebs verbessern kann. Asiasäure ist ein natürlicher Chemoprotektor gegen UVB-vermittelte Schäden in menschlichen Hautzellen.

Dosierung

Tinktur : 1:2-Tinktur (45–65 % Ethylalkohol, optimale Extraktion der Triterpene), 3–6 ml täglich.

Extrakt : pulverisierter Extrakt (mit 10 % Triterpenen), 150–300 mg täglich.

Praxistipps

In meiner Krebspraxis ist Gotu Kola das am häufigsten verordnete Heilkraut. Ein Gotu-Kola-Extrakt, vor und nach einer Operation innerlich angewendet, fördert die Geweberegeneration und schützt vor kognitiven Störungen.

Darüber hinaus bereite ich für meine Patienten ein Öl zu, aus getrockneten Gotu-Kola-Blättern und Traubenkernöl, das auf Schnittwunden aufgetragen wird.

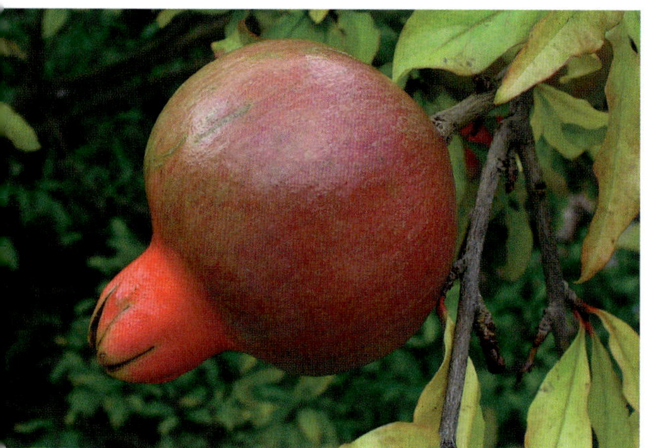

Punica granatum
Pflanzenfamilie : *Lythraceae/Punicaceae*
Trivialnamen : Granatapfel
Verwendete Teile : Früchte und Samen
Medizinische Wirkungen : antioxidativ, krebshemmend, antidiabetisch, hypolipidämisch

Granatapfel

Der kleine, langlebige Baum ist im Mittelmeerraum heimisch. Seine Früchte sind dort seit vorbiblischen Zeiten als Nahrungsmittel und Medizin bekannt. Die Babylonier betrachteten Granatapfelkerne als „Samen der Auferstehung". Die Perser glaubten, dass die Kerne Unbesiegbarkeit auf dem Schlachtfeld verleihen. Im antiken China symbolisierten Granatapfelkerne Langlebigkeit und Unsterblichkeit.

Beim osteuropäischen Hochzeitsritual wird ein Granatapfel auf der Kirchentreppe aufgebrochen, um die Fruchtbarkeit der Ehe zu beschwören.

Heilmittel und Medizin

Granatapfelsaft ist die Nummer eins, was antioxidative Wirkungen betrifft (gemessen am Radikalfängerwert ORAC), vor Apfel-, Acai-, Schwarzkirsch-, Heidelbeer-, Preiselbeer-, Trauben- und Orangensaft und sogar vor Rotwein. Die chemische Komposition der Frucht variiert je nach Sorte, Anbauregion und Klima, Reifegrad bei der Ernte und dem Alter des Baums, Anbaumethoden und Lagerbedingungen. Die aktiven Bestandteile sind überwiegend Polyphenole.

Labor-, Tier- und klinische Studien haben gezeigt, dass die Frucht antioxidative, antidiabetische, blutfettsenkende, antibakterielle, antientzündliche, antivirale und antikarzinogene Eigenschaften hat. Sie beeinflusst die Antibiotikaresistenz günstig und schützt vor Hautschäden durch UV-Strahlung. Eine Frucht, die auch die Gesundheit von Herz, Kreislauf und der Mundhöhle stärkt.

In der Schale des Granatapfels wurden hochkonzentrierte medizinische Wirkstoffe nachgewiesen. Die Schale kann bis zu 50 Prozent des Gesamtgewichts der Frucht ausmachen und ist eine wichtige Quelle für Phenole, Flavonoide, Ellagitannine und Proanthocyanidin-Verbindungen, außerdem Nahrungskonzentrat mit komplexen Polysacchariden und Mineralstoffen, vor allem Kalium, Stickstoff, Calcium, Phosphor und Magnesium.

Das Fruchtfleisch enthält hauptsächlich Wasser, aber auch Fruktose und Glucose, Pektin, Ascorbinsäure (Vitamin C), Zitronensäure, Apfelsäure, Phenole und antioxidative Flavonoide. Ein Fünftel des Gesamtgewichts entfällt auf die Samen. Sie enthalten mehrfach ungesättigte Omega-3- und Omega-6-Fettsäuren sowie Polyphenole, Phytoöstrogene – vor allem Coumestrol und das Isoflavon Genistein – und Spuren von hormonartigem Estron.

Wie bei Heilkräutern und Nahrungsmitteln zu erwarten ist die synergistische Wirkung der Granatapfelbestandteile ausgeprägter als die der Einzelstoffe. Werfen Sie die Schale nicht weg! Viele phenolische Wirkstoffe sind zumindest teilweise wasserlöslich. Man kann die Schale trocknen und daraus Tee zubereiten.

Antibiotikawirkung. Laborstudien mit Fruchtextrakten bestätigten eine starke antibiotische Wirkung gegen zahlreiche Bakterienspezies: *Escherichia coli*, *Staphylococcus aureus*, *Enterobacter spp.*, *Bacillus spp.* und *Micrococcus spp.* Die Schale erwies sich als vergleichbar antibiotisch wirksam: gegen *S. aureus*, *Proteus vulgaris*, *E. coli*, *Klebsiella pneumoniae*, *Bacillus subtilis*, *Salmonella typhi*, *Listeria monocytogenes* und *Yersinia enterocolitica*.

Blutzucker- und Fettstoffwechsel. Granatapfelblätterextrakt, der Mäusen verabreicht wurde, hemmte die Lipaseaktivität in der Bauchspeicheldrüse, reduzierte die Nahrungsaufnahme und das Körpergewicht. Die antidiabetischen Eigenschaften sind auf Polyphenole zurückzuführen, die den Blutzuckerspiegel über verschiedene Mechanismen beeinflussen: Hemmung der Glucoseabsorption im Darm oder der Glucoseaufnahme in peripheren Geweben. Samenextrakt (300 bzw. 600 mg/kg, oral) führte bei Ratten mit induziertem Diabetes zu einer signifikanten Senkung des Blutzuckerspiegels (47 bzw. 52 %) nach 12 Stunden.

Nutzen für die Krebstherapie

Die ganze Granatapfelfrucht vermittelt entzündungshemmende und antiangiogene Wirkungen (Hemmung der Gefäßneubildung), drosselt die Metastasierung und induziert Zelltod (Apoptose). Granatapfel wirkt tumorhemmend via Modulation zellulärer Signalwege und ausgeprägt antioxidativ via Anthocyane, Ellagitannine und hydrolysierbare Tannine.

Samenöl und Polyphenole im fermentierten Saft unterbinden die Oxidation und die Synthese proentzündlicher Prostaglandine, hemmen die Proliferation und Invasion von Brustkrebszellen und induzieren Apoptose bei Brustkrebszellen. Die Hemmung von Prostata-, Darm- und anderen Krebszellen konnte ebenfalls nachgewiesen werden. Die Mechanismen der Tumorhemmung durch Granatapfel betreffen die Abregulierung von Signalmolekülen wie NF-κB und mTOR und die Expression krebsrelevanter Gene wie MMP (Matrix-Metalloproteinasen), VEGF (Gefäßwachstum), Cycline, Cyclin-abhängige Kinasen und proinflammatorische Zytokine.

Die Fermentation von Granatapfelsaft mit *Lactobacillus plantarum* kann die Konzentration von Ellagsäure erhöhen und die antibiotische Wirksamkeit verstärken. Polyphenole aus fermentiertem Granatapfelsaft erwiesen sich als stärker antiproliferativ wirksam als Polyphenole aus frischem Granatapfelsaft. Fermentierter Saft hat auch östrogenhemmende Effekte: Hemmung der Aktivität von Aromatasen, die Östrogen produzieren, und des Enzyms 17-beta-Hydroxysteroiddehydrogenase Typ 1, das Estron in stärker wirksames Estradiol umwandelt.

Der Extrakt aus Granatapfelfrüchten potenziert die Wirkung des Chemotherapeutikums Tamoxifen sowohl bei tamoxifen-empfindlichen als auch -resistenten Brustkrebszellen. Granatapfel empfiehlt sich als besonders hilfreiches Nahrungsmittel für Brustkrebspatientinnen. Zudem wird die Expression von Genen für wichtige androgensynthetisierende Enzyme und Androgenrezeptoren blockiert, was die krebshemmende Wirkung noch verstärkt. Die Ergebnisse von Studien mit Granatapfel bei Prostatakrebspatienten sind vielversprechend.

Dosierung

Saft : 100–300 ml täglich. Die höhere Dosis wird kurzfristig als aktive Behandlung, die niedrigere Dosis für die langfristige Erhaltungstherapie empfohlen.

Frucht : Ich empfehle den Verzehr von mindestens 1 bis 2 ganzen Früchten pro Woche. Ungesüßte, handelsübliche Fruchtsäfte reichen für eine einfache Dosierung aus.

Extrakt : Verkapselte Granatapfelextrakt-Supplemente sind in Reformhäusern und im Onlinehandel erhältlich. Solche Produkte empfehle ich eher nicht. Nutzen Sie die Vorteile der durch und durch heilkräftigen ganzen Frucht!

Verträglichkeit : In Tierstudien waren keine toxischen Wirkungen bei hohen Dosierungen von Granatapfelextrakt (bis zu 5 g/kg Körpergewicht) bemerkbar. In einer klinischen Studie wurden 64 übergewichtige Teilnehmer 28 Tage mit bis zu drei Kapseln (710 mg Granatapfelextrakt, 435 mg Gallussäure pro Kapsel) täglich behandelt. Relevante Nebenwirkungen fehlten. Die Laborwerte von Blut und Urin waren unauffällig. Nahrungsmittel wie Granatapfel sind in normalen physiologischen Mengen für den Menschen grundsätzlich ungiftig.

Grüner Tee

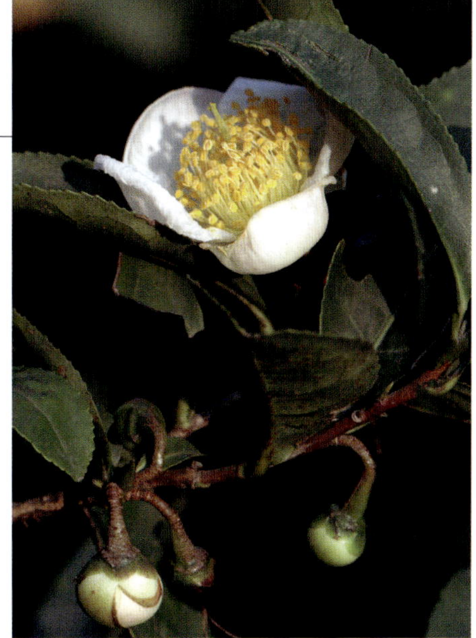

Camellia sinensis
Pflanzenfamilie : *Theaceae*
Trivialnamen : Grüntee, *ryokucha* (jp)
Verwendete Teile : Blätter, Zweige
Medizinische Wirkungen : bitter, kühlend, entzündungshemmend, antimikrobiell, antiviral krebshemmend, antioxidativ, stimulierend, stoffwechselaktivierend

Tee ist nach Wasser das am häufigsten konsumierte Getränk weltweit. Grüner und schwarzer Tee sowie Oolong-Tee, weißer Tee, Bancha und Kukicha stammen alle von derselben Pflanze, werden aber unterschiedlich verarbeitet. Schwarzer Tee und Oolong-Tee erfordern eine teilweise Oxidation der Blätter. Dieser Prozess wird häufig als „Fermentation" bezeichnet, aber es sind keine Mikroben daran beteiligt. „Oxidation" ist fachlich nicht korrekt.

Grüner Tee wird durch Dämpfen der frischen Blätter hergestellt, wobei die Enzyme in den Blättern inaktiviert werden, um Oxidation zu verhindern und die Polyphenole zu erhalten. Grüner Tee enthält daher mehr Flavonoide, schwarzer Tee mehr Tannine, die bei der Oxidation der Flavonoide gebildet werden. Weißer Tee wird aus unreifen Blattknospen gewonnen. Er ist gerbstoffarm und hat einen sehr milden Geschmack. *Bancha* resultiert aus Blättern, die nach der Pflückung des primären Grüntees (*Sencha*) neu nachwachsen. *Kukicha* wird aus getrockneten Zweigen und Stängeln hergestellt, die grün oder braun (oxidiert) sein können.

Alle Varianten enthalten redoxregulierende Polyphenole. Grüner Tee ist diesbezüglich der Spitzenreiter. Die Polyphenole (Flavonole oder Catechine) im Tee machen 30–40 Prozent der extrahierbaren Feststoffe getrockneter Grünteeblätter aus. Ein Aufguss der getrockneten Grünteeblätter vermittelt zahlreiche krebshemmende Wirkungen, darunter antimutagene, antioxidative, antitumorale und krebsvorbeugende Wirkungen.

Heilmittel und Medizin

Wie andere Heilkräuter enthält auch grüner Tee zahlreiche Wirkstoffkomponenten, die sich gegenseitig beeinflussen. Nur wenige Komponenten wurden isoliert und untersucht. Das am häufigsten vorkommende und am besten erforschte Phenol in Grüntee ist EGCG (Epigallocatechingallat). Ein polyphenolisches Catechin, das antiviral, antibakteriell und redoxregulierend wirkt und stark krebshemmende Eigenschaften hat.

EGCG beeinflusst zahlreiche zelluläre Signalwege, wirkt aber nicht direkt zytotoxisch und ist tatsächlich ein sehr sicherer Wirkstoff. Die Gesamtwirkung besteht darin, Krebszellen zu inaktivieren und die Tumorgenese/-progression zu hemmen. Dies wird durch verschiedene Mechanismen erreicht: antioxidative Aktivität, Zellzyklusregulierung, Hemmung von Tyrosinkinase-Rezeptoren (Abregulierung von VEGF, EGF und IGF-1), Immunmodulation, Hemmung der Transkriptionsfaktoren NF-κB und AP-1 sowie epigenetische Kontrolle.

Ein Grüntee-Catechin-Extrakt, der nach Laserablation auf Genitalwarzen aufgetragen wurde, reduzierte die Rezidivrate (um bis zu 77 Prozent) auf unter 6,5 Prozent, 3 Monate nach Abschluss der Therapie. Man kann davon ausgehen, dass diese ausgeprägt antivirale Wirkung zur Hemmung von Gebärmutterhalskrebs beiträgt.

Die moderne Forschung hat eine einzigartige Aminosäure im Tee entdeckt: L-Theanin (N-Ethyl-L-Glutamin). L-Theanin erhöht die Serotonin-, Dopamin- und GABA-Spiegel im zentralen Nervensystem – stimmungsaufhellende und entspannende Neurotransmitter. Tierstudien zufolge verbessert L-Theanin Lernprozesse und das Gedächtnis, hat neuroprotektive und entspannende Wirkungen, kann Ängste und Stress abbauen, ohne schläfrig zu machen. Eine ungewöhnliche Eigenschaft, da die meisten angstlösenden Heilkräuter auch Beruhigungsmittel sind. Standardisierter Theanin-Extrakt in Kapselform ist ein populäres Mittel gegen Angst und Nervosität. Man kann es zusammen mit anderen Heilkräutern, die eher beruhigend wirken, und als Schlafmittel einsetzen.

Nutzen für die Krebstherapie

Die meisten krebshemmenden Wirkungen von grünem Tee wurden in der präklinischen Forschung beobachtet, nicht in klinischen Studien mit Patienten.

- Entzündungshemmend
- Antioxidativ (redoxregulierend)
- Unterdrückung von Tumorgenese/-wachstum : Hemmung des Enzyms Topoisomerase I, das die Zellreplikation beeinflusst.
- Hemmung von NF-κB (ein onkogener Transkriptionsfaktor im Zellkern)
- Induktion oder Aktivierung krebshemmender Gene
- Hemmung von Genmutationen
- Anti-Angiogenese : Hemmung von VEGF und Proteinkinase C, Abregulierung der Gefäßneubildung
- Inaktivierung von MMP-Enzymen (Matrix-Metalloproteinasen), die Bindegewebe abbauen und die Ausbreitung von Krebs fördern.
- Hemmung der Aromataseaktivität : Abregulierung von Östrogenwirkungen

- Hemmung von Multidrug-Resistenz, was die Chemotherapie gezielter und wirksamer macht.
- Schutz vor Herztoxizität bei der Chemotherapie
- Verbesserung von Entgiftungsprozessen in der Leber.
- Absenkung der Serumlipide und Lipoproteine im Blut.
- Schutz der Haut vor UV-Strahlung.
- Thermogener Effekt (nur bei höherer Dosierung), erhöhter Kalorienverbrauch.
- Reduzierter Muskelabbau bei Krebspatienten.
- Verbesserung des Fettstoffwechsels.

Dosierung

Extrakt : Die krebshemmende Dosis beträgt 3–4 g standardisierter Grüntee-Extrakt (95 % Polyphenole, 60 % Catechine) pro Tag. Diese Menge wird normalerweise in Kapseln eingenommen, 4–6 Kapseln pro Tag.

Matcha : 1–2 TL hoch konzentriertes Grünteepulver (aus Japan). Matcha schmeckt bitter, daher sollten Sie Kardamom, Vanille, Kokoszucker oder Stevia zugeben. Matcha kann mit Milch oder Nussmilch wie ein Milchkaffee zubereitet werden, ähnlich wie „goldene Milch“ mit Kurkuma.

Hinweis : Verzichten Sie auf grünen Tee oder Grünteeprodukte, wenn Sie mit dem Krebsmedikament *Velcade* (Bortezomib) behandelt werden. EGCG bindet an Velcade, was dessen Bioverfügbarkeit erheblich verringern und die Wirksamkeit beeinträchtigen kann. Bortezomib wird vor allem bei Multiplem Myelom und Mantelzell-Lymphom verordnet, manchmal aber auch bei anderen Krebsarten.

Eine Analyse von Studien zu grünem Tee und Krebs der *Cochrane Database of Systematic Reviews* (2020) ergab zu uneinheitliche Resultate, was mit schlecht konzipierten Studien und der unklaren Aufnahme von Polyphenolen in den Studiengruppen begründet wurde. Dies schmälert nicht den Wert überzeugender Befunde aus der präklinischen Forschung, wirft aber Fragen nach wirksamen Dosierungen und den Anwendungsmodi auf.

Praxistipps

Koffein aktiviert Polyphenole in Tees, z. B. EGCG. Deshalb sollte Tee nicht entkoffeiniert werden. Wer empfindlich auf Stimulanzien reagiert, trinkt den Tee morgens, zu den Mahlzeiten oder mit Kamille. Man kann auch beruhigend wirkende Theanin-Kapseln zusammen mit grünem Tee einnehmen.

Krebspatienten, die noch mehr Kapseln vermeiden wollen, empfehle ich konzentriertes Matcha-Pulver.

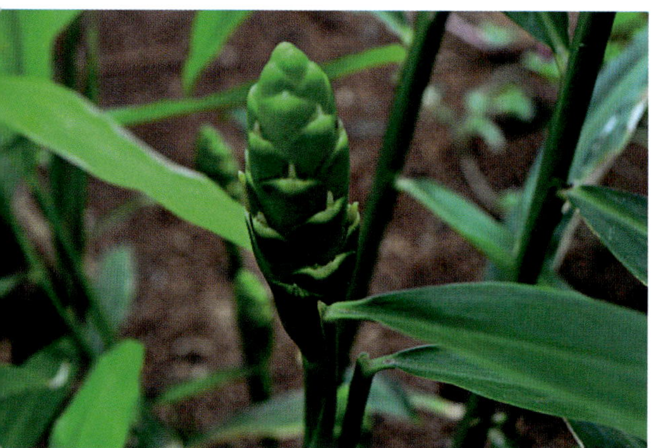

Zingiber officinale
Pflanzenfamilie : *Zingiberaceae*
Verwendete Teile : Rhizom
Medizinische Wirkungen : entzündungshemmend, wärmend, karminativ, antiemetisch

Ingwer

Frische Ingwerwurzel ist im Supermarkt erhältlich, hat wärmende und anregende Eigenschaften und ist für die Küche besser geeignet als getrocknetes Ingwerpulver, das kaum ätherische Öle enthält. Frischer Ingwer schmeckt sehr scharf und hinterlässt ein Hitzegefühl im Mund. Wird Ingwer getrocknet, entstehen herzwirksame Stoffe (Shogaole). Frische und getrocknete Ingwerkomponenten können zu Heilzwecken verwendet werden.

Die Gattung *Zingiber* umfasst mindestens 85 Spezies von aromatischen Pflanzen, darunter Galgant, Kurkuma und Kardamom. *Zingiber officinale* ist nur eine von vielen medizinisch hilfreichen Kräutern dieser Pflanzenfamilie. Die traditionelle chinesische Medizin (TCM) nutzt Ingwer, um Kälte, Wind und Feuchtigkeit zu vertreiben sowie als wärmendes, belebendes Tonikum.

Heilmittel und Medizin

Ingwerwurzel enthält bis zu 7,5 % Oleoresin, reichlich ätherische Öle und phenolische Scharfstoffe (Gingerole), die die Synthese proentzündlicher Prostaglandine hemmen. Durch Trocknung werden die Gingerole in Shogaole umgewandelt, was ihre Schärfe vervielfacht. Die Bioaktivität der Shogaole reicht von antikanzerogenen bis hin zu antioxidativen, durchblutungsfördernden, antimikrobiellen, antientzündlichen und antiallergischen Wirkungen. Ätherisches Öl von Ingwer enthält zudem entzündungshemmende Terpene.

Nutzen für die Krebstherapie

Ingwerextrakt und Gingerol wirken über zahlreiche Mediatoren und zelluläre Signalwege krebshemmend, antiproliferativ, antiinvasiv und entzündungshemmend. Ingwer hemmt die NF-κB-Aktivierung und die durch Karzinogene induzierte Genexpression. Gingerole können Apoptose induzieren und den Zellzyklus blockieren, indem sie unter anderem die Expression von Cyclin D1 reduzieren und angiogene Faktoren (VEGF, IL-8) hemmen. Ingwer kann vielen

Krebsarten vorbeugen – durch antioxidative und antientzündliche Wirkungen und durch Hemmung der Krebszellproliferation und Apoptoseinduktion.

In der Krebstherapie sind die antientzündlichen und durchblutungsfördernden Eigenschaften von Ingwer bei peripherer Neuropathie und beim Hand-Fuß-Syndrom von Vorteil, ebenso bei Übelkeit, Magenkrämpfen, Durchblutungsstörungen (kalte Hände/Füße). Ingwer kann während einer Chemotherapie oder postoperativ als Synergist eingesetzt werden, um die Aufnahme (und Wirkung) anderer Heilkräuter einer Rezeptur zu verbessern. Zahlreiche klinische Studien und eine Metaanalyse bestätigten den Nutzen von Ingwer für die Krebstherapie.

Andere Ingwerwirkungen

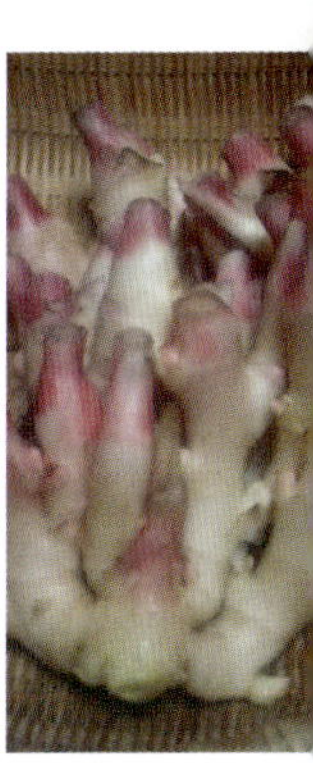

Die während des Trocknungsprozesses gebildeten Shogaole wirken auf das Herz, verlangsamen die Herzfrequenz und regulieren den Herzrhythmus. Sie senken auch die Atemfrequenz und den Blutdruck und haben herzstärkende Eigenschaften. Oleoresin reduziert den Cholesterinspiegel im Blut und vermittelt gallentreibende (cholagoge) Wirkungen. Ein nützliches Mittel bei Spasmen und Krämpfen (z. B. bei Gallenkolik). Ingwer fördert die Durchblutung und hilft bei Erfrierungen, Krämpfen, kalten Händen und Füßen. Weitere Indikationen: Bauchschmerzen, schmerzhafte Menstruation, Darmkrämpfe und Blähungen.

Dosierung

Tinktur : 1:2 Tinktur (90 % Ethylalkohol), 2–4 ml täglich (in geteilten Dosen).

Rhizom : getrocknete Wurzel, 1–3 g täglich oder 2–6 Kapseln (je 500 mg).

• Ingwer wird von der FDA (US-Gesundheitsbehörde) als grundsätzlich sicher, *generally regarded as safe* (GRAS), gelistet und in Dosierungen von bis zu 4 g täglich als sicher eingestuft. Die hier angegebenen Dosen sind relativ hoch und können mitunter Brennen im oberen Verdauungstrakt verursachen. In solchen Fällen wird die halbe Dosis empfohlen.

• Ingwer wirkt wärmend und tonisierend. Er kann leicht zu jedem Kräutertee oder jeder Tinktur zugegeben werden, um den Kreislauf anzuregen oder Übelkeit, Blähungen und Krämpfe zu lindern. Ingwer ist ein gutes Adjuvans in Kräuterrezepturen. Ich empfehle Ingwer bei Patienten, die frösteln, Verdauungskrämpfe und Blähungen haben und peripher schlecht durchblutet sind – oder einfach bei Patienten, die ein wärmendes, anregendes Tonikum und eine Verdauungshilfe benötigen. Die TCM geht davon aus, dass getrockneter Ingwer im Körper tiefer wirksam ist als frischer.

• Vorsicht ist bei Patienten geboten, die blutverdünnende Medikamente einnehmen. Die diätetische Einnahme von Ingwer gilt als unbedenklich. Dosierungen von mehr als 4–5 g pro Tag werden nicht empfohlen.

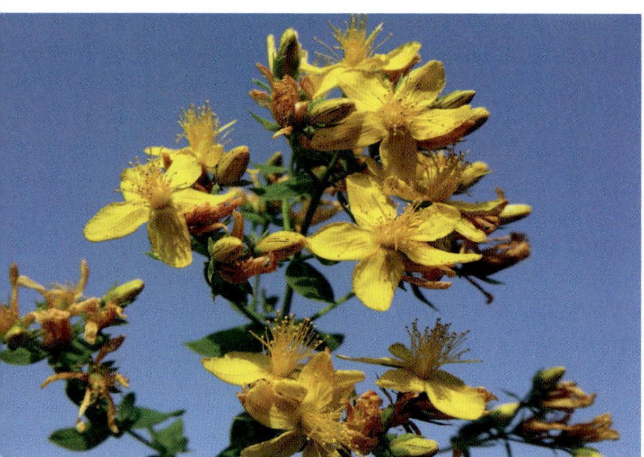

Hypericum perforatum
Pflanzenfamilie : *Hypericaceae*
Trivialnamen: Echtes Johanniskraut, Hartheu, *St. John's wort*
Verwendete Teile : Blüten
Medizinische Wirkungen : leberstärkend, antidepressiv, entspannend, beruhigend, neuroprotektiv, antiviral, entzündungshemmend, wundheilungsfördernd

Johanniskraut

Der botanische Name leitet sich von griechisch *hyper* = über und *eikon* = Bild oder Erscheinung ab und bezieht sich auf die angebliche Fähigkeit der Pflanze, böse Geister abzuwehren, sowie auf den Brauch, einen Johanniskrautstängel als Glücksbringer über einer Ikone oder einem Altar anzubringen. Bereits 1525 empfahl Paracelsus die Pflanze zur Behandlung von Melancholie und Übererregung. Die nerventonisierende Wirkungen von Johanniskraut wurden durch umfangreiche klinische und analytische Untersuchungen bestätigt. Das Heilkraut hat aber noch mehr zu bieten.

Neben den Wirkungen, die auf das Nervensystems abzielen, vermittelt das Kraut besondere Vorteile für die strukturelle Regeneration des Nervensystems. Ein wertvolles Heilkraut zur Behandlung von Entzündungen/Schädigung der Nerven, einschließlich chemotherapiebedingter Neuropathie sowie Ischias und Trigeminusneuralgie. Bei Verletzungen des Rückenmarks, durchtrennten oder gequetschten Nerven und autoimmunen entzündlichen Nervenerkrankungen können hohe Dosen von Johanniskraut verabreicht werden.

Heilmittel und Medizin

Zu den Hauptwirkstoffen gehören mehrere phenolische Verbindungen mit breitem Wirkspektrum. Hypericin und seine Derivate haben antivirale und krebshemmende Eigenschaften. Hyperforin ist eine rot pigmentierte Verbindung, die antibakteriell, nervenstärkend und antidepressiv wirkt. Flavone und Flavonoide wirken antioxidativ und entzündungshemmend. Quercetin und Kaempferol energetisieren Nervenzellen.

Hypericin. Der lichtempfindliche Inhaltsstoff bewirkt Rotfärbung, wenn Johanniskrautblüten in Trägeröle eingelegt werden. Hypericin ist primär in den schwarzen Öldrüsen am äußeren Rand der Blütenblätter und Blätter enthalten. Der Wirkstoff ist lipophil und in wässrigen Lösungen schwer löslich. Für die

Extraktion ist demzufolge ein Tee weniger gut geeignet als eine Tinktur, ein Ölaufguss oder eine Verkapselung.

Eine bemerkenswerte Eigenschaft von Hypericin ist Photoaktivierung, um die maximale Wirkpotenz zu erzielen. Seine chemische Struktur macht den Stoff hochgradig photoreaktiv: Bei bestimmten Lichtfrequenzen werden Elektronen zwischen benachbarten Sauerstoffatomen ausgetauscht, wodurch Superoxidradikale entstehen, die Tumorzellen durch oxidativen Stress abtöten. Auf diese Weise kann Hypericin als Bestandteil der photodynamischen Therapie (PDT) eingesetzt werden: Eine abgemessene Dosis Hypericin wird in den Tumor eingebracht und anschließend gezielt mit Laserlicht bestrahlt, um oxidative Reaktionen direkt im Tumorgewebe auszulösen.

In-vitro-Studien ergaben, dass Hypericin das Wachstum von Gliom-, Neuroblastom-, Adenom-, Mesotheliom-, Melanom-, Karzinom-, Sarkom- und Leukämiezellen hemmt. Ein weiterer Vorteil des Wirkstoffs sind seine ausgeprägten antiviralen Eigenschaften, unter anderem gegen *Herpes-simplex*-Viren Typ 1 und 2 und HIV (Humanes Immundefizienz-Virus). Auch Viren können zur Entstehung von Krebs beitragen. Hypericin steht exemplarisch für synergistische, sich überschneidende und ergänzende Wirkungen von Heilkräutern und pflanzlichen Komponenten.

Hyperforin. Der Wirkstoff ist ein Benzolderivat (1,3,5-Trihydroxybenzol) namens Phloroglucin. Er ist wasserlöslich und wirkt krampflösend (spasmolytisch), insbesondere in den Harnwegen, und mindert Harndrang. Eine Erklärung dafür, dass Johanniskraut zur Behandlung von Inkontinenz und Bettnässen eingesetzt wird.

Phloroglucin wird als Medikament bei Gallensteinleiden und krampfartigen Schmerzen im Oberbauch verordnet. Johanniskraut wirkt also auch als bittere Verdauungshilfe, die das „Bauchgefühl" und die Stimmung ausgleichend und beruhigend beeinflusst. Hier könnte man eine Verbindung zu traditionellen Indikationen der Viersäftelehre herstellen, die Johanniskraut als Mittel zur Beseitigung überschüssiger „Erdenergie", „krankhafter schwarzer Galle" und Melancholie (in der Leber) betrachtet, bis hin zur modernen antidepressiven Therapie mit Johanniskrautextrakten.

Hyperforin hemmt im Nervensystem die Wiederaufnahme der Neurotransmitter Serotonin, Noradrenalin und Dopamin sowie GABA und L-Glutaminsäure. Dies entspricht dem Wirkmechanismus moderner Antidepressiva. Johanniskraut ist deshalb seit langem als pflanzliches Mittel bei leichter bis mittelschwerer Depressionen anerkannt und wird auch von der Schulmedizin empfohlen. Da die Blüten Spuren des schlafanstoßenden Hormons Melatonin enthalten, profitieren auch Patienten mit Schlafstörungen von diesem Heilkraut.

Entzündungshemmung. Extrakte aus den Blüten hemmen die Expression proentzündlicher Faktoren wie COX-2 (Cyclooxygenase-2), IL-6 (Interleukin-6) und iNOS (induzierbare Stickoxidsynthase). Hyperforin ist an der Hemmung epidermaler Lymphozytenreaktionen beteiligt, beeinflusst die Proliferation von T-Lymphozyten und moduliert Schlüsselenzyme, die für die Biosynthese von PGE2 (Prostaglandin E2) erforderlich sind, das eine wichtige Rolle bei Entzündungen und der Tumorentwicklung spielt.

Nutzen für die Krebstherapie

In Laborstudien mit Krebszelllinien zeigte Hypericin eine signifikante tumorhemmende Wirkung. Man geht davon aus, dass weitere bekannte Komponenten von Johanniskraut synergistisch wirken. Antientzündliche, leberschützende und stimmungsaufhellende Effekte tragen dazu bei, die Entwicklung oder Progression von Krebs zu verzögern.

Als topisches Mittel fördert Johanniskraut die Wundheilung und Hautregeneration. Es empfiehlt sich bei Verbrennungen nach Abschluss der Strahlentherapie, zur Verringerung von Narbenbildung bei chirurgischen Schnittwunden und zur Behandlung des Hand-Fuß-Syndroms, das mit Schwellungen und Schmerzen in den Handflächen und Fußsohlen assoziiert ist. Ein Ölauszug ist am wirksamsten als Fuß- und Handeinreibung oder als Bestandteil von Lotionen oder Salben.

Dosierung

Kraut : ½ –1 TL getrocknetes Kraut (Blüten und Blätter) in einer Teemischung, täglich.

Tinktur : 1:2-Tinktur (45–55 % Ethylalkohol), 2–6 ml täglich.

Kontraindikationen und Wechselwirkungen

- Folgende Medikamente sollten während der Einnahme von Johanniskraut nicht eingenommen werden: Antipsychotika (Risperidon und 9-Hydroxyrisperidon), Ciclosporin, Digoxin, HIV-Medikamente, SSRI-Antidepressiva (erhöhter Serotoninspiegel kann ein Serotoninsyndrom auslösen) und östrogenhaltige orale Kontrazeptiva (verminderte Wirksamkeit, ungewollte Schwangerschaft).
- Patienten, die an bipolarer Störung, Schizophrenie oder Demenz leiden oder Blutverdünner einnehmen müssen, wird von Johanniskraut abgeraten.
- Um Wechselwirkungen mit bestimmten Stoffwechselenzymen zu vermeiden, sollte man während der Einnahme von Johanniskraut auf den Verzehr von Grapefruits oder Grapefruitsaft verzichten.

Photodynamische Therapie (PDT)

Die PDT ist ein etabliertes Verfahren zur Behandlung zahlreicher Hautkrankheiten, z. B. Akne oder Schuppenflechte (Psoriasis). Sie wird auch bei anderen Erkrankungen wie der altersbedingten Makuladegeneration eingesetzt. PDT gilt auch als vielversprechende Option bei einigen Krebsarten: Tumoren der Haut, der Lunge, des Gehirns, der Blase, der Bauchspeicheldrüse, der Gallenwege, der Speiseröhren sowie Kopf-/Halstumoren. Die PDT kann auch bei bakteriellen, Pilz- und Virusinfektionen hilfreich sein und die körpereigene Immunabwehr anregen, Krebszellen und Krebsvorstufen zu zerstören.

Johanniskrautöl

Die Blütenknospen sollten gepflückt werden, sobald sie sich gelblich verfärben und bevor sie sich öffnen. Der optimale Zeitpunkt ist traditionell der Johannistag (24. Juni) – daher der Name. Zumindest in der nördlichen Hemisphäre hat Johanniskraut dann die größtmögliche Wirkpotenz.

- Die Knospen/Blüten in ein sauberes Glasgefäß geben und die Füllhöhe markieren.
- Mit der sechsfachen Menge eines neutralen Trägeröls, z. B. Traubenkernöl, übergießen. Das Glas mit einem Tuch bedecken und einem Gummiband sichern, damit Feuchtigkeit aus dem Pflanzenmaterial entweichen kann. Bei luftdichter Abdeckung kondensiert die aufsteigende Feuchtigkeit und tropft zurück in das Öl, was Schimmelbildung begünstigt.
- Das Glas an einem kühlen Ort aufstellen, wo es etwas Sonne abbekommt. Sonnenlicht aktiviert Hypericin und färbt das Öl dunkelrot.
- Täglich mit einem sauberen Stäbchen umrühren.
- Nach 2 Wochen abseihen. Das Öl in eine saubere Glasflasche umfüllen, mit dem Datum versehen und an einem kühlen, dunklen Ort aufbewahren.

Praxistipps

Die Tinktur kann auf den Hypericingehalt standardisiert werden. 0,2 mg/ml Hypericin gilt als wünschenswerter Mindestgehalt. Hohe Dosen (mehr als 0,5 mg/kg) erhöhen die Lichtempfindlichkeit der Haut und das Risiko für Sonnenbrand und Photodermatitis.

Wer Johanniskraut innerlich anwendet, sollte die Lichtexposition auf den frühen Morgen und den späten Nachmittag beschränken.

Wer Johanniskrautöl äußerlich anwendet, sollte die betroffene Hautstelle mindestens eine Woche nicht direktem Sonnenlicht aussetzen.

Während einer Strahlentherapie darf Johanniskraut weder eingenommen noch auf die Haut aufgetragen werden.

Informationen für Therapeuten

Johanniskraut kann die Wirkung zahlreicher Arzneimittel deutlich abschwächen, vermittelt durch Induktion von Darm- und Leberenzymen (CYP3A4/5/7) und Multidrug-Resistenz-Protein 1.

Dies macht die meisten Medikamente nicht gefährlicher, aber schwächer wirksam, da sie sehr rasch abgebaut werden. Diese Wechselwirkung kann jedoch von Person zu Person unterschiedlich sein. Umgekehrt müssen einige Medikamente durch Phase-1-Reaktionen in der Leber aktiviert werden. Beispielsweise kann die Einnahme von Clopidogrel (Gerinnungshemmer) zusammen mit Johanniskraut dazu führen, dass höhere Dosen von Clopidogrel nötig sind, was zum erhöhten Nebenwirkungsrisiko beiträgt. Etwa 60 % aller Medikamente werden auf diese Weise verstoffwechselt.

P-Cytochrome (CYP) sind Proteinkomplexe, die am Elektronentransport beteiligt sind. Sie erzeugen einen Gradienten, aus dem ATP entsteht – ein wichtiger Faktor der zellulären Energiegewinnung. Sie sind außerdem Faktoren der Phase-I-Entgiftung in der Leber und katalysieren Tausende von endogenen und exogenen chemischen Substanzen, darunter die meisten Medikamente, Hormone, Metaboliten und Toxine. Arzneimittel werden in der Regel durch CYPs deaktiviert. Umgekehrt werden inaktive Substanzen durch CYPs in bioaktive Verbindungen umgewandelt.

Man hat im menschlichen Körper Dutzende CYPs identifiziert. Nur fünf bestimmte CYPs sind am Metabolismus von etwa 90 % aller Arzneimittel beteiligt. Die wichtigsten P-Cytochrome sind CYP1A2, CYP2C9, CYP2D6, CYP3A4 und CYP3A5. Die aktivsten CYPs sind CYP3A4 und CYP2D6.

CYPs sind nicht nur in der Leber für die Phase-I-Entgiftung zuständig, sondern kommen auch in anderen Geweben vor, in den Nieren, der Lunge, den Nebennieren, Eierstöcken, Hoden und im Gehirn. Das Aromataseenzym CYP 19A1 im Bauchfett wandelt beispielsweise Testosteron in Östrogen um (Östrogensynthetase oder Östrogensynthase). Manche CYPs verstoffwechseln nur ein oder sehr wenige Substrate, andere können mehrere Substrate verstoffwechseln. Darüber hinaus werden zahleiche Arzneimittel auf unterschiedlichen Wegen metabolisiert. Das heißt, die CYP-Induktion/-Hemmung betrifft nicht unbedingt alle Substrate gleichermaßen.

Viele Arzneimittel können die Aktivität verschiedener CYP-Isoenzyme induzieren oder hemmen, desgleichen viele Naturstoffe und ansonsten harmlose Nahrungsmittel, darunter Johanniskraut, das die Clearance-Raten erhöht. Im Gegensatz dazu sind Bergamottin und Dihydroxybergamottin natürliche Furocumarine, die den CYP3A4-vermittelten Metabolismus verschiedener Arzneimittel aktiv hemmen, was zur erhöhten Bioverfügbarkeit und potentiellen Überdosierung der Arzneimittel führt. Beide Furocumarine kommen im Fruchtfleisch von Grapefruits und anderen Zitrusfrüchten sowie in der Schale und im Fruchtfleisch der Bergamotte-Orange vor – auch in Earl-Grey-Tee. Eine ganze Grapefruit oder ein kleines Glas (200 ml) Grapefruitsaft kann bei einigen Arzneimitteln zu einer Überdosierung im Blut führen. Die Überdosierungsreaktion kann 1 bis 3 Tage anhalten.

Kakao

Schokolade ist gesund Das ist wissenschaftlich erwiesen. Kakao ist nicht nur eine süße Leckerei, sondern hat auch zahlreiche gesundheitliche Vorteile: Blutdruck-, Blutzucker- und Cholesterinsenkung, Herz- und Gefäßschutz, Antioxidans und Präbiotikum.

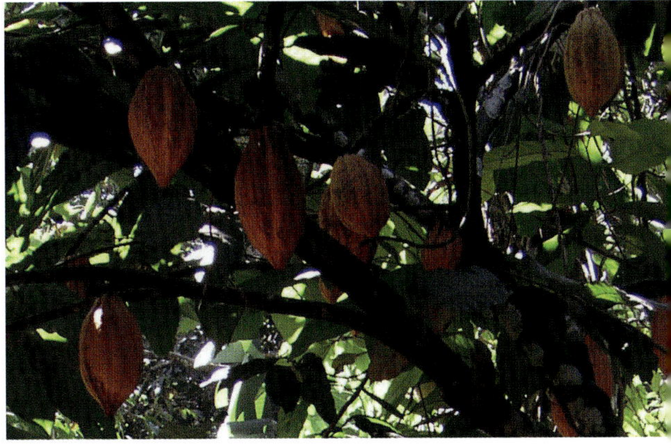

Theobroma cacao
Pflanzenfamilie : *Malvaceae*
Trivialnamen: Cocoa
Verwendete Teile : Samen/Bohnen
Medizinische Wirkungen : antioxidativ, blutzuckersenkend

Heilmittel und Medizin

Kakaobohnen enthalten reichlich Flavonoide, Polyphenole und Procyanidine, die nachweislich die Neubildung von Tumoren, das Tumorwachstum und die Gefäßneubildung hemmen (Anti-Angiogenese). Der hohe Antioxidantiengehalt im Kakao entschärft Karzinogene und hemmt kanzerogene oxidative Prozesse. Polyphenole wirken tumorhemmend, antithrombotisch, entzündungshemmend, immunmodulierend, antimikrobiell, blutdrucksenkend und schmerzlindernd. Kakao reduziert arterioklerotische Gefäßschäden und beeinflusst den Cholesterinstoffwechsel günstig. Dunkle Schokolade zählt neben grünem Tee und Rotwein zu den polyphenolreichsten Lebensmitteln. Dunkle Schokolade enthält mehr Kakaopulver (fettfreie Kakaotrockenmasse) als Milchschokolade und mehr Flavonoide pro Gramm. Der Gesamtgehalt an Catechinen variiert. Je mehr Kakao pur enthalten ist, desto besser. Es gibt heute dunkle Bio-Schokolade mit 99 bis 100 % Kakaogehalt. Im Bioladen gibt es sogar Schokolade mit 99 % Rohkakao.

Polyphenole tragen zum Bittergeschmack des Kakaopulvers bei. Um die Bitterkeit zu verringern und einen süßeren Geschmack zu erzielen, werden die Kakaobohnen in einer Alkalilösung (Kaliumcarbonat) gewaschen, um Säure abzupuffern (*Dutch Process*). Dieses Verfahren wird hauptsächlich zur Herstellung von Kakaopulver benutzt. Für die Herstellung von Schokolade wird es in der Regel nicht angewendet. Bevorzugen Sie immer rohen, unverarbeiteten Bio-Kakao.

Die Kakaobohne ist eine bekannte Quelle des Alkaloids Theobromin. Ein Xanthinalkaloid, das mit Koffein und dem Asthmamittel Theophyllin verwandt ist. Theobromin wirkt stimmungsaufhellend und antidepressiv. Kakao enthält auch Phenethylamin, das die Freisetzung von Endorphinen auslöst und die

Wirkung von Dopamin verstärkt. Dopamin ist ein Neurotransmitter, der mit Lust und Libido in Verbindung gebracht wird. Kakao enthält auch das Cannabinoid Anandamid. Es bindet im Gehirn an die gleichen Rezeptoren wie Cannabis und löst Hochgefühle aus. Patienten mit Depressionen und Frauen mit prämenstruellem Syndrom (PMS) lieben Schokolade, was mit dem niedrigen Serotoninspiegel erklärt wird.

Kakao bringt reichlich Mineralstoffe mit: Kalium, Phosphor, Kupfer, Eisen, Zink und Magnesium. Der Schmelzpunkt von Kakaobutter, die aus gerösteten Kakaobohnen gewonnen wird, entspricht etwa der Körpertemperatur. Das macht Kakaobutter geschmeidig, haltbar und als pflanzliches Hautpflegemittel empfehlenswert.

Nutzen für die Krebstherapie

Kakao-Polyphenole reduzieren die Aktivität von VEGF (vaskulärer endothelialer Wachstumsfaktor) und hemmen das Wachstum neuer Blutgefäße. Laborstudien mit Catechinen, Flavonoiden und Procyanidinen aus Kakao ergaben, dass diese Wirkstoffe die nukleären Transkriptionsfaktoren NF-κB und AP-1 in Krebszelllinien abregulieren (blockieren). Viele antioxidative Wirkmechanismen von Catechinen, die bei grünem Tee beobachtet wurden, waren auch bei Schokolade-Catechinen nachweisbar. Solche Mechanismen wirken krebshemmend/-vorbeugend.

Blutzuckerregulation. Flavanole in Kakao verlangsamen die Verdauung und die Aufnahme von Kohlenhydraten im Darm. Sie verbessern die Insulinsensitivität, beeinflussen den Glucosetransport und Insulinsignalproteine in insulinempfindlichen Geweben (Leber, Fettgewebe und Skelettmuskulatur). Dies führt zu tumorhemmenden Wirkungen, da die Verfügbarkeit von Zucker für Krebszellen reduziert wird.

Immunmodulation. Eine Studie zeigte, dass der vierwöchige Verzehr von dunkler Schokolade (wenig/kein Zucker) entzündungshemmende Effekte vermittelt, mit messbarer Verringerung der Post-Challenge-Reaktionen bei Zytokinen, Gefäßmarkern, weißen Blutkörperchen und Leukozyten-Aktivierungsmarkern sowie reduzierten Serumkonzentrationen der Immunglobuline. Die Hemmung proentzündlicher Signalwege wirkt antikanzerogen.

Herzgesundheit. Kakao senkt den Blutdruck, verbessert die Insulinresistenz, die Gefäßfunktion und beeinflusst die Blutfettwerte einschließlich Gesamtcholesterin, LDL-(*Low-Density-Lipoprotein*)-Cholesterin und Apolipoprotein B günstig. Kakao erhöht die Produktion von Stickstoffmonoxid (NO) in Blutgefäßen, was die Blutgefäße erweitert und den Blutdruck senkt, und hemmt die Oxidation von LDL-Cholesterin, was Arteriosklerose vorbeugt. NO aktiviert auch die Prostazyklinsynthese durch Hemmung von Leukotrienen im Plasma, was entzündungshemmend und gefäßerweiternd/-schützend wirkt.

Kakaobutter besteht zu 33 % aus Ölsäure, zu 25 % aus Palmitinsäure und 33 % aus Stearinsäure. Diese Säuren wirken im Körper ähnlich positiv wie die einfach ungesättigten Fettsäuren in Olivenöl.

Dosierung

Schokolade : Dunkle Schokolade (90–100 % Kakao), bis zu 30 g pro Tag, bei Bedarf mit Stevia oder Xylit süßen.

Empfehlungen des *American Journal of Clinical Nutrition* zufolge reichen 15 g dunkle Schokolade pro Tag aus, um schädliche LDL-Oxidation zu reduzieren. Selbst bei gesunden Jugendlichen kann der tägliche Verzehr von 20 g sehr dunkler Schokolade (90–100 % Kakao) innerhalb von 30 Tagen Gefäßfunktionen verbessern: Blutdrucksenkung und Gefäßentspannung.

Kakao-Nibs/-pulver : Eine beliebte Süßigkeit in meinem Haushalt ist die Kombination von je 1 EL rohe Kakao-Nibs und Bienenpollen – direkt vom Löffel, über das Müsli gestreut oder in Joghurt eingerührt.

Götterspeise

Der lateinische Gattungsname *Theobroma* bedeutet „Speise der Götter“ (*theo* = Gott und *broma* = Speise). Die Begriffe Kakao und Schokolade sind eine Abwandlung der indigenen Namen *kakaw* für die Pflanze und *cacahuatl* oder *xocolatl* für das traditionelle Getränk aus Kakaobohnen, zusammengesetzt aus den aztekischen Wörtern *xococ* (bitter) und *atl* (Wasser).

Was wir heute als Schokolade kennen, wird ebenfalls aus Kakaosamen hergestellt. Die geernteten Samen/Bohnen werden zunächst fermentiert, dann getrocknet und geröstet, um die so genannten „Nibs“ zu bekommen, die mehr als 50 Prozent Kakaobutter enthalten. Die Nibs werden anschließend in erhitzten Walzen zermahlen und ergeben Kakaomasse, die mit unterschiedlichen Mengen Milch und Zucker zu Schokolade verarbeitet wird. Schokoladennibs sind ungesüßt. Auch Kakaopulver ist ungesüßt. Empfehlenswert ist dunkle Schokolade mit mehr als 85 % Kakaoanteil.

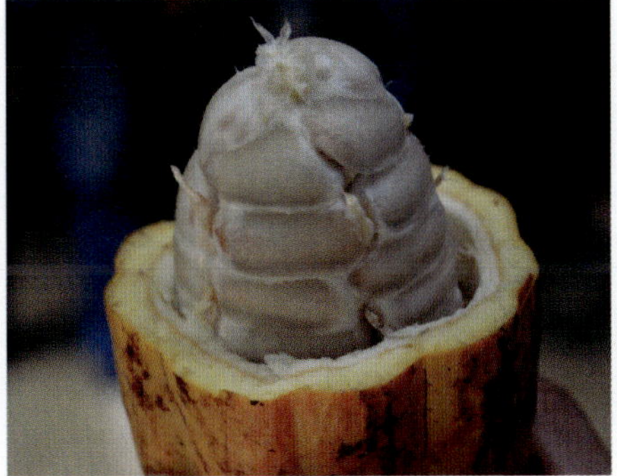

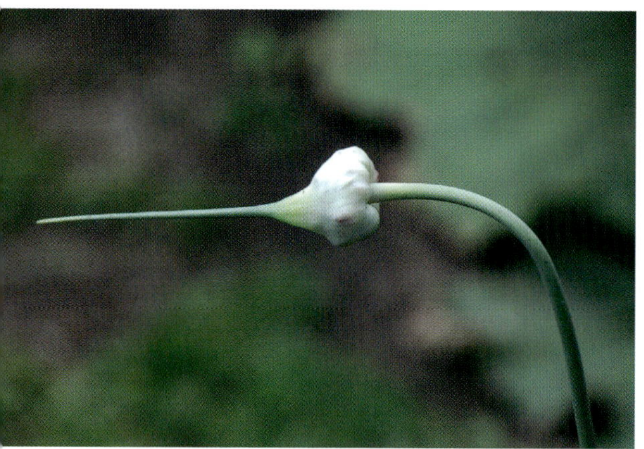

Allium sativum
Pflanzenfamilie : *Hypericaceae*
Verwendete Teile : Zwiebel
Medizinische Wirkungen : antibakteriell, antiviral, antimykotisch, cholesterin regulierend/-normalisierend, krebshemmend, antiparasitär

Knoblauch

Knoblauch ist Nahrungsmittel und Heilmittel zugleich. Die gleichen chemischen Verbindungen, die die Knolle schmackhaft und würzig duftend machen, sind auch medizinisch wirksam. Knoblauch kann in beliebiger Menge verzehrt oder in Kapselform eingenommen werden. Zwiebel, Schalotte, Lauch und Schnittlauch gehören ebenso zur Knoblauchfamilie wie die wilde Zwiebel und die nordamerikanischen Lauchgewächse *ramp* und *lady's leek*. Alle haben ähnliche, wenn auch schwächere Heilkräfte als Knoblauch.

Heilmittel und Medizin

Reichlich schwefelhaltige Verbindungen machen Knoblauch zum stark antibakteriellen, antiviralen, pilzhemmenden und antiparasitären Heilkraut. Eine hilfreiche Option zur Vorbeugung und Behandlung von Virusinfektionen und opportunistischen Infektionen während der Chemotherapie oder bei postoperativer Sepsis. Knoblauch ist ein bekannter Lipidsenker und beeinflusst die Trglyceride sowie LDL-, HDL- und Gesamtcholesterin im Blut günstig. Ich empfehle den ganzen Knoblauch und den ganzen Knoblauchextrakt, nicht die gereinigten Isolate.

Der am besten erforschte Wirkstoff der Knolle ist Alliin, eine schwefelhaltige, flüchtige Verbindung, die rasch in verschiedene Derivate zerfällt, die alle medizinisch wirksam sein können. Frischer Knoblauch enthält bis zu 15 mg/g Alliin, getrockneter Knoblauch bis zu 45 mg/g. Alliin liegt im ganzen Knoblauch in inaktiver Form vor. Deshalb riecht die rohe Knolle weniger stark. Sobald die Zellwände durch Schneiden oder Zerkleinern aufgebrochen werden, kommt es zur Oxidation. In den Pflanzenzellen wird dann Allin enzymatisch in Allicin umgewandelt, mit charakteristischer Geruchsentwicklung.

Wer nach dem Verzehr von frischem Knoblauch unter Darmkrämpfen und Blähungen leidet, verwendet alternativ handelsübliche geruchlose Knoblauchprodukte. Geruchloser Knoblauch wird bei sehr geringer Hitze verarbeitet. Das Allicin bleibt erhalten und wird erst nach dem Verzehr im Darm aktiviert. Menschen mit empfindlicher Verdauung vertragen geruchlosen Knoblauch oftmals besser.

Nutzen für die Krebstherapie

Knoblauch trägt generell wirksam zur Krebsbekämpfung bei: Entgiftung von Karzinogenen, Hemmung der Zellreplikation/Zellzyklus, Apoptoseinduktion, Hemmung von Metastasierung und krebshemmende Immunaktivierung. Studien zufolge kann die Einnahme von Knoblauch das Risiko von Magenkrebs verringern. Möglicherweise beugt Knoblauch Infektionen mit dem Magenkeim *Helicobacter pylori* vor, der mit Magengeschwüren und Magenkrebs in Verbindung gebracht wird.

Klinische Studien haben gezeigt, dass Knoblauch auch den Blutfluss verbessert, die Thrombozytenaggregation hemmt und fibrinolytische Aktivität erhöht. Das kann bei Krebserkrankungen nützlich sein, da die Blutgerinnungsneigung als Risikofaktor gilt. Zwei klinische Studien mit Patienten, die Warfarin (Gerinnungshemmer) einnahmen, und eine Studie mit Patienten, die Knoblauch, Aspirin (Acetylsalicylsäure) und Clopidogrel (Blutverdünner) einnahmen, ergaben keine Hinweise auf Wechselwirkungen, insbesondere kein erhöhtes Blutungsrisiko. Knoblauch in der Nahrung oder geringe Mengen von Knoblauchextrakt in Kapselform sind absolut unbedenklich und empfehlenswert.

Wer Blutverdünner einnehmen muss, sollte die Blutgerinnungswerte im Labor kontrollieren lassen und beispielsweise auf unerklärliche Blutergüsse achten, wenn gleichzeitig hohe Dosen Knoblauch eingenommen werden. Zudem sollte man eine Woche vor einer Operation auf die Einnahme von Knoblauchpräparaten verzichten. Knoblauch in der Küche darf bleiben.

Dosierung

Knoblauchpulver : Studien zufolge sind 600–900 mg Knoblauchpulver pro Tag wirksam. Dies entspricht etwa dem Verzehr einer großen frischen Knoblauchzehe pro Tag, was keine besonders hohe Dosis ist.

Hinweis : Hohe Dosen von Knoblauch können Wechselwirkungen mit Antikoagulantien, Thrombozytenaggregationshemmern, Antihypertensiva (Calciumkanalblocker), Chinolon-Antibiotika (z. B. Ciprofloxacin) und Antidiabetika auslösen. In allen Fällen geht man von positiven Wechselwirkungen aus, die die Absenkung der Medikamentendosis ermöglichen. Wöchentliche oder zweimonatliche Laborkontrollen der Blutgerinnungsparameter werden empfohlen.

Wie man Knoblauch einnimmt … und seine Freunde behält!

Ein oder zwei frische Knoblauchzehen schälen, fein hacken und 10 Minuten beiseite stellen (Alliin wird in Allicin umgewandelt). In der Zwischenzeit einige Bissen Brot oder einen Löffel Müsli essen. Sie sollten etwas im Magen haben, auf dem der Knoblauch „landen" kann. Andernfalls kann er reizend wirken oder gar Übelkeit auslösen.

Nehmen Sie einen Löffel mit gehacktem Knoblauch, führen Sie ihn in den hinteren Teil des Rachens und schlucken Sie den Knoblauch ohne zu kauen. Die ätherischen Öle bleiben im Mund und der bittere Geschmack wird vermieden.

Danach ein leicht dickflüssiges Getränk (statt Wasser) trinken, z. B. Milch, Nussmilch oder einen Smoothie.

Eine Infektion kann mit 2 EL Knoblauch pro Tag behandelt werden.

Hausgemachter gerösteter Knoblauch

Manche Restaurants servieren ganze geröstete Knoblauchzehen, ungeschält. Sieht gut aus auf dem Teller, aber man muss die Zehen zerdrücken oder schälen. Es geht auch anders:

- Knoblauchzehen nach Bedarf schälen, leicht in Olivenöl schwenken und in eine Auflaufform geben. So verteilen, dass die Zehen separiert liegen.
- Die Form mit einem Deckel oder Alufolie abdecken und bei 190 °C 30 Minuten backen.
- Die Zehen mit einem Pfannenwender wenden und ohne Deckel weitere 10 bis 15 Minuten backen, bis sie nach Belieben karamellisiert sind.

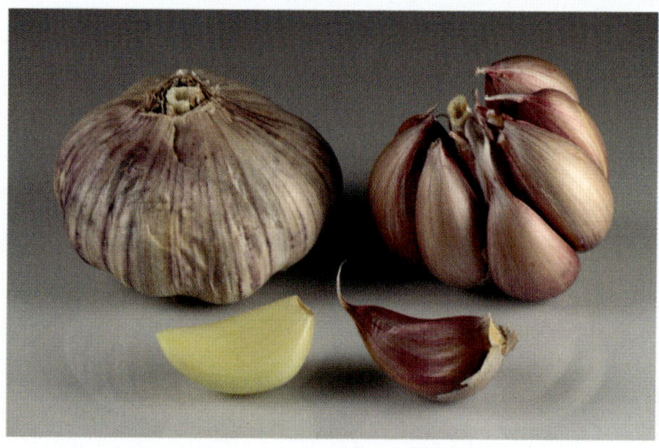

Kurkuma

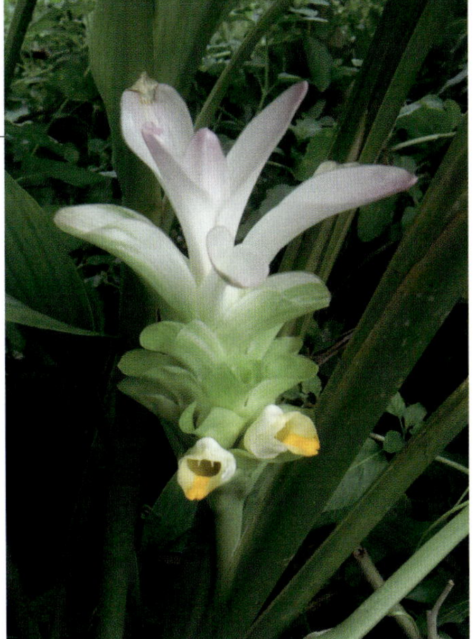

Curcuma longa
Pflanzenfamilie : *Zingiberaceae*
Trivialnamen : Gelbwurz, Curcuma
Verwendete Teile : Rhizom
Medizinische Wirkungen : entzündungshemmend, krebshemmend, antioxidativ, blutfettsenkend, karminativ, cholagog

Es gibt unglaublich viel Forschung über die gesundheitsfördernde Wirkung von Kurkuma. Ein Großteil davon befasst sich nur mit einigen wenigen Komponenten des Rhizoms („Wurzelstock"), insbesondere mit der Verbindung Curcumin – nicht mit der ganzen Pflanze. Das aromatische Rhizom ist ein wärmendes Stimulans, Entgiftungs- und Magenmittel und ein Karminativum. Es wirkt gallentreibend, antientzündlich und leberschützend – nicht zuletzt stark krebshemmend. Kurkuma ist außerdem antibiotisch wirksam, gegen grampositive (Streptokokken, Staphylokokken u. a.) und gramnegative Bakterien (z. B. Salmonellen).

Heilmittel und Medizin

Kurkuma wird traditionell als Heilmittel bei Gallenblasen-, Gallenstein- und Lebererkrankungen sowie Gelbsucht eingesetzt. Die moderne Forschung hat gezeigt, dass Kurkuma als starkes Antioxidans in den Zellmembranen der Leber wirkt und ähnlich wie Mariendistel oder Artischocke leberschützende/-regenerierende Eigenschaften besitzt. Der Wirkstoff stabilisiert Lysozyme, die für die Entsorgung von Stoffwechselabfällen in Leberzellen zuständig sind, und erhöht die hepatische Glutathion-S-Transferase (ein Entgiftungsenzym).

Kurkuma kann Eisen im Darm binden und somit indirekt sowohl Entzündungen als auch Krebs hemmen. Die hohen Eisenkonzentrationen werden als „Treibstoff" für Stoffwechselprozesse genutzt. Kurkuma wird auch zur Senkung des Cholesterinspiegels verwendet: Hemmung der Darmresorption und Induktion von Enzymen, die Cholesterin in Gallensäuren zur Ausscheidung umwandeln; Senkung der LDL- und Triglyceridspiegel, Erhöhung der HDL-Werte. Kurkuma hemmt auch die Lipidperoxidation und mindert Risiken der Hypercholesterinämie.

Hohe Cholesterinspiegel sind Teil des metabolischen Syndroms mit abnormen Blutfettwerten, Bluthochdruck, hohen Blutzuckerwerten und Übergewicht (siehe S. 350). Ein chronisch entzündlicher Grundzustand, der viele

Menschen in Industriestaaten betrifft und ein starker Risikofaktor für Krebs ist.

In meiner Praxis verwende ich Kurkuma bevorzugt als Entgiftungsmittel, das auch die Leber vor oxidativem Stress schützt. Das wärmende Kraut wirkt ausgleichend bei kühlenden Bitterstoffen (z. B. Krauser Ampfer oder Berberitze), die traditionell zur Leberaktivierung und Entgiftung verordnet werden.

Die ätherische Ölfraktion und das Pigment Curcumin haben bei akuten Entzündungen vergleichbar starke antientzündliche Effekte gezeigt wie Hydrocortison und Phenylbutazon, jedoch ohne Nebenwirkungen. Kurkuma hemmt schmerzvermittelnde Prostaglandine über den COX-2-Signalweg (Cyclooxygenase-2). In Tierstudien erhöhte Curcumin die Empfindlichkeit der Rezeptoren für Nebennierenhormone.

Nutzen für die Krebstherapie

Curcumin – ein Harzpigment, das mehrere Curcuminoide enthält, ist der am besten untersuchte Inhaltsstoff von Kurkuma. In der Krebstherapie wirkt Curcumin entzündungshemmend und antioxidativ (Redox-Reaktion). Curcumin vermittelt spezifisch krebshemmende Wirkungen: Regulation von Zellschutz-/Zellsignalwegen, Hemmung der Blutplättchenaggregation, der Gefäßneubildung, der Metastasierung und Zellteilung (antimitotisch) sowie Apoptose-Induktion (Zelltod).

Chemotherapie. Curcumin kann die Aktivität bestimmter Enzyme drosseln, die für den Stoffwechsel und die Ausscheidung von Arzneimitteln erforderlich sind, darunter Cytochrom-P450-Enzyme (Phase I der Leberentgiftung) sowie Glutathion-S-Transferase und Glucuronosyltransferase (Phase II). Auf diese Weise verlängert Curcumin die Halbwertszeit von Chemotherapeutika und ermöglicht niedrigere Dosierungen ohne Wirksamkeitsverlust. Daten klinischer Studien belegen, dass Curcumin zusammen mit Docetaxel, 5-Fluorouracil/Oxaliplatin und Gemcitabin verabreicht die Therapieeffizienz erhöht. Die genauen Mechanismen dieser Wechselwirkung sind nicht bekannt.

Präklinische Studien ergaben, dass Curcumin die zytotoxische Wirkung zahlreicher Chemotherapeutika verstärkt: Doxorubicin, Tamoxifen, Cisplatin, Camptothecin, Gemcitabin, Daunorubicin, Vincristin und Melphalan. Curcumin überwindet die Blut-Hirn-Schranke und vermittelt potentiell therapeutische, antioxidative und krebshemmende Wirkungen in Hirngewebe.

Mundschutz. Präklinische und klinische Studien weisen auf den Nutzen der äußerlichen (topischen) Anwendung von Kurkuma hin (Mundspülung oder Gel), insbesondere bei Entzündungen infolge der Chemotherapie. Es gibt auch vielversprechende Studien über verschiedene Kurkuma-Produkte zur Behandlung von Krebsvorstufen im Mund oder zur Vorbeugung von Mundkrebs.

Eine Studie zeigte, dass Patienten mit Kopf- und Halskrebs, die sich einer Strahlentherapie unterzogen, von Gurgelwasser mit Kurkuma profitierten. Entzündungen der Mundschleimhaut (Mukositis) wurden verzögert und verliefen milder. Eine randomisierte klinische Studie verglich Kurkuma-Gurgelwasser aus Pflanzenmaterial (kein isoliertes Curcumin) mit einer Mundspülung auf Jodbasis. Die Ergebnisse zeigten, dass mit Kurkuma behandelte Patienten weniger häufig und weniger schwer an oraler Mukositis leiden als mit Jodlösung behandelte Patienten. Zudem musste die Behandlung in der Kurkuma-Gruppe seltener unterbrochen werden und der Gewichtsverlust fiel geringer aus.

Die ganze Wurzel

Leider wurden die meisten Studien mit Kurkuma mit isolierten Curcuminoiden durchgeführt, die nur 3 bis 5 % der Wurzel ausmachen. Ganzheitliche Therapeuten fragen sich mitunter ob Pflanzenbestandteile verloren gehen, wenn isolierte Wirkstoffe verwendet werden. Alle traditionellen Anwendungen nutzen die Wurzel in diätetischer Dosierung, mit allen natürlich vorkommenden Cofaktoren und synergistischen Komponenten. Dies gilt auch für Piperin (aus schwarzem Pfeffer extrahiert), das häufig in Curcumin-Präparaten enthalten ist. Seine Wirkpotenz ist um ein Vielfaches geringer als die des frischen schwarzen Pfeffers, der ebenfalls traditionell in der Diätetik und Medizin verwendet wird.

Dosierung

Wurzel (Rhizom) : Studien zufolge sind bis zu 12 g Kurkumawurzelpulver täglich über 3 Monate eingenommen sicher anzuwenden. Genaue Dosisangaben liegen nicht vor. Die Anteile von Curcumin und Curcuminoiden in Rhizomen beträgt 22–40 mg/g. Signifikant wirksame Curcuminspiegel im Blut sind schwer zu erreichen.

Warnhinweise

• Es gibt Vorbehalte, dass Curcumin sowohl in vitro als auch in vivo in annähernd therapeutischen Konzentrationen DNA-Schäden und Chromosomenveränderungen verursacht. Dies sollte kein Grund sein, auf das Kraut zu verzichten. Es ist vielmehr ein Hinweis auf die Komplexität der Kräuterheilkunde.

• Curcumin kann dosisabhängig anti-oxidativ oder prooxidativ wirken. Diese zunächst als nachteilig geltende Wirkungen wird durch Redoxmechanismen vermittelt. Kontrollierter oxidativer Stress, der durch die ganze Wurzel ausgelöst wird, ist häufig genau das, was krebshemmend wirkt. Kollateralschäden werden gleichfalls durch curcuminvermittelte Redoxmechanismen kontrolliert. Solche paradoxen Phänomene verweisen auf die klassische „amphotere“ Wirkung der Kräutermedizin: Ausgleich, Stabilisierung und Normalisierung von Stoffwechselprozessen. Chemisch kann eine amphotere Substanz entweder als Säure oder als Base wirken. In der Kräuterheilkunde entspricht dies scheinbar paradoxen, komplexen und erwünschten Wirkmechanismen. Eine analoge Metapher wäre das Management von Waldbränden: Besser kontrollierte Brände als unkalkulierbare Feuersbrünste. Im Fall von Kurkuma: besser krebshemmender, prooxidativer Stress und redoxregulierter antioxidativer Zellschutz als ein chronischer, tumorfördernder Entzündungszustand.

• Es gibt Hinweise darauf, dass die Langzeitanwendung von Curcumin in höherer Dosierung Anämie verursacht. Curcumin ist ein aktiver Eisenchelator. In Tierstudien mit eisenarmer Diät kam es vergleichsweise rascher zur Blutarmut, wenn Curcumin verabreicht wurde. Dies könnte bei Krebserkrankungen sogar von Vorteil sein, da für den optimalen Stoffwechsel eine hohe Eisenverfügbarkeit erforderlich ist. Die Schulmedizin zielt häufig darauf ab, die Eisenbelastung der Krebspatienten bei 20 bis 40 % des Normalbereichs zu halten. Die Eisenwerte im Blut sollten bei Krebspatienten regelmäßig kontrolliert werden.

• Möglicherweise sollte die gleichzeitige Einnahme von Kurkuma-/Curcumin-Supplementen und einjährigem Beifuß (*Artemisia annua*) vermieden werden. Die Effekte sind am stärksten ausgeprägt, wenn der Eisengehalt höher als der Medianwert ist. Dann sind beide Kräuter gegensinnig wirksam. Eine intermittierende Gabe von Curcumin könnte hilfreich sein, um die Hemmung erwünschter akuter Entzündungs- und Immunreaktionen (Wundheilung und Geweberegeneration) zu vermeiden und gleichzeitig die Belastung durch dauerhaft hohe Dosen zu minimieren.

• Die Zahl der Studien, die positive Wirkungen von Curcumin belegen, ist deutlich höher als die Zahl der Studien mit negativen Resultaten. Forschungsergebnisse weisen mehrheitlich darauf hin, dass das Kraut weitgehend sicher eingesetzt werden kann. Allerdings muss man anmerken, dass die therapeutischen Dosierungen von heute wesentlich höher sind als historische diätetische Dosierungen.

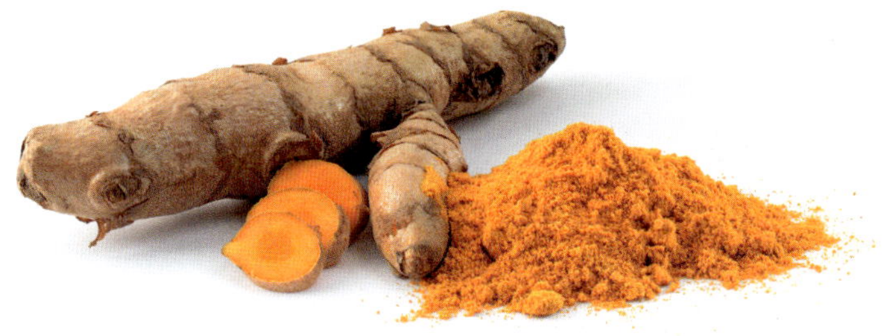

Praxistipps

Kurkuma sollte mit schwarzem Pfeffer und öl- oder fetthaltiger Nahrung eingenommen werden, um die Aufnahme zu verbessern.

Die Bioverfügbarkeit von standardisiertem Curcumin steigt, wenn man zusätzlich Pulver der ganzen pulverisierten Wurzel einnimmt.

In meiner klinischen Praxis verwende ich Kapseln und Vollwurzelpulver zusammen. Die Kapseln enthalten in der Regel bis zu 500 mg standardisierte Curcuminoide (94 %), zwei- bis viermal täglich. Bromelain, schwarzer Pfeffer (insbesondere dessen Wirkkomponente Piperin) und Quercetin verbessern die Aufnahme und sind meist in den Kapseln enthalten.

Nehmen Sie zusätzlich 1–2 TL (5–10 g) Kurkumapulver an 5 Tagen pro Woche in *Goldener Milch* ein (siehe S. 324).

Die abendliche Einnahme von Curcumin kann eine Wechselwirkung mit Melatonin bewirken, die die Aktivierung von Onkogenen und die Migration von Krebszellen verhindert. Dies ist für Krebspatienten mit erhöhten Risiken für Metastasierung oder Tumorinvasion in angrenzendes Gewebe von Bedeutung. Umgekehrt könnte die morgendliche Gabe von Curcumin die Wirkung von Melatonin ergänzen, da Krebsstammzellen blockiert werden, wenn der Melatoninspiegel abgesunken ist. Um die chronobiologischen Vorteile zu nutzen, wird die zweimal tägliche Einnahme empfohlen.

Das Rhizom von Kurkuma enthält bis zu 5 % ätherische Öle, die pigmentierte Harzcurcuminoide (Curcumin) enthalten. Diese Verbindungen benötigen ein starkes Lösungsmittel. Abkochungen auf Wasserbasis reichen für eine wirksame Extraktion nicht aus.

Es ist schwierig, mit der Nahrung genügend Curcumin aufzunehmen – obwohl die *Goldene Milch* eine akzeptable Dosis enthält, die absorbiert wird. Deshalb werden häufig Supplemente in Kapselform empfohlen. Sie enthalten aber keineswegs nur gemahlenes Kurkumapulver, sondern sind pulverisierte, hochkonzentrierte Extrakte. Die Curcuminoide sind in der Regel auf etwa 90–95 % pro Kapsel standardisiert. In den Kapseln fehlen zwangsläufig andere wichtige Inhaltsstoffe. Ich empfehle, neben den Kapseln auch die ganze Wurzel einzunehmen.

Curcumin-Aufnahme

Die Aufnahme (Resorption) von Curcuminverbindungen ist Gegenstand zahlreicher Studien. Viele Produkte werden mit dem Argument einer optimierten Aufnahme beworben. Ziel der Behandlung ist aber nicht die Resorption sondern die tatsächliche symptomatische Besserung der Patienten und die Stärkung der Gesundheit.

Vorliegende Studiendaten zeigen durchgängig, dass durch Einnahme von Kurkuma und Curcumin günstige klinische Wirkungen erzielt werden. Wahrscheinlich spielt die Aufnahme oder zumindest die Art und Weise, wie wir sie messen, eine untergeordnete Rolle. Dies erscheint plausibel, da Curcumin das Darmmikrobiom beeinflusst und unabhängig von der Resorption systemische Veränderungen hervorrufen kann.

Es könnte sein, dass wir den komplexen Stoffwechsel der Kurkuma-Komponenten einfach nicht verstehen, und dass die Resorptionsstudien mit fragwürdigen Parametern durchgeführt wurden. Es gibt Untersuchungen, die darauf hindeuten, dass die Abbauprodukte von Curcumin (diverse Derivate) therapeutisch noch bioaktiver sind. Die Bestimmung des Curcuminspiegels im Blut ist demnach kein verlässliches Maß für die Wirksamkeit.

Goldene Milch

Kurkuma wird am besten zusammen mit schwarzem Pfeffer und etwas Nahrungsfett verzehrt. Die „Goldene Milch“ ist ein wohlschmeckendes, wärmendes Getränk, das Sie schnell, einfach und kostengünstig täglich zubereiten und genießen können.

300–400 ml Kokosmilch*

1 TL bis 1 EL Kurkumapulver (beginnen Sie mit einer kleinen Menge und erhöhen Sie schrittweise bis zur vollen Dosis)

Eine Prise frisch gemahlener schwarzer Pfeffer

Kardamom, Zimt, Nelken, Fenchel, nach Geschmack

Honig zur Geschmacksverbesserung

Die Milch erwärmen, die Pulver und den Honig nach Belieben einrühren. Ich schäume die Milch gerne mit einem Schneebesen auf.

Sie können auch andere Kräuter in die Mischung geben: Taigawurzel, Maca und Ashwagandha als Adaptogene; Shatavari als nahrhaftes, befeuchtendes Mittel; Eibisch als Futter für hilfreiche Darmflora.

* von einer frischen grünen Kokosnuss oder aus der Dose. Wenn Sie Kokosmilch aus der Dose verwenden, achten Sie darauf, dass sie vollfett ist. Wenn Sie frische oder konservierte Kokosmilch nehmen, fügen Sie 1–2 TL Kokosöl hinzu.

Lapacho

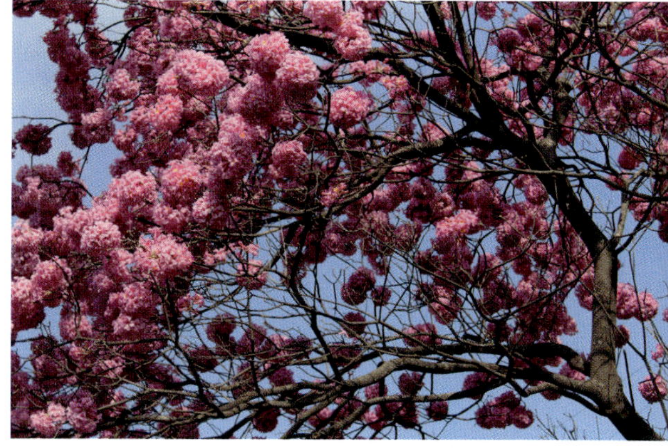

Handroanthus impetiginosus (syn. Tabebuia impetiginosa), T. avellandae, T. rosea
Pflanzenfamilie : *Bignoniaceae*
Trivialnamen: Taheebo, *Pau d'Arco*
Verwendete Teile : innere Rinde der Zweige
Medizinische Wirkungen : entzündungshemmend, antiallergisch, immunstimulierend, antiviral, antiparasitär

Lapacho ist ein Trompetenbaum und in Südamerika heimisch. Das Holz ist dicht, haltbar und sehr nützlich für den Bau von Häusern und Booten. Ein Baum, der vom Aussterben bedroht ist. Beziehen Sie das Heilkraut nur aus nachhaltiger Quelle. Aus der Forschung wissen wir, dass die Blätter antioxidative Eigenschaften haben.

Die Nutzung von Blättern ist in jedem Fall nachhaltiger als der Zweige. In der Krebstherapie ist Lapacho nur dann indiziert, wenn Begleiterkrankungen wie Virus- oder Pilzinfektionen oder Parasiten, die über das Blut übertragen werden, vorliegen.

Die innere Rinde der Zweige wurde traditionell von indigenen Völkern im Amazonasgebiet von Südmexiko bis Argentinien zur Behandlung von Fieber, Malaria, Bakterien- und Pilzinfektionen sowie Hautkrankheiten verabreicht. Moderne Anwendungen waren bei Malaria, Egelbefall, Candida, Ringelflechte, Herpesviren, HIV, Polio, Grippe und Epstein-Barr-Virus-Infektionen erfolgreich. Aktuelle Forschung bestätigte antientzündliche, antiallergische, immunstimulierende, antibakterielle, antioxidative, pilzhemmende, antidiabetische, ödemhemmende, zytotoxische und krebshemmende Eigenschaften.

Heilmittel und Medizin

Klinische Studien mit Lapacho in der Krebstherapie fehlen. Allerdings enthält die Rinde zahlreiche Verbindungen mit bekannter krebshemmender Wirkung, insbesondere eine Gruppe von Phenolen (Naphthochinone). Pflanzen können Chinone und Derivate enthalten (mehr als 1200 derzeit bekannt), die häufig als Pigmente fungieren: gelb, orange, rot, violett oder schwarz. Färbepflanzen sind reich an Chinonen, z. B. Henna, Kaffee, Krapp und Alkanna. Chinone geben Teak- und Ebenholz Dunkelfärbung und Fäulnisbeständigkeit, können aber auch allergische Reaktionen bei Mühlen- und Holzarbeitern auslösen. Zu den chinonhaltigen Krebsmedikamenten zählen unter anderem Adriamycin (Doxorubicin), Daunorubicin und Mitomycin C.

Es gibt drei Hauptgruppen von Chinonen: 1. Benzochinone oder einfache Chinone wie in Bärentraube und Buchu (*Agathosma betulina*), 2. Anthrachinone wie in den Abführmitteln Sennes und Cascara und 3. Naphthochinone, die in der Kräutermedizin vor allem als Mittel gegen Pilz-, Parasiten-, Wurmbefall und Krebsmittel eingesetzt werden. Juglon ist ein Naphthochinon, das in Blättern, Holz und grünen Schalen von Schwarznussbäumen (*Juglans nigra*) vorkommt und das Wachstum benachbarter Pflanzen hemmt. Es ist auch als Mittel gegen Pilze und Würmer und antivirales Mittel für den Menschen wirksam. Plumbagin, das Naphthochinon im Sonnentau (*Drosera rotundifolia* und spp.), wirkt in niedriger Dosis immunstimulierend, höher dosiert zytotoxisch. Es moduliert die Zellproliferation, die Tumorgenese und die Strahlenresistenz und verstärkt die krebshemmende Wirkung der Chemotherapie.

Nutzen für die Krebstherapie

Die wichtigsten bioaktiven Komponenten von Lapacho sind Naphthochinone und Derivate, insbesondere Lapachol und Beta-Lapachon. Lapachol hemmt das Wachstum von Tumorzellen. Beta-Lapachon erwies sich in Laborstudien als stark zytotoxisch bei Zelllinien von Brust-, Lungen-, Gebärmutterhals- und Leberzelltumoren. Lapachol blockierte im Labor zudem das Wachstum humaner Keratinozyten und gilt als vielversprechender Wirkstoff bei Schuppenflechte (Antipsoriatikum).

Lapachol wirkt selektiv zytotoxisch auf schnell metabolisierende Zellen. Dies wird durch Unterbrechung der Endphase der Energieproduktion im Citratzyklus erreicht. Die Energieversorgung der Zelle versiegt und löst den Zelltod aus. Der Wirkstoff erwies sich als krebshemmend bei Tumor-, Sarkom-, Melanom- und Leukämiezelllinien. Beta-Lapachon macht strahlenresistente menschliche Melanomzellen wieder empfindlich für die Strahlentherapie.

Krebshemmende Wirkmechanismen: Störung der Mitochondrienfunktion; Hemmung proentzündlicher Immunfraktionen; Hemmung krebsspezifischer Zelloberflächenrezeptoren; reduzierte Lipidperoxidation; Abregulierung von Genen, die die Zellreplikation steuern, und von proliferativen Genen, die auf Östrogen reagieren; Aufregulierung von Apoptose-Genen. Lapacho empfiehlt sich besonders zur Behandlung östrogensensitiver Tumoren. Die Wachtumshemmung von Hautzellen (Keratinozyten) prädestiniert Lapacho zur Behandlung der c hemotherapieinduzierten Hautentzündung. Insbesondere bei stark schuppenden Hautausschlägen an Händen und Füßen im Gefolge von Immuntherapien.

Dosierung

Tee : Aufguss getrockneter Rinde, 1,5–3 g täglich

Tinktur : 1:2-Tinktur (45 % Ethylalkohol), 3–7 ml täglich

Praxistipps

In Nordamerika und Großbritannien werden meist die Spezies *Tabebuia avellanedae* oder *Handroanthus impetiginosus* angeboten. Derzeit befasst sich die Forschung mit den Heileigenschaften alternativer Spezies. Möglicherweise sind alle Spezies der Gattung *Handroanthus* hilfreich. Alternative Lapachoarten sind in der klinischen Praxis noch nicht etabliert.

Zu medizinischen Zwecken benutzt man zerkleinerte Rinde, die sich gut für Abkochungen eignet, z. B. Tee. Ich verwende Lapachorinde zu gleichen Teilen mit Pilzen (Reishi oder Cordyceps) und Tragant als Teil einer Suppenmischung, mit Knochenmarkbrühe zur Blutregeneration.

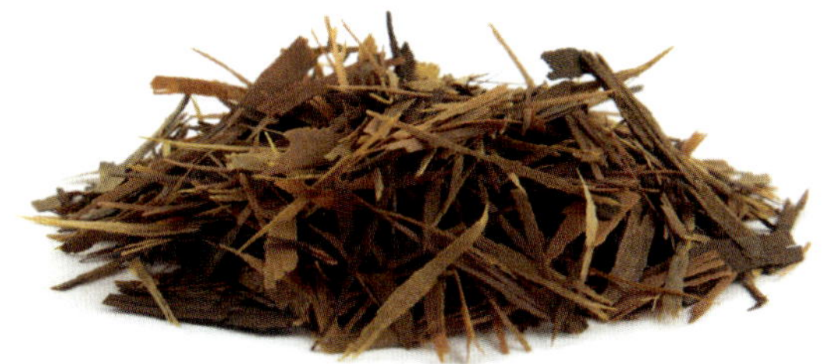

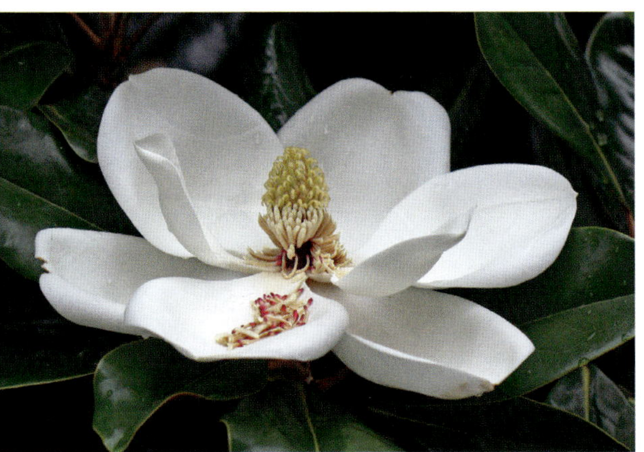

Magnolia grandiflora, M. virginiana, M. acuminata, M. macrophylla, M. officinalis
Pflanzenfamilie : *Magnoliaceae*
Verwendete Teile : Rinde
Medizinische Wirkungen : entzündungshemmend, antioxidativ, kühlend, aromatisch, tonisierend, bitter, angstlösend

Magnolia

Magnolienrinde wird in der indigenen Medizin der südlichen USA traditionell bei intermittierendem oder akutem Fieber verwendet. Sie gilt als leicht schweißtreibend, abführend und als belebendes Tonikum. In der TCM wird die Rinde bei „Qi-Stagnation“ (Energiemangel, geringe Lebenskraft) und bei stressbedingten Verdauungsstörungen eingesetzt.

Die Rinde soll angstlösend, stressmindernd (Nebennierenrinde, Stresshormone), pilzhemmend und antibakteriell, entzündungshemmend, schmerzlindernd und antikonvulsiv wirken. Magnoliarinde wird zur Behandlung von Menstruationsbeschwerden, Bauchschmerzen, Blähungen, Verdauungsstörungen, Husten und Asthma empfohlen. Die angstlösenden, neuroprotektiven und entspannenden/beruhigenden Wirkungen prädestinieren Magnolia im Umfeld von Chemotherapie oder Operationen.

Heilmittel und Medizin

Klinische Magnolia-Studien befassten sich hauptsächlich mit zwei Lignankomponenten: Honokiol und Magnolol. Laborstudien ergaben, dass Honokiol die Leber vor oxidativem Stress und das Gehirn vor Entzündungen nach einem Schlaganfall schützt. Honokiol hemmt überaktive weiße Blutkörperchen und begrenzt oxidative Schäden. Es wirkt antidepressiv und kann Demenz vorbeugen oder verzögern. Die präklinische Forschung unterstützt zahlreiche Indikationen: Angstzustände, Schmerzen, Depression, Thrombosen, Infektionen, Krampfleiden, Krebs und Nervenschutz.

Honokiol wirkt insbesondere krebs- und entzündungshemmend, da es proentzündliche Prostaglandine wie COX-2 (Cyclooxygenase-2) hemmt. Studienergebnisse weisen darauf hin, dass der Wirkstoff speziell auf Krebszellen im Gehirn abzielt. Gesunde Nervenzellen werden geschützt und schädliche Folgen von Ischämie, Krampfanfällen und Schmerzen verhindert.

Magnolia-Extrakt interagiert auf komplexe Weise mit Endocannabinoid-Rezeptoren im Gehirn und im Körper. Magnolol ist ein partieller Agonist von CB1

(Endocannabinoid-Rezeptor Subtyp 1) und wirkt stärker agonistisch auf CB2. Honokiol erwies sich starker Agonist für CB1-Rezeptoren und als Antagonist von CB2-Rezeptoren. Die agonistisch-antagonistische Wechselwirkung beeinflusst die Stimmung, die Hirnaktivität und das Gleichgewicht von Parasympathikus und Sympathikus.

Magnolia-Komponenten sind auch Agonisten des Neurotransmitters GABA-A (Gamma-Aminobuttersäure A) und von Muscarinrezeptoren im zentralen Nervensystem, was zur ausgeprägt angstlösenden und entspannenden Wirkung beiträgt. Solche komplexen Wirkungen, Interaktionen und Synergien verdeutlichen das ganzheitliche Wirkprinzip von Heilkräutern. Eine Empfehlung für Rindenextrakte.

Nutzen für die Krebstherapie

Sowohl Magnolol als auch Honokiol haben krebshemmende Effekte in Labor- und Tierstudien gezeigt. Magnolol hemmt iNOS (induzierbare Stickoxidsynthase) und proentzündliche Zytokine: IL-8 (Interleukin-8), TNF-α und Prostaglandin E2, die antientzündlich wirken.
Honokiol blockiert intrazelluläre Ras-Proteine, die an der Signalübertragung auf Onkogene beteiligt sind und hemmt Signalwege, die Multiresistenz fördern. Der Wirkstoff moduliert auch den Transkriptionsfaktor NF-κB, der zahlreiche Gene steuert, die die Neubildung von Blutgefäßen, Metastasierung und das Überleben von Krebszellen beeinflussen, sowie EGFR (epidermaler Wachstumsfaktor) und mTOR (*mammalian target of rapamycin*).

Honokiol wirkt in Brustkrebszellen synergistisch mit den Immuntherapeutika Lapatinib und Imatinib. Die Kombination von Honokiol und Lapatinib/Imatinib blockierte die Zellvermehrung und induzierte Apoptose bei HER2-positiven Brustkrebszelllinien. Magnolia empfiehlt sich als Option zur Verhinderung oder Verzögerung von Arzneimittelresistenz bei Brustkrebspatientinnen.

Honokiol induziert Apoptose und wirkt tumorhemmend. Die Wirksamkeit der Chemotherapie kann durch Kombination von Honokiol mit anderen Wirkstoffen zur Blockade der Gefäßneubildung (Anti-Angiogenese) verstärkt werden. In einer Studie führte Honokiol allein zur signifikant wirksamen Tumorhemmung. Die Anwendung von Honokiol plus Platin-Chemotherapie hemmte das Tumorwachstum signifikant und ermöglichte längere Überlebenszeiten. Eine andere Studie zeigte, dass Honokiol die krebshemmende Wirkung der Chemotherapie mit Doxorubicin potenziert.

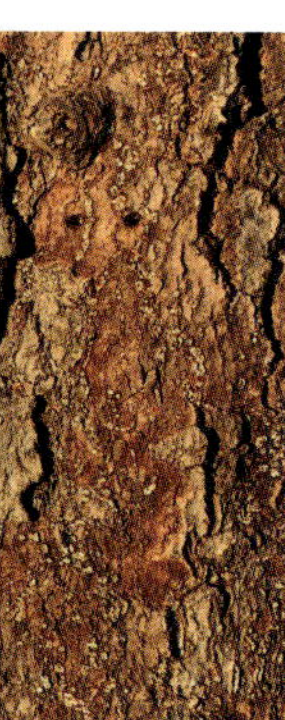

Dosierung

Rinde : Die traditionelle chinesische Medizin (TCM) empfiehlt eine Dosierung von 3–10 g roher Magnoliarinde pro Tag als Abkochung. Sie wird in geteilten Dosen eingenommen, um eine ganztägige Wirksamkeit zu erzielen, oder vor dem Schlafengehen, um den Schlaf zu fördern.

Tinktur : 1:2-Tinktur, 1,5–5 ml täglich

Fertigpräparate : Ein Extrakt aus *Magnolia officinalis* ist in verkapselten Supplementen enthalten, in der Regel auf 90 % Honokiol und Magnolol standardisiert. Empfohlene Dosierung: ca. 30 mg täglich.

Warnhinweise

- Die diätetische Verabreichung (21 Tage) von bis zu 480 mg/kg Magnolia (bei Nagetieren) und von 240 mg/kg über 90 Tage ergab keine Hinweise auf Toxizität. Manche Forscher vermuteten einen Zusammenhang zwischen einer fortschreitenden interstitiellen Nierenfibrose und der Langzeitanwendung von Magnolia. Zum Vergleich: Eine Dosis von 480 mg/kg entspricht der beachtlichen Dosis von 26,4 g Magnolia bei einem 55 kg schweren Erwachsenen. Das ist mit Supplementen definitiv nicht erreichbar. TCM-Dosierungen (3–10 g/Tag rohe Magnoliarinde, Abkochung) werden über Wochen oder Monate eingenommen, ohne dass es Hinweise auf Risiken oder Organschäden gibt.
- Magnolia vermittelt eine leicht thrombozytenhemmende Wirkung, die auf eine Hemmung der Thromboxanbildung und der intrazellulären Calciummobilisierung zurückzuführen ist. Ergebnisse von Laborstudien lassen vermuten, dass Magnolia blutverdünnend wirkt. Beim Menschen war dies bislang nicht nachweisbar. Wer an erhöhter Blutungsneigung leidet oder mit blutverdünnenden Medikamenten behandelt wird, sollte auf Magnolia verzichten.
- Die Arten sind in der Natur vom Aussterben bedroht. Obwohl Magnolia für medizinische Zwecke fast ausschließlich von kultivierten Bäumen stammt, gelten die Wildbestände weiterhin als stark gefährdet.

Mutterkraut

Mutterkraut kann man leicht selbst im Hausgarten kultiveren. Das leuchtend grüne Laub und die Blüten liefern heilkräftige Kräutermedizin. Anwendungen als antientzündliches und schmerzlinderndes Mittel bei Arthritis haben eine lange volksmedizinische Tradition und wurden durch moderne Forschung bestätigt. Das Heilkraut wird auch zur Vorbeugung von Migräne eingesetzt.

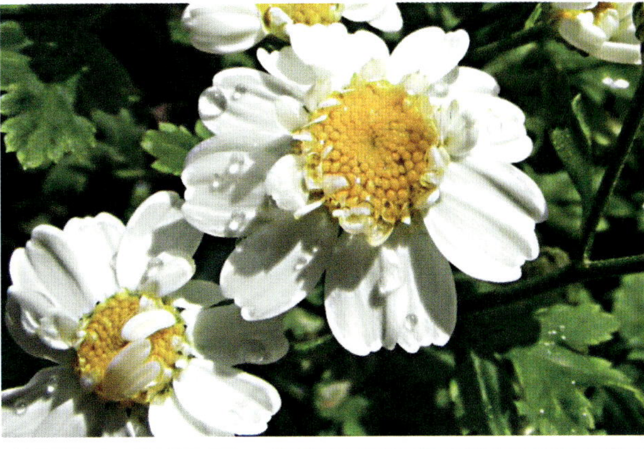

Tanacetum parthenium
Pflanzenfamilie : *Asteraceae*
Trivialnamen: Fieberkraut, *Feverfew*
Verwendete Teile : Blüten
Medizinische Wirkungen : kühlend, bitter, entzündungshemmend, antiarthritisch, migränelindernd, krebshemmend

Heilmittel und Medizin

Mutterkraut kann die Häufigkeit und Schwere von Migräneattacken reduzieren, da es gefäßentspannend wirkt. Diese Wirkung wird durch Arachidonsäure und Histamin sowie durch die Freisetzung von Serotonin aus weißen Blutkörperchen vermittelt. Das Kraut hemmt die Prostaglandinsynthese, vermindert Spasmen der glatten Gefäßmuskulatur und unterbindet die Ausschüttung von Thrombozytengranula. Der Extrakt wirkt blutverdünnend, ein Vorteil bei der Behandlung von Arthritis und Migräne. Bei Patienten, die Blutverdünner einnehmen, sollte er mit Vorsicht verwendet und vor einer Operation abgesetzt werden.

Wie viele Spezies der Gänseblümchenfamilie enthält Mutterkraut reichlich ätherische Öle, unter anderem eine größere Menge Parthenolid (ein Sesquiterpenlacton). Auch bioaktive Flavonoide sind enthalten. Parthenolid kann Apoptose von Krebszellen durch Hemmung von NF-κB und anderen zellulären Signalwegen auslösen. Normale Zellen werden nicht geschädigt.

Nutzen für die Krebstherapie

Parthenolid hemmt die erworbene Resistenz gegen Chemotherapeutika. Der Wirkstoff vermittelt Synergieeffekte mit verschiedenen Chemotherapeutika, kann Antitumorwirkungen verstärken, Metastasen und Angiogenese hemmen. Eine erworbene Resistenz gegen Strahlentherapie wird mit der Aktivierung von NF-κB assoziiert. Die Gabe von Parthenolid kann die Strahlendosis und die Toxizität für das umliegende Gewebe verringern.

Studien mit verschiedenen Krebsarten und unterschiedlichen Verabreichungsmodi ergaben, dass Taxane (Paclitaxel und Docetaxel) oder Vinorelbin (ein halbsynthetisches Vinca-Alkaloid) kombiniert mit Parthenolid zur maximal krebshemmenden Wirkung der Medikamente führt. Auch die Effizienz von Doxorubicin kann optimiert werden, wenn es mit Parthenolid kombiniert wird. Weitere Medikamente mit nachgewiesenem Nutzen bei gleichzeitiger Gabe von Parthenolid (in vitro und in vivo) sind Temozolomid, Cisplatin, 5-Fluorouracil (5-FU), Gemcitabin, Temsirolimus und Retinoide.

Parthenolid erwies sich auch als vielversprechender Cofaktor zur Wirkungsverstärkung bei Krebspatienten, die mit Hyperthermie behandelt wurden. Hyperthermie ist eine Behandlung durch Überwärmung, entweder organspezifisch oder generalisiert. Das Verfahren kann zahlreiche Signalwege der Gewebeheilung günstig beeinflussen.

Dosierung

Gefriergetrocknetes frisches Kraut : Kapseln mit gefriergetrocknetem frischem Kraut sind die beste Option. Durch die Gefriertrocknung bleiben die ätherischen Öle erhalten. Empfohlene Dosierung: 500–1000 mg täglich (1 oder 2 Kapseln).

Frisches Kraut : Die traditionelle Volksmedizin empfiehlt, täglich zwei oder drei Blätter der Pflanze zu essen. In gemäßigten Breiten, wo die Pflanze 8 bis 9 Monate im Jahr gedeiht, ist das leicht möglich. Damit die ätherischen Öle nicht die Mundschleimhaut reizen, rollen Sie ein frisches Blatt zu einer kompakten Kugel und schlucken es wie eine Pille. Sie können mit einem Blatt und weichem Weißbrot auch einen Bolus herstellen.

Tinktur : 1:2-Tinktur (45 % Ethylalkohol) aus frischem Kraut, 0,5–1,5 ml täglich. Tinkturen aus Mutterkraut werden gelegentlich auf einen Parthenolgehalt von mindestens 0,4 mg/ml standardisiert angeboten. Die Forschung gibt eine wirksame Dosis von 0,25–0,50 mg Parthenolid pro Tag vor.

In der Praxis sind die Ergebnisse der Behandlung mit Mutterkraut oft uneinheitlich. Dies kann auf Qualitätsunterschiede der Produkte zurückzuführen sein. Der hohe Anteil an flüchtigen Verbindungen macht das Kraut leicht verderblich. Die beste Empfehlung: frisches oder frisch getrocknetes Kraut. Mutterkraut sollte saisonal geerntet und nicht länger als ein Jahr aufbewahrt werden.

Propolis

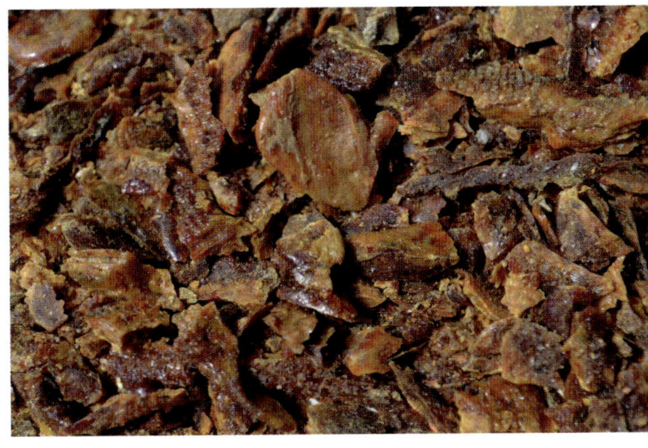

Propolis, auch als Bienenharz bekannt, wird von Bienen aus gesammelten Pflanzenharzen und Wachsen produziert. Es dient als „Klebstoff" oder „Zement" im Bienenstock. Der Begriff Propolis ist von griechisch *pro* = für oder zur Verteidigung und *polis* = Stadt abgeleitet (in diesem Fall der Bienenstock). Von der starken antibiotischen Wirkung profitiert die Gesundheit des Bienenvolks. Propolis wird mindestens seit der ägyptischen Antike zu medizinischen Zwecken verwendet. Zusammen mit Myrrhe und Weihrauchharz benutzte man den Propolis damals auch zum Einbalsamieren von Verstorbenen.

Als äußerliches Mittel bei Verbrennungen, Bissen, Infektionen, Geschwüren, Druckgeschwüren und Druckstellen wird Propolis seit Urzeiten genutzt. Es gilt als „Narbenbildner", der Wunden versiegelt und vor Infektionen schützt, während das darunter liegende Gewebe abheilt. In vormoderner Zeit versiegelte man den Nabelstumpf von Neugeborenen und Amputationsstümpfe mit Bienenharz.

Heilmittel und Medizin

Propolis enthält eine komplexe Mischung aus Terpenen, Kaffeesäure, Zimtsäure und Phenolsäure sowie mehr als 500 bioaktive Flavonoide, die je nach den von den Bienen besuchten Pflanzen regional und saisonal variieren. Als Heilmittel für den Menschen werden dem Bienenharz antioxidative, entzündungshemmende, zytotoxische, antivirale, pilzhemmende, leberschützende und krebshemmende Eigenschaften zugeschrieben.

Propolis erhöht die Aktivität natürlicher Killerzellen im Kampf gegen Tumorzellen. Das Harz wirkt auch als natürliches Antibiotikum gegen *Streptococcus mutans* und andere Streptokokkenspezies, die Halsentzündungen und Karies verursachen, sowie gegen *Staphylococcus aureus*, der Haut- und Bindegewebsinfektionen hervorruft. Propolis vermittelt synergistische Wirkungen mit den Antibiotika Streptomycin und Cloxacillin und ist besonders wirksam bei MRSA-Infektionen (Methicillin-resistenten *Staphylococcus aureus*).

Nutzen für die Krebstherapie

Propolis vermittelt zytotoxische, immunmodulierende und krebshemmende Wirkungen. Das Wirkprofil beruht auf molekularen Mechanismen, die auf Apoptose-Signalwege in Krebszellen abzielen. Zahlreiche Studien belegen die Zytotoxizität bei Zungen-, Brust-, Pankreas- und Knochenkrebs. Zwei Phenole in Propolis mit bemerkenswerter krebshemmender Wirkung sind CAPE (Kaffeesäurephenethylester) und Apigenin. Diese Polyphenole sind starke Redox-Regulatoren mit Mehrfachwirkung: Hemmung des Zellzyklus, oxidativer Stressabbau, Aktivierung von Entgiftungsenzymen, Apoptoseinduktion und Immunaktivierung.

Apigenin. Dieses im Pflanzenreich weit verbreitete Flavon ist reichlich in Gemüse (Petersilie, Sellerie, Zwiebeln), Obst (Orangen), Kräutern (Kamille, Thymian, Oregano, Basilikum und Tulsi, Mutterkraut, einjähriger Beifuß, Schafgarbe) und pflanzenbasierten Getränken (Tee, Bier und Wein) enthalten. Neben der stark antioxidativen Potenz erwies sich Apigenin in Studien an Krebszellen als blutzuckersenkend, antientzündlich und zytotoxisch und als Hyaluronidasehemmer. Apigenin schützt vor Bluthochdruck, Herzhypertrophie und Autoimmunerkrankungen des Herzens.

CAPE (Kaffeesäurephenethylester). Kaffeesäure/Derivate kommen von Natur aus vermehrt in Propolis vor. In einer Studie zur Motilität und Migration von Brustkrebszellen zeigten sowohl CAPE als auch Kaffeesäure zytotoxische Aktivität. Je höher die Dosis und je länger die Anwendungsdauer, desto stärker die Wirkung. CAPE wurde in Labor- und Tierstudien intensiv erforscht und hat sich zur Behandlung von Infektionen, oxidativem Stress, Entzündungen, bei Krebs, Diabetes, neurodegenerativen Erkrankungen und Angstzuständen bewährt. Der Wirkstoff kann Neurotoxizität im Gehirn und Rückenmark reduzieren, wirkt nervenschützend und antientzündlich. Seine antioxidative Potenz macht CAPE zur wertvollen Ergänzung in der Chemotherapie: erhöhte Wirksamkeit und reduzierte Toxizität der Medikamente.

Dosierung

Ölextrakt : Propolis selbst ist eine dicke, klebrige, teerartige Substanz, die schwer zu verarbeiten ist. Sie wird normalerweise in Alkohol eingelegt oder zum festen Öl mazeriert. In der Apotheke lohnt es sich, eine Messsäule ausschließlich für Propolis zu reservieren, ansonsten muss man Reinigungsalkohol verwenden. Der Alkoholgehalt muss hoch genug sein, um das Harz zu extrahieren – aber nicht so hoch, dass wasserlösliche Bestandteile verloren gehen, 70–75 % Ethylalkohol werden empfohlen. Mazeriertes Öl enthält das gleiche Spektrum an Propoliswirkstoffen, muss aber länger ziehen. Die Ölextraktion ist nicht so wirksam wie eine Tinktur mit gleichem Volumengewicht. Der Ölauszug eignet sich zur äußerlichen Anwendung und kann in Salben und Einreibungen eingearbeitet werden.

Tinktur : 1:10-Tinktur (75 % Ethylalkohol), 5–10 ml zweimal täglich. Zu beachten: Eine stärker als 1:10 konzentrierte Tinktur ist zu klebrig, um problemlos verarbeitet zu werden.

Sicherheit

Wer allergisch auf Bienenstiche reagiert, kann Propolis bedenkenlos verwenden. Es gibt keine Hinweise auf gefährliche Reaktionen (Anaphylaxie). Gelegentlich reagiert die Haut, wahrscheinlich wegen der Zimtsäuren. Da Propolis auch ein Werkstoff im Geigenbau und im Kunsthandwerk ist, hat man sporadisch Ödeme und Hautausschläge (Kontaktdermatitis) bei Exponierten beobachtet. Die akute orale Toxizität von Propolis ist minimal.

Propolis-Alternative

Die Entnahme von Propolis aus dem Bienenstock kann für die Bienen problematisch sein. Heilkundige nutzen das Harz noch, aber nur in sehr geringen Mengen.

Als nachhaltige Alternative gilt eine Harzzubereitung mit mehr oder weniger gleichwertigen Komponenten, die aus Pappelknospen oder Balsampappeln des pazifischen Nordwestens (*Populus candicans, Populus balsamifera*) gewonnen werden, bekannt als „Mekka-, Galaad- oder Judäa-Balsam“.

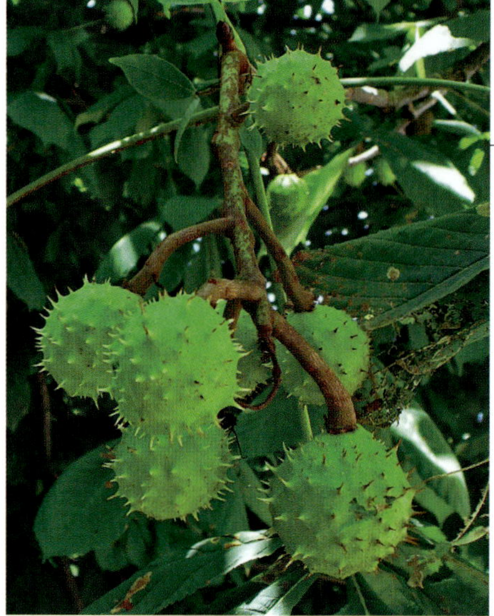

Aesculus hippocastanum
Pflanzenfamilie : *Sapindaceae*
Verwendete Teile : ganze, geschälte frische Frucht (nicht die stachelige grüne Außenhülle)
Medizinische Wirkungen : tumor-/metastasenhemmend, abschwellend, blutgefäßregenerierend

Rosskastanie

Die Rosskastanie ist ein großer und stattlicher Baum mit schönen Blüten und großen Blättern. Sie ist ein geschätzter Baum in den Wäldern Europas und wird häufig als Zierpflanze kultiviert. Anders als die Edelkastanie, die spanische und chinesische Kastanie, die allesamt Buchengewächse mit essbaren Früchten sind, gehört die Rosskastanie zur Familie der Seifenbaumgewächse (*Sapindaceae*). Die meisten Teile des Baums sind leicht giftig. Die Nüsse (Kastanien) sollten nicht als Nahrungsmittel verzehrt werden.

Heilmittel und Medizin

Die braune Schale der Frucht enthält reichlich zusammenziehende (adstringierende) Gerbstoffe. Das (ungenießbare) Nussfleisch bringt mehrere Triterpensaponine mit, die man als Aescin (auch Escin) bezeichnet. Gerbstoffe und Aescinsaponine wirken insgesamt stark antientzündlich und adstringierend. Eine Wirkung, die man sich vor allem für die venösen Blutgefäße zunutze machen kann. Die Rosskastanie wird zur Straffung und Festigung der Venenwände empfohlen, insbesondere bei stark erweiterten Krampfadern. Rosskastanie schützt venöse Gefäßzellen vor oxidativen Schäden.

Nutzen für die Krebstherapie

In der Krebstherapie trägt Rosskastanie zur Wachstumshemmung von Hirntumoren und Metastasen bei und beeinflusst Hirnödeme günstig. Das in der Rosskastanie enthaltene Aescin hemmt den krebsbedingten Abbau von Hyaluronsäure und verhindert Tumorwachstum im Gewebe und in Organen. Rosskastanie regeneriert Gefäßgewebe und stärkt die Integrität von Kapillargefäßen. Die Ödemneigung wird reduziert und die Drainage in Lymphgefäße verbessert, was insgesamt zur Entstauung beiträgt.

Rosskastanie enthält Aesculin. Ein Cumaringlykosid, das durch Fermentation via Darmflora in das pharmakologisch aktive Aglykon Aesculetin umgewandelt wird. Aesculetin wirkt leicht blutverdünnend. Ein erwünschter Effekt bei Krebserkrankungen, die eher mit „dickem Blut“ einhergehen. Aesculetin kann auch Knochenmetastasen vorbeugen, da es den Knochenabbau hemmt.

Dosierung

Tinktur: 1:2-Tinktur (45 % Ethylalkohol), 1–3 ml täglich.

Fertigprodukte : Die im Handel erhältlichen Fruchtextrakte sind in der Regel auf etwa 20 % Aescin standardisiert. Bis zu 100–300 mg Aescin täglich gelten als wirksam und sicher, um Durchblutungsstörungen bei Krampfadern, Schmerzen in den Beinen, Müdigkeit und Schwellungen der Beine, Juckreiz und Ödeme zu lindern. Solche Symptome können auch durch Krebs verursacht werden, wenn der Blutrückfluss aus den Beinen stark behindert ist, etwa nach Entfernung von Leistenlymphknoten.

Äußerliche Anwendung

Rosskastanie in Cremes oder Salben kann man als lokale Anwendung bei Krampfadern oder Hämorrhoiden einsetzen. Eine kalte Kompresse mit einem in gekühltem Tee getränkten Tuch strafft und festigt das Gewebe.

Praxistipps

Manche Tannine (Gerbstoffe) werden im Darm zu Verbindungen abgebaut, die potentiell lebertoxisch sind. Aesculetin, das Cumarin-Aglykon, ist in höheren Dosen neurotoxisch. Hohe Dosen von Rosskastanie lösen mitunter Schwindel, Kopfschmerzen, Übelkeit, Magenverstimmung und Durchfall aus.

Das Heilkraut sollte im Intervall dosiert werden: 1 Monat einnehmen und 1 Monat pausieren. Die Leberenzyme sollten alle 2 bis 3 Monate kontrolliert werden. Die längerfristige äußerliche Anwendung bei Krampfadern, Hämorrhoiden und Blutergüssen ist unproblematisch.

Da Rosskastanie blutverdünnend wirkt, kann bei präoperativer Anwendung das Blutungsrisiko erhöht sein. Rosskastanie 1 bis 2 Wochen vor der Operation absetzen.

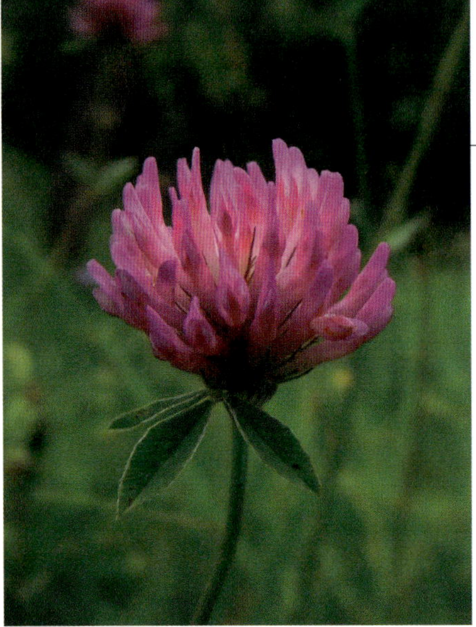

Trifolium pratense
Pflanzenfamilie : *Fabaceae*
Trivialnamen: Wiesenklee, *red clover*
Verwendete Teile : Blüten
Medizinische Wirkungen : östrogenartig, Heilmittel für die Haut

Rotklee

Rotkleeblüten sind in der europäischen Volksmedizin seit langem als Entgiftungskraut oder Blutreinigungsmittel in Gebrauch. Neuere Forschung zeigte, dass Isoflavone in Blättern und Blüten phytoöstrogen wirken: agonistisch, antagonistisch und ausgleichend. Dies begründet die traditionelle Anwendung als Fruchtbarkeitshilfe für Frauen und zur Normalisierung der Menstruation. In der Naturheilkunde wird Rotklee häufig bei Hitzewallungen in den Wechseljahren, bei Osteoporose und Herz-Kreislauf-Erkrankungen sowie bei hormonempfindlichen Krebsarten eingesetzt.

Heilmittel und Medizin

Eine Tierstudie (Ratten) zeigte, dass Rotklee-Isoflavone Osteoporose signifikant günstig beeinflussen: der Mineralgehalt der Knochen steigt; die mechanische Festigkeit (Schienbein) nimmt zu; Gewicht und Knochendichte nehmen zu (Oberschenkelknochen); die Anzahl der Osteoklasten (knochenabbauende Zellen) und der Knochenumsatz verringern sich.

Rotklee-Extrakt senkt den Gesamtcholesterinspiegel bei Frauen in der Peri- und Postmenopause, verbessert arterielle Gefäßfunktionen (Elastizitätsindex) und mindert Herz-Kreislauf-Risiken. Die phytoöstrogenen Wirkungen variieren abhängig vom Östrogenspiegel des Patienten. Isoflavone in Rotklee-Extrakt vermitteln eine schwache östrogene Agonistenwirkung, wenn sie allein verabreicht werden. Zusammen mit Estradiol wirken sie aber östrogen-antagonistisch. Das macht Rotklee-Isoflavone zu natürlichen selektiven Östrogenrezeptor-Modulatoren (SERM), wenn physiologische Östrogenspiegel vorliegen. In der klinischen Praxis bedeutet dies, dass Rotklee-Extrakt im östrogenarmen Zustand empfehlenswert ist, um Symptome zu behandeln (z. B. in den Wechseljahren).

Nutzen für die Krebstherapie

Die SERM-Eigenschaft von Rotklee eignet sich dazu, Östrogensignale dann zu hemmen, wenn sie aufreguliert sind, z. B. bei Frauen im gebärfähigen Alter mit östrogenabhängigem Brustkrebs. Zahlreiche Laborstudien lassen vermuten, dass isolierte Rotklee-Isoflavone antiangiogene und antioxidative Wirkungen sowie phytoöstrogene Eigenschaften haben, die krebshemmende Wirkungen verstärken.

Androgene/Östrogene. Belastbare klinische Studien zum Heilkraut Rotklee fehlen. Belege für die Bindung von Isoflavonen an Androgen- oder Progesteronrezeptoren sind kaum zu finden. Eine Übersichtsarbeit zu Sojawirkungen (2018) ergab, dass der Einfluss von Isoflavonen auf Androgenrezeptoren bislang noch nicht abschätzbar ist.

Prostatakrebs. Männer, die sich einer Prostatektomie unterzogen, wurden in einer randomisierten klinischen Studie entweder mit 160 mg Rotklee-Isoflavonen täglich oder Placebo behandelt. Die Testosteron-/PSA-Spiegel im Blut waren in beiden Gruppen vergleichbar. Histologische Analysen offenbarten eine höhere Apoptoserate bei Krebszellen in der Rotklee-Gruppe, was auf die krebshemmende Wirkung hinweist.

Chemotherapie. Im Brustkrebs-Mausmodell hemmte die kombinierte Behandlung mit Doxorubicin und Rotklee-Extrakt (100–400 mg/kg) die Proliferation von Tumorzellen dosis- und zeitabhängig. Ein Hinweis auf die krebshemmende Wirkung des Heilkrauts. Zusätzliche Rotkleegabe senkte die Serumspiegel von Estradiol (E2) ab – das E2-Östrogenderivat stimuliert die Vermehrung von Brustkrebszellen. Rotklee erhöhte auch die IL-12 (Interleukin 12)- und IFN-y (Interferon gamma)-Wirkspiegel, was antientzündlich und immunaktivierend wirkt. Zudem beobachtete man einen deutlichen Anstieg antioxidativ wirksamer GPx (Glutathionperoxidase)-Serumspiegel. Werden Doxorubicin und Rotklee kombiniert verabreicht, wird die Expression des Proliferationsmarkers Ki67 gehemmt und die Apoptoserate steigt. Nach Ansicht der Forscher kann man von erwünschten Synergieeffekten der Rotklee-Doxorubicin-Kombination ausgehen.

Dosierung

Tinktur : 1:2-Tinktur (45 % Ethylalkohol), bis zu 6 ml täglich.

Rotklee kann in den gemäßigten nördlichen Breiten auf eine lange Geschichte der traditionellen Anwendung zurückblicken. Relevante Nebenwirkungen oder Risiken sind bisher nicht beschrieben worden.

Osteuropäische Rotkleesalbe

Ein bewährtes Voksheilmittel, auch bei Haut- und Brustkrebs: mehrmaliges Einkochen von Rotkleeblüten über jeweils 12 Stunden, bis eine dunkle, teerartige Masse entstanden ist.

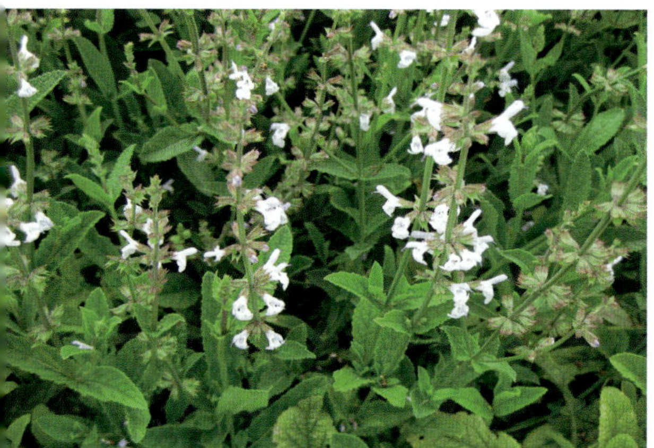

Salvia miltiorrhiza
Pflanzenfamilie : *Lamiaceae*
Trivialnamen: Dan Shen, *Chinese red sage*
Verwendete Teile : Wurzel
Medizinische Wirkungen : bitter, kühlend, durchblutungsfördernd, nervenregenerierend, nierenschützend

Rotwurzelsalbei

Rotwurzelsalbei ist ein bewährtes Heilmittel der traditionellen chinesischen Medizin (TCM). Dem Kraut werden bittere und leicht kühlende Eigenschaften zugeschrieben. Bereits um 1500 erkannten chinesische Ärzte, dass Dan Shen die Durchblutung der Mikrogefäße verbessert und Blutstauungen löst. Traditionelle Indikationen sind Angina pectoris, Herzrhythmusstörungen, Menstruationsbeschwerden, Schlafstörungen, Leber- und Krebserkrankungen. Weitere anerkannte Wirkungen und Indikationen sind die Förderung des Knochenaufbaus, verbesserte Heilung von Knochenbrüchen nach Ruhigstellung und Osteoporose (Hemmung von Knochenabbau/Osteoklasten).

Heilmittel und Medizin

Die Hauptinhaltsstoffe der Wurzel beeinflussen Herz, Kreislauf und die Blutversorgung des Gehirns günstig. Sie wirken antioxidativ, nervenschützend, antifibrotisch und antientzündlich. Kaffeesäurederivate im Rotwurzelsalbei tragen zu den antioxidativen, antithrombotischen (Schutz vor Blutgerinnseln), blutdrucksenkenden, antiviralen und krebshemmenden Heileigenschaften bei. Das Kraut verbessert die periphere Durchblutung, wirkt leberschützend, immunstimulierend und aktiviert die Makrophagensynthese. Es ist auch ein sanftes Beruhigungs- und Entspannungsmittel.

In Rotwurzelsalbei wurden über 200 Verbindungen identifiziert, die zwei Hauptgruppen angehören: wasserlösliche (hydrophile) phenolische Verbindungen (Salvianolsäuren, Flavonoide u. a.), fettlösliche ätherische Öle und Diterpenketone (Tanshinone). Der am häufigsten vorkommende Wirkstoff dieser Gruppe ist Tanshinon IIA.

Nutzen für die Krebstherapie

Tanshinone haben mehrere therapeutische Vorzüge: antioxidative Wirkungen, Herz- und Gefäßschutz (Angina pectoris, Herzinfarkt) und Tumorhemmung, Auslösung von Zelltod (Apoptose-Induktion) bei Leberkrebszellen.

Durchblutungsfördernde/abschwellende Eigenschaften der Wurzel sind für die Krebstherapie von besonderer Bedeutung, wenn man Krebs als Stauungs- und Überlastungszustand des Gewebes betrachtet. Die günstige Wirkung auf den Knochenaufbau kann zur Verbesserung der Knochendichte und zum Schutz vor Knochenmetastasen im Therapieprotokoll genutzt werden. Krebspatienten profitieren auch von leber-, nierenschützenden und neuroprotektiven Effekten des Heilkrauts.

Durchblutungsförderung. Rotwurzelsalbei wird in der Kräuterheilkunde empfohlen, um die Durchblutung der Herzkranzgefäße und die kardiale Sauerstoffversorgung zu verbessern, Angina pectoris zu lindern und die Herzleistung zu erhöhen. Tanshinone vermitteln phytoöstrogen-ähnliche Wirkungen: Bindung an Östrogenrezeptoren in Herz-Blutgefäß-Gewebe, Öffnung der Blutgefäße und Verbesserung des Blutflusses. Da Dan Shen Phytoöstrogene wirken spezifisch das Herz-Kreislauf-System: Spannung, Druck und Stauung im Gefäßsystem werden reduziert und die Durchblutung verbessert sich generell. Das Kraut hemmt auch die Thrombozytenaggregation und beugt Blutgerinnseln vor. Kardiovaskuläre Indikationen von Rotwurzelsalbei: Herzinsuffizienz, Herzrhythmusstörungen, Bluthochdruck, Blutergüsse und Blutgerinnsel.

Neuroregeneration. Eine häufige Folge von Chemo- und Strahlentherapie sind mehr oder weniger belastende kognitive Störungen. Sie sind in der Regel während und unmittelbar nach einer konventionellen Krebstherapie am schlimmsten und bessern sich mit der Zeit nach Abschluss der Therapie. „Gehirnnebel“ ist eine der Hauptindikationen für Rotwurzelsalbei im Rahmen der ganzheitlichen Krebstherapie (siehe S. 193).

Salvianolsäure B ist eine polyphenolische Verbindung in der Wurzel, die im Zellkern stark antioxidativ, NRF-2-aktivierend und immunmodulierend wirkt. Der Wirkstoff hat neuroprotektive Eigenschaften, die sich positiv auf Erkrankungen der Hirngefäße und kognitive Funktionen auswirken. Salvianolsäure B aktiviert Sirtuin-1 (SIRT1). Ein Protein, das zelluläre Entzündungsreaktionen sowie metabolische und oxidative Stressfaktoren reguliert. SIRT1 ist auch ein wichtiger Faktor der neuronalen Plastizität, die eine regenerative Wirkung auf Nervengewebe hat und die Kognition verbessert.

Nierenschutz. Geringgradige (subklinische) chronische Niereninsuffizienz kommt häufig vor, meist bei älteren Menschen. Dies wird zum ernsten Problem, wenn eine Chemotherapie, insbesondere mit platinbasierten Medikamenten, durchgeführt wird. Diese Medikamente sind toxisch, können Entzündungen oder Gewebeschäden in den Nieren verursachen. Rotwurzelsalbei wirkt antifibrotisch. Das heißt, Nierenfibrose (Endstadium der chronischen Nierenerkrankung) kann durch Anwendung des Heilkrauts vorgebeugt werden.

Dosierung

Kraut : getrocknete Wurzel, 2–6 g täglich (je nach TCM-Indikation)

Tinktur : 1:2-Tinktur (50–60 % Ethylalkohol), 4–12 ml täglich

• Vorsicht bei Einnahme gerinnungshemmenden Medikamenten! Interaktionen zwischen Dan Shen (Rotsalbeiwurzel) und Gerinnungshemmern könnten das Blut stärker verdünnen als erwünscht.

• Therapeuten können die Dosis der Blutverdünner vorsichtig und langsam reduzieren und Dan-Shen-Dosierungen hinzunehmen, um Risiken und Nebenwirkungen vorzubeugen.

• In den Wochen vor und nach einer Operation sollte Rotwurzelsalbei abgesetzt werden. Obwohl klinische Studien belegen, dass Dan Shen präoperativ vor chirurgischen Komplikationen schützt, empfehle ich im Umfeld von Operationen, sicherheitshalber auf das Kraut zu verzichten.

Krebshemmende Eigenschaften von Sanddornöl (Früchte/Samen)

- Antioxidans und Radikalfänger
- Entzündungshemmend
- Erhöht die Regeneration der Haut : Epithelzellen, äußerlich und innerlich.
- Blutregeneration nach Chemotherapie : erhöhte Anzahl roter Blutkörperchen, verbesserte Knochenmarkfunktion (Hemmung von Myelosuppression)
- Phagozytose-Aktivierung bei Makrophagen : Stärkung unspezifischer Immunfunktionen.
- Entgiftung in der Leber : Anregung der Gallesekretion
- Strahlenschutz
- Spezifische Krebshemmung durch Carotinoide/Xanthophylle (Fruchtfleisch)
- Antioxidans : reduzierte oxidative Schäden an Lipiden, Proteinen und DNA
- Interzelluläre Zellkommunikation : verbesserte kollektive Kontrolle des Zellverhaltens
- IGF-1-Hemmung (insulinähnlicher Wachstumsfaktor 1)
- HMGR-Hemmung : hemmt krebsfördernde (onkogene) Signale im Zellkern

Sanddorn

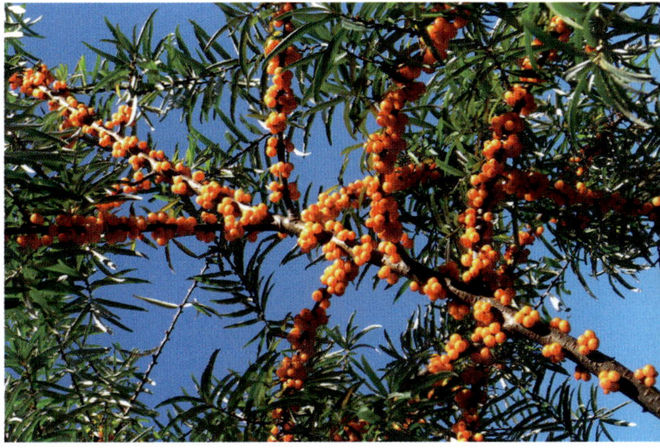

Hippophae rhamnoides
Pflanzenfamilie : *Elaeagnaceae*
Verwendete Teile : Blatt, Frucht und Samen
Medizinische Wirkungen : Antioxidans

Sanddorn ist Nahrungsmittel und Heilmittel zugleich. Viele Teile des großen Strauches mit den leuchtend orangefarbenen Früchten und spitzen Stacheln sind medizinisch wirksam. Die Blätter ergeben einen erfrischenden Tee. Im antiken Griechenland wurden die Beeren an Pferde verfüttert, um deren Fell glänzender zu machen. Der botanische Name leitet sich von griechisch *hippos* = Pferd und *phaos* = glänzend ab.

Die ausgepressten Beeren ergeben einen Saft, der reichlich Vitamine (A, B1, B2, C, E, K), Carotinoide und Flavonoide enthält. Die Samen kann man zerstoßen, um essentielle Fettsäuren zu gewinnen.

Das Öl aus den Samen ist reich an *Omega-3-/-6-Fettsäuren*. Im Fruchtfleischöl dominieren Omega-7-Fettsäuren. Eine Studie (2017) lässt darauf schließen, dass Omega-7-Fettsäuren die Hautoberfläche (Stratum corneum) schützen, regenerieren und weich machen, Entzündungen lindern und die Stabilität und Integrität der extrazellulären Matrix sowie des Bindegewebes fördern.

Um einen Vollspektrum-Extrakt mit allen erwünschten Inhaltsstoffen so zuzubereiten, dass er in Kapselform produziert und vermarktet werden kann, verwendet man sowohl den gepressten Fruchtsaft als auch das Öl der Beeren. Sanddornbeeren sind nicht ganz so wohlschmeckend, wie ihre leuchtend orange Farbe vermuten lässt. Sie schmecken sauer und haben eine dicke Schale.

In meinem Garten wachsen zwei große Büsche einer stachellosen Sanddorn-Hybride, deren Früchte leicht zu pflücken sind. Am besten verarbeitet man die Ernte, wenn alles zur gleichen Zeit aus dem Garten kommt und im Dörrgerät getrocknet wird. Man bekommt dann rosinenartige Beeren.

Heilmittel und Medizin

Sowohl das Samenöl als auch das Fruchtfleisch oder der Saft enthalten reichlich essentielle Fettsäuren, Carotinoide (Alpha- und Beta-Carotin, Lycopin, Cryptoxanthin, Zeaxanthin), Tocopherole und Phytosterine, darunter Beta-Sitosterin. All diese komplexen Pflanzenstoffe sind stark antioxidativ und entzündungshemmend wirksam und zur Vorbeugung/Behandlung von Krebs hilfreich. Das

Fruchtfleisch und die Schale sind besonders reich an Palmitoleinsäure, eine therapeutisch wirksame Omega-7-Fettsäure. Diese Fettsäure ist in den Samen kaum vorhanden, kommt auch in der Lipidschicht der Haut vor und stimuliert Regenerationsprozesse bei Hautschäden und die Wundheilung. Sie ist außerdem bei Herzkrankheiten und mikrovaskulären Problemen bei Typ-2-Diabetes wirksam.

Studien zeigten, dass die tägliche Einnahme von 3 bis 5 g Sanddornöl mit hohem Palmitoleinsäuregehalt die Atrophie des Vaginalgewebes (eine häufige Folge von Beckenbestrahlungen) lindert, zur Senkung von LDL- und Erhöhung von HDL-Cholesterin bei Hypercholesterinämie beiträgt sowie Insulinresistenz und Fettablagerungen in der Leber reduziert.

Die Stängelrinde und die Fruchthaut enthalten Spuren von 5-HTP (5-Hydroxytryptophan), einer Vorstufe von Serotonin und Melatonin. Der Wirkstoff beeinflusst die Emotionen, den Blutdruck, die Körpertemperatur und Stresshormone. Der 5-HTP-Gehalt ist zwar zu gering, um klinisch wirksam zu sein, beeinflusst aber als Tonikum den gesamten Stoffwechsel und den Biorhythmus günstig.

Nutzen für die Krebstherapie

Das Triterpen Ursolsäure ist im Fruchtfleisch enthalten und hat krebshemmende Wirkungen: Blockade der NF-κB-Signalübertragung im Zellkern von Krebszellen und Abregulierung von Onkogenen. Ursolsäure verbessert die Insulinsensitivität in Fettzellen und Herzparameter, reduziert Entzündungen und erhöht die antioxidative Kapazität im Gehirn, schützt Leberzellen vor oxidativem Stress und gesunde Zellen vor Apoptose und beugt Skelettmuskelschwund vor.

Dosierung

Frischer Fruchtsaft : 2–4 EL zweimal täglich

Gepresstes Öl : 1–2 TL pro Tag

Supplement : 500–750 mg pro Kapsel, Tagesdosis 2–4 Kapseln reines Sanddornöl, zweimal täglich

Klinische Wirkungen von Sanddornextrakt (Früchte/Samen)

- Vorbeugung/Behandlung : koronare Herzkrankheit und Durchblutungsstörungen
- Entzündungshemmend
- Regeneration von Epithelzellen (Haut)
- Strahlenschutz
- Entgiftung in der Leber : gallentreibend
- Entspannung glatter Muskulatur (Magen und Darm)
- Adaptogen : Stressabbau

Schwarzkümmel

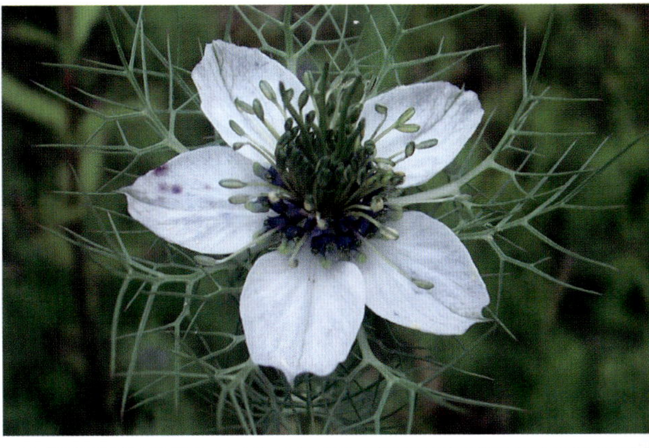

Nigella sativa
Pflanzenfamilie : *Ranunculaceae*
Trivialnamen: Echter Schwarzkümmel, Römischer Koriander, *black coriander, Nigella*
Verwendete Teile : Samen
Medizinische Wirkungen : antidiabetisch, krebshemmend, immunmodulierend, schmerzlindernd, antimikrobiell, antientzündlich, krampflösend, bronchienerweiternd, leber-/ nieren-/magenschützend, antioxidativ

Schwarzkümmel ist ein hübsches, einjährig blühendes Gewächs, das im Mittelmeerraum und in Nordafrika wild vorkommt, aber auch häufig in Hausgärten kultiviert wird. In der persischen Medizin nutzt man Schwarzkümmelsamen traditionell bei Asthma, Bluthochdruck, Diabetes, Entzündungen, Husten, Bronchitis, Kopfschmerz, Ekzem, Fieber, Schwindel, Grippe, Parasitenbefall, Hautkrankheiten (Krätze, Läuse) und Pilzinfektionen.

Heilmittel und Medizin

Ein Hauptwirkstoff von Schwarzkümmelöl ist das ätherische Monoterpen Thymochinon, das in den Samen reichlich vorhanden ist – in geringeren Mengen auch in anderen Heilkräutern. Thymochinon wirkt antioxidativ, antientzündlich, antiviral, antimikrobiell, immunmodulierend und gerinnungshemmend. Es erhöht zudem die Aktivität und Anzahl der Lymphozyten, NK-Zellen und Makrophagen. Das antivirale Potential wurde in Studien untersucht.

Diabetes und metabolisches Syndrom. Schwarzkümmelsamen werden traditionell zur Behandlung des metabolischen Syndroms bei Patienten mit schlechter Blutzuckereinstellung genutzt. In einer klinischen Studie beobachtete man eine signifikante Absenkung des Blutzuckerspiegels nach einwöchiger oraler Einnahme von pulverisierten Samen (2 g/Tag). Sowohl *Nigella sativa* als auch Thymochinon erwiesen sich bei Bluthochdruck, hohen Blutfettwerten (Hyperlipidämie) und Arteriosklerose als signifikant wirksam. Dies beruht wahrscheinlich auf der antioxidativen und antientzündlichen Potenz von Schwarzkümmel.

Eine Übersichtsarbeit (2014) berichtete über reduzierte Plasmaspiegel von Gesamt-, LDL-Cholesterin und Triglyceriden durch verschiedene Schwarzkümmelpräparate in unterschiedlicher Dosierung: Samenpulver (100 mg bis 20 g täglich), Samenöl (20–800 mg täglich), Thymochinon (3,5–20 mg täglich) und (insbesondere methanolischer) Samenextrakt. Eine andere klinische Studie ergab, dass ansteigende HDL-Cholesterinwerte nur mit Samenpulver assoziiert sind (ganze gemahlene Samen).

Magengeschwür (Ulkus). Schwarzkümmelsamen hemmen den Magenkeim Helicobacter pylori vergleichbar wirksam wie gängige Medikamente. *H. pylori* gilt als wesentliche Ursache von Magengeschwüren.

Nutzen für die Krebstherapie

Schwarzkümmelsamen sind in der Krebstherapie auf verschiedene Weise nützlich. Sie vermitteln eine reduzierte FGF-Produktion (fibroblastischer Wachstumsfaktor). FGF ist ein angiogenes Protein, das von Tumorzellen gebildet wird. Enzyme (Kollagenase, Matrix-Metalloproteinasen), die extrazelluläre Matrix abbauen und das Wachstum neuer Blutgefäße und Metastasen aktivieren, werden blockiert.

Laborstudien zeigten, dass Thymochinon ein Synergist für das Chemotherapeutikum Doxorubicin ist: einerseits durch Verbesserung der Wirksamkeit und Selektivität des Medikaments, andererseits durch Hemmung von Multidrug-Resistenz. Bei Bauchspeicheldrüsenkrebs kann Thymochinon die Empfindlichkeit des Tumors für Chemotherapeutika erhöhen: Hemmung der Gemcitabin- oder Oxaliplatin-induzierten Aktivierung von NF-κB.

Andere Laborstudien ergaben, dass die Vorbehandlung von Magenkrebszellen mit Thymochinon die zellabtötende Wirkung des Chemotherapeutikums 5-FU deutlich erhöht und die Toxizität von 5-FU für Magenkrebszellen vervielfacht.

Auch bei der Strahlentherapie kann Schwarzkümmelöl hilfreich sein. Thymochinon schützt Hirngewebe vor oxidativem Stress durch Strahlung. Man hat auch vielversprechende Synergieeffekte mit der Strahlentherapie beobachtet. Dies ermöglicht niedrigere Strahlendosen mit maximaler Wirkung.

Studien zeigten zudem, dass sowohl ganze Samen als auch isoliertes Thymochinon die Leber vor zahlreichen Toxinen schützen. Die Serummarker für Leberstress oder Leberschäden verbesserten sich: Enzyme wie ALT, Gesamtbilirubin, AP (alkalische Phosphatase) und Gamma-GT (Gamma-Glutamyl-Transferase) sowie reduzierte Werte von GST (Glutathion-S-Transferase) und anderer intrazellulärer Redox-Reaktionen, die nach Toxinexposition zu beobachten sind. Thymochinon löst Apoptose in Krebszellen aus: Aktivierung von Caspasen und Modulation der Bax/Bcl-2-Ratio (Aufregulierung proapoptotischer Bax-Proteine und Abregulierung antiapoptotischer Bcl-2-Proteine).

Die Samen enthalten Isochinolin-Alkaloide (Nigellicimin und Nigellicimin-N-Oxid), Pyrazol-Alkaloide (Nigellidin und Nigellicin) sowie Triterpene und Saponine, die alle potentielle Krebsmittel sind. Synergien solcher komplexen Komponenten verstärken und fördern die krebshemmende Wirkung.

Dosierung

Getrocknete Samen : 2–4 g täglich sind eine sichere und wirksame Dosierung.

Tinktur : 1:2-Tinktur (65 % Ethylalkohol), 2–10 ml täglich

Öl : Schwarzkümmelsamen können im Mörser zerkleinert und zum Öl mazeriert werden.

• Das Öl wird im Nahen Osten traditionell zur äußerlichen Behandlung von Hautwunden verwendet, auch bei Infektionen, Geschwüren und Hautkrebs. In der Küche ist Schwarzkümmel ein willkommenes Gewürz, beispielsweise für Salatdressings und Soßen.

• Schwarzkümmelöl ist gering toxisch und in therapeutischen Dosen sicher anzuwenden. In einer Tierstudie (Ratten) wurden bei einer täglichen oralen Dosis von 2 ml/kg Körpergewicht weder abnorme Leberwerte noch histopathologische Veränderungen beobachtet (Herz, Leber, Nieren, Bauchspeicheldrüse). Bei höheren Dosen vnahm allerdings die Zahl der weißen Blutkörperchen und Blutplättchen signifikant ab.

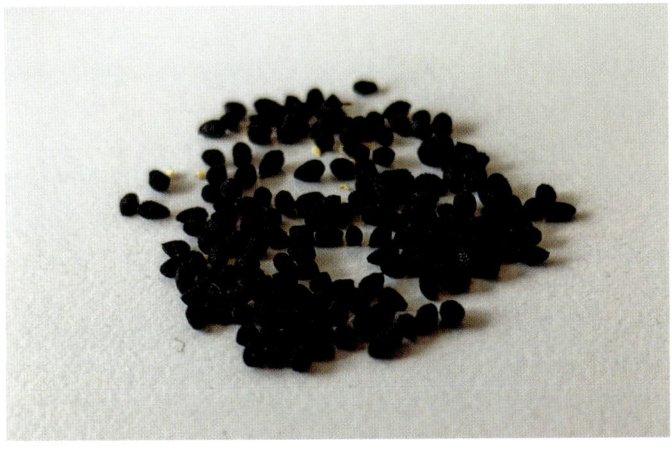

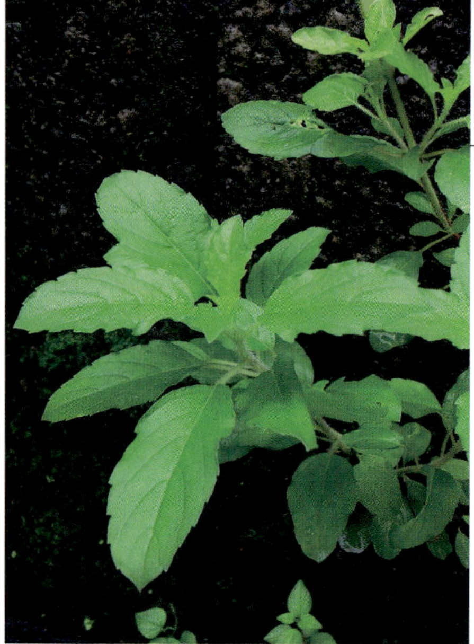

Ocimum tenuiflorum (syn. Ocimum sanctum)
Pflanzenfamilie : *Lamiaceae*
Trivialnamen: Indisches Basilikum, heiliges Basilikum
Verwendete Teile : Blätter, oberirdische Teile
Medizinische Wirkungen : entzündungshemmend, schmerzlindernd, fiebersenkend, blutzuckerregulierend, adaptogen, immunmodulierend, leberschützend, cholesterinsenkend, stimmungsaufhellend

Tulsi

Die Gattung *Ocimum* umfasst mehr als 60 Arten, darunter das klassische aromatische Basilikum (*Ocimum basilicum*) der italienischen Küche, das thailändische Basilikum mit Anisaroma (*O. basilicum var. thyrsiflora*) sowie mehr als 40 weitere Spezies und Varietäten mit jeweils leicht unterschiedlichem Geschmacksprofil. *Ocimum tenuiflorum* (syn. *Ocimum sanctum*) wird Tulsi oder „heiliges Basilikum" genannt. Die Spezies ist auf dem indischen Subkontinent heimisch. Ayurveda schätzt diese Heilpflanze seit Jahrtausenden.

Heilmittel und Medizin

Wie viele Spezies der Lippenblütler enthält Tulsi reichlich ätherische Öle, die sowohl das Aroma als auch die medizinische Wirkung bestimmen. Zu den wichtigsten bioaktiven Komponenten zählen das Triterpenoid Ursolsäure und Eugenol. Beide Stoffe wirken krebshemmend.

Eugenol. Der dominierende flüchtige Wirkstoff vieler medizinisch wirksamer Tulsi-Varietäten ist Eugenol, das antibakterielle, schmerzlindernde und antioxidative Eigenschaften hat. Es hemmt das Wachstum bösartiger Zellen, löst Apoptose aus, wirkt anästhetisch auf Gewebe und antientzündlich. Gewürznelken sind für schmerzlindernde und antibiotische Wirkungen bei Zahninfektionen bekannt. Ihr ätherisches Öl hat den höchsten Gehalt an Eugenol. Tulsi und Gewürznelken produzieren unterschiedliche ätherische Öle und werden bei unterschiedlichen Indikationen eingesetzt. Ihr Eugenol-Gehalt ist das gemeinsame Merkmal. Heiliges Basilikum ist ein weiteres gutes Beispiel für die Komplexität, Wechselwirkungen und Synergien pflanzlicher Komponenten und ein Plädoyer für die medizinische Nutzung ganzer Pflanzen statt isolierter Wirkstoffe.

Wirkspektrum. Die Liste der medizinischen Wirkungen des Heilkrauts ist so lang, dass es in Indien wie eine Göttin verehrt und mit Namen wie „Königin aller Kräuter“ oder „Die Unvergleichliche“ bedacht wird. Die Wertschätzung der ayurvedischen Medizin gilt jedem Teil der Pflanze: Blätter, Stamm, Blüte, Wurzel, Samen und das Öl. Sogar das Habitat betrachtet man als heiliges Territorium. Tatsächlich konnte die moderne Forschung einen ganz bestimmten symbiotischen Bodenpilz im Umkreis der Pflanze und in den Wurzeln ausfindig machen. Diese Symbiose potenziert die antioxidative Wirksamkeit des ätherischen Öls. Pilze, die in oberirdischen Teilen der Pflanze vorkommen, tragen zum spezifischen Spektrum der pflanzlichen Inhaltsstoffe bei. Es ist davon auszugehen, dass die symbiotischen Pilzkolonien die verschiedenen Chemotypen von Tulsi prägen.

Laut Eric Yarnell von *Heron Botanicals* im Bundesstaat Washington ist afrikanisches Basilikum (*Ocimum × africanum*) vergleichbar wirksam wie *O. sanctum* und kann auch in gemäßigten Breiten kultiviert werden.

Tulsi ist als moderat wirksames Adaptogen zu betrachten. Das Kraut moduliert und balanciert Reaktionen auf physischen, chemischen, metabolischen und psychischen Stress. Es beeinflusst unter anderem den Blutzucker, Blutdruck und Lipidspiegel, das Gedächtnis und die Kognition günstig und wirkt stress-/angstlösend und antidepressiv.

Nutzen für die Krebstherapie

Die ätherischen Öle einschließlich der Polyphenole plus Ursolsäure verleihen Tulsi via Mehrfachverstoffwechslung stark entzündungs- und krebshemmende Wirkungen. Tierstudien zeigten, dass Eugenol, Rosmarinsäure, Apigenin, Myrtenal, Luteolin, Beta-Sitosterin und Carnosinsäure Haut-, Leber-, Mund- und Lungenkrebs vorbeugen. Das Kraut erhöht die antioxidative Aktivität, beeinflusst die Expression von Onkogen- und Tumorsuppressor-Genen, induziert Zelltod, hemmt Gefäßneubildung (Anti-Angiogenese) und Metastasierung. In Studien mit Prostatakrebszelllinien (in vitro) beobachtete man, dass Tulsi-Extrakte die Tumorproliferation, -migration und -invasion hemmen und Apoptose induzieren.

Eine Studie (2013) kam zu dem Schluss, dass bei Mäusen, die mit Tulsi gefüttert wurden, „Gene, die die Metastasierung hemmen und Apoptose auslösen, signifikant aufreguliert und Gene, die das Überleben der Krebszellen und die Chemo-/Strahlenresistenz fördern, abreguliert wurden.“ Der präklinischen Forschung zufolge ist Tulsi ein vielversprechendes Mittel bei Lungen-, Bauchspeicheldrüsen-, Gebärmutterhals-, Haut- (Basalzelltyp und Melanom), Prostata-, Magen-, Brust- und Mundhöhlenkrebs. Klinische Studien fehlen.

Tulsi ist auch bei toxininduziertem Krebs hilfreich. Eingeatmete Toxine aus der Umwelt werden durch antioxidative Aktivität in Organen und via Pha-

Tulsi-Varietäten

Krishna : lilafarbene Blätter und Stängel, maximaler Phenolgehalt, maximale antioxidative Potenz.

Rama : süßlicher, nelkenähnlicher Geschmack.

Vana (*Ocimum gratissimum*), „wildes Tulsi" : milder Lakritzgeschmack.

se-I-Entgiftung in der Leber neutralisiert. Eine unspezifische Wirkung, die für die Entsorgung von Schadstoffen, Pestiziden, Arzneimitteln, Schwermetallen und für den Strahlenschutz vorteilhaft ist. Klinische Studien fehlen, aber Tierstudien (Mäuse) bescheinigen Tulsi eine bemerkenswerte antioxidative und leberschützende Potenz. Das Kraut beeinflusst das lebereigene Antioxidans Glutathion und verbessert die Phase-II-Entgiftung.

Tulsi ist ein sehr wirksamer Radikalfänger und schützt vor strahlungsbedingten oxidativen Zell- und Chromosomenschäden. Ein Wasserauszug mit reichlich Orientin und Vicenin (Flavonoide) schützte Mäuse vor Strahlenkrankheit und verbesserte ihr Überleben.

Metabolisches Syndrom. Das metabolische Syndrom (= Übergewicht plus Hypercholesterinämie plus Hyperinsulinämie plus Bluthochdruck) ist eine häufige Erkrankung im mittleren/höheren Lebensalter in Industriestaaten. Ein stark unterschätzter Risikofaktor für Krebs! Maßgeblich dafür ist der chronische (subklinische) Entzündungszustand im ganzen Körper. Tierstudien bestätigten, dass Tulsi-Extrakt den Blutzuckerspiegel senken, Lipidprofile korrigieren, Gewichtszunahme verhindern, den Insulinspiegel im Blut senken und die Insulinresistenz reduzieren kann. Tulsi schützt die Leber und die Nieren vor oxidativem Stress durch hohe Zuckerbelastungen.

Klinische Studien bestätigten, dass das Kraut den Blutzuckerspiegel, Blutdruck und die Lipidprofile günstig beeinflusst und die Symptome von Typ-2-Diabetes kompensiert. Positive Wirkungen in Bezug auf die Leber: Aktivierung der Gallensäuresynthese, verbesserte Entgiftung, Senkung der Blutfettwerte und Hemmung der hepatischen Lipidsynthese.

Entzündungshemmung. Tierstudien zeigten, das Tulsi-Komponenten (Eugenol und Linolsäure) akute und chronische Entzündungen sowie Stresshormone (Cortisol) reduzieren: Hemmung von Enzymen (COX-2 und LOX) und proentzündlichen Prostaglandinen. Tulsi erwies sich als vergleichbar wirksam wie nichtsteroidale Antirheumatika (Phenylbutazon, Ibuprofen, Naproxen, Aspirin und Indomethacin).

Wundheilung. Das ätherische Öl ist stark antibiotisch wirksam und beugt Infektionen vor. Die antioxidativen und antientzündlichen Eigenschaften empfehlen Tulsi zur äußerlichen Anwendung und verbesserten die Wundheilung.

Stimmung und Kognition. Die angstlösenden, antidepressiven und stimmungsaufhellenden Wirkungen von Tulsi sind aus meiner Sicht durchaus mit leichten Anxiolytika und Antidepressiva vergleichbar – wenn nicht sogar besser. Das Kraut wirkt entspannend und beruhigend, unterstützt das Gedächtnis und die Kognition.

Dosierung

Getrocknetes Kraut : Die Einnahme von 500 mg Tulsi-Blätterextrakt in Kapselform bis zu viermal täglich (insgesamt 2 g) ist sicher und wirksam.

Tinktur : 1:2-Tinktur (45 % Ethylalkohol), 2–4 ml täglich

Praxistipps

Der Geschmack ist unverwechselbar: intensiv aromatisch, süß, blumig, frisch, fast minzig. Ein oder zwei fein gehackte Blätter im Salat sind ein kulinarisches Erlebnis.

Tulsi ergibt einen köstlichen Tee und ist häufig in Teemischungen zu finden – kombiniert mit anderen antidepressiven Kräutern eine Art Nerventonikum. Tulsi lässt sich gut mit Betonie, Helmkraut und Lavendel zum entspannenden, beruhigenden und erfrischenden Tee zubereiten, auch mit grünem Tee – mit Damiana und Eisenkraut zum stimmungsaufhellenden, belebenden Tee.

Bevorzugen Sie verlässliche Anbieter von Kräutern, vorzugsweise solche, die selbst produzieren und umfassend deklarieren. Bei allen pflanzlichen Heilmitteln sollte die botanische Spezies korrekt angegeben sein.

Tulsi kann auch zur Dekontaminierung von Böden und zur Sanierung von Industriestandorten eingesetzt werden. Beispielsweise wurden Abertausende Tulsi-Pflanzen rund um das Taj Mahal in Indien gepflanzt, um die Marmorstrukturen vor oxidativen Schäden zu schützen.Verlangen Sie einen Nachweis, dass die Heilkräuter Ihres Anbieters nicht mit Toxinen belastet sind.

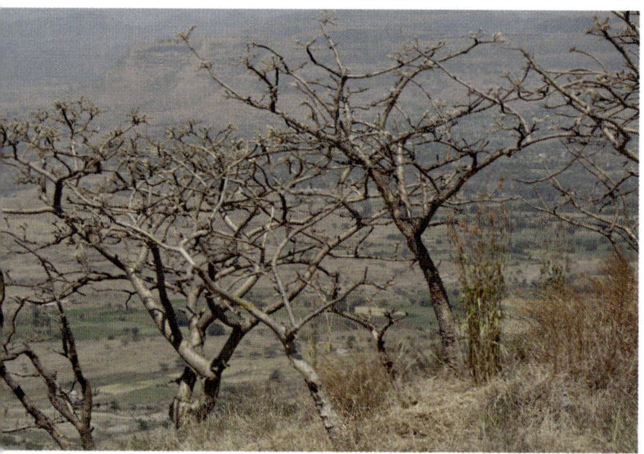

Boswellia serrata
Pflanzenfamilie : *Burseraceae*
Trivialnamen: Indischer Weihrauch, *Indian Frankincense*
Verwendete Teile : Harz (häufig standardisiert auf enthaltene Boswelliasäuren)
Medizinische Wirkungen : antientzündlich, antiviral, krebshemmend

Weihrauch

Der Weihrauchbaum stammt aus Indien, Arabien und Nordafrika. Für medizinische Zwecke verwendet man das ölige Harz, das an Bruchstellen von Zweigen austritt. Es enthält reichlich Terpenoide, Öle und gummiartige Stoffe. Bis zu 16 % des Harzes können aus ätherischen Ölen bestehen. Weihrauchextrakt hat sich zur Behandlung chronischer Entzündungen wie Arthrose, rheumatischer Arthritis, Asthma und entzündlichen Darmerkrankungen bewährt.

Der Weihrauchbaum gilt als gefährdete Spezies. Der langsam wachsende Wüstenstrauch ist durch den Verlust seines Lebensraumes und klimatische Veränderungen in seiner Existenz bedroht. Weihrauchpräparate sollten nur aus nachhaltiger Produktion bezogen werden.

Heilmittel und Medizin

Das Harz enthält Triterpensäuren, die unter der Bezeichnung Boswelliasäuren zusammengefasst werden. Am besten erforscht ist AKBA (Acetyl-11-keto-β-Boswelliasäure). Ein Wirkstoff, der die Entzündungsenzyme 5-, 10- und 15-LOX (Lipoxygenase) hemmt und die Prostaglandinproduktion beeinflusst.

Nutzen für die Krebstherapie

Forschungsergebnisse deuten darauf hin, dass AKBA Immunreaktionen von T-Lymphozyten moduliert: Hemmung von Entzündungsprozessen und Enzymen, die für die Zellteilung nötig sind; Verringerung des Ki67-Werts (Verlangsamung des Zellzyklus); Normalisierung von Blutmarkern, die das Zellwachstum, die Invasion, Angiogenese und Metastasierung von Tumoren hemmen.

Jüngste Studien mit Weihrauchextrakt bestätigten die antiproliferative Wirkung von Zimtaldehyd. Eine organische Verbindung, die auch in Zimt enthalten ist. Die Forschung zeigte, dass Weihrauchextrakt in Lebertumorzelllinien

Zelltod (Apoptose) auslösen und die Vermehrung verschiedener Krebszelllinien blockiert. Ein Befund, der auf den Nutzen bei Brust-, Darm- und Prostatakrebs schließen lässt. Zimtaldehyd senkt auch den Blutzuckerspiegel, erweitert die Blutgefäße, wirkt pilzhemmend und ist auch ein Aromastoff, der bei manchen Menschen die Haut sensibilisert. Kombiniert mit Kurkuma, Bromelain und Quercetin wirkt Weihrauch als starker Entzündungshemmer.

Dosierung

Weihrauchharz : 300–500 mg eines Produkts, standardisiert auf 60 % Boswelliasäuren, sind bewährte Dosierungen, zwei- bis dreimal täglich.

Tinktur : 1:2-Tinktur (90 % Ethylalkohol), 1–2 ml täglich

Fertigprodukte : Das Harz schmeckt nicht besonders gut. Die Tinkturherstellung erfordert hochprozentigen Alkohol als Lösungsmittel, was höhere Kosten verursacht. Aus praktischen Gründen wird die Anwendung in Kapselform empfohlen.

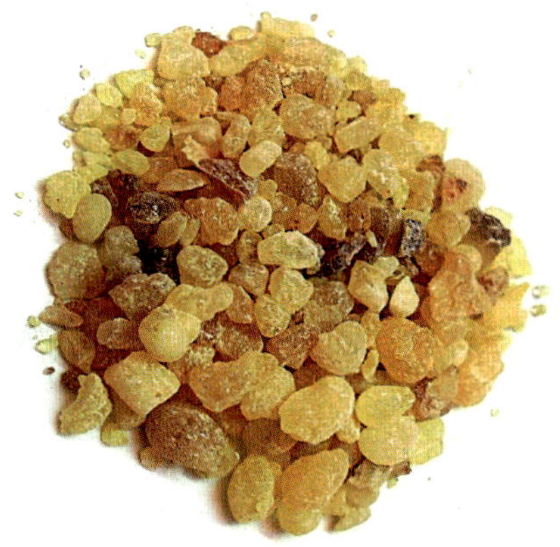

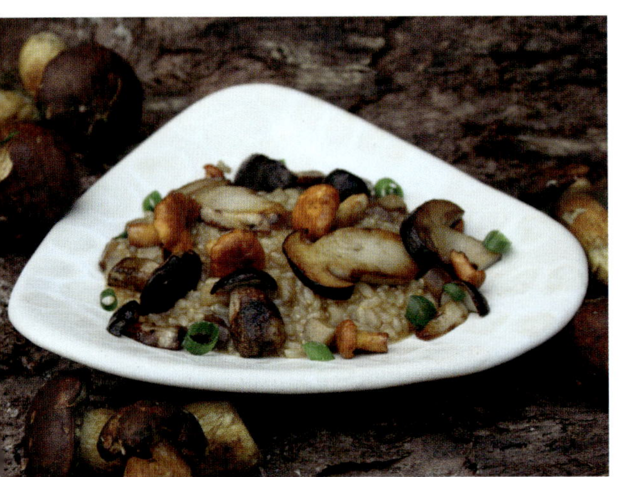

Risotto mit frischen Waldpilzen

Heilpilze

Pilze sind immer beides: Nahrung und Medizin. Pilze bewohnen seit mindestens 800 Millionen Jahren die Erde. Ihr überwiegend unsichtbares Reich erstreckt sich über den gesamten Globus. Pilze waren und sind eine treibende Kraft der Evolution. Zum Erfolgsrezept gehören Kooperation, Symbiose und Vernetzung. Bescheidene acht Prozent der existierenden Pilzwelt sind erforscht. Rund 7000 Pilze in 21 Gattungen gelten als mehr oder weniger genießbar.

Asiatische Heilsysteme nutzen seit Urzeiten Pilzmedizin. Auch in Europa wurde sie bereits vor mehr als 5000 Jahren verwendet. Ötzi, der Mann aus dem Eis, hatte aufgefädelte Fruchtkörper des Birkenporlings (*Fomitopsis betulina*) dabei. Rund 2000 Spezies könnten medizinisch bedeutsam sein. Heilpotential für den Menschen fand man bislang bei 270 Pilzarten.

Heilmittel und Medizin

Manche Speisepilze bringen ein komplettes Sortiment aller wichtigen Nährstoffe mit, darunter regelrechte Vitalstoffbomben. Hinzu kommt, dass Pilzprotein qualitativ hochwertiges Eiweiß ist und alle neun essentiellen Aminosäuren enthält. Wer sich fleischlos ernährt, kann auf Pilze als nachhaltige Alternative zurückgreifen. Der Zucker- und Fettgehalt ist marginal – eine gute Nachricht für Diabetiker und Übergewichtige.

Mit einer Pilzmahlzeit kann man sich mit wichtigen Mineralstoffen und Spurenelementen versorgen: Magnesium, Eisen, Kalium, Kupfer und Zink. Bemerkenswert ist, dass Pilze fast so viele B-Vitamine wie Fleisch enthalten, darunter B1, B2, B3, B9 und B12. Es kommen auch Vorläuferstoffe vor, die unter Lichteinfluss in Vitamin D2 umgewandelt werden. Allerdings ist Vitamin D2 (Ergocalciferol) in Pilzen nicht so wirksam wie Vitamin D3 (Cholecalciferol) tierischen Ursprungs. Gut zu wissen, dass D-Vitamine aus der Nahrung niemals Mangelzustände ausgleichen können. Das geht nur mit viel Sonne auf der Haut oder Nahrungsergänzung!

Verglichen mit anderen Nahrungsmitteln sind Pilze Ballaststoff-Weltmeister. Fast alle Spezies enthalten ca. 60 % Faserstoffe. Sie bestehen aus Zuckerpolymeren, die im oberen Darmtrakt unverdaulich sind und im Dickdarm von Bakterien verstoffwechselt werden, wie Präbiotika. Davon profitieren die

Darmflora und das Immunsystem. Ballaststoffmangel verursacht viele Gesundheitsprobleme. Ballaststoffreiche Kost kann das Risiko von Herz-Kreisauf-Erkrankungen und Krebs mehr als halbieren.

Beta-Glucane. Faserhaltige Komponenten, die in der Zellwand aller Pilze vorkommen, werden Glucane genannt. Je nach Anordnung der Glucoseeinheiten unterscheidet man Alpha- und Beta-Glucane. Solche langkettigen Polysaccharide sind meist unverdaulich und fest an Chitin gebunden, ebenfalls ein Polysaccharid, das der Strukturbildung dient. Beta-Glucane interagieren mit dem Immunsystem, aktivieren Zellen des Immunsystems (z. B. Makrophagen), regulieren bedarfsabhängig die spezifischen Anteile der Immunantwort, hemmen das Wachstum von Tumorzellen und tragen zur Abwehr viraler/bakterieller Pathogene bei.

Die Forschung hat gezeigt, dass Beta-Glucane aus Pilzen zur Krebstherapie, zur Behandlung resistenter Virus-, Bakterien- und Pilzinfektionen und zur Regeneration von Knochenmarkschäden erfolgreich eingesetzt werden können. Von allen in den letzten Jahrzehnten untersuchten Immunmodulatoren hatten Glucane durchgehend die beste biologische Effizienz aufzuweisen. Die höchsten Beta-Glucan-Konzentrationen sind in Reishi und Schmetterlingstrameten zu finden.

Antioxidantien. In Pilzen vorkommende Terpene und Phenole wirken stark antioxidativ. Di- und Triterpene in Igelstachelbart, Reishi und anderen Spezies sind gut erforscht. Reishi-Varietäten enthalten mehr als 300 Triterpene mit antioxidativen Eigenschaften: krebshemmend, entzündungshemmend, leberschützend, nervenregenerierend, gewichtsregulierend, antidiabetisch und antibiotisch. Auch Phenole sind wirksame Radikalenfänger. Dazu gehören Flavonoide, Tocopherole, Carotinoide, Glycoside und Tannine – enthalten in den Fruchtkörpern, im Myzel und in Flüssigkulturen.

Chitin. Chitin ist ein strukturbildendes Polysaccharid (Zuckerverbindung), das ein Hauptbestandteil der Zellwände von Pilzen ist. Es besteht aus dem langkettigen Polymer von N-Acetylglucosamin, ist auch ein Hauptbestandteil des Exoskeletts von Schalentieren und Insekten und das zweithäufigste in der Natur vorkommende Polysaccharid. Chitin wird mit der Aktivierung des angeborenen Immunsystems und von Zytokinen in Verbindung gebracht.

Lektine. Lektine sind Zucker-Protein-Komplexe (Glykoproteine), die immunmodulierend und tumorhemmend (antiproliferativ) wirken. Sie sind vor allem in Champignons, Cordyceps, Enoki und Austernpilzen zu finden. Man hat mehr als 100 Lektine in verschiedenen Pilzspezies identifiziert. Lektine sind für verschiedene biologische Prozesse von entscheidender Bedeutung: zelluläre Signalwege, Zelldifferenzierung, Immunfunktionen, Entzündungen, Zellwachstum und Zelltod. Lektine in Igelstachelbart, Strohpilzen (*Volvariella volvacea*) und Maitake sind am stärksten antiproliferativ wirksam.

Statine. HMG-CoA-Reduktase-Hemmer (Statine) kommen in manchen Pilzen vor, in der „roten Hefe“ (*Monascus purpureus*), in Reishi-Myzel, im Fruchtkörper von Austernpilzen und in sonnengetrockneten Pilzen. Ähnlich wie Statin-Medikamente können Pilzstatine den Gesamtcholesterinspiegel absenken, durch die reversible kompetitive Hemmung des für die Cholesterinsynthese erforderlichen Enzyms HMGR – ohne Nebenwirkungen. Da auf demselben Weg auch Ras-Proteine und Laminin aufreguliert werden, plädiert man für Statine auch zur Krebsprävention. Supplemente mit Pilzen oder rotem Reis reichen möglicherweise aus, um HMGR nebenwirkungsfrei zu modulieren.

Vitamin D2. Alle Pilze haben Steroidkomponenten in der Zellwand, die via Sonnenlicht in Vitamin D2 umgewandelt werden. Shiitake sind die Spitzenreiter der D2-Produktion: 100 g Shiitake mit 14 Stunden Sonnenexposition erzeugen mehr als 200.000 IE D2. Vitamin D ist ein steroidales Prohormon, das nach seiner Aktivierung in der Leber, der Niere und in anderen Gewebezellen immunstimulierende, krebsvorbeugende und stimmungsstabilisierende Wirkungen hat. Es ist zudem für den gesunden Knochenstoffwechsel unverzichtbar (siehe S. 147).

Nutzen für die Krebstherapie

Zahlreiche tierexperimentelle und klinische Studien belegen, dass Heilpilze generell immunstimulierend, immunmodulierend und antiproliferativ wirken und die erste Wahl in der Krebsprävention sind.

- Heilpilze sind die Nummer eins unter den natürlichen Mittel zur Vorbeugung und Behandlung von Krebs.
- Die komplementäre Krebstherapie nutzt Pilze, die bei den Patienten optimal immunaktivierend wirken. Chaga, Reishi und Trameten sind bevorzugte Spezies, die z. B. in Form von Myzelextrakten verabreicht werden.
- Eine Metaanalyse ergab, dass häufiger Pilzgenuss mit einem deutlich reduzierten Tumorrisiko, insbesondere für Brustkrebs, assoziiert ist. Kurz gesagt: mehr Pilz – weniger Krebs.
- Pilzforschung gilt als zukunftsweisend für die Krebstherapie. Man kennt heute 32 Pilzarten mit Therapiepotential, davon sind 11 klinisch getestet.
- Top-Spezies: Shiitake (*Lentinula edodes*), Schmetterlingstramete (*Trametes versicolor*), Reishi (*Ganoderma lucidum*), gefolgt vom Egerling (*Agaricus bisporus*) und Maitake (*Grifola frondosa*).

Reishi

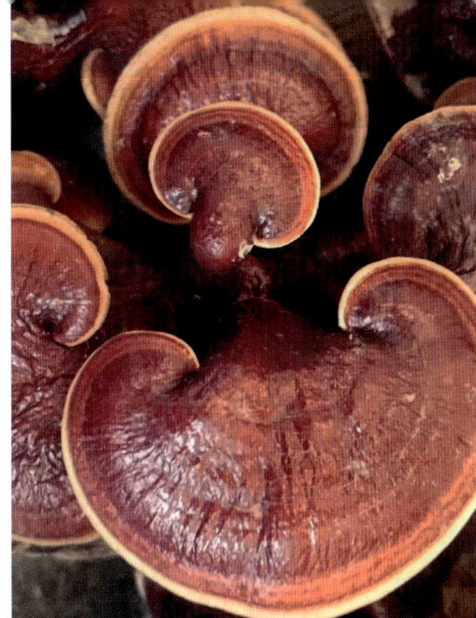

Ganoderma lucidum

In Japan wird der Pilz wegen seines glänzenden Hutes Reishi genannt. Der Glänzende Lackporling beflügelt seit mindestens 2000 Jahren die Vorstellungskraft des Menschen. Die Gattung der reishiartiger Pilze heißt *Ganoderma* („glänzende Haut“), wegen der orange, gelb, rot oder schwarz schimmernden Hüte. Eine Hauptanwendung von Reishi und seiner Zubereitungen ist die Immuntherapie von Krebs. Außerhalb Chinas gibt es jedoch relativ wenige klinische Studien. Reishi wird dennoch vielfach zur komplementären Krebstherapie eingesetzt. Zahlreiche Tierstudien haben tumorhemmende und immunologische Wirkungen klar nachgewiesen.

- 96 Patienten nahmen 12 Monate täglich 1,5 Gramm Reishi-Extrakt ein. Die Volumina von Krebsvorstufen (präkanzeröse Adenome im Colon) basierend auf Darmspiegelungen verringerten sich um 40 %, in der Placebogruppe nahmen sie um 73 % zu.

Ergothionein

Das Histidinderivat Ergothionein ist eine natürlich vorkommende schwefelhaltige Aminosäure, die von manchen Pilzen – insbesondere Austernpilze, Igelstachelbart, Shiitake, Maitake und Enoki – sowie von Bakterien und dem Schimmelpilz *Rhizopus* (fermentiertes Tempeh) produziert wird. Pflanzen und Tiere müssen Ergothionein aus dem Boden oder mit der Nahrung aufnehmen. Ergothionein wird von menschlichen Zellen über spezifische Rezeptoren leicht aufgenommen und gespeichert. Menschliches und tierisches Gewebe, einschließlich rote Blutkörperchen, reichern die Aminosäure in größeren Mengen an. Die physiologische Funktion von Ergothionein beim Menschen ist nicht bekannt.

Ergothionein wirkt im Gehirn stark antioxidativ und verbessert das Gedächtnis und die Kognition. Insgesamt fungiert der Stoff als Zellschutzmittel gegen Stressoren und gilt als Nerventonikum, Anti-Aging- und Verjüngungsmittel. Studien zeigten, dass die Blut- und/oder Plasmaspiegel von Ergothionein bei manchen Erkrankungen vergleichsweise niedrig sind. Manche Forscher betrachten die Aminosäure als essentiell. Sie wird von der US-Gesundheitsbehörde FDA als unbedenklich eingestuft.

• 30 von 34 Patienten mit fortgeschrittenem Lungenkrebs nahmen 3 Monate dreimal täglich 1800 mg einen wässrigen Extrakt gereinigter Beta-Glucane ein, vergleichbar mit einem Heißwasserextrakt von 81 Gramm Fruchtkörper. Die Pilzmedizin löste signifikante Immunreaktionen aus, insbesondere bei natürlichen Killerzellen.

• Eine Metaanalyse (*Cochrane Systematic Review*) prüfte alle verfügbaren klinischen Studien, die die Krebstherapie mit Reishi untersucht hatten. Vier chinesische Studien und eine Studie in englischer Sprache qualifizierten sich für eine Analyse nach strengen Kriterien. Insgesamt hatten 85 Patienten mit Lungenkrebs von der Pilzmedizin profitiert. Kombiniert mit Chemotherapie war Reishi sehr hilfreich (+25 %). In vier von fünf Studien beobachtete man bessere Immunfunktionen und mehr Lebensqualität für Krebspatienten.

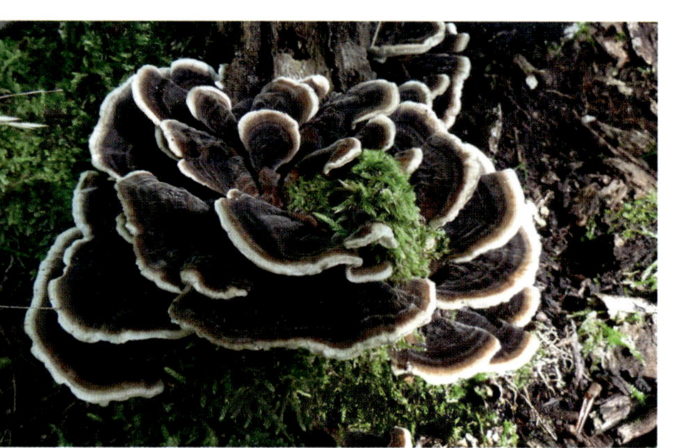

Trametes versicolor

Schmetterlingstramete

Porlinge sind fast allgegenwärtig und kommen in den Wäldern auf allen fünf Kontinenten vor. Sie gedeihen meist auf totem oder faulendem Baumholz jeder Art, bevorzugen aber Harthölzer wie Eiche oder Buche und feuchte Standorte an Bachläufen.

Schmetterlingstrameten sind die wichtigsten und am besten untersuchten Pilze, wenn es um Immunaktivierung und komplementäre Krebstherapie geht. Die Forschung zeigte, dass der Heilpilz Krebs vorbeugen kann, die Genesung von Krebspatienten unterstützt, Virusinfektionen bekämpft und bei zahlreichen anderen Leiden verordnet werden kann. Von besonderer Bedeutung sind die im Rohextrakt des Pilzes enthaltenen Beta-Glucane, PSK (Polysaccharid Kureha) und PSP (Polysaccharid Peptid).

An 40 klinischen Studien waren mehr als 18.000 Patienten mit Magen-, Darm-, Speiseröhren- und Brustkrebs beteiligt. Patienten, die zusätzlich zur Chemotherapie Pilzrohextrakt bekommen hatten, profitierten am häufigsten von einem verbesserten 5-Jahre-Überleben. Zudem waren auch der Immunstatus und die Lebensqualität von Patienten mit komplementärer Pilzmedizin deutlich gebessert, sogar bei fortgeschrittener Erkrankung. Symptome wie Müdigkeit, Schwindel und Appetitverlust fielen schwächer aus.

Die klinische Forschung zeigte zudem, dass Pilzmedizin kombiniert mit üblichen Krebstherapien davor schützt, dass durch Chemo- oder Strahlentherapie geschädigte gesunde Zellen zu Krebszellen entarten. Der Pilzextrakt mildert Nebenwirkungen ab, die durch freie Radikale verursacht werden: hochreaktive Sauerstoffverbindungen, die DNA und Körperzellen schädigen und zerstören können. Pilzextrakt wirkt bei immungeschwächten Patienten mit HIV oder anderen Infektionen oder bei älteren Menschen besonders vorteilhaft. Bei Patienten mit Magen- und Darmkrebs, die 3 g PSK pro Tag einnahmen, war kurzfristig eine erhöhte Schutzwirkung durch periphere Lymphozyten im Blut zu beobachten. Nach mehr als 14 Tagen PSK-Einnahme kamen noch weitere günstige Effekte hinzu. Auch mit der Anwendung von PSK jeden zweiten Tag kann man vergleichbar erfolgreich behandeln.

Ein Pilzextrakt, standardisiert auf 10–20 % Beta-Glucane, aktiviert das Immunsystem so, dass es zu krebsvorbeugenden Wirkungen kommt. Extrakt von Schmetterlingstramete als Bestandteil der gesunden Ernährung schützt vor Karzinogenen im Tabakrauch oder in Asbest.

Chaga

Der Pilz wird seit Jahrhunderten traditionell in der Volksmedizin verwendet, insbesondere von den Chanten, einer finno-ugrischen Ethnie im westsibirischen Tiefland. Chaga wird in Russland, Sibirien und Osteuropa zur Vorbegung von Tuberkulose und Herzkrankheiten sowie als Krebsmedizin verwendet.

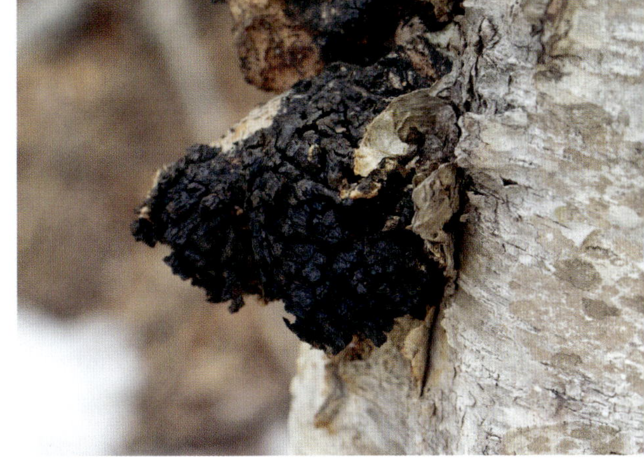

Inonotus obliquus

In Chaga hat man mehr als 200 verschiedene bioaktive Stoffe entdeckt. Betulinsäure verleiht dem inneren Sclerotium seine gelb-orange Färbung, hat nachweislich krebshemmende, antivirale und antibakterielle Eigenschaften und ist auch bei Wurm- und Parasitenbefall wirksam. Birken sind Hauptwirte von Chaga und Birkenrinde enthält bis zu 25 % Betulinsäure.

Ihre krebshemmende Wirkung beruht unter anderem darauf, dass bei Krebszellen via Mitochondrien der Zelltod (Apoptose) ausgelöst wird. Obwohl Betulinsäure bei manchen Krebsarten zytotoxisch (zellabtötend) wirkt, sind gesunde Zellen und Gewebe gegen Betulinsäure resistent, was den therapeutischen Wert von Chaga bei Krebs unterstreicht.

Studien haben gezeigt, dass Sclerotium-Extrakt das Wachstum von Krebszellen direkt hemmt. Myzelextrakt verstärkt hingegen Immunreaktionen, die Krebszellen zerstören können. Forschungsergebnisse weisen darauf hin, dass Myzelextrakt plus Sclerotium aus der freien Wildbahn ein wirksames Mittel zur Vorbeugung und Bekämpfung von Krebs ist. Die schwache immunmodulierende Eigenschaft überrascht nicht, da Chaga-Sclerotium-Dekokt nur 1,2 % Beta-Glucane enthält. Die empfohlene Dosierung beträgt 1 TL bis 1 EL Chaga-Tinktur dreimal täglich.

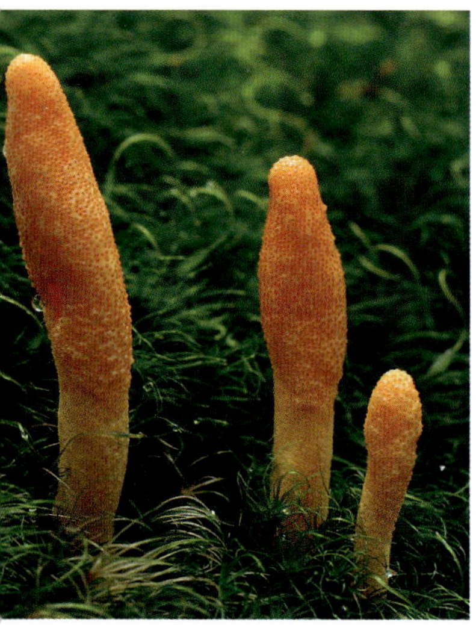

Cordyceps militaris

Cordyceps

Cordyceps gehört in den USA und in vielen anderen Ländern zu den populärsten Heilpilzen. Er soll die Vitalität und Potenz fördern, die Ausdauer verbessern, Altersabbau verzögern und Stress mindern. Es gibt aber weder für *Ophiocordyceps sinensis* noch für *Cordyceps militaris* genügend klinische Studien, die diese Behauptungen hinreichend stützen. Viele Gesundheitsvorteile, die dem Raupenpilz zugeschrieben werden, sind aus den mehr als tausendjährigen traditionellen Anwendungserfahrungen und kultureller Wertschätzung abgeleitet.

Da wilder Cordyceps (*O. sinensis*) außergewöhnlich teuer ist, werden in den USA, China und anderswo Produkte angeboten, die aus kultiviertem Myzel von *Cordyceps militaris* hergestellt sind. Chemische und pharmakologische Analysen zeigen auf, dass *C. militaris* ähnliche Heileigenschaften hat und vergleichbare Gesundheitsvorteile vermittelt wie *O. sinensis.*

Die kultivierte Form wird Cs-4 genannt und ist weit verbreitet. Cs-4 ist gut verträglich und ungiftig. Ein Therapieversuch über 6 bis 8 Wochen lohnt sich in jedem Fall. In-vitro-Studien mit kultiviertem Cordyceps-Extrakt an Krebszellen zeigten eine mTOR-Hemmung und die Induktion von Zelltod bei Gallenblasenzellen sowie eine Wachstumshemmung bei Leukämie- und Melanomzellen.

In klinischen Studien mit Cordyceps wurden bei Krebspatienten reduzierte Tumorgrößen, eine verbesserte Toleranz gegenüber Chemotherapie und Bestrahlung und verbesserte Immunfunktionen nach der Chemotherapie beobachtet. Klinische Studien belegen auch, dass Cordyceps die Nieren vor toxischen Medikamenten wie Ciclosporin (Immunsuppressivum) schützt.

Komplexe Zucker aus Cordyceps können den Blutzuckerspiegel regulieren und senken. Der Glucosestoffwechsel im Blut und in der Leber wird günstig beeinflusst. Cordyceps verbessert die Nierenfunktionen bei bestimmten Chemotherapien und wirkt antioxidativ und entzündungshemmend.

Insgesamt vermittelt Cordyceps adaptogene Wirkungen: Stoffwechselstörungen werden ausgeglichen und Funktionen normalisiert. In Studien beobachtete man leicht beruhigende, krampflösende und lang anhaltende, kühlende, bronchospasmolytische Wirkungen und antiasthmatische, schleimlösende und antitussive Effekte. In der Krebstherapie kann dies sehr hilfreich sein, wenn die Atmung beeinträchtigt ist.

Dosierung

Da viele Pilze Nahrungsmittel und Naturheilmittel sind, gibt es keine allgemein gültigen Dosisvorgaben. Heilkundige empfehlen in der Regel, mehrmals pro Woche Pilze zu essen. Verkapselte Pilzpulver und standardisierte Extrakte der wichtigsten Heilpilze können zu Heilzwecken verwendet werden.

Immunaktivierung/-modulation. Reishi, Schmetterlingstramete : Wer das Immunsystem stärken möchte, startet mit diesen Pilzen. Empfohlene Dosis: mindestens 6 g Pilz-/Extraktpulver pro Tag.

Krebstherapie/-vorbeugung. Chaga, Reishi, Schmetterlingstramete, Shiitake : In der komplementären Krebstherapie waren die genannten Spezies in klinischen Studien bei Tumorpatienten und präventiv am besten immunaktivierend wirksam.

Leber und Nieren. Cordyceps, Reishi, Shiitake : Die leberschützende Wirkung von Reishi ist lange bekannt (1/2 bis 1 TL Pilz-/Extraktpulver, zweimal täglich). Klinische Studien zeigten, dass Cordyceps militaris die Nierenfunktion unterstützt (1/2 TL Pilz-/Extraktpulver, zweimal täglich).

Vitaltonikum und Adaptogen. Cordyceps, Reishi : Diese Spezies gelten seit Urzeiten als gesundheitsfördernde und vitalisierende Nahrungsergänzung/Tonika. Bei Libidoschwäche werden 1/2 bis 1 TL Pilz-/Extraktpulver (mit Wasser oder Tee) ein- bis zweimal täglich empfohlen.

DIY-Test : Stärke

Sie können den Stärkegehalt von Pilzprodukten selbst testen: mit einer Jodlösung (Kaliumiodid), z. B. Lugolsche Lösung 5 %ig oder Betaisodona.

Pilzpulver aus Kapseln in ein 1/4 Glas Wasser mischen und einen Tropfen Jodlösung zugeben, umrühren. Bei Produkten hoher Qualität bleibt die Flüssigkeit braun (mit Blaustich). Färbt sich die Flüssigkeit blau, hell-/dunkelblau (und bleibt blau), enthält die Probe Stärke, d. h. unverbrauchtes Substrat.

Praxistipps : Heilpilze

Gängige Speisepilze gibt es frisch beim Gemüsehändler, saisonal auch Wildpilze.

Die meisten Pilze sollten gut durchgegart werden. Hitze bricht die zähen Fasern auf und die Bioverfügbarkeit von Nähr-/Wirkstoffen nimmt zu. Pfifferlinge, Steinpilze, Röhrlinge und Austernpilze können sautiert, Pilze fester Konsistenz (z. B. Shiitake, Champignons, Igelstachelbart) gegrillt werden.

Kompakte, zähe Fruchtkörper, die nur für Pilzmedizin geeignet sind (z. B. Schmetterlingstrameten), verarbeitet man am besten zu Pulver und/oder unter Dampfdruck im Schnellkochtopf (≤ 60 min bei hoher Temperatur).

Pilzpulver – z. B. Hericium, Agaricus oder Shiitake als Suppenzutat – ist der einfachste Weg zu mehr Ballaststoffen, mehr Nährstoffen und mehr Immunfitness.

Ganze getrocknete Fruchtkörper von Reishi, Igelstachelbart, Maitake und Shiitake bekommt man im Großhandel, getrocknete Medizinpilze in Asialäden oder im Kräuterfachhandel. Meist ist nur wenig über die Qualität, die Reinheit und Frische solcher Pilzprodukte zu erfahren. Es empfiehlt sich, Pilze aus Bioproduktion zu kaufen. Man kann viele Pilze auch in freier Wildbahn sammeln oder selbst kultivieren.

Gebrauchsfertige Pilzmedizin ist als Tee, verkapseltes Pilzpulver/Extrakt, Tinktur oder Beta-Glucan-Fraktion verfügbar. Traditionell sind asiatische Hersteller führend. Das Angebot stammt meist aus Myzelkultur. Das hat viele Gründe: Artenschutz, hohe Nachfrage, Kosteneffizienz u. a. Musterbeispiel ist der Raupenpilz, dessen seltene Wildform hochalpin gesammelt und sündhaft teuer gehandelt wird. Kultivierter *Cordyceps militaris* ist definitv ebenbürtig und preiswert.

Pilzpulver sollte fein gemahlen, biologisch und auf Schadstoffe geprüft sein. Herkunft, exakte Spezies, Art der Zubereitung und die Anteile an Polysacchariden (Glucan-Gehalt) und Terpenen sollten deklariert sein.

Ein simpler Do-it-yourself-Jodtest entdeckt unerwünschte Stärke.

Der Therapeut/Heilpraktiker empfiehlt und nutzt Pilzprodukte mit der besten Produktinfo.

GANZHEITLICHE KREBSMEDIZIN

FÜR

ÄRZTE

UND

HEILKUNDIGE

ONKOLOGISCHE PHYTOTHERAPIE

Zweifellos ist das Wissen über die Biochemie und Pharmakologie von Arzneimitteln interessant und hilfreich und unterstützt sichere Anwendungen. Aber es gibt so viel mehr, was wirksame Heilmittel ausmacht. Die nachfolgenden Kapitel befassen sich mit den Komponenten pflanzlicher Rezepturen, mit Schlüsselaspekten von Sicherheit und Wirksamkeit, mit der Pharmazeutik (Form/Zubereitung von Heilmitteln) und Posologie (Dosis/Häufigkeit der Verabreichung). Die vorgestellten Prinzipien sind direkt auf die Krebstherapie anwendbar.

Ganzheitliche onkologische Kompetenz

Der Heilpraktiker von heute sollte sowohl mit gängigen biomedizinischen Denkweisen als auch mit der Medzingeschichte und der evidenzbasierten Medizin vertraut sein. Dies betrifft etwa die richtige Einschätzung von Wechselwirkungen zwischen Kräutern und Medikamenten. Er sollte auch wissen, wann ein konstitutionelles Ungleichgewicht erwärmt oder gekühlt und getrocknet oder befeuchtet werden muss. In diesem Labyrinth von Möglichkeiten, Chancen und Risiken gibt es nicht den einzig richtigen oder falschen Weg, keine „Einheitslösung", kein einzelnes Kraut, das alle Probleme des Patienten lösen kann.

Die Stärke der Phytotherapie besteht darin, sich auf den Patienten einzustellen, Heilkräuter/Pilze mit überlappendem Wirkprofil zu nutzen, auf das Individuum zugeschnitten Mixturen zuzubereiten und Faktoren wie Alter, psychische Gesundheit und Komorbiditäten zu berücksichtigen. Zielvorgabe ist die Erstellung einer kohärenten, ausgewogenen Rezeptur, bei der jedes Heilkraut seinen Zweck erfüllt und im passenden Verhältnis zu den anderen Kräutern steht.

Ich betrachte die Therapieplanung als einen Entwicklungsprozess, der der inneren Logik einer Rezeptur folgt. Sind Zusammenhänge erkennbar? Passen alle Teile zusammen? Ergänzen sie einander? Um eine kohärente Rezeptur zu erstellen, müssen Sie nicht nur die primären Wirkungen der Kräuter/Pilze kennen, sondern auch die sekundären, tertiären oder sogar subtilen Wirkungen. Was kann die Heilpflanze, der Heilpilz leisten? Ist die Heilpflanze ein Hauptkraut der Rezeptur, ist es Aktivator oder Effektor, Synergist oder ein Basiskraut, das ein anderes Hauptkraut ergänzt? Eine Heilpflanze kann in einer Rezeptur in den Vordergrund gestellt oder zurückgedrängt werden. So können die Schwerpunkte angepasst und im Therapieverlauf neu gesetzt werden.

Hier steht die Kunst der Phytotherapie im Vordergrund, nicht die Wissen-

Kunst und Wissenschaft

Die moderne Kräuterheilkunde basiert unter anderem auf der *Materia Medica* des griechischen Arztes Pedanios Dioskurides (1. Jh.) und den Errungenschaften der Renaissance (16. Jh.): Leonhart Fuchs veröffentlichte 1543 sein vom Humanismus durchdrungenes *New Kreüterbuch* und zählt mit Otto Brunfels und Hieronymus Bock zu den „Vätern der Botanik". Die Pflanzenheilkunde von heute, die sich in diesem Buch mit Krebserkrankungen befasst, ist auch ein Aspekt des Forschungsgebiets *Medical Humanities*, das die Re-Humanisierung der Medizin anstrebt.

schaft. Es ist fast wie im Tanz, bei dem die Primaballerina und das *Corps de Ballet* die Choreographie interpretieren, oder wie im Konzert, wo das Zusammenspiel von Solisten und Orchester sinfonische Klänge erzeugt. Der Heilkundige agiert im Idealfall wie ein Komponist, der die Partitur der pflanzlichen Komponenten für eine Rezeptur zusammenstellt und dabei unendlich viele Auswahlmöglichkeiten hat.

Angesichts der unzähligen pflanzlichen, komplementären, medikamentösen und anderen therapeutischen Optionen, und angesichts dessen, was für den Patienten auf dem Spiel steht, erscheint es unerlässlich, den Krebspatienten, seine besonderen Umstände und Bedürfnisse zu kennen. Der Heilkundige sollte wissen, welche Kräuter/Pilze präzise und gezielt zur Behandlung eingesetzt werden können. Er sollte auch die „Breitenwirkung" im Auge behalten: die Modulation des körperlichen und psychischen „Terrains", die Verbesserung der Gesundheit und die Beeinflussung von Krebsfunktionen im Körper des Patienten.

Multikausale Krebsdynamik

Besser man weiß, welche Art von Mensch eine Krankheit hat, als zu wissen, welche Art von Krankheit ein Mensch hat.

Hippokrates

Alle Krankheiten folgen einem Verlauf, der als Kausalkette betrachtet werden kann: eine Abfolge von Ursache und Wirkung. Symptome können sich von Fall zu Fall unterscheiden. Es gibt drei grundlegende Faktoren, die an der Dynamik jeder Erkrankung beteiligt sind: prädisponierende, exzitatorische und persistierende Faktoren. Diese zu identifizieren und daraus eine logische Abfolge für die Behandlung abzuleiten, ist ein wichtiger Teil des diagnostisch-theraeputischen Prozesses.

In der Regel behandelt man prädisponierende Faktoren mit Maßnahmen zur Verbesserung oder Normalisierung physiologischer Funktionen. Von Heilkräutern/-pilzen wird nicht erwartet, dass sie lebenslange Schädigungen rückgängig machen, sondern dass sie Symptome lindern und die Progression (das Fortschreiten) verlangsamen. Exzitatorische Faktoren (Trigger/Auslöser) und persistierende (aufrechterhaltende/fortbestehende) Faktoren können gezielte und spezifische Interventionen erfordern: den Prozess der pathologischen Korrektur (erzwungene Anpassung von Zell-/Gewebereaktionen). Das Spektrum reicht je nach Bedarf von pflanzlichen Zytostatika bis hin zur passenden Chemotherapie.

Für die klinische Praxis wäre es optimal, so wenig pathologische Korrekturen wie nötig vorzunehmen, um gewünschte Veränderungen zu bewirken, und zudem Strategien zur physiologischen Optimierung zu finden, um die erreichten Veränderungen zu stabilisieren. Zu Beginn einer Krebstherapie ist dies häufig nicht möglich, da eine aggressive Behandlung erforderlich sein kann. Sind die krebshemmenden Strategien erfolgreich, können regenerative Therapieansätze forciert werden.

Eine ausführliche Diskussion der physiologischen Verbesserung und pathologischen Korrektur in der Kräutermedizin finden sich in den Lehrbüchern von Mills und Bone, *Principles and Practice of Phytotherapy*, sowie in *Functional Herbal Therapy* (siehe S. 605).

Prädisponierende Faktoren

Es gibt zahlreiche Risikofaktoren für Krebserkrankungen. Diese Risiken können häufig durch Anpassungen des Lebensstils und Selbstbehandlung vermieden werden. Manche prädisponierenden Faktoren bleiben unveränderlich, können aber günstig beeinflusst werden. Beispielsweise ist die genetische Ausstattung nach der Befruchtung fixiert. Epigenetische Merkmale (Ein-/Ausschalten von Genen durch Umwelteinflüsse) kann man durch Entscheidungen, die den Lebensstil betreffen, in Richtung Gesundheit oder Krankheit lenken.

Solche prädisponierenden Faktoren können zum größten Teil durch die zuvor vorgeschlagenen Strategien zur Ernährung und Anwendung von Heilkräutern/-pilzen modifiziert werden (siehe S. 55): proaktive und präventive Strategien, die von ganzheitlich arbeitenden Heilpraktikern empfohlen werden, um Krebs abzuwehren, Risiken zu verringern und komorbide chronisch-degenerative Erkrankungen zu behandeln.

Prädisponierende Krebsfaktoren:

- **Genetik** : vererbte oder epigenetisch erworbene Defekte
- **Psychischer Status und Stress** : chronische Stresshormonbelastung, Dysregulation der Nebennieren, Störung von Heilprozessen
- **Dysregulation des Immunsystems** : Hygiene und Infektionen, chronische Entzündungen; persistierende subklinische Infektionen erzeugen anhaltende Entzündungen und verhindern Heilung.
- **Ernährung** : Toxine, Nährstoffmangel, Übergewicht/Fettleibigkeit, Dysregulation des Mikrobioms
- **Physisches Trauma** : wiederholte schwere Verletzungen, UV-Strahlung (Sonne), ionisierende Strahlung
- **Umwelt** : Toxine und Schadstoffe

Exzitatorische Faktoren

Solche Faktoren sind Ereignisse oder Belastungen, die „den Schalter umlegen“ und chronischen Stress oder dysfunktionale Zustände in einen aktiv pathologischen Zustand verwandeln. Exzitatorische Krebsfaktoren:

- **Akute Infektion** : Überforderung des Immunsystems, reduzierte Kontrolle von Tumorgewebe
- **Akutes Trauma** : körperlich, psychisch, emotional
- **Akute Exposition/Toxinbelastung** : umweltbedingt, ernährungsbedingt, berufsbedingt
- **Ionisierende Strahlung und Medikamente** : Röntgen, CT-Scans, Immunsuppressiva (Autoimmunerkrankungen, Organtransplantation), Chemotherapeutika

Persistierende Faktoren

Faktoren, die den Krankheitszustand einer Person erhalten, verzögern oder Heilung verhindern und die Prognose bei Krebs verschlechtern. Persistierende Krebsfaktoren:

- **Persistierende exzitatorische Faktoren** : Infektionen, die nicht ausheilen, wiederholte Traumata oder hohe Strahlenexposition (einschließlich CT-, PET und Röntgen).
- **Entzündung** : Chronische Entzündungen, die nicht abklingen, zunehmende Immunschwäche.
- **Seneszenz** : Organabnutzung, verminderte regenerative Kapazität
- **Medikamente** : Arzneimittel, die Krankheitssymptome unterdrücken, aber die kausale Pathologie nicht beeinflussen oder Nebenwirkungen und Symptome verursachen.

Therapeutische Leitlinien

Die „Therapeutische Ordnung“ erfordert eine Leitlinie für die Planung einer Behandlung. Der Begriff stammt aus der Zeit um 1800 und wurde in der eklektischen und traditionellen Kräutermedizin verwendet.

Dr. Jared Zeff und Dr. Pamela Snider haben diese naturheilkundliche Philosophie in die moderne amerikanische Kräuterheilkunde übernommen. Grundsätzlich arbeitet man sich von

1 **Hindernisse für die Gesundheit beseitigen und die Voraussetzungen für das Wohlbefinden schaffen** | Das Fundament bilden die passende Ernährung, Entgiftung, Stressbewältigung, Bewegung und Schlaf. Mögliche epigenetische Einflüsse berücksichtigen, um Risiken zu reduzieren.

2 **Aktivierung der Heilkraft der Natur und der Selbstheilungskräfte** | Unterstützung des Knochenmarks, Normalisierung des Immunsystems und Aktivierung der Verdauung

3 **Unterstützung und Ausgleich der physiologischen und bioenergetischen Systeme** | Stärkung geschwächter oder defekter Körpersysteme, Wiederherstellung und Regeneration

4 **Ganzheitliche Korrektur der strukturellen Integrität** | Körperarbeit und Übungen zur Verbesserung anatomischer Funktionen und der Geweberegeneration

5 **Spezifische Naturtherapien zur Behandlung der kausalen Pathologie und der Symptome** | spezifische Rezepturen für Heilkräuter/Pilze und die Ernährung

6 **Pharmazeutische oder synthetische Stoffe und invasive Therapien zur Behandlung der kausalen Pathologie** | Chemotherapie und Strahlentherapie.

7 **Chirurgische Eingriffe oder andere invasive Verfahren** | kausale Therapien

den am wenigsten invasiven zu den invasivsten Eingriffen vor: von innen nach außen, von allgemeinen Strategien zu symptomspezifischen und gezielten Therapien.

Die Leitlinie umfasst sieben Schritte, die nacheinander angewandt werden sollten. Der Grad der Intervention wird schrittweise nach Bedarf erhöht, um die Gesundheit wiederherzustellen. Es handelt sich nicht um einen starren Prozessablauf, sondern um einen „Fahrplan", der im weiteren Verlauf an die individuellen Bedürfnisse des Patienten angepasst wird.

Das Leitlinienmodell zeigt, dass der Heilkundige das Wohlbefinden des Patienten auf allen Therapiestufen fördern kann. Von den einfachsten Veränderungen des Lebensstils und der Ernährung (Stufe 1) bis hin zur Unterstützung des Patienten während einer Chemotherapie oder Operation (Stufe 6 oder 7) bieten Heilkräuter und Naturheilmittel äußerst hilfreiche Optionen.

Wenn der behandelnde Arzt Zeit benötigt, um den Fall richtig einzuschätzen, oder wenn über konventionelle allopathische Therapien noch nicht entschieden ist, oder wenn der Patient zu geschwächt ist, um zytotoxische Kräuter einzunehmen, dann können immer noch Maßnahmen niedrigerer Leitlinienstufen in Betracht gezogen werden. Spezifische und gezielte Naturheilverfahren sind dann möglich, wenn neue Informationen über das weitere Vorgehen vorliegen und sich der Zustand des Patienten verändert.

In der klinischen Praxis beginne ich bei neuen Patienten zunächst mit dem Lebensstil, mit Ernährung, Immuntonika und Adaptogenen. Die Patienten übernehmen so viel wie möglich davon in Ihren Lebensalltag. In der Zwischenzeit sammle ich Informationen über die Diagnose und allen verordneten Medikamente und erstelle einen umfassenden Therapieplan für den Patienten.

Multifunktionale Rezepturen

Eine ausgewogene Rezeptur sollte Teil eines umfassenden Therapieprotokolls sein, das auf prädisponierende, exzitatorische und persistierende Faktoren abzielt. Der Aufbau einer soliden Basisbefindlichkeit („Terrain"), die Behandlung und Beseitigung von Ursachen und Komorbiditäten sowie die symptomatische Behandlung (physiologische Besserung) müssen insgesamt ausgewogen und so dosiert sein, dass der Patient nicht überfordert wird und die Vorgaben auch tatsächlich umsetzen kann. Bei Krebspatienten kommen noch zytotoxische Kräuter, entzündungshemmende Mittel, Redox-Regulatoren (pathologische Korrektur) und Heilkräuter zur Behandlung akuter Symptome, die durch konventionelle Therapien oder durch den Tumor selbst verursacht werden, hinzu.

Fragen, die vor der Zubereitung einer Rezeptur gestellt werden sollten.

(Dank an Dr. Marisa Marciano, ND, für diese Liste.)

- Welche Wirkungen sind optimal? Welche Inhaltsstoffe sind optimal?
- Welche pharmakologischen Eigenschaften haben die Inhaltsstoffe? Wie kann man sie am besten extrahieren?
- Wirkt das Heilkraut gewebespezifisch? Auf welches Körpersystem oder Organ zielt die Behandlung oder das Heilkraut ab?
- Wird das Heilkraut traditionell verwendet? Gibt es aktuelle Forschung?
- Gibt es Inhaltsstoffe oder Kräuter, die bei diesem speziellen Patienten vermieden werden sollten?
- Was sind mögliche Anzeichen von Toxizität?
- Müssen Kontraindikationen oder Vorsichtsmaßnahmen beachtet werden? Sind Wechselwirkungen zu erwarten (Medikamente oder Heilkräuter)?
- Mit welchen anderen Heilkräutern/-pilzen kann das primäre Heilkraut kombiniert werden (Synergieeffekte)?
- Wie schmeckt das Kraut?
- In welcher Form sollte das Heilkraut verabreicht werden: Tinktur, Kapsel, Tee, Abkochung, Umschlag, Lotion, Einreibung?
- Welche Mengen jedes Heilkrauts sind für therapeutische Dosierungen erforderlich?
- Wie oft werden die Kräuter verabreicht?
- Wann oder zu welcher Tageszeit wird das Heilmittel eingenommen? Mit oder zwischen den Mahlzeiten?
- Wie lange soll das Mittel eingenommen werden?
- Wie stellen Sie fest, ob das Mittel wirkt?

Basisbefindlichkeit und Tiefenunterstützung des „Terrains“

- Aufbau der Basisbefindlichkeit durch Ernährung, Lebensstil (Bewegung, Schlaf, gesunde Gewohnheiten), Verbesserung der Konstitution und Stressabbau.
- Bearbeitung prädisponierender Krankheitsfaktoren, Beseitigung identifizierbarer Risiken oder Auslöser.

Optimierung der Körperfunktionen

- **Körperchemie**. Entgiftung, Heilung der Darmschleimhaut, Unterstützung des Mikrobioms, Aktivierung der Leber und anderer metabolischer Entgiftungswege: Entgiftungskräuter, Blutreiniger, Cholagoga, Aperitifs; Bewegung und Gewichtsmanagement; Vermeidung von Alkohol, Tabak und Umweltschadstoffen
- **Vitalität**. Schlaf, Erholung und Stressbewältigung: Adaptogene, Nerventonika, Beruhigungs- oder Entspannungsmittel (nachts), Energizer (tagsüber). Gemeinschaftsgefühl, Zugehörigkeitsgefühl, Sinn und Zweck.
- **Immunfunktionen**. Stärkung der Resilienz, Verbesserung der Funktionen der weißen Blutkörperchen.
- **Stoffwechselbalance**. Physiologische Unterstützung: Bitterstoffe zur Förderung der Verdauung, Diuretika zur Förderung der Nierenausscheidung, Kreislaufstimulanzien zur Sauerstoffversorgung und Revitalisierung des Gewebes u. a.

Unterstützende und lenkende Maßnahmen.

- Unterstützung der Leber und anderer metabolischer Entgiftungswege

• Knochenmark und Immunsystem unterstützen.

• Lokale Entzündungen reduzieren.

• Bindegewebe stärken, Kollagenasen und Proteasen hemmen.

• Hämostase reduzieren.

• Angiogenese normalisieren.

Pathologische Korrektur.

• Anwendung starker Heilkräuter/Pilze, um einen Teufelskreis (Feedbackschleifen) zu unterbrechen; spezifische Pharmakologie und gezielte Interventionen bewirken messbare physiologische Veränderungen; verkürzte Anwendung bei erhöhtem Nebenwirkungsrisiko; Kräutermedizin: Entzündungshemmer, Analgetika, Antihämorrhagika und Zytostatika.

Spezifische Krankheitsfaktoren adressieren.

• Erhöhung des mitochondrialen Energietransfers (Förderung des Citratzyklus)

• Normalisierung der Genexpression/-reparatur

• Störung des Krebszellstoffwechsels und Normalisierung von Wachstumsfaktoren, Signaltransduktion und -transkription

• Hemmung der Mitose und Abregulierung des Zellzyklus

• Apoptose-Induktion.

Basisbefindlichkeit und Vitalität

Grundlegend für die ganzheitliche Therapieplanung ist das Konzept des Aufbaus einer Basisbefindlichkeit durch Stärkung des „Terrains" und Förderung der inneren Ressourcen. Die Basisbefindlichkeit ist der stabile Rahmen für die Wirksamkeit von zytotoxischen Kräutern, Chemotherapie, Operation und Bestrahlung.

Der wichtigste Schritt zum Aufbau der Basisbefindlichkeit ist die Regeneration und Revitalisierung der „Lebenskraft" des Patienten. Lebenskraft energetisiert und aktiviert Lebewesen. Sie bestimmt die Resilienz gegenüber Erkrankungen sowie die Heilung. Die Kräuterheilkunde zielt immer darauf ab, die Vitalität des Patienten wiederherzustellen und zu stärken.

Vitalität oder Lebenskraft kennzeichnet jenes unbeschreibliche Gefühl des Wohlbefindens: die Leichtigkeit des Seins. Kraft und Ausdauer, Gelassenheit und innere Ruhe, und ein Gefühl der Ganzheit, das wir nur schwer in Worte fassen können – aber sofort erkennen, wenn es sich einstellt. Freude und Motivation, wenn wir morgens aufstehen, und erholsame Ruhe, wenn wir schlafen. Vitalität ist gleichbedeutend mit körperlicher Regeneration und Erholung, mit Widerstandskraft und Anpassung.

Die englischen Kräuterkundler Priest und Priest (1982) erklären: „ … sind die Erscheinungsformen von Gesundheit und Krankheit als starker Ausdruck dieser Lebenskraft zu betrachten, die sich bemüht, die funktionelle Integrität des Organismus zu erhalten."

Die Lebenskraft funktioniert als dynamisches Gleichgewicht. Sie ist nicht statisch oder stagnierend. Das wäre ein Mangel an Lebenskraft, was letztlich Verfall und Tod bedeutet. Vitalität ist Lebendigkeit. Jede Heilung strebt danach, Vitalität zu fördern und das Erlöschen des Lebensfunkens zu verhindern.

Der Begriff Homöostase (gr. *homoio* = gleich, *stasis* = stabil) bezeichnet einen stabilen physiologischen Zustand und impliziert optimale Balance. Eine Vorstellung, die in jüngster Zeit vom Konzept der Allostase verdrängt wurde (gr. *allo* = variabel, *stasis* = stabil).

Der Begriff Allostase kennzeichnet ein dynamisches Gleichgewicht. Eine variable Stabilität, die sich permanent den Umständen und der Umgebung anpasst. Allostase kann am besten mit adaptogenen Kräutern unterstützt werden, die Stress kompensieren und den sympathisch-parasympathischen Tonus ausbalancieren.

Da Krebs sowohl durch systemischen Stress verursacht wird als auch aktiver Stressor ist, empfehle ich tonische Heilkräuter, Adaptogene, Bitterstoffe und Nahrungsergänzungsmittel. Empfehlenswert ist eine Morgenrezeptur mit anregenden Adaptogenen wie Ginseng, Rosenwurz, Maralwurzel, und eine Abendrezeptur mit entspannenden Nerventonika wie Damiana, Eisenkraut, Kamille, Melisse oder Hopfen.

Pathologische Korrektur : Strategien und Protokolle

Bei dieser Strategie werden Heilpflanzen eingesetzt, die eine spezifisch biochemische Wirkung in Bezug auf einen bestimmten physiologischen Aspekt vermitteln. Oftmals werden solche Aspekte durch bekannte Einzelkomponenten beeinflusst, aber auch durch andere Inhaltsstoffe der ganzen Pflanze.

Die quasi-pharmakologische Auffassung von Heilkräutern birgt ein höheres Risiko. In der Regel gibt es hier spezifischere Dosierungen als bei nährenden/stärkenden Kräutern. Solche potenten „Korrekturkräuter" gelten als Aktivatoren oder Effektoren in einer Rezeptur und bewirken messbare und spürbare Veränderungen. Hierzu zählen in der Krebstherapie zytotoxische und narkotische Schmerzkräuter. Sie werden meist mit Synergisten kombiniert (siehe S. 473).

Allostase

Allostase ist ein biologisches Grundprinzip, das als „variable Stabilität" oder „dynamisches Gleichgewicht" definiert ist. Krankheit und Verlust der Gesundheit sowie Heilung und Genesung von Krankheiten sind Teil eines Kontinuums von negativ bis positiv.

Negativer Zustand = fortschreitende Pathologie, Verschlechterung und Krankheit, kataboler Zustand

Positiver Zustand = Regeneration, Reparatur, Heilung, auch eine Heilungskrise, anaboler Zustand

Toleranter Zustand = Gleichgewicht, Ausgeglichenheit, erfolgreiche Anpassung

Die pathologische Korrektur erfordert eine genaue Diagnose sowie Kenntnisse in Bezug auf die richtige Dosierung und Anwendungssicherheit. Die Dosierung solcher Heilkräuter kann niedriger sein als bei tonisierenden oder adaptogenen Kräutern. Zytotoxische und schmerzstillende Heilkräuter können auch als Tropfen verabreicht werden. Das Risiko von Nebenwirkungen ist höher und die Dauer der Anwendung kürzer. Diese Heilkräuter sind in der Materia Medica ausführlich und mit spezifischen Dosierungen beschrieben (siehe S. 473).

Das Pyramiden-Protokoll

In der westlichen Phytotherapie wird häufig ein Pyramiden- oder Dreiecksmodell zur Veranschaulichung der Rezeptur von Heilkräutern/-pilzen verwendet. Die Basis des Dreiecks entspricht der gesunden Basisbefindlichkeit. Die beiden Seiten des Dreiecks repräsentieren die Krankheit und das „Terrain“, den unmittelbaren/akuten Krankheitszustand sowie fallspezifische Bedingungen, die berücksichtigt werden müssen. Dieses traditionelle Modell kann erweitert werden. Es zeigt dann, wie die Prinzipien der physiologischen Verbesserung und pathologischen Korrektur in ein kohärentes, in sich logisches Protokoll integriert werden, um eine nuancierte Kräutermischung herzustellen, die genau das bewirkt, was benötigt wird.

Phytotherapeuten verwenden zahlreiche Varianten dieses Protokolls, etwa Derivate des Triune-Systems von William LeSassier oder das weiterentwickelte Konzept von David Winston. Jillian Stansbury hat in *Herbal Formularies for Health Professionals* eine moderne Pyramiden-Version vorgestellt. Sie gibt drei Kategorien vor:

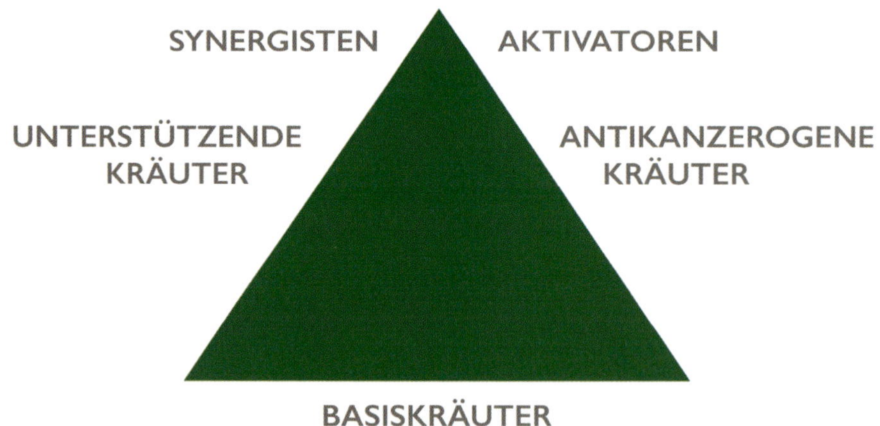

• **Basiskräuter** : Heilkräuter/Pilze, die das „Terrain“, die Basisbefindlichkeit ganzheitlich stärken.

• **Synergisten** : Heilkräuter/Pilze, die Wirkungen unterstützen und potenzieren.

• **Spezifika** : Heilkräuter/Pilze, die aktiv Veränderungen bewirken.

Basiskräuter

Die Basis des Protokolls besteht aus Heilkräutern, die auf eine physiologische Verbesserung auf unterster Ebene abzielen. Sie wirken normalisierend, tonisierend und regenerierend. Sie wirken unspezifisch, optimieren das „Terrain“ in Richtung stabile Basisbefindlichkeit, vermitteln generalisierte ausgleichende Wirkungen, unterstützen schwache Organsysteme, fördern das konstitutionelle Gleichgewicht, erhalten die Stoffwechselfunktionen und die Allostase. Basiskräuter bekämpfen Krebs nicht direkt, sondern fördern Resistenz, Resilienz, Verjüngung und Regeneration. Die Basistherapie mit Heilkräutern fokussiert traditionell auf drei Kernmaßnahmen, die für die Gesundheit und optimale physiologische Funktionen als wesentlich betrachtet werden:

• Stärkung des anabolen-katabolen Gleichgewichts

• Öffnung der Ausscheidungskanäle: Darm, Nieren, Haut, Schleimhäute, Lunge

• Verbesserung der Durchblutung: Förderung von Wärme/Vitalität

Viele Krebsrezepturen stammen aus der Zeit um 1800 und enthalten daher Abführmittel und „wärmende“ Stimulanzien. Das hat noch heute einen gewissen Wert. Erkenntnisse der modernen klinischen Forschung und genauere Vorstellungen über die Wirkungen von Arzneipflanzen ermöglichen der modernen Phytotherapie, Effektor-/Aktivatorkräuter gezielter einzusetzen und synergistische Heilkräuter zu nutzen, um die Effizienz zu erhöhen und Risiken zu mindern.

Synergisten

Heilkräuter, die mit anderen Kräutern „kooperieren“, zur gegenseitigen Wirkpotenzierung beitragen, Wirkungen auf Zielorgane lenken oder Komorbiditäten günstig beeinflussen, werden als Synergisten bezeichnet. Sie können auch physiologische „Betriebsbedingungen“ modulieren, allerdings symptomspezifischer als Basiskräuter. Organsysteme können aktiviert, Gewebefunktionen optimiert werden. Synergisten lösen lenkende, regulierende und korrigierende Effekte aus, harmonisieren und tonisieren bestimmte Teile des Körpers.

Spezifika

Heilkräuter, die spezifisch auf krankhafte Gewebe oder die primäre Pathologie abzielen, werden als Spezifika bezeichnet. Sie werden in der Regel niedriger dosiert oder nur kurzfristig verabreicht, um das Risiko kumulativer Toxizität zu verringern. Solche Kräuter sind auf die Korrektur der primären Pathologie ausgerichtet und geben den Grundtenor der gesamten Rezeptur vor.

Modifikation/Ergänzung

Das Pyramiden-Protokoll kann auch modifiziert und erweitert werden, z. B. mit Heilkräutern, die wärmend wirken und den Stoffwechsel stimulieren oder kühlend wirken und den Stoffwechsel beruhigen/hemmen. Andere Kräuter wirken befeuchtend und entspannend, tonisierend, adstringierend und austrocknend. Auch Kräuter, die patientenspezifisch, nuanciert konstitutionell und pharmakologisch wirksam sind, können das Protokoll sinnvoll ergänzen.

Wirkstoffsynergien

Der Begriff Synergie (gr. *synergía* = Zusammenwirken) bezeichnet in der Medizin die Kombination verschiedener Arznei- oder Heilmittel, um erhöhte Wirkpotenzen und bessere Ergebnisse zu erzielen. Überraschenderweise sind Synergien in der Kräutermedizin kaum erforscht. Dies mag daran liegen, dass bisher weder in der Schulmedizin noch in der Pharmazie ein echtes Interesse an diesem Thema erkennbar ist.

Phytotherapeuten verwenden Zubereitungen und Mixturen, die pluripotent sind und auf mehrere enzymatische oder biochemische Systeme gleichzeitig abzielen. Dies erschwert die Messung der Wirkung von Einzelstoffen. Die Herausforderungen für solide klinische Forschung in Bezug auf Synergisten und Antagonisten in der Phytotherapie sind in einer Arbeit von Caesar und Cech (2019) beschrieben worden (siehe S. 619). Die Autoren kommen zu dem Schluss, dass die Synergie von Wirkstoffen im ganzen Kraut tendenziell ein breiteres Spektrum vorteilhafter Wirkungen vermittelt als die isolierten Wirkstoffe der Heilpflanze.

Synergistische Wechselwirkungen der Komponenten in einzelnen Heilkräutern oder Kräutermischungen sind als wesentlicher Faktor der therapeutischen Wirksamkeit zu betrachten. Kommen verschiedene Heilkräuter in einer Rezeptur zusammen, kann das Ganze mehr bewirken als die Summe der Einzelkomponenten. Auf ähnliche Weise können agonistische und antagonistische Wechselwirkungen zwischen Heilkräutern und Arzneimitteln den Nutzen erhöhen und gleichzeitig Nebenwirkungen mindern. Solche Synergien kommen durch verschiedene Mechanismen zustande:

- Schutz von Wirkstoffen vor Inaktivierung im Magen oder in der Leber
- Erleichterung des aktiven Transports durch Zell- und Organellenwände
- Optimierung des hepatischen und intestinalen Stoffwechsels: Förderung der Bioverfügbarkeit von Arzneimitteln, Beschleunigung der Arzneimittel-Clearance, Verkürzung der Halbwertszeit
- Hemmung von Multidrug-Resistenz (Effluxpumpen)
- Beseitigung von Nebenwirkungen oder Potenzierung der Effizienz von Arzneimitteln.

Wirkstoffsynergien sind in der klinischen Praxis häufig als positive Wechselwirkung in Bezug auf das therapeutische Ziel zu beobachten.

Klinische Studien mit pflanzlichen Synergisten

Gut konzipierte klinische Studien, Zelllinien- und Tierstudien mit isolierten pflanzlichen Komponenten sowie Studien mit ganzen Kräutern oder Extrakten ganzer Kräuter liefern ausreichende Belege dafür, dass Wirkstoffsynergien in der Phytotherapie für Rezepturen und für die Verordnung von Arzneimitteln zum Vorteil der Patienten genutzt werden können.

Synergie : Wirkstoffkomponenten in einer Heilpflanze

- Isoflavone aus dem Rohextrakt von Kudzu (*Pueraria lobata*) erreichen höhere Plasmakonzentrationen als die entsprechende Dosis gereinigter Isoflavone ohne natürlich vorkommende Cofaktoren.
- Hypericin und Pseudohypericin in Johanniskraut sind koaktive Komponenten, die die Wiederaufnahmehemmung zahlreicher Neurotransmitter vermitteln: insbesondere Serotonin, Dopamin, Noradrenalin, Glutamat und GABA (Gamma-Aminobuttersäure). Dies wirkt stimmungsaufhellend, aufbauend und beruhigend. Die Einzelkomponenten haben eine deutlich geringere antidepressive Wirkung als ein Ganzpflanzenextrakt, der die gleichen Mengen dieser Komponenten enthält.
- Sennosid A und C, die Aktivkomponenten von Senna (*Caesalpinioideae*), zeigten vergleichbar entspannende Wirkungen in Tierstudien (Mäuse). Eine Mischung der Wirkstoffe im Verhältnis 7:3 (was dem Verhältnis in Sennesblättern entspricht) hat jedoch eine fast doppelt so starke entspannende Wirkung wie die jeweiligen Einzelkomponenten.
- Eine in-vitro-Studie mit Flavonoiden aus den Blättern von kanadischem Gelbwurz (*Hydrastis canadensis*) verstärkte synergistisch die antimikrobielle Aktivität des Alkaloids Berberin aus der Wurzel von *Hydrastis canadensis* gegen *Staphylococcus aureus* durch Hemmung der Multidrug-Resistenz (Effluxpumpe). Dies lässt darauf schließen, dass durch die Kombination von Wurzel und Blatt der kanadischen Gelbwurz eine maximale Wirkung gegen *S. aureus* erreicht wird.

Synergie : Wirkstoffkomponenten verschiedener Heilpflanzen

- In einer doppelblinden, klinischen Crossover-Studie mit 20 gesunden jungen Erwachsenen verbesserte ein Produkt, das *Panax ginseng* plus Ginkgo enthielt, die kognitiven Funktionen wirksamer als jedes der beiden Kräuter allein, gemessen an der Leistung bei verschiedenen Rechenaufgaben.
- Eine Studie, in der die redoxregulierenden Wirkungen von grünem Tee und Ingwer untersucht wurden, ergab, dass die Kräuterkombination freie Radikale wirksamer bekämpft jedes der beiden Kräuter allein.
- Eine Studie untersuchte die antioxidativen und krebshemmenden Wirkungen einer obst- und gemüsereichen Ernährung. Die Ergebnisse zeigten, dass additive und synergistische Effekte der sekundären Pflanzenstoffe positive Wirkungen vermitteln. Antioxidative

Einzelstoffe waren der Kombination natürlicher bioaktiver Verbindungen in Vollwertkost unterlegen. Dies bestätigt die Empfehlung, täglich 5 bis 10 Portionen Obst und Gemüse zu konsumieren.

Synergie : Wirkstoffkomponenten von Heilpflanzen und Chemotherapeutika

• Rübenextrakt erhöhte die Zytotoxizität von Doxorubicin bei humanen Pankreaskrebszellen. Beta-Caryophyllen, ein Sesquiterpen aus dem ätherischen Nelkenöl, das zusammen mit Paclitaxel bei humanen Brust- und Darmzellen eingesetzt wurde, verstärkte den Medikamenteneintrag in Krebszellen und potenzierte die Gesamtzytotoxizität des Medikaments.

• Beta-Elemen, ein Sesquiterpen aus ätherischem Minzöl, das zusammen mit einem Taxan verabreicht wurde, reduzierte das Überleben von Tumorzellen und erhöhte die Apoptoserate stärker als das Medikament allein. Beta-Elemen sensibilisierte Krebszellen auch gegenüber Cisplatin und potenzierte die Zytotoxizität von Cisplatin in Zelllinien von Blasen-, Hirn-, Gebärmutterhals-, Brust-, Darm-, Eierstock- und kleinzelligem Lungenkrebs.

• Curcumin sensibilisierte Gliomzellen gegenüber Cisplatin, Etoposid, Camptothecin und Doxorubicin sowie für Strahlung, partiell via Hemmung der AP-1- und NF-κB-Signalwege. In einer anderen Studie beobachtete man eine synergistische Wachstumshemmung durch Curcumin plus 5-FU bei einer humanen Darmkrebszelllinie. Die COX-2-Expression war nach der Kombinationsbehandlung um fast das Sechsfache reduziert.

• D-Limonen, ein zyklisches Terpen aus den Schalen von Zitrusfrüchten, erwies sich als Synergist von Docetaxel bei Prostatakrebszellen: erhöhte Bildung reaktiver Sauerstoffspezies (ROS), Glutathionverarmung und erhöhte Caspase-Aktivität.

• Das Monoterpen Geraniol ist unter anderem in ätherischem Geranienöl enthalten. Es reduzierte die Tumormasse durch Beeinflussung des Zellzyklus und der Apoptoserate und potenzierte die Chemosensitivität gegenüber Docetaxel.

• Methyleugenol in den ätherischen Ölen von Nelken, Muskatnuss, Zimt, Basilikum und Lorbeer potenzierte signifikant die antikanzerogene Wirkung von Platin-Medikamenten. Messparameter waren Apoptose, Zellzyklusstillstand und Verlust mitochondrialer Membranpotentiale.

• Quercetin verringerte die Proliferation von Zelllinien signifikant, beeinflusste den Zellzyklus und induzierte Apoptose. Die Kombination von Quercetin und Cisplatin war wirksamer als die Einzelwirkstoffe.

• Resveratrol, ein Stilben in Traubenschalen/-kernen, Erdnüssen, Soja und japanischem Staudenknöterich (*Fallopia japonica*) resensibilisierte akute myeloische Leukämiezellen gegenüber Doxorubicin und induzierte Wachstumshemmung und Zelltod (Apoptose) bei Doxorubicin-resistenten Zellen.

• Thymochinon im ätherischen Öl

von Schwarzkümmel (*Nigella sativa*) verbesserte die antineoplastische Wirkung von Doxorubicin durch Wachstumshemmung bei humanen Leukämie-, Melanom-, Darm-, Gebärmutterhals- und Brustkrebszellen. Im Mausmodell (dreifach negativer Brustkrebs) sensibilisierte Thymochinon die Krebszellen für Paclitaxel durch Induktion von Apoptose, Tumorsuppressor-Genen und p53-Signalen.

Synergisten-Rezepturen

Klinische Studien über die Synergie von Heilkräutern mögen schwer zu finden sein, aber in traditionellen Heilsystemen ist es vielfach üblich, mehrere Pflanzen zu kombinieren, um die Behandlung so zielgenauer zu machen. TCM und Ayurveda behandeln mit überlieferten Rezepturen, die seit Urzeiten in Gebrauch und zum Teil recht komplex sind.

Die moderne westliche Phytotherapie nutzt traditionelle energetische Prinzipien (humoral/konstitutionell) in Rezepturen und Kräutermischungen und berücksichtigt zusätzlich Funktionen und Wirkungen einzelner Heilkräuter und Kräuterkomponenten.

Komplementärkräuter

Komplementäre Heilkräuter vermitteln unterschiedliche Wirkungen, können aber zusammenwirken und günstige Synergieeffekte vermitteln.

• Systemische Entspannung und Förderung der Durchblutung : Chili plus Lobelia. Chili wirkt durchblutungsfördernd und kardial stimulierend. Lobelia wirkt muskelentspannend, induziert die periphere Vasodilatation und verbessert die Durchblutung.

• Antibiose und Immunaktivierung : Bärentraube plus Echinacea. Bärentraubenblätter wirken antibiotisch, vor allem in den Harnwegen. Kombiniert mit Echinacea bei Blaseninfektion werden weiße Blutkörperchen und das Immunsystem aktiviert.

• Leberschutz und Cholerese : Mariendistel plus Löwenzahnwurzel. Mariendistel schützt Leberzellen vor toxisch bedingtem oxidativen Stress. Löwenzahn ist ein bitteres Lebercholeretikum (Galleproduktion und optimierte Entgiftung).

• Beruhigungsmittel und Entzündungshemmer : Senfpflaster plus Kurkuma. Senf wirkt äußerlich auf einem arthritischen Gelenk hyperämisch/phlogistisch und zieht Blut an (Rubefazienz), wodurch mehr Kurkuma in den betroffenen Bereich gelangt.

Verstärkerkräuter

Verstärkerkräuter sind in ihrer Wirkung vergleichbar, potenzieren sich aber gegenseitig..

• Förderung der Durchblutung (zentral und peripher) : Ginkgo und Rosmarin aktivieren die Blutzufuhr zum Gehirn und beeinflussen Gedächtnis und Kognition günstig.

• Angstlösung und Beruhigung : Helmkraut (*Scutellaria*) und Kamille sind wirksame Entspannungsmittel. Helmkraut wirkt betont krampflösend oder muskelentspannend. Kombiniert verstärken sich die Heilkräuter gegenseitig und beruhigen Körper und Geist.

Ausgleichende Kräuter

Ausgleichende Kräuter vermitteln gegenseitig balancierende Wirkungen und neutralisieren bestimmte Eigenschaften.

• Kühlend und wärmend : Vielleicht möchten Sie die Wirkung von Ingwer bei Übelkeit und Entzündung nutzen, aber die Patientin leidet unter Hitzewallungen: Enzian kann kühlend wirken. Ist die beruhigende, muskelentspannende Wirkung von Baldrian erwünscht (kann auch wärmend wirken), hilft die Kombination mit kühlendem Hopfen. Kräutersynergie kann bei einer Patientin mit Hitzewallungen Östrogeneffekte ausgleichen.

• Trocknend und befeuchtend : Osha wird bei Atemwegsinfektionen mit Verschleimung als anregendes Expektorans eingesetzt. Das Kraut wirkt wärmend und austrocknend. Die Kombination mit schleimlösendem Süßholz verbessert die Abhustung und den Auswurf von Schleim.

Leitende Kräuter

Der Begriff leitende Kräuter bezieht sich auf das unerklärliche Phänomen der Gewebespezifität: Bestimmte Heilkräuter zeigen eine Präferenz (Tropismus) für bestimmte Organe oder Funktionen und können dazu genutzt werden, andere Heilkräuter zu „tragen" und Wirkungen auf bestimmte Bereiche zu lenken.

Obwohl in der kräutermedizinischen Literatur darüber berichtet wird, ist das Phänomen nicht vollständig geklärt. Traditionelle Indikationen, historische oder empirische Anwendungen beziehen sich oft auf energetische Eigenschaften der Kräuter wie Qualitäten, Säfte und Temperamente. Die moderne Wissenschaft kann solche Phänomene manchmal leicht erklären, manchmal nicht.

Die nachfolgend beschriebenen Leitfunktionen von Baldrian stammen aus *Herbal Medication: A Clinical and Dispensary Handbook* (Priest und Priest, 1983). Baldrian ist ein breit wirksames Beruhigungs-/Entspannungsmittel und kann kombiniert werden mit ...

... *Aralia spinosa* bei Restless-Legs-Syndrom (unruhige Beine).

... Hopfen bei nervöser Schlaflosigkeit.

... Linde und Mistel bei Bluthochdruck.

... Maiglöckchen bei nervösen Herzrhythmusstörungen.

... Passionsblume bei nervöser Reizbarkeit.

... Passionsblume und Traubensilberkerze bei Angstzuständen in den Wechseljahren.

... Stechapfel (*Datura*), Meerträubel (*Ephedra*) und Lobelia bei akutem Asthmaanfall.

... Süßholz, Milchhafersamen und Lobelia bei Nikotinabhängigkeit.

... wilder Yamswurzel und Ingwer bei Nervenkoliken.

Baldrian wirkt bei diesen Anwendungen entspannend und wärmend auf die Muskulatur (auch kardiale und glatte Muskulatur und Gewebe) sowie zentral sedierend. Mit Synergiekräutern kombiniert werden solche entspannenden/wärmenden Wirkungen von Baldrian auf die Zielregionen übertragen.

Grundüberlegungen zur Kombination von Heilkräutern

Die Schlüsselfragen jeder Kräutermischung betreffen die Wirkungen, die Energetik sowie Synergien und Konflikte wie mögliche Sicherheitsbedenken oder Kontraindikationen, die Verfügbarkeit und Nachhaltigkeit (ökologische Auswirkungen), die Erschwinglichkeit und die Compliance.

Mein Lehrer, Hein Zeylstra, pflegte zu sagen, dass das Hauptziel darin besteht, nur so viele Kräuter wie nötig zu verwenden, um die klinischen Ziele zu erreichen. Die Heilkräuter sollten sicher, wirksam, genießbar und erschwinglich sein. Weniger ist mehr: Je weniger Kräuter verwendet werden, desto kontrollierbarer sind die Wirkungen, desto geringer ist das Risiko unerwarteter Wechselwirkungen, und desto höher ist die Chance, mit einzelnen Heilkräutern therapeutische Wirkungen zu erzielen.

Wenn die Dringlichkeit eines Falles und die Notwendigkeit hoher Dosierungen den Einsatz von Isolaten und Superkonzentraten erforderlich machen, empfehle ich, zusätzlich ganze Kräuterextrakte zu verwenden oder diese, wenn möglich, in Form von Nahrungsmitteln zu verabreichen.

Zielgerichtete Rezeptur-Gewichtung

Eine Rezeptur kann auf die Basisbefindlichkeit oder auf die pathologische Korrektur ausgerichtet sein. Es müssen nicht unbedingt beide Zielvorgaben mit einem Produkt erfüllt werden. Sinnvollerweise werden zytotoxische Mischungen oder stark wirksame Rezepturen von Heilkräutern, die für die Basisbefindlichkeit oder unterstützend und als Synergisten vorgesehen sind, getrennt betrachtet. Dies ermöglicht eine Feinabstimmung der Dosierung von Tertiärkräutern in einer Rezeptur: Erhöhung oder Verringerung der Dosis nach individuellem Bedarf, ohne die Anwendung von Basiskräutern ungünstig zu beeinflussen.

Person + Zweck + Wirkpotenz = Verhältnis der Rezepturkräuter

Eine Formel, die darauf hinweist, dass die persönlichen Parameter des einzelnen Patienten, seine Intention oder Erwartungen bezüglich der Therapie, die Menge der einzelnen Kräuter bestimmen. Darüber hinaus gibt es weitere Faktoren, die berücksichtigt werden sollten.

- Lebererkrankungen können die Clearance (Ausscheidungs-/Entgiftungsrate) verlangsamen und die Halbwertszeit von Wirkstoffen verlängern.
- Nierenerkrankungen können zur raschen Ausscheidung von Arzneistoffen beitragen, deren Halbwertszeit verkürzen oder verlangsamen, und die Halbwertszeit verlängern, wenn die Wirkstoffe von den erkrankten Nieren nicht ausreichend gefiltert oder verstoffwechselt werden.
- Darmfunktion: Verstopfung verlangsamt die Clearance, Durchfall beschleunigt sie. Auch die Darmflora (Mikrobiom), Größe, Gewicht, Alter, Schweregrad/Chronizität der Erkrankung, Begleiterkrankungen und kom-

plementäre Therapien sind von Bedeutung.

Wenn all diese Faktoren berücksichtigt werden, kann man davon ausgehen, dass das Therapieprotokoll sicher und wirksam ist.

Korrektur pathologischer Prozesse

Eine Rezeptur zur pathologischen Korrektur muss gezielt auf kanzerogene Stoffwechselwege und Zellfunktionen zugeschnitten sein. Heilkräuter oder Supplemente sind aufgrund unterschiedlicher Mechanismen potentiell pluripotent oder auf mehrere Ziele gerichtet (Multitargeting). Forschungsdaten belegen, dass nur etwa 5 bis 10 Prozent aller Krebserkrankungen mit Gendefekten, aber 90 bis 95 Prozent mit epigenetischen Abweichungen assoziiert sind, bedingt durch Umwelt- und Lebensstilfaktoren.

Oxidativer Stress

Nach allem, was wir über die Entstehung, Progression und Proliferation von Krebs wissen, scheint ein Zustand zellulären oxidativen Stresses der wichtigste, hochsignifikante Prozess zu sein. Das bedeutet, dass alle diätetischen und naturheilkundlichen Strategien, die sich mit Redox-Reaktionen

Ziele der Krebstherapie

Lebensqualität

• Stressabbau, die Stärkung der Vitalität und der Selbstheilungskräfte sowie die Ernährung haben oberste Priorität, um eine robuste Basisbefindlichkeit zu erreichen und zu erhalten.

• Vorliegende Dysbalancen, z. B. im Blut (Hämostase), der antioxidativen Kräfte (freie Radikale) und des Energiestoffwechsels (mitochondriale Effizienz) sollten behoben werden.

• Die Wirkpotenz konventioneller Therapien sollte verbessert werden, z. B. durch erwünschte Wechselwirkungen von Heilkräutern und Medikamenten, und durch Kräuter, die die Wirksamkeit von Medikamenten potenzieren und Schäden mindern können.

• Linderung von Nebenwirkungen konventioneller und symptomatischer Therapien (z. B. Schmerzen, Infektionen und Wundheilung).

Langlebigkeit

• Verzögerung/Hemmung der Progression (Fortschreiten) der Krebserkrankung

• Grundsätzlich geht es darum, den Zellzyklus von Krebszellen zu hemmen und Apoptose zu induzieren (Zelltod). Dies erfordert in der Regel den Einsatz von Zytostatika bei aktiver Krebserkrankung sowie von regenerierenden Heilkräutern, die die Heilung unterstützen.

befassen (Oxidantien/Antioxidantien), zahllose Stoffwechselstörungen beeinflussen, die ein optimales Milieu für das Krebswachstum schaffen und aufrechterhalten. Man hat wiederholt beobachtet, dass die gleichen Kräuter und Supplemente, die gleichen Stoffe, auf mehreren Wegen wirksam sind. Dies erweitert den Spielraum für Verordnungen solcher Mittel beträchtlich. Ärzte, Heilpraktiker und Naturheilkundler können somit Kräuter und Supplemente bedarfsgerecht und zielgerichtet in ein individualisiertes Therapieprotokoll integrieren.

Gezielt wirksame Aktivator-/ Effektorkräuter

In gewisser Weise kann man sich überfordert fühlen, Krebs mit Kräuter- und Ernährungsstrategien zu behandeln. Wie könnte man genügend Heilkräuter applizieren und merkliche Veränderungen bewirken, wenn die Chemotherapie nicht ausreicht? Sicherlich muss die Dosierung hoch genug sein. Ich sage meinen Patienten: „Eine große Krankheit braucht große Medizin." Allerdings wird oft übersehen, dass ein einziges Heilkraut pluripotent wirken kann.

Einige wenige potente Kräuter werfen in Kombination mehr als ihr „Eigengewicht in die Waagschale". Bestimmte zytotoxische Kräuter fungieren als spezifische Effektoren/Aktivatoren in der Krebstherapie. Sie sind in der Materia Medica (siehe S. 473) ausführlich beschrieben und mit Hinweisen für eine sichere und wirksame Anwendung versehen.

Wird ein Patient chemotherapeutisch behandelt, können bestimmte Kräuter verabreicht werden, um die Wirkung von Medikamenten zu verbessern und deren Nebenwirkungen zu verringern. Beispielsweise potenziert eine niedrige Dosis von Eibenextrakt (*Taxus*) die Wirksamkeit von Taxan-Medikamenten und reguliert gleichzeitig Effluxpumpen ab, reduziert Nebenwirkungen und verstärkt die krebshemmende Wirkung.

Zudem können spezifische Kräuter eingesetzt werden, die für den Patienten von Nutzen sind. Traditionelle Kräuterrezepturen enthalten häufig mindestens ein Heilkraut, das auf die Leberfunktion abzielt, entweder als Basiskraut oder über eine sekundäre Wirkung.

So wirkt z. B. das bittere, zytotoxische Schöllkraut primär direkt krebshemmend in den Oberbauchorganen und regt den Gallenfluss und die Gallenausscheidung an; die Berberitze unterstützt sekundär die Ausscheidung von Säurestoffen aus dem Gewebe und hemmt die Multidrug-Resistenz. Insgesamt wird die Wirkung der Chemotherapie potenziert. Hopfen fungiert tertiär als *Phyoöstrogen* und bitteres Digestif bei Anorexie und Dyspepsie und fördert tiefen erholsamen Schlaf. Alle drei Bitterkräuter sind hilfreich in der Krebstherapie. Sie unterstützen die Leberfunktion und vermitteln zusätzliche erwünschte Wirkungen.

Auch Nahrungsergänzungsmittel lassen sich gezielt kombinieren. Resveratrol, CoQ10 und Vitamin E sind besonders hilfreich bei einer komorbiden Herzerkrankung. DIM (Diindolylmethan), I3C (Indol-3-Carbinol), Isoflavone und Coumestane sind etwa dann empfehlenswert, wenn eine Krebspatientin in den Wechseljahren ist. Solche Wirkstoffe vermitteln antioxidative, hormonregulierende oder andere krebshemmende Wirkungen. Gerade die sekundären Eigenschaften machen Supplemente für bestimmte Patienten spezifisch.

Inhaltsstoffe von Heilkräutern werden seit Jahrzehnten intensiv erforscht. Unzählige Studien haben erstaunliche Ergebnisse über die Wirkung solcher Naturstoffe zutage gefördert. Zu den am besten untersuchten, antikanzerogenen pflanzlichen Komponenten zählen Terpene und Flavonoide.

Terpene

Diese komplexen Moleküle bestehen aus Isopren-Untereinheiten und haben unterschiedliche Wirkmechanismen. Sie können Apoptose über p53, p21 und Caspasen sowie durch Hemmung von Bcl-2 induzieren. Sie können durch Abregulierung von MMPs, HIF-1α und VEGF Angiogenese hemmen und durch Hemmung von cyclinabhängigen Kinasen den Zellzyklus verlangsamen. Darüber hinaus blockieren sie auch Transkriptionsfaktoren im Zellkern, beispielsweise NF-κB.

Flavonoide

Diese Naturstoffe kommen in den meisten Blütenfarbstoffen vor und zählen zu den Polyphenolen. Ihr Hauptmerkmal ist die Regulation von Redox-Reaktionen durch Resonanzstabilisierung. Diese Eigenschaft beeinflusst zahlreiche onkogene Stoffwechselwege günstig, wirkt antiproliferativ, antiangiogenetisch und antimetastatisch. Flavonoide können den Zellzyklus stoppen oder Apoptose durch Modulation verschiedener Signalwege auslösen. Das Flavonoid EGCG in grü-

Terpenoide mit krebshemmender Wirkung

Sterole : Beta-Sitosterin, Stigmasterin, Campesterol

Phytoecdysterone : Leuzeasteron, Ecdysteron

Monoterpene : Camphen, Carven, Citral, Citronellol, Eucalyptol, Geraniol, Limonen, Linolool, Menthol, Myrcen, Ocimen, Perillasäure, Thymol

Diterpene : Skolin, Taxane.

Sesquiterpene : Artemisinin, Parthenolid, Zingiberen, Humulon, Caryophyllen, Azulen, Vetivazulen

Terpenoid-Chinone : Ubichinon (CoQ10)

Triterpen-Ginsenoside : Withanolide, Ursolsäure, Glycyrrhizinsäure, Astragaloside, Oleanolsäure, Betulinsäure

Tetraterpene : Carotinoide, Lutein, Lycopin

Flavonoide, die Transduktions-/Transkriptionswege via Redox-Reaktion abregulieren

EGFr-Blockade : Genistein, Resveratrol, Catechine.

NF-κB-Signalweg-Hemmung : Catechine, Silymarin, Emodin, Resveratrol.

AP-1-Signalweg-Hemmung : Capsaicin, Resveratrol, Grüntee-Catechine.

MAPK-Signalweg-Hemmung : Skolin, Taxane.

Flavonoide, die Apoptose induzieren

Hesperidin : Induktion der Expression von Cytochrom c, Caspase-3 und -9; Verringerung des Bax : Bcl-2-Verhältnis in Magenkrebszellen; Erhöhung von ROS und Verringerung der Glutathionkonzentration in humanen Speiseröhrenkrebszellen.

Naringenin : Erhöhung der p53-Expression, PARP-, Bax- und Caspase-3-Cleaving; Verringerung der Expression von Bcl-2 und Survivin in humanen Magenkrebszellen.

Quercetin : Induktion von Apoptose durch Erhöhung von Bax und Caspase-3; Verringerung von Bcl-2 in Brustkrebszellen

nem Tee hemmt beispielsweise MAPK, EGF (epidermaler Wachstumsfaktor), NF-κB, VEGF und MMP.

Anwendung zytotoxischer Kräuter

Es ist relativ schwierig, qualitativ hochwertige und zuverlässig wirksame Extrakte mancher zytotoxischer Kräuter zu bekommen. Deshalb verwende ich in meiner Praxis in der Regel Markenrezepturen – eine Mischung aus zytotoxischen Kräutern mit deklarierter Konzentration, die bei Bedarf mit anderen Kräutern zu einer individuellen Rezeptur ergänzt oder erweitert werden. Bei Leber-, Gallenblasen- oder Bauchspeicheldrüsenkrebs kann man etwa die Dosis von Schöllkraut (*Chelidonium*) erhöhen, während man bei Lymphknotenbefall mehr Kermesbeere (*Phytolacca*) verwenden sollte. Dies verweist auf den Aspekt der Gewebespezifität vieler Heilkräuter sowie auch auf zytotoxische Kräuter, deren krebshemmende Wirkung auf Zielgewebe gerichtet ist.

Verordnen Sie zytotoxische Kräuter, bevor die Chemotherapie beginnt – wenn noch Zeit dafür bleibt. Die meisten Patienten und Onkologen entscheiden sich wahrscheinlich dafür, die Einnahme von Kräutern und Supplementen während der Chemo- oder Strahlentherapie abzusetzen oder zu reduzieren. Phytotherapeuten stellen die Notwendigkeit oder den Nutzen einer Unterbrechung allerdings in

Pyramiden-Protokoll : Krebstherapie

Berücksichtigt man alle Teilaspekte – vom Einfachen zum Komplexen, vom Leichten zum Schweren, von unten nach oben, vom Grundzustand zur pathologischen Korrektur – so gelangt man zu den Behandlungsrichtlinien, die auf dem Pyramidenprotokoll basieren (siehe S. 374).

Ein Modell allein kann weder die Komplexität von Krebs noch die Komplexität der Phytotherapie erfassen. Es kann aber als Grundlage und Leitlinie für den Heilkundigen sehr hilfreich sein.

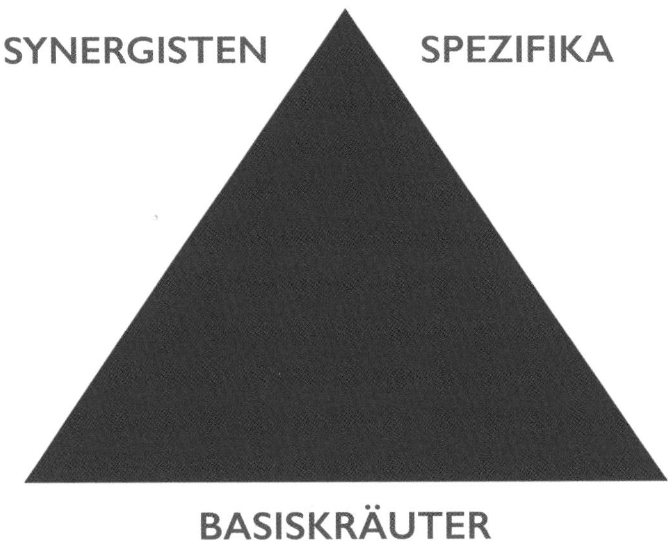

BASISKRÄUTER regenerierend und tonisierend

Basiskräuter sind stärkend, nährend, unspezifisch, ungezielt wirksam und sehr sicher in der Anwendung. Sie wirken adaptogen, neuroendokrin ausgleichend, entspannend und beruhigend, immunstärkend, blutbildend, verdauungsfördernd und unterstützen das Mikrobiom.

SYNERGISTEN unterstützend und lenkend

Synergisten fungieren als unterstützende, ausgleichende, adjuvante oder lenkende Kräuter. Sie potenzieren die Wirkung von Aktivator-/Effektorkräutern und beeinflussen Komorbiditäten, Symptome und Nebenwirkungen günstig. Zu solchen Kräutern zählen beispielsweise Entgiftungskräuter und Hepatika, Bindegewebstonika, Entzündungshemmer, Antiangiogenika und symptomatisch wirksame Heilpflanzen gegen Übelkeit, Ekzem, Schmerzen, Neuropathie, Koagulopathien u. a. krebstherapeutische Wirkungen:

- Förderung der hepatischen/metabolischen Entgiftung
- Linderung lokaler Entzündungen
- Normalisierung der Angiogenese, Gefäßepithelschutz, Hemmung von Kollagenasen und Proteasen
- Unterstützung der Knochenmark-, Lymph- und Immunfunktionen und der Blutbildung
- Hemmung der Hämostase (Blutgerinnsel)

SPEZIFIKA zytotoxisch und aktivierend

Diese Kräuter zielen auf die primäre Pathologie ab. Bei der Dosierung ist in der Regel Vorsicht geboten. Zu dieser Kategorie gehören auch narkotische Analgetika.

Zytotoxische Kräuter

- Störung des Stoffwechsels von Krebszellen : Umkehrung der glykolytischen Verschiebung, Normalisierung von Wachstumsfaktoren, Hemmung von Signaltransduktion und Transkription
- Hemmung der Mitose (Zellteilung), Verlangsamung des Zellzyklus
- Induktion von Apoptose (Zelltod)

Aktivatorkräuter

- Verbesserung des mitochondrialen Energietransfers
- Stabilisierung von Genen, Normalisierung der Genexpression, Genreparatur
- Korrektur spezifischer Gendefekte/Epigenetik
- Induktion von Immunreaktionen

Therapieplanung : Überblick

Basisinterventionen Veränderung des „Terrains“

Sie zielen auf den extrazellulären Bereich, die Mikroumgebung des Tumors ab und fördern eine kontinuierliche physiologische Verbesserung.

- Ernährungsstatus und Ernährungsplanung
- Senkung des Blutzucker- und Nüchterninsulinspiegels
- Entzündungsmanagement
- Optimierung von Immunfunktionen
- Ausgleich des Hormonhaushalts
- Unterstützung der Leber und Entgiftung
- Regenerierung des Mikrobioms (Darmflora)

Weitere Tests anfordern

Falls möglich, verlangen Sie zusätzliche Bluttests, genetische Untersuchungen und eine Bewertung des Krebsrisikos.

Strategien zur Behandlung von Krebserkrankungen implementieren

Wenden Sie diese Strategien in den ersten 3 Monaten an und führen Sie sie bis zu 12 Monate lang fort, während die Chemotherapie läuft. Passen Sie sie je nach Fortschritt an.

- Beeinflussung der Blutgerinnung mit proteolytischen Enzymen
- Stabilisierung von Redox-Reaktionen (Antioxidantien)
- Immunaktivierung und Lymphdrainage
- Verringerung der Toxizität vor der Chemotherapie : Schutz von Leber, Nieren, Herz und Nerven
- Sensibilisierung der Krebszellen für medikamentöse Therapien
- Hemmung von Multidrug-Resistenz
- Anwendung zytotoxischer Kräutern zwischen Chemotherapiezyklen oder nach Therapieende
- Symptomatische Therapie bei Bedarf

Langfristiges Erhaltungsprotokoll

Das Protokoll sollte bis zu 3 Jahre nach Abschluss einer konventionellen Behandlung (Chemotherapie, Bestrahlung) durchgeführt werden.

- Unterstützung und Erhaltung der Organsysteme (Darm, Leber, Nieren, Nervengewebe)
- Stärkung des Immunsystems und von Entzündungsmediatoren
- Adaptogene zur Stressbewältigung und Geweberegeneration
- Optimierung von Redox-Reaktionen (Antioxidantien)
- Optionen : personalisierte Off-Label-Medikamente wie Metformin oder niedrig dosiertes Naltrexon

Weitere Faktoren berücksichtigen

- Besonderheiten des Patienten : konstitutionelle Schwächen, psychologische und physische Umfeldfaktoren u. a.
- Besonderheiten der Krebserkrankung : Wachstumsfaktoren, Hormone, Genmutationen, Angiogeneserate u. a.
- Symptomspezifische Heilkräuter : Übelkeit, Erbrechen, Anorexie, Kachexie, Herz- und Kreislaufunterstützung, Durchfall, Verstopfung, Angst und Depression, Schmerzen, Neuropathie, Hand-Fuß-Syndrom, Verbrennungen, Wunden, Infektionen u. a.

Vorliegende Begleiterkrankungen berücksichtigen

Gibt es Heilkräuter oder andere natürliche Wirkstoffe, die mehr als ein Problem günstig beeinflussen? Beispielsweise können Weißdorn und CoQ10 sowohl bei Herz-Kreislauf-Erkrankungen als auch bei Krebs hilfreich sein. Kurkuma ist eine Option bei Arthritis und Fischöl bei Ekzemen.

Interaktionen von Wirkstoffen antizipieren

- Wechselwirkungen zwischen Naturheilmitteln und schulmedizinischen Mitteln : Chemotherapie, Strahlentherapie oder andere Medikamente?
- Sind solche Interaktionen ein Vorteil oder ein Risikofaktor?

Frage. Wenn das ganzheitliche Therapieprogramm abgesetzt wurde, sollte es zwei Wochen nach der letzten Chemotherapie wieder aufgenommen werden. Manche Patienten vertragen zytotoxische Kräuter während der Chemotherapie nicht, können aber nach Abschluss der schulmedizinischen Behandlung mit der Kräutertherapie beginnen und sie 2 bis 4 Monate beibehalten.

Es wird empfohlen, Heilkräuter und Supplemente im Rahmen von Therapieprotokollen im 6- bis 12-wöchigen Intervall zu wechseln. Dies soll der unbeabsichtigten Induktion/Hemmung von Cytochrom-Enzymen vorbeugen, die sekundäre Auswirkungen haben kann. Bei manchen Kräutern, z. B. Beifuß (*Artemisia annua*), wird eine kürzere Impulsdosierung im wöchentlichen Wechsel empfohlen, um eine Enzyminduktion durch Artemisinin zu vermeiden. Je naturbelassener ein Heilmittel ist, das heißt möglichst das ganze Kraut und keine standardisierten Isolate, desto sicherer und risikoärmer ist seine Anwendung.

Bedingt durch die Kombination mehrerer Wirkstoffe und den Verzehr von Lebensmitteln, die diese Komponenten in natürlicher Form enthalten, sowie durch engmaschiges Patientenmonitoring kann bei den meisten Heilkräutern mit einer sehr hohen Anwendungssicherheit gerechnet werden. Bei zytotoxischen Kräuter ist die Anfälligkeit für Nebenwirkungen tendenziell höher. Ich habe in meiner Praxis bei mindestens zwei Patienten akute Erhöhungen der Leberenzyme (ALT und AST) beobachtet, die kurz nach Beginn der hochdosierten Einnahme von isoliertem Artemisinin plus *Artemisia annua* auftraten. Ich empfehle daher generell, mit niedrigen Dosen zu beginnen, diese dann zu steigern und regelmäßige Laborkontrollen durchzuführen.

Zeitfaktoren der Kräutertherapie

Zunächst befolgt der Patient 4 bis 6 Wochen ein Therapieprotokoll. Danach nehmen Sie auf der Grundlage der aktuellen Testergebnisse gegebenenfalls Anpassungen vor. Anschließend entwickeln Sie einen Monitoringplan für die nächsten 3, 6 und 12 Monate. Laboruntersuchungen können häufiger durchgeführt werden, wenn passende Marker verfügbar sind. Vermeiden Sie möglichst Bildgebung mit ionisierender Strahlung, um das Risiko einer Strahlenakkumulation zu minimieren. Empfehlen Sie Ihren Patienten stattdessen Ultraschall oder MRT als Alternativen.

Ihre Patienten werden verständlicherweise folgende Fragen stellen: „Wie lange wird die Therapie dauern? Wie lange muss ich all diese Pillen und Mittelchen einnehmen? Wann geht es mir wieder besser?" Schwer zu sagen. Es gibt unendlich viele Antworten, aber auch realistische Einschätzungen des Verlaufs. Wenn ein Patient ein akutes Problem hat und ein pflanzliches Mittel einnimmt – z. B. Heilkräuter bei Übelkeit, Kopfschmerz oder Schmerzen –, sollte er innerhalb von 15 bis 30 Minuten eine Linderung der Beschwerden erwarten können. Bleibt die Wirkung 30 bis 40 Minuten aus, ist entweder die Dosis zu niedrig oder es ist nicht das richtige Mittel. Nach Abwägung der Sicherheitsfragen und Therapievorgaben kann die Dosis erhöht werden.

Bei anderen Mitteln kann es Wochen oder Monate dauern, bis eine spürbare Wirkung eintritt. Kräuter, die die Blutbildung aktivieren, sollten innerhalb von 1 bis 2 Monaten wirken. Bei Heilkräutern, die Sexualhormone (z. B. Östrogene) beeinflussen, kann es 3 bis 6 Monate dauern, bis nachhaltige Veränderungen zu beobachten sind.

Heilkundige passen die Therapieprotokolle zeit- und bedarfsabhängig an, um der individuellen Befindlichkeit eines Patienten gerecht zu werden. Kräuterheilkunde ist eine Kunst. Sie erfordert die Befähigung, sich mit den Heilkräften der Natur vertraut zu machen, ihre Feinheiten zu verstehen, Nuancen zu erahnen und all dies in eine Rezeptur zu integrieren. Mit einem Wort: wissen, wie viel man wann geben muss und wann man sich zurückhalten sollte.

Sicherheit und Verträglichkeit

Paracelsus mag die Bedeutung von Absorption, Distribution, Metabolismus und der Ausscheidung von Arzneistoffen beschönigt haben. Die Kernaussage des Sprichworts, weist aber darauf hin, dass Toxikologie schlicht und einfach Pharmakologie in höherer Dosis ist. Alle Medikamente sind zweischneidige Schwerter. Nur wenige Arzneimittel sind exklusiv selektiv wirksam und induzieren nur erwünschte Wirkungen. Zudem sind die Ergebnisse von in-vitro-Studien zur Zytotoxizität häufig nicht auf lebende Organismen übertragbar. Wirkstoffe, die im Tierversuch erfolgreich sind, müssen nicht zwangsläufig auch für den Menschen geeignet sein. Millionen wurden in Laborstudien investiert, um bioaktive Verbindungen zu entdecken und zu isolieren, die sich später im lebenden Organismus als inaktiv oder sogar gefährlich erwiesen.

Wenn wir akzeptieren, dass Heilkräuter wirken, müssen wir auch akzeptieren, dass es unerwünschte Wirkungen gibt. Wie bei Arzneimitteln ist es auch bei Heilkräutern fast unmöglich, die Wahrscheinlichkeit von unerwünschten Wirkungen im Einzelfall einzuschätzen. Umfangreiche Studien mit tausenden Teilnehmern wären nötig, um vernünftige Aussagen über Toxizität und Risiken machen zu können.

Isolierte Komponenten versus ganze Kräuter

Ebenso wie Laboruntersuchungen mit isolierten Inhaltsstoffen im Hinblick auf positive Wirkungen sind die meisten toxikologischen Studien im Hinblick auf die praktische Anwendung von Kräutern wenig aussagekräftig. Die Ergebnisse lassen sich kaum auf die klinische Praxis übertragen.

Hepatotoxizität ist eines der größten Probleme bei Arzneistoffen. Es kann Jahre dauern, bis sie sich bemerkbar macht. Eine Metaanalyse ergab, dass von 15 pflanzlichen Verbindungen, die in populären Heilmitteln vorkommen und als hepatotoxisch gelten, das Anthrachinon Emodin am giftigsten ist. Emodin ist auch in der Rhabarberwurzel und im Sauerklee (*Oxalis stricta*) enthalten, auch in Zutaten der traditionellen Essiac-Rezeptur und in Aloe-Blättern, die abführend wirken. Das Überleben von Leberzellen verringerte sich um 30 bis 45 Prozent, wenn Mäusen über 24 Stunden eine sehr hohe Dosis reiner Emodin-Extrakt oral verabreicht wurde.

Allerdings wird reiner Emodin-Extrakt in der klinischen Praxis nicht verwendet. Fallstudien berichten über Emodin-bedingte akute toxische Hepatitis beim Menschen. In der Regel waren die Dosierungen aber abnorm hoch.

Beispielsweise entwickelte sich bei einer Frau eine Hepatitis, nachdem sie 5 Jahre alle 2 bis 3 Tage 500 mg Aloe-vera-Blattpulver (Emodinmenge nicht deklariert!) als Abführmittel eingenommen hatte. Heilkundige hätten ihr sicherlich geraten, die Kräuter regelmäßig zu wechseln. Abgesehen davon benötigt jemand, der fünf Jahre Abführmittel einnimmt, professionelle Hilfe! Das Problem ist nicht das Kraut, sondern die Art, wie es gebraucht (oder missbraucht) wird.

Variabilität bei Kräuterprodukten

Pflanzliche Produkte für Heilzwecke sind natürliche Pflanzenextrakte. Die Qualität der Produkte schwankt je nach Jahreszeit und Jahrgang. Weitere Einflussfaktoren betreffen das Wachstum oder den Anbau, die Ernte und die weitere Verarbeitung. Schließlich können noch Probleme mit der taxonomischen Zuordnung, mit Verfälschungen und Ersatzstoffen hinzukommen.

Patienten bewegen sich auf der Suche nach Kräuterprodukten und Bezugsquellen oftmals auf vermintem Terrain. Skrupellose Anbieter verkaufen zweifelhafte pflanzliche Produkte oder machen unhaltbare Versprechungen, was die Produkteigenschaften betrifft.

Eine Studie ergab, dass weniger als 8 Prozent der inkludierten Kräuterhändler über mögliche unerwünschte Wirkungen oder Wechselwirkungen und die Anwendungssicherheit ihrer Produkte informiert waren. Nur jeder zehnte Händler empfahl die Konsultation eines Arztes und weniger als 3 Prozent verwiesen auf wissenschaftliche Literatur, um ihre Behauptungen zu untermauern. Selbstverständlich bedeutet dies nicht, dass die Produkte unwirksam sind. Es fehlt einfach an verlässlichen Daten und Informationen.

Anwendungssicherheit von Heilkräutern

Im Lehrbuch *Stockley's Herbal Medicine Interactions* stellen die Autoren die nachfolgenden Fragen, um die Sicherheit von Arzneimitteln zu ermitteln.

Die gleichen Fragestellungen gelten auch für Kräuterprodukte.

- Sind Wechselwirkungen von fraglichen Kräuterprodukten und Wirkstoffen in der klinischen Anwendung bekannt? Ist die Wechselwirkung nur theoretisch und spekulativ?

• Wenn es Wechselwirkungen gibt, wie schwerwiegend sind sie?

• Wurde die unerwünschte Reaktion mehrfach oder nur einmal beschrieben?

• Sind alle Patienten betroffen oder nur einige wenige?

• Ist es besser, beide Stoffe gänzlich zu vermeiden, oder kann die Wechselwirkung irgendwie kompensiert werden?

• Welche alternativen und sichereren Medikamente können stattdessen benutzt werden?

Dr. Glen Nagel, ein Naturheilkundler aus Portland, Oregon, schlägt eine Bewertung innerhalb eines Risikokontinuums vor, das auf mehreren Parametern beruht:

• Handelt es sich bei dem Mittel um einen einfachen Tee, einen Ganzpflanzenextrakt (Tinktur oder Saft), gemahlene Ganzkräuterkapseln oder Pulver (sehr geringes Risiko), einen standardisierten Extrakt oder ein Konzentrat (relativ hohes Risiko), um ein isoliertes Konzentrat oder eine hochgereinigte Verbindung (höchstes Risiko)?

• Hat der Extrakt niedrige, mittlere oder hohe Potenz (z. B. 1:1 oder 1:10)?

Was gibt es, das nicht giftig ist? Alle Dinge sind Gift und nichts ist ohne Gift. Allein die Dosis bestimmt, dass ein Ding kein Gift ist.

Paracelsus (16. Jh.)

• Wird das Mittel niedrig, moderat oder hochdosiert?

• Wird das Mittel kurz- oder langfristig angewendet?

• Wird das Mittel allein oder in Kombination angewendet?

• Sind Wechselwirkungen mit Arzneimitteln bekannt?

• Ist das Mittel ein bekannter Induktor/Inhibitor von CYP450?

Perspektiven

Man sollte tatsächliche von potentiellen Risiken abgrenzen können. Die Jahresberichte der *American Association of Poison Control Centers* (Daten aller Giftnotrufzentralen landesweit) berichten, dass in den USA im Durchschnitt jeweils nur ein oder zwei Menschen pro Jahr an der Einnahme giftiger Pilze oder Pflanzen sterben. Auch wenn nicht alle Vergiftungsfälle gemeldet und dokumentiert werden, weil die Betroffenen nicht in einer Klinik behandelt wurden – wenn Kräuter wirklich so gefährlich wären, hätten wir sicher davon erfahren! Systematische Reviews mit klinische Kräuterstudien haben im Großen und Ganzen gezeigt, dass pflanzliche Heilmittel sehr sicher sind, wenn man sie regelkonform benutzt.

Anwendungsmodus

Da die Halbwertszeit von Heilkräutern meist unbekannt ist, werden sie mindestens zweimal, wenn nicht sogar drei- oder viermal täglich eingenommen, um einen konstanten Wirkstoffspiegel im Blut aufrechtzuerhalten. Bei Kräutern, die die Basisbefindlichkeit tonisierend, nährend und regenerierend beeinflussen, gibt es keine Dosisobergrenzen, mit Ausnahme mancher Adaptogene wie Ginseng, Ashwagandha oder Rosenwurz, die in höheren Dosen stimulierend wirken können.

Für zytotoxische Kräuter oder Schmerzkräuter mit enger therapeutischer Breite, die rasch toxisch wirken, gilt dieser einfache Anwendungsmodus nicht. Hier kann es sinnvoll sein, standardisierte Extrakte mit bekannten Mengen der aktiven Bestandteile zu verwenden, um die Dosierungssicherheit zu erhöhen.

Ist ein Patient geschwächt und erschöpft, wird er möglicherweise zytotoxische Kräuter nicht sofort vertragen. Dann sollte man die Basisbefindlichkeit mit tonischen, regenerierenden und adaptogenen Kräutern über mehrere Wochen aufbauen. Wenn die Konstitution ausreichend stabilisiert, körpereigene Ressourcen und Selbstheilungskräfte mobilisiert sind, können zytotoxische Kräuter verordnet werden, wenn dies gerechtfertigt ist.

Hepatotoxizität

Einige Kräuter wirken bekanntermaßen hepatotoxisch, beispielsweise Pyrrolizidinalkaloide in Beinwell (*Symphytum*), auch Toxine bestimmter Pilze. Nur wenige Kräuter im klinischen Gebrauch sind wirklich giftig. Zudem ist das Risiko bei ganzen Kräutern und gemischten Kräuterrezepturen grundsätzlich geringer als bei gereinigten oder synthetisch hergestellten Isolaten.

In Taiwan, wo die traditionelle Kräutermedizin seit 1996 im nationalen Gesundheitssystem verankert ist und 90 Prozent der Kliniken Abteilungen für traditionelle Medizin haben, liegen verlässliche Sicherheitsdaten zu Kräuterrezepturen vor. Daraus geht hervor, dass die Häufigkeit und der Schweregrad von Leberschäden nach Anwendung von hoch konzentrierten und gereinigten Extrakten deutlich erhöht sind, verglichen mit Rezepturen/Mischungen aus ganzen Kräutern.

Dies steht im Einklang mit der traditionellen Praxis, mehrere ganze Kräuter in moderaten Dosierungen zu kombinieren. Ganzkräuteranwendungen sind demnach sicherer, da mit einem gewissen Grad an Summierung oder Synergie via Wechselwirkung zu rechnen ist. und damit zu einer erhöhten Anwendungssicherheit. Die Berücksichtigung von Synergisten ist ein wichtiger Aspekt für wirksame und sichere Rezepturen in der Phytotherapie.

Pflanzliche Arzneimittel und Antikoagulantien

Ein sicherheitsrelevanter Aspekt der Phytotherapie sind Wechselwirkungen von Heilpflanzen/-pilzen mit Arzneimitteln, die die Blutgerinnung beeinflussen (Antikoagulantien). Antikoagulantien haben eine enge therapeutische Breite. Das heißt, bereits geringe Veränderungen von Gerinnungsparametern lösen deutliche Wirkungen aus. Jede Abweichung von der Norm kann entweder zu Blutungen durch übermäßige Antikoagulation oder zur Thrombosierung (Blutgerinnsel) durch unzureichende Gerinnungshemmung führen.

Vitamin-K-Antagonisten (VKA) wie Warfarin zählen zu den am häufigsten verordneten oralen Antikoagulantien und haben einen hohen Risikogrenzwert. VKA interagieren mit vielen Nahrungsmitteln und Supplementen. Wechselwirkungen, die zur Über- oder Unterschreitung des Grenzwerts führen, erhöhen das Risiko für schwere hämorrhagische (Blutung) oder thrombotische Ereignisse signifikant. Neuere Medikamente wie direkte orale Antikoagulantien (DOAK) sind weniger risikobehaftet, da ihre Halbwertszeit kürzer ist, seltener Wechselwirkungen vorkommen und weniger Laborkontrollen erfordern als VAK.

Bei Patienten, die risikobehaftete Antikoagulantien einnehmen, sollten vor Beginn der Kräutertherapie Blutuntersuchungen durchgeführt werden, um die Basiswerte der Blutgerinnung zu ermitteln. Anschließend werden die Laborwerte der Blutgerinnung regelmäßig kontrolliert. Die Dosierung der Heilkräuter oder Medikamente kann dann angepasst werden. Zeigt sich, dass bestimmte Kräuter antagonistisch (hemmend) auf Gerinnungshemmer wirken, nutzt man andere Kräuter oder verringert die Dosis.

Wirken bestimmte Kräuter agonistisch (erhöhte Gerinnungshemmung), kann man die Absenkung der Medikamentendosis in Erwägung ziehen. Dies wird als positive Wechselwirkung eingestuft und kann sehr nützlich sein.

Regelmäßige Laborkontrollen der Gerinnungsparameter ermöglichen sowohl dem Arzt als auch dem Heilpraktiker Anpassungen der Kräuter- bzw.

Supplemente und Kräuter : Vorsicht bei Einnahme von Antikoagulantien!

Das Risiko ist bei Heilkräutern in normaler Dosierung sehr gering. Die genannten Wirkstoffe verursachen in moderaten (klinisch angemessenen) Mengen keine relevanten Blutungen. Dennoch wird empfohlen, diese Wirkstoffe zu vermeiden oder sie zumindest sehr vorsichtig einzusetzen, wenn Vitamin-K-Antagonisten (4-Hydroxycumarine) verordnet wurden.

Es gibt nur schwache Evidenz dafür, dass wirklich Vorsicht geboten ist.

Schulmediziner warnen ihre Patienten davor, während einer Chemotherapie zumindest die hier genannten Supplemente/Kräuter einzunehmen: Bromelain, Curcumin, Dong Quai, Ginkgo, Ingwer, Johanniskraut, Knoblauch, Kurkuma, Leinsamenöl, Nachtkerzenöl, Omega-3-Fettsäuren (Fischöl, EPA/DHA), Proteolytische Enzyme, Tragant, Vitamin E (einschließlich Tocopherole und Tocotrienole).

Medikamentendosis. So kann die Medikamentendosis sicher und wirksam gesenkt und die Kräuterdosis erhöht werden.

Anzumerken ist, dass alle naturheilkundlichen Mittel in geringer oder moderater Dosierung sehr sicher sind. Sogar Knoblauch und Ginkgo, die häufig als Hochrisikopräparate für die Blutgerinnung bezeichnet werden, sind in passender Dosierung sicher.

Dr. Eric Yarnell bemerkt: „Die überwiegende Zahl der Belege aus klinischen Studien bestätigt, dass Knoblauch die Blutplättchen nicht signifikant hemmt oder Blutungen beim Menschen verursacht und nicht mit Gerinnungs- oder Thrombozytenaggregationshemmern interagiert."

Der Phytochemiker Kerry Bone prüfte bislang publizierte Daten aus klinischen Studien und kommt zu dem Schluss, dass es keine eindeutig belegbaren Wechselwirkungen von Ginkgo und Gerinnungshemmern gibt.

Eine Studie prüfte, ob Vitamin E („Blutverdünner-Agonist") die pharmakologische Wirkung von Warfarin verstärkt. Es zeigte sich, dass bei keinem der Probanden, die Vitamin E einnahmen, signifikante Veränderungen des INR (internationale normalisierte Ratio, Blutgerinnungsparameter) zu beobachten waren. Vitamin E kann also Patienten verabreicht werden, die Warfarin einnehmen.

Fazit : Bei angemessener klinischer Phytotherapie und sorgfältigen Laborkontrollen besteht wenig Grund zur Besorgnis.

Chemotherapie, Kräutermedizin und Supplemente

Eine der am häufigsten gestellten Fragen von Krebspatienten: Wie sicher und zweckmäßig ist die Kombination von Chemotherapie und pflanzlichen Heilmitteln? Unklare Terminologie und der überzogen vereinfachte Blick auf Naturheilmittel mit antioxidativen oder ROS (reaktive Sauerstoffspezies) unterdrückenden Eigenschaften haben zu der irrigen Ansicht beigetragen, dass die Einnahme von Antioxidantien die oxidative Wirkung der Chemotherapien hemmt. Nichts könnte weiter von der Realität entfernt sein! Tatsächlich gibt es überzeugende Belege dafür, dass Redox-Reaktionen die oxidativen Stressoren in metabolisch überaktiven Krebszellen sogar fördern können, ohne gesunde Zellen zu gefährden.

Unbegründete Bedenken : Redox-Reaktionen

Die spezifische Chemotherapie und die meisten gängigen Chemotherapeutika entfalten ihre zytotoxische Wirkung größtenteils über die Produktion von ROS. Höhere Dosierungen einzelner Antioxidantien können daher die tumorhemmende Wirkung von Zytotoxika beeinträchtigen. Allerdings sind ROS auch für zahlreiche Nebenwirkungen von Arzneimitteln ursächlich. In diesem Fall können geringere Dosierungen von Antioxidantien die Intensität solcher Nebenwirkungen abschwächen, ohne die krebshemmende Wirkung des Arzneimittels zu beeinträchtigen. Tatsächlich verordnen Onkologen gelegentlich Antioxidantien genau aus diesem Grund.

Antioxidantien werden häufig als Agonisten/Synergisten von apoptose induzierenden Chemotherapeutika eingestuft. Viele Antioxidantien stimulieren auch die Apoptose, was eine adjuvante Verordnung ermöglicht. Redox-Reaktionen können sowohl beabsichtigte als auch unbeabsichtigte Schadwirkungen auf Krebszellen vermitteln. Diese paradoxe Wirkung in Bezug auf oxidativen Stress und Zellregeneration ist ein weiteres gutes Beispiel für die amphotere, d. h. ausgleichende und normalisierende Wirkung von Kräutermedizin und Naturheilmitteln.

Eine Metaanalyse (Block et al., 2007) von 19 randomisierten klinischen Studien (1554 Teilnehmer) ermittelte ähnliche oder bessere Überlebensraten in der Antioxidantiengruppe verglichen mit der Kontrollgruppe. Keine der berücksichtigen Studien stützt die Theorie, dass Antioxidantien die Wirksamkeit der Chemotherapie abschwächen. In 15 von 17 Studien, in denen toxische Wirkungen der Chemotherapie untersucht wurden (Durchfall, Gewichtsverlust, Nervenschäden, Hypotonie u. a.), waren toxische Reaktionen auf Chemotherapeutika in der Antioxidantiengruppe deutlich abgeschwächt.

Die Ergebnisse dieser Analyse und das wachsende Wissen über die Wechselwirkungen von Antioxidantien und Chemotherapie weisen darauf hin, „dass die bisherigen Annahmen über Interferenzen in der klinischen Behandlung nicht zutreffen", so Koautor Robert Newman vom *MD Anderson Cancer Center*. Die Forscher bestätigten, dass „das Fehlen negativer Auswirkungen der Antioxidantien-Supplementierung auf die Wirksamkeit der ROS-erzeugenden Chemotherapie in den untersuchten Studien und das Potential zur Verringerung der dosislimitierenden Toxizität darauf hindeuten, dass die klinische Anwendung der Antioxidantien-Supplementierung während der Chemotherapie weiter erforscht werden sollte".

Eine Folgestudie (Block et al., 2008) untersuchte 33 klinische Studien und bestätigte erneut, dass die Supplementierung mit Antioxidantien während der Chemotherapie das Potential hat, dosislimitierende Toxizitäten zu reduzieren. Die untersuchten Antioxidantien waren Glutathion, Melatonin, Vitamin A, eine Antioxidantienmischung, N-Acetylcystein, Vitamin E, Selen, L-Carnitin, CoQ10 und Ellagsäure. 24 von 33 Studien beobachteten weniger Nebenwirkungen bei Chemotherapie plus Antioxidantien. Neun Studien fanden keinen Unterschied in der Toxizität.

Eine Studie mit Vitamin A berichtete über einen signifikanten Anstieg der Toxizität bei Teilnehmern der Antioxidantiengruppe, die weiterhin Tabak rauchten. In 5 Studien beobachtete man, dass in der Antioxidantiengruppe mehr Maximaldosierungen der Chemotherapie verabreicht werden konnten oder geringere Dosisreduktionen nötig waren als in den Kontrollgruppen. Keine

Studie wies nach, dass Antioxidantien die Zytotoxizität der Chemotherapie abschwächen.

Eine Metaanalyse (2018) von 174 Peer-Review-Originalstudien (93 klinische Studien, mehr als 18.000 Patienten; 56 Tier- und 35 Laborstudien) kam zu folgender Bewertung: „Die Behandlung mit Antioxidantien hat ein höheres Potential, die durch Chemotherapie verursachte Toxizität zu verbessern. Die Supplementierung mit Antioxidantien während der Chemotherapie verspricht auch eine erhöhte therapeutische Effizienz und ein längeres Überleben der Patienten".

Vernachlässigbare Risiken : Supplement-Interaktionen

In den letzten Jahrzehnten wurden Hunderte von Labor- und Tierstudien sowie klinische Studien mit Tausenden von Patienten publiziert, die alle gezeigt haben, dass gezielte orthomolekulare Supplementierung keine ungünstigen Wechselwirkungen mit Krebstherapien verursacht. Freiverkäufliche Antioxidantien und andere diätetische Nährstoffe verbessern die Wirkung von Krebstherapien, reduzieren Nebenwirkungen und schützen gesundes Gewebe.

Das Risiko der Einnahme der meisten Supplemente während einer Chemotherapie ist vernachlässigbar. Supplemente sind vielmehr eine empfehlenswerte Option, das Wohlbefinden während der konventionellen Behandlung zu verbessern. Krebspatienten leiden häufig an Nährstoffmangel, oftmals trotz Übergewicht. Ihr Immunsystem ist in der Regel durch Chemotherapie, Bestrahlung, Kortikoide, Antibiotika und Schmerzmittel stark geschwächt. Antioxidantien und andere Nahrungsergänzungsmittel können Defizite ausgleichen und Immunfunktionen effizient fördern. Hinzu kommt, dass Antioxidantien direkt tumorhemmend wirken, vor toxischen Wirkungen der Chemotherapie schützen und zum längeren Überleben der Patienten beitragen. Eine Vielzahl von Pflanzeninhaltsstoffen reguliert, stabilisiert und normalisiert Dutzende von onkogenen Stoffwechselwegen. Krebszellen werden gehemmt, gesunde Zellen geschont.

Kein Heilmittel ist immer sicher und wirksam. Das gilt auch für Heilkräuter. Probleme gibt es dann, wenn Kräuter oder Supplemente unsachgemäß, in falscher Dosierung, bei ungeeigneten Patienten und mit zweifelhafter Indikation eingesetzt werden. Vergleicht man das relative Risiko und die bekannten Nebenwirkungen zytotoxischer Kräuter mit zugelassenen Chemotherapeutika, dann bieten Heilkräuter deutlich mehr Sicherheit.

Die Krebstherapie mit zytotoxischen Kräutern sollte nur von qualifizierten, erfahrenen Heilpraktikern/-kundigen und Ärzten durchgeführt werden. Abgesehen davon wird ein korrekt verordnetes Heilkraut nicht annähernd so viel Schaden anrichten wie ein Chemotherapeutikum, ein Immuntherapeutikum oder eine Strahlentherapie.

Forschung attestiert Vorteile

Zahlreiche Heilkräuter und Nährstoffe haben sich kombiniert mit Chemotherapie als sicher und bioaktiv wirksam erwiesen: Selen, Vitamin C, Omega-3-Fettsäuren (EPA, DHA), Glutamin, Tragant, Knoblauch, EGCG, Quercetin, Apigenin, Curcumin, Emodin, Ginseng, Vitamin D3, Vitamin E, Melatonin und (R+)-Liponsäure.

Redox-Reaktionen

Daten aus der Forschung belegen, dass unkontrollierte ROS, die während der Chemotherapie gebildet werden, toxische Aldehyde erzeugen, die die Apoptose hemmen – das Gegenteil von dem, was gewünscht ist. Antioxidantien (Redox-Regulatoren) können die Bildung von Aldehyden verlangsamen, was Apoptose fördert. Redox-Reaktionen fördern die Apoptose (statt Nekrose) von Krebszellen und schützen vor Kollateralschäden. Heilpraktiker/Therapeuten empfehlen moderate Dosierungen mehrerer wirksamer Redox-Regulatoren begleitend zur Chemotherapie, um eine größere Wirkungsbreite zu erzielen und die Risiken einzelner Wirkstoffe zu reduzieren. Antioxidantien zur kombinierten Anwendung mit Chemotherapie:

- Vitamin C : Dosierung bis zur Darmtoleranz (bis in den zweistelligen Grammbereich)
- Vitamin E-Succinat : 400–800 IE
- Gemischte Carotinoide 50 mg (nicht empfohlen für Raucher)
- Polyphenole und Flavonoide : 2 g (Quercetin, Resveratrol, grüner Tee, Kurkuma/EGCG und Curcumin, je nach Bedarf)
- Mineralstoffe : Zink 30–50 mg, Selen 100 µg
- Mehrfach ungesättigte Omega-3-Fettsäuren : EPA 1000 mg, DHA 500 mg

Kurkuma, Curcumin und Chemotherapie

Curcumin schützt vor Nebenwirkungen der Chemo- und Strahlentherapie durch antioxidative und antientzündliche Effekte. Curcumin kann die Phase-I-Entgiftung in der Leber verlangsamen und zugleich Phase-II-Wege fördern. Dadurch sinkt das Risiko einer Anhäufung toxischer Zwischenprodukte.

Curcumin-Studien : Krebstherapie

Es gibt Hunderte von Studien über Curcumin. Hier werden nur einige Studien erwähnt, die sich mit der Sicherheit und Wirksamkeit von Curcumin befasst haben. Klinische Studien, Labor- oder Tierstudien, die alle vergleichbare Wirkungen nachweisen.

- In Zelllinienstudien erhöhte eine Vorbehandlung mit Curcumin gefolgt von 5-FU die Empfindlichkeit von humanen Magen- und Darmkrebszellen gegenüber dem Medikament durch Unterdrückung des NF-κB-Signalwegs. Dies ermöglicht eine niedrigere Dosierung des Medikaments und verbessert die Verträglichkeit.
- Die kombinierte Behandlung mit Docetaxel und Curcumin über 48 Stunden hemmte die Proliferation von

Prostatakrebszellen signifikant und induzierte Apoptose, im Vergleich zu Curcumin oder Docetaxel allein. Curcumin modulierte COX-2, p53, NF-κB, Phospho-Akt, PI3K und Tyrosinkinase-Rezeptoren. Die Anwendung von Curcumin plus Docetaxel bei Prostatakrebs kann die Zytotoxizität verringern und eine Arzneimittelresistenz unterbinden.

• Metformin (1,5–3 g/Tag) ist ein gängiges Antidiabetikum, das auch für die Krebstherapie genutzt wird. In-vitro-Studien weisen darauf hin, dass die Kombination von Metformin und Curcumin bei Leber- und Prostatakrebszellen Apoptose auslösen sowie Metastasierung und Tumorinvasion hemmen kann.

• Curcumin (5 mg/kg) kann in vivo die Absorption von Doxorubicin und den Arzneimittelefflux reduzieren.

• Die Kombination von Curcumin und Cisplatin in Blasenkrebs-Zelllinien in vitro zeigte eine starke synergistische Wirkung im Vergleich zu Curcumin oder Cisplatin allein. Celecoxib (Celebrex) ist ein NSAID (Entzündungshemmer) und ein selektiver COX-2-Hemmer. Celecoxib induziert Apoptose und blockiert die Tumorangiogenese bei verschiedenen Krebsarten, wirkt aber langfristig kardiovaskulär toxisch. Die Kombination von Curcumin und Celecoxib reduziert das Wachstum von Krebszellen in vitro besser als Celecoxib allein. Die gleichzeitige Gabe von Curcumin und Celecoxib führte zu synergistischen Hemmeffekten bei humanen Darmkrebszellen. Curcumin empfiehlt sich daher als Synergist, der niedrigere Dosierungen von Arzneimitteln ermöglicht.

Curcumin-Risiken

Curcumin hemmt Cytochrom 3A4, CYP1A2, CYP2A6 und CYP2D6 und kann die Clearance von Arzneimitteln verlangsamen. Es sind aber nur Ergebnisse von Zelllinienstudien verfügbar. Klinische Studien zu Curcumin-Risiken fehlen.

• In einer Fallstudie wurde über Hepatotoxizität von Kurkuma in Kombination mit Paclitaxel bei Lungenkrebs berichtet. Während der aktiven Behandlung mit Paclitaxel und Kurkuma (15 g/Tag) kam es bei einer Patientin zur Lebertoxizität. Sie hatte auch verschiedene andere Supplemente eingenommen, darunter Chlorella (520 mg/Tag), Mariendistel (insgesamt 13,5 mg Silymarin/Tag), Zinksulfat (5,5 mg) und Selen (50 µg). Man fand heraus, dass Chlorella mit Cyanobakterien kontaminiert war, die 1,08 µg des Cyanotoxins Microcystin-LR pro Gramm Biomasse produzierten. Ungeachtet dieses Befunds und zahlreicher anderer Einflussgrößen wurde Kurkuma als wahrscheinliche Ursache identifiziert – ein umstrittenes Ergebnis.

• Eine Studie (2020) untersuchte die Lebensqualität und hämatologische Parameter bei 60 Brustkrebspatientinnen, die mit Paclitaxel-Chemotherapie behandelt wurden. Die Kombination mit Kurkuma über 21 Tage führte zur klinischen und statistisch signifikanten Verbesserung des allgemeinen Gesundheitszustands, der Symptomatik (Müdigkeit, Übelkeit, Erbrechen, Schmerzen, Appetitlosigkeit, Schlafstörungen) und der hämatologischen Parameter.

Zusammenfassend lässt sich sagen, dass eine Fülle von Forschungsergebnissen für die Anwendung von Curcumin in der Krebstherapie sprechen, sowohl in der Chemo- und Strahlentherapie als auch in der Prävention und zur Regeneration. In den Studien wurden Curcuminoide mit hoher Bioaktivität verwendet, wobei häufig Dosierungen von 150 bis 250 mg Curcuminoide pro Tag verabreicht wurden. Um vergleichbare Ergebnisse mit dem ganzen Wurzelpulver zu erzielen, müsste man bei einem durchschnittlichen Curcuminoidgehalt von 5 Prozent täglich 30 bis 50 g Pulver konsumieren.

Ich befürworte „goldene Milch“ und andere kurkumahaltige Nahrungsmittel, um vom vollständigen Spektrum der gesunden Inhaltsstoffe zu profitieren. Ich empfehle nachdrücklich ein standardisiertes Curcumin-Isolatprodukt zu verwenden, um die in erfolgreichen Studien benutzten Dosierungen zu erreichen. Beachten Sie auch, dass Bioperin aus schwarzem Pfeffer und Bromelain benötigt werden, um Curcumin optimal zu resorbieren (siehe S. 319).

Ashwagandha und Chemotherapie

Ashwagandha hat sich bei verschiedenen Krebszelllinien als krebshemmend erwiesen. In Studien mit Mäusen reduzierte Ashwagandha die mit Chemotherapie assoziierte Neutropenie. Es unterstützt Knochenmarkfunktionen, beeinflusst den Hämoglobinspiegel und die Anzahl der roten Blutkörperchen günstig, kann die durch Chemotherapie verursachte Fatigue lindern und die Lebensqualität verbessern.

Ashwagandha hat neuroprotektive und entzündungshemmende Eigenschaften, lindert Neuropathien, beeinflusst den Blutzucker- und Insulinspiegel und die Insulinsensitivität günstig, verbessert die Chromosomenstabilität und wirkt strahlensensibilisierend. All diese Eigenschaften empfehlen Ashwagandha als sichere und wirksame Ergänzung zur Chemotherapie. Es gibt keine Hinweise auf Risiken oder schädliche Wirkungen.

- In einer offenen, nicht randomisierten Studie mit 100 Brustkrebspatientinnen wurden Taxotere, Adriamycin (Doxorubicin) und Cyclophosphamid oder 5-FU, Epirubicin und Cyclophosphamid verabreicht. Die Hälfte der Patientinnen in jeder Gruppe nahm während der Chemotherapie zusätzlich Ashwagandha ein (2 g alle 8 Stunden). Die Lebensqualität und Fatigue wurden vor, während und nach den letzten Zyklen der Chemotherapie bewertet. Patientinnen, die das Kraut zusammen mit den Medikamenten einnahmen, profitierten signifikant im Vergleich zu den Patientinnen, die keine adjuvanten Heilkräuter einnahmen.

Grüner Tee und Chemotherapie

- In einer großen Übersichtsarbeit (2016) wurden Dutzende von Studien berücksichtigt, die die Synergie von grünem Tee und Chemotherapie untersucht hatten. Es zeigte sich, dass Grüntee positive Wechselwirkungen mit Bleomycin, Cisplatin, Tamoxifen, Paclitaxel, Sulindac, Celecoxib, Curcumin, Luteolin, Docetaxel und Retinoiden vermittelt. Polyphenole in grünem Tee haben offenbar keine Auswirkungen auf die Pharmakokinetik oder Wirksamkeit von 5-FU.

Nur bei einem Arzneimittel wurde in vitro eine negative Wechselwirkung beobachtet: Polyphenole aus grünem Tee (in hoher Konzentration) beeinträchtigten die Wirkung und den möglichen Nutzen von Velcade (Bortezomib) bei der Behandlung von Erwachsenen mit multiplem Myelom oder Mantelzell-Lymphom. Ärzte, die Velcade verschreiben, raten jedoch derzeit nicht von grünem Tee ab. Man kann davon ausgehen, dass das Risiko vernachlässigbar ist.

- Eine andere Studie ergab, dass EGCG die Bioverfügbarkeit von Sunitinib verringert. Es wurde vermutet, dass dies für den Teekonsum von Patienten, die Sunitinib einnehmen, von Bedeutung sein könnte. Ärzte, die Sunitinib verordnen, raten derzeit nicht vom Genuss von Grüntee ab.
- In einer Studie mit Grüntee-Catechinen bei Brustkrebs wurde eine synergistische Wechselwirkung mit Tamoxifen oder Raloxifen bei der Behandlung von östrogenrezeptor-posi-tiven/-negativen Patientinnen (über östrogenrezeptor-abhängige/unabhängige Mechanismen) beobachtet. Hinweise auf eine nachteilige Wechselwirkung von Grüntee-Catechinen mit Aromatasehemmern oder Fulvestrant fehlten.

Polyphenole im Grüntee vermitteln eine insgesamt positive Wechselwirkung mit vielen Chemotherapeutika: Die Antitumoraktivität wird erhöht und die systemische Toxizität reduziert.

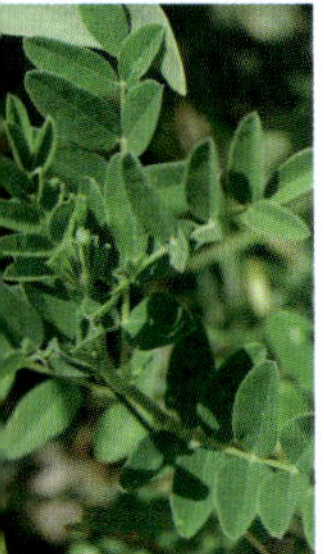

Tragant (*Astragalus membranaceus*)

Eine Metaanalyse untersuchte die Sicherheit und Wirksamkeit von tragant-haltigen Kräuterrezepturen in der traditionellen chinesischen Medizin (TCM) kombiniert mit Chemotherapie bei Darmkrebs. Verglichen mit Chemotherapie allein zeigte sich, dass die zusätzliche Anwendung der traganthaltigen Kräutermischung die Tumoransprechrate erhöhte, die Nebenwirkungen der Chemotherapie reduzierte und die Lebensqualität der Patienten verbesserte.

Weitere Studien zeigten, dass Patienten, die mit platinhaltiger Chemotherapie plus Tragant behandelt wurden, von einem erhöhten Nutzen und geringeren Nebenwirkungen profitierten.

Tragant wird traditionell als Blutbildner, Tonikum des Knochenmarks, nahrhaftes Adaptogen und Immuntonikum eingesetzt, beeinflusst aber auch die Th1- und Th2-Funktionen und aktiviert die Phagozytose.

TEAMWORK ONKOLOGIE

Unmittelbar nach der Krebsdiagnose könnte man versucht sein, so schnell wie möglich mit einer aggressiven Therapie zu beginnen. Ich habe Patienten gesehen, die am Montag die Diagnose bekamen und am Freitag mit der Behandlung begannen. Das mag auf den ersten Blick als große Effizienz des Gesundheitssystems erscheinen, bedeutet aber in der Regel eine „Standardbehandlung" ohne individuelle Anpassung des Therapieplans. Besser schaltet man nach der Diagnose als Erstes einen Gang zurück, atmet tief durch und überstürzt nichts.

Individualisierte Therapieplanung

Es ist relativ einfach, sich eine Liste von Pflanzenwirkungen bei bestimmten Krankheiten anzueignen. Das Wissen „Nimm dieses Kraut für diese Krankheit" ist nützlich, um Symptome zu behandeln, aber es unterschätzt das Potential von Heilkräutern, die Gesundheit tiefgreifend und nachhaltig zu beeinflussen. Die Phytotherapie und die Verordnung von Heilkräutern/-pilzen kann man lernen. Eine Rezeptur zu erstellen, ist allerdings eine Kunst, die viel Erfahrung und Übung erfordert.

Das soll nicht heißen, dass Anfänger in der Kräuterkunde nicht erfolgreich sein können. Heilkräuter entfalten ihre Magie auf vielen Ebenen. Aber nur ein erfahrener Kliniker weiß, wie man Heilmittel mischt und kombiniert, um ein maßgeschneidertes Konzept zur erstellen, das als Ganzes größer ist als die Summe seiner Teile. Der Heilkundige/Heilpraktiker gestaltet die Wechselbeziehungen zwischen Heilkräutern/-pilzen neu und komponiert einen Heilungsprozess, der optimal auf die wechselnden Zustände des Patienten abgestimmt ist.

Heilpraktiker und Kräuterkundige verwenden selten vorgefertigte Mischungen. Es sei denn, sie dienen als Grundlage für die Zugabe anderer Kräuter. Vorgefertigte Rezepturen können als Teil eines Protokolls nützlich sein, sind aber nicht nuanciert genug, um das gesamte Heilpotential auszuschöpfen. Mit Hunderten von Kräutern, die zur Auswahl stehen, kann der Heilpraktiker für jeden Patienten eine spezifische und individualisierte Rezeptur finden.

Wenn ich meinen Patienten zuhöre, wenn sie ihre Geschichte erzählen, versuche ich, alle Informationen zu bekommen, um ihre Situation, ihre Befindlichkeit und ihre Erkrankung zu erfassen. Während des Gesprächs, habe ich bestimmte Fragen im Kopf. Später, wenn ich einen Therapieplan erstelle, geht es neben der Krebserkrankung um die Kernfragen: wer, was, warum, wann und wo?

Wer ist von der Krankheit betroffen?

Eine auf den patientengerechte Therapieplanung beginnt immer mit der Person: Wer? Daraus leitet sich alles Weitere ab. Die Kriterien umfassen

Positive Perspektiven

Beginnen Sie damit, Ihren Lebensstil zu ändern: Ihre Ernährung umstellen, krebserregende Stoffe aus dem Haushalt verbannen, Ihre Stressbelastung überprüfen und Strategien zur Stressbewältigung entwickeln. All dies eröffnet positive Perspektiven und Möglichkeiten für eine proaktive Verbesserung der Basisbefindlichkeit. Man sollte sich wirklich Zeit nehmen, Informationen sammeln und sich dann für den bestmöglichen Therapieplan entscheiden.

Lebensalter, Beruf, Geschlecht, Grundkonstitution und Dysbalancen sowie Begleiterkrankungen (Komorbidität). Auch die physischen, physiologischen, psychischen und psychologischen Aspekte des vorliegenden Problems werden berücksichtigt. Dies sind die Erfolgskriterien jeder klinischen Praxis. Allerdings kann die konventionelle Krebstherapie dringlich sein. Dies verhindert oftmals eine ausführliche Beurteilung und Analyse der Basisbefindlichkeit zugunsten einer aggressiven medikamentösen Therapie.

In der ärztlichen Praxis bilden die Beurteilung der Gesundheitsparameter und die in der Konsultation gesammelten Informationen das Fundament und die Leitlinie für die individualisierte Therapie. Zwei Patienten mit der gleichen Diagnose können sich sehr unterschiedlich präsentieren und eine eine sehr unterschiedliche Prognose haben. Ihre Bedürfnisse können grundverschieden sein.

Ein 75-Jähriger mit einem Glioblastom im Stadium III, der gebrechlich und aufgrund einer Herzerkrankung geschwächt ist und ein halbes Dutzend rezeptpflichtige Medikamente einnimmt, wird ganz andere Erfahrungen machen als ein 30-Jähriger mit dem gleichen Krebs ohne auffällige Pathologien und ohne Medikation. Die jüngere Person hat vielleicht eine schwerere Erkrankung, ist aber auch besser in der Lage, aggressive Therapien zu tolerieren und sich davon zu erholen. Da die Lebenserwartung möglicherweise höher ist, könnte die Person motiviert sein, experimentelle medikamentöse Behandlungen oder innovative Therapien auszuprobieren. In beiden Fällen wären die gleichen zytotoxischen Kräuter indiziert, aber in unterschiedlicher Dosierung und mit unterschiedlichen Zusatzkräutern für die jeweilige Person.

Lebensalter

Sehr kleine Kinder und ältere Menschen haben eine verlangsamte Leber-Clearance mit unterdurchschnittlicher enzymatischer Detoxkapazität. Die Halbwertszeit von Arzneistoffen ist verlängert (vermutlich auch bei Kräutermedizin). Dies trägt mitunter dazu bei, dass sie trotz gewichtsadaptierter Dosierung empfindlicher auf Medikamente oder Heilkräuter reagieren und anfälliger für unerwünschte Wirkungen sind. Bei älteren Menschen ist auch mit einer reduzierten Produktion von Salzsäure im Magen zu rechnen. Magensäure dient der Eiweißverdauung, induziert aber auch die Freisetzung des Hormons Gastrin im Darm. Ein Mangel an Magensäure führt zu niedrigen Gastrinspiegeln und erhöht das Risiko für allgemeine Verdauungsschwäche,

Je extremer das Alter ist (jünger oder älter), desto geringer ist die erforderliche Kräuterdosis. Ziehen Sie die Unterstützung der Verdauung in Betracht (bittere Kräuter, Enzyme, Prä-/Probiotika, Aperitifs). Suchen Sie nach Möglichkeiten der äußerlichen Anwendung von Kräutern. Bevorzugen Sie Flüssigkeiten und Pulver statt Kapseln.

die sich auf das Mikrobiom, aber auch auf die Aufnahme von Medikamenten, Kräutern und Nahrungsmitteln auswirkt.

Geschlecht

Der Body Mass Index (BMI) – zumindest Gewicht und Körpergröße – hat wahrscheinlich einen größeren Einfluss auf die Dosierung und Pharmakokinetik von Heilkräutern als das Geschlecht. Erwähnenswert ist, dass Frauen via Leber tendenziell schneller entgiften als Männer. Dies kann die Dosierung beeinflussen. Beispielsweise induziert einjähriger Beifuß (*Artemisia annua*) Cytochrom-Enzyme, die die Kräuterwirkstoffe innerhalb von Tagen so rasch abbauen, dass sie nicht mehr wirksam sind. Dieser On/Off-Zyklus ist bei Frauen (5 Tage) kürzer als bei Männern (7 Tage).

Leider gibt es in der Phytomedizin keine klinische Forschung, die sich mit den Auswirkungen von Heilkräutern/-pilzen auf den Metabolismus, die Ausscheidungswege und die Dosierungsstrategien bei verschiedenen Geschlechtern befasst. Die pharmakologische und pharmakokinetische Forschung inklusive Fachliteratur, ist nach wie vor stark von der Geschlechterdualität geprägt. Bislang hat die Geschlechtervielfalt kaum Eingang in die klinische Forschung gefunden.

Die Körper von Männern und Frau sind zweifellos verschieden. Die Physiologie der Hormone spielt bei beiden Geschlechtern eine wichtige Rolle für Gesundheit und Krankheit. Östrogen wirkt bemerkenswert stimulierend auf die Proliferation von Krebszellen. Es überrascht nicht, dass dieses Hormon bei Männern und Frauen unterschiedliche Krebsarten begünstigt. Im weiblichen Körper aktiviert Östrogen das Wachstum der Gebärmutterschleimhaut, eine Voraussetzung für die Einnistung der befruchteten Eizelle. Beim Mann ist das Hormon unentbehrlich für die Spermatogenese, für Libido und Erektion. Krebserkrankungen der Brust, der Gebärmutter, des Gebärmutterhalses, der Eierstöcke, der Hoden und der Prostata, der Knochen und der Lunge sowie Melanome können Östrogenrezeptoren exprimieren, was die Tumorprogression begünstigt. Die Beziehung zwischen Testosteron und Prostatakrebs ist hingegen komplexer. Alle Prostatazellen sind hochgradig testosteronabhängig. Allerdings erkranken Männer mit erhöhten Testosteronspiegeln nicht zwangsläufig häufiger an Prostatakrebs.

In der klinischen Praxis gibt es, abgesehen von spezifischen hormonassoziierten Tumoren oder anderen Erkrankungen der Reproduktionsorgane, in der Regel keine Notwendigkeit für geschlechtsspezifische Rezepturen, höchstens unterschiedliche Dosierungsschemata.

Genetik

Seit der Kartierung des menschlichen Genoms im Jahr 2003 und der nachfolgenden Ergänzung fehlender Details durch technologische Fortschritte sind mit zunehmendem Wissen über die

Krebsgenetik auch neue Therapien entwickelt worden. Medikamente, die die Folgen bestimmter Genmutationen bei Krebs bekämpfen oder die Resistenz des Immunsystems überwinden, wurden bereits erfolgreich bei Krebspatienten eingesetzt. Gendefekte bei bestimmten Krebsarten zu identifizieren und zu behandeln, eröffnet ganz neue Möglichkeiten für die Krebsmedizin. Gentests können auf ein Tumorrisiko hinweisen: Mutationen der Tumorsuppressor-Gene BRCA1 und 2 sind mit einem sehr hohen Risiko für Brust- oder Eierstockkrebs assoziiert. Geschwister und Kinder von Patientinnen sollten auf diese Mutationen getestet werden, um frühzeitig eine Anfälligkeit für Krebs auszuschließen.

Onkologen bieten Gentests für erbliche Krebsrisiken und spezifische Genscreenings für den Einsatz von monoklonalen Antikörpern und anderen Immuntherapien an. Heilpraktiker und Ärzte für funktionelle Medizin können ein Genscreening mittels Abstrich der Wangenschleimhaut zur Beurteilung von Stoffwechselkapazitäten und Risiken durchführen. Mit einem solchen Screening kann der Status quo von Methylierung und Immunfunktionen, der Entgiftung und der Ausscheidung, des spezifischen Arzneimittelstoffwechsel und von Redox-Reaktionen bestimmt werden.

Mit oder ohne solche Tests kann man davon ausgehen, dass bei Krebs immer bis zu einem gewissem Grad eine genomische Störung mit Aktivierung tumorfördernder Gene und Hemmung tumorsuppressiver Gene vorliegt. Die meisten der im ersten Teil dieses Buches beschriebenen Heilkräuter, Supplemente und gesundheitsfördernden Strategien zielen genau auf diesen unspezifischen Aspekt von Krebs ab: Stabilisierung des Genoms, Optimierung der mitochondrialen Funktionen, Verlangsamung der Tumorprogression insgesamt, primär immunmodulierende und redoxregulierende Effekte. Dies ist die Grundlage der integrativen Onkologie und die Basis der Akutbehandlung. Zytotoxische Kräuter fungieren als eine Art „pflanzliche Chemotherapie".

Konstitution

Die Phytotherapie wird höchstwahrscheinlich mit einer Form energetischer oder konstitutioneller, auch mit biomedizinischer Diagnostik arbeiten: traditionelle chinesische Medizin (TCM), Ayurveda, westliche Humoralpathologie oder Physiomedizin. Es geht um die Bewertung der Kernkonstitution und das energetische Gleichgewicht des Patienten. Obwohl diese Heilsysteme unterschiedlich sind, haben sie historisch betrachtet doch gemeinsame Wurzeln. Jedes System geht von der Vorstellung aus, dass Wärme Lebenskraft oder Vitalität bedeutet und Kälte Verlust oder Minderung der Lebenskraft. Heilmittel können grundsätzlich als Stimulanzien oder Relaxanzien eingesetzt werden, je nachdem, wie viel Wärme oder Kälte sie erzeugen. Zur weiteren Feinabstimmung werden Heilmittelqualitäten wie trocken oder feucht verwendet.

Wärme und Kälte sollten im Körper im Gleichgewicht sein. Die traditionelle Medizin versucht in der Regel eine Balance des anabolen (wärmenden) und katabolen (kühlenden) Zellstoffwechsels zu erzeugen.

Bei Krebserkrankungen wird der Tumor selbst als heißer Zustand mit hoher Stoffwechselaktivität, Angiogenese und Durchblutung sowie als Entzündungszustand betrachtet. Der Körper des Patienten kann sich dagegen in einem kalten, erschöpften Zustand befinden, da der Tumor Lebenskraft konsumiert.

Ein solcher konstitutioneller Zustand lässt sich nicht unbedingt mit dem Thermometer messen, auch wenn Fieber bei Krebs vorkommt und auf eine Aktivierung des Immunsystems hinweist (nicht unbedingt ein schlechtes Zeichen). Der Begriff *Konstitution*

Wärme : Kälte : Konstitution

Die einfache Warm-Kalt-Bewertung ist der Einstieg in die konstitutionelle Diagnostik. Hier fehlen noch alle Feinheiten zur Differenzierung von Patienten und Therapien, wie sie Ayurveda, TCM oder die Humoralpathologie anbieten. Aber auch außerhalb der traditionellen Heilsysteme gibt es fundamentale Wärme-Kälte-Prinzipien und sinnvolle Strategien zur Beeinflussung konstitutioneller Dysbalancen.

Wärme : Exzess

- Der Patient kann energisch, reizbar oder kompetitiv sein, mit lauter Stimme, starken Überzeugungen, großem Appetit, starkem Durst oder hochaktiver Verdauung.
- Erkrankungen können sich entzündlich, pochend oder mit Schwellungen äußern, mit heftigem, vollem Puls, mit geröteter, trockener, rissiger Zunge, mit trockener, geröteter, juckender Haut.
- Die „heiße" Person profitiert von einer „Abkühlung", von beruhigenden, befeuchtenden, erweichenden Heilkräutern: Eisenkraut, Rose, Milchhafer, Betonie, Klettenwurzel, Veilchen- und Löwenzahnblätter, Vogelmiere, Königskerze, Eibisch, Hibiskus und Süßholz.

Kälte : Mangel

- Der Patient kann apathisch, passiv, blass, schlaff oder unentschlossen sein, hat wenig Appetit und Durst und eine träge Verdauung.
- Der Puls kann schwach oder dünn, niedrig und langsam sein, die Zunge dick, nass, belegt oder fettig aussehen, die Haut kühl, feucht oder ölig sein.
- „Kalte" Personen profitieren von „wärmenden", anregenden, belebenden und regenerierenden Heilkräutern: Ingwer, Kurkuma, Oregano, Ginseng, Leuzea, Brennnesselblätter, Zimt, Nelken und Tulsi.

ist mit Konzepten und Metaphern verbunden, die die konventionelle Krebstherapie der modernen Medizin nicht erfasst. Die Phytotherapie zielt darauf ab, den Tumor „abzukühlen“, um sein Wachstum zu verlangsamen, den Körper durch nährende, aufbauende, regenerierende und stärkende Strategien zu „erwärmen“. Wir beziehen uns auf diese Prinzipien, wenn es für die Komposition einer Rezeptur nützlich ist.

Stadienadaptierte Therapieplanung

Da nicht alles auf einmal gemacht werden kann, wird der Behandlungsplan phasenweise oder schrittweise betrachtet. Überschneidungen sind möglich. Therapien können langfristig durchgeführt werden, hinzukommen oder wegfallen: ein Fahrplan für ein kohärentes Vorgehen in jedem Einzelfall.

Diagnose und Terrain

Sammeln Sie anfangs so viele spezifische Informationen wie möglich über die Diagnose des Patienten. Sie sollten ein ausführliches Aufnahmegespräch führen, alle verfügbaren medizinischen Befunde und Unterlagen durchsehen, eine energetische oder konstitutionelle Bewertung vornehmen und gegebenenfalls wiederholte oder zusätzliche Labortests anfordern.

Stadium, Grading und TNM-Klassifikation. Das Stadium (oder die Ausbreitung) der Krebserkrankung, der Differenzierungsgrad der Krebszellen und der TNM-Score (Tumor Knoten Metastasen) sind allesamt hilfreich zur Beurteilung des Krankheitsverlaufs und der Prognose.

Komorbiditäten. Nur bei wenigen Patienten ist Krebs die einzige diagnostizierte Erkrankung. Die meisten Betroffenen bringen Komorbiditäten wie Herz-Kreislauf-Erkrankungen, Diabetes oder Arthritis mit oder entwickeln während der Krebstherapie Gesundheitsprobleme wie Nierenschäden durch platinhaltige Chemotherapie oder eine Kardiomyopathie (Herzmuskelschädigung) durch Doxorubicin, die die Symptomatik verkomplizieren und therapeutisch berücksichtigt werden müssen.

Blutuntersuchungen zur Beurteilung des Terrains. Biomarker und Laborwerte können wertvolle Hinweise in Bezug auf den Status von Stoffwechselfunktionen, Risikofaktoren und die Tumorprogression liefern.

Spezielle Blutuntersuchungen zur Beurteilung von Krebsparametern. Hierzu zählen Tumormarker wie CEA und CA125 sowie zirkulierende Tumorzellen, Entzündungsmarker und Gerinnungsfaktoren.

Gentests. Mit speziellen genetischen Tests können Krebsparameter genauer untersucht werden, z. B. Auslöser und Signalwege, die mit Naturheilmitteln beeinflussbar sind, oder spezifische Genmuster, die einen Patienten für gezielte Immuntherapien qualifizieren. Solche Untersuchungen werden an Biopsaten (Gewebeproben) von geschulten Pathologen oder Laborärzten durchgeführt.

Wege zur optimalen Therapie

Vielleicht treffen Sie Ihren Patienten in einem frühen Stadium seiner Krebserkrankung an und möchten ihn bei einer bevorstehenden Operation unterstützen. Oder Sie begegnen ihm während einer aktiven Behandlung, einer Chemotherapie oder anderen Behandlungen, wobei ein Heilkräuterprotokoll mit den Medikamenten koordiniert werden muss. Oder Sie begegnen ihm in einem späteren Stadium, wenn die konventionelle Behandlung abgeschlossen ist, aber noch Symptome und ein Rezidivrisiko vorliegen.

Jede Situation erfordert eine sorgfältige Abwägung der Wechselwirkungen, die Heilkräuter und Medikamente sowie die Abfolge oder den Zeitpunkt einer Kräuterbehandlung bei gleichzeitiger konventioneller Therapie betreffen. Dies bezieht sich z. B. auf die Anwendung zytotoxischer Kräuter an Tagen, an denen keine Chemotherapie durchgeführt wird, oder auf das Absetzen von Heilkräutern an Tagen mit aktiver Chemotherapie. Ein solches Therapiekonzept wird als funktionelle Medizin bezeichnet: den Körper und seine Besonderheiten verstehen, nach Dysbalancen, Mangel und Überschuss, nach Beziehungen und Proportionen suchen.

Um einen optimalen Therapieplan zu erstellen, sollten alle vorhandenen Labor- und pathologischen Befunde sowie Testergebnisse zur Verfügung stehen. Pharmakogenomische Tests können Hinweise darauf geben, welche Gensequenzen exprimiert werden, die ein bestimmtes Medikament wirksamer machen als ein anderes. Solche Tests sind möglicherweise nicht sofort verfügbar. Falls verfügbar, tragen sie dazu bei, die medikamentöse Behandlung optimal zu steuern und den therapeutischen Nutzen zu maximieren.

Klinische Labortests

Eine der größten Herausforderungen, die ich in meiner klinischen Praxis erlebe: Patienten treffen Entscheidungen über Behandlungen, bei denen es im wahrsten Sinne des Wortes um Leben und Tod geht – ohne umfassend über die Wirkungen und Auswirkungen der Therapien informiert zu sein! Unfehlbare Tests und Erfolgsgarantien gibt es nicht und hat es nie gegeben.

Aber es gibt zahllose Möglichkeiten, die Gesundheit und die Selbstheilungs-

Planung einer Chemotherapie : Kernfragen

- Wie kann man feststellen, ob eine Chemotherapie sinnvoll ist?
- Welche Medikamente sollten verwendet werden? In welcher Dosierung? Wie oft und wie lange?
- Was ist sonst noch nötig, um Kollateralschäden zu vermeiden, die Genesung zu fördern, die Wirksamkeit zu erhöhen, Synergien zu erzielen, bestimmte Signalwege zu beeinflussen und Resistenzen zu verhindern?

kräfte zu beurteilen: Untersuchungen zur Vorhersage der Krebsprogression, oder ob eine Person auf eine bestimmte Therapie ansprechen könnte, sogar einfache Routinelabortests, die nicht optimal genutzt werden.

Wenn spezielle Gentests oder neuere Medikamente nicht sofort zur Verfügung stehen, ist es auf jeden Fall empfehlenswert, alle Krebspatienten routinemäßig auf Vitamin D und Homocystein, Vitamin B12, Kupfer, Zink, Entzündungs-, Methylierungsmaker sowie Nüchterninsulin zu testen. Schon mit solch einfachen Laborwerten lassen sich nützliche Informationen zur Verbesserung des Stoffwechsels gewinnen, die als Leitlinie zur Steuerung der Therapie hilfreich sind. Heilpraktiker/Heilkundige, die keine Blutuntersuchungen anordnen dürfen, können mit Ärzten/Apothekern/Laboren kooperieren. Viele grundlegende Untersuchungen werden nicht routinemäßig angeboten. Die Kosten müssen meist die Patienten selbst übernehmen.

Labortests im Vorfeld der Therapie

Die Untersuchung von pathologischen Präparaten auf Einzelnukleotid-Polymorphismen (SNPs), Genmutationen und Wachstumsfaktoren sowie Resistenz- und Empfindlichkeitstests an lebenden Zellen ermöglichen Aussagen darüber, wer das höchste Krebsrisiko hat, welche Medikamente in welcher Dosis am wirksamsten sind und die geringsten Nebenwirkungen haben.

Ein Beispiel: Die Überexpression des Gens SKP2 (S-Phase Kinase-assoziiertes Protein 2) kann mittels Genscreening bestimmt werden und führt zum Verlust der Zellzyklushemmung, somit zur unkontrollierten Replikation. Dies ist mit einer schlechten Prognose bei Brustkrebs im Frühstadium assoziiert. Ein solcher Befund könnte für eine aggressivere Behandlung mit höher dosierten Zytostatika sprechen oder eine Chemotherapie dringlicher erscheinen lassen. Zudem hat man eine hohe präoperative Expression von SKP2 bei vielen Patienten beobachtet, die gegen die Standard-Chemotherapie mit Cyclophosamid/Doxorubicin und 5-Fluorouracil (CAF), nicht aber gegen Docetaxel resistent sind. Bei Patientinnen mit SKP2-Mutation ist eine ganze Klasse von Zytostatika offenbar weniger wirksam, obwohl sie als Standard-Erstlinientherapie bei Brustkrebs zugelassen sind. Eine wichtige Information, die den gesamten Lebensweg einer Frau nachhaltig verändern könnte.

Derartige Risikobewertungen und gezielte Behandlungen sind ein sich rasch entwickelnder Teilbereich der Medizin. Es kann aber noch Jahrzehnte dauern, bis solche Strategien klinisch etabliert sein werden. Ein gutes Beispiel hierfür ist das Medikament Herceptin (Trastuzumab), einer der ersten zugelassenen, humanisierten monoklonalen Antikörper. Das Medikament zielt auf EGF-Rezeptoren auf Krebszellen ab, die häufig aufgrund onkogener Genmutation überexprimiert sind.

Patientinnen, die positiv auf HER2/neu getestet werden, sind gute Kandidaten für dieses Medikament (seit 1998 bei Brustkrebs zugelassen). Es dauerte weitere 10 Jahre, bis der Test in größeren Kliniken routinemäßig eingesetzt wurde. HER2/neu-Testung wird noch heute in manchen Kliniken nicht allen Brustkrebspatientinnen angeboten.

Darüber hinaus hat man die Genmutation und das Rezeptorprotein, für das es kodiert, auch bei anderen Krebsarten beobachtet, insbesondere bei Magen- und Darmkrebs. Außer in der Forschung wird der Test jedoch nirgendwo angeboten, obwohl solche HER2/neu-positive Patientinnen auch von Herceptin profitieren würden. In fünf Jahren könnte der Test zudem bei Magenkrebs klinischer Standard sein.

Blutuntersuchungen anfordern

Blutuntersuchungen können zur Beurteilung des Terrains herangezogen werden, um Störungen im inneren Milieu festzustellen, die korrigiert werden können. Die Laborwerte betreffen den Ernährungszustand, pH-Wert, Lipide, Entzündungen, Glucose und Insulin, hormonelle Ungleichgewichte, Hämostase, Leber- und Nierenfunktion, Entzündungsstatus und systemische toxische Belastung.

Routine-Laborwerte. Diese Basisuntersuchung sollte alle 2 Monate wiederholt werden, solange der Patient aktiv behandelt wird, und alle 4 bis 6 Monate für mindestens 2 Jahre nach Abschluss der Behandlung.

- Blutbild (Hämatogramm): rote (RBC oder ERY) und weiße Blutkörperchen (WBC oder LEUK), Hämoglobin (HB), Hämatokrit (HCT oder HKT), MCV, MCH, MCHC, Thrombozyten (PLT oder THRO) und Differentialblutbild (Granulozyten, Lymphozyten, Monozyten, Leukozyten); Fragestellung: Anämie, Neutropenie, Knochenmarkabbau?
- Klinische Chemie : Natrium, Kalium, Chlorid, Kohlendioxid (CO2), Calcium, Magnesium; Fragestellung: Elektrolyte, pH-Gleichgewicht und Flüssigkeitszufuhr?
- Nierenwerte : BUN, Kreatinin, EGFR, Harnsäure, Harnstoff; Fragestellung: Nierenausscheidungskapazität?
- Leberwerte : AST, ALT, GGT, Bilirubin (gesamt), Albumin, Globulin, Protein, LDH, alkalische Phosphatase; Fragestellung: Leberstress/-belastung/-funktion?
- Nüchternglucose; Fragestellung: Blutzucker?

Zusätzliche Routine-Laborwerte. Solche Laborwerte sollten bei Diagnosestellung angefordert werden. Sie müssen nur wiederholt werden, wenn die Ergebnisse außerhalb von Referenzbereichen liegen oder die Krebserkrankung fortschreitet. Zur Verlaufskontrolle einmal jährlich empfohlen. Zahlreiche Variablen sind zu beachten: Verfügbarkeit und Funktionalität von Vitamin-D-Rezeptoren; Bindung von Eisen an Tannine in der Nahrung; Anstieg von Ferritin bei Entzündungen; Lipidprofil (nicht nur absolute Lipidwerte).

- Vitamin D (Laborwert: 25(OH)D = Calcidiol) : Krebsbekämpfung, Unterstützung des Immunsystems, Knochenstoffwechsel, Antidepressivum.

• Eisen, Ferritin : vor allem, wenn die Einnahme von *Artemisia annua* geplant ist.

• Homocystein, B12, Folat : Methylierungskapazität

• Lipidprofil : Cholesterin, HDL, LDL (einschließlich Apolipoprotein A, B, Lipoprotein A), Triglyceride : kardiovaskuläres Risikoscreening

• Nüchterninsulin, Hämoglobin A1c : glykiertes Hämoglobin, relativ zu Insulin und Blutzucker über mehrere Wochen

Spezielle Laborwerte. Solche Laborwerte sollten bei der Diagnose angefordert werden. Sie werden nur dann wiederholt, wenn die Ergebnisse außerhalb des Referenzbereichs liegen oder die Krebserkrankung fortschreitet.

• Zink (sollte hoch normal sein), Kupfer und Caeruloplasmin (sollte niedrig normal sein) : Fragestellung: Balance der Angiogenese?

• IGF-1 (insulinähnlicher Wachstumsfaktor 1 : Fragestellung: Stimulation von Krebszellen?

• Fibrinogen und D-Dimer : Fragestellung: Gerinnungsrisiko?

• C-reaktives Protein und Blutsenkungsreaktion (BSR, BKS) : Fragestellung: Entzündung?

• Östrogen, Progesteron, Testosteron, DHT (Dihydrotestosteron), SHBG (Sexualhormon-bindendes Globulin), DHEA (Dehydroepiandrosteron) : bei reproduktiven Krebserkrankungen

Tumormarker

Solche Laborwerte sollten bei Diagnosestellung angefordert werden. Sie müssen nur dann wiederholt werden, wenn die Ergebnisse außerhalb des Referenzbereichs liegen oder die Krebserkrankung fortschreitet.

• CA15-3, CA27-29 : Brustkrebs

• CA19-9 : Bauchspeicheldrüsenkrebs

• CA125 : Eierstock- oder Peritonealkrebs

• CEA : Abdominal-/Viszeral-Krebs (Kolon, Rektum, Prostata, Eierstock, Leber), Lungen-, Schilddrüsenkrebs

• CTC : Zirkulierende Tumorzellen solider Tumoren

• PSA, PAP (Prostataphosphatase) : Prostatakrebs

Mit Ausnahme von zirkulierenden Tumorzellen (CTC) hat kein Tumormarker diagnostische Spezifität. Die Marker weisen Immunaktivität nach, das heißt antigenaktivierende Partikel. Abweichungen von Referenzwerten kommen auch bei nicht kanzerogenen Ursachen vor.

Prostataspezifisches Antigen (PSA) kann etwa bei Prostata- oder Hodeninfektion, bei Langstreckenläufern, Radsportlernn oder bei schwerer Prostatitis erhöht sein. Krebsantigen 125 (CA125) ist ein Tumormarker für Eierstockkrebs und ein Indikator für Krebszellenaktivität. Er kann aber auch bei Pankreatitis, Nieren- oder Lebererkrankungen erhöht sein. Carcinoembryonales Antigen (CEA) ist ein weiterer Tumormarker, der bei Darm-, Brust-, Lungen- oder Bauchspeicheldrüsenkrebs erhöht ist, aber auch bei Rauchern. Wenn solche Marker bei bekannter Krebserkrankung erhöht sind, kann dies ein Indiz für Tumorprogression sein.

Anzumerken ist, dass diese Tumormarker nicht oder fast nicht nachweisbar sein sollten, wenn jemand keinen Krebs hat oder hatte. Bei einem Patienten, der sich von seiner Krebserkrankung erholt hat, können die Werte unmittelbar nach Abschluss der Behandlung sehr niedrig ausfallen, langsam wieder ansteigen und sich auf einem niedrigen oder moderaten Niveau stabilisieren.

Eine Patientin, bei der 2013 Eierstockkrebs diagnostiziert wurde, hatte zum Zeitpunkt der Diagnose einen CA125-Wert von über 3000. Nach der Chemotherapie, gefolgt von einer Operation und einem umfassenden Heilkräuter- und Supplement-Programm, sank der Wert auf 15. In den folgenden zwei Jahren betrugen die Werte 20 bis 25. Die Patientin konnte Werte über 25 um 3 bis 4 Punkte senken, wenn sie sich einem intensiven Detoxprogramm unterzog. Mit Detox blieb sie neun Jahre krebsfrei, bei einem CA125-Wert von 20.

Ein 64-jähriger Mann mit Prostatakrebs hatte vor sechs Jahren einen PSA-Wert von 42. Nach der Operation sank der Wert auf ein Minimum, stieg wieder an und pendelte sich seither stabil bei 8 bis 10 ein. Der Patient hat keine aktive Krebserkrankung mehr. Solche PSA-Werte können für Patienten beunruhigend sein. Ängste sind in der Regel unbegründet.

Ein Arzt für funktionelle Medizin kann weitergehende, umfangreiche Genomtests anordnen. Er kann nach genetischen Trends oder Mustern suchen, die auf spezifische Risiken oder Probleme hinweisen. Im Einzelfall ermöglicht dies maßgeschneiderte und gezielte Therapieprotokolle. Im funktionellen Befund können Hunderte Gene, gruppenweise getestet, auf spezifische Resistenzen und Schwächen hinweisen – auch wenn ein gesunder Lebensstil praktiziert wird.

Untersuchung von Biopsaten

Die Untersuchung von Gewebeproben (Biopsate) kann individuelle Merkmale der spezifischen Krebserkrankung identifizieren und Anhaltspunkte zur Behandlungsplanung liefern. Dafür sind speziell vorbereitete Biopsat-Objektträger nötig, die in den meisten Fällen mehrere Jahre lang in der Klinik aufbewahrt werden. Wurde ein Biopsat nicht umfassend genug untersucht, kann später auf solche Objektträger zurückgegriffen werden.

Die Biopsate sind etwa ein Jahr brauchbar und aussagekräftig. Ist der Tumor nach 12 Monaten immer noch präsent, steigt die Wahrscheinlichkeit, dass er stark mutiert ist und sich nicht mehr so verhält, wie es das Biopsat vermuten lässt. Sicherlich sind ältere Biopsate des Primärtumors in Bezug auf das Verhalten späterer Metastasen oder Rezidive unzuverlässig. Beispielsweise kann Brustkrebs, der zunächst östrogenempfindlich ist, bei einem Rezidiv hormonresistent sein. Die folgenden Tests zählen zur Laborroutine und sollten verfügbar sein:

Mitoseindex. S-Phasen-Anteil und ki67 : Je höher die Werte ausfallen, desto mehr Zellen vermehren sich aktiv und desto aggressiver ist der Tumor. Keine gute Nachricht. Andererseits steigt die Wahrscheinlichkeit, dass manche konventionellen Chemotherapien, die auf die S-Phase (DNA-Synthesephase) des Zellzyklus abzielen, dann am wirksamsten sind.

BRCA1, BRCA2. Mutationen dieser Gene sind bei Brust-, Eierstock- und anderen Tumoren der Reproduktionsorgane von Bedeutung. Bei BRCA1/2-Mutationen ist das Krebsrisiko bei Angehörigen der nächsten Generation deutlich erhöht. Eine genetische Familienberatung wird empfohlen. Solche Genmutationen bei einer Frau können zu einem erhöhten Prostatakrebsrisiko bei ihren Söhnen beitragen.

ER+, PR+, HER2/neu+. Solche Tests werden routinemäßig bei Brustkrebs angeboten, sollten aber besser bei allen Tumoren der Reproduktionsorgane durchgeführt werden. ER+-Tumoren sprechen möglicherweise weniger gut auf eine Tamoxifen-Behandlung an, wenn HER2/neu überexprimiert ist.

Virusbelastung. Tests auf Viren wie Herpes (HSV), Epstein-Barr (EBV), humane Papillomviren (HPV) und HIV (Immunschwäche) können sinnvoll sein. Sie werden vor allem bei Gebärmutterhals-, Vulva-, Anal- und Plattenepithelkarzinomen im Mund- und Rachenraum empfohlen. Diese Viren werden leicht durch Oralverkehr übertragen.

Spezielle Krebstests

Manche Tests sind Bestandteil der Routinepathologie, andere möglicherweise nicht so leicht verfügbar. Die Tests sind hilfreich zur Einschätzung individueller Risiken und Prognosen.

Krebszellen-Gentests. Solche Tests werden in den nächsten 5 bis 10 Jahren zunehmend verfügbar sein. Man kann damit individualisierte und zielgerichtete Therapien präziser abstimmen und steuern. Die meisten derartigen Tests sind bisher nur auf eigene Kosten erhältlich.

Genomische Tests. Die Tests prüfen ein breites Spektrum von Genen (Genomik), um Anomalien zu finden, die gezielt behandelt werden können. Genomik umfasst Wechselwirkungen von Genen untereinander und mit der Umwelt. Die Forschung nutzt Genomik, um komplexe Erkrankungen wie Herzinfarkt, Asthma, Diabetes und Krebs, und das Zusammenwirken von Gen- und Umweltfaktoren besser zu verstehen.

Gentests. Solche Tests weisen einzelne Genmutationen nach. Hiermit können Risiken oder Ursachen von Krebs durch angeborene Merkmale, Umweltfaktoren oder erworbene epigenetische Veränderungen (wie BRCA1 und BRCA2) ermittelt werden.

Die Pharmakogenetik befasst sich mit der individuellen Variabilität von Patienten in Bezug auf Arzneimittelreaktionen, die auf Variationen einzelner Gene beruhen und bestimmte Rezeptoren, den Transport und Stoffwechsel von Medikamenten steuern. Informationen, die entscheidend sein können, wenn es um die individuell wirksame Behandlung geht.

Gentests in der klinischen Praxis

Jede Krebserkrankung beginnt grundsätzlich mit einem genetischen Fehler oder einer Mutation, auch ohne Testergebnisse. Man kann davon ausgehen, dass jeder Krebsfall mit einer graduellen Dysregulation von Entzündung, Methylierung, Signaltransduktion und Transkription, Zellzyklus, Angiogenese und Apoptose verbunden ist.

Dies sind die primären pathologischen Mechanismen der Krebszelle. Spezialtests können hilfreich sein. In der klinischen Praxis muss man davon ausgehen, dass bei den meisten/allen Krebsarten pathologische Genmechanismen vorliegen und passende natürliche Wirkstoffe eingesetzt werden können.

Prädiktive Tests

Ansprechen auf 5-Fluorouracil (5-FU).

• DPD (Dihydropyrimidin-Dehydrogenase) ist ein entgiftendes Enzym, das den Abbau des Chemotherapeutikums 5-FU zum inaktiven Metaboliten katalysiert, der dann ausgeschieden wird. Überexpression von DPD in der Tumorzelle korreliert aufgrund des beschleunigten Abbaus mit einer Resistenz gegen 5-FU.

• TS (Thymidylatsynthetase) ist an den ersten Schritten der DNA-Ablesung beteiligt und ein molekulares Ziel von 5-FU. Hohe TS-Expression in der Tumorzelle korreliert mit 5-FU-Resistenz.

• TP (Thymidinphosphorylase) fördert den Metabolismus und die Ausscheidung von 5-FU. Hohe TP-Expression in der Tumorzelle korreliert mit 5-FU-Resistenz.

• UP (Uridinphosphorylase) katalysiert die Bildung des aktiven 5-Fluorouracil-Monophosphat-Metaboliten aus inaktivem 5-FU. Abregulierung von UP in der Tumorzelle ist mit 5-FU-Resistenz assoziiert.

Ansprechen auf andere Krebsmedikamente.

• COX-2 (Cyclooxygenase-2) ist bei kolorektalen Adenomen und Tumoren überexprimiert, was sie anfälliger für spezifische COX-2-Hemmer macht.

• ERCC1 (*Excision repair cross complementation 1*) repariert DNA-Schäden. Überexpression von ERCC1 in der Tumorzelle induziert Resistenz gegen Medikamente auf Platinbasis wie Oxaliplatin, Cisplatin und Carboplatin, die spezifisch DNA-Schäden induzieren.

• MRP2 (Multidrug-Resistenz-assoziiertes Protein 2) unterstützt den Transport von Arzneistoffen aus der Zelle. Überexpression von MRP2 in der Tumorzelle induziert Resistenz gegen Krebsmedikamente wie Vinca-Alkaloide, Anthrazykline, Methotrexat, Cisplatin und Carboplatin.

• VEGF (vaskulärer endothelialer Wachstumsfaktor) induziert Angiogenese. Hohe Expression von VEGF in Tumorzellen ist mit schlechtem Ansprechen auf Tamoxifen bei Brustkrebs assoziiert. Möglicherweise fallen die Ergebnisse mit Bevacizumab (Avastin), das speziell gegen VEGF gerichtet ist, besser aus.

Ansprechen auf Olaparib (Immuntherapeutikum). Wenn BRCA1- und

BRCA2-Mutationen nachweisbar sind, kann die Anfälligkeit für manche Krebsarten erhöht sein: Bauchfell-, Pankreas-, Brust-, Eierstock- und Eileiterkrebs bei Frauen und Prostatakrebs bei Männern.

Diese Krebsarten sind mit BRCA-Mutation assoziiert und sprechen besonders gut auf Olaparib an. Wird DNA fehlerhaft kopiert und der Fehler bemerkt und behoben, teilt sich die Zelle während des Reparaturprozesses nicht. Sie wird möglicherweise sogar apoptotisch werden (Zelltod), wenn sie nicht repariert werden kann. Zellen nutzen das Enzym PARP (Poly(ADP-Ribose)-Polymerase), um DNA zu reparieren und die Replikation erneut zu starten. Olaparib ist ein PARP-Hemmer, verhindert indirekt die Zellreplikation und fördert Apoptose.

Onkogen-Profiling : Oncotype DX. Ein solches Testsystem mit konservierten Biopsat-Präparaten dient der Vorhersage des relativen Rezidivrisikos und des Nutzens der Chemotherapie. Die Testergebnisse liefern Informationen zur Auswahl einer Therapieoption: bei Lungen-, Prostata-, Darm- und Brustkrebs. In den USA, Kanada, auch in Deutschland übernehmen Krankenkassen die Kosten für Oncotype DX bei Brustkrebspatientinnen, die die Kriterien erfüllen.

Bei Brustkrebs ist der Test für die Anwendung bei Erstdiagnose mit Brustkrebs im Stadium I, II oder IIIa vorgesehen, mit lymphknotennegativer oder -positiver (1–3), östrogenrezeptor-positiver (ER+) und HER2-negativer Erkrankung. Je niedriger der Rezidiv- oder DCIS-Score, desto geringer ist die Wahrscheinlichkeit, dass Brustkrebs erneut auftritt. Dies wirkt sich auf klinische Entscheidungen in Bezug auf Operation, Chemotherapie und Bestrahlung aus.

Prostatakrebs expandiert bei älteren Männern in der Regel sehr langsam. Bei Männern über 70 Jahren mit Erstdiagnose Prostatakrebs beträgt die Wahrscheinlichkeit, dass die Erkrankung lebensbedrohlich wird, weniger als 5 %. Die aggressive Therapie (Operation, Bestrahlung, Hormone) ist stark nebenwirkungsbelastet und eine Überbehandlung hochproblematisch. Die Oncotype-Bewertung kann das relative Risiko für aggressiven Krebs zum Zeitpunkt der Diagnose im Einzelfall ermitteln und unterstützt die Entscheidungfindung, wer am meisten von der sofortigen Operation oder Strahlentherapie profitiert. Auf der sicheren Seite stehen diejenigen, die sich für eine aktive Kontrolle mit prädiktivem Test entscheiden.

Bei Darmkrebs im Stadium II oder III kann mit dem Oncotype DX Colon-Recurrence-Score-Test das relative Risiko eines Krebsrezidivs ermittelt werden, was die Wahl der Behandlung beeinflusst.

Brustkrebs-Genprofiling : Prosigna Assay. Der Test wird mit konservierten Biopsat-Präparaten durchgeführt. Er kann das Risiko von Fernrezidiven bei postmenopausalen Frauen mit bis zu drei positiven Lymphknoten bis 10 Jahre nach der Diagnose einer hormonrezeptor-positiven Erkrankung im

Frühstadium und 5 Jahre nach Hormontherapie vorhersagen. Der Prosigna-Assay ist nur bei postmenopausalen Frauen mit Brustkrebs indiziert, die ...

... sich im Stadium I oder II lymphknotennegativ befinden.

... sich im Stadium II mit I bis 3 positiven Lymphknoten befinden.

... hormonrezeptor-positiv sind.

... invasive Tumoren haben.

... chirurgisch und mit Hormontherapie behandelt wurden.

Der Test nutzt Gewebeproben, die bei der ursprünglichen Biopsie oder Operation entnommen wurden und prüft die Aktivität von mehr als 50 Genen. So lässt sich das Risiko eines Fernrezidivs bei Hormonrezeptor-positivem Brustkrebs 5 bis 10 Jahre nach der Diagnose abschätzen. Die Ergebnisse werden in Form eines Scores von 0 bis 100 angegeben. Der Scorewert dient als Richtschnur für die Therapieentscheidung.

MammaPrint. Der Test wird mit konservierten Biopsaten durchgeführt und kann das Risiko eines Rezidivs innerhalb von 10 Jahren nach der Diagnose von Brustkrebs im Stadium I oder II, hormonrezeptor-positiv oder -negativ, vorhersagen. Der MammaPrint-Assay wird für Patientinnen mit hohem Risiko, mit Hormonrezeptor-positivem, HER2-negativem, Lymphknoten-negativem Brustkrebs empfohlen, um Entscheidungen in Bezug auf eine adjuvante systemische Chemotherapie zu treffen. Auch bei Patientinnen mit HR-positivem, HER2-negativem Krebs mit bis zu drei positiven Lymphknoten und hohem klinischen Risiko fungiert der Test als Entscheidungshilfe.

F1CDX (Foundation One CDX)-Profiling. Ein hilfreicher Test, der vor Beginn von Immuntherapien durchgeführt werden sollte, um Ziele für zahlreiche neu zugelassene Medikamente zu identifizieren. F1CDX-Profiling ist ein DNA-Test, der Biopsiegewebe nutzt und nach Substitutionen, Insertionen, Deletionen, Kopienzahlveränderungen und Gen-Rearrangements in mehr als 300 Genen sowie nach genomischen Signaturen einschließlich MSI (Mikrosatelliteninstabilität) und TMB (Tumormutationslast) sucht. Derzeit wird das Profiling für Brust-, Darm-, Eierstock-, Prostata-, nicht-kleinzelligem Lungenkrebs und Melanom angeboten. F1CDX prüft Dutzende von Genanomalien, die mit einer wahrscheinlichen Empfindlichkeit für Dutzende von Medikamentenoptionen assoziiert sind, um die bestmögliche Option auswählen zu können. Manche Krebszentren bieten eine begrenzte Zahl von Tests und eine dementsprechend begrenzte Auswahl an Medikamenten an. Angesichts der zunehmenden Zahl an zielgerichteten Medikamenten, wird die umfassende Testung empfohlen.

Tatsächlich besteht die klinische Herausforderung darin, dass es eine Fülle neuer Medikamente und Tests gibt, die in die medizinische Praxis eingeführt werden können. Die neuen pharmazeutischen Technologien gelten als Hoffnungsträger, obwohl sie erhebliche Nebenwirkungen mitbringen. Spricht ein Patient gut auf ein bestimmtes Medikament an, auch wenn es für diese Krebsart noch nicht zugelassen ist, können Arzneimittelhersteller die Behandlung im Rahmen von compassionate release erlauben. Da Hersteller ihre Produkte umfassend testen möchten, stellen sie das Medikament zu Forschungszwecken möglicherweise kostenlos zur Verfügung, wenn gute Ergebnisse zu erwarten sind.

Speichelabstrich. Tests von Abstrichen der Mundschleimhaut dienen nicht der Krebsdiagnose, sondern dem besseren Verständnis des Terrains. Solche Test geben Hinweise auf das relative Risiko von Östrogenexposition, Entgiftungskapazitäten und Immunschwäche. Testergebnisse sind für die Wahl des Lebensstils, der Ernährung und zur Verbesserung der Basisbefindlichkeit hilfreich. Mein Labor bietet mehrere genomische Panels an.

Östrogenom-Profiling. Solche Tests untersuchen SNPs (Einzelnukleotid-Polymorphismen) oder Fehler in Genen, die den Östrogenstoffwechsel modulieren. Derartige Fehler verursachen Folgeeffekte, die Herz-Kreislauf-Funktion und Herzkrankheiten, die Blutgerinnung, Knochengesundheit und Osteoporose sowie Entzündungen betreffen. Manche Gene erhöhen auch die Anfälligkeit für Brustkrebs. Die getesteten, spezifischen Gene sind an folgenden Prozessen beteiligt:

- Östrogenstoffwechsel : Gene, die für Phase-I- und Phase-II-Enzyme kodieren.
- Hyperkoagulation : Gene, die für die Blutgerinnung kodieren.
- Herz-Kreislauf-Funktionen : Gene, die für Herzfunktionen kodieren.
- Knochenstoffwechsel : Osteoporose-Gene, die für die Knochengesundheit kodieren.

Detoxigenom-Profiling. Die Tests prüfen ein umfangreiches Panel von Genen und SNPs (Einzelnukleotid-Polymorphismen), die mit Störungen der Leberfunktion und Entgiftungskapazität, mit einem erhöhten Risiko für Umweltgifte und unerwünschten Arzneimittelwirkungen assoziiert sind: Cytochrom-Enzyme der Phase I der Leberentgiftung; Glutathion-Transferase-Enzyme der Phase II sowie NAT1 und NAT2 (N-Acetyltransferase 1 und 2); zytosolische Enzyme, die an der Aktivierung/Deaktivierung vieler toxischer Verbindungen einschließlich Medikamente und Umweltkarzinogene beteiligt sind.

Immunogenom-Profiling. Solche Tests untersuchen Gene, die Immunfunktionen und Entzündungsaktivität beeinflussen. SNPs in diesen Genen können die Th-1-(zellvermittelte)- und Th-2-(humorale)-Immunität beeinträchtigen, Mängel und Defekte in der Immunabwehr verursachen, chronisch überaktive Entzündungsreaktionen auslösen und aufrechterhalten. Hierzu zählen Interleukine und TNF-α (Tumornekrosefaktor-alpha).

Funktions-Profiling : Sensitivitäts-/Resistenztest. Die Sensitivitäts- und Resistenzprüfung geht von der Prämisse aus, dass Krebspatienten einzigartig sind und auf jede Therapie individuell unterschiedlich reagieren – obwohl sie vordergründig dieselbe Diagnose haben oder mit demselben Medikament behandelt werden. Genomtests spüren Mutationen und Veränderungen diverser Gene auf, die für die Wahl eines Medikaments relevant sind, insbesondere monoklonale Antikörper (Immuntherapie). Sensitivitäts-/Resistenztests messen hingegen, wie Krebszellen auf Medikamente oder Kombinationen von Medikamenten reagieren.

Solche Tests sind definitiv der Goldstandard zur Beurteilung von Chemotherapien und grundsätzlich sehr empfehlenswert. Sie werden nur von Speziallaboren angeboten. Geht ein Patient mit schwerer Atemwegs- oder Blaseninfektion zum Arzt, wird wahrscheinlich ein Abstrich entnommen. Dann wird im Labor eine Kultur angelegt, um herauszufinden, welches Antibiotikum am wirksamsten ist. Dies entspricht im Grunde dem, was bei Sensitivitäs-/Resistenztests mit Krebszellen gemacht wird. Die erwartete Reaktion auf ein Medikament, das dem Testbefund entsprechend ausgewählt wurde, ist sehr viel höher als bei bloßer Anwendung des Standardprotokolls. Eine überzeugende Strategie, die zur bestmöglichen Therapiefindung beiträgt.

Im Testverfahren werden frische Krebszellen kultiviert und diversen Chemotherapie-Cocktails ausgesetzt, um zu ermitteln, auf welche Medikamente der Tumor anspricht. So kann man die individuell wirksamste Chemotherapie finden. Unabhängig davon, ob das Mittel für die vorliegende Krebsart zugelassen ist oder nicht. Von allen erwähnten Tests wird nur das funktionelle Profiling mit frischem Gewebe durchgeführt: mit echten Krebszellen, in Echtzeit, nicht mit Biopsatkonserven oder Blutproben.

Heilpraktiker/Heilkundige dürfen keine invasiven Eingriffe zur Gewinnung frischer Proben veranlassen. Der Patient kann aber eine solche Intervention mit seinem Onkologen besprechen oder private medizinische Dienstleistungen in Anspruch nehmen. Bleibt zu hoffen, dass sich funktionelles Krebs-Profiling in naher Zukunft etablieren wird.

Zusätzliche Untersuchungen

Thermografie. Die thermografische Bildgebung misst Oberflächentemperaturen auf Körpergewebe, die auf exzessive Stoffwechselaktivitäten hinweisen können. Thermografie wird in der Medizin hauptsächlich zur Kontrolle der Brustgesundheit eingesetzt, aber auch zum Monitoring wärmeerzeugender Pathologien (Entzündungen oder Wucherungen). Die Anwendung ist nicht invasiv. Sie eignet sich dazu, ein normales Wärmeprofil zu erstellen, wenn keine Pathologie bekannt ist. Man kann dann das Normprofil mit späteren Veränderungen vergleichen.

Die Aussagekraft thermografischer Daten ist von der Erfahrung und Expertise des Ausführenden abhängig, der größtmögliche Objektivität anstreben sollte. Beachten Sie, dass die Identifizierung von „Hot Spots“ keine Krebsdiagnose ist! Zahninfektionen, orale Herpesinfektionen, Allergien und Erkältungen sowie Schilddrüsenüberfunktion, gastroösophagealer Reflux und Barrett-Ösophagitis können einen Wärmegradienten auf der Brusthaut erzeugen.

Mammographie. Mammographische Bildgebung hat in den letzten Jahrzehnten große Fortschritte gemacht. Die Strahlenbelastung wurde erheblich reduziert, auch die Genauigkeit der Befunde hat sich verbessert. Dennoch bleiben problematische Faktoren: Komprimierung von Brustgewebe und Strahlenbelastung. Mammographie sollte für die Diagnose, nicht für Massenscreening genutzt werden. Dies war anfangs auch so geplant und gilt noch heute: Fällt ein positiver Befund auf, wird der Patientin eine Ultraschalluntersuchung empfohlen.

Sicher ist die frühzeitige Krebserkennung wünschenswert. Mammographie-Screening könnte das leisten. Nachteile: falsch positive Befunde und Überdiagnostik. Eine Studie (*JAMA*, 2014) stellte fest: „Von 1000 amerikanischen Frauen im Alter von 50 Jahren, die ein Jahrzehnt lang jährlich gescreent werden, profitieren 0,3 bis 3,2 von der Vermeidung tödlicher Brustkrebsfälle, 490 bis 670 bekommen mindestens einen falsch positiven Befund und 3 bis 14 werden überdiagnostiziert und unnötig behandelt." Ein erstaunliches Fazit: Um eine Frau vor dem Krebstod zu retten, werden viermal so viele Frauen falsch behandelt und hundertmal so viele unnötig in Angst und Schrecken versetzt.

Daraus lässt sich ableiten, dass mammographisches Screening unzuverlässig ist. Deshalb empfehle ich, die Mammographie nur dann zu nutzen, …

… wenn die Selbstuntersuchung der Brust, Ultraschall oder andere Bildgebung ein Problem aufgedeckt haben.

… wenn es andere Gründe gibt (etwa Brustimplantate oder Narbengewebe), die Abtastung und Bildgebung ohne Mammographie erschweren.

Nicht etablierte Verfahren. Zahlreiche Verfahren der Krebsdiagnostik befinden sich noch im Versuchsstadium. Das Wissen über Krebs, Labortests und Bewertungen und daraus abgeleitete Therapien entwickelt sich ständig weiter.

- Eine Studie (*Gut Microbiota*, 2021) lieferte Belege dafür, dass das Mikrobiom für die Entwicklung und Progression des PDAC (pankreatisches duktales Adenokarzinom) eine wichtige Rolle spielt. Man schlug vor, einen Fäkaltest auf spezifische Mikrobiota zur Früherkennung von PDAC zu entwickeln.
- Eine andere Studie (2020) beschrieb einen Bluttest, der asymptomatischen Krebs Jahre vor der Identifizierung durch gängige Diagnostik entdecken kann. In der *Taizhou Longitudinal Study* (TZL) stellten 123.115 gesunde Probanden Plasmaproben zur Langzeitlagerung zur Verfügung und wurden dann in Bezug auf Krebserkrankungen nachbeobachtet. Vorläufige Ergebnisse der Untersuchung der Plasmaproben mit PanSeer (ein nicht invasiver Bluttest auf der Grundlage zirkulierender Tumor-DNA-Methylierung) weisen

darauf hin, dass der Test bei 95 % der asymptomatischen Probanden, die später eine Krebsdiagnose bekamen, Krebs erkennen kann. Dies wäre ein nicht invasives Verfahren, um Krebs bis zu 4 Jahre früher als erwartet entdecken zu können.

- In einer Ankündigung (2022) beschrieben Forscher Techniken zur Einstufung von Zellen des Gebärmutterhalses, die bei Routine-Pap-Abstrichen entnommen werden, um nach Frühwarnzeichen für Eierstock-, Brust-, Gebärmutterhals- und Gebärmutterkrebs zu suchen. Das Screening-Verfahren prüft 14.000 epigenetische Abweichungen in Bezug auf spezifische DNA-Signaturen, die das Krebsrisiko vorhersagen.

Priorisierung zusätzlicher Untersuchungen

Es ist unwahrscheinlich, dass alle Betroffenen Zugang zu solchen Tests haben werden, oder sich diese leisten können. Somit stellt sich die Frage: Wo liegen die Prioritäten? Manche Tests sind leicht verfügbar und kostengünstig. Sie sollten routinemäßig durchgeführt werden, um Therapiefortschritte zu kontrollieren. Andere Tests werden nur einmalig verordnet – es sei denn, die Befunde liegen außerhalb des Normbereichs. In der Regel handelt es sich hier um Bluttests, die auch privat zu moderaten Kosten verfügbar sind. Genetisches Screening ist teurer und möglicherweise schwieriger zu bekommen. Biopsien zur Gewinnung von Gewebeproben müssen ärztlich verordnet werden. Krankenkassen in den USA übernehmen gerne die Kosten für prädiktive Tests, da es wesentlich teurer ist, unwirksame Medikamente zu verabreichen. Ein gutes Beispiel hierfür it der Oncotype DX-Test, der auch in Deutschland eine Kassenleistung ist.

Fazit : Labortests und Untersuchungen

Pragmatisch betrachtet gibt es nur eine begrenzte Anzahl Krebstests. Die Auswahl der im Einzelfall sinnvollen und aussagekräftigsten Tests hat große Bedeutung.

- Basislaborwerte und das komplette Blutbild sind Routinediagnostik und leicht verfügbar. Die Mehrzahl der erwähnten einmaligen, zusätzlichen Bluttests sind ebenfalls leicht verfügbar, auch wenn sie privat bezahlt werden müssen.
- Mit Mundschleimhaut-/Speichelproben, Urin- oder Stuhltests, die von privaten Laboren angeboten werden, lassen sich relative Krebsrisiken und Resistenzen abschätzen. Man könnte sie als „Luxusoptionen" bezeichnen. Fehlende Informationen nach solchen Tests, können in jedem Fall bei der Therapieplanung kompensiert werden.
- Biopsat-Genscreening in Bezug auf das Ansprechen bestimmter Medikamente ist ein aufstrebendes Gebiet der Medizin. Es gibt fast zu viele Gene und zu viele Medikamente, um den Überblick zu behalten. Hier ist die Expertise des erfahrenen Onkologen gefragt, der die Verfügbarkeit von Tests und Medikamenten kennt. Er kann mit Bezug auf die individuelle Patientendisposition

entscheiden, was sinnvoll und notwendig ist.

• Sensitivitäts-/Resistenztests sind der Goldstandard und der Weg in die Zukunft. Wenn die Krebszellen eines Patienten auf ein bestimmtes Medikament reagieren, besteht die begründete Wahrscheinlichkeit, dass dieses Medikament bei genau diesem Patienten wirksam sein wird. Dann kann man sich möglicherweise dafür entscheiden, den Kompromiss von Wirkung und Nebenwirkungen oder langfristigen Folgen zu akzeptieren.

Wie verfahren, wenn Patienten eine Chemotherapie ablehnen?

Manche Patienten lehnen die üblichen drastischen Behandlungen ab und entscheiden sich gegen die konventionelle Therapie. Dies könnte die Chance eröffnen, höhere Dosierungen von Kräutern zu nutzen, da der Patient noch nicht durch eine Chemotherapie oder andere Medikamente vorgeschädigt ist.

Es könnte aber auch bedeuten, dass die Gelegenheit verpasst wird, kurzfristig aggressive Therapien einzusetzen, um auf einen kritischen Zustand zu reagieren – und Heilkräuter zur Genesung und Regeneration zu nutzen, wenn die Krise überstanden ist.

• In einer solchen Situation sind prädiktive Testverfahren sehr hilfreich, da sie eine Orientierung und eine Möglichkeit zur Bewertung des relativen Risikos für Krebsprogression/-rezidive bieten. Ein indirektes Maß für die Dringlichkeit von Akutinterventionen. Generell gilt: Je höher das Risiko einer Person ist, desto eher ist Chemotherapie angezeigt. Heilkräuter können dann strategisch eingesetzt werden, um Nebenwirkungen abzumildern. Für die Krebsbekämpfung sind sie allein nicht ausreichend.

• Bei Krebs im Stadium I Grad I spricht vieles dafür, zytotoxische Kräuter einzusetzen, das Terrain aufzubauen, Immunfunktionen zu unterstützen und von der Chemotherapie abzusehen – zumindest anfangs. In meiner klinischen Praxis kommt es durchaus vor, dass ich diejenige bin, die den Patienten zu einer Chemotherapie drängt, wenn er zögert. Aber nur, wenn es überzeugende Hinweise auf ein unannehmbar hohes Progressionsrisiko gibt oder wenn Testergebnisse auf die Erfolgswahrscheinlichkeit eines bestimmten Medikaments hinweisen.

• Wird keine Chemotherapie durchgeführt, kann man Krebssymptome besser einschätzen, da Nebenwirkungen von Medikamenten fehlen und Heilkräuter besser verträglich sind. Leber und Nieren sind dann nicht so stark belastet.

• Letztendlich liegt die Entscheidung für oder gegen eine Chemotherapie immer beim Patienten. Sie können ihn in jedem Fall mit Heilkräutern und Naturheilkunde unterstützen. Unabhängig davon, welche Entscheidung er trifft.

Gezielte Tumorhemmung

Krebs entwickelt sich in drei wichtigen Schritten/Stadien: Initiierung (Auslösung/Trigger des ersten DNA-Fehlers), Förderung (was die Persistenz des Fehlers ermöglicht) und Proliferation/Progression (was unkontrollierte Ausbreitung ermöglicht). In jedem Stadium kommt es zum weiteren Verlust der Zellkontrolle und fortschreitenden Tumorwachstum. Der diagnostische Schweregrad steigt von I (gut differenziert) auf 4 (schlecht differenziert).

Wenn der Krebs etabliert ist, Gendefekte fortbestehen und sich die Zelle ungehindert repliziert, setzt eine ganze Kaskade physiologischer Reaktionen ein, die Krebswachstum/-ausbreitung fördern. Wachstumsanregende Stoffe fördern die unkontrollierte Vermehrung bis zu dem Punkt, wo wiederholte DNA-Fehler dazu führen, dass selbststimulierende Krebszellen entstehen. Krebsfördernde Gene werden überexprimiert, Tumorsuppressor-Gene unterexprimiert. Geht das neoplastische Wachstum ungehindert weiter, entsteht ein Tumor. Solche entarteten Zellen können in den Körper vordringen und Metastasen bilden. Sie mutieren rasch, passen sich auch ungünstigen Bedingungen an (z. B. Chemotherapie), aktivieren Gefäßneubildung (Angiogenese) und treiben somit das Tumorwachstum voran.

Krebsfördernde Faktoren

- Oxidativer Stress und Bildung von freien Radikalen (ROS)
- Glykolytische Verschiebung
- Übergewicht/Fettleibigkeit (Adipositas) : erhöhte Insulin- und IGF-I-Werte, SHBG-Mangel, mTOR
- Entzündungen und Aktivierung von TLR (Toll-like Rezeptoren)
- Überexpression von COX-2/-5/-12 und 15-LOX
- Instabilität der Gentranskription plus DNA-Mutation
- Mutation regulatorischer Proteine (p53, p21, p27)
- Aufregulierung der Signaltransduktion (PTK, PKC, Ras-Proteine)
- Aufregulierung der Signaltranskription (NF-κB, AP-1, NRF2, PPAR)

Proliferation und Progression

- Störung der extrazellulären Matrix und Verlust der Zell-Zell-Kommunikation
- Verlust der Kontrolle über den Zellzyklus (Cyclin-abhängige Kinasen)
- Aufregulierung von Wachstumsfaktoren und PTK- oder PKC-Rezeptoren.
- Immunsuppression und Immunevasion
- Entzündung
- Apoptose-Versagen
- Tumorinvasion und Metastasierung
- Angiogenese
- Blutgerinnungsstörungen (Koagulopathie)

Strategien zur physiologischen Verbesserung der Basisbefindlichkeit zielen auf die Anfangsphase der Krebsentstehung ab. Um Proliferation und Progression zu kontern, ist eine wirksamere pathologische Korrektur erforderlich. Die pathologische Korrektur entspricht einer Seite des Pyramiden-Protokolls: Effektoren, Zytostatika und

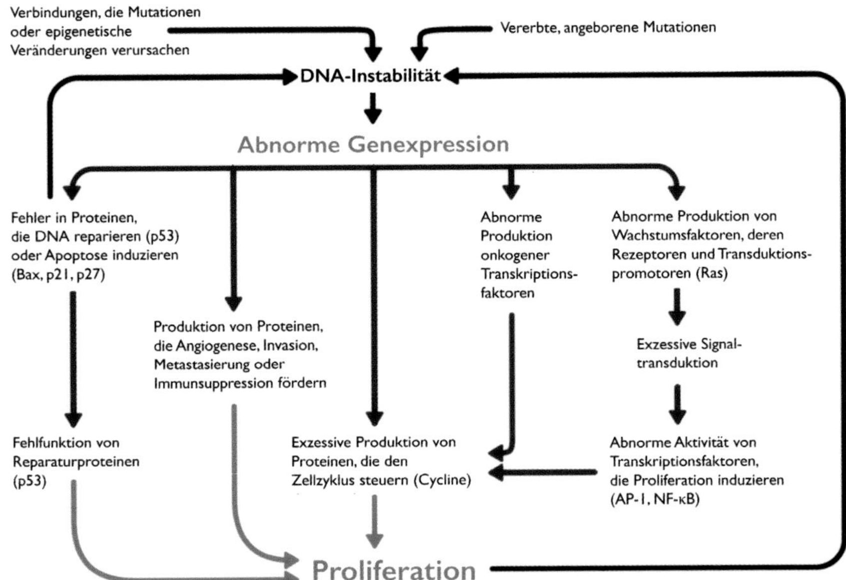

gezielt wirksame Behandlungen mit spezifischer Wirkung und Dosierung (siehe S. 374).

Oben und nachfolgend sind zelluläre Mechanismen und pathologische Wege der Krebsentstehung detaillierter beschrieben. Beachten Sie, dass dies eine stark vereinfachte Zusammenfassung eines ungeheuer komplexen Prozesses ist – mit unüberschaubar vielen Variablen. Der Klarheit und Kürze wegen sind nur einige von vielen Signalwegen und Mechanismen beschrieben. Es gibt weitere Mechanismen wie STAT (*Signal Transducers and Activators of Transcription*), SNAI1-Gene, den Hedgehog-Signalweg und vieles mehr.

Sobald die Onkologie verkündet, Krebs verstanden zu haben, kommen neue Erkenntnisse aus der Forschung, die neue Fragen aufwerfen. Der menschliche Körper offenbart sich immer wieder aufs Neue: neue Hormone, Mechanismen und sogar Gewebe. Forscher des *National Institute of Neurological Disorders and Stroke* (NINDS) entdeckten 2017 ein Lymphdrainagesystem in der äußeren Hülle des Gehirns (Dura mater), obwohl es seit Jahrhunderten Studien zur Anatomie des Gehirns gibt, von Schnittpräparaten bis zu CT- und MRT-Scans. Dieses Lymphgewebe wird als glymphatisches System bezeichnet, da es als Schnittstelle zwischen Lymphe und Gliomzellen fungiert.

Ich möchte in diesem Abschnitt die wichtigsten Mechanismen der Krebsentstehung vorstellen, wie sie derzeit verstanden werden. Manches könnte in relativ kurzer Zeit durch präzisere Informationen ersetzt werden. Kenntnisse über die Mechanismen der Krebsentstehung/Proliferation veranschaulichen die Möglichkeiten, wie mit Heilkräutern und Naturstoffen die Krebsdynamik in Richtung Gesundheit gelenkt werden kann. Viele pflanzliche Wirkstoffe werden wiederholt bei unterschiedlichen Krebsmechanismen genannt. Dies weist einmal mehr auf das komplexe Wirkprofil von Heilkräutern hin. Sehr häufig dominieren grundlegende, redoxregulierende oder immunmodulierende Wirkungen.

Gezielte Beeinflussung wichtiger Stoffwechselwege

- Redoxbalance : Stabilisierung reaktiver Sauerstoffspezies (ROS) und Verringerung der Geninstabilität
- Zellulärer mitochondrialer Energietransfer : Umkehrung der glykolytischen Verschiebung, Verringerung von Milchsäure (Lactat) und Hypoxie
- Anabole-katabole Balance : 1. Regulierung der Signaltransduktion: Hemmung der PTK- und PKC-Rezeptoraktivität, Regulierung des TGF-β-Signalwegs, Hemmung der Ras-Produktion und -Aktivierung; 2. Regulierung der Signaltranskription: Hemmung von NF-κB und AP-1, Stimulierung von NRF2 (*Nuclear Factor Erythroid 2-Related Factor* 2), Apoptose-Regulierung
- Zellzyklus/Replikation : Verlangsamung der Mitoserate, Induktion der Differenzierung, Abregulierung von Wachstumsfaktoren und deren Rezeptoren
- Immunkontrolle : Verbesserung von angeborenen und erworbenen Immunfunktionen, TLR-Normalisierung
- Entzündungsreaktion : Beeinflussung von Entzündungen in Richtung Abheilung
- Stärkung des Bindegewebes : Stabilisierung der extrazellulären Matrix, Regeneration von CAM und Gap Junctions, Verbesserung der Zell-Zell-Kommunikation, Hemmung von Tumorinvasion und Metastasierung
- Anti-Angiogenese : Gefäßwachstumshemmung, Integrität von Gefäßgewebe
- Koagulopathie : Normalisierung der Gerinnung und gesundes Gefäßendothel

Freie Radikale und genetische Instabilität bekämpfen

Um den Stellenwert von Oxidation in Bezug auf die Krebsprogression zu verstehen, können Grundkenntnisse der Oxidation auf zellulärer Ebene nützlich sein. Elektronen tragen die negative Ladung innerhalb eines Atom und umkreisen die Protonen und Neutronen des Kerns paarweise. Gibt ein Atom ein Elektron ab, um einen Stoffwechselprozess der Zelle anzustoßen, entsteht ein ungepaartes Elektron, das nach einem Elektron von einem anderen Atom sucht. Ein Atom mit ungepaartem Elektron ist instabil: ein freies Radikal, das oxidativen Stress verursacht.

Freie Radikale und reaktive Sauerstoffspezies (ROS) sind hochreaktiv, enthalten ein, gelegentlich auch zwei ungepaarte Elektronen. Solche ungepaarten Elektronen werden im menschlichen Körper durch unterschiedliche Stoffwechselprozesse ständig produziert: bei chemischer Signalübertragung, energetischen Prozessen, Entgiftung und Immunreaktionen. ROS gelten im Allgemeinen als zytotoxisch, da sie oxidative Schäden an Zellen verursachen. Antioxidantien „spenden" ein Elektron, um das freie Radikal „auszuschalten".

Bei Redox-Reaktionen (Reduktion und Oxidation) verliert ein Molekül ein Elektron und ein anderes Molekül gewinnt ein Elektron. Der Begriff Redoxpotential kennzeichnet das dynamische Gleichgewicht beider Zustände. Gibt ein Antioxidans ein Elektron ab, kann es selbst instabil und zum Oxidationsmittel werden, das seinerseits von einem anderen Antioxidans neutralisiert wird: eine klinisch hilfreiche Kaskadenreaktion via Antioxidantien vermittelt. Komplexe pflanzliche Antioxidantien auf Flavonoidbasis ermöglichen eine „Resonanzstabilisierung", bei der sie ihre Elektronen effizient mit ROS teilen: Sie spenden Elektronen, die sie dann wiederholt „zurückborgen". Kein Resonanzpartner bleibt dann lange genug oxidiert, um Zellschäden zu verursachen.

Krebszellen produzieren wegen ihres schnellen Stoffwechsels massenhaft freie Radikale und reproduzieren sich gerne im oxidativen Milieu. Je höher der oxidative Stress, desto rascher kommt es zu DNA-Mutationen. Ein sich selbst verstärkender Kreislauf. Aus diesem Grund hat die Stabilisierung der Redoxbalance in der Krebstherapie entscheidende Bedeutung.

In gesunden Zellen liegt eine dynamische Balance zwischen Antioxidantien und Oxidantien vor. Fluktuierende Konzentrationen freier Radikale ermöglichen zahlreiche Zellfunktionen: Aktivierung/Deaktivierung von Enzymaktivität und Genexpression. Bei Krebszellen gehen solche Funktionen oft verloren.

Naturstoffe, die die Redoxbalance unterstützen

- (R+)-Alpha-Liponsäure
- Coenzym Q10
- Curcumin in Kurkuma
- MSM (Methylsulfonylmethan)
- NAC (N-Acetylcystein)
- Omega-3-Fettsäuren aus Fischöl (DHA, EPA)
- Polyphenol-Antioxidantien (Flavonoide)
- Resveratrol
- SAM (S-Adenosylmethionin)*
- Selen
- Vitamine A, B6, B12, C, E, Beta-Carotin, Folsäure
- Zink

* SAM sollte nicht bei immungeschwächten Personen oder Personen mit bipolarer Störung eingenommen werden. SAM kann die Wirkung von Levodopa, das zur Behandlung der Parkinson-Krankheit eingesetzt wird, abschwächen.

Abnorme Genexpression reduzieren

Die angeborene, vererbte Ausstattung an DNA-Sequenzen ist fixiert. Allerdings beeinflussen erworbene (epigenetische) Veränderungen, welche Gene exprimiert werden oder ruhen

– wiederum stark beeinflusst von äußeren Faktoren. Solche epigenetischen Veränderungen sind erblich. Das heißt, wenn sich die Zelle repliziert, werden die epigenetischen Merkmale weitervererbt. Epigenetisch veränderte Gene entstehen meist durch Bindung von Methylgruppen an DNA. Je mehr Methylgruppen an DNA gebunden sind, desto weniger wird das Gen exprimiert. Da epigenetische DNA-Mutationen funktionell und nicht strukturell sind, sind sie reversibel. Somit ist die Normalisierung der Methylierung ein primäres Ziel zur Stabilisierung von Genen. Krebsfördernde Gene sind in der Regel hypomethyliert.

Das bedeutet, dass sie mit ergänzenden Methyldonoren stillgelegt werden können, um Krebswachstum zu hemmen. Solche Gene können auch durch ein Überangebot an Eisen und Kupfer aktiviert werden. Deshalb sollte man die Laborwerte dieser Mineralstoffe bestimmen lassen und zusätzlich Chelatbildner in Erwägung ziehen.

Stoffwechselfunktionen, die durch Methylierung beeinflusst werden

- Epigenetik : DNA-Kopien/-Synthese
- Biotransformation endogener und xenobiotischer Verbindungen
- Bildung von Neurotransmittern : Noradrenalin, Adrenalin, Serotonin, Melatonin
- Metabolisierung von Neurotransmittern : Dopamin, Adrenalin
- Verarbeitung von Steroidhormonen : Östrogen, Progesteron, Testosteron
- Bildung von Immunzellen : T-Zellen, NK-Zellen
- Produktion von Zellenergie : CoQ10 (Coenzym Q10), Carnitin, Kreatin, ATP (Adenosintriphosphat)
- Bildung von Myelinscheiden von Nerven
- Bildung und Schutz von Zellmembranen

Methylierungskapazität testen. Den Status der Methylierungskapazität kann man indirekt mit dem Laborwert Homocystein (im Blut) beurteilen. Homocystein (eine potentiell toxische Aminosäure) wird mit einer Art Recycling in der Zelle in Methionin umgewandelt (und wieder zurück). Je mehr Homocystein im Blut zirkuliert, desto schlechter die Methylierung.

Der Test ist häufig Teil der kardiovaskulären Diagnostik, da erhöhte Homocysteinwerte auf ein erhöhtes Herz-Kreislauf-Risiko hinweisen. Bei Krebserkrankungen weisen erhöhte Werte primär auf die erhöhte Wahrscheinlichkeit epigenetischer Mutationen hin (Ursache: unzureichende Methylierung).

Gensequenzierung einer Gewebeprobe (via Mundschleimhaut-Abstrich) kann Mutationen in dem Gen nachweisen, das für das Enzym MTHFR (Methylentetrahydrofolatreduktase) kodiert. MTHFR ist an der Umwandlung von Folsäure aus der Nahrung (in Blatt-

Homocystein im Blut: Methylierungskapazität

Gesunde Werte	6–9 µmol/l
Risikowerte	9–15 µmol/l
Hochrisikowerte	> 15 µmol/l

gemüse) in Methylfolat (aktive Form) beteiligt und katalysiert die Umwandlung von Homocystein in Methionin. Ist dieses Gen mutiert, kommt es zu Störungen des Homocystein-Methionin-Recyclings, in der Folge auch zu Methylierungsstörungen.

Naturstoffe, die Methylierung fördern

- (R+)-Alpha-Liponsäure
- Betain
- Curcumin in Kurkuma
- EGCG (Epigallocatechingallat) in grünem Tee
- Folsäure (Vitamin B9)
- Genistein in Soja
- Luteolin (Karotte, Kohl, Artischocke, Tee, Sellerie, Apfelschale)
- Molybdän
- Resveratrol
- SAM (S-Adenosylmethionin)
- Vitamine B12 (Cobalamine), Vitamin B6 (Pyridoxin)
- Zinkglycinat

Krebs-Zucker-Connection: glykolytische Verschiebung

Ein auffälliges Merkmal von Krebszellen ist die Tendenz, sich auch bei schlechter Sauerstoffversorgung via Blutgefäße rasch zu replizieren. Krebszellen betreiben deshalb den Citratzyklus ineffizient und gewinnen daraus kaum Energie.

Gesunde Zellen produzieren den größten Teil ihrer Energie mit der „Energiewährung" ATP (Adenosintriphosphat) mittels Citratzyklus und der sequentiellen oxidativen, phosphorylierenden Elektronentransferkette. Beide

Krebs hat eine primäre Ursache: Ersatz der normalen Sauerstoffatmung von Körperzellen durch anaerobe, sauerstoffarme Zellatmung.

Otto Warburg (1883–1970)
Nobelpreis 1931

Stoffwechselwege benötigen Sauerstoff als Triebmittel. Bis zu 36 ATP-Moleküle werden auf diese Weise durch Sauerstoffnutzung produziert. Demgegenüber erzielt Glykolyse (nicht sauerstoffabhängig) einen Nettogewinn von nur 2 ATP-Molekülen, mit geringstmöglichem Sauerstoffbedarf.

Mit zunehmender Krebsprogression verlieren die Zellen die Fähigkeit, den Citratzyklus ordnungsgemäß durchzuführen und entwickeln eine hohe Glykolyserate. Das heißt, sie benötigen massenhaft Zucker zur Energiegewinnung. Diese „glykolytische Verschiebung" ermöglicht es Krebszellen, den Glucosestoffwechsel im sauerstoffarmen Milieu zu beschleunigen. Glykolytische Verschiebung produziert Milchsäure (Lactate) im Überfluss. Sie trägt auch zum lokal entzündlichen Milieu und oxidativen Stress bei. All dies begünstigt wiederum das Tumorwachstum.

Empfohlene Blutuntersuchungen (Laborwerte): Nüchternglucose, Nüchterninsulin und IGF-1-Serumspiegel. Gleichfalls empfehlenswert ist die Einhaltung einer (antidiabetischen) Diät: Stabilisierung des Blutzuckerspiegels und Kompensation der glykolytischen Verschiebung.

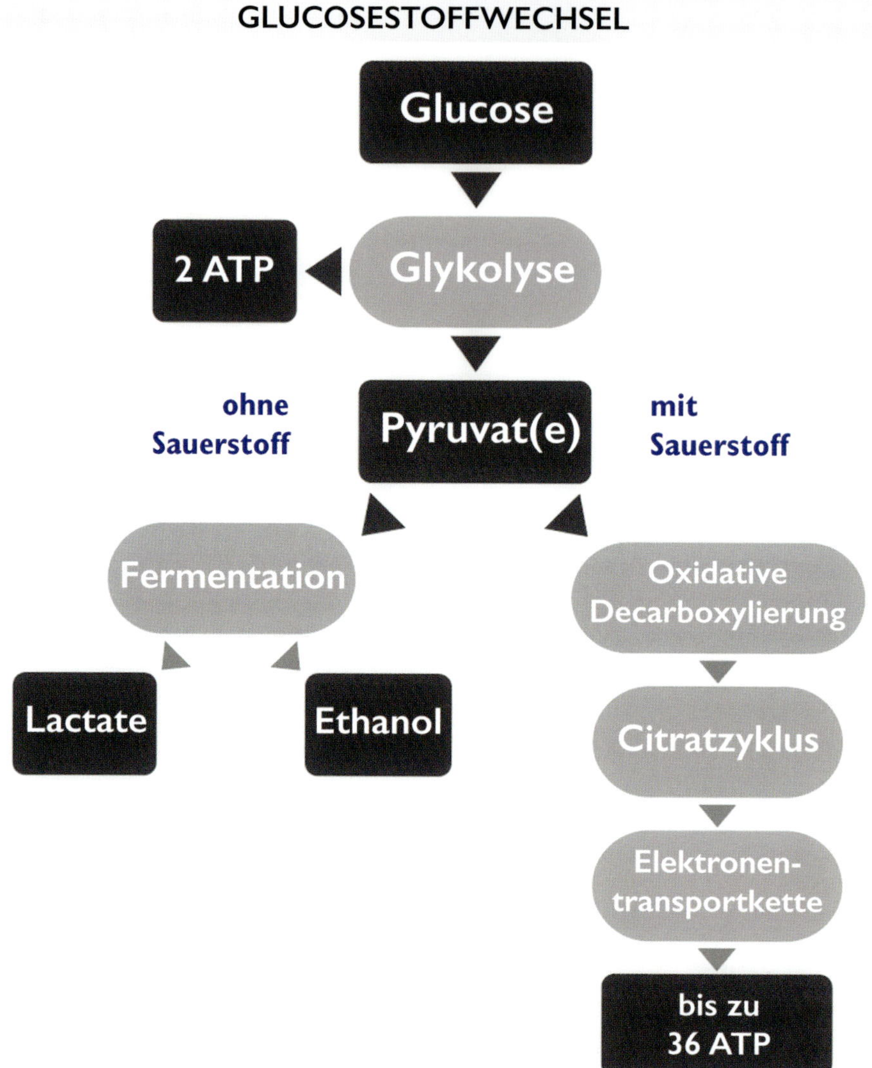

Adipositas und Krebs

Übergewicht und Fettleibigkeit (Adipositas) verursachen Insulinresistenz mit erhöhten Insulin- und Glucosespiegeln im Serum. Dadurch werden IGF-1-bindende Proteine gehemmt. IGF-1 ist im Blut dann vermehrt vorhanden. IGF-1 und Insulin regen Krebszellen dazu an, Zucker aufzunehmen. Dies beschleunigt den Stoffwechsel von Krebszellen, fördert Angiogenese und hemmt Apoptose.

Fettzellen regulieren den Energiehaushalt, indem sie überschüssige Kalorien aufnehmen und sehr langsam wieder abgeben. Außerdem wandeln sie Testosteron in Östrogene um (mit Beteiligung des Enzyms Aromatase).

ADIPOSITAS (FETTLEIBIGKEIT) UND INSULINRESISTENZ

Krebsfördernde Mechanismen

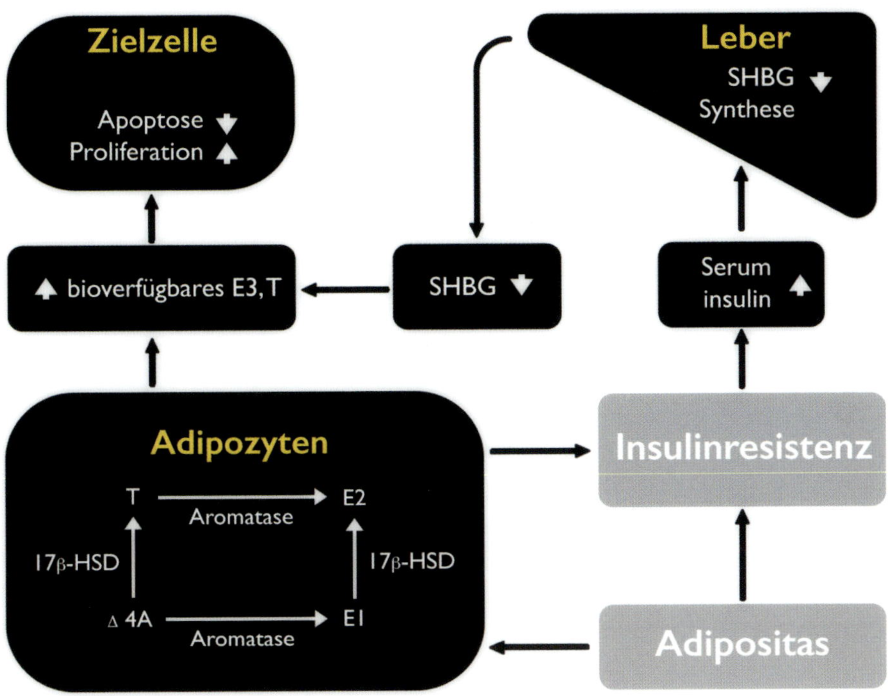

E1 = Estron; E2 = Estradiol; E3 = Estriol; T = Testosteron; 17β-HSD = 17 Beta-Hydroxysteroid-Dehydrogenase; Δ 4A = Delta-4 Androstendion.

Bei übergewichtigen Patientinnen trägt dies zur verstärkten Umwandlung von Androgenen in Östrogene bei (Estron/E1 und Estradiol/E2). Adipöse Frauen haben ein um bis zu 200 Prozent erhöhtes Risiko für Brustkrebsrezidive. Ihre Sterblichkeit um 60 Prozent höher, verglichen mit normalgewichtigen Frauen. Auch Prostata- und Darmkrebs werden durch Fettleibigkeit ungünstig beeinflusst.

Erhöhte Seruminsulinspiegel blockieren die Produktion von SHBG (Sexualhormon-bindendes Globulin) in der Leber. Das Protein bindet an die Hormone Testosteron, DHT (Dihydrotestosteron), geringgradig auch an Estradiol. SHBG liegt im Blut dann als biologisch inaktive Hormonvorstufe vor. Proinflammatorische Zytokine und Fettleber (hepatische Steatose) induzieren chronisch hohe Insulinspiegel und Hyperglykämie, was zur Abregulierung von SHBG führt. Im Blutplasma fungiert SHBG als Biomarker für den Grad der Entzündung bei Stoffwechselstörungen.

Bei hohen SHBG-Spiegeln sind weniger Testosteron oder Östrogene im

Gewebe bioverfügbar. Andererseits weist ein niedriger SHBG-Spiegel darauf hin, dass das Testosteron zum Großteil bioverfügbar ist und nicht an SHBG gebunden wird. Reduzierte SHBG-Spiegel sind bei Adipositas, Typ-2-Diabetes, metabolischem Syndrom, nicht alkoholischer Fettleber, polyzystischem Ovarsyndrom (PCOS) und verfrühter Pubertät zu beobachten. Insulinresistenz erzeugt auch ohne Fettleibigkeit reduzierte SHBG-Spiegel.

Der SHBG-Status kann durch ballaststoffreiche Ernährung (Hülsenfrüchte, Gemüse, Vollkornprodukte), Leinsamen, fermentierte Soja-Isoflavone und Kudzu verbessert werden. Gewichtsabnahme und sportliche Betätigung beeinflussen SHBG gleichfalls günstig. Bereits ein Gewichtsverlust von nur 5 Prozent, noch besser 10 Prozent des Ausgangsgewichts wirkt deutlich positiv. Regelmäßiges, mäßig intensives Training ist sehr empfehlenswert.

Polyphenolreiche Lebensmittel oder Getränke vermindern die postprandiale glykämische Reaktion, wirken blutzuckersenkend, moderieren die akute Insulinsekretion und die Insulinempfindlichkeit. Polyphenole, Flavonoide, Phenolsäuren, Proanthocyanidine und Resveratrol sind in vielen Lebensmitteln enthalten: Tee, Kaffee, Wein, Kakao, Getreide, Soja, Obst und Beeren. Polyphenole stabilisieren den Blutzucker durch Hemmung der Kohlenhydrat-/Glucoseabsorption im Darm, stimulieren die Insulinsekretion der Bauchspeicheldrüse, modulieren die Glucosefreisetzung aus der Leber, aktivieren Insulinrezeptoren und die Glucoseaufnahme insulinempfindlicher Gewebe, beeinflussen intrazelluläre Signalwege und die Genexpression.

Naturstoffe, die den Blutzucker senken

- Berberitze oder Mahonia
- Bittermelone
- Bockshornklee
- Chrom
- Geißraute
- Gurmar
- Igelkraftwurz
- Klettenwurzel
- Leinsamen
- Löwenzahnwurzel
- Traubenkernextrakt (oligomere Proanthocyanidine)

Mitochondrienschutz

Den Begriff *Mitochondrienschutz* prägte Neil McKinney, ein ganzheitlich arbeitender Onkologe. Er praktiziert dieses Verfahren, um die glykolytische Tendenz der Krebszellen abzuschwächen, durch Regeneration des Citratzyklus und der Elektronentransferkette. Dadurch kann die zelluläre Energieproduktion in den Krebsstadien I oder II wiederhergestellt und der Zellstoffwechsel normalisiert werden.

Naturstoffe, die Mitochondrien schützen

- (R+)-Alpha-Liponsäure
- Berberin in Berberitze oder Mahonia
- Coenzym Q10
- Ellagsäure : 250 ml ungesüßter Granatapfelsaft täglich.
- Vitamin E-Succinat (Gamma-Tocopherol)

- I3C (Indol-3-Carbinol) und Isothiocyanate in Kohlgemüse
- L-Carnitin
- Limonen
- Liponsäure
- Lycopin
- Magnesiummalat
- Ölsäure
- Omega-3-Fettsäuren (Fischöl)
- Quercetin
- Reishi (Heilpilz)
- Rosenwurz
- Schmetterlingstramete (Heilpilz)
- Selen
- Silibinin in Mariendistel
- Vanadium
- Vitamin B1 (Thiamin, Benfotiamin)
- Vitamin B2 (Riboflavin) und Vitamin B3 (Niacin, Nicotinamid)
- Vitamin D

Anabole-katabole Balance

Im gesunden Gewebe haben Zellen eine natürliche Lebensspanne. Sie teilen sich, reifen aus und sterben ab. Ein sorgfältig orchestrierter Zyklus. Replikation (Zellzyklus) und Apoptose (Zelltod) sind eng miteinander verknüpft. Wachstum findet so lange wie nötig statt, bis es abgeschlossen ist – wie normales Zellwachstum bei einem Kind oder bei der Abheilung einer Schnittwunde.

Kennzeichen von Krebszellen sind Abregulierung/Hemmung von Apoptose und erhöhte Replikationsraten. Anabole und katabole Funktionen sind nicht mehr synchronisiert. Sobald ein DNA-Fehler auftritt und persistiert, wird er auf Tochterzellen übertragen. Da krebsfördernde Onkogene rasch mutieren und vom Immunsystem kaum erkannt werden, nehmen Replikation und Wachstum exponentiell zu, wenn sich Zellen und Tochterzellen erneut teilen. Nach etwa 28 Verdoppelungen sind 2 mm heterogene Zellmasse entstanden. Die Zellmasse ist noch nicht tastbar, zeigt aber abnormes Zellverhalten und erzeugt ihr eigenes Mikromilieu. Das ist noch kein Krebs im engeren Sinn. Tendenziell geht es aber in Richtung Neoplasie. Solche Zellen reagieren noch empfindlich auf Veränderungen ihres Milieus. Mitochondrienschutz kann das Zellverhalten wieder normalisieren.

Die gesunde Zelle verbringt die meiste Zeit ihres Lebens in der Gap- oder G0-Phase. In dieser Phase ist sie stoffwechselaktiv und dient dem Gewebeverbund, dem sie angehört. Die Zelle ist nicht auf Replikation programmiert. Nur wenn ein Teilungssignal eintrifft, geht die Zelle in die Mitose-Phase über.

Zellzyklus. Eine spezifische Gruppe von Proteinen, die Cycline, treibt mit Steuersignalen die Zellteilung (Cytokinese) voran und bestimmt das Tempo des Zellumsatzes. Cycline werden durch Bindung an cyclinabhängige Kinasen (Enzyme) aktiviert, die ihrerseits durch cyclinabhängige Kinase-Inhibitorproteine (p21 und p27) reguliert werden.

CDK1 (cyclinabhängige Kinase 1) steuert die ersten Schritte der Zelle in die Mitose und wurde als tumorspezifisches Ziel für die Krebsbekämpfung vorgeschlagen. Die Amplifikation des

CDK4-Gens führt zum Verlust der mitotischen G1/S-Checkpoint-Kontrolle und gilt als kanzerogener Faktor für Melanom, Sarkom und Glioblastom. Überexpression von Cyclin D verursacht gleichfalls den Verlust der mitotischen G1/S-Checkpoint-Kontrolle und ist mit Brust-, Speiseröhren- und Leberkrebs assoziiert.

Kürzlich wurden (auch in der EU) zwei neue CDK 4/6-Inhibitoren für die Immuntherapie zugelassen: Ribociclib (Kisqali) und Palbociclib (Ibrance). Vielversprechende Therapieoptionen, die aber mit schweren, dosisbegrenzenden Nebenwirkungen assoziiert sind.

Naturstoffe, die den Zellzyklus abregulieren

- Allicin in Knoblauch
- Apigenin in Petersilie
- Berberin in Berberitze oder Mahonia
- Beta-Carotin
- Beta-Sitosterin
- Curcumin in Kurkuma
- EGCG (Epigallocatechingallat) in grünem Tee
- Ellagsäure in Granatäpfeln und Beeren
- Genistein in Soja
- Ingwer
- I3C (Indol-3-Carbinol) und DIM (3,3'-Diindolylmethan)
- IP6 (Inositolhexaphosphat)
- Limonen in Zitrusfrüchten, Zitronengras und Zitronenverbene
- Lycopin in Tomaten
- NAC (N-Acetylcystein)
- Parthenolide in Mutterkraut
- Perillylalkohol
- Quercetin
- Reishi (Heilpilz)
- Silibinin in Mariendistel
- Thymochinon in Schwarzkümmel
- Vitamin A
- Zink

Telomerasehemmung. Telomere sind Abschnitte nicht kodierender DNA am Ende jedes Chromosoms. Die Abschnittlänge ist mit der Lebenserwartung und dem Gesundheitsstatus verknüpft. Ein zelleigenes Enzym der reversen Transkriptase, die Telomerase, kontrolliert die Länge der Telomere. Aufregulierung ermöglicht unbegrenzte Zellproliferation. Dies ist ein wichtiger Faktor bei fast allen Krebszelltypen. Telomerase-Messungen können sogar zur Vorhersage des Stadiums und der Prognose von Krebserkrankungen genutzt werden.

Naturstoffe, die Telomerase hemmen

Die genannten Stoffe beeinflussen unterschiedliche Signalwege, einschließlich prä-/posttranskriptionelle Mechanismen.

- Baicalein in Baikal-Helmkraut
- Berberin in Berberitze
- Beta-Lapachon in Lapacho
- Diosgenin in Bockshornklee
- EGCG (Epigallocatechingallat) in grünem Tee
- Gingerol in Ingwer
- I3C (Indol-3-Carbinol) in Kohlgewächsen
- Podophyllotoxin in schildförmigem Fußblatt
- Hefeextrakt aus rotem Reis
- Silibinin in Mariendistel
- Tanshinon IIA in Rotwurzelsalbei

Mutation regulatorischer Gene. Während der Zellreplikation kann sich die Zelle selbst in Bezug auf Kopierfehler überprüfen. Für diese „Qualitätskontrolle" wird das Protein p53 genutzt. Fallen Fehler im kopierten DNA-Strang auf, werden sie korrigiert oder es erfolgt Apoptose.

p53 bezeichnet sowohl ein Gen, das bei vielen Krebsarten früh mutiert, als auch ein Protein, für das das Gen kodiert. Es wird manchmal als „Wächter des Genoms" bezeichnet, da das Protein als Kontrollinstanz der Zelle fungiert. Es scannt einen neu kopierten DNA-Strang und prüft dessen Stringenz.

Wenn abnorme DNA auffällt, aktiviert p53 das Gen p21, das Proteine herstellt, die eine weitere Zellteilung verhindern, und das Gen p27, das die DNA-Reparatur einleitet, oder das Gen Bax induziert Apoptose, wenn die DNA nicht repariert werden kann.

Somit bindet p53 an mehrere Rezeptorproteine und stimuliert mehrere regulatorische Gene, was es auch zum Transkriptionsfaktorim Zellkern macht. p53-Mutationen wurden bei mehr als der Hälfte aller Krebsarten beobachtet. Sie sind in der Regel mit besserem Ansprechen auf eine Chemotherapie, aber einer schlechteren Gesamtprognose assoziiert. Man hat auch den Zusammenhang von p53-Mutation und einer Ernährung nachgewiesen, die viel rotes Fleisch, Transfette und Lebensmittel mit hoher glykämischer Last enthält. Da p53 funktionell von Kupfer abhängig ist, sollte der Kupferwert im Blut im unteren zwanzigsten Perzentil des Referenzbereichs gehalten werden.

Naturstoffe, die p53-Mutation hemmen und/oder via p53-Stimulation Apoptose induzieren

- Apigenin in Petersilie
- Curcumin in Kurkuma
- EGCG (Epigallocatechingallat) in grünem Tee
- Folat in grünem Blattgemüse
- Genistein in Soja
- Ginsenoside in Ginseng
- Luteolin
- Melatonin
- Mariendistel
- NAC (N-Acetylcystein)
- Oligomere Proanthocyanidine (Pycnogenol)
- Oridonin in Buschnessel
- Papaya-Samen
- Quercetin
- Resveratrol
- Selenomethionin
- Tocotrienole (Vitamin E)

Mutierte p53-Gene sind in Krebszellen hypomethyliert. Methylspender können deren Überexpression reduzieren: Folat, Vitamin B12 und SAM. Retinolsäure, Interferon alpha und Vitamin E deaktivieren mutierte p53-Gene selektiv. Neben p53 sind auch die Gene p21 und p27 bei vielen Krebsarten unterexprimiert oder mutiert. Diese Gene kodieren für gleichnamige Proteine, die die DNA-Reparatur und die Apoptose bei der Zellteilung steuern. p21- und p27-Mutationen verschlechtern die Prognose.

Naturstoffe, die p21 und p27 normalisieren

- Flavonoide (Apigenin, Genistein, EGCG)

- Silymarin in Mariendistel
- Sulforaphane (Brokkoli, Wasabi-Sprossen, Kohlgewächse)
- Vitamin A, B3, B12, D3, E

Histon-Deacetylase. Histone sind Bestandteile der DNA. Das Abwickeln von DNA zur Vorbereitung der Zellteilung hängt von HDAC (Histon-Deacetylase) ab. Ein Enzym, das viele krebserregende Prozesse in der Zelle fördert. Erhöhte HDAC-Aktivität fördert die Krebsprogression. HDAC-Hemmung kann ruhende Gene reaktivieren, die die Differenzierung, den Zellzyklus, Apoptose, Angiogenese, Invasion und Metastasierung kontrollieren. Krebszellen reagieren auf HDAC-Hemmung empfindlicher als normale Zellen. HDAC-Hemmer unterbrechen den Zellzyklus und leiten via Depression von p21- und Bax-Genen Apoptose ein.

Depakote (Antiepileptikum auf Valproinsäurebasis) wird derzeit auf seine HDAC-hemmende Wirkung bei Krebs untersucht. Falls die Einnahme von Medikamenten gegen Anfallsleiden bei Hirnmetastasen erforderlich ist, sollte dieses Mittel wegen seiner sekundären Vorteile in Betracht gezogen werden.

Sulforaphan ist ein Isothiocyanat, das in Kohlgewächsen (Kreuzblütler) vorkommt, vor allem in Sprossen (Wasabi oder Brokkoli). Es wirkt als starker Induktor der Phase-II-Entgiftung in der Leber. Sulforaphan vermittelt auch epigenetische Wirkungen, die sich auf eine HDAC-Hemmung beziehen. Bei Probanden hemmte einmaliger Verzehr von 68 g Brokkolisprossen 6 Stunden später die HDAC-Aktivität in zirkulierenden mononukleären Zellen des peripheren Blutes.

Naturstoffe, die Deacetylierung von Histonproteinen modulieren

- Butyrate (10 g/Tag)
- Baicalein in Baikal-Helmkraut
- Biotin
- Curcumin in Kurkuma
- Diallyldisulfid in Knoblauch
- Garcinol in *Garcinia gummi-gutta*
- Cyanidine in Traubenkernen
- Liponsäure
- Apigenin in Petersilie
- Rosmarin
- Silymarin in Mariendistel
- Sulforaphan und andere Isothiocyanate in Kohlgewächsen

Differenzierung von Krebszellen induzieren. Der Differenzierungsgrad von Krebszellen nimmt im Lauf der Zeit ab, was auf die Degeneration und den Verlust der Zellzykluskontrolle hindeutet. Im Frühstadium der Entdifferenzierung sind Zellschäden reversibel und zelluläre Prozesse können normalisiert werden. Hier ist das Mitochondrienschutz-Protokoll hilfreich (siehe S. 432) – auch bei weit fortgeschrittener, aktiver Krebsekrankung.

Naturstoffe, die Zelldifferenzierung anregen

- Arctigenin in Klettenwurzel
- Berberin in Berberitze oder Mahonia
- Boswelliasäure in indischem Weihrauch
- Bromelain in Ananas
- Butyrat (kurzkettige Fettsäure)
- CAPE (Kaffeesäurephenethylester, ein Flavonoidkomplex in Propolis)
- Emodin in Rhabarberwurzel, Krau-

ser Ampfer und Aloe

- Genistein in Soja
- IP6 (Inositolhexaphosphat)
- Melatonin
- Omega-3-Fettsäuren in Fischöl (EPA, DHA)
- Quercetin, Apigenin und Luteolin (Flavonoide)
- Resveratrol
- Vitamin A, Vitamin D3

Apoptose-Induktion. Im Griechischen bedeutet Apoptose „Blätter abwerfen". Dementsprechend ist die Entsorgung unbrauchbarer oder überflüssiger Zellen eine Voraussetzung von gesundem Gewebe. Apoptose, der programmierte Zelltod, ist ein Standardprogramm gesunder Zellen. Wenn nicht regelmäßig eindeutige Signale benachbarter Zellen mit der Botschaft eintreffen, dass die Zelle nicht absterben soll, zerstören sich normale gesunde Zellen selbst.

Apoptose ist ein kontrollierter Prozess. Im Gegensatz zur Nekrose, bei der größere Zellverbände auf einmal absterben, betrifft Apoptose verstreute, einzelne Zellen, führt nicht zum Einreißen von Zellmembranen und löst keine Entzündung aus. Leukozyten „fressen" und entfernen Zellen, die die normale Apoptose durchlaufen haben. Lokale Zellschädigung bleibt aus.

In Krebszellen sind krebsfördernde, mutierte Gene am Werk und generieren antiapoptotische Proteine, die „nicht sterben" signalisieren. Auf diese Weise werden Krebszellen langlebig, wenn nicht gar unsterblich. „Nicht sterben"-Signale können von extrazellulären Stimuli wie Wachstumsfaktoren und Hormonen kommen oder durch Mutation normaler Apoptoseregulatoren ausgelöst werden.

Naturstoffe, die Apoptose induzieren

- (R+)-Alpha-Liponsäure
- Artemisinin in einjährigem Beifuß
- Baicalein in Baikal-Helmkraut
- Berberin in Berberitze oder Mahonia
- Betulinsäure in Chaga (Pilz)
- Boswelliasäure in indischem Weihrauch
- CAPE (Kaffeesäurephenethylester) in Propolis
- Curcumin in Kurkuma
- EGCG (Epigallocatechingallat) und andere Catechine in grünem Tee
- Genistein in Soja
- I3C (Indol-3-Carbinol)
- Ingwer
- IP6 (Inositolhexaphosphat)
- Knoblauch
- Lapacho
- Limonen und Zitronengras
- Luteolin
- Melatonin
- Mistel
- Parthenolide in Mutterkraut
- Quercetin
- Reishi (Heilpilz)
- Resveratrol
- Selen
- Vitamin A, C, D3, E

Krebszellen konterkarieren Apoptose durch Überexpression onkogener Gene wie c-Myc, das die Zellproliferation fördert und p53 unterdrückt, und antiapoptotischer Proteine wie Bcl-2 und Survivin sowie durch Abregulierung proapoptotischer Proteine (Caspasen, BAD, Bax u. a.).

Gesunde Zellen verfügen über Tumorsuppressor-Gene, die in Krebszellen mutieren können und dann nicht mehr in der Lage sind, die ihnen zugedachten Funktionen zu erfüllen. Beispielsweise befindet sich Bcl-2-Protein normalerweise in der Mitochondrienmembran, wo es Apoptose einleitet und reguliert. Bei Bcl-2-Mutation ist dies nicht mehr möglich. Hohe Konzentrationen von mutiertem Bcl-2 sind bei den meisten Krebsarten beobachtet worden. Bcl-2-Mutation ist offenbar ein Hauptfaktor sowohl für angeborene als auch erworbene Resistenz gegenüber derzeit etablierten Krebstherapien. Bcl-2-Gewebetests sind verfügbar. Der Nachweis von Bcl-2-Mutation verschlechtert die Prognose.

Naturstoffe, die die Expression von Mutationen des Tumorsuppressor-Gens Bcl-2 reduzieren

- Baicalein in Baikal-Helmkraut
- Beta-Lapachon in Lapacho
- Beta-Sitosterin (adaptogenes diätetisches Phytosterin)
- Betulinsäure in Chaga (Heilpilz) und Birke
- Capsaicin aus Cayennepfeffer
- Carnosol in Rosmarin
- DIM (3,3'-Diindolylmethan)
- EA (Echinocystinsäure) in koreanischem Ginseng
- EGCG (Epigallocatechingallat) in grünem Tee (Extrakt)
- EPA (Eicosapentaensäure) in Fischöl
- Forskolin in *Coleus*
- 6-Gingerol in Ingwer
- Kurkuma
- Lektine in der Mistel
- Parthenolid in Mutterkraut
- PCA (Protocatechusäure), ein Phenol der Hibiskusblüte
- Theophyllin in grünem Tee
- Traubenkernextrakt

Wachstumsfaktoren modulieren

Krebszellen mutieren rasch und produzieren Proteine, die als Wachstumsfaktoren bezeichnet werden. Krebszellen überexprimieren auch Zelloberflächenrezeptoren, die auf die Wachstumsfaktoren reagieren, Mitose stimulieren und bösartiges Zellverhalten fördern – ein sich selbst stimulierender Zyklus. Manche Wachstumsfaktoren oder ihre Rezeptoren können im Labor getestet werden. Einige oder besser die meisten Wachstumsfaktoren sind mehr oder weniger immer aktiv, je nach Stadium und Grad der Krebserkrankung mehr oder weniger stark.

Wachstumsfaktoren in interstitiellen Flüssigkeiten binden an Rezeptoren der Zellmembranen, in der Regel an Tyrosinkinase-Rezeptoren. Von dort wird das Signal extrazellulär über die Transmembrandomäne an die intrazelluläre Domäne weitergeleitet, wo PKC (Proteinkinase C)-Rezeptoren die Phosphorylierungskaskade der Signaltransduktion in Richtung Kernmembran auslösen. Im Zellkern aktiviert das Signal Transkriptionsfaktoren, die die spezifische Gentranskription und den Aufbau eines neuen Struktur- oder Funktionsproteins einleiten.

Durch die Produktion von Wachstumsfaktoren und Überexpression der Rezeptoren für diese Faktoren wird Krebs autotrophen (sich selbst ernährend). Die neueste Generation von Krebsmedikamenten setzt monoklonale Antikörper und kleine Moleküle zur Ausschaltung spezifischer Rezeptoren ein, die auf Wachstumsfaktoren und die daraus resultierenden onkogenen Signalwege abzielen.

Signaltransduktion und Signaltranskription. Die Signaltransduktion erfordert einen präzise kalibrierten, schrittweisen Ablauf, der von Kinasen katalysiert und kontrolliert wird. Kinasen sind Enzyme, die buchstäblich etwas bewegen (gr. *kinesis* = Bewegung): räumliche Veränderung aktviert das nächste Enzym einer kaskadenförmigen Kettereaktion. Oftmals ist der Rezeptor selbst ein Enzym. Der PKC-Rezeptortyp ist prädominant. Es gibt eine ganze Familie solcher Rezeptoren, die von spezifischen Onkogenen kodiert werden. Der extrazelluläre Teil der PKC wird durch einen Wachstumsfaktor, ein Hormon oder ein anderes stimulierendes Agens (den Liganden) aktiviert. Der Ligand aktiviert wiederum den intrazellulären Anteil der Reaktion, um Phosphorylierung oder Signaltransduktion zu induzieren. Informationen gelangen auf diese Weise über mehrere Stationen durch das Zytoplasma in den Zellkern.

Dies sind normale und natürliche Vorgänge. Zellen benötigen ein Medium, um Informationen zu empfangen und darauf zu reagieren. Rezeptoren und Transduktionswege sind Mittel, die dies ermöglichen. So weit, so gut. Abnorm hohe PKC-Aktivität, sei es durch übermäßig empfindliche Rezeptoren oder übermäßige Ligandenbindung, ist aber ein prokanzerogener Faktor. Die Proliferation, Migration und Angiogenese von Tumoren kann durch PKC-Hemmer gedrosselt werden.

Da mehrere PKC-Enzymsysteme nebeneinander existieren und durch unterschiedliche Therapeutika überexprimiert oder gehemmt werden können, ist ein breit angelegtes, vielschichtiges Behandlungskonzept empfehlenswert. Naturstoffe wie Polyphenole und Flavonoide können tiefgreifende und vielfältig Wirkungen erzielen, da sie mehrere Enzymrezeptor- und Trans-

Krebsfördernde Wachstumsfaktoren

EGF	epidermale Wachstumsfaktoren
FGF	Fibroblasten-Wachstumsfaktor
IGF	insulinähnliche Wachstumsfaktoren
PDGF	von Blutplättchen abgeleiteter Wachstumsfaktor
TGF-α	transformierender Wachstumsfaktor alpha
TGF-β	transformierender Wachstumsfaktor beta
VEGF	vaskulärer endothelialer Wachstumsfaktor

duktionssysteme hemmen.

Naturstoffe, die PKC-/Tyrosinkinase-Rezeptoren hemmen

- CAPE (Kaffeesäurephenethylester) in Propolis
- Catechine in grünem Tee, insbesondere EGCG (Epigallocatechingallat)
- Curcumin in Kurkuma
- Emodin in Rhabarber oder Sauerampfer : Essiac-Teerezeptur (siehe S. 70).
- Flavonoide wie Apigenin, Luteolin, Quercetin, Genistein
- Forskolin in *Coleus*
- Granatapfel
- Hypericin (lichtaktiviert) in Johanniskraut
- Mariendistel
- Omega-3-Fettsäuren
- Parthenolid in Mutterkraut
- Reishi (Heilpilz)
- Resveratrol
- Selen
- Süßholz
- Ursolsäure-Triterpene in Rosenmarin und Tulsi
- Vitamin E (gemischte Tocopherole und Tocotrienole)

HER1 (epidermaler Wachstumsfaktor 1/EGF-1). HER1 (auch ErbB1) fördert Zellproliferation/-mobilität, Tumorinvasion und Metastasierung. Hohe HER1-Expression korreliert mit einer schlechten Prognose, insbesondere bei nicht-kleinzelligem Lungenkrebs (NSCLC), Prostata-, Hirn-, Nieren-, Pankreastumoren und Brustkrebs, Kopf-Hals-Tumoren (Plattenepithelkarzinome) sowie soliden Tumoren des Darms. Monoklonale Antikörper der ersten Generation, Erlotinib (Tarceva) und Gefitinib (Iressa), sowie Antikörper der neueren Generation wie Cetuximab (Erbitux) zielen auf HER1-Rezeptoren ab.

Bei etwa 60 Prozent der Patienten, die mit Immuntherapeutika behandelt werden, die auf EGF-Rezeptoren abzielen, kommt es zum papulo-pustulösen Hautausschlag, da Hautzellen auch epidermale Wachstumsfaktoren (EGF) produzieren. EGF-Rezeptor (EGFR)-Hemmer beeinträchtigen somit auch die normale Integrität der Haut.

Obwohl die Immuntherapie häufig gut verträglich und kontrollierbar ist, unterbrechen etwa 10 Prozent der Patienten die Therapie und/oder reduzieren die Dosis aufgrund von schwerem Hautausschlag. Da kutane Toxizitäten mit günstigen klinischen Ergebnissen von EGFR-Hemmern korreliert sind, ist die Beherrschung des Hautausschlags ein wünschenswertes Therapieziel.

HER2/neu (epidermaler Wachstumsfaktor 2/EGF-2). Der Tyrosinkinase-Rezeptor HER2/neu initiiert die Zellproliferation und reguliert die Angiogenese. Er kann bei bis zu 30 Prozent der Brustkrebsfälle und mehreren anderen Krebsarten mutiert sein, z. B. NSCLC und Eierstock-, Prostata- und Magenkrebs. HER2/neu-Überexpression korreliert mit einer schlechten Prognose. Trastuzumab (Herceptin) ist ein monoklonaler Antikörper der ersten Generation, der am Rezeptor antagonistisch wirkt. Er ist zur Behandlung von HER2/neu-positivem Brustkrebs bei Frauen, bei denen die konventionelle Chemotherapie versagt hat, oder als Ergänzung zur konventionellen Chemotherapie zugelassen.

Naturstoffe, die HER1 oder HER2/neu abregulieren

- Curcumin in Kurkuma
- Cystein (Molke)
- EGCG (Epigallocatechingallat) in grünem Tee
- Emodin in Rhabarber oder Krausem Ampfer
- Genistein in Soja
- Honokiol in Magnolia
- Kakao-Procyanidine
- Lycopin in Tomaten
- NAC (N-Acetylcystein)
- Ölsäure in Oliven
- Quercetin
- Resveratrol
- Retinol
- Selen
- Silibinin in Mariendistel
- Süßholz
- Thymochinon in Schwarzkümmel
- Traubenkernextrakt
- Vitamin D3

Synergisten/Verstärker von Trastuzumab

- DIM (3,3'-Diindolylmethan), I3C (Indol-3-Carbinol), Sulforaphane
- EPA (Eicosapentaensäure), DHA (Docosahexaensäure) und GLA (γ–Linolensäure)
- Kurkuma und grüner Tee (hochdosiert)
- Oliven und Olivenöl
- Vitamin D3
- Weihrauch/Boswellia (AKBA: 3-O-Acetyl-11-keto-β-Boswelliasäure)

TGF-β (transformierender Wachstumsfaktor-Beta). TGF-β ist ein multifunktionales Protein, das die Proliferation und Differenzierung von Zellen beeinflusst. Es kann je nach Zelltyp und Vorbedingungen stimulieren oder hemmen. Im Frühstadium von Krebs ist es in der Regel hemmend wirksam. Mit fortschreitender Krebserkrankung entwickeln die Zellen eine Resistenz gegen TGF-β. In späten Krebsstadien kann TGF-β die Tumorinvasion und Metastasierung fördern, teilweise durch immunsuppressive Wirkungen.

Naturstoffe, die TGF-β hemmen*

- Berberin
- Boswelliasäuren in indischem Weihrauch (AKBA: 3-O-Acetyl-11-keto-β-Boswelliasäure)
- CAPE (Kaffeesäurephenethylester) in Propolis
- Curcumin aus Kurkuma
- EPA (Eicosapentaensäure)
- Flavonoide : Luteolin, Apigenin, Genistein, Quercetin, EGCG
- Ginkgo
- Johanniskraut
- Knoblauch
- Resveratrol
- Selen
- Vitamin A, C, D3, E

* Möglicherweise am hilfreichsten bei Krebs im Stadium 3 und 4; kann bei Krebs im Frühstadium oder gut differenziertem Karzinom weniger nützlich sein.

VEGF (vaskulärer endothelialer Wachstumsfaktor). VEGF beeinflusst die endotheliale Proliferation und Gefäßpermeabilität und ist an der Angiogenese beteiligt. VEGF wirkt synergistisch mit PDGF (aus Blutplättchen abgeleiteter Wachstumsfaktor), ist für die Wundheilung unerlässlich und wird von Epithelzellen, Makrophagen und glatten Muskelzellen produziert. VEGF stimuliert die Proliferation und Migration von Endothelzellen, die die Bildung neuer Blutgefäße einleiten. Der Wachstumsfaktor induziert zudem die Expression von Metalloproteinasen, die das Bindegewebe und die Zelladhäsion schwächen.

VEGF gilt als wesentlicher Faktor für die Migration von Krebszellen und Angiogenese. Hohe VEGF-Expression ist bei vielen bösartigen Erkrankungen mit einer schlechten Prognose assoziiert.

Naturstoffe, die VEGF hemmen

- Baicalein in Baikal-Helmkraut
- Curcumin in Kurkuma
- Dong Quai
- EGCG (Epigallocatechingallat) in grünem Tee
- Genistein in Soja
- Ginkgo
- Granatapfel
- Honokiol in Magnolia (Zapfen)
- I3C (Indol-3-Carbinol)
- Luteolin
- Mariendistel
- Mistel
- OPCs (oligomere Proanthocyanidine) in Traubenkernextrakt
- Eibe
- Resveratrol aus Japanischem Staudenknöterich
- Wermutkraut
- Zimt

Bemerkenswert ist, dass auch psychosoziale Faktoren VEGF und die Kanzerogenese beeinflussen. Eine Studie zeigte, dass Patientinnen mit Ovarialkarzinom, die von Freunden und Nachbarn unterstützt wurden, von niedrigeren VEGF-Spiegeln und einer gedrosselten Tumorprogression profitierten. Forscher der Universität Iowa beobachteten bei Krebspatientinnen, die über hohes soziales Wohlbefinden berichteten, niedrigere VEGF-Werte, verglichen mit Frauen, die sich hilflos oder wertlos fühlten.

IGF (Insulin-ähnliche Wachstumsfaktoren). Bei gesunden Menschen werden IGF-Proteine normalerweise von der Leber produziert. Sie sind an der Regeneration von Muskel- und Immunzellen beteiligt. Tumoren können jedoch IGFs auch zur Autostimulation ihres Wachstums und zum Schutz vor Apoptose freisetzen. IGF-Proteine haben ähnliche Eigenschaften wie Insulin. Sie stimulieren die Glucoseaufnahme der Zellen nicht direkt, es sei denn, der Blutzuckerwert ist extrem hoch. IGFs sind wichtige mitogene Faktoren und an der Zellproliferation, Differenzierung und am Stoffwechsel beteiligt.

Für den Stoffwechsel ist vor allem IGF-1 (insulinähnlicher Wachstumsfaktor Typ 1 oder Somatomedin C) von Bedeutung. Er wird vom IGF-1-Gen kodiert und vermittelt als Hormon unterschiedliche Wirkungen: neurotroph, regenerierend bei Nervenzellen, Stimulation der Proteinsynthese in Skelettmuskulatur, Schutz vor Muskelschwund, knorpelschützend, Aktivierung von Osteoblasten und anabole Wirkung auf den Knochenstoffwechsel. Hoch konzentriert aktiviert IGF-1 Insulinrezeptoren und ergänzt die Wirkung von Insulin: hilfreiche und notwendige Funktionen der normalen Geweberegeneration, aber nur unter kontrollierten Bedingungen. Sind IGF-Gene mutiert und überaktiv, kommt es zu Funktionsstörungen der Zellen.

Mehrere Komponenten tragen zu den zellstimulierenden Wirkungen von IGF bei: die insulinähnlichen Wachstumsfaktoren selbst (IGF-1 und IGF-2), IGF-Rezeptoren (Typ 1 und Typ 2) sowie sechs bekannte IGF-Bindungsproteine (IGFBP-1 bis IGFBP-6) im Blut. IGFBPs können die Bioverfügbarkeit freier IGF-Liganden entweder erhöhen oder hemmen und somit Wechselwirkungen mit IGF-Rezeptoren beeinflussen.

Im Klartext: Je mehr Zucker konsumiert wird, desto leichter gelangt Zucker in Krebszellen und desto besser können sie Glykolyse durchführen. Deshalb empfehlen Naturheilkundler/ Heilpraktiker bei Krebs eine zucker- und kohlenhydratarme Ernährung. Sie sprechen vom „Aushungern des Krebses". Krebszellen können wie gesunde Zellen Eiweiß und Fett zur Energiegewinnung nutzen. Dies tun sie nur ungern. Krebszellen mutieren rasch, um mehr IGF-1 und weniger IGF-1-bindende Proteine zu produzieren. Zucker gelangt dann leichter in die Zellen.

Naturstoffe, die IGF-1 hemmen

- Baicalein in Baikal-Helmkraut
- EGCG (Epigallocatechingallat) in grünem Tee
- Ernährung, Bewegung : kalorienarme, vegane Ernährung, das Antidiabetikum Metformin
- Lycopin in Tomaten
- Silymarin in Mariendistel (moduliert IGF-1R)
- Vitamin D3

Naturstoffe, die IGF-1-Bindungsproteine aktivieren

IGF-1-Bindungsproteine hemmen die Bindung des Wachstumsfaktors an die Rezeptoren und regulieren dessen Wirkungen ab.

- (R+)-Alpha-Liponsäure
- Leinsamen
- Löwenzahn, Klette, Zichorie: getrocknet, geröstet und gekocht (als Kaffeeersatz)
- Oligomere Proanthocyanidine (OPCs)/Pycnogenol
- Vanadium
- Vitamin D3

mTOR (*mechanistic/mammalian Target of Rapamycin*). mTOR ist ein multifunktionaler intrazellulärer Rezeptor, der an Wachstum, Proliferation, Gentranskription und der Zytoskelettstabilität beteiligt ist. Er verknüpft anabole und katabole Zellprozesse mit Milieureizen wie Nährstoffspiegel und Wachstumsfaktoren. mTOR fungiert als Konvergenzpunkt für verschiedene Signalwege und regulatorische Moleküle, die für Hypoxie und Angiogenese relevant sind.

Zudem integriert mTOR Hypoxie und den Metabolitenstatus der zellulären Mikroumgebung mit proangiogenen Signalwegen. Die Aufregulierung von mTOR kann den Krebsstoffwechsel beeinflussen. Eine vielversprechende Option für neuartige Arzneimittel.

Der bekannteste Hemmstoff von mTOR ist das Medikament Rapamycin, der als Immunsuppressivum entwickelt wurde, um die T-Zell-Aktivierung zu blockieren. Rapamycin ist zur Behandlung von Autoimmunkrankheiten und zur Verhinderung der Abstoßung von Nierentransplantaten zugelassen.

Rapamycin wirkt in der Regel nicht zytotoxisch sondern zytostatisch, reguliert Immunreaktionen ab, kann proonkogene Proteine aufregulieren und andere kanzerogenen Faktoren begünstigen. Solche gegensätzlichen Wirkungen erschweren die Vorhersage des klinischen Ansprechens der Behandlung. Zu den mTOR-Inhibitoren der neueren Generation zählen Everolimus, Temsirolimus und Ridaforolimus. Keiner dieser Wirkstoffe erwies sich in der Onkologie bislang als besonders erfolgreich.

mTOR und IGF-1R (IGF-1-Rezeptoren). Im intrazellulären Zytosol liegt mTOR stromabwärts von IGF-1R vor. Die Aktivierung der TOR-Signalübertragung durch IGF-1 ist ein wichtiger zuckerassoziierter Krebsmechanismus, da anabole Zellreaktionen ausgelöst werden. IGF-1 kommt in Fleisch und in der Milch von mit Gras gefütterten Tieren vor. Die IGF-1-Aktivierung fällt aber deutlich höher aus, wenn die Tiere mit Mais gefüttert werden. Dies beeinflusst auch die moderne Nahrungsmittelproduktion, da Nutztiere in Käfigen oder Mastanlagen gehalten und mit Maispellets gefüttert werden. Die IGF-1/mTOR-Aufregulierung durch Konsum von Fleisch- oder Milchprodukten, die auf Maisbasis hergestellt wurden, wird durch reichlich Omega-6-Fettsäuren in solchen Lebensmitteln noch verstärkt. Dies fördert proinflammatorische Arachidonsäure-Signalwege und verursacht oxidativen Stress.

Ärzte für funktionelle Medizin können das Antidiabetium Metformin zur Behandlung von Krebs verordnen. Metformin senkt den Blutzucker durch Hemmung der Glukoneogenese in der Leber, reduziert die Insulinresistenz und wirkt appetithemmend, was die Kalorienaufnahme verringert. Im Jahr 2017 war es das am vierthäufigsten verschriebene Medikament in den USA, mit mehr als 78 Millionen Verschreibungen und gutem Sicherheitsprofil. Metformin wurde ursprünglich aus der Geißraute (*Galega officinalis*) gewonnen. Kräuterkundige verwenden das Kraut nach wie vor zur Absenkung des Blutzuckerspiegels.

Naturstoffe, die mTOR hemmen

- Curcumin in Kurkuma
- DIM (3,3'-Diindolylmethan)
- Diosgenin in wilder Yamswurzel
- EGCG (Epigallocatechingallat) in grünem Tee
- Genistein in Soja
- Granatapfel
- Resveratrol

Ras-Proteine. Ras-Proteine sind zu Beginn der Signalübertragung aktiv und in Krebszellen häufig überexprimiert. In der Zellmembran werden sie durch die Signalübertragung von Wachstumsfaktoren (EGF, TGF-β u. a.) aktiviert und fungieren als Ein-/Ausschaltpunkt in Wachstums-Signalwegen, die Gene

FETTSTOFFWECHSEL

Krebshemmende Terpene

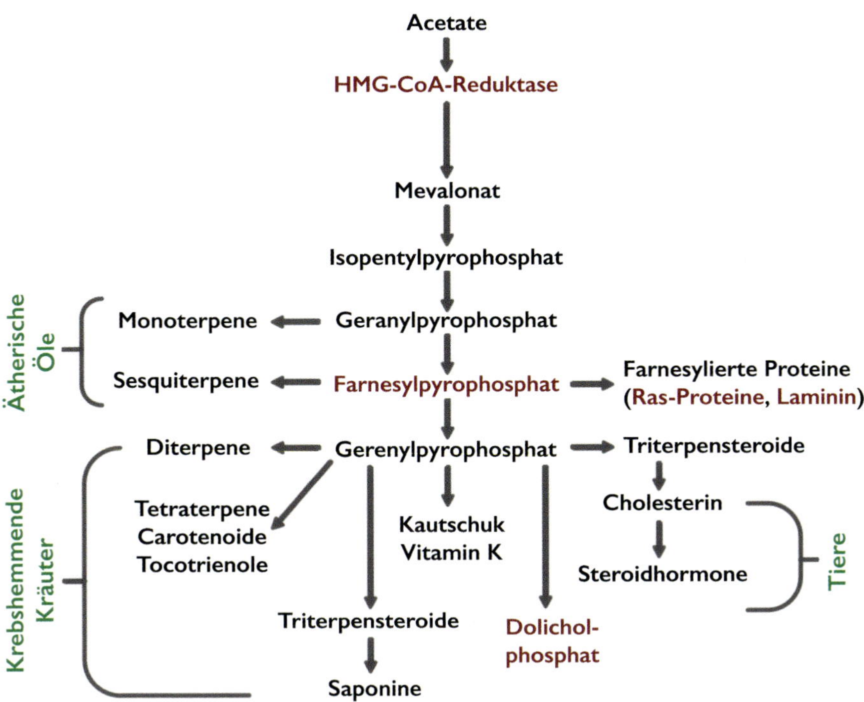

regulieren, die die Zellproliferation steuern.

Die Hemmung der Expression mutierter Ras-Gene und Abregulierung der Aktivität des Ras-Proteins sind therapeutische Ziele. Ein eindrucksvolles Beispiel für positive Rückkopplung: Die Aktivierung von Tyrosinkinase und PKC (Proteinkinase) führt zur nachgeschalteten Aktivierung des Ras-Proteins. Das bedeutet, dass sich diese Mechanismen gegenseitig stimulieren und rasch selbst verstärken. Angesichts solcher Wechselwirkungen ist davon auszugehen, dass Tyrosinkinase- und PKC-Hemmung auch die Expression von Ras-Proteinen hemmen. Ras-Proteine sind entscheidende Initiatoren vieler Signaltransduktionswege. Die Hemmung dieser Proteine reguliert onkogene Mechanismen ab.

- Ras-Proteine sind dann aktiviert und funktionsfähig, wenn sie an ein Lipid gebunden und in die Zellmembran eingebettet werden. Die Funktionshemmung gelingt am besten durch Hemmung der Produktion des Lipidschwanzes. Dieses Lipid ist eine Isopren-Einheit, die wie Cholesterin via Enzymreaktionen entsteht.

Die erforderlichen Reaktionen werden durch das Gate-Keeper-Enzym

HMG-CoA (Hydroxymethylglutaryl-Coenzym-A)-Reduktase (HMGR) eingeleitet. HMGR-Hemmung durch Statine (Lipdsenker-Medikamente) senkt den Cholesterinspiegel und vermittelt auch die Abregulierung von Ras-Proteinen (Hemmung der Lipidschwanzbildung).

- Ein weiterer Wirkstoff, der die gleichen Stoffwechselwege wie Ras nutzt, ist das Protein Laminin. Eine Komponente der dünnen Innenwand (Lamina) der Kernmembran. Die Hemmung dieses Proteins durch HMGR-Depletion unterbricht die Reproduktion von Krebszellen. HMGR-Abregulierung hemmt Krebs zudem durch Cholesterinsenkung. Cholesterin wird für den Aufbau neuer Zellwände benötigt.
- Dolicholphosphat ist ein wichtiges Nebenprodukt des Acetatstoffwechsels, der für die Synthese von Glykoproteinen von Bedeutung ist (Wachstumsfaktoren (GF), Enzyme, GF-Rezeptoren, Membrankomponenten u. a.). Dolicholphosphat ermöglicht den Transfer von IGF-1-Rezeptoren auf die Zelloberfläche, wo sie IGF-1-Aktivität vermitteln. Dolicholphosphat-Hemmung führt zur HMGR-Depletion und beseitigt somit wirksam krebstimulierende IGF-1-Effekte.

Deshalb sind Statine manchmal Teil eines Therapieprotokolls. Statine haben aber zahlreiche Nebenwirkungen, die nicht jeder toleriert. Alternativ/ergänzend empfiehlt sich rot fermentierter Reisextrakt, der Statin-artig wirkt – ohne Nebenwirkungen.

Naturstoffe, die Ras-Proteine abregulieren

- Extrakt von rot fermentiertem Reis
- Knoblauch (schwefelorganische Verbindungen) : Allicin, Ajoen, Diallyldisulfid.
- Lycopin in Tomaten
- Omega-3-Fettsäuren
- Oridonin in Rabdosia rubescens
- Parthenolid in Mutterkraut
- Sanddornsamenöl
- Taxane aus Eibe

Monoterpene, die in ätherischen Ölen vorkommen, können niedrig dosiert HMGR und höher dosiert FTPase (Farnesylproteintransferase) hemmen. FTPase ist das Enzym, das Farnesylpyrophosphat katalysiert, das wiederum zur Bildung von Ras-Proteinen benötigt wird. Terpene können somit die Synthese von IGF-1-Rezeptoren stören. Beispiele für krebshemmende Terpene:

- D-Limonen : in Orangen- und/oder anderen Zitrusölen, in der äußeren Schale von Zitrusfrüchten
- Geraniol : in ätherischen Ölen von Rosengeranie (*Pelargonium graveolens, P. capitatum*) und Zitronengras
- Perillylalkohol : in ätherischen Ölen von Lavendel und anderen Pflanzen

Stabilisierung von Transkriptionsfaktoren

Transkriptionsfaktoren (TF) sind Proteine, die an den regulatorischen Teil eines Gens binden und die Gentranskription einleiten (Kopieren von Genen). Sie geben vor, welche Teile der DNA abgelesen und wie viele Kopien davon erstellt werden. TF beeinflussen

Entzündungen, Angiogenese, Zellinvasion und Apoptose. Ihre Verfügbarkeit wird durch spezifische Genexpression bestimmt.

Somit können Onkogene bestimmte TF über- oder unterexprimieren. TF-Aktivierung ist von der Signaltransduktion einer Information abhängig, die vom Wachstumsfaktor oder anderen Liganden kommt (via Rezeptorbindung, Zell-Zell-Kommunikation oder Zellschädigung). Wichtige proonkogene Transkriptionsfaktoren sind AP-1 (Aktivatorprotein 1), NF-κB (Nuklearfaktor kappa B) und NRF2 (*Nuclear factor (Erythroid-derived 2) related factor 2*).

NF-κB und AP-1 können an DNA binden und die Gentranskription initiieren. Diese Bindung wird teilweise durch den Redoxstatus gesteuert. Für die Aktivierung und DNA-Bindung von NF-κB ist ein oxidatives Milieu im Zytosol und ein reduzierendes Milieu im Zellkern erforderlich. In gesunden Zellen vorkommende Schwankungen des pH-Werts können verschiedene Stoffwechselprozesse zu unterschiedlichen Zeiten stimulieren oder hemmen.

Man hat generell beobachtet, dass Antioxidantien tendenziell die NF-κB- und AP-1-Aktivierung hemmen, somit krebshemmend wirken. Hypoxie, die bei bösartigen Tumoren, Entzündungen und bei der Wundheilung vorkommt, fördert tendenziell AP-1-Aktivierung. Kompensatorische Reoxygenierung erzeugt freie Radikale und stimuliert NF-κB.

NF-κB (Kernfaktor-Kappa B). Bei gesunden Zellen ist Entzündung Teil des Heilungsprozesses. Ist die Verletzung behoben, wird die Entzündungsreaktion abgeschaltet. In Krebszellen führt proentzündliche Aufregulierung zu chronischen Entzündungen.

Krebszellen gedeihen im hypoxischen, angesäuerten Milieu, das durch geringgradige Entzündung entsteht. NF-κB umfasst eine Familie von Transkriptionsfaktoren, die für Entzündungen, Immunität, Zellproliferation und Apoptose eine wichtige Rolle spielen. Aktiviertes NF-κB induziert Entzündungsreaktionen und Zellproliferation. Diese Reaktion wird hauptsächlich durch TNF (Tumor-Nekrose-Faktor) vermittelt. Ein Immunprotein, das in geringer Menge Angiogenese fördert und in größerer Mengen für Krebszellen toxisch ist. Weitere NF-κB-Mediatoren sind Kollagenasen, CAMs (Zelladhäsionsmoleküle), Interleukine und Redox-Reaktionen.

AP-1 (Aktivator-Protein 1). AP-1 stimuliert die Expression von Genen, die den Zellzyklus steuern. AP-1 ist direkt mit NF-κB assoziiert, was die Regulierung von Immunreaktionen betrifft. Das Protein unterliegt gleichfalls auf- und abregulierenden Einflüssen. AP-1 fördert zudem die Transformation von Tumorzellen von der epithelialen zur mesenchymalen Morphologie. Ein erster Schritt, der die Metastasierung von Tumoren einleitet.

Naturstoffe, die AP-1 und/oder NF-κB hemmen

- (R+)-Alpha-Liponsäure
- Artemisinin in Wermutkraut
- Curcumin in Kurkuma

- Emodin in Rhabarber und Krauserm Ampfer
- Flavonoide :Apigenin, CAPE, Genistein, Luteolin, EGCG, Quercetin
- 6-Gingerol in Ingwer
- Isothiocyanate in Kohlgewächsen
- Leukotrien-Inhibitoren : Fischöl und essentielle Fettsäuren
- Melatonin
- NAC (N-Acetylcystein)
- Parthenolide in Mutterkraut
- Proanthocyanidine
- Resveratrol
- Selen
- Thymochinon in Schwarzkümmel
- Ursolsäure
- Vitamin C,Vitamin-E-Succinat

NRF2 (*Nuclear factor (Erythroid-derived 2) related factor 2*). NRF2 ist ein Transkriptionsfaktor, der zelluläre Stresssignale integriert. Ein „Ein-/Ausschalter" anderer Transkriptionsfaktoren zur Feinabstimmung der zellulären Reaktionen auf Stressoren oder von Genkopiersignalen. NRF2 reagiert frühzeitig auf abnorme Redox-Reaktionen durch Expression antioxidativer Proteine, die vor oxidativen Schäden schützen (Verletzungen und Entzündungen). Es gibt mehr als 100 Gene, die von NRF2 reguliert werden.

In gesunden Zellen werden potentiell toxische Moleküle durch NRF2 penibel kontrolliert: reaktive Sauerstoffspezies wie Wasserstoffperoxid (H2O2) und reaktive Stickstoffspezies wie Stickstoffmonoxid (NO). Aus diesem Grund ist die Aktivierung von NRF2 ein vielversprechender pharmakologischer Ansatz bei chronischen Erkrankungen, die mit ausgeprägtem oxidativem Stress und Entzündung assoziiert sind. Hierzu zählen neurodegenerative, kardiovaskuläre und metabolische Erkrankungen sowie Krebs.

Naturstoffe, die NRF2 induzieren, sind vor allem bei Krebs im Frühstadium oder gut differenziertem Krebs als Teil eines Protokolls zum Mitochondrienschutz hilfreich (siehe S. 432):

- Andrographolid in Andrographis
- Curcumin in Kurkuma
- Genistein in Soja
- Quercetin
- Resveratrol
- Sulforaphan in Kohlgemüse

Sulforaphan kann die Blut-Hirn-Schranke überwinden und neurodegenerativen Erkrankungen und Hypoxieschäden vorbeugen, da es in neuronalem Gewebe partiell NRF2 aufreguliert. Tierstudien zufolge reduziert Sulforaphan kognitive Störungen bei Alzheimer-Demenz und schützt dopaminerge Zellen vor Neurotoxinen bei Parkinson-Krankheit. Die Exposition mit Umweltgiften gilt als starker Risikofaktor für neurodegenerative Erkrankungen. Die nervenschützenden Eigenschaften von NRF2 beruhen auf der stark ausgeprägten Induktion des intrazellulären Antioxidans Glutathion sowie von mehr als 20 anderen zytoprotektiven Enzymen.

Was Krebs betrifft, ist die Sache komplizierter. Da NRF2 das Überleben von Zellen unter Stress fördert, liegt die Vermutung nahe, dass erhöhte NRF2-Aktivität tumorfördernd, das heißt günstig für Krebszellen wirken könnte. Tatsächlich führen Mutationen des Gens, das für NRF2 kodiert, zur verstärkten NRF2-Aktivität. Solche Mutationen sind meist mit Resistenz gegen Standard-Chemotherapie und kürzerem Überleben bei Krebs assoziiert. Hier wäre NRF2-Inhibition erforderlich, um die Überlebens- und Proliferationsvorteile von Krebszellen zu reduzieren und Tumoren für Chemo- und Strahlentherapie zu sensibilisieren. Zudem erhöhen Onkogene wie KRAS, BRAF und MYC, die oft frühzeitig in Krebszellen mutiert sind, die Transkription und Aktivität von NRF2. Dies unterstützt zytoprotektive Aktivität und reduziert reaktive Sauerstoffspezies (ROS). Somit können Onkogene die Tumorentstehung durch ein günstiges intrazelluläres Umfeld via NRF2 oder das Überleben von Krebszellen vorantreiben.

Im Frühstadium von Krebs wirkt NRF2 Studien zufolge krebshemmend. In fortgeschrittenen Stadien fördert NRF2-Überexpression die Anpassung und das Wachstum von Krebszellen. Dysplastische, noch nicht bösartige Zellen werden in ihrer Mikroumgebung strikt kontrolliert. DNA-Schäden sind noch nicht so ausgeprägt, dass die Krebszellen autonom agieren.

Deshalb ist erhöhte NRF2-Aktivität bei prämalignen Krebszellen von Vorteil, da entzündlicher, oxidativer oder mutagener Stress durch Redox-Reaktionen normalisiert und karzinogene Veränderungen verhindert werden. Ist der Krebs weiter fortgeschritten, kann NRF2 dazu beitragen, dass bösartige Krebszellen stärker oxidiert und therapieresistent werden. NRF2-Hemmer können das Überleben und die Proliferation von Krebszellen reduzieren und Tumoren für Chemo- und Strahlentherapie sensibilisieren.

Naturstoffe, die NRF2 hemmen, können zum späteren Zeitpunkt Teil der Behandlung oder bei hochgradigem (schlecht differenziertem) Krebs wirksam sein:

- Naphthochinone : z.B. Plumbagin.
- Polyphenole (hochdosiert) : Quercetin, EGCG, Resveratrol, Curcumin, Apigenin, Chrysin, Luteolin, Wogonin.
- Sesquiterpene : z. B. Parthenolid.

Daraus wird ersichtlich, dass die Aktivierung/Hemmung von NRF2 sorgfältig kalibriert und balanciert sein muss. Bemerkenswert ist, dass sowohl intermittierendes Fasten als auch aerobes Training – bewährte Strategien der Krebsprävention – NRF2-Gene modulieren und regulieren.

Manche Medikamente (z. B. Steroide) und natürliche Wirkstoffe (z. B. die Flavonoide Luteolin und Wogonin) haben sich als vielversprechend erwiesen, um NRF2 zu hemmen und Krebszellen für die Chemotherapie zu sensibilisieren. Keiner dieser Wirkstoffe ist zielspezifisch. Die klinischen Auswirkungen sind unklar. Aufgrund der unzureichenden Datenlage wird empfohlen, NRF2-Gene und die Transkriptionsaktivität bei Krebs im Frühstadium zu fördern. Während der aktiven Chemotherapie sollten diese Wirkstoffe mindestens 1 oder 2 Tage zu Beginn und am Ende der Behandlung nicht eingenommen werden. Somit ergeben sich während der aktiven Chemotherapie Impulsdosierungen, die nach Abschluss der Chemotherapie auf eine tägliche Einnahme aufdosiert werden.

PPARs (Peroxisom-Proliferator-aktivierte Rezeptoren, einschließlich α, γ, δ). PPARs sind Transkriptionsfaktoren des Zellkerns, die den Lipid- und Energiestoffwechsel und Immunfunktionen beeinflussen. PPAR-γ-Agonisten werden zur Behandlung von Hyperglykämie bei metabolischem Syndrom und Typ-2-Diabetes eingesetzt. PPAR ist ein pleiotroper Stoffwechselregulator, der die angeborene Immunität bei verschiedenen Stoffwechselstörungen moduliert. PPAR-α wirkt durch Aktivierung von Leukotrien B4 antientzündlich. Bei Dyslipidämie, Typ-2-Diabetes, Herz-Kreislauf-Erkrankungen, Adipositas, Krebs und Stoffwechselerkrankungen können PPAR-Agonisten verordnet werden.

Aktivierung von PPARs durch einen Liganden kann durch Apoptose-Induktion Tumorwachstum unterdrücken. PPARs zeigten bei verschiedenen Krebszelllinien antiproliferative Wirkung. Thymochinon kann aus Schwarzkümmel PPAR-γ aktivieren und aufregulieren, wobei gleichzeitig Bcl-2- und Bcl-Gene abreguliert werden (Hemmung von Brustkrebszellen).

PPAR-α-Agonisten können Glykolyse reduzieren und die ROS-Produktion erhöhen, was oxidativen Stress in Mitochondrien von Krebszellen erzeugt. Dies trägt zur Unterbrechung des Zellzyklus bei, hemmt das Tumorwachstum und die Metastasierung.

Naturstoffe, die PPARs modulieren

- Bittermelone
- Cannabis
- EGCG (Epigallocatechingallat) in grünem Tee
- Honokiol in Magnolia
- Ingwer
- Isoflavone in Soja
- Oregano
- Rosmarin
- Salbei
- Thymian
- Thymochinon in Schwarzkümmel
- Tragant
- Weintrauben und Wein

Stärkung des Immunsystems

Krebs sabotiert das Immunsystem zum eigenen Vorteil. Tumoren verhindern die Erkennung fehlerhafter Zellen, fördern Entzündung und erschweren die Heilung. Leider wirken viele konventionelle Krebstherapien myelosuppressiv. Das heißt, Knochenmarkfunktionen wie die Blutbildung werden beeinträchtigt, was unter anderem zum Mangel an weißen Blutzellen (Neutropenie) führt und Immunschwäche verschärft. Naturstoffe können dazu beitragen, das Knochenmark zu stabilisieren, die Zahl der weißen Blutkörperchen zu erhöhen und Immunfunktionen zu normalisieren und zu regenerieren.

Naturstoffe, die das Immunsystem unspezifisch unterstützen

- Arabinogalactane (Polysaccharide der Lärche)
- Bromelain

• Ginseng
• Glutamin
• Glutathion-sparende Antioxidantien : Schwefel, Silibinin und Mariendistel, Kohlgemüse.
• Melatonin
• Heilpilze : Reishi, Shiitake, Cordyceps und andere Pilze
• Selen
• Taigawurzel
• Tragant

Neutropenie ist auch eine Indikation für nährstoffreiche und blutbildende Suppen während der Chemotherapie (siehe S. 216).

Immunmodulierende Flavonoide*

• Hemmung : Eicosanoid-vermittelte Entzündungen
• Hemmung : Histamin-induzierte Entzündungen
• Hemmung : Tyrosinkinase- und PKC-Aktivität
• Hemmung : Zellmotilität.

* wie Quercetin, Genistein und Apigenin

Immunmodulierende Omega-3-Fettsäuren*

• Beeinflussung der Genexpression : reduzierte Expression von T-Zellen stimulierenden Faktoren
• Hemmung : PKC-Aktivität
• Reduzierung : T-Zellen-Funktionen (Antigenpräsentation und Reaktionen auf Antigenpräsentation)
• Reduzierung : PGE2 und Leukotriene (A4, B4, C4, D4, E4)
• Reduzierung : proinflammatorische Zytokine wie IL-1, IL-6 und TNF
• Erhöhung : Fluidität der Plasmamembran
• Erhöhung : TGF-β- und Fas-Membranrezeptoren, die Apoptose von Immunzellen induzieren.

* wie EPA und DHA

Entzündungshemmung: Prostaglandine und Leukotriene

Entzündung ist eine unspezifische Immunantwort auf Gewebeschädigung. Sie kann durch Krankheitserreger, Hautwunden, chemische und Hitze/-Kälte-Reize und Stress ausgelöst werden. Jede Verletzung aktiviert unmittelbar eine Kaskade spezifischer Reaktionen und die Freisetzung von Stoffen, die Immunantworten am Ort der Schädigung auslösen:

Histamin. Wird von Neutrophilen, Makrophagen und Mastzellen freigesetzt.

Prostaglandine. Werden von geschädigten Zellen freigesetzt und verstärken die Wirkung von Histamin und Kininen.

Leukotriene. Von Basophilen und Mastzellen produzierte Entzündungsstoffe verbessern die Anhaftung von Phagozyten an Krankheitserregern

Komplementfaktor. Ein Protein des Immunsystems, das die Ausschüttung von Histamin stimuliert, Neutrophile anlockt, Phagozytose fördert und Bakterien zerstört.

Alle genannten Immunfraktionen bewirken Gefäßerweiterung und erhöhte Gefäßpermeabilität, die Folgewirkungen auslösen:

Fibrinbildung. Fibrinogen ist ein lösliches, großes komplexes Plasmaglykoprotein, das bei der Bildung von Blutgerinnseln durch Thrombin in Fibrin umgewandelt wird.

Phagozyten-Migration. Marginalisierung und Diapedese (Austreten von Blutbestandteilen aus Kapillargefäßen bei Entzündungsprozessen), Bewegung von weißen Blutkörperchen aus Gefäßen in Gewebe.

Eiter oder entzündliches Exsudat. Exsudatbildung, wenn geschädigte Zellen und verbrauchte Neutrophile absterben.

Die Kardinalsymptome der Entzündung sind Rötung, Schwellung, Hitze und Schmerz. Notwendige und nützliche Reaktionen, die den Heilungsprozess fördern. Wenn solche Symptome anhalten und chronisch werden, kommt es zur übermäßigen Produktion proentzündlicher Botenstoffe wie IL-1β, IL-6, TNF-α und PGE2 (Prostaglandin E2), die sich selbst erhaltende Entzündungskaskaden aktivieren.

Krebs ähnelt auf Zellebene chronischen Entzündungen und nutzt auch proentzündliche Signalwege. Manche Krebsarten starten im Vorläuferstadium als chronische Entzündung. Beispielsweise kann Pankreatitis zu Bauchspeicheldrüsenkrebs und Hepatitis C zu Leberkrebs führen.

Prostaglandine werden mit Beteiligung des Enzyms COX-2 (Cyclooxygenase-2) synthetisiert. Sie sind im normalen gesunden Gewebe in der Regel nicht nachweisbar und werden durch Stressoren, wie proentzündliche Zytokine und Wachstumsfaktoren induziert. TGF-β (transformierender Wachstumsfaktor-beta), β-FGF (Beta-Fibroblasten-Wachstumsfaktor) und die anhaltende Aktivierung von COX-2 sind Faktoren der Kanzerogenese. Bei Krebs können Mutationen der Transkriptionsfaktoren AP-1 und NF-κB die Aktivierung von COX auslösen und Entzündungen fördern. Die Modulation der COX-2-Expression beeinflusst das Tumorwachstum. Behandlung mit COX-2-Hemmern wie Celecoxib oder Curcumin reduziert Tumorwachstum. Die empfindliche Balance der Aktivierung von Onkogenen und Inaktivierung von Tumorsuppressor-Genen sowie die Expression proentzündlicher Zytokine beeinflusst die Expression von COX-2 in Tumoren. Erschwerend kommt hinzu, dass konventionelle Krebstherapien wie Bestrahlung, Operationen und Chemotherapie die COX-2- und Prostaglandin-Biosynthese anregen können.

Krebs entsteht und gedeiht im entzündlichen Umfeld. Ein niedriger pH-Wert begünstigt Glykolyse und Angiogenese, was Heilungsprozesse verzögert oder behindert. Die klinische Therapie zielt darauf ab, Entzündung so zu modulieren und zu regulieren, dass sie kontrolliert fortschreitet, was Abheilung und Regeneration ermöglicht.

Naturstoffe, die Entzündung modulieren

- Bupleurum
- Ingwer
- Grüne Minze
- Kurkuma
- Mädesüß
- Nachtkerzenöl
- Omega-3-Fettsäuren (Fischöl)
- Rosmarin

ESSENTIELLE FETTSÄUREN

Signalwege

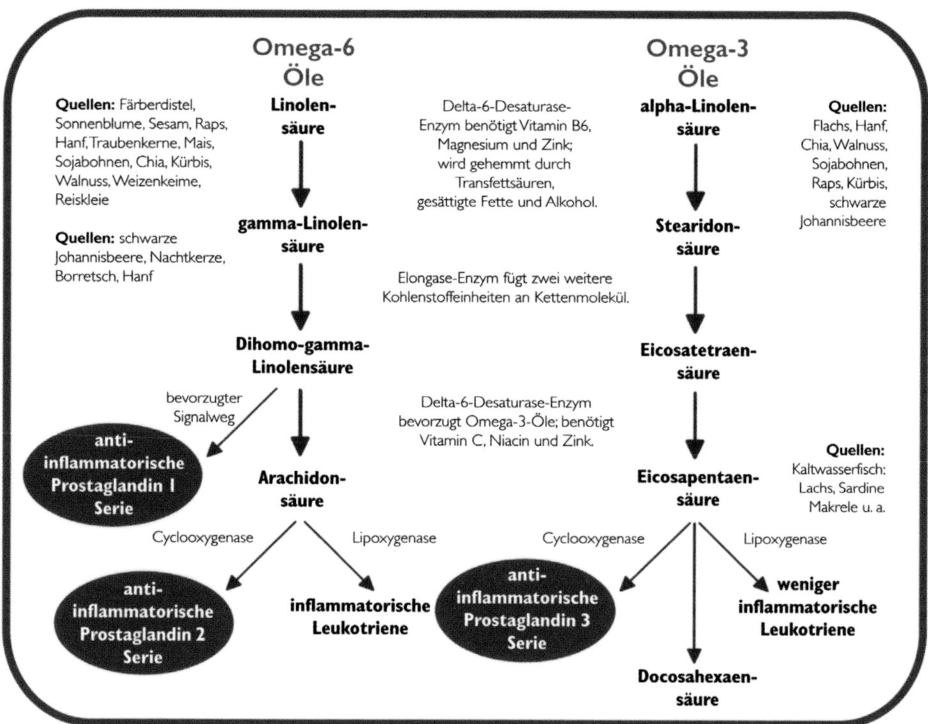

- Sarsaparilla (Smilax)
- Süßholz
- Weide
- Weihrauch
- Wilde Yamswurzel
- Yucca

Studien zeigten, dass Curcumin via Hemmung von NF-κB ausgeprägt COX-2-hemmend wirkt. Curcumin ist zur Behandlung verschiedener Krebsarten in Bezug auf Angiogenese eine hilfreiche Option, da COX-2-Expression Angiogenese stimuliert. COX-2-Hemmer sind insbesondere bei fortgeschrittenem Brustkrebs empfehlenswert, da sie sowohl HER2/neu- als auch Aromatase-Aktivität hemmen.

TLR (Toll-like-Rezeptor). TLRs sind eine Familie von Transmembranrezeptoren. Proteine, die die Zellmembran durchqueren/überbrücken und ein breites Spektrum an mikrobiellen Krankheitserregern (Bakterien, Viren u. a.) erkennen und auf sie reagieren. Sie sind Teil der angeborenen Immunität (Phagozyten: Neutrophile, Makrophagen, dendritische Zellen) und ermöglichen Immunzellen, zwischen Krankheitserregern und körpereigenen Stoffen zu unterscheiden. TLRs aktivieren mehrere nachgeschaltete Enzyme und Proteine, die die Synthese entzündlicher Zytokine, Chemokine, Matrix-Metalloproteinasen und anderer proonkogener intrazellulärer Enzyme aktivieren.

TLR-Expression wurde bei vielen Tumoren beobachtet. TLR-Stimulierung kann zur Tumorprogression oder -rückbildung führen, je nach TLR und Tumortyp. Anfangs löst TLR-Stimulierung erwünschte Immunreaktionen aus. Bei anhaltenden Gewebeschäden werden aber chronische Entzündungen gefördert. Dies kann dazu führen, dass TLRs auf der Zelloberfläche Transkriptionsfaktoren wie NF-κB und AP-1 aktivieren, die wiederum onkogene Stoffwechselwege anregen.

Mittlerweile gibt es zahlreiche Belege für den Nutzen von TLR-Agonisten zur Behandlung von Krebs im Frühstadium. Solche Wirkstoffe sind beispielsweise BCG (Bacillus Calmette-Guérin, eine abgeschwächte bakterielle Immuntherapie), MPL (Monophosphoryllipid A) und Imiquimod (bei Basalzellkarzinomen).

TLR : chronische Entzündung, Übergewicht/Adipositas. Die klassische Entzündung ist eine Akutreaktion auf Verletzung oder Infektion. Sie sollte relativ schnell zur Abheilung und Regeneration von normalen Funktionen führen. Allerdings ist bei übergewichtigen/adipösen Personen und Patienten mit metabolischem Syndrom meist ein systemischer, subklinisch chronischer Entzündungsprozess vorherrschend. Der TLR4 (Toll-like-Rezeptor 4)-Signalweg gilt als Hauptauslöser der mit Fettleibigkeit assoziierten Entzündungsprozesse, auch von Ischämie-/Reperfusionsschäden, neuropathischen Schmerzen, neurodegenerativen Erkrankungen und Krebs.

TLR-Hemmung drosselt die Immunaktivierung und reduziert Entzündungsprozesse bei Krebs in Spätstadien.

Naturstoffe mit TLR4-Antagonisten-Aktivität

- Celastrol : pentazyklisches Triterpenoid aus *Tripterygium wilfordii* (ein TCM-Kraut)
- Curcumin in Kurkuma
- Ginsenoside in Ginseng
- Omega-3-Fettsäuren (EPA, DHA)
- Sulforaphan und Iberin in Kohlgemüse (Kreuzblütler)
- Xanthohumol : ein Flavonoid in Hopfen

Immunevasion

Das Immunsystem versucht, bösartige Zellen aufzuspüren und zu zerstören. Krebszellen haben verschiedene Methoden entwickelt, um sich der Erkennung zu entziehen. Dies fördert Krebswachstum/-progression.

Die Aufrechterhaltung eines relativ niedrigen pH-Werts in der Mikroumgebung des Tumors ist eine immunevasive Strategie, mit der sich Krebszellen vor immunologischer Erkennung und Immunreaktionen schützen. Tumoren bewerkstelligen dies, indem sie die Freisetzung von Milchsäure (Lactat) durch Modulierung des Glucose/Glutamin-Stoffwechsels und der glykolytischen Verschiebung eigennützig beeinflussen. Die vom Tumor erzeugte Milchsäure könnte man somit als kritischen, immunsuppressiven Metaboliten einstufen – nicht nur als simples „Abfallprodukt“. Demzufolge wäre es therapeutisch sinnvoll, Lactate über den Blutkreislauf und via Lymphdrainage zu entsorgen.

Eine weitere immunevasive Strategie von Krebszellen ist die massenhafte Produktion von immunsuppressiven Substanzen (z. B. PGE2) oder Zytokinen (TGF-β und IL-10).

Naturstoffe, die Immunsuppression regulieren

- Monoterpene wie Limonen
- Omega-3-Fettsäuren
- Proanthocyanidine
- Proteinkinaseinhibitoren wie Genistein können die IL-10-Signalübertragung blockieren.
- PSK und andere aus Heilpilzen gewonnene Polysaccharide
- Vitamin E

Das Fibrinstroma im Umfeld bösartiger Tumoren kann die Krebsprogression fördern, schirmt den Tumor vor Attacken des Immunsystems ab und setzt angiogene Abbauprodukte frei. Demzufolge hemmen fibrinolytische Wirkstoffe die Tumorprogression oder fördern Angiogenese durch Zustrom von Fibrinabbauprodukten. Oral verabreichte Naturstoffe mit fibrinolytischer Wirkung scheinen die Metastasierung solider Tumoren zu hemmen, ohne angiogenesefördernd zu wirken: Knoblauch und proteolytische Enzyme (Bromelain, Serrapeptase und Nattokinase).

Bindegewebe und Zell-Zell-Kommunikation

Zellen ähnlicher Form und Funktion sind in Organen und Geweben zusammengefasst. Sie liegen dicht beieinander und kommunizieren untereinander als koordiniertes Ganzes. Dies konstituiert die extrazelluläre Matrix (ECM), in die ein Zellverbund eingebettet ist. Im Grunde kann die ECM als ein vernetztes körpereigenes Kommunikations- und Steuerungssystem betrachtet werden.

ECM (extrazelluläre Matrix). Die ECM ist ein Komplex aus gallertartigem Bindegewebe. Alle Zellen sind von der ECM umgeben. Elektrolyte, Stoffwechselprodukte, Hormone, Wachstumsfaktoren, Enzyme, gelöste Gase, Spurenelemente, Kohlenhydrate, Lipide und Proteine passieren die ECM zu und von den Zellen. In der ECM sind zudem viele Stoffwechselfaktoren gespeichert, darunter bestimmte Wachstumsfaktoren.

Die ECM besteht aus Proteoglykanen und Glykosaminoglykanen (GAGs): lange, sich wiederholende Glucose-Kettenmoleküle mit eingebetteten elastischen, retikulären und kollagenen Fasern. Aufbau und Erhaltung der ECM sind dynamische, fluide Prozesse. Die gesamte ECM des Körpers wird fast jeden Monat erneuert. Da GAGs zelluläre Produkte sind, regulieren die Zellen die Produktion selbst, somit auch die Struktur und Funktionen der ECM. Krebszellen neigen dazu, hyposulfatierte, dysfunktionale GAGs zu produzieren, was zu einer schlecht aufgebauten ECM mit fragiler Integrität führt, die die Migration und Invasion von Krebszellen begünstigt.

TME (Tumor-Mikroumgebung) und ECM. Solide Tumoren sind komplexe organähnliche Strukturen, die nicht nur aus Tumorzellen, sondern auch aus Gefäßen, ECM, Stroma- und Immunzellen bestehen. Die Tumormikroumgebung macht oft den größten Teil der gesamten Tumormasse aus. Wie andere TME-Komponenten unterscheidet sich auch die ECM solider Tumoren erheblich von normaler Organ-ECM.

Die Signalübertragung von Zelle zu Zelle, Transportmechanismen, Stoffwechselfunktionen, die Sauerstoffversorgung und Immunmodulation werden von der ECM stark beeinflusst. Die ECM beeinflusst nicht nur die Invasion und das Wachstum von Tumoren, sondern auch Reaktionen auf Therapien.

Kollagenasen und Elastasen zählen zu den Proteasen (Enzyme), die die relative Fluidität der ECM steuern und Entzündung, Zellproliferation, Invasion, Metastasierung und Angiogenese stimulieren. Hyaluronidase beeinflusst den Hyaluronsäurespiegel und wird bei Krebserkrankungen rasch aufreguliert, um den Abbau von Bindegewebe und die Tumorinvasion zu erleichtern. Hyaluronidase wird an den Rändern von Tumoren produziert und löst partiell eine „Verdauung" der ECM aus, was die Tumorinvasion/-progression erleichtert. Zu den Hauptwirkungen von Echinacea in der Krebstherapie gehören die Störung der Hyaluronidase-Aktivität und die Verlangsamung der Krebsausbreitung im Gewebe.

Eine wichtige Gruppe von Kollagenasen, die bei Krebs aktiv sind, sind Matrix-Metalloproteinasen (MMPs). Sie umfasst mindestens 15 zinkhaltige Enzymen, die die ECM abbauen. Curcumin aus Kurkuma und EGCG aus grünem Tee hemmen ein MMP-Enzym, das für die Angiogenese entscheidend ist. Curcumin und EGCG stabilisieren die ECM und hemmen die stimulierende Wirkung von Wachstumsfaktoren, die in der Matrix gespeichert sind.

Aggressive oder fortgeschrittene Tumoren erzeugen ein lockeres Gefäßgeflecht durch MMP-2-vermittelten Abbau der Laminine. Dieser Prozess kann durch Curcumin, Resveratrol und grünen Tee gehemmt werden. Heparanasen bauen Heparansulfat ab, eine Komponente der ECM-Grundsubstanz. Sulfurierte Polysaccharide – beispielsweise Dextran- und Xylansulfat, Heparin (Medikament) und Fucoidin aus *Sargassum*-Braunalgen, wirken enzymhemmend und verhindern Tumorinvasion und Metastasierung.

Naturstoffe, die ECM-Abbau hemmen

- Glucosaminsulfat und andere GAGs in Rinderknorpel
- Aescin in der Rosskastanie
- Apigenin und Luteolin (Flavone)
- Bioflavonoide
- Boswelliasäuren
- Echinacea
- Fucoidin in Seetang
- Gotu Kola

- Heidelbeere
- Kamille
- Mäusedorn
- Passionsblume
- Proanthocyanidine
- Propolis und CAPE (Kaffeesäurephenethylester)
- Resveratrol

Naturstoffe, die Kollagenase hemmen

- Curcumin
- EGCG (Epigallocatechingallat) in grünem Tee
- Emodin
- EPA (Eicosapentaensäure) in Fischöl
- Genistein
- Gotu Kola
- Luteolin
- Proanthocyanidine und Anthocyanidine
- PSK (Polysaccharid K) und andere Pilzpolysaccharide
- Quercetin
- Vitamin A, C

FGF (Fibroblasten-Wachstumsfaktor). Diese Gruppe von Wachstumsfaktoren ist in der ECM gespeichert. Enzymatischer ECM-Abbau (z. B. durch Hyaluronidase) setzt FGF frei, was zur Krebsproliferation und Angiogenese beiträgt.

Naturstoffe, die das Bindegewebe stabilisieren und FGF binden

- Echinacea
- Glykosaminoglykane
- Gotu Kola
- Haifischknorpel
- Hyaluronsäure
- Mäusedorn
- MSM (Methylsulfonylmethan)
- Rosskastanie
- Schachtelhalm

Gap Junctions. Dies sind Öffnungen zwischen Zellen, die den direkten Austausch von Molekülen und Ionen ermöglichen. Sie enthalten spezielle Proteine (Connexine), die die Zellmembran überbrücken und für tumorsuppressive Connexin-Gene kodierten, die in der Frühphase der Kanzerogenese mutiert sind. Zahlreiche tumorfördernde Stoffe stören die normale Funktion von Gap Junctions.

Naturstoffe, die Gap Junctions günstig beeinflussen

- Apigenin
- Beta-Carotin
- CAPE (Kaffeesäurephenethylester)
- Genistein
- Glutathion
- Grüner Tee
- Lycopin
- Resveratrol
- Selen
- Vitamin A, C, D, E

CAM (Zelladhäsionsmolekül). In gesundem Gewebe existieren Zellen nicht isoliert, sondern kommunizieren ständig miteinander, um Stoffwechselaktivitäten, den Zellzyklus und Apoptose abzustimmen und zu regulieren. Die Zell-Zell-Kommunikation wird durch Glykoproteine, Zelladhäsionsmoleküle (CAMs), auf der Zelloberfläche vermittelt – via Gap Junctions oder Zell-Zell-Portalen (Connexine). CAMs ermöglichen zahlreiche Funktionen:

- Kontrolle der intrazellulären und Zell-zu-Zell-Kommunikation
- Regulierung der Organarchitektur

• Regulierung der Zellmigration

• Regulierung von Mitose und Apoptose

• Regulierung von Immunfunktionen

Es gibt Hunderte CAMs auf einer Zelle. Alle Zellen in einem Gewebe sind miteinander verzahnt und verflochten. Von CAMs erzeugte Signale gelangen in den Zellkern. Informationen, die CAM-Funktionen beeinflussen, kommen vom Zellkern zurück. Auf diese Weise können Tyrosinkinasen, PKC und andere Proteine die Signaltransduktion bewerkstelligen, die Funktionen und Aktivitäten von CAMs betreffen. Krebszellen können solche interzellulären Verbindungen nicht aufrechterhalten. Sie empfangen demnach keine kontakthemmenden und anderen regulatorischen Signale benachbarter Zellen. Deshalb agieren Krebszellen unabhängig und hemmungslos.

Zirkulierende Tumorzellen können im Labor durch abnorme Werte von epCAM (epitheliale Zelladhäsionsmoleküle) auf Krebszellen im Blut nachgewiesen werden.

Naturstoffe, die Zelladhäsionsfunktionen normalisieren

• GAGs (Glucosaminoglykane)

• Hyaluronsäure

• MCP (modifiziertes Pektin aus Zitrusfrüchten)

• MSM (Methylsulfonylmethan)

• NAG (N-Acetylglucosamin)

• Pflanzliche Tonika für das Bindegewebe : Wegerich oder Haferstroh

• Steroide und Saponine : Rosskastanie, Nuss, Schachtelhalm, Mäusedorn, Gotu Kola

• Tangeritin : Monoterpene im ätherischen Öl der Mandarine.

Hemmung von Tumorinvasion und Metastasierung

Metastasierung bedeutet, dass sich entartete Zellen vom Primärtumor ablösen und an einem entfernten Ort eine Kolonie bilden, die zu einem neuen Tumor wird. Metastasierende Zellen bewegen sich im Blut und in den Lymphgefäßen. Sie müssen die Basalmembran und die Endothelschicht eines Blutgefäßes durchdringen, um in das darunter liegende Gewebe zu gelangen. Bis zu einer Milliarde bösartiger Zellen können täglich aus einem Primärtumor freigesetzt werden. Obwohl ein Großteil der Krebszellen die Basalmembran überwindet, gelingt es nur einem winzigen Bruchteil (etwa 0,001 %), einen neuen Tumor zu bilden. Dies könnte ein Ansatzpunkt für therapeutische Maßnahmen sein.

Der Metastasierungsprozess ist eine Abfolge miteinander verbundener Schritte. Fällt nur ein einziger Schritt aus, wird er gesamte Prozess unterbrochen. Metastasierende Krebszellen müssen alle Schritte durchlaufen, wenn eine klinisch relevante Fernmetastase entstehen soll. Der Erfolg dieses Prozesses hängt sowohl von intrinsischen Eigenschaften der Tumorzellen als auch von den Reaktionen des Wirts ab. Grundsätzlich verlaufen die Schritte oder Ereignisse der pathogenetischen Metastasierung bei allen Tumoren ähnlich. Die Balance der intrinsischen Eigenschaften und der Reaktion des

Auswirkungen von proteolytischen Enzymen auf das Immunsystem

Immunsuppression

- Verdauung von Oberflächenproteinen
- Erhöhte Freisetzung von TNF-Rezeptoren

Immunstimulation

- Erhöhte Antigenpräsentation durch Makrophagen zur verbesserten T-Zell-Aktivierung
- Direkte Stimulation der Makrophagenaktivität
- Erhöhte Zytokinproduktion
- Verdauung von Immunkomplexen ermöglicht insgesamt verbesserte Makrophagenfunktionen.
- Erhöhte Fibrinolyse verbessert die Versorgung betroffener Gewebe mit Immunzellen.

Immunsuppression und Immunstimulation

- Erhöhtes Alpha-2-Makroglobulin

Wirts kann aber von Patient zu Patient variieren.

Der Transfer maligner Zellen in den systemischen Kreislauf, von wo sie zu entfernten Orten gelangen können, wird durch dünnwandige und suboptimal strukturierte Blutgefäße, durch erhöhten hydrostatischen Druck im eingekapselten Tumor sowie durch erhöhte proteolytische Aktivität und reduzierte CAM-Expression in der Tumorkapsel erleichtert.

Natürliche Killerzellen und Makrophagen greifen wandernde Krebszellen im Gefäßsystem an. Wirkstoffe, die die Immunfunktion verbessern, beispielweise PSK-Polysaccharide der Schmetterlingstramete, hemmen die Metastasierung. Wandernde Krebszellen können auch durch mechanische Kräfte in Kapillaren oder durch die relativ hohe Sauerstoffkonzentration im arteriellen Blut geschädigt oder eliminiert werden.

Haben Tumorzellen die Migration im Gefäßsystem überlebt, müssen sie in Kapillargewebe entfernter Organe zum Stillstand kommen (*Cell Arrest*). An diesem Prozess sind mehrere Faktoren beteiligt: CAM-Aktivitätsstörung, Gefäßschäden, Thrombozytenaggregation, Fibrinbildung u. a. Trauma (z. B. Operation) und chronische Entzündung schädigen Kapillargefäße und induzieren angiogene Faktoren, die die Invasion bösartiger Zellen erleichtern. Tumorzellen produzieren massenhaft Fibrin (sie sind „klebrig"). Zellen verklumpen und können leichter Cluster bilden, die mit größerer Wahrscheinlichkeit ortsständig bleiben. Fibrinolytische (proteolytische) Enzyme wie Bromelain

Laborwerte : Beurteilung und Kontrolle von Angiogenese und Metastasierung

- CRP (C-reaktives Protein)
- D-Dimer
- BKS (Blutsenkung)
- Fibrinogen
- Insulin (nüchtern) und IGF-1
- Kupfer, Caeruloplasmin
- LDH (Laktat-Dehydrogenase)
- Leiden-Faktor-V
- Vitamin D3 (25(OH)-Vitamin-D3)
- Zink

und Papain beeinflussen diesen Aspekt der Metastasierung günstig. Tumoren können die Thrombozytenaggregation induzieren, was über Prostaglandininduktion und Störung des Gleichgewichts von Prostazyklin (PG1) und Thromboxanen die Fibrinaktivität und Thrombozytenbildung sowie den *Cell Arrest* begünstigt. Aspirin (Acetylsalicylsäure) und COX-2-Hemmer hemmen diesen Prozess.

Ortsständig ruhende Krebszellen durchdringen schließlich das Gefäßepithel und die Basalmembran und erreichen Organgewebe. Ein Prozess, der Paravasation genannt wird. Lokale Traumata und Entzündungen tragen dazu bei, dass Tumorzellen nach dem Cell Arrest das Blutgefäß leichter penetrieren. Wirkstoffe, die als Bindegewebstonika und Stabilisatoren wirken, können diesen Prozess hemmen.

Der Prozess der Metastasierung wird durch die Proliferation von Tumorzellen im befallenen Organ vervollständigt. Um weiter wachsen zu können, muss die Mikrometastase ein Gefäßnetz ausbilden und der Zerstörung durch das Immunsystem des Wirts entgehen.

Naturstoffe, die Metastasierung hemmen

- (R+)-Alpha-Liponsäure
- Apigenin
- Arabinogalactan (in Lärche)
- Beta-Sitosterin
- Beta-Carotin, Vitamin A
- Bromelain
- Calcium-D-Glucarat
- Coenzym Q10
- Curcumin
- Echinacea
- EGCG (Epigallocatechingallat)
- EPA (Eicospentaensäure)
- Flavonoide : Catechin, Quercetin, Rutin.
- Indol-3-Carbinol
- Maitake (Heilpilz)
- MCP (modifiziertes Zitruspektin)
- Melatonin
- Mistel
- Resveratrol
- Schwarzkümmel
- Ursolsäure

Reduzierte Gefäßpermeabilität und Anti-Angiogenese

Angiogenese, die Bildung neuer Blutgefäße aus bereits vorhandenen Blutgefäßen, kommt physiologisch in der Embryogenese, bei der Bildung der Plazenta und der Wundheilung vor. Angiogenese ist auch eine notwendige Voraussetzung für das Wachstum von

Tumoren und die Bildung von Metastasen. Das Wachstum und Überleben von Krebszellen hängt von der ausreichenden Versorgung mit Sauerstoff und Nährstoffen sowie der Entsorgung toxischer Produkte ab. Sauerstoff kann jedoch nur über sehr kurze Distanzen aus den Kapillaren diffundieren. Deshalb muss eine neue Blutversorgung aufgebaut werden (Neoangiogenese), wenn die Tumormasse über 1 mm Durchmesser hinaus expandieren soll.

Ein wachsender Tumor benötigt ständig mehr Blut, weshalb in der Regel proangiogene Gene aktiviert werden. Das Ausmaß der Neoangiogenese wird durch das Gleichgewicht von fördernden und hemmenden Stoffen bestimmt, die vom Tumor und von den Wirtszellen in der Mikroumgebung des Tumors freigesetzt werden. Das Wachstum vieler Krebsarten ist mit einer Aufregulierung der Angiogenese und dem Verlust der angiogenetischen Kontrolle verbunden. Viele proangiogene Faktoren sind in der ECM gespeichert. Die Schwächung der extrazellulären Matrix (durch Entzündung, Zytokine u. a.) induziert die Freisetzung und Aktivierung solcher Faktoren.

Stoffwechselfaktoren, die Angiogenese fördern

- Angiogenin und Angiotropin
- COX-2, 5-/12-LOX, NF-κB, AP-1
- EGF (epidermaler Wachstumsfaktor)
- Eicosanoide (entzündungsfördernd, z. B. PGE2)
- Elastase
- FGF (Fibroblasten-Wachstumsfaktor)
- Fibrin und Plasmin
- Heparinase
- Histamin
- IGF-1 und IGF-2 : insulinähnliche Wachstumsfaktoren 1 und 2, Insulin und Leptin.
- Interleukine : IL-1, IL-8, möglicherweise IL-6.
- Kinine
- Kollagenase
- Milchsäure
- PAF (Plättchen-aktivierender Faktor)
- PDGF (von Blutplättchen abgeleiteter Wachstumsfaktor)
- TGF-α und TGF-β (transformierende Wachstumsfaktoren)
- TNF-α (Tumor-Nekrose-Faktor-alpha), niedrig konzentriert
- uPA (Urokinase-Plasminogen-Aktivator)
- VEGF (vaskulärer endothelialer Wachstumsfaktor)

Kupfer und Angiogenese. Das Spurenelement Kupfer ist ein Cofaktor der Angiogenese und fungiert als obligatorischer An-/Ausschalter. Kupfer wird in die Struktur der Blutgefäßwände eingebaut und vermittelt die Bindung angiogener Moleküle (zur Aktivierung) an das Gefäßendothel. Der Kupferspiegel im Blut ist bei Krebspatienten häufig erhöht, was verschiedene Ursachen haben kann (z. B. kupferne Wasserleitungen).

Die Serumkupferspiegel korrelieren bei verschiedenen Krebsarten mit der Tumorinzidenz, der Tumorlast, der Tumorprogression und Tumorrezidiven. Erhöhte Serumwerte von Kupfer oder Caeruloplasmin (gespeichertes Kupfer) sind ein prognostischer Indikator für

Metastasenbildung. Optimale Kupferwerte liegen im unteren 20. Perzentil: Wenn der Referenzbereich im Labor zwischen 1 und 100 liegt, sollte der Wert bei Krebspatienten unter 20 liegen.

Naturstoffe, die mit Kupfer Chelatkomplexe bilden

- (R+)-Alpha-Liponsäure
- Grüner Tee
- Luteolin
- Molybdän
- Resveratrol
- Zinkglycinat

Für die Chelatbildung mit Kupfer müssen Liponsäure, Molybdän und Zink möglicherweise hochdosiert verabreicht werden, um therapeutische Effekte zu erzielen. Ich empfehle Zinkglycinat in einer Dosierung von 30 mg zweimal täglich (niemals auf nüchternen Magen), 300 mg (R+)-Liponsäure dreimal täglich und 150 µg Molybdän dreimal täglich, bis der Kupferspiegel in der unteren 20. Perzentile liegt, anschließend 150 µg Molybdän ein- oder zweimal täglich.

Hypoxie (Sauerstoffmangel) und Angiogenese (Gefäßneubildung). Gutartige Tumoren sind schwach, bösartige stark vaskularisiert. Die Gefäßneubildung ist ein signifikanter und unabhängiger prognostischer Indikator für frühe Krebsstadien. Die Erkenntnis, dass Blutgefäße lokal erwärmend wirken, hat zur Entwicklung der thermographischen Bildgebung geführt, die zur Diagnose und Beurteilung von Tumoren eingesetzt werden kann. Bei der Angiogenese wandern Gefäßendothelzellen von einer angiogenen Knospe am Blutgefäß zu einem angiogenen Stimulus, z. B. zu „hungrigen" Krebszellen oder in ein Gebiet mit Sauerstoffmangel (Hypoxie). Bei der Wundheilung entsteht Hypoxie durch mangelnde Durchblutung des traumatisierten Gewebes.

Bei Tumoren entsteht Hypoxie durch beschleunigten Stoffwechsel, Entzündung und schlechte Gefäßversorgung. Sauerstoffmangel beeinträchtigt die normale mitochondriale Funktion und den Citratzyklus. Die Produktion von Milchsäure (Lactat) nimmt zu, was Entzündungen und Angiogenese fördert. Neue Blutgefäße, die in den Tumor einwachsen, sind ungeordnet und suboptimal strukturiert und haben dünne Gefäßwände. Lymphgefäße zur Drainage fehlen gänzlich. Dadurch steigt der hydrostatische Druck in der Tumorkapsel an und komprimiert die Blutgefäße, was den Bluteinstrom drosselt und zur Hypoxie beiträgt.

Schnelles Tumorwachstum erfordert hohe Stoffwechselraten, die in schlecht durchbluteten Regionen Hypoxie begünstigen. Hypoxie aktiviert zahlreiche Gene, vermittelt durch HIF-1α (Hypoxie-induzierbarer Faktor 1-alpha), und induziert die Aufregulierung der Glykolyse und damit die Milchsäureproduktion.

HIF-1 ist ein nukleärer Transkriptionsfaktor, der bei niedrigem Sauerstoffgehalt aktiviert wird. HIF-1 induziert enzymatisch aktive α-Carboanhydrasen (α-CA), die zu einem Anstieg von VEGF und MMPs führen und die extrazelluläre Matrix strukturell schwächen.

Dadurch wird die Passage neuer Blutgefäße durch die Matrix erleichtert.

α-CA umfasst eine Gruppe von Transmembranproteinen, die bei zahlreichen Tumorarten überexprimiert und durch Hypoxie induziert werden. α-CA katalysiert die Umwandlung von Kohlendioxid (CO2) und Hydrogencarbonat (Bicarbonat) und trägt zu einem niedrigen pH-Wert in der Tumorumgebung bei. Eine Überexpression von α-CA fördert Angiogenese, Apoptosehemmung und Zelladhäsionsstörungen – und verschlechtert die therapeutische Prognose.

Naturstoffe, die α Carboanhydrasen hemmen

- Ätherisches Öl in Sommerbohnenkraut (*Satureja hortensis*)
- Cumarine : in Schmetterlingsblütlern (*Faboideae*), z. B. Klee, Luzerne
- Isoflavone in Kudzu
- Phenole in Pfefferminze : Eriodictyol, Luteolin, Hesperetin, Apigenin und Rosmarinsäure.
- Piperin : ein Alkaloid des schwarzen Pfeffers
- Purpur-Engelwurz (*Angelica purpurascens*)
- Weißer Tee, bestimmte Honigsorten, Meeresalgen

Makrophagen und Angiogenese. Makrophagen sind die dominierenden Immunzellen an Tumorstandorten. Sie können die Bildung neuer Blutgefäße und die Tumorprogression sowohl anregen als auch hemmen. Dies entspricht ihrer Doppelrolle bei der Wundheilung, bei der sie Angiogenese in der Frühphase der Wundheilung fördern und in der Spätphase hemmen. In Tumoren wird das Stadium der Hemmung nicht erreicht. Der Tumor befindet sich im Zustand einer nicht heilenden Läsion, mit chronischer sich selbst erhaltender Entzündung.

Naturstoffe, die Makrophagenaktivität normalisieren

- Arabinogalactane (in Lärche)
- Echinacea
- Polysaccharide in Heilpilzen
- Tragant

p53-Mutation und Angiogenese. Eine frühe Mutation in Krebszellen betrifft häufig das Tumorsuppressor-Gen p53. Dies führt unter anderem zur reduzierten Produktion des antiangiogenen Faktors Thrombospondin (TSP).

Bewertung der Angiogenese. Die Geschwindigkeit/Ausdehnung der Angiogenese kann im Labor bestimmt werden:

- Serum-VEGF, PDGF, β-FGF
- Zirkulierende Endothelzellen
- Zirkulierende endotheliale Progenitorzellen

Klinische Ziele antiangiogenetischer Strategien: Fibrinabbau, Verringerung der Gefäßpermeabilität, Regulierung der PGE-2 (Prostaglandin 2)-Produktion, Reduktion von COX-2, VEGF, β-FGF, Histamin, Milchsäure und IGF-1 sowie die Chelatkomplexbindung von Kupfer und Eisen.

Naturstoffe, die die Angiogenese hemmen

- Zink : Verdrängung von Kupfer
- Polyphenole : orale Einnahme von EGCG (Epigallocatechingallat) in grünem Tee, Resveratrol in Rotwein

Naturstoffe, die die Gefäßpermeabilität hemmen

- Anthocyanidine
- Gotu Kola
- Heidelbeere
- Mäusedorn
- Rosskastanie

Naturstoffe, die Hypoxie und Milchsäure reduzieren

- Kurzfristig kann eine Ozontherapie hilfreich sein. Bei längerer Anwendung wirkt sie tendenziell oxidativ und gewebeschädigend.
- Redox-Regulatoren (Flavonoide) : Apigenin, Luteolin, Quercetin und Vitamin C sowie milchsauer vergorene Lebensmittel (Sauerkraut, Kimchi, Kombucha)
- Mitochondrienschutz (Regeneration) kann die glykolytische Verschiebung umkehren und die Milchsäureproduktion reduzieren.

Naturstoffe, die den Abbau von Mastzellen und die Freisetzung von Histamin hemmen

Das Gewebshormon Histamin wird bei Verletzungen oder Entzündungen freigesetzt und baut die ECM ab.

- Flavonoide und Vitamin C
- Tyrosinkinase- und PKC-Hemmer
- Taigawurzel, Kamille, Brennnesselblätter, Meerträubel (*Ephedra*)

BRUSTKREBS-MANAGEMENT

Klinische Strategien

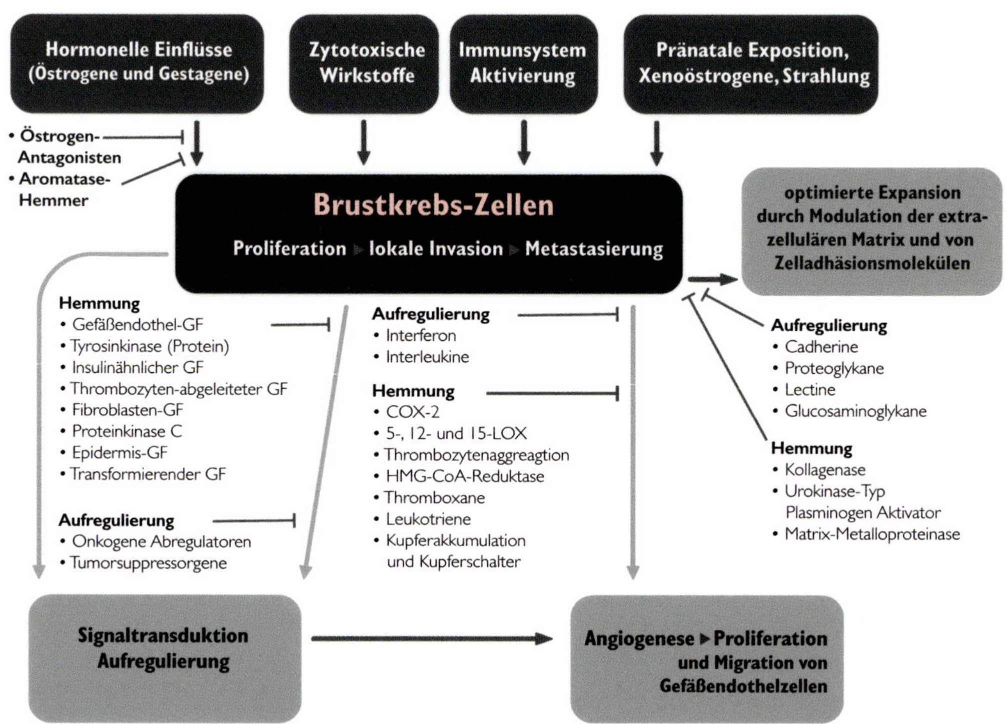

Die wichtigsten Stoffwechselwege/-prozesse, die die Entstehung und Progression von Brustkrebs beeinflussen. Zahlreiche Mechanismen wie die Induktion oder Aktivierung bestimmter Stoffwechselwege bei gleichzeitiger Hemmung oder Abregulierung anderer Prozesse tragen zur Resilienz gegenüber Brustkrebs bei (GF = Wachstumsfaktor).

DOSIERUNGSRICHTLINIEN

Die angegebenen Dosierungen sind nur allgemeine Empfehlungen. Niemand sollte alle aufgeführten Mittel einnehmen! Der erfahrene Therapeut wird Prioritäten setzen und einen Therapieplan entwickeln, der im weiteren Verlauf modifiziert werden kann.

Zunächst sollten die dringendsten Probleme angegangen, Resilienz aufgebaut und die Basisbefindlichkeit gestärkt werden. Es sollte gewährleistet sein, dass die hilfreichsten Mittel maximal wirksam und innerhalb sicherer Dosisgrenzen eingesetzt werden.

Berücksichtigt man das Wirkprofil jedes einzelnen Mittels und die Synergien von Heilkräutern und Supplementen, kann der Therapeut mit der geringsten Anzahl von Mitteln die größte Wirkung erzielen.

SUPPLEMENT	DOSIERUNG	ANMERKUNG
(R+)-Alpha-Liponsäure	150–300 mg dreimal täglich	Bei Chemotherapie generell nicht empfohlen
Aescin (Rosskastanien-Extrakt)	40 mg dreimal täglich	
Apigenin	3–10 mg/kg pro Tag	
Arabinogalactan (in Lärchen)	1 TL – 1 EL pro Tag in geteilter Dosierung	Immunmodulatorisch wirksame Stärke aus *Larix laricina* und *L. occidentalis*
Artemisinin (in einjährigem Beifuß)	150–900 mg pro Tag	Siehe S. 480 für weitere Informationen zur Dosierung
B-Vitamine : Riboflavin (B2) und Niacin (B3) als Nicotinamid	50–100 mg zweimal täglich	
Baicalein (in Baikal-Helmkraut)	500–1500 mg pro Tag	
Berberin (in Mahonia oder Berberitze)	250–400 mg dreimal täglich	
Beta-Carotin	5–15 mg pro Tag	Diese Dosis entspricht einer Vitamin-A-Aktivität von 10.000–25.000 IE.
Betain	3–5 g zweimal täglich	
Beta-Lapachon	1,5–3 g pro Tag aus getrockneter Rinde des Lapacho-Baums	
Beta-Sitosterin	50–150 mg pro Tag	
Biotin	bis zu 10 mg pro Tag	
Bromelain (im Stamm der Ananaspflanze)	100–400 mg zweimal täglich	

DOSIERUNGSRICHTLINIEN

SUPPLEMENT	DOSIERUNG	ANMERKUNG
Butyrate (kurzkettige Fettsäuren)	bis zu 10 g pro Tag	Besonders wirksam mit einjährigem Beifuß (siehe S. 480)
Calcium-D-Glucarat	500 mg pro Tag	
CAPE (Kaffeesäurephenethylester) in Propolis	300 mg zwei- bis dreimal täglich	
Carnosol (aus Rosmarin)	500–1500 mg pro Tag	
Coenzym Q10	100 mg dreimal täglich	Optimale Resorption, wenn es mit Fetten oder Ölen eingenommen wird
Curcumin (in Kurkuma)	500–1000 mg pro Tag	Diese Dosis entspricht 10–20 g Wurzelpulver.
DIM (3,3'-(Diindolylmethan)	200–400 mg	Für eine maximale Wirkung auf die Leber vor dem Schlafengehen einnehmen.
Diosgenin	8 mg pro Tag	Diese Dosis entspricht 10–20 g Wurzelpulver.
EGCG (in grünem Tee)	200 mg zwei- bis dreimal täglich	• Mögliche Hepatotoxizität bei längerer täglicher Einnahme von mehr als 800 mg/Tag. • Mindestens 400 IE Vitamin-E-Succinat hinzunehmen, wenn EGCG höher dosiert angewendet wird. • Vorsicht, wenn Bortezomib (Velcade) verordnet wurde.
Ellagsäure	250 ml ungesüßter Granatapfel-, Trauben- oder Beerensaft pro Tag	
Emodin (in Rhabarber oder Sauerampfer)	Essiac-Rezeptur (siehe S. 70)	
Flavonoide (Apigenin, Luteolin, Quercetin, Genistein u. a.)	1–2 g pro Tag	
Folsäure	400–800 µg pro Tag	
Forskolin (in *Coleus*)	3–6 g getrocknete Wurzel zweimal täglich	
Genistein (Isoflavone in Hülsenfrüchten)	100 mg ein- bis zweimal täglich	
Glucosaminsulfat und andere **Glykosaminoglykane** (GAG)	500 mg zwei- oder dreimal täglich	

DOSIERUNGSRICHTLINIEN

SUPPLEMENT	DOSIERUNG	ANMERKUNG
Glutamin	bis zu 15 g pro Tag	
Glutathion (GSH)	100 mg zweimal täglich	
Honokiol (in Magnolienrinde)	60–150 mg pro Tag	
I3C (3-(Hydroxymethyl)indol)	200–600 mg pro Tag	• Für eine maximale Wirkung auf die Leber vor dem Schlafengehen einnehmen. • In Kohlgewächsen enthalten • Wird in DIM (aktive Form) umgewandelt, daher weniger I3C einnehmen, wenn auch DIM eingenommen wird.
IP6 (Inositolhexaphosphat)	6–10 g pro Tag	
Isothiocyanate	Mehrmals pro Woche leicht gedünstetes Kohlgemüse essen.	
Klettenwurzel	6 g pro Tag	
Knoblauch (schwefelorganische Verbindungen: Allicin, Ajoen, Diallyldisulfid)	1–2 Zehen frischer Knoblauch pro Tag	Fein hacken, 10 min warten, bis die Komponenten aktiviert sind, unzerkaut schlucken.
Leinsamen	1 TL –1 EL pro Tag, über Nacht eingeweicht	
Limonen	• Bevorzugen Sie Bio-Meyer-Zitronen mit Schale.	Trinken Sie Zitronengras-Tee mit getrockneten Schalen von Tangerine, Zitronen und anderen Zitrusfrüchten, in kleine Stücke geschnitten.
Luteolin (kommt in Karotten, Kohl, Artischocken, Sellerie und Apfelschalen vor)	100 mg Luteolin/10 kg Körpergewicht pro Tag	
Lycopin	30 mg zweimal täglich	
MCP (modifiziertes Pektin in Zitrusfrüchten))	2 g zweimal täglich (Pulver in Wasser oder kaltem Kräutertee, zwischen den Mahlzeiten oder Medikamentengaben)	

DOSIERUNGSRICHTLINIEN

SUPPLEMENT	DOSIERUNG	ANMERKUNG
Melatonin	Bis zur Traumtoleranz oder bis zu 20 mg pro Nacht, vor dem Schlafengehen einnehmen.	• Beginnen Sie mit 2–5 mg pro Nacht für eine Woche, dann erhöhen Sie die Dosis um 1 mg alle 3 Tage, bis Sie ungewöhnlich lebhafte Träume bemerken, dann reduzieren Sie die Dosis um 0,5 mg. Die Träume sollten sich normalisieren. Dies ist Ihre optimale Dosis (= Traumtoleranz). • Melatonin nicht gleichzeitig mit Kortikosteroiden oder anderen immunsuppressiven Medikamenten anwenden.
Molkenprotein (Cystein und Immunglobuline)	20–25 g pro Tag	
Molybdän	150 µg dreimal täglich, bis der Kupferwert in den untersten 20 % des Normalbereichs liegt, anschließend 150 µg zweimal täglich	
MSM (Methylsulfonylmethan)	500 mg zweimal täglich	
NAC (N-Acetylcystein)	500 mg zweimal täglich	• Nicht gleichzeitig mit Platin-Chemotherapien anwenden. • Generell nicht mit anderen Chemotherapien empfohlen.
NAG (N-Acetylglucosamin)	500 mg zweimal täglich	
Nachtkerzenöl	1000 mg pro Tag	
Ölsäure	Essen Sie täglich 10 Bio-Oliven und verwenden Sie Olivenöl in der Küche.	
Omega-3-Fettsäuren	EPA 500 mg und DHA 250 mg zweimal täglich	
OPC (Oligomere Proanthocyanidine)/Pycnogenol	150 mg dreimal täglich	Polyphenole aus Seekiefer-Rindenextrakt (*Pinus pinaster* oder *Pinus maritima*) oder aus Traubenkernen
Parthenolid (in Mutterkraut)	10,25–0,5 mg zweimal täglich	
Quercetin	500 mg zwei- oder dreimal täglich	

DOSIERUNGSRICHTLINIEN

SUPPLEMENT	DOSIERUNG	ANMERKUNG
Resveratrol	1500–2000 mg pro Tag	
Rot fermentierter Reisextrakt	0,5–1 g zweimal täglich	
SAM (S-Adenosylmethionin)	300–600 mg zweimal täglich	
Sanddorn	5–45 g getrocknete Beeren oder bis zu 5 g (1 TL) gepresstes Öl pro Tag	
Selen (Selenomethionin)	100 µg zweimal täglich	Selenomethionin nicht bei Prostatakrebs anwenden.
Silymarin (in Mariendistel)	500 mg dreimal täglich	
Sulforaphane (in Brokkoli, Wasabi-Sprossen, Kohlgewächsen)	10–50 mg pro Tag	Eine Portion Brokkolisprossen (28 g) liefert 73 mg Glucoraphanin-Sulforaphan.
Tangeretin	Essen Sie täglich eine Bio-Mandarine mit Schale.	
Tragant	9–30 g pro Tag	
Ursolsäure (Triterpene in Rosmarin und Tulsi)	150–250 mg zweimal täglich	
Vanadium	50–100 µg täglich	
Vitamin A	600–900 µg täglich, maximal 3 Monate, dann Dosis reduzieren oder Beta-Carotin verwenden.	
Vitamin B1 (Thiamin oder Benfotiamin)	30–80 mg zweimal täglich	
Vitamin B1 (Thiamin oder Benfotiamin)	30–80 mg zweimal täglich	
Vitamin B2 (Riboflavin)	10–15 mg zweimal täglich	Die maximal mögliche tägliche Aufnahme im Darm beträgt 20–25 mg.
Vitamin B3 (Niacin)	50–100 mg zweimal täglich	
Vitamin B5 (Pantothensäure)	30–80 mg zweimal täglich	
Vitamin B6 (Pyridoxin)	50–100 mg zweimal täglich	
Vitamin B9 (Folsäure)	200–400 µg zweimal täglich	Höhere Dosierungen können einen funktionellen B12-Mangel maskieren.
Vitamin B12 (Cobalamin)	200–400 µg zweimal täglich	

DOSIERUNGSRICHTLINIEN

SUPPLEMENT	DOSIERUNG	ANMERKUNG
Vitamin D3	2000–5000 IE zweimal täglich	
Vitamin E (gemischte Tocopherole und Tocotrienole)	400–800 IE pro Tag	Kann Vitamin-E-Succinat ersetzen.
Vitamin K	100–120 µg pro Tag	
Weihrauch	2–3 g pro Tag	
Zinkglycinat	• Regelmäßige tägliche Dosis 10–15 mg pro Tag. • Bei niedrigen Serumspiegeln kann die Dosis auf 30–40 mg zweimal täglich über 4–8 Wochen erhöht werden.	Immer mit den Mahlzeiten einnehmen.

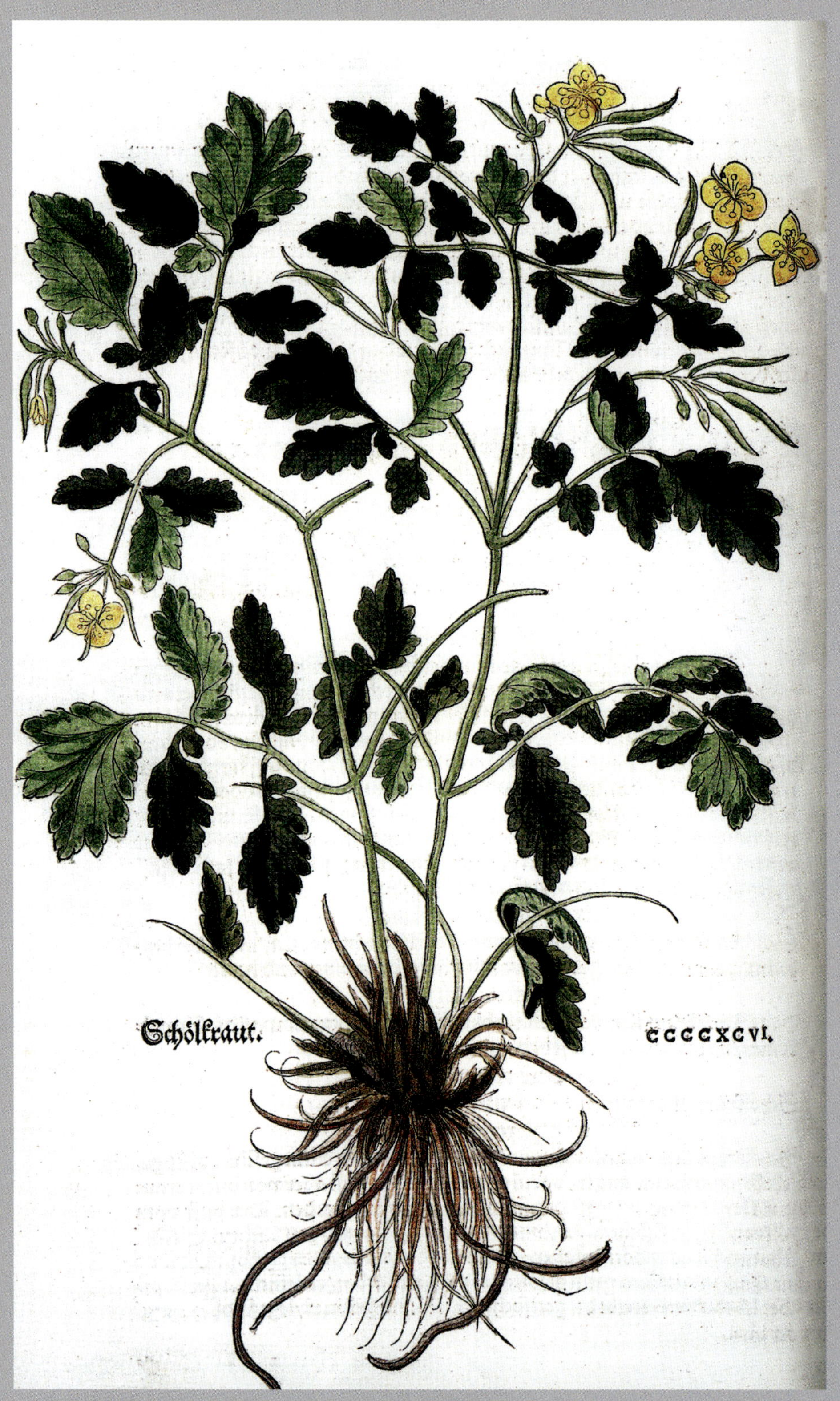

LEONHART FUCHS NEW KREÜTERBUCH 1543

MATERIA MEDICA

ZYTOTOXISCHE HEILKRÄUTER

Große Krankheiten brauchen große Medizin. Das sage ich meinen Patienten, wenn ich für sie umfangreiche Kräuter- und Ernährungsprotokolle erstelle. Ein Grund dafür, dass manche Patienten mit Naturheilmitteln nicht den gewünschten Erfolg erzielen, mag daran liegen, dass sie die Mittel einfach nicht in ausreichend hoher Dosis einnehmen. „Große Medizin" erfordert nicht nur passende Dosierungen, sondern auch stärker wirksame Heilkräuter: Aktivatoren oder Effektoren und pflanzliche Zytotoxika.

Nur qualifizierte Ärzte/Therapeuten sollten solche Kräuter anbieten und verordnen. Dies dient der Sicherheit von Arzt und Patient. Grundsätzlich gilt, dass ein Kraut, das Krebszellen abtötet, wahrscheinlich auch gesunde Zellen zerstören kann. In jedem Fall sind spezifische Dosierungen und Kontrollen erforderlich.

Zytotoxische Kräuter sollten so kurz wie möglich eingenommen werden. Darüber hinaus ist ein Monitoringplan nötig, um entscheiden zu können, wann die Behandlung beendet werden muss. Grundlage der Entscheidung sind Kriterien und Parameter, die den Krankheitsverlauf betreffen: Bildgebung und Laborwerte, Scans und Tumormarker. Ist die Krebserkrankung unter Kontrolle, aber nicht verschwunden, oder stabil, aber nicht geheilt, können nachfolgend niedrig dosierte, zytotoxische Therapiezyklen in Betracht gezogen werden

Leitlinien : zytotoxische Phytotherapie

In den letzten Jahrzehnten wurden zahlreiche Medikamente zur Krebsbehandlung neu zugelassen, die auch direkt aus Pflanzen gewonnen wurden oder auf Pflanzen basieren. Manche Pflanzen mit zytotoxischen Eigenschaften können in der integrativen Onkologie zur Tumorhemmung eingesetzt werden. Da solche Pflanzen potentiell toxisch sind, besteht eine der größten Herausforderungen für die Anwender darin, qualitativ hochwertige und zuverlässig wirksame pflanzliche Produkte zu erhalten. Außerdem fehlt es an zuverlässigen klinischen Daten..

Die in dieser Materia Medica vorgestellten Kräuter sind nichts für schwache Nerven. Einige von ihnen können bei unsachgemäßem oder unvorsichtigem Grbrauch erhebliche Nebenwirkungen oder gar Schäden hervorrufen. Bei sorgfältiger und kontrollierter Anwendung bleibt die Zytotoxizität jedoch beherrschbar und die Pflanze kann gezielt wirksam werden. Für einige Kräuter gibt es kaum aktuelle Hinweise zur Anwendung oder Dosierung. In solchen Fällen muss auf ältere Literatur zurückgegriffen werden.

Die Ärzte des 19. Jahrhunderts verwendeten solche Kräuter routinemäßig. Im Gegensatz zu heute wurde damals jedoch nicht auf Wechselwirkungen zwischen Kräutern und Medikamenten geachtet. Bei anderen Kräutern fehlen Dosierungsanweisungen für die Anwendung der ganzen Pflanze, da sich die Forschung hauptsächlich auf isolierte Pflanzenbestandteile konzentrierte. All diese Faktoren machen die Verschreibung von zytotoxischen Kräutern zu einem komplizierten Verfahren.

Im oben beschriebenen Pyramidenprotokoll fungieren zytotoxische Kräuter als Aktivatoren oder Effektoren (siehe S. 383). Sie vermitteln phytochemisch eng begrenzte Zielwirkungen. Sie haben häufig eine enge therapeutische Breite mit relativer Toxizität und sind mit einem erhöhten Nebenwirkungsrisiko behaftet – selbst bei modera-

Alles, was der Mensch zur Erhaltung seiner Gesundheit braucht, ist in der Natur zu finden; die wahre Aufgabe der Wissenschaft ist es, diese Dinge aufzuspüren.

Paracelsus

ter Dosierung. Zytotoxische Pflanzen sollten in jedem Fall mit Vorsicht, nur kurzfristig und in der niedrigstmöglichen Dosierung eingesetzt werden. Die Dosis sollte hoch genug sein, um eine wirksame klinische Reaktion beim Patienten zu erzielen. Werden mehrere Arzneimittel gleichzeitig verordnet, sind Synergie- und Summationseffekte zu berücksichtigen. Phytotherapeutika können regelmäßig in Protokolle aufgenommen und wieder abgesetzt werden, um eine potentielle Toxinakkumulation zu vermeiden.

Besondere Vorsicht ist bei der Anwendung zytostatischer Phytotherapeutika in Kombination mit Chemotherapie geboten. Dies gilt insbesondere dann, wenn das Chemotherapeutikum pflanzlichen Ursprungs ist. Man sollte abschätzen können, ob eine Nebenwirkung von der Pflanze oder vom Medikament ausgeht sowie ob und wie die Pflanze die Wirkung des Medikaments beeinflusst.

Beispielsweise kann ein Extrakt aus Eibe die Multidrug-Resistenz regulieren und die Wirksamkeit von Taxol erhöhen, wodurch die Nebenwirkungen und manchmal auch die Dosis des Medikaments bei gleichem klinischem Ergebnis reduziert werden können. Solche positiven Wechselwirkungen zwischen Pflanzen und Arzneimitteln sind von großem Nutzen.

Verordnung

Wer zytotoxische Kräuter verordnet, sollte einige wichtige Richtlinien beachten. Beginnen Sie mit niedrigen Dosierungen und gehen Sie behutsam weiter vor. Bei Patienten mit Leber- oder Niereninsuffizienz kann es sinnvoll sein, mit einem zytotoxischen Kraut zu beginnen und es bis zur Wirksamkeit aufzudosieren, bevor ein weiteres Kraut verordnet wird.

Verträglichkeit

Versuchen Sie herauszufinden, mit welchen Nebenwirkungen oder Veränderungen von Laborwerten zu rechnen ist, wenn ein Heilkraut, das eingesetzt werden soll, oder ein Medikament, das eingenommen wird, eine unerwünschte Wirkung hat. Alle diesbezüglichen Erkenntnisse sollten zusammen mit routinemäßigen Blutuntersuchungen in das sicherheitsrelevante Prozedere für die Therapie miteinbezogen werden.

Einige Nebenwirkungen von Kräutern sind relativ leicht zu erkennen, beispielsweise erhöhte Leberenzyme bei Patienten, die *Artemisia annua* einnehmen. Ich habe dieses Phänomen bei zwei Patienten in meiner Praxis beobachtet. Dosisanpassungen haben das Problem gelöst. Bei anderen Kräutern äußern sich Nebenwirkungen weniger eindeutig. Unspezifische Symptome wie Übelkeit, Ekzem oder Durchfall können auf die Chemotherapie oder die Heilkräuter zurückzuführen sein. Die einzige Möglichkeit, die Verträglichkeit abzuschätzen, besteht darin, die Kräuter abzusetzen, eine Besserung der Symptome abzuwarten und die Kräuter erneut einzunehmen – und zwar nur bei akuten Symptomen. Das relative Risiko für langfristige Organ- oder Gewebeschäden ist unklar.

Wechselwirkungen

Vergleichen Sie die Wirkmechanismen von Kräutern, die Sie verordnen möchten, mit allen Medikamenten, die Sie verwenden, um eine Induktion oder Hemmung von Leberenzymen zu beurteilen. Wenn ein Heilkraut bestimmte bekannte Entgiftungswege in der Leber aktiviert oder hemmt, kann man möglicherweise herausfinden, wie der Entgiftungsstoffwechsel der verwendeten Medikamente beschaffen ist. Leider sind die Entgiftungswege vieler Medikamente und der meisten Heilkräuter nicht bekannt. Dies gilt erst recht für Nahrungsmittel, Nahrungsergänzungsmittel oder Getränke, die der Patient zu sich nimmt. Das Spektrum der unvermeidlichen Fehler ist hier naturgemäß breit.

Maximale sichere Dosierung

Für jede zytotoxische Heilpflanze wird die maximal zulässige Tagesdosis verwendet, um den Wirkstoffanteil in der Rezeptur zu bestimmen. Je niedriger die zulässige Tagesdosis eines Heilkrauts ist, desto geringer ist sein Anteil in der zytotoxischen Mischung.

Kontraindikationen

Vermeiden Sie Zytostatika in der Schwangerschaft und Stillzeit sowie bei Patienten mit bekannter Leber- oder Niereninsuffizienz. Je weiter die Krebserkrankung fortgeschritten ist, desto schlechter sind die Verträglichkeit und die antikanzerogene Wirksamkeit des Heilkrauts.

Zytotoxische Kräutermedizin

Wer zytotoxische Kräuter einsetzen möchte, steht vor der Herausforderung, dass qualitativ hochwertige und konsistent wirksame pflanzliche Arzneimittel kaum verfügbar sind. Es gibt nur wenige Anbieter solcher Naturprodukte. Zudem wird nicht empfohlen, zytotoxische Kräutermedizin selbst herzustellen.

Der Wirkstoffgehalt kann stark schwanken und eine korrekte Dosierung erschweren. Gelegentlich verwende ich eine Markenrezepturmischung, die mehrere zytotoxische Heilkräuter in deklarierten Konzentrationen enthält. Bei Bedarf kann diese Rezeptur dann mit anderen Heilkräutern zu einer für den Patienten maßgeschneiderten Mischung ergänzt oder erweitert werden.

INDIKATIONEN UND WIRKUNGEN

Die folgende Übersicht ist eine Synopsis von wissenschaftlich erforschten Wirkmechanismen pflanzlicher Inhaltsstoffe und traditionellen Indikationen der Phytotherapie, die auf empirischer klinischer Erfahrung beruhen. Die Übersicht veranschaulicht die Koinzidenz von jahrhundertealtem Heilwissen, moderner Naturwissenschaft, Molekularbiologie, technologischer Medizin und Phytotherapie.

Artemisia annua : Einjähriger Beifuß

- Breites Wirkungsspektrum bei verschiedenen Krebsarten
- Modulation zellulärer Signaltransduktion
- Induktion von Apoptose
- Hemmung von Krebsproliferation, Metastasierung und Angiogenese

Asimina triloba : Pawpaw

- Breites Wirkungsspektrum bei verschiedenen Krebsarten
- Besonders hilfreich kombiniert mit konventioneller Chemotherapie : Hemmung von Multidrug-Resistenz-Effluxpumpen, wodurch Chemotherapeutika wirksamer werden, Mitosehemmung und reduzierte Kollateralschäden bei normalen Zellen.

Camptotheca acuminata : Krebsbaum

- Breites Wirkungsspektrum bei verschiedenen Krebsarten
- Chinolinalkaloide, insbesondere Camptothecin vermitteln ausgeprägte krebshemmende und antivirale Wirkungen.
- Hemmung der Topoisomerase I, Verlangsamung des Zellzyklus und Aktivierung von Caspase-3 und Caspase-7, die Apoptose induzieren.
- Bestandteil der Produktion der Chemotherapeutika Irinotecan und Topotecan, die Topoisomerase I hemmen.

Chelidonium majus : Schöllkraut

- Isochinolin-Alkaloide hemmen die krebsfördernden mitotischen Cycline A und B sowie die Cyclin-abhängigen Kinasen CDK1 und CDK2, die alle den Zellzyklus (Replikation) fördern.
- Isochinolin-Alkaloide beeinflussen auch das krebshemmende CDK-Inhibitorprotein p27, das Apoptose auslöst.
- Besonders hilfreich bei Krebserkrankungen mit viraler oder bakterieller Komponente
- Topische Anwendung bei Hautkrebs, Warzen und viral induzierten Krebsarten wie Plattenepithelkarzinom des Mund- und Rachenraums, Melanom und Lymphom
- Spezifische Wirksamkeit : Magen, Leber, Gallenblase, Bauchspeicheldrüse, Diaphragma und Omentum
- Anwendung bei Leberstauung, Gelbsucht, pochendem Schmerz im rechten Oberbauch, Gallenkopfschmerz (Übelkeit, Schwindel), Migräne und supraorbitaler Neuralgie

INDIKATIONEN UND WIRKUNGEN

Larrea divaricata : Kreosotbusch

• NDGA (*Nordihydroguaiaretic acid*) bewirkt eine Unterbrechung der DNA-Ablesung in der S-Phase der Zellreplikation und induziert Apoptose.

• Hemmung der Glykolyse und der Elektronentransferkette

• Flavone und Flavonoide tragen zur antioxidativen Wirkung bei.

• Kann Multidrug-Resistenz in Krebszellen rückgängig machen.

• Anwendung bei viral induzierten Krebsarten, wie Plattenepithelkarzinom im Mund- und Rachenraum, Gebärmutterhalskrebs, Melanom und Lymphom

• Topische Anwendung bei Geschwüren oder Hautläsionen, die von anderen Krebsarten verursacht wurden.

Phytolaccca spp. : Kermesbeere

• Breites Wirkungsspektrum bei verschiedenen Krebsarten

• Tropismus bei Brust-, Kehlkopf-, Schilddrüsenkrebs, Lymphome, Ohren-, Nasen- und Rachentumoren

• Unspezifische Induktion von T-Lymphozyten

• Leukozyten- und entzündungshemmend

• Entgiftend und lymphatisch abschwellend bei Zysten, Furunkel, Akne, trockenem Ekzem und Psoriasis

Podophyllum peltatum : Schildförmiges Fußblatt

• Podophyllotoxin hemmt die DNA-Topoisomerase II und die Tubulinpolymerisation, wodurch die Vervielfältigung der DNA blockiert und Mitose gehemmt wird.

• Präklinisch optimiert die Kombination von Podophyllotoxin und Etoposid die antikanzerogene Wirksamkeit.

• Anwendung bei viral induzierten Krebsarten wie Plattenepithelkarzinom des Mund- und Rachenraumraums, Zervixkarzinom, Melanom und Lymphom

• Anwendung bei Verstopfung oder Darmträgheit, dickem oder fettigem Zungenbelag, Mundgeruch und Verschleimung (obere Atemwege), z.B. Sinusitis, Otitis und Mastoiditis

Sanguinaria canadensis : Kanadische Blutwurz

• Enthält gut erforschte Isochinolinalkaloide, darunter Sanguinarin und Chelerythrin (auch in Schöllkraut enthalten).

• Wirkt antimikrobiell und entzündungshemmend.

• Anwendung bei Leukämie, Lymphom, Myelom und lymphatischer Metastasierung

• Topisch bei Hautkrebs oder Hautschäden durch andere Krebsarten

INDIKATIONEN UND WIRKUNGEN

Taxus brevifolia : Pazifische Eibe

- Breites Wirkungsspektrum bei verschiedenen Krebsarten
- Überstabilisiert Tubulin : Hemmung von Spindelbildung und Mitose
- Hemmung der Multidrug-Resistenz
- Kombination mit Taxanen (Paclitaxel, Docetaxel)

Thuja occidentalis, T. plicata : Thuja (Lebensbaum)

- Alpha- und Beta-Thujonfraktionen wirken proapoptotisch durch Induktion von ROS und die Aktivierung von p53, wodurch Apoptose induziert wird.
- Flavonoide induzieren Caspase-3-vermittelte Apoptose.
- Alpha- und Beta-Thujonfraktionen vermittelten in vitro antiproliferative, proapoptotische und antiangiogene Wirkungen. In vivo-Studien zeigten, dass Alpha- und Beta-Thujon Neoplasien und angiogene Marker (einschließlich VEGF) reduzierten.
- Anwendung bei Tumoren des Beckens und der Fortpflanzungsorgane, z. B. Gebärmutter-, Eierstock-, Darm-, Blasen-, Prostata- und Brustkrebs
- Anwendung bei viral induzierten Krebsarten wie Plattenepithelkarzinom des Mund- und Rachenraums, Zervixkarzinom, Melanom und Lymphom

Viscum album : Mistel

- Verabreichung durch subkutane Injektion
- Hemmung der Zellreplikation, Hemmung der Verklumpung (Agglutination) von Tumorzellen durch Lektine
- Aufregulierung von NK-Zellen und Makrophagen, Hemmung von Tumorwachstum und Metastasierung
- Immunmodulation durch Lektine
- Unspezifische Induktion von T-Lymphozyten bei allen Krebsarten
- Anwendung bei Hirntumoren (primär oder metastasierend), Lymphom, Bluthochdruck und Angstzuständen

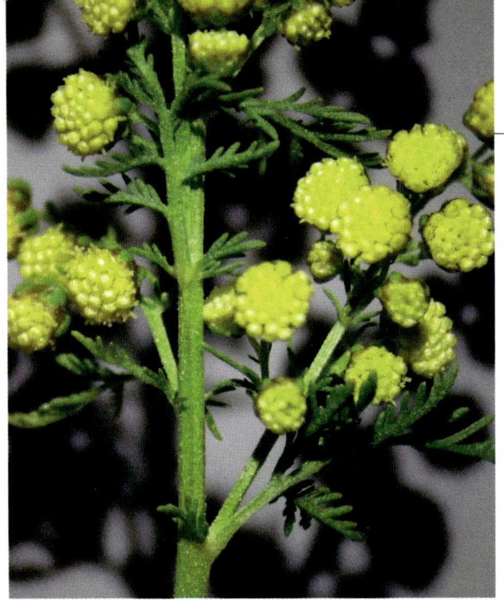

Artemisia annua
Pflanzenfamilie : *Asteraceae*
Trivialnamen : Einjähriger Beifuß, *sweet wormwood*
Verwendete Teile : Blätter, blühende Stängel, vor allem obere Pflanzenteile

Artemisia annua

Das Heilkraut ist ein aromatisches einjähriges Gewächs asiatischer und osteuropäischer Herkunft, das in gemäßigten Zonen weit verbreitet und auch in den USA anzutreffen ist. Artemisia ist leicht zu kultivieren und sät sich selbst aus. Traditionell wird das Kraut als bitter, scharf und kühlend klassifiziert und in der TCM zur Behandlung von „feuchter Hitze" oder „Sommerhitze" verwendet. Dies inspirierte die Malariaforschung in den 1970er Jahren.

Von der Weltgesundheitsorganisation 1981 initiierte Laborstudien in China zeigten, dass Artemisinin und andere Inhaltsstoffe der Blätter gegen Chloroquin-resistente/empfindliche Stämme des Malariaparasiten *Plasmodium falciparum* (in erythrozytären Stadien) wirksam sind. Seitdem werden Artemisinin/Derivate erfolgreich zur Behandlung von Malariainfektionen bei Menschen eingesetzt. Im Jahr 2015 erhielt die chinesische Pharmakologin Tu Youyou den Nobelpreis für Medizin für die Entdeckung von Artemisinin. In den letzten zehn Jahren gab es jedoch (erwartungsgemäß) Anzeichen für eine zunehmende Resistenzentwicklung gegen Artemisinin-haltige Malariamedikamente.

Die wichtigsten Wirkstoffe sind im ätherischen Öl der Blätter enthalten: Sesquiterpenoide, vor allem Artemisinin und zahlreiche Derivate (Artemisinin I, II, III, IV und V) sowie Artemisinsäure, Artemisilacton, Artemisinol, Epoxyarteannuinsäure u. a.). Die Blätter enthalten fast 90 % des gesamten Artemisinins der Pflanze. Die obersten Blattteile der Pflanze (oberes Drittel zur Reifezeit) enthalten doppelt so viel Artemisinin wie die unteren Blattteile. Dies muss bei der Ernte und der Qualitätskontrolle des Rohkrautes berücksichtigt werden.

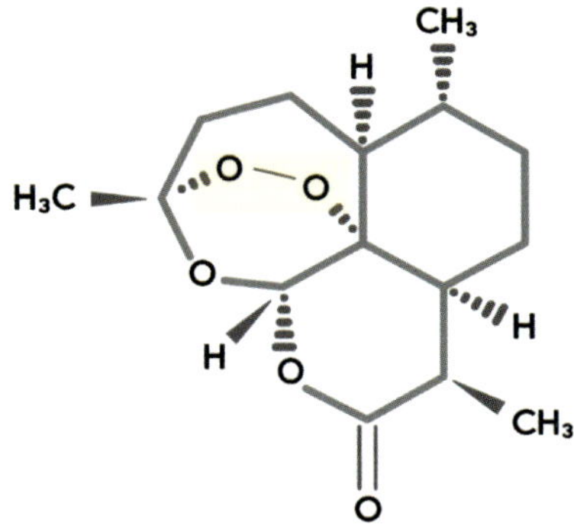

Strukturformel von Artemisinin mit Endoperoxidbrücke (O—O). Die Dissoziation der Endoperoxidbrücke vermittelt krebshemmende Wirkungen.

Neben der antiinfektiösen Wirksamkeit von Artemisinin bei Malaria und der Wurmerkrankung Bilharziose (Schistosomiasis) wurden in Labor- und Tierversuchen auch antikanzerogene Effekte bei verschiedenen Tumorarten beobachtet: Modulation der zellulären Signaltransduktion, Induktion von Apoptose, Hemmung von Proliferation, Metastasierung und Angiogenese.

Heilmittel und Medizin

Artemisinin und seine Derivate sind ungewöhnliche Moleküle mit zwei Sauerstoffatomen, die durch eine Endoperoxidbrücke (O—O) verbunden sind. Dies ist eine instabile Bindung, die leicht mit Eisen reagieren und freie Radikale erzeugen kann. Krebszellen benötigen aufgrund ihrer hohen Replikationsrate reichlich Eisen. Deshalb überexprimieren Krebszellen sTfR (*soluble transferrin receptors*). Proteine, die im Blut vorkommen und für die Eisenaufnahme in Zellen nötig sind. sTfR binden Eisen und transferieren es in die Krebszellen. Artemisin wird zusammen mit Eisen über die Zellmembran aufgenommen, wobei die Endoperoxidbrücke mit Eisen reagiert und intrazellulären oxidativen Stress generiert.

Diese krebshemmenden Eigenschaften von Artemisinin sind ermutigend, aber im ganzen Artemisiakraut finden sich weitere Komponenten, die therapeutisch hilfreich sind. Beispielsweise wurden mehr als 50 verschiedene phenolische Verbindungen identifiziert: Flavonoide, Cumarine und Phenolsäuren aus den Blättern, die die Bioaktivität der Pflanzenmedizin mitbestimmen.

Flavonoide hemmen Leberenzyme, die Artemisinin verstoffwechseln, was zur verlängerten Halbwertszeit führt, verglichen mit Sesquiterpenisolaten. Sie wirken auch positiv immunmodulierend bei Parasitenbefall und chronischen Infektionen und vermitteln Redox-Reaktionen, die Artemisinin-induzierten Zellstress günstig beeinflussen. Flavonoide wirken synergistisch. Die Wirkung von Artemisinin und seinen halbsynthetischen Analoga zur Behandlung von Parasitosen (wie Malaria) und

Antikanzerogene Artemisinin-Effekte

- Hemmung intrazellulärer Ras-Proteine und Abregulierung der onkogenen Signaltransduktion
- Modulierender Effekt auf DNA-Schädigung/-Reparatur
- Reduktion des mitochondrialen membraniotentials in Tumorzellen, wodurch die verfügbare Zellenergie um 30–50% reduziert wird.
- Hemmung von Multidrug-Resistenz-Signalwegen
- Induktion verschiedener Zelltodmodi: Apoptose, Autophagie, Ferroptose, Nekrose.
- Hemmung der VEGF-Rezeptor-Expression und der Anti-Angiogenese.

Krebs potenziert sich, wenn gleichzeitig Flavonoide verabreicht werden. Studien ergaben, dass Sesquiterpene die Freisetzung von PGE2 (Prostaglandin E2), die Produktion von proentzündlichem NO (Stickstoffmonoxid) und die Ausschüttungs von Zytokinen deutlich reduzieren. NO, PGE2 und Zytokine wurden durch die Flavonoide Casticin und Chrysophenol D blockiert.

Das Fazit der Studie: Sesquiterpenlactone und Flavonoide hemmen Angiogenesefaktoren, was als krebshemmender Wirkmechanismus von *Artemisia annua* eingestuft wurde.

In einer Studie mit 27 Küchen- und 12 Heilkräutern war *Artemisia annua* eine der vier Heilpflanzen mit der höchsten ORAC (*Oxygen radical absorbance and redox capacity*). Die genannten und weitere Flavonoide und Polyphenole vermitteln normalisierende und unterstützende Wirkungen bei der Behandlung von Entzündungen.

Studien mit *Artemisia annua* als ganzem Kraut in der Krebstherapie liegen vor. Eine Studie (2019) zeigte, dass getrockneter Ganzblattextrakt im Vergleich zu Artesunat-Isolat (ein Arteminsinin-Derivat) bemerkenswerte therapeutische Effekte bei Lungenkrebs bewirkt. Eine weitere Studie (2019) fand heraus, dass ein artemisinindefizienter Artemisia-annua-Blattextrakt eine starke krebshemmende Wirkung auf dreifach negative menschliche Brustkrebszellen hat. Demnach tragen verschiedene Inhaltsstoffe der Gesamtpflanze zur günstigen Wirkung auf Krebszellen bei. Alle Labor- und Tierstudien sind mit Vorsicht zu interpretieren, da für Isolate oder halbsynthetische Derivate häufig Lösungsmittel verwendet werden, die in der Phytotherapie verpönt sind (Methanol, Benzol u. a.). Phytotherapeuten sollten in der Lage sein, sowohl die zytotoxischen Wirkungen der Sesquiterpene als auch die redoxregulierenden Eigenschaften der Polyphenole einzuschätzen und in der Anwendungspraxis zu berücksichtigen

Unerwünschte Wirkungen

Orale Einnahme. Hohe Dosierungen von Artemisia können Bauchschmerzen, Bradykardie (Herzrhythmusstörung), Durchfall, Übelkeit, Erbrechen, Anorexie und grippeähnliche Symptome mit Fieber, erhöhten Leberenzymwerten und verminderter Retikulozytenzahl verursachen.

Topische Anwendung. Kontakt mit frischer Artemisia kann zu Dermatitis und möglicherweise zu Lichtempfindlichkeit der Haut führen. Artemisia kann in Salben und Einreibemittel eingearbeitet werden. Nach topischer Anwendung wird empfohlen, direktes Sonnenlicht zu meiden.

Wechselwirkungen

Die weltweite Artemisia-Forschung ist inzwischen sehr umfangreich. Die Hinweise auf signifikante krebshemmende Wirkungen verdichten sich. Forschungsbedarf besteht noch bei der Frage, ob und wie Artemisia mit konventioneller

Chemotherapie, neuen Immuntherapien, Strahlentherapie und/oder Antiangiogenika kombiniert werden kann. Artemisia kann die Metabolisierung von Medikamenten potenzieren. Das bedeutet, dass Medikamente, die die gleichen Entgiftungswege wie Artemisia durchlaufen, auch schneller ausgeschieden werden. Für Arzneimittel mit enger therapeutischer Breite kann dies bedeuten, dass sie unter die kritische Wirkschwelle fallen.

Wer pflanzliche Arzneimittel verordnet, sollte darauf achten, dass die Wirksamkeit gleichzeitig eingenommener Arzneimittel durch die Heilpflanze nicht abgeschwächt wird. In solchen Fällen kann die Verwendung eines anderen zytostatischen Krauts in Betracht gezogen werden.

Antazida. Artemisia beeinflusst die Wirkung von Antazida wie Sucralfat, Protonenpumpeninhibitoren und Histaminrezeptorantagonisten, da das Heilkraut die Produktion von Magensäure erhöht.

Pulsdosierung

Artemisinin induziert die Cytochrom-Entgiftungsenzyme CYP 2B6, CYP 2C19 und CYP 3A4. Man geht davon aus, dass sich die Leberenzyme bei Pulsdosierung – Therapiepausen und alternierende Wochen mit und ohne Einnahme – zwischenzeitlich normalisieren. Die klinische Forschung zur Posologie der Pulsdosierung ist spärlich und beruht im Wesentlichen auf einer Studie mit Malariapatienten und fundierten Extrapolationen. In jedem Fall führt die Pulsdosierung zu einer besseren Verträglichkeit und Compliance, da die im Blut zirkulierenden Metaboliten beim Absterben von Krebszellen im Wochenrhythmus reduziert werden.

Bei Frauen wird die Leberfunktion rascher aktiviert als bei Männern, wenn sich zytotoxische Substanzen im Blut befinden, die eliminiert werden müssen. Dies ist wahrscheinlich ein genetisch bedingter Vorteil, um den Fötus vor Schadstoffen zu schützen. Für die Artemisia-Rezeptur bedeutet dies, dass Frauen etwa alle 5 Tage und Männer etwa alle 7 Tage mit der Einnahme pausieren sollten. In der klinischen Praxis hat sich gezeigt, dass der 5-Tage-Rhythmus schwer einzuhalten ist und die Patienten dazu neigen, den Überblick zu verlieren. 7 Tage Therapie on und 7 Tage off ist einfacher zu handhaben und verbessert die Compliance.

Die eigentliche Herausforderung der Artemisia-Therapie besteht darin, dass die zytotoxische Wirkung zum Zelltod mit Freisetzung von Metaboliten in die Lymphe und den Körperkreislauf führt. Dies kann Symptome einer milden Herxheimer-Reaktion hervorrufen: eine akute Reaktion mit hohem Fieber (vermittelt durch Zytokine), Kopfschmerz, Myalgie, Knochenschmerz und Ekzem. Artemisia verursacht selten leichtes Fieber. Zu den zytotoxischen Symptomen gehören Bauchschmerzen, Durchfall, Übelkeit, Erbrechen, Appetitlosigkeit, Unwohlsein und grippeähnliche Symptome. Die Herausforderung besteht darin, dass die Dosis hoch genug sein muss, um Apoptose

Artemisia: Pulsdosierung

Artemisia in ansteigender Dosierung im wöchentlichen Wechsel on/off. Zweimal täglich mit 60 ml Grapefruitsaft einnehmen, um die durch Artemisinin hervorgerufene Cytochromaktivität abzuschwächen.

WOCHE EINS

- 150 mg Artemisinin, zweimal täglich (diese Dosis wird in jedem Zyklus erhöht).

Synergisten, in zwei Dosen pro Tag aufgeteilt:

- Bis zu 5 g Buttersäure
- Vitamin C (aus Acerolakirschen) bis zur Darmtoleranz dosiert mit Vitamin K3.
- Eisen (bei niedrigen Blutwerten), zur Anhebung des Eisenspiegels auf 40–60 % des Normalbereichs
- 500 mg DHA
- 1 g EPA (bis zu 2 g)
- Proteolytische Enzyme
- Heilkräuter zur Unterstützung des Lymphsystems und der Leber

WOCHE ZWEI

- Zytotoxische Mischung
- Redox-Regulatoren: Flavonoide, Polyphenole, Carotinoide, 50 mg Zink pro Tag, 100 mg Selen pro Tag, 500 mg NAC pro Tag

WOCHE DREI

- 150 mg Artemisinin, dreimal täglich.
- Synergisten, wie in Woche eins

WOCHE VIER

- Zytotoxische Mischung
- Redox-Regulatoren: Flavonoide, Polyphenole, Carotinoide, 50 mg Zink pro Tag, 100 mg Selen pro Tag, 500 mg NAC pro Tag

WOCHE FÜNF

- 300 mg Artemisinin, dreimal täglich
- Synergisten, wie in Woche eins

WOCHE SECHS

- Zytotoxische Mischung
- Redoxregulierende Mittel : Flavonoide, Polyphenole, Carotinoide, 50 mg Zink pro Tag, 100 mg Selen pro Tag, 500 mg NAC pro Tag

WOCHE SIEBEN

- 450 mg Artemisinin dreimal täglich
- Synergisten, wie in Woche eins

auszulösen, und dass der Patient die unerwünschten Reaktionen tolerieren muss.

Solche Reaktionen sprechen dafür, dass das Heilkraut wirksam ist. Die sorgfältige Betreuung des Patienten ist für den Erfolg der Therapie entscheidend. Der Patient muss verstehen, dass die Behandlung wirkt. Er sollte ermutigt und unterstützt werden, die Symptome zu tolerieren. Ich empfehle meinen Patienten, in der Woche, in der sie Artemisia einnehmen, nachzuspüren, wie das Mittel wirkt. Die Patienten werden sich unwohl fühlen – wie bei einer Grippe – und während der aktiven Behandlung vielleicht mehr Ruhe brauchen.

Ich nutze solche Abklingreaktionen als Leitlinie: Wie hoch muss dosiert werden? Wie lange sollte Artemisia eingenommen werden? Ich starte in der ersten Woche meist mit einer moderaten Dosis, z. B. 150 mg Artemisinin zweimal täglich. Wird dies gut vertragen, kann die Dosis im zweiten Zyklus um 150 mg täglich erhöht werden. In jedem weiteren Zyklus wird die Dosis dann erhöht, bis unerträgliche Symptome auftreten.

Dies ist der Hinweis darauf, dass genügend zytotoxische Pflanzenstoffe präsent sind, um ein (erwünschtes) Absterben von Krebszellen zu bewirken. Die individuell festgelegte Dosis wird dann in einwöchigen On/Off-Zyklen über 2 bis 3 Monate lang verabreicht – oder so lange, bis keine Artemisia-Reaktionen mehr spürbar sind. Zu diesem Zeitpunkt wird die Dosis erneut um 150 mg täglich für 2 oder 3 Tage angehoben. Wenn keine Reaktionen mehr auftreten, wird das Kraut abgesetzt.

Artemisia-Synergisten

Grapefruitsaft. Der Fruchtsaft hemmt bestimmte Leberenzyme, die auch durch das Kraut induziert werden, vor allem in den ersten zwei bis drei Tagen jedes Therapiezyklus. Die gleichzeitige Einnahme von Grapefruitsaft und Artemisia verlängert die Halbwertszeit der Wirkstoffe und ermöglicht niedrigere Dosierungen. Vorsicht ist geboten, wenn der Patient Medikamente einnimmt, die ebenfalls solche CYP-Enzyme beeinflussen, was sich auf die Clearance des Arzneimittels auswirken kann.

Vitamin C und Vitamin K3. Vitamin C (aus der Acerolakirsche) bis zur Darmoleranz dosieren. Das bedeutet, dass die Dosis erst dann reduziert wird, wenn der Stuhl weicher wird oder Stuhldrang auftritt. Vitamin C wird zusammen mit Vitamin K3 im Verhältnis 100:1 eingenommen. Beide Vitamine wirken synergistisch als Redox-Regulatoren und tragen selektiv zum Absterben von Krebszellen bei. Unter anderem durch die intrazelluläre Produktion von Wasserstoffperoxid, das oxidativen Stress, DNA-Fragmentierung und Zellmembranschäden verursacht.

Omega-3-Fettsäuren (DHA und EPA). Die Artemisia-Therapie versucht, ein Gleichgewicht zwischen der Abtötung von Krebszellen durch

Praxistipps

Im Handel sind standardisierte Artemisinin-Kapseln erhältlich. Dies ist für die korrekte Dosierung hilfreich. Das von mir verschriebene Produkt enthält 150 mg Artemisinin pro Kapsel plus 100 mg eines 8:1-Ganzkrautextraktes, was 800 mg getrocknetem Heilkraut entspricht und alle wichtigen Flavonoide enthält.

Ärzte für funktionelle Medizin oder Naturheilkunde setzen zur Akutbehandlung von Krebserkrankungen gelegentlich Artesunat intravenös ein. Dies kann eine wirksame Notfallmaßnahme in einer Krise sein.

Um von krebshemmenden Flavonoiden zu profitieren, wird ein Extrakt aus der ganzen Pflanze benötigt: eine Tinktur mit niedrigem Alkoholgehalt (25–35 % Ethanol) oder ein einfacher Tee, wenn der Patient dies verträgt. Im Tee werden die Flavonoide in Wasser und Sesquiterpene in Wasserdampf extrahiert, der am Deckel kondensiert und in die Kanne zurücktropft. Der Tee schmeckt aromatisch und bitter und ist für manche Menschen schwer genießbar.

Artemisinin wird aus Teezubereitungen schneller resorbiert als aus Kapseln. Der Wirkstoff wird durch Hydrolyse zu Dihydroartemisinin verstoffwechselt. Artemisinin-Exposition reguliert die Entgiftungsenzyme CYP 2B6, CYP 2C19 und CYP 3A4 in der Leber auf und induziert eine erhöhte hepatische Clearance, so dass die Plasmaspiegel von Artemisinin nach 5–7 Tagen abfallen. Bei oraler Gabe werden aufgrund des hepatischen First-Pass-Effekts nur geringe oder keine systemischen Wirkspiegel erreicht. Dies spricht dafür, die intravenöse Applikation in Betracht zu ziehen.

Die Gabe von Artemisinin zusammen mit *Artemisia annua* (Ganzpflanzenextrakt) verbessert die Bioverfügbarkeit und Wirksamkeit.

Vor der Anwendung von Artemisinin sollte der Eisenstatus mit folgenden Laborwerten bestimmt werden:

- Serumeisen : 50–75 % des Referenzbereichs
- Ferritin : 25–50 % des Referenzbereichs
- TIBC (Gesamteisenbindungskapazität) : 60–80 % des Referenzbereichs
- sTfR (lösliche Transferrinrezeptoren) : 60–80 % des Referenzbereichs

intrazelluläre reaktive Sauerstoffspezies (über die Artemisinin-Endoperoxid-Brückenreaktion mit Eisen) und der Abschwächung von Kollateralschäden in gesundem Gewebe durch Freisetzung von Metaboliten, die erheblichen regionalen oxidativen Stress erzeugen, herzustellen. Es gibt eine Vielzahl natürlicher Redox-Regulatoren, die alternativ eingesetzt oder ausgetauscht werden können, um oxidativen Stress in Krebsgewebe auszugleichen. Aus diesem Grund werden in der On-Woche relativ hohe Dosen von Fischölen verabreicht, während in der Off-Woche flavonoid- und polyphenolreiche Redox-Regulatoren eingesetzt werden. Omega-3-Dosierungen von 500 mg DHA und 1 g EPA werden empfohlen.

Eisen. Eine aktive Eisensupplementierung ist bei Krebserkrankungen indiziert, wenn Artemisia verordnet werden soll und der Patient Eisenwerte im unteren Viertel des Referenzbereichs aufweist. Im Allgemeinen sollten die Eisenwerte bei der Krebstherapie zwischen 15 und 25 % des Normalbereichs liegen. Solch niedrige Eisenwerte schränken jedoch die Wirksamkeit der Artemisia-Therapie ein. Daher wird eine Eisensupplementierung empfohlen, um den Eisenspiegel auf 40–60% des Normalbereichs anzuheben, bevor *Artemisia annua* verordnet wird.

Bei der Einnahme von Eisen ist auf die richtige Darreichungsform und Dosierung zu achten. Verstopfung ist eine bekannte Nebenwirkung der Eisensupplementierung. Eisenglycinat/-gluconat wird im Darm in der Regel besser vertragen als Eisensulfat, das am häufigsten frei verkäuflich ist. Es gibt zwei Hauptformen von Eisen in Lebensmitteln:

- Häm stammt aus dem Hämoglobin in Fleisch, Meeresfrüchten und Geflügel, aber nicht aus pflanzlichen Lebensmitteln. Häm-Eisen ist die am leichtesten absorbierbare Form (15–35% bioverfügbar).
- Nicht-Hämeisen kommt in Pflanzen und Tieren vor. Nicht-Häm-Eisen aus Pflanzen und eisenhaltigen Lebensmitteln wird weniger gut aufgenommen.

Nahrungsergänzungsmittel können eine oder beide Formen enthalten. Die besten Eisenquellen sind mageres Fleisch, Meeresfrüchte, Nüsse, Pflaumen, Feigen, Bohnen und Blattgemüse. Calcium sollte separat eingenommen werden, da es die Eisenaufnahme beeinträchtigen kann.

Es wird empfohlen, Eisen mit verzögerter Freisetzung zu bevorzugen, um gastrointestinalen Nebenwirkungen wie Übelkeit, Unwohlsein oder Verstopfung vorzubeugen. Blattgemüse, Pflaumen und Bohnen sind ebenfalls reich an Eisen und beugen Verstopfung vor. Es gibt auch flüssige Eisenpräparate auf pflanzlicher Basis, die gut bioverfügbar sind. Die Dosierungen liegen bei 10 bis 50 mg Eisen pro Tag, wobei Verstopfung bis zu einem gewissen Grad dosisabhängig ist.

Vitamin C verbessert die Eisenaufnahme. Vitamin C beugt auch Verstopfung vor, die bei erhöhter Eisenzufuhr auftreten kann. Die Dosierung ist individuell und bedarfsabhängig, z. B. bei Infektionen oder Traumata stark erhöht. Vitamin C ist wasserlöslich. Überschüssiges Vitamin C wird über die Nieren und den Darm ausgeschieden und kann harntreibend und abführend wirken. So kann man die richtige Dosis leicht abschätzen: Nehmen Sie so viel Vitamin C ein, dass der Stuhl weich, aber nicht locker ist.

Proteolytische Enzyme. Diese Enzyme unterstützen die Makrophagen (weiße Blutkörperchen) bei der Beseitigung von Zelltrümmern, die bei der Behandlung mit *Artemisia annua* entstehen. Zu den proteolytischen Enzymen gehören Bromelain, Serrapeptase und Nattokinase. Bei erhöhtem Risiko für Blutgerinnsel wird Lumbrokinase empfohlen.

Unterstützung des Lymphsystems und der Leber. Heilkräuter wie Mariendistel, Klette, Labkraut, Ringelblume und Kermesbeere verbessern die Gewebeentgiftung (siehe S. 66). Wenn zytotoxische Kräuter wie *Artemisia annua* wirken, entstehen Zelltrümmer und pathologische Abfallprodukte, die über Lymphe und Leber abtransportiert werden.

Butyrat. Buttersäureester (Butyrat) sind kurzkettige Fettsäuren mit vier Kohlenstoffatomen, die als Synergist zur Potenzierung von Artemisinin eingesetzt werden. Butyrat entsteht im Darm durch Fermentation von Ballaststoffen aus Hülsenfrüchten (Bohnen, Erbsen und Soja), Früchten, Nüssen, Getreide und Vollkornprodukten. Buttersäureester sind auch in Milchprodukten von Kühen enthalten, die mit Gras gefüttert wurden und deren Darm Pflanzenfasern fermentiert hat (Butter, Rohmilch, Ghee, Parmesan). Kurzkettige Fettsäuren decken etwa 70 % des Energiebedarfs der Epithelzellen des Dickdarms und 5–15 % des gesamten täglichen Kalorienbedarfs des Menschen. Ein Grund mehr, viel Gemüse zu essen!

Die aus Butyrat gewonnene Buttersäure beeinflusst die Proliferation und Apoptose von Darmzellen, die gastrointestinale Motilität und die Zusammensetzung der bakteriellen Mikroflora. Die Begriffe „Buttersäure" und „Butyrat" werden häufig synonym verwendet, auch in wissenschaftlichen Artikeln und Studien. Chemisch sind sie leicht unterschiedlich aufgebaut, haben aber ähnliche Wirkungen. Butyrat erhält die Integrität des Darmepithels, indem es die Proliferation und den Umsatz von Epithelzellen reguliert, die Produktion antimikrobieller Peptide optimiert und die Barrierefunktion verbessert.

Butyrat ist ein bekannter Induktor der Zelldifferenzierung durch Hemmung des Enzyms Histondeacetylase. Die Acetylierung/Deacetylierung von Histonen ist ein epigenetischer Mechanismus, der die Genregulation ermöglicht. Histondeacetylase wird für Kopiervorgänge von DNA-Fragmenten benötigt. Wird dieses nukleäre Enzym blockiert, kommt die DNA-Transkription zum Stillstand. In vitro-Studien an Glioblastom-Zelllinien zeigten, dass Butyrat dosisabhängig zu einer Wachstumshemmung mit G1/S-Phasenstillstand führt. Darüber hinaus wurden die Zellalterung (Seneszenz) über die Aufregulierung und Stabilisierung der Zellzyklusregulatorproteine p21, p27 und p53 induziert und die Tumorinvasion gehemmt.

Buttersäure wird zur Behandlung und Vorbeugung von Darmentzündungen und Durchfall, bei funktionellen Darmstörungen, Dysbiose und nach Operationen oder Chemotherapien eingesetzt. Die Darmschleimhaut ist ständig mit physikalischen und chemischen Stressoren aus der Nahrung und den Verdauungssäften belastet und reagiert mit einem subklinischen Entzündungszustand. Als erste Abwehrmaßnahme gegen bakterielle Eindringlinge werden Muzine und Defensine (antibakterielle Peptide) gebildet.

Reicht dies nicht aus, kommt es zur Induktion von TLRs (Toll-like-Rezeptoren), die GALT (darmassoziiertes lymphatisches Gewebe) und Enterozyten (Epithelzellen der Darmschleimhaut) aktivieren. Spezielle Enterozyten transportieren und präsentieren bakterielle Antigene in der Darmwand. Ist die Immunkontrolle geschwächt, kommt es zu Entzündungen und oxidativen Schäden im Darmepithel. Dies gilt als pathologischer Faktor beim Leaky-Gut-Syndrom, bei Nahrungsmittelallergien, Autoimmunerkrankungen und auch bei Darmkrebs.

Butyrat kann über die Hemmung proinflammatorischer Zytokine entzündungshemmend im Darm wirken. In den meisten Studien wird eine Standarddosis von 150–300 mg verwendet. Diese Dosis liegt jedoch deutlich unter dem normalen Tagesbedarf und ist für Patienten mit aktiver Dysbiose wahrscheinlich zu niedrig. Studien haben gezeigt, dass eine orale Supplementierung mit 4000 mg Natriumbutyrat pro Tag über 4 Wochen keine negativen Auswirkungen hat.

Butyrat hat vielfältige, scheinbar paradoxe Wirkungen auf die Proliferation, Differenzierung und Apoptose von Darmzellen. In Abhängigkeit von Variablen wie Ort, Expositionsgrad, Verfügbarkeit von Stoffwechselsubstraten und intrazellulärem Milieu kann Butyrat pro- oder antikanzerogen wirken. In normalen Darmepithelzellen fungiert Butyrat als primärer Brennstoff für den Zellstoffwechsel, als Energiequelle und Nahrung für normale, gesunde Darmepithelzellen: ein proliferationsförderndes Agens.

In Krebszellen mit glykolytischer Verschiebung (kaum Energiegewinnung über den Citratzyklus) reichert sich Butyrat in höheren Dosen an und wirkt als HDAC-Inhibitor (Histondeacetylase), der über Histonacetylierung (Beeinflussung der Genexpression) eine antiproliferative Wirkung vermittelt.

Es gibt Berichte über die Anwendung von Dosierungen bis zu 10 oder sogar 20 g pro Tag, aber dies ist nicht praktikabel, da die empfohlene Nahrungsergänzung so viele Kapseln erfordern würde, dass sie unpraktisch wäre. Außerdem führt eine so hohe Dosis zu einem unangenehmen Körpergeruch nach ranziger Butter

Zwei- bis dreimal täglich 150 bis 300 mg Butyrat gelten als sicher und gut verträglich („hoch normaler" Dosisbereich). Butyrat-Supplemente sollten wegen der raschen Metabolisierung und der kurzen Plasmahalbwertszeit über den Tag verteilt eingenommen werden. Butyrat-Supplemente sind für eine erfolgreiche Artemisinin-Therapie nicht unbedingt erforderlich, können aber eine sinnvolle Ergänzung des Therapieprotokolls darstellen, wenn sie gut vertragen werden.

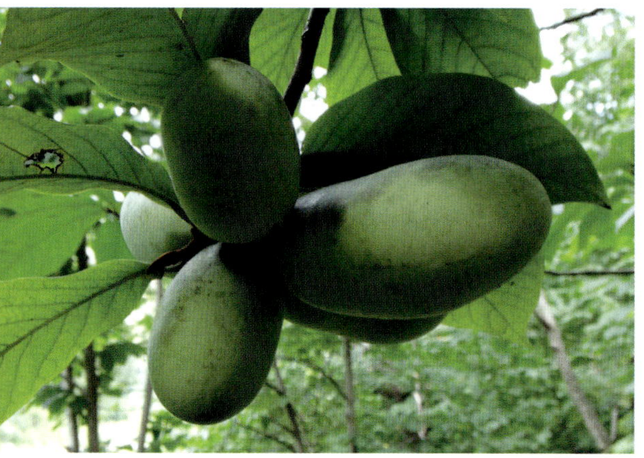

Asimina triloba
Pflanzenfamilie : *Annonaceae*
Trivialnamen : Pawpaw, Dreilappige Papau
Verwendete Teile : Samen, Früchte, Zweige

Asimina triloba

Die Pawpaw (nicht zu verwechseln mit der *Papaya*) ist die größte in Nordamerika heimische Frucht. Sie hat cremige Konsistenz und schmeckt nach Banane, Mango und Ananas. Aus den Fasern der inneren Rinde des immergrünen Strauchs werden Seile und Schnüre hergestellt. Aus dem reifen Fruchtfleisch gewinnt man einen gelben Farbstoff.

Pawpaw ist die einzige, in gemäßigten Breiten vorkommende Spezies der pantropischen Pflanzenfamilie, die 110 Gattungen mit rund 2450 Arten umfasst. Einige Spezies enthalten langkettige neurotoxische Fettsäurederivate (Acetogenine). Die tropischen Stachelannnonen (Soursop, Graviola, *Annona muricata*) enthalten Annonacin, das antikanzerogen wirkt.

Heilmittel und Medizin

Pawpaw enthält mehr als 50 Acetogenine, die in allen Teilen der Pflanze vorkommen, besonders konzentriert in den Samen. Acetogenine sind Derivate von langkettigen Fettsäuren (C-32 oder C-34), die zu einer großen Gruppe von natürlich vorkommenden Polyketiden gehören, die eine starke antikanzerogene Wirkung haben. Polyketide sind sekundäre Stoffwechselprodukte von Bakterien, Pilzen, Pflanzen und Tieren, die eine Vielzahl bioaktiver/pharmakologischer Eigenschaften besitzen und als Bestandteile einer breiten Palette von Arzneimitteln verwendet werden.

Acetogenine aus Pawpaw-Polyketiden sind starke Inhibitoren des Enzyms NADH-Ubichinon-Oxidoreduktase, das an der Zellatmung beteiligt ist. Sie hemmen demzufolge die ATP-Produktion und Multidrug-Resistenz. Diese Polyketide sind besonders wirksam, wenn die Chemoresistenz auf ATP-abhängigen Effluxpumpen beruht. Medikamente auf Polyketidbasis sind Antibiotika, Antimykotika, Zytostatika, Cholesterinsenker, Antiparasitika, Wachstumsförderer für Tiere und natürliche Insektizide: z. B. Erythromycin A (Antibiotikum), Rapamycin (Immunsuppressivum/mTOR-Inhibitor), Lovastatin (Cholesterinsenker) und Resveratrol (Redox-Regulator/chemoprotektiv).

Die unreifen Samen von Pawpaw sind stärker antiproliferativ wirksam als die reifen, abhängig vom Acetogeningehalt. Auch die Blätter enthalten toxische Annonaceen-Acetogenine, was sie für die meisten Insekten ungenießbar macht. Die einzige Ausnahme ist der Zebrafalter (*Protographium marcellus*), dessen Larven sich von den Blättern ernähren. Die Schmetterlinge sind lebenslang vor Fressfeinden geschützt, da sie Spuren von Acetogeninen in sich tragen. Pawpaw-Rinde enthält weitere Acetogenine wie Asimin, Asiminacin und Asiminecin. Die höchsten Wirkstoffkonzentrationen finden sich in den Samen.

Laborstudien ergaben, dass mehr als 30 bekannte Acetogenine selektiv zytotoxisch für eine oder wenige Krebszelllinien sein können. Squamotacin hat sich beispielsweise als wirksam gegen Prostatakrebszellen erwiesen. 9-Ketoacetogenine wirken selektiv auf Pankreaskrebszellen. Für die klinische Praxis spricht daher vieles dafür, Extrakte der ganzen Pflanze zu verwenden, um vom gesamten Wirkspektrum zu profitieren.

Unerwünschte Wirkungen

Die Papaw-Frucht ist essbar. Bei manchen Menschen können jedoch Magenbeschwerden auftreten. Nach intravenösen Infusionen von Annonacin im Tierversuch (Ratten) beobachtete man neurotoxische Wirkungen bei Dosierungen von 3,8–7,6 mg/kg pro Tag über 28 Tage. Diese Nebenwirkung bei Tieren lässt sich kaum auf die orale Einnahme von Samenextrakten bei Menschen übertragen.

Neurotoxizität und Parkinson-Symptome – Haltungsschwäche, Frontallappen-Dysfunktion, Gangstörungen, Tau-Protein-Akkumulation im Mittelhirn, L-Dopa-Therapieresistenz – wurden mit dem Verzehr von Annona-Früchten (*Annona muricata*), die Annonaceen-Acetogenine enthalten, in Verbindung gebracht. Bei Früchten und Samen von *Asimina triloba* ist dies bisher nicht der Fall. Ein möglicher Grund dafür könnte der regional und saisonal begrenzte Verzehr von Pawpaw-Früchten sein.

Es gibt Hinweise darauf, dass die Toxizität von Annonaceen ein kumulatives Phänomen ist, verursacht durch jahrelangen täglichen oder fast täglichen Verzehr der Früchte. Forscher vermuten, dass die Neurotoxizität von Annonaceen auf einer Synergie zwischen neurotoxischen Bisbenzylisochinolin-Alkaloiden und artspezifischen Acetogeninen (*Annona muricata*) beruht. Unbekannte genetische Faktoren, die manche Menschen für atypischen Parkinsonismus prädisponieren, könnten beteiligt sein. Neurotoxische Befunde bei der klinischen Anwendung von Pawpaw-Samenextrakt fehlen bisher, können aber nicht völlig ausgeschlossen werden.

Die therapeutische Bewertung könnte sich als schwierig erweisen, wenn Pawpaw gleichzeitig mit Chemotherapien eingesetzt wird, die zu neurologischen Störungen beitragen können.

Klinische Therapie

In einer klinischen Studie (2000) wurde die Wirksamkeit eines standardisierten Pawpaw-Extrakts mit 17 mg Acetogeninen pro Tag bei Patienten mit Brust-,

Pawpaw: Indikationen

Wirkspektrum : antikanzerogen, antimikrobiell, antiviral, bei Malaria und Parasiten

Shampoo zur Behandlung von Kopfläusen, Flöhen und Zecken

Salbe zur Behandlung von Herpes (HSV-1) der Mundregion und anderen viralen Hautinfektionen

Salbe oder Lotion gegen Krätze (Scabies) oder Filzläuse (*Pthirus pubis*).

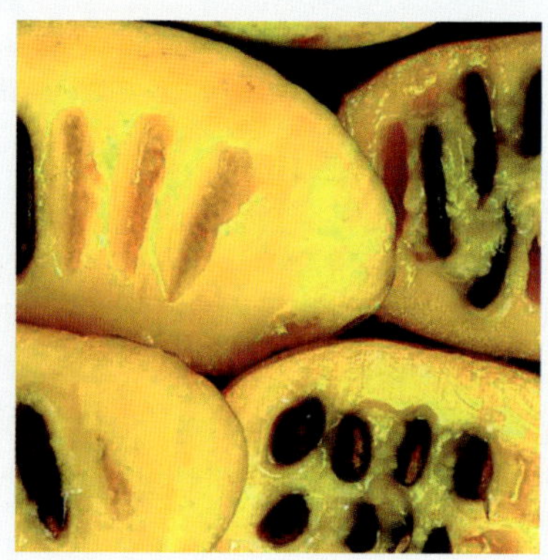

Fruchtfleisch und Samen von Pawpaw

Lungen-, Prostata-, Lymphdrüsen- und Darmkrebs untersucht. Es zeigte sich, dass das Produkt sowohl allein als auch adjuvant zu anderen Behandlungen wirksam war, unter anderem in Bezug auf IGF-1 und Insulinpotenzierung. Die Tumormarkerwerte, die Tumorgröße und der Energiehaushalt verbesserten sich, das Körpergewicht stabilisierte sich und die Metastasierung wurde gehemmt, was zu einem verlängerten Überleben beitrug. Auffällige Befunde bei Leber-, Nieren-, Elektrolyt-, Blutzucker- oder Knochenmarkparametern wurden nicht beobachtet.

Dosierung

Die Analyse von jungen Pawpaw-Zweigen ergab eine bis zu 1000-fache Schwankungsbreite des Acetogeningehaltes. Dies weist darauf hin, dass Material von möglichst vielen Einzelpflanzen gesammelt werden sollte, um einen homogenen Acetogeningehalt zu erhalten.

Weder die Früchte noch die Samen der Pflanze sind als Tinkturzubereitung im Handel erhältlich. Zur Extraktion der Acetogenine wäre wahrscheinlich eine moderate Menge Alkohol erforderlich. Da das Kraut präzise dosiert werden muss, empfiehlt sich die Verwendung eines laboranalytisch auf den Acetogeningehalt standardisierten Extraktes.

Frucht : Das getrocknete Fruchtfleisch liefert etwa 300 µg Acetogenin pro Gramm Trockengewicht. Eine typische Dosis zur Behandlung von Krebs beträgt 8–10 mg Acetogenine zweimal täglich. Dies entspricht etwa 30 g getrockneten Früchten zweimal täglich. Diese Dosis wird generell als sicher eingestuft. Abnorme Laborwerte oder Funktionsstörungen waren bei dieser Dosierung bislang nicht zu beobachten.

Samen : Ein pulverisiertes Samenprodukt würde wesentlich niedriger dosiert, da die Acetogenine in den Samen in höherer Konzentration vorliegen als in den Früchten. Solche Produkte werden in der Forschung verwendet, aber in der Regel nicht für die klinische Praxis empfohlen.

Camptotheca acuminata

Der aus Südchina stammende, sommergrüne Krebsbaum wird 20 bis 40 m hoch und hat eine 6 m breite Krone. Der Gattungsname bedeutet „gekrümmte Scheide“ und bezieht sich auf die kleinen Fruchtschoten, die eine runde Traube bilden. Rinde und Blätter des Krebsbaums werden in der TCM seit langem bei Leber- und Magenbeschwerden, Erkältungen und zur Behandlung von Leukämie-Symptomen eingesetzt. Die indigenen Dong in Südchina stellten eine Paste aus frischen Blättern oder Früchten oder ein Pulver aus getrocknetem Pflanzenmaterial her. Ein topisches Mittel, das bei Furunkeln, oberflächlichen Hautinfektionen und möglicherweise auch bei Hautkrebs eingesetzt wurde. Patienten mit Psoriasis profitieren von der antiproliferativen Wirkung von Camptotheca.

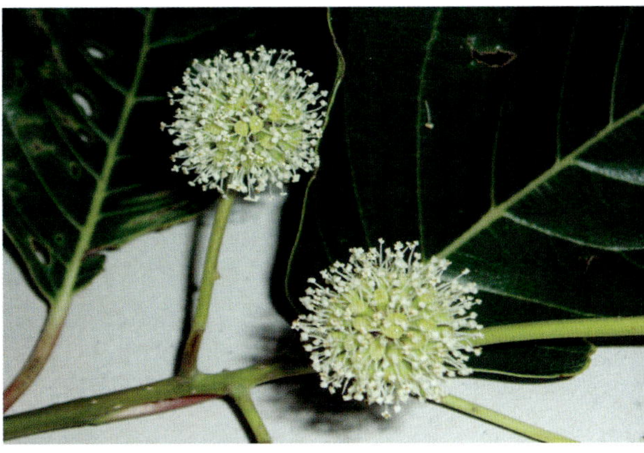

Camptotheca acuminata
Pflanzenfamilie : *Nyssaceae*
Trivialnamen: Chinesischer Glücksbaum/ Krebsbaum, Xi Shu
Verwendete Teile : Samen, Blätter

Heilmittel und Medizin

Topoisomerase I und II sind intrazelluläre Enzyme, die die Ablesung von DNA-Strängen ermöglichen, um Genkopien zu erstellen. Die Aktivität beider Enzyme ist in Zellen mit hoher Replikationsrate erhöht (z. B. Krebszellen). Beide Enzyme sind nützliche Ziele der Krebstherapie. Für die klinische Therapie zugelassene Topoisomerase-Hemmer sind Irinotecan und Topotecan (Inhibitoren der Topoisomerase I, aus dem Krebsbaum gewonnen) sowie Etoposid und Teniposid (Inhibitoren der Topoisomerase II, gewonnen aus dem amerikanischem Maiapfel, *Podophyllum peltatum*).

Forschungsergebnisse seit den 1950er Jahren haben gezeigt, dass Samen und Blätter des Krebsbaums zahlreiche Chinolinalkaloide enthalten, insbesondere Camptothecin (CPT), das ausgeprägt krebshemmend und antiviral wirkt. Auch die Wirkstoffe Hydroxycamptothecin und Methoxycamptothecin wurden in Samen und Blättern nachgewiesen. CPT wirkt potentiell hochtoxisch, was die Verabreichung als pflanzliches Arzneimittel erschwert. Später wurden diese Alkaloide pharmazeutisch zu den Chemotherapeutika Irinotecan (CPT-11) und Topotecan verarbeitet.

Diese Medikamente sind klinisch wirksam und weniger toxisch als die Ausgangsverbindung, hemmen Topoisomerase I, blockieren den Zellzyklus und induzieren Apoptose über die Aktivierung von Caspase-3 und Caspase-7.

Eine Laborstudie (2014) zeigte, dass ein auf 0,28 mg/ml CPT standardisierter wässriger Extrakt aus dem Krebsbaum eine vergleichbare oder höhere zytotoxische Aktivität aufwies als hochgereinigtes CPT allein. Der wässrige Extrakt erwies sich auch als zytotoxischer Booster von Cisplatin bei humanen Endometriumkarzinom-Zelllinien.

Dies deutet auf eine Synergie pflanzlicher Wirkstoffe hin und spricht für die traditionelle Anwendung von Rohextrakten. Studien zufolge sind die in der Frucht enthaltenen Polysaccharide ebenfalls pharmakologisch aktiv und hemmen die Proliferation humaner Mund-, Pankreas- und Magenkarzinomzellen in vitro. Die Polysaccharide (lange Glucose- und Mannoseketten) wirken stark antioxidativ und zudem in vitro potentiell synergistisch mit Vitamin C (Ascorbinsäure). Die Frucht enthält zudem Triterpene, die die Proliferation humaner Leberkrebszellen durch Induktion von Apoptose hemmen.

CPT ist in jungen Blättern mit einem Anteil von etwa 0,4 % des Trockengewichts enthalten. Der CPT-Gehalt ist in den Samen 1,5-mal und in der Rinde 2,5-mal niedriger. Samen und Rinde sind derzeit die primären CPT-Quellen. Mit zunehmender Reife der Blätter nehmen die Konzentration und die absolute Menge an CPT rasch ab. Die Ernte von Samen und Rinde ist für den Baum schädlicher als die Ernte von Blättern. Daher werden bevorzugt junge Blätter geerntet.

Dosierung

In einem *Technical Bulletin* der USDA (1970) werden 10 Studien mit Fruchtextrakten beschrieben, die an 60 Tieren mit Dosen von 44–800 mg CPT/kg Körpergewicht getestet wurden. Alle Tiere überlebten. Dies deutet auf eine sichere Anwendung der Frucht hin.

Angaben zur Dosierung des Heilkrauts (ganze Blätter, Früchte oder Fruchtextrakte) fehlen in der Fachliteratur. Die Forschung hat sich überwiegend mit isolierten Komponenten und halbsynthetischen Analoga befasst. Dosislimitierende Toxizitäten der Arzneimittel sind Neutropenie, Anämie und Thrombozytopenie sowie Diarrhoe und Übelkeit. Während der Einnahme wird häufig ein Anstieg der Leberenzymwerte beobachtet, der sich in der Regel nach Absetzen der Medikation wieder zurückbildet.

Tinktur : Ein Extrakt (65 % Alkohol und 35 % Wasser) aus Samen, Früchten, Blättern und Wurzelrinde (aus peripheren Wurzeln, um den Baum nicht zu schädigen) sollte alle Alkaloide, Triterpene und Polysaccharide enthalten. 1–2 ml einer Tinktur (1:2) sollten täglich eingenommen werden (was 0,5–1 g getrocknetem Pflanzenmaterial entspricht). Nach 2 Wochen werden die Leberenzyme im Labor untersucht. Sind diese unauffällig, kann die Dosis verdoppelt werden.

Danach sollten die Leberwerte monatlich kontrolliert werden. Bleiben die Werte stabil und ist der Krebs aktiv, kann eine weitere Verdoppelung der Dosis erwogen werden.

Nachhaltiger Anbau

Der Rohstoff für die Chemotherapeutika Irinotecan (CPT-11) und Topotecan wird nach wie vor ausschließlich aus *Camptotheca-acuminata*-Bäumen gewonnen. Die Abholzung von *C. acuminata* zugunsten der pharmazeutischen Produktion hat den Bestand der in China endemischen Bäume dezimiert.

Die Baumart wird derzeit von der chinesischen Regierung als gefährdet eingestuft. Der Export ist stark limitiert. Schätzungen zufolge gibt es in China weniger als 4.000 Krebsbäume in freier Wildbahn.

Es dauert Jahre, bis ein Baum groß genug ist, um Samen oder Rinde zu ernten. Andererseits schadet die Entnahme zu vieler junger Blätter langfristig dem Erhalt des Baumbestandes.

Es gibt Bestrebungen, mehr Bäume für medizinische Zwecke zu kultivieren. Dies wird zur Aufrechterhaltung der Versorgung beitragen.

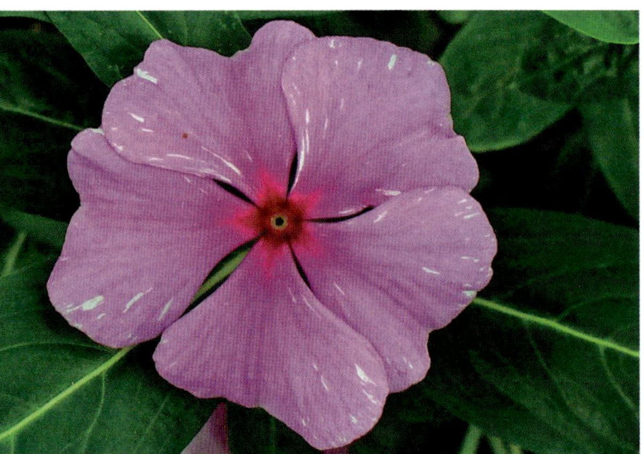

Catharanthus roseus
Pflanzenfamilie : *Apocynaceae*
Trivialnamen : Rosafarbene Catharanthe, Madagaskar-Immergrün
Verwendete Teile : getrocknete Wurzel, Blätter, Blüten, Stängel

Catharanthus roseus

Der kleine immergrüne Strauch ist auf Madagaskar heimisch. Erste Hinweise auf eine medizinische Verwendung stammen aus dem frühen Mesopotamien vor über 4000 Jahren. Heute ist die Catharanthe in vielen Ländern als Kulturpflanze eingebürgert.

Darüber hinaus sind zahlreiche Anwendungen in der Volksmedizin bekannt. In Indien werden Bienen- und Wespenstiche mit frischem Pflanzensaft behandelt. Auf den Philippinen wird ein Sud aus den Blättern bei Diabetes, Bauchkrämpfen und Menorrhagie eingesetzt. In Teilen Asiens werden die Wurzel gegen Ruhr und die Blätter und Wurzel gegen Krebs verwendet. In Madagaskar und der Karibik nutzt man die Blätter als Brechmittel und die Wurzel als Abführ- und Wurmmittel, die Blüten als Augenspülung und die Blätter bei Asthma und Tuberkulose. Das Heilkraut wirkt blutstillend bei starker Menstruation und wird auch bei Muskelschmerzen und Rheuma eingesetzt.

Heilmittel und Medizin

Die Heilpflanze enthält mehr als 400 bekannte Alkaloide. Zwei davon gehören zur Gruppe der Terpenoid-Indol-Alkaloide und wurden zu bekannten Krebsmedikamenten weiterentwickelt: Vinblastin und Vincristin.

Sie haben sich als sehr wirksam bei Morbus Hodgkin, Non-Hodgkin-Lymphom, Hodenkrebs, Brustkrebs und Chorionkarzinom erwiesen. Bei Hodenkrebs erzielen sie Heilungsraten von über 90 %. Beim Morbus Hodgkin werden 5-Jahres-Überlebensraten von bis zu 98 % erreicht. Der halbsynthetische Wirkstoff Vinorelbin wird aus verschiedenen Catharanthus-Alkaloiden gewonnen und zur Behandlung von nicht-kleinzelligem Lungenkrebs eingesetzt.

Die wichtigsten Nebenwirkungen sind Haarausfall, periphere Neuropathie, Verstopfung und Hyponatriämie. Andere Alkaloide der Pflanze wirken blutdrucksenkend, verbessern die Insulinproduktion und normalisieren den Blutzuckerspiegel. Ajmalicin, ein in den Wurzeln enthaltenes Alkaloid, fördert die Hirndurchblutung. Das Alkaloid Vinpocetin optimiert die Sauerstoff- und Glucoseverwertung im Gehirn, was sich positiv auf Kognition und Gedächtnis auswirkt. Die krebshemmenden Alkaloide sind in der Regel in den Blättern enthalten, blutdrucksenkende Alkaloide in den Wurzeln und antidiabetische Flavonoide in den Blättern und Blüten. Die Wurzel des Immergrüns enthält außerdem flüchtige und phenolische Antioxidantien.

Die krebshemmende Wirkung von Vinblastin und Vincristin beruht auf der Bindung der Alkaloide an das Tubulin der mitotischen Spindel, wodurch die Zellreplikation gestoppt und Apoptose induziert wird.

Ob dieser Mechanismus auch bei der Einnahme von Tinkturen aus dem ganzen Kraut wirksam ist, ist nicht bekannt. Man hat aber beobachtet, dass Immergrün-Tee zum Rückgang der weißen Blutkörperchen führt. Daher ist eine therapeutische Wirkung zu erwarten und eine gewisse Vorsicht bei der Anwendung geboten.

Die antibakterielle und wundheilende Wirkung der Blätter und Blüten kann auch in der Krebstherapie von Nutzen sein.

Dosierung

Pflanzensaft. Traditionelles Heilmittel ist der Pflanzensaft aus frisch gepressten Blättern und Stängeln. Die empfohlene Tagesdosis beträgt 10–20 ml pro Tag.

Tinktur. Eine Tinktur aus *Catharanthus roseus*, die als Einzeldosis verabreicht wurde (entsprechend 2000 mg Alkaloiden), war für Ratten 14 Tage nach der Anwendung nicht tödlich. Tagesdosen von 300–2000 mg Alkaloiden können einen vorübergehenden Anstieg der Leberenzyme (AST, ALT, LDH), der Kreatininphosphokinase sowie von Harnstoff und Kreatinin verursachen.

Die LD50 (tödliche Dosis bei 50 % der Versuchstiere/Mäuse) für Vinblastin beträgt 17 mg/kg nach intravenöser Injektion und für Vincristin 5,2 mg/kg nach intraperitonealer Injektion. Obwohl diese Ergebnisse nicht ohne weiteres auf die klinische Phytotherapie übertragbar sind, kann dennoch von einer sehr hohen Anwendungssicherheit der Ganzpflanzenextrakte ausgegangen werden.

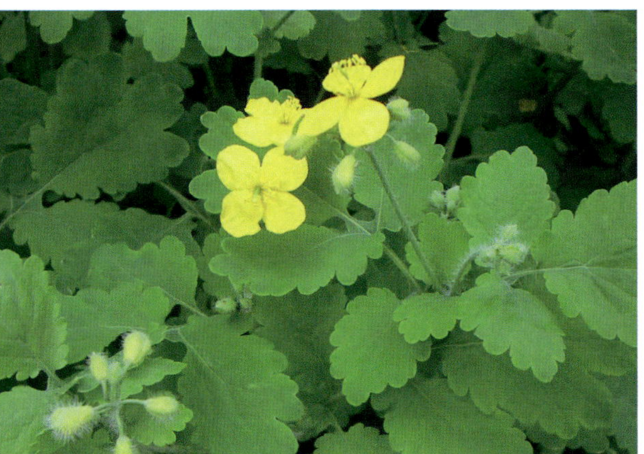

Chelidonium majus
Pflanzenfamilie : *Papaveraceae*
Trivialnamen : Schöllkraut
Verwendete Teile : Wurzeln (krebshemmend, antimykotisch, antibakteriell), Blätter (antiviral, Leber und Gallenblase). Die meisten Kräuterkundigen/Heilpraktiker verwenden die ganze Pflanze.

Chelidonium majus

Das in allen gemäßigten Klimazonen Eurasiens und im Mittelmeerraum weit verbreitete krautige Gewächs wurde von Auswanderern als Heilmittel mit nach Nordamerika gebracht. Sowohl die oberirdischen Teile als auch die Wurzel werden medizinisch verwendet. An den Bruchstellen der Blätter und Stängel tritt ein leuchtend orangefarbener Milchsaft aus, der leicht ätzend wirkt und antivirale und antimitotische Eigenschaften besitzt. Traditionell wird er äußerlich zur Behandlung von Warzen und kleinen Hautwucherungen verwendet.

Innerlich wird Schöllkraut als Reizmittel mit wärmenden und austrocknenden (beißenden) Eigenschaften sowie als Entgiftungskraut, Diuretikum, Diaphoretikum, Abführmittel und Wundheilmittel eingesetzt. Medizinhistorisch wurde das Kraut vor allem bei Hautblässe, Leberstauung, Gelbsucht, pochenden Schmerzen im rechten Oberbauch und „galliger" Dyspepsie mit Kopfschmerzen (Übelkeit, Schwindel) verordnet, auch bei Migräne, supraorbitaler Neuralgie, Magen-Darm-Beschwerden durch Leberstauung, bei Hämorrhoiden und „Milzstauung".

Heilmittel und Medizin

Wie andere Spezies der Mohnfamilie enthält Schöllkraut zahlreiche Isochinolinalkaloide, beispielsweise Coptisin (Hauptalkaloid), Chelidoxanthin, Chelidonin und Berberin. Die moderne Analytik hat nachgewiesen, dass die Alkaloide die kanzerogenen, mitotischen Cycline A und B sowie die Cyclin-abhängigen Kinasen CDK1 und CDK2 hemmen, die normalerweise den Zellzyklus (Replikation) fördern. Die Alkaloide regulieren zudem das krebshemmende CDK-Inhibitorprotein p27 auf, das Apoptose induziert. Rohextrakte aus Schöllkraut und daraus gewonnene gereinigte Derivate haben sich sowohl in vitro als auch in vivo als antiviral, entzündungshemmend, tumorhemmend und antimikrobiell wirksam erwiesen. Diese Ergebnisse bestätigen die traditionelle Verwendung als Heilmittel, Blutreinigungs- und Krebsmittel.

Das Kraut gilt als gewebespezifisch für Organe, die von den Nerven des

Sonnengeflechts (*Plexus solaris*) und von der Leber- und Milzarterie versorgt werden. In der Krebstherapie verwende ich Schöllkraut bei allen subdiaphragmalen Organen (Magen, Bauchspeicheldrüse, Gallenblase, Leber, Nieren und Milz) und betrachte es als antimitotisches und zytotoxisches Heilkraut, das auch blutreinigend wirkt und die Entgiftung über Leber und Galle unterstützt.

Die Alkaloide der Wurzel wirken antibiotisch bei Infektionen mit *Staphylococcus aureus*, *Klebsiella pneumoniae*, *Mycobacterium smegmatis* und *Candida albicans* sowie antiviral gegen das Masern- und Herpesviren, bei viraler Enzephalomyokarditis und Influenza. Chelerythrin und Sanguinarin bekämpfen grampositive Bakterien, hemmen Entzündungen bei Schleimhautinfektionen und wirken antimykotisch gegen *Trichophyton mentagrophyte*, *T. rubrum*, *Microsporum canis*, *Epidermophyton floccosum* und *Aspergillus fumigatus*. Die Alkaloide sind generell gering toxisch. Die oberirdischen Pflanzenteile hemmen das Leberenzym ALT (Alaninaminotransferase) und schützen die Leber vor Toxinbelastung.

Schöllkraut-Medikamente

Aus den Alkaloiden der Wurzel von *Chelidonium majus* wurde ein injizierbares Arzneimittel („spezieller flüssiger Schöllkrautwurzelextrakt") hergestellt: das Thiophosphat-Derivat *Ukrain* (NSC-631570). Es soll die Lebensqualität und das Überleben von Patienten mit Bauchspeicheldrüsenkrebs verbessern. Bei Verabreichung in Mikrodosen wurden antikanzerogene und antigentoxische Wirkungen bei Leberkrebs beobachtet.

Das Medikament wurde vor mehr als 20 Jahren entwickelt und bei Patienten mit verschiedenen Krebsarten getestet. Laborstudien zufolge werden Krebszellen abgetötet, während gesunde Zellen unbehelligt bleiben. Ukrain wurde kontrovers diskutiert, gelobt und geschmäht. Derzeit wird es am Memorial Sloan Kettering Cancer Center in den USA erforscht.

Die Wirkung beruht auf der Induktion zellulärer Oxidationsschäden und der Hemmung der DNA-, RNA- und Proteinsynthese sowie der Tubulinpolymerisation. Die Zellteilung wird dadurch gestört, dass die Spindeln des Zytoskeletts nicht richtig aufgebaut und die Chromosomen nicht richtig angeordnet werden können. Dies führt zu einer Blockierung des Zellzyklus in der G2/M-Phase. Außerdem ist die Gesamtzahl der T-Zellen und T-Helfer-Lymphozyten erhöht. Die Zahl der T-Suppressorzellen nimmt ab, Milzlymphozyten werden aktiviert. Bei Brustkrebs- und Melanomzellen wurde ein synergistischer Effekt beobachtet, wenn Ukrain zusammen mit dem Chemotherapeutikum Bortezomib (Velcade) eingesetzt wurde.

Klinische Studien weisen darauf hin, dass Ukrain in der Palliativmedizin nützlich sein kann und bei Patienten mit Bauchspeicheldrüsenkrebs das Überleben verlängert, wenn es zusammen mit dem Chemotherapeutikum Gemcitabin verabreicht wird.

Tierstudien haben gezeigt, dass Ukrain proentzündliche Funktionen hypoxischer Makrophagen regeneriert. Ukrain erwies sich gegenüber Tumorzellen als selektiv zytotoxisch und zytostatisch wirksam und fungierte zugleich als Immunmodulator. Auch bei Langzeitanwendung beobachtete man eine gute Verträglichkeit ohne Nebenwirkungen.

Ukrain ist in den USA nicht zugelassen und nicht rezeptierbar. Auch in Deutschland ist der Vertrieb und die Anwendung (laut BfArM) untersagt. Die Zukunft von Ukrain ist ungewiss.

Klinische Indikationen

Schöllkrautwurzel vermittelt mit einer gewissen Gewebsspezifität krebshemmende Wirkungen in der Leber, Gallenblase und Bauchspeicheldrüse. Indikationen sind Leber- und Gallenwegserkrankungen: nichtalkoholische Fettleberhepatitis (NASH), Leberzysten, nichtalkoholische Steatopankreatitis (NASP), Gallensteine, Gallenblasenentzündung (Cholezystitis), Gallengangsdyskinesie (Krämpfe/Verengung). Schöllkraut ist auch hilfreich bei Leber-, Gallenblasen- und Bauchspeicheldrüsenkrebs, anderen subdiaphragmatischen und abdominalen Krebsarten sowie bei Hautkrebs.

Oberirdische Teile von Schöllkraut (Blattspitzen und Blätter) vermitteln antimikrobielle und antimykotische Wirkungen, mit einer gewissen Spezifität für die Mundschleimhaut und die Schleimhäute generell. Das Kraut wirkt stark antimitotisch und antiviral, was zur äußerlichen Behandlung von Warzen und Hautkrebs im Frühstadium hilfreich ist. Es wird auch als Gurgelmittel bei oralen Plattenepithelkarzinomen empfohlen, die häufig viral induziert sind (Herpes, EBV, HPV), sowie als Spülung bei Dysplasie/Krebs des Gebärmutterhalses.

Nebenwirkungen

Dazu zählen Schmerzen an der Injektionsstelle (Ukrain), Übelkeit, Durchfall, Schwindel, Müdigkeit, Schläfrigkeit, Durst, häufiges Wasserlassen und leichtes Fieber. Hämatologische Nebenwirkungen und Tumorblutungen wurden ausschließlich nach Ukrain-Injektionen beobachtet, nicht bei Anwendung des Gesamtpflanzenextraktes.

Toxikologie und Sicherheit

Studien und Fallberichte weisen auf eine mögliche Hepatotoxizität isolierter Schöllkrautalkaloide oder deren Kombinationen hin, obwohl die in vivo-Relevanz der Befunde unklar ist. In tierexperimentellen Studien (Ratten) führten Dosierungen von bis zu 3 g/kg Körpergewicht des ganzen Krautes weder zu Leberschäden noch zu Leberfunktionsstörungen.

In Fallstudien der letzten 30 Jahre wurden Cholestase und leichte bis schwere Leberfunktionsstörungen beschrieben. Spezifische Schöllkrautinhaltsstoffe, die direkt damit in Verbindung stehen, wurden bisher nicht identifiziert. Man vermutet, dass keine intrinsische Toxizität, sondern Arzneimittelinteraktionen die Ursache sind. Eine Metaanalyse zur Hepatotoxizität (2017) zeigte, dass die Ergebnisse aus Tierstudien unklar sind und dass die eigentliche Toxizität (aufgrund der DNA-interkalierenden Eigenschaften von Sanguinarin und Chelerythrin) durch antioxidative Effekte oder die Regulierung von Leberenzymen (MAO und SOD) moduliert und kompensiert wird.

Dies hat für die traditionellen Hauptindikationen von Schöllkraut besondere Bedeutung: Behandlung von Leber- und Gallenwegserkrankungen aufgrund der cholagogen und hepatoprotektiven Eigenschaften des Heilkrauts.

Dosierung

Die typische Dosierung einer Schöllkraut-Tinktur (1:5, 45–65 % Ethylakohol) beträgt 2–4 ml täglich oder bis zu 25 ml pro Woche.

„Spezifische“ Kräutermedizin

Amerikanische Ärzte in der zweiten Hälfte des 19. Jahrhunderts verordneten Heilkräuter nicht nur aufgrund der Chemie und Pharmakologie einer Pflanze, die sie sehen und messen konnten, sondern auch so, dass sie zu den individuellen Bedürfnissen ihrer Patienten passten. Dies wurde als „spezifische Medizin“ bezeichnet.

Eine Art Leitlinie für die klinische Praxis, um die Konstitution des Patienten und die Phänomenologie der Krankheit besser zu verstehen. Im *King's American Dispensatory* (Harvey Wickes Felter und John Uri Lloyd, 1898) findet sich die folgende Beschreibung einer Schöllkrautindikation für die spezifische Symptomatik eines Patienten:

„*Volle, blasse, fahle Zunge und Schleimhäute; die Haut ist blass und fahl, manchmal grünlich; Leberstauung; Blähungen durch geschwollene Gallengänge; träge Lebertätigkeit; Husten mit Leberschmerzen; Völlegefühl mit ziehenden oder pochenden Schmerzen im rechten Hypochondrium und Schmerzen, die sich bis zur rechten Schulter ausbreiten; Melancholie, Kopfschmerzen und Magenbeschwerden durch mangelhafte Lebertätigkeit.*“

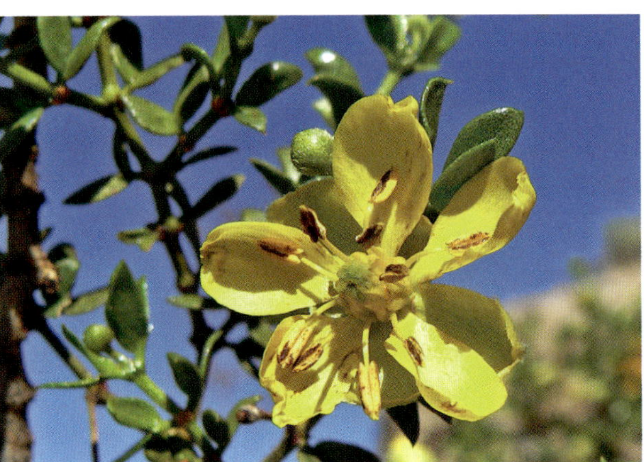

Larrea tridentata
Pflanzenfamilie : *Zygophyllaceae*
Trivialnamen : Kreosotbusch, Chaparral (*Larrea divaricata*), Larrea
Verwendete Teile : Pflanzenteile, Blätter, Zweige

Larrea tridentata

Der kleine Strauch, der in den Ökosystemen der Mojave-, Sonora- und Chihuahua-Wüste beheimatet ist, wird wegen seines charakteristischen Geruchs auch Kreosotbusch genannt. Er hat leuchtend gelbe Blüten. Die ganze Pflanze ist mit klebrigem Harz überzogen, das die Blätter vor der sengenden Wüstensonne schützt.

Die indigene Bevölkerung nutzt die Pflanze seit Urzeiten als Tee und als Waschmittel für die Haut. Sie gilt als hochwirksames blutreinigendes, antivirales, antimykotisches und krebshemmendes Mittel. Die moderne Forschung hat herausgefunden, dass Kreosotbusch zur Behandlung von HIV (humanes Immundefizienzvirus), HPV (humanes Papillomavirus) oder Genitalwarzen, von Krebs und neurodegenerativen Erkrankungen sowie zur Verzögerung der Zellalterung von Nutzen ist.

Die Pflanzen unterscheiden sich je nach Habitat deutlich, was sich auf die medizinischen Eigenschaften auswirken kann. Pflanzen, die in der Chihuahua-Wüste gedeihen, haben gepaarte Chromosomen (Diploidie). Im milden feuchteren Klima der Sonora-Wüste hat jede Pflanzenzelle vier Chromosomensätze (Tetraploidie). Kreosotbüsche der heißeren, trockenen Mojave-Wüste sind sogar mit sechs Chromosomensätzen ausgestattet (Hexaploidie).

Es ist bekannt, dass Polyploidie bei einigen Pflanzen zu stark veränderten Wirkeigenschaften führt. Beispielsweise ist der diploide Typ von *Acorus calamus* unbedenklich, aber der polyploide Typ produziert kritische Mengen an neurotoxischem Asaron. Die genaue Korrelation der Polyploidie in Kreosotbüschen mit der Menge und dem Spektrum der Sekundärmetaboliten wird derzeit untersucht. Möglicherweise sind Pflanzen bestimmter Regionen mehr oder weniger nützlich als Pflanzen von anderen Standorten.

Heilmittel und Medizin

Blätter des Kreosotbusches enthalten sechs polyphenolische Lignane. Die Wirkstoffe erwiesen sich bei humanen Brustkrebs- und Melanomzelllinien stark und bei Darmkrebszelllinien schwach wachstumshemmend. Die am besten erforschte medizinische

Komponente der Larrea-Spezies ist das zyklische Lignanmolekül NDGA (Nordihydroguaiaretinsäure und Derivate), ein starkes phenolisches Antioxidans. NDGA hemmt direkt die Funktion von zwei PTK-Rezeptoren (Protein-Tyrosinkinase) der Zellmembran, die bei Krebs häufig aufreguliert sind: den IGF-1-Rezeptor (insulinähnlicher Wachstumsfaktor 1) und den HER2/neu-Rezeptor.

Die Blätter enthalten reichlich Harz, das zu fast 50 % aus NDGA besteht. Außerdem bringen sie mindestens 19 Flavonoide und zahllose ätherische Öle mit (etwa 300 flüchtige Verbindungen). In-vitro-Studien ergaben, dass NDGA die Zellreplikation in der S-Phase stoppt und Apoptose induziert. NDGA hemmt auch die Glykolyse und die Elektronentransferkette. Weitere 18 bekannte Flavone und Flavolglykoside tragen zur antioxidativen Wirkung bei.

Methylierte NDGA-Derivate hemmen den Transkriptionsfaktor Sp1, der die Überexpression des effluxkritischen P-Glykoproteins verhindert, und können Multidrug-Resistenz in Krebszellen aufheben.

Anwendungssicherheit

Kreosot wurde in den 1950er Jahren in großem Umfang zur Konservierung von Lebensmitteln und Naturfasern verwendet. Nach Berichten über Nieren- und Hepatotoxizität bei chronischer Exposition gegenüber NDGA Anfang der 1960er Jahre wurde die Verwendung als Lebensmittel verboten. Zuvor hatte es keine relevanten Fälle hepatotoxischer Wirkungen bei der Verwendung des ganzen Krautes gegeben.

In den 1990er Jahren berichtete die US-Gesundheitsbehörde FDA über mehrere Fälle von Hepatitis, die auf Kreosotbusch zurückgeführt wurden, wobei die Beschwerden innerhalb von 1 bis 12 Monaten nach Beginn der Anwendung auftraten und sich innerhalb von Wochen bis Monaten nach Absetzen des Produkts zurückbildeten. Später wurde über mehrere Fälle leicht erhöhter Leberenzymwerte im Serum, zwei Fälle von fulminanter Hepatitis mit anschließender Lebertransplantation und vier Fälle von Leberzirrhose berichtet.

In allen Fällen war eine Beteiligung von *Larrea tridentata* nachweisbar. Biochemische oder mikrobielle Kontamination war ausgeschlossen worden. Die Korrelation der Einnahme von Larrea und dem Auftreten von Lebererkrankungen deutete auf einen ursächlichen Zusammenhang hin: ein einheitliches Muster der Leberschädigung und die Beobachtung, dass die erneute Einnahme von Larrea oder erhöhte Dosierungen zum Rückfall oder einer Verschlimmerung der klinischen Symptomatik führten.

Man kam zu dem Schluss, dass die Dysregulation der Cyclooxygenase- und Lipoxygenasewege durch NDGA eine lokale Entzündungsreaktion auslöst und die wahrscheinliche Ursache der Leberschädigung war.

Die *American Herbal Products Association* veröffentlichte 1995 eine Erklärung, die 2004 aktualisiert wurde: „In seltenen Fällen waren schwere

Lebererkrankungen mit der Einnahme von Kreosotbusch assoziiert. Suchen Sie vor der Einnahme einen Arzt auf und informieren Sie ihn, wenn Sie eine Lebererkrankung hatten oder haben könnten, häufig alkoholische Getränke trinken oder Medikamente einnehmen. Setzen Sie die Anwendung ab und suchen Sie einen Arzt auf, wenn Erbrechen, Fieber, Müdigkeit, Bauchschmerzen, Appetitlosigkeit oder Gelbsucht (dunkler Urin, blasser Stuhl, Gelbfärbung der Augen) auftreten."

Die kanadische Gesundheitsbehörde *Health Canada* gab 2005 eine ähnliche Erklärung ab, in der es hieß: „Verbraucher sollten die Einnahme von Produkten, die Kreosotbusch enthalten, einstellen und einen Arzt aufsuchen, wenn Symptome wie Übelkeit oder Erbrechen, Bauchkrämpfe, Fieber, Müdigkeit oder Gelbsucht (z. B. dunkler Urin, Gelbfärbung der Augen) auftreten."

Seit Ende der 1980er Jahre sind keine neuen Fälle von NDGA-Toxizität mehr bekannt geworden. Dies könnte bedeuten, dass die Warnhinweise wirksam waren, um chronischen oder hochdosiert en Anwendungen vorzubeugen, und/oder dass es in den Jahren davor Verunreinigungen in Produkten gegeben hatte, die heute nicht mehr vorhanden ist. Bei Kreosotprodukten zur topischen Anwendung wie Salben, Cremes und Lotionen wurden bisher keine derartigen Nebenwirkungen festgestellt. *Health Canada* hat bisher nur einen Fallbericht über akute Hepatitis im Zusammenhang mit der Anwendung von Kreosotbusch erhalten. Methylierung macht NDGA ungiftig. Derzeit versucht man, antivirale und krebshemmende Medikamente mit methyliertem NDGA herzustellen.

Dosierung

Tinktur: 1–2 ml pro Tag einer 1:5-Tinktur (60 % Ethylalkohol). Die Patienten sollten die Tinktur abwechselnd 2 Monate einnehmen und 1 Monat aussetzen. Die Leberenzyme sollten regelmäßig kontrolliert werden.

Topische Anwendung : Die topische Anwendung von Larrea ist uneingeschränkt empfehlenswert. Lotionen/Cremes, Bäder oder Umschläge und Spülungen. Vorsicht bei der Anwendung von hochprozentigem Alkohol auf entzündetem oder abgeschürftem Gewebe, da er brennen und reizen kann. Zur Behandlung von Hautproblemen die Tinktur mit Wasser verdünnen.

Praxistipps

Bereiten Sie eine Abkochung aus 20 g Kraut in 400 ml Wasser zu.

Der Kräuterextrakt ist bei örtlicher Anwendung sicher und kann mit Vorsicht auch innerlich verabreicht werden.

Indikationen : Vor allem bei Krebserkrankungen mit viraler Komponente, z. B. als Gurgelmittel bei Plattenepithelkarzinomen der Mundhöhle oder als Mundspülung bei Zervixdysplasie mit positivem HPV-Test.

Wirkprofil
- antioxidativ
- entzündungshemmend
- antiallergisch
- hypolipidämisch
- antimykotisch
- antiviral
- leberstimulierend
- krebshemmend

NDGA-Pharmakologie
- Entzündung. COX-Hemmung : Abregulierung von Prostaglandinen (PGE2) und Thromboxanen; LOX-Hemmung : Abregulierung von Leukotrienen
- Asthma : Verminderung von Histamin und allergischen Spätreaktionen in der Lunge; Verminderung von Bronchialspasmen
- Krebs : Hemmung des Zellwachstums; gezielte Zytotoxizität durch Transkriptionshemmung bestimmter Gene, wodurch der Zellzyklus unterbrochen und Apoptose induziert wird.

Flavonoide
- Hemmung der aeroben Glykolyse in Bakterien und Krebszellen durch Hemmung der mitochondrialen NADH-Oxidasen, der Succinoxidase und der Folatdehydrogenase
- Hemmung der Lipidperoxidation und Schutz der Leber vor ranzigen Fetten

Ätherisches Öl
- antibakteriell
- antiviral
- antimykotisch

Polysaccharide
- immunmodulierend

Phytosterine
- entzündungshemmend
- entgiftend

Indikationen
- Hypercholesterinämie (Senkung von LDL-Cholesterin und Triglyceriden, Hemmung der Peroxidation)
- Blutvergiftung
- Chronische und subklinische Infektionen
- Toxinbelastung
- Candidainfektionen oder chronische Schimmelpilzbelastungen
- Krebs (insbesondere Haut- und Brustkrebs)
- Chemotherapie (Erhöhung der Empfindlichkeit der Krebszellen gegenüber Trastuzumab/Herceptin)

Kontraindikationen
- Nicht anwenden bei Patienten mit bekannter Leber- oder Niereninsuffizienz.

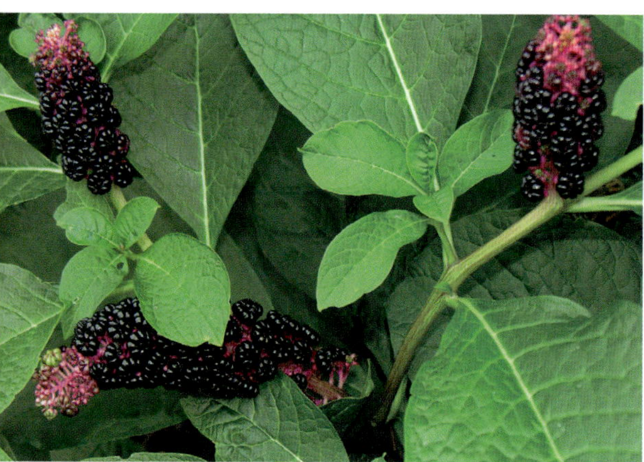

Phytolacca acinosa
Pflanzenfamilie : *Phytolaccaceae*
Trivialnamen : Kermesbeere, Amerikanische Kermesbeere (*Phytolacca americana*), *Pokeroot*
Verwendete Teile : Wurzel

Phytolacca acinosa

Die Kermesbeere ist mit Vorsicht zu genießen, da das Kraut schon in geringen Mengen giftig sein kann. Im Süden der USA, wo Phytolacca wild wächst, kommt es alljährlich nach dem traditionellen Verzehr von Frühlingsgemüse zu Erkrankungen. Selbst nach zwei- oder dreimaligem Einweichen und wiederholtem Kochen können schwere Verdauungsprobleme auftreten. Vor allem hohe Dosen bergen Risiken: Erregung, Krämpfe, Erschöpfung. Besonders bedenklich ist, dass es Stunden dauern kann, bis die Wirkung einsetzt – während weiter dosiert wird! Für Phytolacca gilt: niedrig und langsam dosieren.

Die Wurzel enthält Triterpensaponine (Phytolaccoside), ein Alkaloid (Phytolaccin), ein Harz, das Phytolaccinsäure enthält und das PWM-Lektin (Pokeweed Mitogen). Traditionell wird das Kraut als Alterativum, Antiphlogistikum, zur Aktivierung des Lymphsystems, bei Lymphadenopathie (Lymphknotenschwellung) und bei chronischen Viruserkrankungen eingesetzt.

Heilmittel und Medizin

Phytolacca zeigt einen gewissen Tropismus für die Haut und für Schleimhaut-/Drüsenepithelien, insbesondere der oberen Atemwege (Rachen, Ohren, Nasennebenhöhlen) und der Fortpflanzungsorgane und -drüsen. Das Heilkraut lindert Beschwerden bei Stauungen und Ödemen und verbessert den freien Fluss der Lymphe. Wurzelzubereitungen (gepresster Saft oder ein starker Sud) können auf der Haut Reizung, Rötung und Erwärmung verursachen, auch Entzündung. Für topische Anwendungen wird die Mischung mit verträglichen Träger- oder Verdünnungsmitteln (Mandelöl, Eibischwurzel u. a.) empfohlen.

PWM ist ein Lektin (Zucker-Protein-Komplex), das das erworbene Immunsystem aktiviert. Der Wirkstoff gilt als polyklonaler T-Zell-Aktivator, weil er unspezifisch mit der T-Zell-Oberfläche reagiert und die gleichen zellulären Signalwege aktiviert wie Antigene. Anders als bei Antigenstimulation, die nur einen kleinen Teil der Zellen erfasst, transformiert PWM einen Großteil der T-Zellen. Darüber hinaus werden auch B-Zellen stimuliert, offenbar T-Zellen-abhängig. PWM aktiviert auch

T- und B-Lymphozyten, bevorzugt aber T-Helferzellen.

Dosierung

Tinktur : 1:10 (65 % Ethylalkohol) 5–15 ml pro Woche. Wird getrocknetes Pflanzenmaterial zur Herstellung der Tinktur verwendet, sollte am oberen Ende des Dosierungsbereichs dosiert werden. Wird frisches Kraut verwendet, am unteren Ende des Dosierungsbereichs dosieren. Beginnen Sie mit einer niedrigen Dosis und steigern Sie diese langsam über 2–3 Wochen, je nach individueller Verträglichkeit. Eine zu hohe Dosierung kann zu unerwünschten Wirkungen führen (Darmprobleme, Unruhe, Müdigkeit).

Mills und Bone empfehlen eine Dosis von bis zu 0,2 g getrockneter Wurzel pro Tag oder 0,15–0,7 ml pro Tag einer 1:5-Tinktur für Erwachsene. Um toxischen Wirkungen vorzubeugen, werden Frischpflanzen-Tinkturen empfohlen.

Topische Therapie : Die wirksamste und sicherste Anwendung von Phytolacca ist die topische Therapie, wenn das Präparat richtig verdünnt wird. Die abschwellende Wirkung ist sehr gut.

Warnhinweis

Kermesbeere wird vom *American Herbal Products Association's Botanical Safety Handbook* in Klasse 3 eingestuft. Dies bedeutet, dass das Heilkraut nur unter Aufsicht eines qualifizierten Arztes verwendet werden sollte.

Phytolacca zubereiten

King's American Dispensatory berichtet, dass … diese Wurzel ihre medizinischen Eigenschaften mit zunehmendem Alter verliert. Deshalb sollte man für die Herstellung flüssiger Zubereitungen möglichst frisches Pflanzenmaterial verwenden." Da man nicht wissen kann, wie alt die Kräuter zum Zeitpunkt der Herstellung der Tinktur oder eines Öls sind, muss man mit minderwertigen Produkten rechnen. Ich stelle meine Phytolacca-Tinkturen gerne selbst her – aber das macht Arbeit.

Die Kermesbeere wächst in meinem Heilkräutergarten jedes Jahr sehr üppig, über 3 m hoch, mit hohlen Stängeln von mehr als 2,5 cm Durchmesser. Phytolacca ist eine wunderschöne Pflanze und eine imposante Zierde meines Gartens, mit hübschen, zarten Blüten und prächtigen violetten Beeren. Ich bin immer etwas besorgt, dass Vögel die Beeren fressen und sich damit nicht nur vergiften, sondern auch mit den Samen eine Phytolacca-Invasion im Wald verursachen. Deshalb schneide ich die Pflanzen im Herbst, wenn die Beeren reif sind, bis auf den Boden zurück und verbrenne das Pflanzenmaterial.

Phytolacca ist eine große Pflanze, die auch eine große Wurzel hat. Es kann ziemlich mühsam sein, sie auszugraben. Wenn Sie die Pflanze aus dem Boden geholt haben, schneiden Sie das Wurzelmaterial von der Wurzelkrone ab – dem Teil, an dem sich Wurzel und Stiel treffen. Die oberirdischen Teile werden bis etwa 15 cm über der Krone abgeschnitten. Dann die gesamte Krone wieder in den Boden stecken, damit sie neu austreiben kann. Die Wurzeln gut waschen und mehrmals das Wasser wechseln. Anschließend die Wurzeln in kleine Stücke schneiden. Am einfachsten geht das mit der Klinge einer Küchenmaschine, alternativ mit einem sehr scharfen Messer, einem Hackmesser oder einer Schere (ermüdet rasch die Hände).

Die Wurzelstücke über Nacht auf einem sauberen Tuch auf einem Backblech ausbreiten, damit sie einen Teil ihrer natürlichen Feuchtigkeit abgeben und weniger schimmeln, wenn sie für einen Ölaufguss verwendet werden.

Phytolacca: Wirkprofil

- Leukozytäre Wirkung (Leukozyteninvasion an den Stellen, an denen das Kraut lokal angewendet wird) bei Kehlkopf-, Rachenmandel-, Mittelohr- und Nasennebenhöhlenentzündungen, Mastitis, Entzündungen oder Geschwüren der Schleimhäute. Phytolacca kann als Gurgel- und Spüllösung im Rachenraum oder als Öl-/Tinkturauszug auf der Haut hilfreich sein.
- Lymphknoten-/Lymphozyten-aktivierend bei Lymphadenopathie und Immunschwäche
- Abschwellend/lymphatisch bei Zysten, Furunkulose, Akne, trockenem Ekzem, Psoriasis
- Entzündungshemmend, insbesondere bei Autoimmunentzündungen (rheumatoide Arthritis, Lupus, Polymyalgia rheumatica)
- Schilddrüsenstimulierend bei Schilddrüsenunterfunktion oder Struma (Kropf)

Phytolacca in Rizinusöl

1. 200 g frische Phytolacca-Wurzel zerkleinern, über Nacht abtropfen und quellen lassen.
2. In ein großes Glasgefäß geben und mit 1 l Rizinusöl bedecken.
3. Das Gefäß mit Stoff oder Papiertuch bedecken und mit einem Gummiband sichern. Keinen Deckel für das Glas verwenden, da die Feuchtigkeit der Pflanze entweichen muss.
4. Bei Zimmertemperatur aufbewahren, 2 Wochen lang täglich umrühren.
5. Die Flüssigkeit abseihen und das Kraut entsorgen.
6. Den Aufguss in eine Flasche abfüllen und für Rizinusölpackungen verwenden (siehe S. 143).

Podophyllum peltatum

Seit mehr als 100 Jahren gilt die Wurzel des schildförmigen Fußblatts als anregendes hochwirksames Entgiftungs- und Blutreinigungsmittel. Sie wird in moderater Dosierung zur Linderung von Beschwerden bei Leberstauung, Dyspepsie und Gallenblasenproblemen eingesetzt, in höherer Dosierung als starkes Cholagogum und nachhaltig wirksames Abführmittel. Podophyllum ist auch ein geschätztes antivirales, zytotoxisches und antikarzinogenes Naturheilmittel

Im Jahre 1869 warnte William Cook, ein berühmter Naturheilkundler, dass die frische Wurzel des Maiapfels in hohen Dosen ein „beißendes und scheußliches" Gift sei, das Übelkeit, schweres Erbrechen, heftiges Brennen in der Speiseröhre und eine abführende Wirkung mit starken, krampfartigen Bauchschmerzen und wässrigem (manchmal blutigem) Stuhl verursache. Er behauptete, dass diese Symptome bis zu 12 Stunden andauern können, gefolgt von Schwellungen, Rötungen, Trockenheit und Empfindlichkeit von Mund und Lippen, Empfindlichkeit und Hitze im gesamten Darm, extremer Niedergeschlagenheit, auch mit Schwellungen im Gesicht und anderen Körperteilen.

All dies kann tagelang anhalten, begleitet von wochenlangen Magenbeschwerden. Er wies auch darauf hin, dass man akute Symptome vermeiden kann, wenn man gealterte Wurzeln verwendet. Cook empfahl, die Wurzel vor der Verwendung zwei Jahre lang zu lagern.

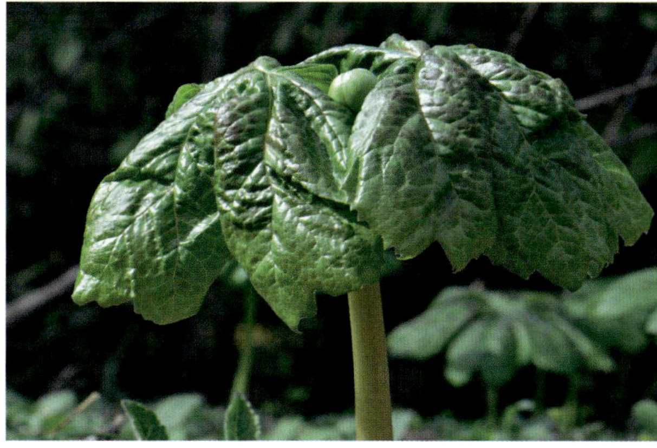

Podophyllum peltatum
Pflanzenfamilie : *Berberidaceae*
Trivialnamen: Schildförmiges Fußblatt, Maiapfel, Entenfuß
Verwendete Teile : Wurzel

Heilmittel und Medizin

Maiapfel enthält harzige Lignankomponenten, die in hochprozentigen Tinkturen extrahiert werden können. Dazu zählen Podophyllotoxine, die funktionell und strukturell Alkaloiden ähneln (mit mehreren Ringen, aber ohne Stickstoff). In-vivo und klinische Studien ergaben, dass diese einzigartigen Pseudoalkaloide hochgradig antikanzerogen wirken. Das Podophyllotoxin Podophyllin ist als Arzneimittel zur topischen Behandlung von Genitalwarzen und Herpes zugelassen.

Zwei halbsynthetische Podophyllotoxin-Derivate, Etoposid und Teniposid, werden zur Behandlung verschiedener Krebsarten eingesetzt. Etoposid beein-

Warnhinweis

Maiapfel wird vom *American Herbal Products Association's Botanical Safety Handbook* in Klasse 2b eingestuft. Das heißt, Phytolacca sollte in der Schwangerschaft vermieden werden.

flusst primär die Phasen G2 und S des Zellzyklus und unterbricht die Replikation durch Hemmung der DNA-Topoisomerase II, wodurch die DNA irreparabel geschädigt wird. Während der Zellteilung ist die Polymerisation von Tubulin, das zur Bildung der Spindel benötigt wird, ein kritisches Ereignis für die Hemmung des Zellzyklus. Etoposid hemmt die Tubulinpolymerisation nicht. Podophyllotoxin ist die Ausgangsverbindung und kommt in der ganzen Wurzel vor. Dieser Wirkstoff blockiert nicht die DNA-Topoisomerase II, ist aber ein starker Inhibitor der Mikrotubulusbildung.

Dies ist ein weiteres gutes Beispiel für die Empfehlung, ganze Kräuter und Kräuterextrakte in Kombination mit bestimmten Medikamenten in der Chemotherapie einzusetzen.

Medizinhistorische Indikationen

Den Heilkundigen des 19. Jahrhunderts zufolge ist Maiapfel bei tiefen, indolenten Geschwüren, vergrößerten Lymphdrüsen, Schmerzen im rechten Oberbauch, bei anhaltender Darmträgheit, Fettverdauungsstörungen und Aufstoßen mit Übelkeit oder Kopfschmerzen angezeigt. Die Podophyllum-Wurzel wurde als „Grindkraut" (Escharoticum) zur Behandlung von Hautgeschwüren in der Veterinär- und Humanmedizin eingesetzt. Die historischen Naturärzte verordneten die Wurzel zusammen mit Kermesbeere und Blutwurz als „Schärfungsmittel" in einer Rezeptur namens *Compound Tar Plaster,* ein Vorläufer der berüchtigten „Schwarzen Salbe" (siehe S. 514).

Dosierung

Die Potenz der Podophyllum-Medizin spiegelt sich in den relativen Dosierungen wider.

Harz : Die Dosis des harzigen Podophyllins wurde traditionell mit 1/2–1 Gran (30–65 mg) angegeben, wenn es als mildes cholagoges Abführmittel verordnet wird; bis zu 2 Gran (130 mg) für eine milde abführende und normalisierende Wirkung. 2–4 Gran (130–250 mg) Podophyllin können stark abführend wirken und Übelkeit und Brechreiz hervorrufen.

Wurzel : William Cook empfahl 1869 5–10 Gran (300–600 mg) der getrockneten Wurzel als starke Einzeldosis. Er schlug eine abführende Dosis von 10–20 Gran (600–1200 mg) vor (mehr als die meisten Menschen benötigen). Er empfahl auch, die nächste Dosis erst nach mehr als 6 Stunden zu verabreichen, wenn die erste Dosis keine Wirkung zeigte. Am besten sei es, 8 bis 10 Stunden abzuwarten.

Das Britische Arzneibuch empfiehlt eine Tagesdosis von 120–600 mg getrockneter Wurzel oder 0,3–0,7 ml eines flüssigen 1:1-Extrakts (aus getrockneter Wurzel).

Meiner Erfahrung nach ist eine noch geringere Dosis oft ausreichend wirksam. Die oben angegebene Dosis entspricht 3–7 ml täglich einer 1:10-Tinktur (die ich bevorzuge). Ich empfehle, eine 1:10 Tinktur (65 % Ethylalkohol) zu verwenden und zweimal täglich 10–20 Tropfen (0,5–1 ml) zu verabreichen.

Podophyllotoxin kann in der Wurzel in Konzentrationen von 0,3–1 % vorliegen. Bei einer Obergrenze von 1 % würde dies bedeuten, dass 10 Tropfen (0,5 ml) einer Tinktur (1:10) 50 mg getrocknetem Kraut und 0,5 mg Podophyllotoxin entsprechen – also im sicheren Anwendungsbereich liegen.

„Der Maiapfel ist ein wirksames, aber langsames und sanftes Abführmittel. Er übt einen starken Einfluss auf das gesamte Drüsensystem aus. Er wirkt als sanftes, stimulierendes Tonikum, verbessert den Appetit und ist besonders wertvoll bei atonischer Dyspepsie, Magen- und Darmkatarrh und allen atonischen Formen von Verdauungsstörungen, wenn der Patient über Schwindel, Appetitlosigkeit und starke Kopfschmerzen klagt (oder wenn) man sich nicht belastbar fühlt, die Bewegungen schwer und träge sind, die Zunge schmutzig und schlaff ist und die oberflächlichen Venen, der Bauch und die Gewebe im Allgemeinen durch Fülle gekennzeichnet sind.

Podophyllum [Maiapfel] *ist besonders angezeigt bei Völlegefühl der Gewebe, insbesondere bei Völlegefühl der oberflächlichen Venen, unterdrücktem, vollem Puls, schmutzig-gelblichem Zungenbelag und Schwindelgefühl. Es ist kontraindiziert bei beklemmenden Merkmalen und Geweben, kontrahierter Haut und Zunge.*

Wegen seiner langsamen und gründlichen, aber anhaltenden Wirkung bei der Regeneration und Aufrechterhaltung der normalen Leber- und Darmsekretion ist Podophyllum eines der besten Mittel zur Überwindung von habitueller Obstipation, insbesondere wenn diese durch eine Pfortaderverstopfung hervorgerufen wird. Die kleine Dosis sollte so lange verabreicht werden, bis die Entleerung regelmäßig und normal ist."

King's American Dispensatory, 1898

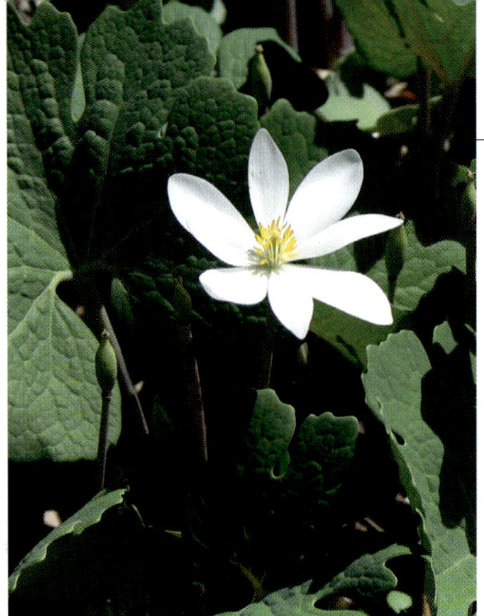

Sanguinaria canadensis
Pflanzenfamilie : *Papaveraceae*
Trivialnamen : Kanadische Blutwurz
Verwendete Teile : Wurzel, Rhizom

Sanguinaria canadensis

Die Kanadische Blutwurz ist eine Waldbodenpflanze, die im Frühjahr in den Appalachen im Osten der USA und in Kanada blüht. Ein ungewöhnliches Gewächs, das nur ein großes gelapptes Blatt mit bis zu 25 cm Durchmesser hat und Blüten treibt, bevor die Blätter erscheinen. Die unterirdischen Teile enthalten einen roten Milchsaft, daher der Name. Die Ureinwohner Nordamerikas nannten das Kraut *puccoon* und nutzten es unter anderem als Schnupftabak bei Erkältungen und verstopften Nasennebenhöhlen, als Tee bei Halsschmerzen, Diphtherie, Bluthusten, Magen-Darm-Blutungen, Verbrennungen und Hautinfektionen sowie als Abtreibungsmittel.

Die frühen Siedler lernten dieses Kraut von den indigenen Völkern kennen und empfahlen es schließlich als Broncholytikum und Expektorans bei Asthma, Krupp und Keuchhusten sowie als Antibiotikum bei Lungenentzündung und Tuberkulose, Magen-Darm-Infektionen oder Blutungen, bei Gelbsucht und chronischen Lebererkrankungen, als Emmenagogum und zur Behandlung von Rheuma, was auf entzündungshemmende Eigenschaften hindeutet. Die Dosierung betrug 10–20 Gran (etwa 0,75–1,25 g) pro Tag.

Heute verabreichen Phytotherapeuten die Blutwurz als antimikrobielles, schleimlösendes, auswurfförderndes und krebshemmendes Kraut. Sie wird bei atonischer Dyspepsie, Lungenstauung, Reizhusten, Bronchitis und Asthma, Sinusitis und Nasenpolypen sowie bei geröteten, geschwollenen, eitrigen oder juckenden Schleimhäuten empfohlen. Blutwurz wird auch als Mundspülung bei Mund- und Zahnfleischentzündungen sowie topisch bei aktinischer Keratose und Basaliomen eingesetzt.

Der rote Milchsaft der unterirdischen Pflanzenteile enthält mehrere langkettige Alkohole (C26–C34), Phytosterine und Triterpene. Es sind aber vor allem die zahlreichen Alkaloide, die die Blutwurz zu einem attraktiven Heilmittel machen. Blutwurz enthält acht Isochinolinalkaloide in bioaktiven Konzentrationen. Sanguinarin und Chelerythrin, das auch im Schöllkraut vorkommt, sind die am besten untersuchten Alkaloide, die unter anderem antimikrobielle und entzündungshemmende Wirkungen vermitteln.

„Grindkräuter“

Im 19. Jahrhundert, als es noch keine wirksame Anästhesie oder Antisepsis in der Chirurgie gab, erschien es sicherer und besser, Tumoren auf der Haut mit ätzenden Salben „wegzubrennen“, als sie mit dem Skalpell zu entfernen. Solche Ätzmittel wurden Escharotica genannt. Die Begriffe Schorf/Grind bezeichnen abgestorbenes Gewebe, das sich nach Verbrennungen, Insekten- oder Spinnenbissen, Pilzinfektionen oder bei Wundbrand bildet. Geweberegeneration und Granulation erfolgen von unten nach oben. Der Schorf fungiert als Schutzschicht, die sich während der Wundheilung allmählich lockert und schließlich abfällt.

Die „Schwarze Salbe“ enthält Kanadische Blutwurz und galt damals als hochwirksames populäres „Grindkraut“ (Escharoticum). Noch heute fragen Patienten nach der Schwarzen Salbe! Zum Glück kann ich sie schnell davon überzeugen, dass die moderne Chirurgie sicherer und die Anästhesie wirksamer ist. Es ist klinisch nicht mehr vertretbar, Eschcarotica bei Krebs einzusetzen.

Dennoch kommen auch in der modernen Medizin immer noch Escharotica zum Einsatz. Beispielsweise ist Salicylsäure ein keratolytisches Mittel zur Behandlung von Genital- und gewöhnlichen Warzen sowie von Hautanhängseln. Das Medikament Imiquimod wird bei aktinischer Keratose und Basaliom (Basalzellkarzinom) im Frühstadium eingesetzt. In manchen Fällen spricht jedoch einiges für Blutwurz zur topischen Behandlung von Warzen, aktinischer Keratose und BCC anstelle von Imiquimod.

Imiquimod (5 %)-Creme verursacht starke lokale Entzündungsreaktionen mit Rötung, Juckreiz und Trockenheit und Hautschuppung, gefolgt von Blasen-, Krusten- und Schorfbildung, Hautnekrosen und Geschwüren sowie systemischen Reaktionen wie Fieber, Glieder-, Kopfschmerzen und Unwohlsein. Noch besorgniserregender sind die systemischen Auswirkungen auf das Blut (Hämoglobinmangel und Verminderung der Leukozytenzahl), obwohl es sich um eine topische Anwendung handelt. Solche Nebenwirkungen sind bei Patienten mit normalen Blutwerten unproblematisch. Krebspatienten mit geschwächtem Immunsystem (durch Chemotherapie und Bestrahlung), die bestmöglichen Immunsupport benötigen, sollten Imiquimod nicht einsetzen.

Das Medikament kann auch eine Erhöhung der Leberenzyme verursachen. In seltenen Fällen wurde über eine Verschlechterung von Autoimmunerkrankungen berichtet. Wer immunsuppressive Medikamente einnimmt, verzichtet auf Imiquimod.

In den USA unterziehen sich viele Basaliom-Patienten der Mohs-Chirurgie: vollständige Entfernung des erkrankten Gewebes (Erfolgsquote über 95 %.) Das Verfahren wurde Mitte des 20. Jahrhunderts von Frederick E. Mohs (1910–2002) entwickelt. 24 bis 48 Stunden vor der Operation setzte er häufig eine Paste aus Blutwurz und Zinkchlorid ein, um eine Immunreaktion auszulösen. Diese Paste wurde heute durch Imiquimod ersetzt (mit allen damit verbundenen Risiken).

Keratose und Basaliom

Derzeit verordnen Heilpraktiker Blutwurzextrakt innerlich (Tropfen) und äußerlich (Salbe) – aber kein ätzendes Zinkchlorid (wie in der Schwarzen Salbe). Tatsächlich wird Blutwurz gelegentlich in einer Salbe mit Zinksulfat oder Zinkoxid kombiniert, die beide heilkräftig und auf der Haut antimikrobiell wirksam sind.

Wird Blutwurz bei aktinischer Keratose und Basaliom topisch eingesetzt, kommt es zu Hautreizungen, Blasenbildung und Hauteinrissen, da das Kraut Entzündungs- und Immunreaktionen induziert. Die topische Anwendung von Blutwurz bei aktinischen Keratosen und Basaliomen führt zu Hautreizungen, Blasenbildung und Hautrissen, da die Heilpflanze Entzündungs- und Immunreaktionen hervorruft. Im Vergleich zu Imiquimod-Creme ist Blutwurz-Creme deutlich sicherer in der Anwendung!

Ich habe bei vielen Patienten sowohl Blutwurz als auch Imiquimod angewendet. Ungünstige systemische Auswirkungen waren nicht zu beobachten (z.B. Leukozytenzahl oder Leberenzyme).

Zahnpflege und Mundhygiene

Sanguinarin und Blutwurzextrakt wurden von der US-Gesundheitsbehörde FDA als Inhaltsstoffe von Zahnpasten und Mundspülungen zugelassen, da beide Mittel antibakteriell bzw. bei Zahnbelag wirken. Anlass zur Sorge ist, dass Blutwurz in Zahnpflegeprodukten mit der Entwicklung von Leukoplakie (Vorstufe von Mundkrebs) assoziiert sein könnte. Daher wird empfohlen, solche Produkte nicht länger als einen Monat ununterbrochen anzuwenden.

Die Wirkungen von Blutwurz-Alkaloiden sind gut erforscht. Einige Alkaloide finden sich auch in Schöllkraut, außerdem verwandte Isochinolinalkaloide wie in Mahonia und Berberitze. Die Alkaloide der genannten Kräuter wirken ebenfalls antimikrobiell, aber ohne das Risiko einer Schleimhautreizung wie bei Blutwurz. Ich verordne Blutwurz in geringer Dosierung (5 % der Gesamtmenge) als Mundspülung bei Infektionen und empfehle das Mittel abwechselnd (on/off) über mehrere Monate einzusetzen.

Schwarze Salbe

Kanadische Blutwurz ist als Mittel bei Hautgeschwüren lange bekannt. Mitte der 1850er Jahre kombinierte man das Kraut mit Zinkchlorid zur berüchtigten „Schwarzen Salbe“ (*Black Salve*).

Sanguinarin in ausreichend hoher Konzentration verursacht auf der Haut Gewebeschäden, lokale Nekrosen und Grind (*eschar*), d. h. abgestorbenes Gewebe, das sich von der Oberfläche ablöst. Wundschorf besteht hingegen aus eingetrocknetem Blut und entzündlichem Exsudat.

Zinkchlorid und Blutwurz wirken ätzend und sind hautschädlich. Auf derartige Torturen kann man heute getrost verzichten!

Warnhinweis

Die Kanadische Blutwurz wird im *Botanical Safety Handbook der American Herbal Products Association* in die Klassen 2b und 2d eingestuft.

2b : Das Kraut sollte in der Schwangerschaft vermieden werden.

2d : Das Kraut kann Übelkeit und Erbrechen verursachen. Generell wird nicht empfohlen, das Mittel länger als einen Monat zu verwenden.

In Kanada ist die Kanadische Blutwurz als Bestandteil von Lebensmitteln verboten.

Krebserkrankungen

Zu Sanguinarin und Chelerythrin ist umfangreiche Forschung verfügbar. Forschung über Blutwurz-Ganzpflanzenextrakte ist aber Mangelware. Inwieweit von Isolaten, die in Zellkulturen untersucht wurden, auf die klinische Wirksamkeit ganzer Kräuter geschlossen werden kann, ist unklar. Hier hilft der Blick auf die Medizingeschichte und die traditionelle Kräuterheilkunde weiter.

Wir wissen, dass Blutwurz seit mindestens 200 Jahren zur Behandlung von Infektionen (einschließlich Pneumonie) und Krebs verwendet wird. Neuere Studien lieferten Hinweise darauf, dass Sanguinin eine wichtige bioaktive Komponente von Blutwurz ist. Zudem zeigte sich, dass die kombinierten Alkaloide der Kanadischen Blutwurz bis zu vierfach stärker antimikrobiell gegen Helicobacter pylori wirksam sind als die einzelnen Alkaloide. Die Zytotoxizität gegenüber *Trypanosoma brucei* ist sogar zehnfach höher. Ein Hinweis auf die ausgeprägte synergistische Wirkung des Heilkrauts. Es ist davon auszugehen, dass der Gesamtextrakt der Pflanze ein breiteres Wirkungsspektrum hat als die isolierten Inhaltsstoffe.

Sanguinarin interferiert disruptiv mit DNA-Nukleotiden und ist vergleichbar zytotoxisch wie die Anthrazycline Daunorubicin und Doxorubicin. Der Wirkstoff induziert DNA-Strangbrüche und verhindert die DNA-Reparatur durch Hemmung der nukleären Topoisomerase II – ähnlich wie das aus dem Maiapfel gewonnene Etoposid. Sanguinarin bindet an die Telomere am Chromosomenende, was die DNA-Ablesung unterbindet. Außerdem wird eine irreversible Depolymerisation der Mikrotubuli im zellulären Zytoskelett ausgelöst, wodurch die Zellproliferation blockiert und Apoptose induziert wird. Sanguinarin blockiert auch mRNA (Boten-RNA), was die Proteinsynthese erschwert und Gen-Silencing sowie die epigenetische Regulation stört. Abgesehen vom direkten Einfluss auf Nukleinsäuren wirkt Sanguinarin auch zytotoxisch, da es massenhaft reaktive Sauerstoffspezies (ROS) erzeugt.

Traditionell wurde Blutwurz bei Krebserkrankungen äußerlich angewendet. Die antimikrobiellen und antiparasitären Eigenschaften des Heilkrauts könnten aber auch innerlich verabreicht zur Behandlung von Krebs beitragen, wenn die Erkrankung mit Krankheitserregern assoziiert ist.

Herz und Blutgefäße

Sanguinarin vermittelt eine gefäßerweiternde Wirkung durch Hemmung von Alpha-1- und Alpha-2-Adrenozeptoren und Bindung von Angiotensin II. Sanguinarin kann die Herzfrequenz verlangsamen und die Schlagkraft erhöhen, vergleichbar mit dem Fingerhutwirkstoff Digoxin. Protopin wirkt ebenfalls gefäßerweiternd durch Erhöhung von cAMP und cGMP.

Entzündungen

Protopin hemmt NO (Stickstoffmonoxid), reduziert die COX-2-Expression und stört die Produktion von Prostaglandin E2 sowie von proentzündlichen Interleukinen (IL-1β und IL-6) und TNF-α – insgesamt stark entzündungshemmende Wirkungen. Chelerythrin wirkt ebenfalls antientzündlich, indem es die COX-2-, 5-Lipoxygenase- und PGE2-Produktion hemmt.

ICAM (interzelluläre Adhäsionsmoleküle) und VCAM (vaskuläre Zelladhäsionsmoleküle) sind wichtige Bestandteile des Entzündungsprozesses, da sie die Einwanderung von Neutrophilen in das Gewebe erleichtern. Laborstudien haben gezeigt, dass Sanguinarin und Isoliquiritigenin (ein Flavonoid aus Lakritz) VCAM-1 signifikant abregulieren, was zur entzündungshemmenden Wirkung beiträgt.

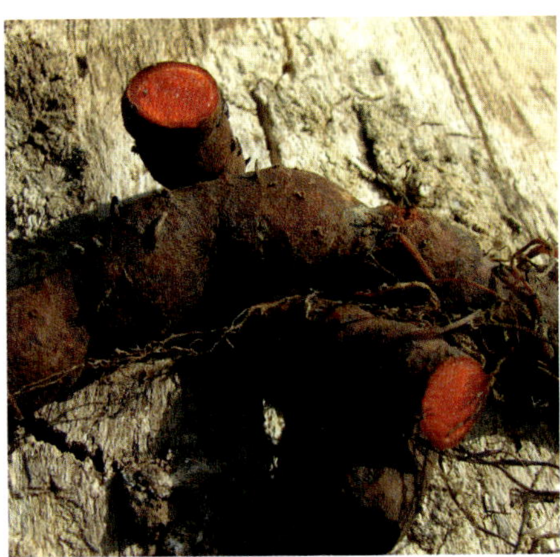

Infektionen

Sanguinarin ist gegen gramnegative und grampositive Bakterien wirksam und vielversprechend für die Behandlung von MRSA-Infektionen (Methicillin-resistenter *Staphylococcus aureus*). Blutwurzalkaloide wirken gegen *Mycobacterium aurum* (Tuberkulose) und als Anthelminthikum bei Bilharziose und anderen Parasitosen wie *Trypanosoma brucei* (Schlafkrankheit).

Dosierung

Die Qualitätskontrolle ist in der Phytotherapie von entscheidender Bedeutung. Im Idealfall kennt man die Quelle des rohen Krauts. Was Sanguinarin betrifft, sind jahreszeitliche Schwankungen zu berücksichtigen. Während der Blüte und zu Beginn der Fruchtbildung haben die Pflanzen den optimalen Alkaloidgehalt. Die Ernte im Frühjahr ist der Ernte im Herbst vorzuziehen.

Tinktur : 1:5-Tinktur (60 % Ethylalkohol) dreimal täglich 0,3–2 ml, entsprechend 60–400 mg getrockneter Wurzel dreimal täglich. Die Brechdosis beträgt 1–2 g getrocknetes Kraut oder Tinkturäquivalent.

William Cook schlug 1869 vor, die Tinktur mit 6 Unzen getrockneter Wurzel herzustellen, mazeriert in 1 Quart verdünntem Alkohol (168 g in 946 ml). Das Alkohol-Wasser-Verhältnis wurde nicht angegeben. Heute würden wir 60–65 % Alkohol verwenden, um die Alkaloide zu extrahieren. Cook empfahl auch eine Dosis von 5–15 Tropfen als anregendes Expektorans. Darüber hinaus beschrieb er eine Tinktur auf Essigbasis (*anacetous tincture* oder *acetracta*), die aus 4 Unzen Blutwurz und einem Quart destilliertem Essig als Expektorans hergestellt wurde (113 g in 946 ml). Mit der Warnung versehen: „ziemlich heftig für die Atemwege". Essig ist selbst ein wirksames Expektorans und wurde häufig als Lösungsmittel für die Herstellung von Expektorantien verwendet.

Pulver : Wurzelpulver wurde in der Dosierung von 2–5 Gran (0,13– 0,32 g) dreimal täglich für stärkende und alterative Wirkungen und 1–2 Gran (0,06–0,13 g) alle 2 Stunden als Schleimlöser empfohlen.

Topische Therapie : Cook empfahl 1 Unze (28 ml) Essigtinktur mit 7 Unzen (196 ml) Rosenwasser zu verdünnen, um eine Waschung zur Behandlung von Ringelflechte, Ekzem, Pickel und anderen Hautausschlägen herzustellen.

Das moderne Britische Arzneibuch empfielt Blutwurz kombiniert mit Lobelia bei Bronchitis und Asthma, mit Salbei und Cayennepfeffer zum Gurgeln bei Rachenentzündungen sowie topisch mit Schöllkraut bei Warzen und mit Ulme bei Frostbeulen.

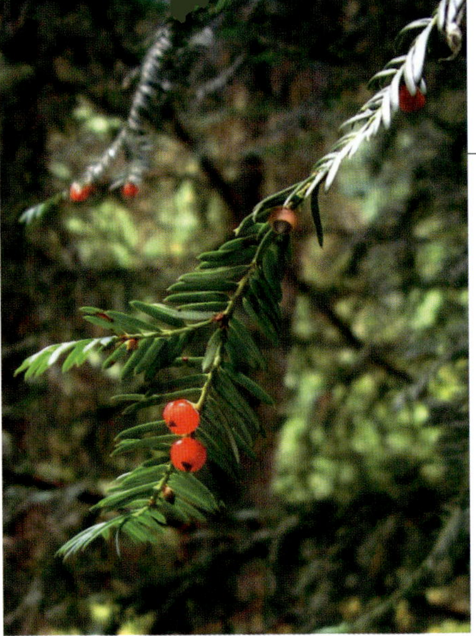

Taxus spp.
Pflanzenfamilie : *Taxaceae*
Trivialnamen : Pazifische Eibe (*Taxus brevifolia*), Europäische Eibe (*Taxus baccata*), Himalaya-Eibe (*Taxus wallichiana*)
Verwendete Teile : Rinde, Blätter, Triebspitzen

Taxus spp.

Die Eibe wurde lange Zeit als Symbol der Langlebigkeit verehrt, war aber auch wegen ihrer Giftigkeit gefürchtet. Eibe ist eine potentiell wirksame Heilpflanze, der man mit großem Respekt begegnen sollte. Die krebshemmenden Komponenten der Rinde sind Rohstoff für verschiedene Chemotherapeutika. Es ist eine Überlegung wert, Eibe als Teil eines zytotoxischen Kräuterprotokolls zu verwenden.

Relevante Spezies

Die Gattung *Taxus* ist in der nördlichen Hemisphäre weit verbreitet. Man sollte wissen, welche Spezies für medizinische Zwecke geeignet sind. Einige Arten sind giftiger als andere. Im Idealfall sollte man den tatsächlichen Anteil der einzelnen Komponenten kennen. Sowohl von der pazifischen als auch von der europäischen Eibe gibt es zahlreiche Unterarten und regionale Varietäten.

Taxus brevifolia. Die Pazifische Eibe ist ein kleiner bis mittelgroßer, immergrüner Baum, der im pazifischen Nordwesten, vom südlichsten Alaska bis nach Zentralkalifornien, vor allem in Küstenregionen beheimatet ist. Aufgrund des schwindenden Habitats und schlechtem Ressourcenmanagement wird die Pazifische Eibe von der IUCN (*International Union for Conservation of Nature*) als „stark gefährdet" oder „vom Aussterben bedroht" eingestuft.

Taxus baccata. Die europäische Eibe ist in West-, Mittel- und Südeuropa, Nordwestafrika, im Nordiran und in Südwestasien heimisch. Sie wächst langsam, ist aber sehr langlebig. Ihren maximalen Stammumfang erreicht sie wahrscheinlich erst nach etwa 2000 Jahren. Einzelne Bäume können bis zu 4000 Jahre alt werden! Eine der langlebigsten Pflanzen Europas. Es ist schwierig, das Alter von Bäumen genau zu bestimmen. Die Altersbestimmung ist auch deshalb umstritten, weil die Stämme häufig aushöhlen, was eine Jahrringzählung unmöglich macht.

Taxus wallichiana. Die Himalaya-Eibe ist fruchtbarer als die beiden anderen Spezies und dient heute als Hauptquelle für die Taxol-Produktion – obwohl der Wirkstoff auch aus Europäischer Eibe gewonnen wird. Die Spezies wird in der ayurvedischen und Unani-Medizin ohne erkennbare Risiken wegen ihrer analgetischen, fiebersenkenden, entzündungshemmenden, immunmodulierenden, antiallergischen, antibakteriellen, antimykotischen, blutverdünnenden, krampflösenden und gefäßerweiternden Eigenschaften verwendet. All diese Wirkungen sind auch in der Krebstherapie von Nutzen.

Toxizität

Die meisten Teile des Baumes sind giftig, mit Ausnahme der leuchtend roten Schale (Frucht), die den Samen umgibt. Die Samen werden von Vögeln aufgenommen und verbreitet. Die einzelnen Spezies sind unterschiedlich toxisch. Am giftigsten ist die europäische Eibe.

Die wichtigsten Gifte der Eibe sind alkaloidale Taxine. Das Laub bleibt auch dann toxisch, wenn es verwelkt oder getrocknet ist. Symptome einer Überdosierung beim Menschen sind Übelkeit, Erbrechen, Bauchschmerzen und Schwindel, gefolgt von Herzrhythmusstörungen (Bradykardie, Kammerflimmern), schwere Hypotonie (Blutdruckabfall) und schließlich Tod. Eine tödliche Dosis von Blättern der Europäischen Eibe beträgt 0,6–1,3 g/kg (36–78 g für einen 60 kg schweren Erwachsenen), entsprechend 3–6,5 mg Taxine/kg. Aber auch wesentlich geringere Dosierungen können zu schweren Erkrankungen führen.

Heilmittel und Medizin

Neben den giftigen Alkaloiden in den Blättern (Nadeln) enthält die Rinde der pazifischen Eibe bis zu 27 verschiedene Diterpen-Taxane. Einige davon wirken stark krebshemmend. Taxane beeinflussen die Zellreplikation durch Abregulierung der Verfügbarkeit von Tubulin, das für die Spindelbildung während der Mitose benötigt wird, was die Zellreplikation unterbricht. Taxol zählt zu den 27 Diterpenen. Der Wirkstoff ist nur zu 0,004 % in den Blättern enthalten. Taxol wurde erstmals in den 1960er Jahren beschrieben, aber erst 1993 als Arzneimittel (Paclitaxel) zugelassen.

Die durchschnittliche Taxolkonzentration in der Rinde der Europäischen Eibe beträgt etwa 0,055–0,008 % des Trockengewichts, in der Pazifischen Eibe im Mittel 0,01–0,02 %, selten bis zu 0,033 %. Ursprünglich benötigte

Taxol : Kräutermedizin

Qualitätskontrolle ist für die Phytotherapie von entscheidender Bedeutung.

Die Konzentrationen kardiotoxischer Taxinalkaloide in Eibengewächsen variieren saisonal bedingt. Die höchsten Konzentrationen werden im Winter erreicht, die niedrigsten im Sommer.

Aus Sicherheitsgründen wird die Ernte im Sommer vorgezogen.

Der Taxolgehalt männlicher Pflanzen ist um ca. 64 % höher als der weiblicher Pflanzen und ist bei älteren Bäumen (über 110 Jahre) am höchsten.

Symbol für Tod und Wiedergeburt

Der Ruf der Eibe als Baum der Langlebigkeit ist unter anderem auf ihren einzigartigen Wachstumsmodus zurückzuführen. Ihre Zweige wachsen aus dem Boden heraus und verankern sich im Boden (Wurzelschösslinge, Astabwurzelung). Um den ursprünglichen, zentralen Wuchs treiben einzelne, geklonte Stämme aus. Diese sind nach einiger Zeit nicht mehr vom ursprünglichen Baum zu unterscheiden. So umgibt den Baum die Aura der Unsterblichkeit. Fällt eine Eibe im Wald, treibt ein neuer Trieb (Schössling) aus. So wurde die Eibe zum Symbol für Tod und Wiedergeburt. Sterben und wiedergeboren werden.

In Nordeuropa beteten die Menschen unter der Eibe und verehrten sie wegen ihres Alters und ihrer Kraft. Als die ersten christlichen Missionare eintrafen, um „Heiden“ zu bekehren, predigten sie dort, wo sich die Menschen schon immer zum Gottesdienst versammelt hatten. Aus diesem Grund findet man noch heute in der Nähe der ältesten Kirchen Nordeuropas uralte Eiben. Sie sind häufig viel älter als die christlichen Kirchen.

man die Rinde von bis zu drei ausgewachsenen Bäumen, um genügend Taxol für die Behandlung eines Patienten zu gewinnen. Man erkannte rasch, dass dies zu einem untragbaren Risiko für das Überleben der Art führen würde.

Deshalb entwickelte man die halbsynthetischen Taxane Docetaxel (Taxotere) und Paclitaxel (Taxol), die zur verbesserten Bioverfügbarkeit an Albumin gebunden sind. Diese Medikamente werden bei vielen Krebsarten eingesetzt, unter anderem bei Eierstockkrebs, Brustkrebs und nicht-kleinzelligem Lungenkrebs. Häufig schwächt sich die anfängliche Wirksamkeit ab und es treten Resistenzen auf. Synthetische Taxane verursachen oft unerwünschte Nebenwirkungen und induzieren Multidrug-Resistenz (MDR) durch Pgp-Überexpression (P-Glykoprotein-Pumpe). Eine Hauptursache für Therapieresistenz, da zytotoxische Stoffe rasch aus den Zielzellen eliminiert werden.

Im Extrakt aus ganzen Eibenblättern hingegen können bestimmte Diterpene (nicht vom Taxol-Typ) Multidrug-Resistenz hemmen. Werden Taxol und Eibenextrakt gleichzeitig verabreicht, ist Taxol wirksamer und das Nebenwirkungsrisiko geringer, da die zytotoxischen Wirkstoffe in den Zielzellen verbleiben.

Die Eibe enthält auch Flavonoide, z. B. Quercetin, das redoxregulierend wirkt, sowie immunmodulierende Phytosterine. Weitere bioaktive Inhaltsstoffe sind immunaktivierende Lignane und adaptogene Phytoecdysteroide.

Dosierung

Dosierungen von Eibe sind nur in wenigen Studien untersucht worden. Kräuterkundige Therapeuten müssen ihre Verordnungen nach bestem Wissen und Gewissen und auf der Grundlage der verfügbaren Sicherheitsdaten für die ganze Heilpflanze treffen. Die Behauptung, Eibe sei für den Menschen unbedenklich, weil sie von Tieren gefressen wird, ist zweifelhaft. Elche und Hirsche, die das Kraut abweiden, sind Wiederkäuer und haben ein völlig anderes Verdauungssystem als der Mensch. Trotz aller Unklarheiten und Variablen ist die Eibe definitiv ein Naturheilmittel, auf das Heilkundige in der klinischen Praxis nicht verzichten sollten – vorausgesetzt, es wird mit großer Sorgfalt und Vorsicht angewendet.

Europäische Eibe : Die Anwendung von europäischer Eibe wird nicht empfohlen. Standardisierte Dosierungen sind nicht bekannt.

Himalaya-Eibe : In einer Tierstudie (Mäuse) wurden 100 und 200 mg/kg als intraperitoneale Dosen eines Extraktes der Himalaya-Eibe ohne erkennbare Toxizität verabreicht. Bei oraler Anwendung wurde bei Mäusen, die eine Einzeldosis von 2 g/kg erhielten und 7

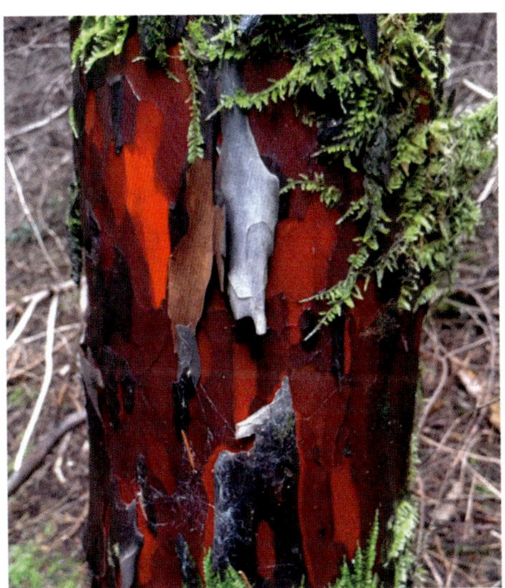

Tage beobachtet wurden, keine Toxizität festgestellt. Dies entspricht einer Einzeldosis von 120 g Eibenblätter für einen 60 kg schweren Menschen.

Pazifische Eibe : Eine standardisierte Dosierung für die pazifische Eibe ist nicht verfügbar. Allerdings ist diese Spezies wesentlich weniger toxisch als die europäische Eibe, da kardiotoxische Taxinalkaloide fast vollständig fehlen. In einer Tierstudie (Ratten) war die orale LD50 von Pulver der pazifischen Eibe mit bis zu 5 g/kg nicht zu bestimmen.

Pulver : Ich konnte nur einen Anbieter von pazifischem Eibenextrakt ausfindig machen, der pulverisierte Zweigspitzen in Kapseln zu je 300 mg verkauft und 2 Kapseln bis zu dreimal täglich, entsprechend 1,8 g Eibenspitzenpulver, empfiehlt.

Tinktur : Auch eine Tinktur (1:1,7) aus frischem Pflanzenmaterial ist im Angebot. Die empfohlene Dosis beträgt 2 ml bis zu dreimal täglich, entsprechend 3,36 g (3360 mg) getrocknetes Kraut pro Tag. Die abweichende Empfehlung wird in der Fachinformation nicht näher erläutert. Da es sich um substantielle Dosierungen handelt, kann von einer ausreichenden Anwendungssicherheit ausgegangen werden.

Weder die Tinktur noch das Pulver der pazifischen Eibe sind standardisiert. Geht man von durchschnittlich 0,02 % Taxol aus (bezogen auf das Trockengewicht), erhält man folgende Dosisgrößen:

→ 1 ml Tinktur im Verhältnis 1:1,7 = 560 mg getrocknetes Krautäquivalent pro 1 ml Tinktur.

→ 560 mg × 0,02 % = 0,112 mg Taxol in jedem ml Tinktur oder 0,67 mg Taxol in 6 ml Tinkturdosis pro Tag.

→ Eine 300-mg-Kapsel enthält 0,06 mg Taxol pro Kapsel, so dass sich eine Tagesdosis von 6 Kapseln à 0,36 mg Taxol ergeben würde.

→ Für dieses Produkt wird daher eine orale Tagesdosis von 0,36–0,67 mg Taxol empfohlen.

Zum Vergleich: Wird halbsynthetisches Paclitaxel als Chemotherapeutikum verabreicht, liegen die Dosierungen bei 100–175 mg/m2, intravenös infundiert über 3 Stunden. Die Dosierung des Heilkrauts in Form von Kapseln oder Tinkturen ist nicht direkt vergleichbar, da das Medikament intravenös injiziert wird. Oral verabreichte Eibenmedizin durchläuft alle Verdauungsprozesse und die hepatische Metabolisierung, bevor sie in den systemischen Kreislauf gelangt. Die zuvor angestellten Berechnungen sollen eine gewisse Sicherheit und Orientierung für die Dosierung von Kräutermedizin vermitteln.

Ich schlage vor, im unteren Dosisbereich zu beginnen. Wenn 1 bis 2 g getrocknetes Kräuteräquivalent pro Tag gut vertragen werden (ohne Übelkeit, Erbrechen, Bauchschmerzen und Schwindel), dann kann auf 3 bis 3,5 g getrocknetes Kräuteräquivalent erhöht werden.

Das Leben einer Eibe, ein Zeitalter
Drei Akazienleben
ein Hundeleben
Drei Hundeleben
ein Rossleben
Drei Rossleben
ein Menschenleben
Drei Adlerleben
das Leben einer Eibe
Das Leben einer Eibe, ein Zeitalter
Sieben Zeitalter von der Schöpfung bis zum Jüngsten Gericht.

Nennius, 7. Jh.

(zit. Practical Magic in the Northern Tradition von Nigel Pennick)

Metaphysik der Eibe

Auch im esoterischen Bereich hat die Eibe eine besondere Bedeutung: Langlebigkeit und Unsterblichkeit, Mythen und Legenden, Leben und Tod, Vergänglichkeit und Wiedergeburt. Gesprächsthemen, die genutzt werden können, um die Ängste und Gefühle der Patienten zu erkunden. Man kann über das Medikament Taxol und seine Wirkungsweise sprechen oder über die Eibe und ihre Wirkungsweise philosophieren. Als Medikament und als Metapher oder als spirituelle Komponente einer Rezeptur. Ein Anlass für tiefgründige Gespräche mit Menschen, deren Existenz durch Krebs bedroht ist.

Im Heilkräutergarten auf unserem Hof haben wir deshalb eine hohe, schützende Hecke aus europäischer Eibe gepflanzt. In den Klostergärten des Mittelalters wurde die Eibe traditionell als Heckenpflanze verwendet. Die Präsenz der Pflanze kann auch zur besinnlichen Gesprächen anregen.

Die Eibe eignet sich auch als Totem- oder Amulettpflanze: ein kleiner grüner Zweig, den man griffbereit aufbewahrt und betrachtet kann, oder ein Gegenstand aus Eibenholz, das wegen seiner interessanten Formen und Maserungen bei Drechslern und Schnitzern sehr beliebt ist. Die Eibe kann ein Verbündeter für jeden sein, der in irgendeiner Form von Krebs betroffen ist, unabhängig davon, er Taxol einnimmt oder nicht.

Die Blütenessenz der Eibe kann helfen, Erwartungen und Konditionierungen zu durchbrechen, sich den eigenen Ängsten zu stellen und ehrlich zu sich selbst zu sein und zu erkennen, was wirklich wichtig ist. Die Eibe ist ein Vermittler zwischen unserem schönen, ach so kurzen physischen Leben und der Ewigkeit, in die wir alle zurückkehren werden.

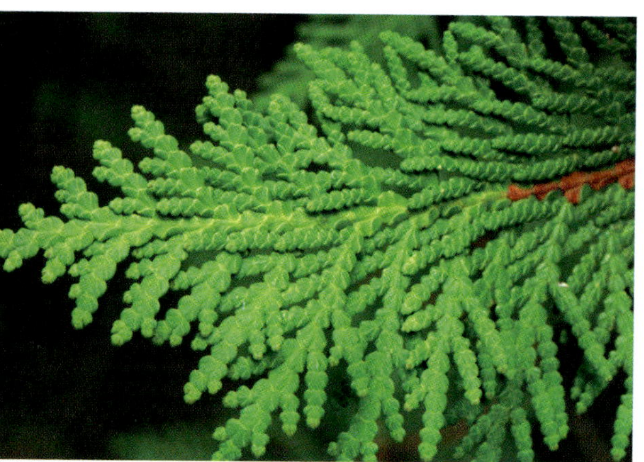

Thuja occidentalis
Pflanzenfamilie : *Cupressaceae*
Trivialnamen : Abendländischer Lebensbaum
Verwendete Teile : Junge Blätter und Triebspitzen, im Frühjahr geerntet

Thuja occidentalis

Die Thuja ist ein großer, stattlicher Nadelbaum aus dem Nordosten Amerikas, der heute in Europa heimisch ist und weltweit als Zierpflanze kultiviert wird. Obwohl die Taxonomie um 1500 unzuverlässig war und auch andere Bäume in Frage kommen könnten, geht man davon aus, dass der „Baum des Lebens" ein Geschenk der Eingeborenen war, um den an Skorbut sterbenden Seeleuten der unglücklichen Seereise von Jacques Cartier im Winter 1536 das Leben zu retten. Die ausgekochten Zweige von *Thuja occidentalis* enthalten große Mengen Vitamin C sowie Arginin, Prolin und andere Aminosäuren, die im Bindegewebe synergistisch wirken und die Symptome von Vitamin-C-Mangel lindern.

In den antiken Kulturen des Mittelmeerraumes wurde das aromatische Holz einer einheimischen Thuja-Art (*T. orientalis*) zusammen mit Opfergaben verbrannt. Der Name *Thuja* leitet sich von der lateinischen Form des griechischen Wortes *thero* (= opfern) ab. Andere Thuja-Spezies wurden im alten Ägypten zum Einbalsamieren der Toten verwendet, was auf eine stark antimikrobielle Wirkung der Pflanze hinweist. Im pazifischen Nordwesten wurde die endemische Art *T. plicata* ähnlich wie *T. occidentalis* für medizinische Zwecke verwendet. Die Forschungsergebnisse für beide Arten sind vergleichbar.

Traditionelle Indikationen

Die antimykotische und antivirale Wirkung der grünen Triebspitzen ist seit langem bekannt. Sie eignen sich für einen Teeaufguss, um verschmutzte Wunden zu spülen, das Krankenzimmer zu reinigen oder zum Gurgeln bei Halsentzündungen. Thuja-Dampf kann bei Sinusitis und Erkältung inhaliert werden.

Thuja wurde traditionell als Blutreinigungsmittel und zur Entschlackung sowie bei eitrigen Wunden und gutartigen Hautwucherungen eingesetzt. Das Kraut galt als schleimlösend und abschwellend bei akuter Bronchitis und anderen Atemwegsinfektionen. Außerdem wurde es als harntreibendes und adstringierendes Mittel bei akuter Blasenentzündung, Bettnässen bei Kindern und Inkontinenz verwendet. In der Frauenheilkunde empfahl man Thuja-Tees/-Extrakte bei Amenorrhoe,

Thuja : Kräutermedizin

Die Komposition der ätherischen Öle von *Thuja occidentalis* variiert je nach Baum und Standort.

Es wird empfohlen, von mehreren Bäumen an einem Standort und von mehreren Standorten zu sammeln. Dadurch werden extrem hohe oder niedrige Konzentrationen eines einzelnen Baumes oder Standortes vermieden.

Leukorrhoe, Überwucherung der Gebärmutterschleimhaut, Eierstockzysten, Polypen und Gebärmuttervorfall, auch als Spülung bei Zervixdysplasie, Candida- oder Bakterienbefall, Herpes und Genitalwarzen.

Extrakte wurden auf steife oder schmerzende Gelenke oder Muskeln aufgetragen, um die lokale Durchblutung zu verbessern und das Gelenk zu erwärmen. Pulverisierte Triebspitzen wurden als Schnupftabak oder Spülung bei laufender Nase und Nasenpolypen verwendet.

Auch in der homöopathischen Medizin hat sich Thuja bewährt: bei Haut- und Urogenitalerkrankungen mit Wucherungen (Warzen, Hautanhängsel, Fibrome oder Uteruspolypen u. a.), bei gut- oder bösartigen Wucherungen (Anzeichen von „Blutdyskrasie"), als Abführmittel oder Blutreinigungsmittel. Zu den homöopathischen Indikationen zählen geringes Selbstwertgefühl, Gefühle der Unattraktivität und Wertlosigkeit, starke linksseitige Schläfen- oder Stirnkopfschmerzen sowie die Empfindung, dass sich etwas im Bauchraum bewegt.

Heilmittel und Medizin

Oleoresin gilt als Hauptwirkstoff und kommt mit bis zu 4 % in den Blattspitzen vor. Es lässt sich mit Wasserdampf destillieren und enthält reichlich Pinen, ein Monoterpen-Kohlenwasserstoff, sowie Monoterpen-Ketone wie Carvon, (-)Thujon, Isothujon, alpha- und beta-Thujon.

Die Terpene wirken antimikrobiell, fördern Granulation und Geweberegeneration. Sie wirken auch antiparasitär, antimykotisch und antiviral. Da es Bedenken wegen potentieller Neurotoxizität bei längerer Anwendung gibt, sollte Thuja als Pulstherapie monatlich alternierend (on/off) eingenommen werden. Das Kraut ist nur in bestimmten Fällen als Effektorkraut geeignet und sollte nicht als Langzeittonikum verwendet werden.

Im ätherischen Öl sind mindestens sieben Diterpenoide enthalten. Es gibt Tausende verschiedener Diterpene in Pflanzen, z. B. Taxane in der pazifischen Eibe und Ginkgolide in *Ginkgo biloba*. Die Thuja-Diterpene sind kaum erforscht. Man geht aber davon aus, dass sie krebshemmend wirken und die Zellproliferation beeinflussen.

Polysaccharide (Zuckerkettenmoleküle) können durch Kochen der Blattspitzen extrahiert werden und sind potentielle Immunbooster. Tannine haben adstringierende Eigenschaften, unterstützen die Narbenbildung, die

Die Großmutter des Waldes

Die Ureinwohner des pazifischen Nordwestens nannten *Thuja plicata* die „Großmutter des Waldes“, da sie oft der älteste und größte Baum des Waldes war und von großem Nutzen war. Das harzgetränkte Holz ist fäulnisresistent und wurde für den Bau von Kanus, Totempfählen und für den Firstpfahl des Langhauses verwendet. Eingeweichte Rindenfasern wurden zu Kleidung und Matten verarbeitet. Aus von Hand verleimten, gedämpften Bretter wurden die einzigartigen Bugholzkisten der Region hergestellt.

Die Vorstellung vom Thuja-Baum als großzügige und gütige Großmutter, die ihren Lieben hilft, wurde durch die Forschung von Suzanne Simard, *University of British Columbia*, buchstäblich bestätigt. Sie fand heraus, dass die ehrwürdigen alten Bäume über eine enorme Photosynthesekapazität verfügen und mehr Zucker produzieren, als sie für ihren Eigenbedarf benötigen. So versorgen sie im Netzwerk von Pilzmyzel und Wurzelsystemen benachbarte Keimlinge, die sich gegen konkurrierende Pflanzen auf dem Waldboden behaupten müssen, mit Zuckerenergie.

Wundheilung und die Behandlung von Prolaps. Flavonoide wirken antioxidativ und antikanzerogen.

Moderne Forschung

Eine Fülle von Forschungsdaten hat die therapeutischen Erfahrungen mit Thuja bestätigt und zur Klärung der pflanzlichen Wirkmechanismen beigetragen. Insgesamt erscheinen die traditionellen Anwendungen und Empfehlungen der historischen Medizin gerechtfertigt und auch heute noch aktuell.

Die ätherischen Öle enthalten reichlich Terpene, die direkt antibakteriell, antiviral und antimykotisch wirken. Die Gerbstoffe vermitteln adstringierende und vernarbungsfördernde, Diterpene und Polysaccharide immunmodulierende und entzündungshemmende Wirkungen.

Die antikanzerogenen Eigenschaften sind zum Teil auf Diterpene zurückzuführen, die oxidativen Stress und Entzündung hemmen, aber auch synergistische antioxidative oder redoxregulierende Effekte bewirken. In-vitro-Studien haben gezeigt, dass alpha- und beta-Thujon-Fraktionen durch Induktion von ROS und die Aktivierung von p53 (Caspase-abhängig) proapoptotisch wirken. Thujaflavonole induzieren auch Caspase-3-vermittelte Apoptose. In der Gesamtschau reduzieren die alpha- und beta-Thujon-Fraktionen das Überleben von Krebszellen und haben sich in vitro als stark antiproliferativ, proapoptotisch und antiangiogen erwiesen. In-vivo-Studien ergaben, dass alpha- und beta-Thujon Neoplasien und angiogene Marker (einschließlich VEGF) hemmen.

Dosierung

Tinktur : 1:5 Tinktur (60 % Ethylalkohol) 3 ml bis zu dreimal täglich, monatlich alternierend (on/off) einnehmen. Die Tagesdosis von 9 ml einer 1:5 Tinktur entspricht 1,8 g getrocknetem Kraut.

Die Europäische Arzneimittelagentur EMEA gibt den Thujongehalt der getrockneten Zweige mit 7,6 mg/g vor, mit Anteilen von 85 % alpha-Thujon und 15 %

beta-Thujon. Die maximale Tagesdosis wird mit 1,25 mg Thujon/kg Körpergewicht angegeben, entsprechend 68 mg Thujon bei 55 kg Körpergewicht pro Tag oder 9 g getrocknetes Kraut pro Tag.

Topische Therapie : Thuja kann uneingeschränkt topisch angewendet werden, auf intakter Haut oder im monatlichen Wechsel bei offenen Läsionen. Die grünen Zweige werden in Trägeröl mazeriert (eingeweicht). Das Mazerat dient dann als Grundlage für eine Lotion, Einreibung oder Salbe. Alternativ kann auch destilliertes ätherisches Öl in eine Lotion, Salbe oder Einreibung eingearbeitet werden. Dieser Pflanzenextrakt wird bei Hautkrebs im Anfangsstadium oder bei oberflächlichen Läsionen durch systemischen Krebs, als Spülung bei Gebärmutterhalsdysplasie, bei Pilz- oder Virusinfektionen der Haut empfohlen.

Toxizität

Thujon ist ein Bestandteil vieler, häufig verwendeter Heilkräuter wie Wermut, Schafgarbe, Thuja und Salbei. Die Verbindung ist leicht neurotoxisch und trug als Bestandteil von Likören wie Absinth durch missbräuchlichen Konsum zu den weit verbreiteten Vergiftungssyndromen im frühen 20. Jahrhundert bei.

Das erste Anzeichen einer Thujonvergiftung sind Kopfschmerzen. Thujon hemmt GABA-A-Rezeptoren (Gamma-Aminobuttersäure-A) im Gehirn und führt dosisabhängig zu Erregung und Krämpfen. Vor der Anwendung hochdosierter, thujonhaltiger Kräuter bei Epilepsiepatienten wird gewarnt. Zu diesen Kräutern gehören Thuja (*Thuja spp.*), Salbei (*Salvia officinalis*), Rainfarn (*Tanacetum vulgare*), Wermutkraut (*Artemisia absinthium*) und manche Schafgarbenspezies (*Achillea millefolium*). Hohe und chronische Dosen der genannten Kräuter sollten vermieden werden, es sei denn, es handelt sich um thujonarme Varietäten.

Thujone werden primär durch CYP2A6-Enzyme in der Leber verstoffwechselt, gefolgt von CYP3A4 und CYP2B6. Der Thujonmetabolismus kann durch Arzneimittel oder andere Pflanzen beeinflusst werden (Enzyminduktion/-hemmung). Bei der innerlichen Anwendung von Thuja sind mögliche Arzneimittelinteraktionen zu beachten.

Thuja : evidenzbasierte Wirkungen

- Entzündungshemmende Wirkung : Abregulierung der Expression von IL-6, TNF-α und COX-2.
- Antibakterielle Wirkung : gramnegative und grampositive Bakterien.
- Antimykotische und antivirale Wirkung : Candida, HIV und Herpesviren.
- Hepato-, gastroprotektive und antiulzerogene Wirkungen : Verminderung der Magensäureproduktion, Regeneration des Magenepithels.
- Antidiabetische und hypoglykämische Wirkungen.
- Lipidprofil : Erhöhung der HDL-Fraktion, antiarteriosklerotische Wirkung.
- Antipyretische Wirkung (fiebersenkend).
- Redoxregulierende Wirkung : radioprotektiv, antikanzerogen

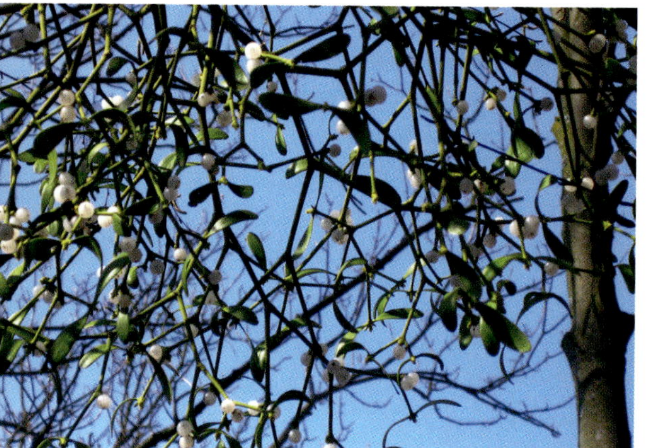

Viscum album
Pflanzenfamilie : *Santalaceae*
Trivialnamen : Mistel
Verwendete Teile : Blätter, Stängel, Blüten, kurz vor der Beerenbildung geerntet

Viscum album

Die in Europa, West- und Südasien heimische Mistel ist ein halbschmarotzender Strauch, der an den Stämmen verschiedener Baumarten wächst und sich von ihnen ernährt. Die grünen Blätter sind zur Photosynthese fähig. In der römischen Antike wurde die Mistel mit Frieden, Liebe und Eintracht assoziiert. Mistelzweige wurden über Türöffnungen angebracht, um das Haus zu schützen. Jahrtausendelang wurde die Mistel für magische und mystische Praktiken verwendet. Noch heute ist sie Teil der europäischen Mythologie, von Sagen und Bräuchen. Misteln, die auf Schwarz- oder Wasserulmen wachsen, gelten traditionell als die wirksamsten.

Die nachfolgenden Informationen beziehen sich auf die europäische Mistel (*Viscum album*), nicht auf die amerikanische Mistel (*Phoradendron leucarpum*): eine völlig andere Gattung und Art, die nicht für den menschlichen Verzehr geeignet ist.

Traditionelle Indikationen

Die krampflösenden, beruhigenden, narkotischen, nervenstärkenden, gefäßerweiternden, blutdrucksenkenden, zytostatischen und harntreibenden Eigenschaften der Blätter und jungen Zweige der Mistel sind in der Volksmedizin seit alters her bekannt. Traditionell wurde die Mistel zur Senkung des Blutdrucks und der Herzfrequenz, bei Angstzuständen und als Schlafmittel, in geringer Dosierung auch bei Panikattacken und Kopfschmerzen eingesetzt. Die Mistel soll auch die Konzentrationsfähigkeit verbessern.

Moderne Mistel-Forschung

Das Kraut enthält zytotoxische Lektine: kohlenhydratbindende Proteine auf der Zelloberfläche, die zahlreiche Immunwirkungen vermitteln. Viscumin bindet an Zuckerreste auf der Zelloberfläche und kann durch Endozytose in die Zelle aufgenommen werden. Der Wirkstoff hemmt die Proteinsynthese in der Zelle signifikant, was wiederum die Zellreplikation unterbricht. Lektine hemmen auch die Verklumpung (Agglutination) von Tumorzellen. Mistel reguliert zudem NK-Zellen und Makrophagen auf, hemmt das Tumorwachstum und die Metastasierung. Insgesamt vermitteln Mistellektine immunmodulierende Wirkungen, die die Tumorabwehr verbessern und darüber hinaus präventiv und therapeutisch gegen Metastasen wirksam sind. Die Mistel enthält auch zytotoxische Polypeptide und Polysaccharide, die Immunzellen unspezifisch stimulieren.

Mistel in der Krebsmedizin

Mistelextrakt, niedrig dosiert und regelmäßig verabreicht, ist in Deutschland seit Jahrzehnten fester Bestandteil der komplementären Krebstherapie und zählt in Europa zu den am häufigsten eingesetzten Arzneimitteln in der integrativen Onkologie. Das Präparat wird aus frischen Mistelsprossen/-beeren ausgewählter Wirtsbäume hergestellt, was zur einzigartigen Wirkstoffkomposition beiträgt.

Je nach Wirtsbaum gibt es verschiedene Mistel-Subtypen. Angaben eines führenden deutschen Herstellers zufolge können Misteln von Tanne, Ahorn, Mandel, Birke, Weißdorn, Esche, Apfelbaum, Kiefer und Eiche verwendet werden. Jede Baumart/Mistelvarietät kann für verschiedene Krebsarten vorteilhaft sein. Forschungsdaten deuten auf Assoziationen von Mistel/Esche und der Behandlung von metastasierenden Tumoren, oder Mistel/Apfel und Brustkrebs, oder Mistel/Eiche und Magen-Darm-Krebs und Tumoren der männlichen Geschlechtsorgane hin. Ob dies zutrifft, müssen weitere Studien zeigen. In den Anfängen der Krebstherapie mit Mistel-Präparaten wurden Extrakte, Tinkturen oder Tees oral verabreicht.

In den letzten Jahrzehnten hat sich in Europa und Nordamerika die subkutane Injektion von potenzierten homöopathischen Mistelkomplexpräparaten bei vielen Krebsarten durchgesetzt. Ich habe keine Zulassung für diese Behandlung in meiner Praxis, überweise aber Patienten, die häufig über gute Ergebnisse berichten.

Ziel der Behandlung ist es, die Lebensqualität zu verbessern und die Nebenwirkungen konventioneller Krebstherapien zu verringern. Die Mistel wirkt vor allem immunmodulierend, vermindert aber auch die durch Strahlen- und Chemotherapie bedingte Leukozytopenie. Die Anwendung kann vor den Standardtherapien (Operation, Chemotherapie, Bestrahlung) begonnen werden und wird dann intermittierend in den Therapiepausen zwischen den Behandlungszyklen durchgeführt.

Ein kompletter Misteltherapiezyklus kann mehrere Monate bis Jahre dauern. Eine randomisierte, kontrollierte klinische Studie untersuchte Mistelextrakt-Injektionen bei Patienten mit Brust-, Eierstock- und nicht-kleinzelligem Lungenkrebs. Man beobachtete eine Verringerung der Nebenwirkungen der Chemotherapie und eine Verbesserung der Lebensqualität.

Einer Metaanalyse zufolge (22 von 26 Studien) profitierten Krebspatienten insbesondere von Verbesserungen in Bezug auf Fatigue, Schlaf, Erschöpfung, Energie, Übelkeit, Erbrechen, Appetit, Depression, Angst, Arbeitsfähigkeit sowie allgemeines, emotionales und funktionelles Wohlbefinden. Verbesserungen bei Schmerzen, Durchfall, allgemeiner Leistungsfähigkeit und

Nebenwirkungen konventioneller Behandlungen wurden seltener beobachtet.

Mistellektine induzieren die Produktion von GM-CSF (Granulozyten-Makrophagen-Kolonie-stimulierender Faktor), was zu einer Erhöhung der Neutrophilenzahl im Blut, zur Induktion von Interleukin-5 und Interferon-Gamma und zu immunpotenzierenden Effekten führt.

Dosierung

Mistelinjektionen helfen zuverlässig, sind aber nicht immer verfügbar. Dann können Tinkturen und Tees hilfreich sein. Zu empfehlen sind Zubereitungen aus der frischen Pflanze (Tinktur) oder der frisch getrockneten Pflanze (Tee), da die Wirkpotenz der Mistel nachlässt, wenn sie länger aufbewahrt wird. Wie bei anderen zytotoxischen Heilkräutern sollte man mit niedrigen Dosierungen beginnen und bei Bedarf die Dosis langsam erhöhen.

Tee : 2–6 g des getrockneten Krauts, ausgekocht, dreimal täglich.

Tinktur : Die Dosisvorgaben in der Literatur variieren stark. Das Britische Arzneibuch empfiehlt eine Dosis von nur 0,5 ml einer 1:5-Tinktur (45 % Ethylalkohol) aus getrocknetem Pflanzenmaterial, dreimal täglich. Der Kräuterexperte Kerry Bone empfiehlt in seinem Buch *A Clinical Guide to Blending Liquid Herbs* eine höhere Dosis von 3–6 ml täglich eines 1:2-Extrakts aus getrocknetem Pflanzenmaterial, ohne Angabe des Alkoholgehalts. Offensichtlich ist die Mistel in moderater Dosierung nicht akut toxisch. Bei Überdosierung können Erbrechen, Durchfall, blutiger Stuhl, Darmspasmen, Kollaps und Krämpfe auftreten. Qualifizierte Heilkundige achten darauf, dass dies nicht vorkommt.

Injektion : Unerwünschte Wirkungen nach einer Mistelinjektion sind dosisabhängig. Primär kommt es zu Reaktionen an der Injektionsstelle sowie leichtem, vorübergehendem Fieber und grippeähnlichen Symptomen, die als positives Zeichen der Immunreaktion und der Interferon-Aktivierung gewertet werden.

Die orale Misteltherapie kann gleichzeitig mit konventionellen Therapien (Chemotherapie, Strahlentherapie, Kortikosteroide) verabreicht werden. Trotz aller Kontroversen und widersprüchlicher Studien sprechen die vorliegenden Daten dafür, dass Mistelextrakt die Lebensqualität positiv beeinflusst und die Nebenwirkungen konventioneller Therapien reduziert.

Traditionelle Anwendungen

- Bluthochdruck mit Schwindel und Kopfschmerzen
- Tachykardie (Herzrasen), Herzklappeninsuffizienz, schwacher Puls
- Herzvergrößerung, Ödeme, Dyspnoe (Kurzatmigkeit), Orthopnoe (Atemnot im Liegen)
- Anfallsleiden : Epilepsie, Tourette-Syndrom, Lähmungen, Torticollis (Schiefhals)
- Angstzustände und „Hysterie“

Krebshemmende Wirkungen : Mistellektine, Peptide und Polysaccharide

- Erhöhung der Leukozyten, Eosinophilen und Granulozyten
- Verbesserung der phagozytären und zytotoxischen Effizienz von Makrophagen
- Erhöhung der Produktion und Ausreifung von Neutrophilen
- Verstärkung der zellulären und humoralen Immunantwort
- Erhöhung des Thymusgewichts und der Thymozytenaktivität
- Erhöhung der Zytokinproduktion
- Verstärkung der Aktivität natürlicher Killerzellen
- Induktion von IL-1, IL-6, TNF und Interferon
- Selektive Absenkung des COX-2-Spiegels
- Induktion der DNA-Reparatur
- Induktion von Apoptose
- Hemmung der Angiogenese

Praxistipps

Die Mistel wird Patienten empfohlen, die ängstlich, nervös, besorgt, unruhig sind und zum Klammern neigen.

Die Mistel senkt den Blutdruck, entspannt das Herz und lindert Spannungskopfschmerz.

Die historische Medizin empfahl die Mistel als Schlafhilfe und Muskelrelaxans zusammen mit Baldrian, einem wärmenden anregenden Heilkraut, das die kühlenden Eigenschaften der Mistel ausgleicht.

Küsse unterm Mistelzweig

Der Sage nach wurde Baldur vor langer Zeit versehentlich von einem Pfeil aus Mistelzweigen tödlich getroffen. Den Pfeil hatte sein blinder Bruder abgeschossen, angestiftet von Loki, dem Schelm und Gauner der nordischen Mythologie.

Baldur wurde auf Bitten der anderen Götter und Göttinnen, die ihn liebten, wieder zum Leben erweckt. Man sprach die Mistel von der Missetat frei und übergab sie der Obhut der Göttin der Liebe. Dann wurde verfügt, dass jeder, der unter ihr hindurchging, einen Kuss bekommen sollte. Ein Zeichen der Vergebung und dafür, dass der Mistelzweig zum Symbol der Liebe geworden war, dass Liebe stärker ist als Hass.

FALLSTUDIEN

Die im Folgenden beschriebenen Fälle veranschaulichen sowohl das Spektrum der Patienten und Krankheitsbilder, die ein Kliniker während eines typischen Arbeitstages zu Gesicht bekommt, als auch das breite Spektrum an Heilkräutern und Supplementen, die zur Verfügung stehen. Die gleichen therapeutischen Elemente können in verschiedenen Protokollen vorkommen. Unterschiede betreffen die Dosierungen.

Andere Unterschiede betreffen den Stofftyp von Präparaten, beispielsweise Magnesiumcitrat/-glycinat/-oxid als Muskelrelaxans, das besonders hilfreich bei Nierensteinen, Angstzuständen und Verstopfung ist.

Da Heilkräuter polyvalent wirken und mehrere physiologische Domänen gleichzeitig beeinflussen, sind sie selten spezifisch für eine bestimmte Krebsart. Sie können in allen Krebsstadien auch vorbeugend eingesetzt werden.

Die Anwendung von Kurkuma und grünem Tee ist fast immer möglich – es sei denn, pflanzliche Mittel sind bei bestimmten Chemotherapien kontraindiziert.

Manche empfohlenen Supplemente und Nährstoffe sind Einzelmittel, für die optimale Dosierungen ausgewiesen sind.

Bei manchen Präparaten, proprietäre Rezepturen/Mischungen, wurden absichtlich keine genauen Zubereitungen oder Markenpräparate angegeben, da sich die verfügbaren Produkte von Land zu Land unterscheiden können.

Auf Seite 601 finden Sie eine Liste von Präparaten, die ich in meiner Klinik bevorzuge. Beachten Sie, dass diese Präparate nicht überall erhältlich sind. Die Wirkstoffliste kann Ihnen jedoch bei der Auswahl der geeigneten Mittel helfen.

Brustkrebs

Frau H. ist eine der wenigen Patientinnen meiner klinischen Praxis, die sich nur für eine minimalchirurgische Intervention und gegen andere konventionelle Krebstherapien entschieden hat. Die meisten Patienten scheuen verständlicherweise davor zurück, die maximal mögliche Therapie in Anspruch zu nehmen. Solche Patienten sehe ich häufig während oder nach Abschluss einer konventionellen Therapie. Frau H. hat weder die empfohlene Chemotherapie noch eine Bestrahlung erhalten. Ihr Fall zeigt, dass es manchmal nicht zwingend nötig ist, den Körper zu vergiften oder zu bestrahlen, um eine Heilung zu erreichen.

Zum Zeitpunkt der Diagnose (2011) war die Patientin 48 Jahre alt, in der Perimenopause, ledig und kinderlos und im künstlerischen Beruf tätig. Zu Beginn der Behandlung konzentrierten wir uns ausschließlich auf ihren Brustkrebs. In den letzten 10 Jahren ist der Krebs in den Hintergrund getreten und die Therapie wurde angepasst, um die Wechseljahre, Allergien, Hypothyreose und seit kurzem auch Dermoidzysten mit einzubeziehen. Ich stelle hier das ursprüngliche Protokoll (kurz nach der Diagnose, 2011), darüber hinaus einige Höhepunkte der laufenden Behandlung und das aktuelle Protokoll vor. Der Fallbericht veranschaulicht die Veränderungen im Krankheitsverlauf und Gesundheitszustand der Patientin – und wie darauf therapeutisch adäquat reagiert werden kann.

Fallbericht

Frau H. stellte sich mit einem invasiven duktalen Karzinom der linken Brust, Grad 1, Stadium I, T1, N0, M0 vor, das bei einer jährlichen Routineuntersuchung, vier Jahre nach der letzten Mammographie entdeckt worden war. Der Tumor war mäßig östrogen- und progesteronsensitiv und negativ für eine HER2/neu-Mutation. Ihr wurden eine Chemotherapie mit anschließender Bestrahlung und eine 5–10-jährige Tamoxifen-Behandlung angeboten, die sie jedoch alle ablehnte. Sie entschied sich nur für eine Lumpektomie, der bis heute einzige medizinische Eingriff.

In den zwei Jahren vor der Diagnose litt Frau H. an perimenopausalen Symptomen: Hitzewallungen, Gehirnnebel, Reizbarkeit und Schlafstörungen. Eine Progesteroncreme half ihr sehr. Nach der Brustkrebsdiagnose setzte sie die topische Hormonbehandlung ab. Es folgten ausgeprägte Wechseljahresbeschwerden mit Hitzewallungen und Schlafstörungen, eine schmerzhafte atrophische Vaginitis mit Reizungen und Entzündungen der Vulva und des Perineums sowie eine überaktive Blase. Daher wurde bei der Behandlungsplanung die Östrogendosis so niedrig angesetzt, dass der Krebs nicht gefördert wurde, aber hoch genug, um die Wechseljahre mit erträglichen Beschwerden zu bewältigen.

In den vier Jahren zuvor hatte sie durch mehrere Trauerfälle und Autounfälle Traumatisierung, Stress und Leid erlebt. Ein Schleudertrauma, das chronische Nackenschmerzen verursachte, bekam sie mit Bewegung und osteopathischer Behandlung in den Griff. Darüber hinaus war ihr persönliches und familiäres Umfeld mit Depressionen belastet.

Ich empfahl ihr einfache Maßnahmen, um die Nackenschmerzen zu lindern: ein Heizkissen oder warme Auflagen für den Nacken (Leinsamen oder Buchweizen in einem mikrowellentauglichen Kissen), ein Nackenkissen für die Nacht, regelmäßiges Dehnen, Nacken- und Schulterrollen und ein pflanzliches Einreibemittel bei Schmerzen und Muskelkrämpfen.

Zur Behandlung von Schmerzen und Schlafstörungen empfahl ich warme Bäder mit Bittersalz (1 Tasse) und ätherischem Lavendelöl zur Entspannung (10–15 Tropfen), bei Kerzenlicht vor dem Schlafengehen. Bittersalz (Magnesiumsulfat) ist ein starkes Muskelrelaxans und verbessert auch die Entgiftung über die Haut.

Ich ermutigte sie, über vermeidbare Stressfaktoren nachzudenken, und half ihr, ein Stressbewältigungsinstrumentarium zu entwickeln. Ich habe auch Marsdenia in ihre Tinkturrezeptur aufgenommen, um den Appetit anzuregen und den parasympathischen Tonus zu verbessern.

Initiale Therapieplanung

Als wir uns das erste Mal trafen, war die Lumpektomie noch nicht durchgeführt worden. Die erste Aufgabe bestand darin, sie auf die Operation vorzubereiten: Stärkung des Immunsystems und Entgiftung in der Leber, Entzündungskontrolle und Geweberegeneration. Wir sprachen auch darüber, dass sie sich für eine Wächterlymphknotenbiopsie und nicht für eine Lymphknotendissektion entscheiden sollte. Wir besprachen die verfügbaren Test- und Bewertungsoptionen innerhalb und außerhalb des etablierten Medizinsystems.

Ich empfahl ihr, bei ihrem Arzt eine umfassende aussagekräftige Blutuntersuchung zu veranlassen. Schließlich einigten wir uns darauf, dass sie das initiale Kräuterprotokoll sechs Wochen lang durchführen würde. Anschließend sollten alle neuen Testbefunde überprüft und die Behandlung bei Bedarf angepasst werden. Darauf aufbauend würden wir einen Monitoringplan für die nächsten 3, 6 und 12 Monate entwickeln.

Fallmanagementplanung

- Beginn der Einnahme einer zytotoxischen Kräutermischung und von Heilkräutern zur Unterstützung des Lymphsystems
- Beginn der Einnahme von Mitteln des Mitochondrienschutz-Protokolls (siehe S. 432)

• Blutuntersuchungen und andere spezifische Tests

• Ernährungsmanagement : modifizierte Clean-and-Green-Detox-Diät (siehe S. 57), präoperative Rehabilitationsplanung

Präoperativ

• 4 bis 6 Tage vor dem Eingriff pflanzliche Heilmittel und Supplemente absetzen

Postoperativ

• Genesung und Rehabilitation : nach Bedarf Heilkräuter zur Schmerzlinderung und Geweberegeneration

• 4 bis 6 Tage nach dem Eingriff die Anwendung pflanzlicher Mittel und Supplemente fortsetzen (gezieltes Anti-Aging- und Genesungsprotokoll).

• Das Mitochondrienschutz-Protokoll postoperativ 2 Monate weiterführen.

• Die Leber unterstützen und Entgiftungsprozesse fördern.

• Stressbewältigung und erholsamen Schlaf fördern.

• Einnahme von Immuntonika und entzündungshemmenden Mitteln

• Stärkung des Bindegewebes und Hemmung der Angiogenese

• Einnahme von einjährigem Beifuß (*Artemisia annua*) im wöchentlichen Rhythmus

• Fortsetzung der Einnahme der zytotoxischen Kräutermischung und der unterstützenden Lymphkräuter

Initiale Tinktur : Rezeptur

Alle Tinkturen 1:2	
15 ml Gotu Kola	• 15 ml Tragant
15 ml Katzenkralle	• 10 ml Baikal-Helmkraut
15 ml Schisandra	• 10 ml Rosenwurz
15 ml Süßholz	• 5 ml Marsdenia
2 Tropfen ätherisches Zitronengrasöl	

Alle Tinkturen mischen. 7,5 ml (1 1/2 TL) in heißem Wasser oder als Tee zweimal täglich einnehmen.

Initiale Tinktur : Rezeptur

Süßholz ist ein Adaptogen, das die Nebennieren schont. Es wird zur Stressbewältigung und zur Unterstützung des Immunsystems eingesetzt und hat befeuchtende und beruhigende Eigenschaften, vor allem bei gereizten Schleimhäuten (hier Nasennebenhöhlen und Vaginalschleimhaut). Süßholz wirkt entzündungshemmend und wird häufig in Rezepturen verwendet, um die Wirkung anderer Kräuter zu potenzieren und den Geschmack zu verbessern.

Tragant ist ein tiefwirkendes Immuntonikum zur Regeneration des Knochenmarks und der Lymphknoten und zur Verbesserung antikanzerogener Immunreaktionen.

Katzenkralle ist ein Immunstimulans, das in der Regel kurzfristig zur Stärkung allgemeiner Immunfunktionen verordnet wird. Hochwertiges Kraut ist selten erhältlich. Ich verzichte meistens darauf.

Schisandra ist ein Adaptogen mit Tropismus für die Leber und daher speziell bei systemisch wirkenden Medikamenten (bei Operationen verabreicht) angezeigt, die in der Leber entgiftet und ausgeschieden werden.

Gotu Kola vermittelt zahlreiche krebshemmende Wirkungen, ist aber besonders dann indiziert, wenn die Regeneration von Bindegewebe und die Narbenbildung nach Operationen günstig beeinflusst werden sollen. Die tonisierende Wirkung im Gehirn ist auch bei postoperativen kognitiven Störungen hilfreich.

Rosenwurz ist ein Adaptogen mit Tropismus für Herzmuskel/-funktion. Das Kraut wirkt adstringierend, austrocknend und tonisierend auf das Gewebe und ist insbesondere bei Tonusverlust im Herz-Kreislauf-System indiziert (Herzklappeninsuffizienz, Krampfadern, Hämorrhoiden, Erröten). Es hat auch eine anregende Wirkung. In höherer Dosierung kann Herzklopfen auftreten.

Baikal-Helmkraut. Die Wurzel des Krauts wirkt entzündungshemmend, antikanzerogen und fördert die Geweberegeneration.

Marsdenia. Das Kraut wird speziell bei Appetitlosigkeit aufgrund von Angst oder Nervosität eingesetzt. Es ist ein verdauungsförderndes Nerventonikum, ähnlich wie Hopfen, aber ohne adstringierende Wirkung, oder wie Kamille ohne entzündungshemmende Wirkung. Marsdenia stabilisiert die Stimmung und fördert den parasympathischen Tonus. Wenn Marsdenia nicht verfügbar ist, werden Damiana oder Eisenkraut empfohlen.

Zitronengras enthält reichlich Limonen, ein Monoterpen, das in den ätherischen Ölen vieler Pflanzen vorkommt. In Kräutermischungen wird es als Geschmackskorrigens eingesetzt. Zitronengras hat eine ausgeprägte krebshemmende Wirkung, lindert Dyspepsie und Sodbrennen.

Tee : Rezeptur

Die Teemischung wurde mit Blick auf Symptome der Wechseljahre und des Hormonhaushalts entwickelt – daher Traubensilberkerze, Mönchspfeffer und Rotklee. Lapacho ist ein antimykotisches und antivirales Immunstimulans, Reishi ein wirksames Immuntonikum, das die Leukozytenzahl günstig beeinflusst. Rose wirkt adstringierend und kühlend, unterstützt die Trauerarbeit – die Patientin hatte kurz vor der Diagnose mehrere Trauerfälle erlebt. Calendula hat antioxidative und wundheilende Eigenschaften, verbessert den Lymphfluss und ist ein bitterer Digestif.

Dekokt : Abkochung

50 g Lapacho*

50 g Mönchspfeffer

50 g Reishi (Pilzfruchtkörper)

50 g Traubensilberkerzenwurzel

Infus : Aufguss

50 g Calendulablüten

50 g Rosenblütenblätter

50 g Rotkleeblüten

25 g Weißdornblätter und -blüten

25 g Zitronengrasblätter

2 gehäufte EL der Abkochmischung in einen Topf mit 500–750 ml kaltem Wasser geben. Bedeckt zum Kochen bringen und 10 min köcheln lassen. Den Herd ausschalten. 2 gehäufte EL der Aufgussmischung hinzugeben. Über Nacht ziehen lassen. Abseihen und am nächsten Tag trinken. Der Tee kann behutsam aufgewärmt werden, darf aber nicht kochen. Zur Vereinfachung können Sie dem Tee auch die initiale Tinktur zugeben (siehe S. 538).

* Diese Rezeptur habe ich vor mehr als einem Jahrzehnt entwickelt. Heute ist Lapacho eine gefährdete Spezies. Flechten (*Usneaceae*) können geeignete Alternativen sein.

Phytolaccaöl : Brusteinreibung

Man nimmt an, dass die Kermesbeere (*Phytolacca*) abschwellend auf Gewebe wirkt, da das Heilkraut die Lymphdrainage fördert. Frische Phytolaccawurzel ergibt ein mildes Einreibemittel, das Blut in das Gewebe zieht, wodurch wiederum mehr Lymphe gebildet wird. Auf diese Weise unterstützt die Wurzel den Lymphfluss, wirkt entstauend und fördert die Lymphdrainage*, was wiederum Lymphozyten gegen Krankheitserreger aktiviert.

Rizinusöl verbessert die Eindringtiefe und bringt Phytolacca in tiefere Gewebeschichten. Die ätherischen Öle wirken lymphatisch abschwellend, antimitotisch, entzündungshemmend und fördern die Abheilung.

150 ml Traubenkernöl gemischt mit Phytolacca-Infus

50 ml Rizinusöl

je 1 ml ätherische Öle aus Benzoe, Mandarine, Zitronengras, Zedernholz, Lorbeer

Alle Zutaten mischen. Mit 1 TL Öl auf die Hand gegeben die Brust sanft von der Brustwarze strahlenförmig nach außen in Richtung des Lymphflusses massieren. Achten Sie darauf, auch die Achselhöhle mit einzubeziehen.

* Lymphdrainage fördert nicht die Ausbreitung von Kreb, da der Lymphfluss Lymphozyten mobilisiert. Krebs ist lebendes Gewebe, in das Blut und Lymphe ein- und ausströmen. Einzelne Krebszellen können entweichen – daher die Anwendung von zytotoxischen Kräutern oder Chemotherapie, die systemisch wirken. Eine Lymphdrainage hat den Vorteil, dass Lymphozyten aktiviert werden und die Immunantwort verstärkt.

Smoothie : Rezept

1–2 EL grünes Superfood-Pulver

1/2–1 Tasse Blaubeeren oder andere Früchte (frisch oder tiefgekühlt)

125–250 ml Mandel-, Reismilch, Kefir oder Wasser

125 ml probiotischer Biojoghurt

1–5 g gepuffertes Vitamin-C-Pulver

1–2 EL Kokosnusspulver (kalorienreich, verbessert den Geschmack)

Optional : 1/2 Avocado, 1/2 Banane, 1 EL Nussbutter (als Verdickungsmittel)

Rohes Kakaopulver nach Geschmack

Die Zutaten gut vermischen. Mit Wasser auf die gewünschte Konsistenz bringen. Molkenproteine sind empfindlich. Daher das Molkenproteinpulver zuletzt in den Mixer geben und nur 1 Minute länger mixen. Auf Eis gießen. Wenn nicht sofort getrunken, im Kühlschrank oder in einer gekühlten Thermoskanne bis zu 6 Stunden aufbewahren.

PYRAMIDEN-PROTOKOLL: ANALYSE

BRUSTKREBSPATIENTIN H.

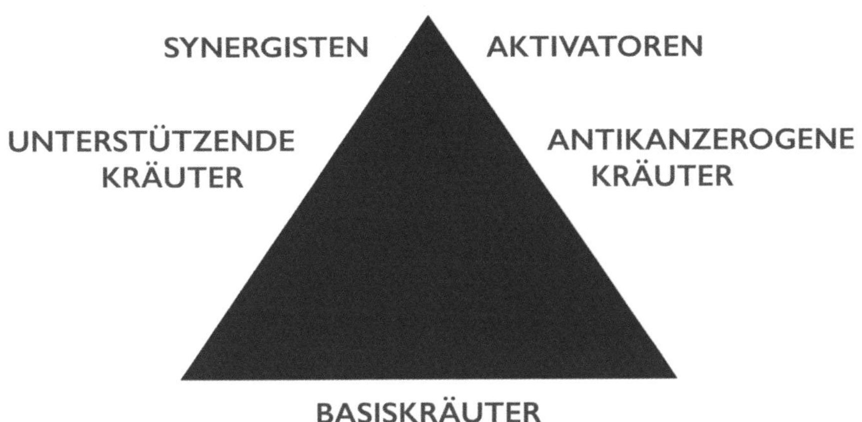

BASISKRÄUTER

Stressbewältigung, Schlafhilfe, Immunstärkung : Süßholz, Tragant, Schisandra, Rosenwurz, Lapacho, Reishi, Blütenessenzen.

Hormonhaushalt : Traubensilberkerze, Mönchspfeffer, Rotklee.

Adstringierende Tonika : Rosenblüten, Zitronengras, Weißdornspitzen.

Digestif : Marsdenia.

SYNERGISTEN

Bindegewebstonika und Anti-Angiogenese : Gotu Kola, Rosskastanie, Heidelbeerblätter.

Immunmodulatoren und Entzündungshemmer : Baikal-Helmkraut, Kurkuma (Curcumin), Süßholz, Katzenkralle.

Lymphsystem unterstützend : Ceanothus, Stechapfel, Klette, Calendula.

Leber unterstützend : Mariendistel (Silymarin).

Antioxidantien : CoQ10, Grüner Tee, Quercetin, Resveratrol, Selen, Zink, Omega-3-Fettsäuren, Vitamin C.

AKTIVATOREN

Zytotoxika : Einjähriger Beifuß, Eibe, Madagaskar-Immergrün, Pawpaw, Kermesbeere, Mistel, Krebsbaum, Zitronengras.

Antikanzerogene Wirkstoffe : MCP, IP6, Melatonin

Bach-Blüten : Mischung

Bach-Blüten sind potenzierte Extrakte aus (meist) Blüten in reinem Wasser, die bei psychisch-emotionalen Problemen oder aus psychisch-spirituellen Gründen verordnet werden – nicht zur Behandlung körperlicher Beschwerden.

je 8 Tropfen der folgenden Bach-Blüten-Essenzen : Rock Rose, Mimulus, Cerato, Hornbeam und Star of Bethlehem.

25 ml Quellwasser

25 ml Weinbrand

Alle Zutaten mischen. Viermal täglich 4 Tropfen der Mischung, unter der Zunge oder in einem Glas Wasser schluckweise einnehmen.

Rock Rose (Gelbes Sonnenröschen). Hilft bei Angstzuständen, wie Panik oder Schrecken, die dazu führen, dass man sich wie erstarrt fühlt und sich nicht bewegen oder klar denken kann.

Mimulus (Gefleckte Gauklerblume). Hilft bei Ängsten, die man erkennen oder benennen kann, z. B. Angst vor Krankheit oder Angst, zur Last zu fallen.

Cerato (Bleiwurz). Hilft, bei Entscheidungen dem eigenen Urteilsvermögen zu vertrauen und der eigenen Intuition zu folgen.

Hornbeam (Hainbuche). Hilft, wenn man das Gefühl hat, nicht genügend geistige oder körperliche Kraft zu haben, um die Last zu tragen, die das Leben einem auferlegt hat.

Star of Bethlehem (Doldiger Milchstern). Hilft bei Hiobsbotschaften, beim Verlust eines geliebten Menschen, bei persönlichen Katastrophen, Ängsten oder in Notsituationen, wenn Kummer und Unglück unerträglich erscheinen.

Tägliche Supplementierung empfohlen

- CoQ10 (Coenzym Q10) : 100 mg
- Grüntee-Extrakt (standardisiert auf EGCG) : 50 mg
- IP6 (Inositolhexaphosphat) : 5 g
- Melatonin : 3–6 mg vor dem Schlafengehen
- Mariendistel (standardisiert auf 70 % Silymarin) : 1 g
- Multivitamine und Mineralstoffe (ohne Eisen und Kupfer)
- Probiotische Mischung (50 Milliarden Bakterien)
- Quercetin : 2 g

Proprietäre Kapsel-Rezeptur		
Wirkung	**Dosierung**	**Mischung**
Entzündungs-hemmend, krebshemmend	3 Kapseln zweimal täglich	Weihrauch, Mutterkraut, Magnoliarinde, Andrographis, Baikal-Helmkraut, Ingwer, Bromelain, Piperin (BioPerine)
Antioxidativ, krebshemmend	3 Kapseln zweimal täglich	Kurkuma, Grüner Tee, Quercetin, Traubenkern/-schale, Tulsi, Rosmarin
Immunstärkend, knochenmark-tonisierend, krebshemmend	3 Kapseln zweimal täglich	Tragant, Dong Quai, Millettia, Cordyceps, Atractylodes, Echinacea, Katzenkralle
Immunstärkend, krebshemmend	3 Kapseln zweimal täglich	Pilze: Roter Reishi, Schmetterlingstramete, Chaga, Shiitake und Porlinge; Kräuter: Baikal-Helmkraut-Extrakt und Baicalein, Mariendistel
Entgiftung in der Leber	2 Kapseln vor dem Schlafengehen	Extrakt aus Brokkolisamen und Kohlsprossen, DIM (3,3'-Diindolylmethan), Wasabi, Calcium-D-glucarat, NAC (N-Acetylcystein), Granatapfel

- Resveratrol : 2 g
- Selen : 200 µg
- Vitamin D3 : 4000 IE
- Zinkcitrat : 60 mg (im ersten Monat, danach 30 mg täglich)

Tägliche Supplementierung im wöchentlichen Wechsel

Woche 1

- Artemisinin : 300 mg zweimal täglich (ansteigend bis 600 mg zweimal täglich), in 100–150 ml Grapefruitsaft.
- Butyrate (Buttersäure) : 1500 mg zweimal täglich
- Vitamin C : bis zur Darmtoleranz
- Omega-3-Fettsäuren aus Fischöl : 1000 mg EPA, 450 mg DHA
- Nachtkerzenöl : 1500 mg

Woche 2

- Zytotoxische Mischung : Pazifische Eibe, Madagaskar-Immergrün, Pawpaw, Kermesbeere, Mistel und Krebsbaum. Empfohlene Dosierung der Tinkturmischung: 1/2 TL in Wasser verdünnt zweimal täglich

Klinischer Verlauf

Frau H. führte die Kräuter- und Supplementtherapie in empfohlener Dosierung etwa zwei Jahre durch. Während der Behandlung wurden Anpassungen in Bezug auf Allergien, Stress und Wechseljahrebeschwerden vorgenommen. Beispielsweise wurde der Artemisia-Zyklus für 6 Monate und die zytotoxische Mischung für 18 Monate verabreicht. Danach wurden die Dosen reduziert und einige teure pflanzliche Kapselprodukte abgesetzt (entzündungshemmende und knochenmark-/blutbildende Präparate).

Fall-Update und Protokollanpassung

Die Patientin ist seit zehn Jahren krebsfrei. Ihre Brust wurde regelmäßig mit Thermografie und Ultraschall untersucht. Sie hat auch ihre gesunde Lebensweise und Ernährung beibehalten und setzt ihr Wellness-Programm mit Kräutern und Nahrungsergänzungsmitteln fort. Im Laufe der Jahre traten weitere Gesundheitsprobleme auf, die Anlass zur Sorge gaben:

- Konstant niedrige Werte der neutrophilen Granulozyten, bei scheinbar normaler Immunfunktion; ein bis zwei Erkältungen pro Jahr wie bei den meisten Erwachsenen. Die Probleme waren mit pflanzlichen und diätetischen Strategien nicht beeinflussbar.
- Unspezifische Schilddrüsenentzündung mit leicht erhöhtem Thyreoglobulin und episodisch intermittierender Schwellung der Schilddrüse und Engegefühl im Hals. Die Beschwerden werden mit Diät, Kräutern und Supplementen behandelt.
- Schwere Symptome von Heuschnupfen (allergische Rhinitis). ELISA-Tests belegen eine allergische Disposition gegen verschiedene Nahrungsmittel sowie gegen Pollen, Gräser, Kräuter und Tierhaare. Die strikte Meidung der Auslöser reduzierte die Nahrungsmittelreaktionen. Die Hyposensibilisierung gegen Pollen, Gräser, Kräuter und Tierhaare war recht erfolgreich.
- Nach der Menopause entwickelten sich beidseitig Eierstockzysten (Dermoidzysten). Bei einer Operation (2021) wurde der Darm verletzt, was zur einer fulminanten Bauchinfektion/-entzündung, Lungenkollaps, Thrombose und Septikämie führte. Nach wiederholten chirurgischen Eingriffen befindet sich die Patientin in der Rekonvaleszenz.

Ursprünglich hatte der Onkologe jährliche Kontrolluntersuchungen über 10 Jahre gefordert – doppelt so lange wie üblich. Er misstraute den Naturheilverfahren, die die Patientin den konventionellen Methoden vorzog. Kürzlich teilte er ihr mit, dass Kontrollen nicht mehr nötig seien und legte den Fall zu den Akten. Frau H. hat weiterhin andere gesundheitliche Probleme – und die Phytotherapie hat nach wie vor viel zu bieten.

Dieser Fall zeigt, wie wichtig es ist, so früh wie möglich nach der Diagnose ein umfassendes Therapieprogramm und einen gesunden Lebensstil zu beginnen und beizubehalten. Das initiale Dosierungsprotokoll wurde bei der Patientin mit kleineren Anpassungen über zwei Jahre lang durchgeführt und danach als langfristige Erhaltungsstrategie niedriger dosiert. Dass andere Erkrankungen auftreten können, ist keinesfalls ausgeschlossen. Ist das „Terrain" des Betroffenen gesund und belastbar, steigen die Heilungschancen.

Das klinische Gesamtbild zeigt eine Patientin mit Neigung zu abnormen Wucherungen und Schwellungen (Schilddrüse, Eierstockzysten), mit defizitärer Immunfunktion und Krebsanamnese. Wenn man Krebs im klassischen Sinne mit partiell abnormer toxischer Belastung assoziiert, ist das Krankheitsbild der Patientin mit erheblichen Risiken verbunden, da mit Stauungen und Stagnationen im Gewebe zu rechnen ist. Im Zeitverlauf wurde das Protokoll so angepasst, dass die Schilddrüse sowie die Entgiftung und die Beseitigung pathologischer Stoffwechselprodukte stärker in den Vordergrund rückten. Deshalb wurden Entgiftungskräuter mit blutreinigender, entschlackender Wirkung bei Zellen, Gewebe und Organen verordnet. In jüngster Zeit hatten postoperative Komplikationen Priorität. Diese sollten aber erwartungsgemäß abklingen.

Klette, Schwertlilie, Stillingia, Sarsaparilla, Phytolacca und Kreosotbusch sind allesamt traditionelle Kräuter, die blutreinigend und entgiftend wirken und intrazelluläre Toxine eliminieren. Dieser Schwerpunkt wurde gewählt, weil die Arzneimittelrückstände nach der jüngsten Gesundheitskrise die Entgiftung behindern und die Belastung durch Stoffwechsel- und Fremdstoffgifte erhöhen können. Wie bei den meisten Kräutern gibt es zudem günstige Sekundäreffekte, von denen solche Patienten besonders profitieren.

Detox und Entschlackung. Schwertlilie und Phytolacca sind auch Schilddrüsenstimulanzien. Sarsaparilla ist ein Adaptogen mit hormonmodulierenden und entzündungshemmenden Eigenschaften. Die Klette enthält komplexe Zucker, die die Glucoseaufnahme und den Stoffwechsel regulieren und das Darmmikrobiom unterstützen. Phytolacca enthält immunaktivierende Lektine. Kreosotbusch vermittelt antikanzerogene und zytotoxische Wirkungen.

Lymphatische Unterstützung. Labkraut, Rotwurzelsalbei und Calendula fördern den Lymphabfluss aus dem Gewebe in die Lymphgefäße und in den Körperkreislauf. Die Kräuter aktivieren und stimulieren Lymphozyten, verbessern die Entgiftung und Entwässerung des Gewebes.

Abschwellende Mittel im Beckenbereich. Ingwer und Schafgarbenblüten verbessern die Durchblutung im Beckenbereich und die Entsorgung von Schlacken aus Beckenorganen.

Neue Supplementempfehlungen

- Grüntee-Extrakt (EGCG) : 50 mg täglich

- Jod (Kaliumjodid) : 10 mg täglich
- Mariendistel (standardisiert auf 70 % Silymarin) : 1 g täglich
- Omega-3-Fettsäuren (Fischöl) : 1000 mg EPA, 450 mg DHA täglich
- Kurkuma (standardisiert auf 95 % Curcumin) : 2 g täglich
- Quercetin : 2 g täglich
- Resveratrol : 2 g täglich
- Vitamin D3 : 4000 IE täglich
- Entgiftungsmischung für die Leber : Alpha-Liponsäure Säure, NAC (N-Acetylcystein), Kurkuma (standardisiert auf 95 % Curcuminoide), Mariendistel (standardisiert auf 80 % Silymarin), Brokkolisprossenkonzentrat, Artischockenblätter, Taurin, Glycin, L-Glutamin, L-Methionin, Chlorella, fettlösliches Vitamin C (Ascorbylpalmitat)
- Unterstützung der Schilddrüse : Ashwagandha-Extrakt, L-Tyrosin, *Coleus* (Wurzel), Folat, Vitamin A, Vitamin B6, Jod, Selen-Glycinat, Zinkglycinat

Optionale Extras

- Hormonbalance-Mischung : Mönchspfeffer, Japanischer Staudenknöterich, Traubensilberkerze, DIM, Chrysin, Calcium-D-Glucarat, Rosmarin, Resveratrol, Traubenkernextrakt, EGCG (Grüntee-Extrakt), Vitamin B6, Vitamin B12, Folat, Magnesium und Calcium
- Maca : zwei Kapseln à 500 mg einmal täglich, nach Bedarf (Adaptogen)
- 5-Pilze-Rezeptur : zwei Kapseln täglich zu den Mahlzeiten
- MCHC (mikrokristallines Hydroxylapatit) : 1000 mg elementares Calcium pro Tag mit Bor, Silizium, Vitamin D und Vitamin K als Cofaktoren (für starke Knochen)

Diskussion

Zehn Jahre nach der Erstdiagnose hat sich die Krebspatientin von den Kontroll- und Nachsorgeautomatismen des Medizinsystems verabschiedet. Ich organisiere regelmäßige Blutuntersuchungen und die Patientin achtet weiterhin auf eine gesunde Ernährung und einen gesunden Lebensstil. Wäre Frau H. heute zum ersten Mal diagnostiziert worden, hätte man ihr wahrscheinlich den Oncotype-Test angeboten (siehe S. 417). Höchstwahrscheinlich hätte das Ergebnis gezeigt, dass ein geringes Rezidivrisiko und keine besondere Dringlichkeit für eine Behandlung vorliegt – anders als vom Onkologen im Jahr 2012 prognostiziert.

Dies zeigt, wie nützlich dieser Test ist, da die meisten Patienten nicht bereit oder in der Lage sind, dem Drang zu widerstehen, alle verfügbaren Chemotherapie- und Bestrahlungsoptionen in Anspruch zu nehmen. Im Fall H. war der Oncotype-Test noch nicht verfügbar. Die Patientin musste das relative Risiko eines Tumorrezidivs so gut wie möglich selbst einschätzen.

Von besonderer Bedeutung für die Entscheidungsfindung war, dass die Patientin die Einnahme von Kräutern und Supplementen zur Krebsbekämpfung voll und ganz akzeptierte und aktiv an ihrer Behandlung mitwirkte. Patienten, die konventionelle Behandlungen ablehnen und nicht etablierte Krebszentren aufsuchen, werden in Statistiken zur Krebssterblichkeit nicht erfasst – auch wenn sie wieder gesund werden und gesund bleiben. Ein Manko der Fachliteratur. Der Nutzen alternativer Behandlungsoptionen wird somit in der konventionellen Krebstherapie nach wie vor ignoriert.

In diesem Fall war es die richtige Entscheidung, nur minimalinvasive Eingriffe (Lumpektomie) und eine integrative onkologische Therapie zuzulassen sowie einem strikten Nachsorgeplan zu folgen. Trotz des Rückschlags durch eine fehlgeschlagene Ovarialzystenoperation ist die Patientin krebsfrei geblieben und hat bis heute keine Chemo- oder Strahlentherapie benötigt.

Modifizierte Tinktur : Rezeptur

Die Tinktur wurde nach einer Unterleibsinfektion und wiederholten Operationen grundlegend überarbeitet: mit Fokus auf Immunfunktionen, Geweberegeneration und Entgiftung.

Die nachfolgend gelisteten Tinkturen sind 1:2 zubereitet, außer wenn nicht anders angegeben. Die angegebenen Mengen ergeben 100 ml bzw. einen Wochenvorrat für die empfohlene Tagesdosis.

15 ml Klette	10 ml Stillingia
15 ml Labkraut	5 ml Ingwer
10 ml Calendula	5 ml Kermesbeere (1:10)
10 ml Ceanothus	5 ml Kreosotbusch (1:5)
10 ml Schafgarbenblüten	5 ml Sarsaparilla
10 ml Schwertlilie	

Empfohlene Dosierung: 5 ml (1 TL) in heißem Wasser 15 min vor den Mahlzeiten, zweimal täglich.

Rizinusöl : Packung

Zur Entstauung des Gewebes habe ich eine Rizinusölpackung für den Unterleib (siehe S. 143) mit ätherischen Ölen zur Lymphdrainage und Entstauung (Zypresse, Fenchel, Grapefruit) entwickelt. Die Mischung kann täglich auf geschwollene Lymphknoten und am Hals (Schilddrüse) aufgetragen werden.

- 100 ml Rizinusöl mit Phytolaccaöl gemischt
- je 6 Tropfen ätherische Öle von Zypresse, Grapefruit, Fenchel und Ho-Wood-Öl (*Cinnamomum Camphora var. Glavescens*)

Tee : Rezeptur

100 g Brennnesselblätter

100 g Rotklee

75 g Wegerich

50 g Goldrute

50 g Orangenschale

25 g Artischockenblätter

3 EL der Kräutermischung in einen Topf geben und mit 750 ml kochendem Wasser übergießen. Bedeckt über Nacht ziehen lassen. Abseihen und am nächsten Tag trinken. Der Tee kann vorsichtig aufgewärmt werden, darf aber nicht kochen. Geben Sie dem Kräutertee einfach die modifizierte Tinktur-Rezeptur zu (siehe 547).

Allergie. Brennnesselblätter sind nahrhaft und enthalten reichlich Chlorophyll, das gut für die Blutbildung ist. Im Fall von Frau H. wirken sie auch als Antihistaminikum und lindern die Symptome von Allergien und Heuschnupfen. Sie verwendet seit Jahren eine modifizierte Heuschnupfenteemischung mit Brennnesselblättern, Spitzwegerich und Goldrute, die bei ihr sehr gut symptomatisch wirkt.

Entgiftung und Blutreinigung. Rotklee enthält Phytoöstrogene, die krebshemmend wirken und Wechseljahrebeschwerden lindern. Sie verwendet seit Jahren eine modifizierte Heuschnupfenteemischung mit Brennnesselblättern, Spitzwegerich und Goldrute, die bei ihr sehr gut symptomatisch wirkt. Außerdem gilt Rotklee traditionell als Entgiftungs- und Blutreinigungskraut.

Blasenkrebs

Herr E. ist ein pensionierter Geschäftsmann Anfang 70, der einen entspannten Lebensstil pflegt und ein angesehenes Mitglied seiner ländlichen Gemeinde ist. Er hat eine Beziehung, lebt aber allein mit seinem Hund, treibt regelmäßig Sport, ernährt sich gesund und praktiziert seit langem regelmäßig Meditation.

Fallbericht

Bei Herrn E. wurde im Oktober 2015 ein Übergangszellkarzinom (TCC) der Harnblase diagnostiziert. Die Bildgebung ergab keine lokale Ausbreitung. Deshalb wurde der Patient mit einer konservativen (blasenschonenden) Operation behandelt, bei der drei hochgradige Tumoren entfernt wurden, sowie 8 rechte und 10 linke Leistenknoten, die alle krebsnegativ waren. Weitere pathologische Befunde lagen nicht vor.

Vorsorglich wurde Herr E. im Sommer 2016 mit BCG-Infusionen in die Blase behandelt. Eine Form der Immuntherapie mit Bacillus Calmette-Guérin, der in der Regel als Impfstoff gegen Tuberkulose verwendet wird. BCG löst eine Immunreaktion in Blasenschleimhautzellen aus und gilt gemäß Therapieleitinien als Erstmaßnahme bei Blasenkrebs, der noch nicht in die darunterliegende Muskelwand eingedrungen ist. Die Infusionstherapie kann sehr wirksam sein. Bis zu 66 % der Patienten bleiben drei Jahre nach der Behandlung krankheitsfrei. Allerdings ist das Nebenwirkungsrisiko hoch. Bei mehr als 80 % der Patienten treten dosisabhängig lokale und systemische Nebenwirkungen auf: Arthritis/Arthralgie, Zystitis, Epididymitis, Prostatitis, Lungeninfektionen, Lebertoxizität, Fieber und Sepsis.

Tatsächlich führte bei Herrn E. eine Folgeserie von BCG-Infusionen (Anfang 2017) zu schweren Harnwegsinfektionen. Die Behandlung musste vorzeitig beendet werden. Sein Arzt empfahl, die Blase zu entfernen. Die Operation wurde zwar eingeleitet, dann aber abgebrochen, weil zu viel Narbengewebe von einer früheren Darmoperation (wegen Morbus Crohn) und ein künstlicher Darmausgang (J-Pouch) vorlagen.

Als er sich im Herbst 2017 in meiner Praxis vorstellte, war die Erkrankung weiterhin als Carcinoma in situ eingestuft. Er hatte kaum Beschwerden, gelegentlich Schmerzen im linken mittleren Rückenbereich (Flanke), wenn er nicht gut hydriert war, und tiefsitzenden Blasenschmerz beim Urinieren. Da mehrere initiale Läsionen vorlagen und diese nach BCG nicht vollständig geheilt waren, wurde er in eine höhere Risikokategorie für ein mögliches Fortschreiten der Krebserkrankung eingestuft. Mit weiteren therapeutischen Maßnahmen war zu rechnen.

Begleiterkrankungen

Der Fall von Herrn E. verkompliziert sich dadurch, dass mehrere Begleiterkrankungen (Multimorbidität) vorliegen und zahlreiche Medikamente eingenommen wurden, die alle bei der Verordnung von Kräutern berücksichtigt werden mussten. Es war sehr wahrscheinlich, dass das wegen Morbus Crohn indizierte Immunsuppressivum sein Immunsystem schwächen und das Krebsrisiko erhöhen würde.

Die Fallstudie verweist darauf, dass Betroffene häufig mit mehreren Gesundheitsproblemen und Komorbiditäten zu kämpfen haben. Wenn einige oder alle dieser Erkrankungen nicht behandelt werden, wird sich die Krebserkrankung wahrscheinlich nicht bessern und die Lebensqualität bleibt schlecht. Die Patienten müssen mit Begleiterkrankungen zurechtkommen – die durch die konventionelle Krebstherapie häufig noch verschlimmert werden. Herr E. präsentierte sich eigentlich recht stabil, ohne funktionelle Beeinträchtigungen. Seine Beschwerden waren durch die Medikamente, die er einnahm, gut unter Kontrolle. Ich hatte daher keine Eile, ihm vorzuschlagen, die derzeitigen Medikamente abzusetzen. Zudem könnten Heilkräuter auch begleitend zu Medikamenten eingesetzt werden – um Symptome zu lindern, Krebszellen zu bekämpfen und andere Gesundheitsprobleme zu stabilisieren.

Morbus Crohn. Die Erkrankung hatte zu einer Darmresektion und zur Anlage eines künstlichen Darmausgangs geführt (J-Pouch). Der Patient wurde mit Adalimumab (Humira) behandelt. Ein monoklonaler Antikörper, der immunsuppressiv wirkt, zur erhöhten Anfälligkeit für Blaseninfektionen beiträgt und das Nebenwirkungsrisiko der BCG-Behandlung bei Blasenkrebs erhöht. Adalimumab ist ein TNF-(Tumor-Nekrose-Faktor)-Blocker. Bei Kindern und Erwachsenen ist die Einnahme mit einem erhöhten Risiko assoziiert, an Lymphomen, zwei Arten von Hautkrebs (Basaliom und Plattenepithelkarzinom) oder anderen Krebsarten zu erkranken. Dennoch wollte Herr E. das Medikament nicht absetzen, da seine Darmbeschwerden damit erfolgreich beherrschbar waren.

Wir sprachen über die Bedeutung der Ernährung bei der Behandlung von entzündlichen Darmerkrankungen. Er zeigte sich sehr aufgeschlossen. Hinzu kam, dass die Ernährung, die ich in Bezug auf die Krebserkrankung vorgeschlagen hatte, auch bei Morbus Crohn anwendbar war: viel frisches Gemüse und Obst, Fisch, Eier, wenig Vollkornprodukte, kein Zucker oder raffinierte Kohlenhydrate.

Herzrhythmusstörungen und Bluthochdruck. Beim Rechtsschenkelblock handelt es sich um eine Erregungsleitungsstörung des Herzens, die gelegentlich zu Herzrhythmusstörungen führt. Herr E. hatte diesbezüglich keine Beschwerden und wurde auch nicht medikamentös behandelt. Sein Blutdruck war leicht erhöht, bis er seine Ernährung umstellte und 15 kg abnahm.

Wir sprachen darüber, wie wichtig es ist, auf ein gesundes Körpergewicht und einen gesunden Blutdruck zu achten – und wie man mit Stress umgeht. Manche Empfehlungen, die ich ihm für die Krebstherapie gegeben hatte, sind auch in einem Protokoll für Herzgesundheit enthalten: Coenzym Q10, Vitamin E, Resveratrol, Flavonoide.

Chronische Schmerzen im oberen Verdauungstrakt. Stress verschlimmerte die Bauch-/Magenschmerzen des Patienten. Eine endgültige Diagnose wurde nicht gestellt. Die Symptome wurden mit Rabeprazol (Protonenpumpenhemmer) mit 20 mg täglich behandelt. Ich hatte Bedenken bezüglich dieses Medikaments, da Protonenpumpenhemmer (PPI) nicht für die chronische Anwendung vorgesehen sind. Die Verordnungsrichtlinien empfehlen, das Mittel bei Magenbeschwerden nur 2 bis 4 Wochen einzunehmen, bei schwerem gastroösophagealen Reflux maximal 2 Monate, nicht länger. Die langfristige Einnahme von hochdosierten PPI kann Vitamin-B12-Mangel verursachen. Die mehrjährige Einnahme von PPI ist mit einem über 60 Prozent erhöhten Risiko für Osteoporose und Hüftfrakturen aufgrund einer gestörten Calciumaufnahme assoziiert. Darüber hinaus kann die durch PPI reduzierte Magensäuresekretion die Darmflora und das Mikrobiom ungünstig beeinflussen und das Risiko für *Clostridium-difficile*-Infektionen erhöhen.

Im Fall von Herrn E. war dies besonders problematisch, da er regelmäßig Antibiotika gegen Blaseninfektionen einnahm. Ich schlug daher vor, das Medikament über mehrere Wochen bis Monate abzusetzen. Zuerst sollten geeignete Heilkräuter eingesetzt werden und dann die Dosis und Häufigkeit der Medikamente reduziert werden.

Gutartige Prostatahyperplasie. Die Erkrankung verursachte verzögertes Einsetzen des Harnflusses und eine veränderte Flussdynamik. Herr E. nahm seit 15 Jahren täglich Tamsulosin (Flomax) ein. Die Dosis war von 3 auf 1 Tablette pro Tag reduziert worden. Nach seinen Blasenoperationen schwächte sich sein Harnfluss ab, so dass die Dosis wieder auf 2 Tabletten pro Tag erhöht wurde. Da Tamsulosin in der Regel gut verträglich ist und keine nennenswerten Komplikationen verursacht, empfahl ich, es bei Bedarf weiter einzunehmen. Heilkräuter wie Sägepalme (*Serenoa repens*) könnten den Bedarf an Tamsulosin reduzieren. Aber in diesem Fall lag der Schwerpunkt auf der Krebserkrankung. Sobald sein Therapieprotokoll stand und er sich an die Empfehlungen zur Ernährung und Nahrungsergänzung hielt, würden wir uns den anderen Problemen und Krankheiten zuwenden.

Migräne. Ein hartnäckiges Problem waren schwere Migräneanfälle, die alle paar Wochen auftraten. Sie wurden je nach Bedarf mit selbst verordneten

Gesundheitsempfehlungen : Prostata

Achten Sie immer auf den Harndrang, zögern Sie ihn nicht hinaus!

Versuchen Sie, auf der Toilette sitzend (statt stehend) zu urinieren. Das kann den Druck auf die Blase verringern. Bleiben Sie entspannt!

Vermeiden Sie übermäßigen Alkoholkonsum, der die Blase und in der Folge auch die Prostata reizt.

Essen Sie täglich eine Handvoll Kürbiskerne, um sich mit Zink und essentiellen Fettsäuren zu versorgen – das sind Vorstufen von Prostaglandinen, die in der Prostata gebildet werden. Oder nehmen Sie Kürbiskernbutter als Brotaufstrich oder in Saucen, für Salatdressings und Dips.

Vermeiden Sie langes Sitzen, vor allem auf kalten oder feuchten Oberflächen.

Bewegen Sie sich täglich: Gehen, Laufen, Tanzen, Inline-Skating, Ballspiele oder Schlägersportarten, bei denen die Hüften und das Becken bewegt werden. Kajakfahren, Reiten und Golf sind weniger durchblutungsfördernd.

NSAR (Aspirin, Diclofenac u. a.) behandelt. Ansonsten suchte Herr E. keine spezielle Hilfe.

Nierensteine. Der Patient litt seit 8 Jahren an Nierensteinen (Nephrolithiasis). Als er sich in meiner Praxis vorstellte, war dies zunächst kein dringendes Problem. Ich empfahl ihm, auf eine gute Flüssigkeitszufuhr zu achten, oxalatreiche Nahrungsmittel zu meiden (Spinat, Mangold, Lammfleisch, Rhabarber, Erdbeeren, Schokolade) und täglich 250 mg Magnesiumcitrat einzunehmen. Die oxalatarme Ernährung empfahl ich auch zur Vorbeugung von Blasenreizungen.

Rückensteifigkeit, tiefsitzende Schmerzen, Verspannungen. Beschwerden wurden gelegentlich mit Massagen oder Akupunktur behandelt. Meiner Einschätzung nach sind diese Probleme auf innere Vernarbungen/Adhäsionen durch chronische Entzündungen und Operationen zurückzuführen. Die Organe der Bauchhöhle werden von Muskeln außerhalb des Peritoneums gestützt, die mehr oder weniger mit der tiefen Rückenmuskulatur korrespondieren. Organverwachsungen verursachen Zug und Spannung in der Muskulatur, die letztlich auf die Wirbelsäule übertragen werden. Ich empfahl dem Patienten regelmäßige, am besten wöchentliche Körperarbeit (z.B. Tiefengewebsmassage), Dehnungen und Yoga sowie Sauna oder andere Wärmeanwendungen. Darüber hinaus verordnete ich Rizinusölpackungen für die Blase, die auch bei Adhäsionen hilfreich sein können.

Laborwerte

Es wurden nur wenige Blutuntersuchungen durchgeführt. Der Patient lebt auf einer abgelegenen Insel mit eingeschränkter medizinischer Versorgung. Obwohl er sich ansonsten proaktiv selbst versorgte, hatte er nicht nach umfangreicheren Laboranalysen gefragt – und die Ärzte vor Ort hatten keine angeboten. Er wurde nicht direkt von einem Onkologen betreut. Der Urologe befasste sich nur mit den Blasensymptomen. Bei Herrn E. fielen vor allem grenzwertig niedrige Erythrozyten- und Hämoglobinwerte auf, mit den Symptomen einer Anämie: Müdigkeit, Lethargie, belastungsabhängige Atemnot, schneller Puls, Kältegefühl.

Neben den routinemäßigen Laboruntersuchungen von Stoffwechselparametern, Leber- und Nierenwerten schlug ich eine spezielle Urinuntersuchung vor. Molekulare Marker im Urin erlauben eine Beurteilung der Progression, der Muskelinvasion und des Rezidivs, was für die Wahl der Therapie und die Beurteilung der Dringlichkeit einer Operation hilfreich ist.

Hyaluronsäure (HA) ist ein Glykosaminoglykan, das die Metastasierung von Tumoren begünstigt. Hyaluronidase (HAse) fördert das Tumorwachstum, die Invasion und Angiogenese. Sowohl der HA- als auch HAase-Spiegel im Urin sind hochmoderne, nicht-invasive Tests zur Messung diagnostischer Marker für Blasenkrebs. Ein weiterer innovativer Laborwert bei Blasenkrebs ist die quantitative Messung der Telomere, die sich potentiell als nicht-invasiver Biomarker für die Diagnose und die Nachsorge empfiehlt. Bei Herrn E. zeigten umfassende Laboranalysen keine abnormen Befunde, außer erhöhten D-Dimeren. Ein spezieller prognostischer Krebstest wurde leider nicht durchgeführt.

Therapieoptionen

Nach der abgebrochenen Blasen-OP empfahl der Urologe von Herrn E. weitere BCG-Infusionen plus intravenöse Mitomycin-Chemotherapie und Elektrostimulation. Mitomycine sind Medikamente, die aus den Bakterien *Streptomyces caespitosus* oder *Streptomyces lavendulae* gewonnen werden. Mitomycin kann schwere Knochenmarkdepression verursachen, das Risiko für Infektionen oder Blutungen erhöhen und ein hämolytisch-urämisches Syndrom auslösen – ein potentiell lebensbedrohlicher Zustand mit Zerstörung roter Blutkörperchen, Anämie und Nierenproblemen.

Es gibt Hinweise auf bessere Ergebnisse mit weniger Nebenwirkungen, wenn vor der Behandlung eine Dehydrierung (8 Stunden ohne Flüssigkeit) und Alkalisierung des Urins durchgeführt wird, die Blase vor der Instillation vollständig entleert und die Mitomycin-Konzentration erhöht auf 40 mg/20 ml wird.

Eine Studie hatte ergeben, dass solchen schweren Nebenwirkungen und nachfolgenden systemischen Komplikationen vermieden werden können, wenn bei Behandlungsbeginn morgens drei Tage lang Isoniazid (ein Tuberkulosemedikament) verabreicht wird. Diese Therapieoption ist aber nicht überall verfügbar.

Wir besprachen die Therapieoptionen für Herrn E.: mehr BCG mit vorheriger Antibiotikagabe anwenden; BCG und Mitomycin anwenden und das Protokoll zur Entwässerung und Alkalisierung durchführen – oder nichts von alledem. Ich wies darauf hin, dass BCG in der Vergangenheit keine vollständige Tumorrückbildung bewirkt hatte. Da das Mittel schlecht vertragen wurde, wären die Chancen, dass es jetzt besser wirkt, gering bis unwahrscheinlich.

Es gibt noch weitere medikamentöse Optionen: Epirubicin, Doxorubicin und Valrubicin sind in den USA zur Behandlung des BCG-refraktären Blasenkarzinoms in situ bei Patienten zugelassen, die sich keiner radikalen Zystektomie unterziehen können. Auch Gemcitabin hat bei BCG-Refraktärität zunächst vielversprechende Ergebnisse gezeigt. Im Idealfall sollte bei solchen Patienten eine Gewebeprobe entnommen und ein Empfindlichkeits- und Resistenztest durchgeführt werden, um herauszufinden, auf welches Medikament der Patient ansprechen könnte, anstatt einfach irgendein Medikament einzusetzen.

Im Fall von Herrn E. wäre es eine Herausforderung gewesen, an das/die Medikament(e) heranzukommen, die als wahrscheinlich wirksame Kandidaten identifiziert wurden. Die Tests können auf Wunsch privat durchgeführt werden, wenn der Patient die Kosten übernimmt. Die Medikamente dürfen aber nur von Ärzten verabreicht werden. Sind die Arzneistoffe „off label", kann die Anwendung je nach Land schwierig bis unmöglich sein. Die Ärzte von Herrn E. waren nicht bereit, solche Therapien durchzuführen. Der Patient lehnte schließlich alle Angebote für eine Chemotherapie ab.

Initiale Therapieplanung

Die therapeutische Herausforderung bei diesem Patienten bestand darin, sich auf seine Krebserkrankung, die Blasengesundheit und die Lebensqualität zu konzentrieren und gleichzeitig die anderen Gesundheitsprobleme zu berücksichtigen und günstig zu beeinflussen. Herr E. nahm ein Immunsuppressivum ein, das Immunfunktionen schwächt, und ein Antazidum, das potentiell Verdauungsfunktionen und die Nährstoffaufnahme beeinträchtigt. Das Prostatamedikament stufte ich als unproblematisch ein, da es relativ gut verträglich ist. Ich hoffte, die anderen Gesundheitsprobleme besser in den Griff zu bekommen.

Chronische Schmerzen im oberen Verdauungstrakt

- Vorerst Rabeprazol (Protonenpumpenhemmer) weiter einnehmen.
- Zunächst die Ernährung umstellen, dann langsam mit Heilkräutern beginnen.
- Eine gezielte Kräutertherapie und Medikamentenentzug erwägen, bevor eine erneute BCG-Behandlung erfolgt.
- Es ist wünschenswert, dass das Darmmikrobiom stabil und gesund ist, bevor ein Immunsuppressivum verabreicht wird.

Gutartige Prostatahyperplasie

- Vorerst Tamsulosin (Alpha-Rezeptorenblocker) weiter einnehmen.
- Die empfohlenen Änderungen des Lebensstils durchführen und später Heilkräuter je nach Bedarf verwenden.

Herr E. unterzog sich anschließend einer Laservaporisation (Greenlight-Verfahren) zur Behandlung der Prostatavergrößerung, die sehr erfolgreich war. Für die Prostata benötigt er keine Medikamente mehr.

Morbus Crohn

- Vorerst Adalimumab (TNF-Blocker) weiter einnehmen.
- Auf Getreide und Milch in der Ernährung verzichten.
- Probiotika zur Unterstützung des Mikrobioms verwenden.
- Natürlich fermentierte (nicht pasteurisierte) Lebensmittel wie Sauerkraut oder Kimchi essen.
- Besprechen Sie die Frage der Immunsuppression mit Urologen und Onkologen im Zusammenhang mit BCG: Gibt es bessere Möglichkeiten, den Darm zu behandeln?

Initiale Rezeptur

Die Schwerpunkte betrafen die Gesundheit der Blasenwand und die Resilienz gegen Krebs, gleichwohl hatten wir auch das große Ganze und spezifische Probleme im Blick. Anfangs verordnete ich Kräuter zur allgemeinen Schadensbegrenzung, wobei ausgleichende, stärkende und tonisierende Heilkräuter bevorzugt wurden.

Wir konzentrierten uns besonders auf die Unterstützung von Leber und Nieren, da sie die wichtigsten Entgiftungsorgane sind und oxidativen Stress verursachende Toxine aus dem Gewebe entfernen. Manche Kräuter stimulieren und modulieren das Immunsystem so, dass die Selbstheilungskräfte aktiviert und verbessert werden. Andere Kräuter wirken direkt toxisch auf Krebszellen, eine Art „pflanzliche Chemotherapie“.

Initiale Tinktur : Rezeptur

<table>
<tr><td colspan="2">Die gelisteten Tinkturen sind alle 1:2 zubereitet. Die angegebenen Mengen ergeben 100 ml, ausreichend für etwa 1 Woche.</td></tr>
<tr><td>20 ml Ashwagandha
10 ml Baikal-Helmkraut
10 ml Crateva
10 ml Klettenwurzel
10 ml Reishi (Pilz)
15 ml Tragant</td><td>5 ml Gotu Kola
5 ml Kava
5 ml Mahonia
5 ml Mutterkraut
5 ml Propolis</td></tr>
<tr><td colspan="2">Empfohlene Dosierung: 7,5 ml (1,5 TL) in heißem Wasser zweimal täglich vor den Mahlzeiten einnehmen</td></tr>
</table>

Ashwagandha, Tragant und Reishi sind allesamt Adaptogene und Immuntonika mit krebshemmender Wirkung. Sie sind nahrhaft, wirken ausgleichend auf das Immunsystem und beeinflussen sowohl Autoimmunreaktionen als auch Krebs günstig.

Crateva (Varuna) ist ein Tonikum und Entspannungsmittel für die Blase, wirkt entzündungshemmend und harntreibend. Der Name Varuna stammt von Varun (Gott des Wassers) aus der Sanskrit-Mythologie. Das Kraut wird im Ayurveda zur Behandlung diverser Harnwegsprobleme wie Nierensteine, Krämpfe, Nierenkolik und Blasenschmerzen empfohlen.

Klettenwurzel enthält reichlich Fructo-Oligosaccharide, die die Darmflora unterstützen (Präbiotika). Das Kraut reguliert den Blutzucker und normalisiert die Darmfunktion. Außerdem ist es bitter und fördert die Verdauung. Da nicht alle Inhaltsstoffe mit Lösungsmitteln extrahiert werden können, besteht die Tinktur nur zu 25 % aus Alkohol. Idealerweise nimmt der Patient auch Kapseln ein oder trinkt eine Klettenabkochung.

Baikal-Helmkraut und **Propolis** enthalten reichlich Flavonoide, wirken redoxregulierend und immunmodulierend. Baikal-Helmkraut wirkt entzündungshemmend. Propolis bringt einen Polyphenolkomplex mit, darunter CAPE, das krebshemmend wirkt.

Mahonia-Alkaloide hemmen Effluxpumpen bei Multidrug-Resistenz und potenzieren die zytotoxischen und redoxregulierenden Wirkungen anderer Naturstoffe. Mahonia gilt auch als bitteres, verdauungsförderndes und entgiftendes Heilkraut.

Mutterkraut enthält antikanzerogene Sesquiterpene, die im ätherischen Öl der Blüten vorkommen. Es wirkt entzündungshemmend, lindert Migräneanfälle und ist eine bittere, karminative Verdauungshilfe.

Kava wirkt entspannend, krampflösend und harntreibend und kann Prostatabeschwerden lindern.

Gotu Kola ist ein Bindegewebstonikum, das Epithelzellen der Blase regeneriert und stärkt. Das Helmkraut hat auch ausgeprägte krebshemmende Eigenschaften.

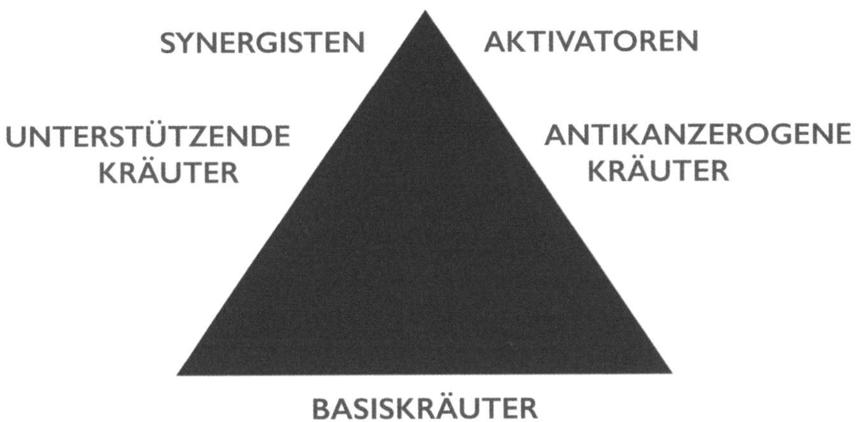

BASISKRÄUTER

Stressbewältigung : Rosenwurz, Schisandra, Gotu Kola

Darmschleimhaut, Übersäuerung, Mikrobiom : Ulme, Eibischwurzel

Immunmodulatoren, Entzündungshemmer : Tragant

Herz-Kreislauf : Weißdorn, Linde, Rosenwurz

SYNERGISTEN

Bindegewebs- und Blasentonika : Gotu Kola, Wegerich, Ackerschachtelhalm, Crateva

Immunmodulatoren und Entzündungshemmer : Weihrauch, Kurkuma, Omega-3-Fettsäuren, Mutterkraut, Baikal-Helmkraut, Tragant, Pilze

Entgiftung in der Leber : Mariendistel, Schisandra, Schöllkraut, Klette, Mahonia, Kurkuma, Artischockenblätter, Kutki, Sulforaphan, DIM

Prostata : Kürbiskernöl, Sägepalmenfrucht, Brennnesselwurzel, Roggenblütenpollen, Nachtkerzenöl

Nieren unterstützend : Brennnesselsamen, Maisseide, Gotu Kola, Goshajinkigan (traditionelle japanische Mischung von 10 Heilkräutern), Omega-3-Fettsäuren, Vitamin C

Blasenentspannung : Kava

Antioxidantien : Grüner Tee, Zink, Alpha-Liponsäure, Kurkuma, Omega-3-Fettsäuren

AKTIVATOREN

Zytotoxika : Pazifische Eibe, Madagaskar-Immergrün, Pawpaw, Kermesbeere, Mistel, Krebsbaum, einjähriger Beifuß

Entzündungshemmung, Beckenentspannung : Ingwer

Krebshemmung : MCP, Vitamin D3

Antikanzerogene Wirkstoffe : MCP, IP6, Melatonin

Kräuterpulver

Mit Wasser vermischt ergibt das Pulver ein beruhigendes, mukoprotektives Gel für die Schleimhäute des hinteren Rachenraums, der Rachenmandeln und des Kehlkopfes, der Speiseröhre, des Magens und des gesamten Dünn- und Dickdarms. Es lindert Brennen und Reizungen, reduziert lokale Entzündungen, absorbiert Bakteriengifte und saure, reizende Ausscheidungen und fördert die Geweberegeneration. Für Herrn E. sollte dieses Pulver den Bedarf an Protonenpumpenhemmern reduzieren, vor Darmentzündung schützen und das Darmmikrobiom unterstützen.

100 g Eibischwurzelpulver

50 g Ulmenrindenpulver

1 Prise Zimt

Eibisch, Ulme und Zimt mischen und gut verrühren.

Empfohlene Dosierung: 1 TL bis 1 EL der Mischung in 125 ml kaltes Wasser einrühren und den Brei täglich, morgens mit 1/2 Glas Wasser mindestens 30 min vor dem Frühstück einnehmen.

Teemischung

Die nährstoff- und mineralstoffreiche Mischung wirkt beruhigend, durchspülend und regenerierend auf Nieren- und Blasenepithel. Sie beeinflusst Herzfrequenz/-rhythmus günstig und reduziert die Gefäßspannung und senkt den Blutdruck. Die angegebenen Mengen ergeben 300 g, ausreichend für einen Monat.

100 g Weißdornblätter und -blüten

75 g Brennnesselblätter

50 g Ackerschachtelhalm

50 g Lindenblüten

50 g Maisseide

3 gehäufte EL der Mischung in einen Topf geben, mit 500–750 ml kochendem Wasser übergießen und bedeckt mindestens 30 min ziehen lassen.

Empfohlene Dosierung: Täglich heiß oder kalt trinken

Empfehlung tägliche Supplementierung

- Grüntee-Extrakt (EGCG) : 400 mg täglich
- Zinkkomplex : 60 mg Zink (Gesamtdosis) plus L-Äpfelsäure, Molybdänbisglycinat, Vitamin B2 (Riboflavin), Taurin, Vitamin B6 (Pyridoxinhydrochlorid), Zinkbisglycinat.

Extrastarker Tee : akute Harnwegsinfektion

In dieser Rezeptur wirken Bärentraubenblätter desinfizierend auf Nieren und Blase, Thymian und Echinacea immunstimulierend. Die Kräuter wirken synergistisch, unterstützen das Immunsystem und die Abwehr von Harnwegsinfektionen. Maisseide enthält schleimhaut-schützende Stoffe und regenerierendes Allantoin. Eibisch bringt ebenfalls mukoprotektive Stoffe mit, wirkt reizlindernd und entzündungshemmend. Das Kraut ist im Kräuterpulver enthalten (siehe S. 558), hier jedoch als Zusatz bei brennenden Harnwegsinfekten.

Dekokt : Abkochung

40 g Bärentraubenblätter

20 g Maisseide

10 g Echinacea

Infus : Aufguss

20 g Eibischwurzel

10 g Thymian

3 EL der Dekoktkräuter in 500 ml Wasser 10–15 min köcheln lassen. Es entsteht ein starker Sud. Vom Herd nehmen und 1 EL Infuskräuter dazugeben und weitere 5–10 min ziehen lassen. Abseihen und 2 bis 3 Tassen über den Tag verteilt trinken. Je nach Bedarf anwenden.

- Modifiziertes Pektin aus Zitrusfrüchten : 4 g täglich
- (R+)-Alpha-Liponsäure : 800 mg täglich, nicht zusammen mit Kurkuma einnehmen.
- Vitamin D3 : 4000 IE täglich
- Curcuminoid-Komplex : 2 g täglich
- Omega-3-Fettsäuren : EPA 1500 mg, DHA 750 mg
- DIM-Komplex : 200 mg täglich
- Probiotische Mischung : 50 Milliarden Bakterien täglich
- Prostatatonikum optional : Kürbiskernöl, Sägepalmenfrucht (Liposterol-Extrakt), Brennnesselwurzel-Extrakt, Roggenblütenpollen-Extrakt, pflanzliche Sterole (Beta-Sitosterin, Campesterol, Stigmasterin), Cranberry, Tocopherole, Lycopin, Zinkcitrat, Selen.

Spezielle zytotoxische Wirkstoffe

- Zytotoxische Mischung : Pazifische Eibe, Madagaskar-Immergrün, Pawpaw, Kermesbeere, Mistel und Krebsbaum. Empfohlene Dosierung: 1/4 TL zweimal täglich mit Wasser.
- Artemisinin alternierend verabreicht : 1 Woche on und 1 Woche off, in ansteigender Dosierung, bis zu 300 mg zweimal täglich.

Rizinusöl : Kräuterpackung

Rizinusöl wirkt auf der Haut reizlindernd (wärmend und erwärmend) und verbessert die Eindringtiefe der krebs- und entzündungshemmenden ätherischen Öle von Weihrauch und Lavendel.

250 ml Rizinusöl

12 Tropfen ätherisches Weihrauchöl

20 Tropfen ätherisches Lavendelöl

Empfohlene Dosierung: drei- bis sechsmal wöchentlich anwenden und jeweils 30 bis 60 Minuten einwirken lassen.

Fall-Update und Protokollanpassung

Bei Herrn E. wurden umfangreiche Blutuntersuchungen durchgeführt, auf meinen Wunsch auch Tests auf bestimmte Gerinnungsfaktoren. Ich machte mir Sorgen wegen der chronischen Entzündung und des erhöhten Thromboserisikos. Sein D-Dimer-Wert war alarmierend hoch. Doch bevor er mir davon erzählte, erlitt er nach einem Langstreckenflug tatsächlich eine tiefe Beinvenenthrombose – obwohl er vorbeugend Aspirin eingenommen hatte. Seitdem nimmt er den Gerinnungshemmer Rivaroxaban (Xarelto) ein.

Im Februar 2020, unmittelbar nach einem einmonatigen Aufenthalt in Mexiko, erkrankte er an einer akuten nicht-viralen Hepatitis unbekannter Ursache und war zum Zeitpunkt der Diagnose schwer krank. Medikamente wurden nicht verabreicht. Er nahm aber eine von mir verordnete Kräutertinktur ein.

Im April 2020 zeigten die Laborwerte, dass die Leberenzyme nur noch halb so hoch waren wie im Februar, aber immer noch deutlich zu hoch. In der Folgezeit normalisierten sich die Werte wieder. Vorsorglich beschlossen wir, den leberstimulierenden Beifuß (*Artemisia annua*) abzusetzen und uns auf die zytotoxischen Tinkturen der täglichen Kräutermischung zu konzentrieren.

Eine Blasenspiegelung im Dezember 2019 zeigte abnorme Zellen, aber keine sichtbaren Krebsläsionen. 2020 wurde Herr E. wegen eines eingeklemmten Nierensteins operiert. Nach wiederholten Harnwegsinfekten begann er mit einer Antibiotika-Prophylaxe, was zur antibiotikabedingten Dysbiose und rezidivierenden Crohn-Symptomen führte (häufiger, loser Stuhl, bis zu zehnmal in 24 Stunden).

Eine weitere Blasenspiegelung im April 2020 zeigte atypische Zellen, aber keinen sichtbaren Tumor. CT- und MRT-Untersuchungen der Leber ergaben, dass der Blasenkrebs das Becken, die Lunge und das Zwerchfell befallen hatte.

Anzeichen von Krebsläsionen der Leber fehlten. Man bot ihm eine Chemotherapie an, die er jedoch ablehnte. Ende 2020 unterzog sich der Patient erneut einer CT-Untersuchung, die eine deutliche Verkleinerung der Lymphknoten im Becken und unter dem Zwerchfell zeigte sowie Stabilität bei unveränderten Lungenknoten zeigte. Der CT-Befund Ende 2021 wies keine weiteren Veränderungen nach. Herr E. ist weiterhin stabil und gesund.

Ergebnisse der Blutuntersuchung (Anfang 2021). Die Werte für Eisen und Ferritin (gespeichertes Eisen) waren niedrig – obwohl der Hämoglobinwert und die Anzahl der roten Blutkörperchen wieder im Normbereich lagen! Empfehlung: Kochen Sie in gusseisernen Pfannen, essen Sie rotes Bio-Fleisch und Knochenbrühen und reichlich Gemüse. Dann bekommen Sie genug natürliches Eisen aus der Nahrung, um normale Eisenwerte zu erreichen.

Die Monozytenzahl war grenzwertig hoch. Monozyten sind die wichtigsten Fresszellen des Immunsystems. Ein erhöhter Wert weist auf eine chronische Infektion, eine Autoimmunerkrankung, eine Krebserkrankung oder alles zusammen hin. Empfehlung: Nutzen Sie Pilze als Nahrungs- und Heilmittel, am besten und einfachsten als Suppenzutat – bei holzigen Pilzen in einem Baumwollbeutel oder einer Socke abgekocht.

Der Kreatininwert war erhöht und die glomeruläre Filtration vermindert (Nierenfunktion), Anzeichen der langsam fortschreitenden Niereninsuffizienz. Der CRP-Wert (*c-reaktive s Protein*) war im September 2020 erhöht (Entzündung): wurde seitdem nicht mehr gemessen. Der INR-Wert war unauffällig, die D-Dimere wurden nicht erneut kontrolliert. Die Leberenzyme lagen alle im Normbereich.

Goshajinkigan-Pulver. Herr E. bemerkte 2019 eine Neuropathie. Die Einnahme von 2 TL Goshajinkigan-Pulver in Wasser pro Tag beseitigte die Neuropathie vollständig (Neuropathie und Rezeptur siehe S. 259).

Neue Empfehlung : tägliche Supplementierung

- Grüntee-Extrakt (EGCG) : 400 mg täglich
- Zinkkomplex : 60 mg Zink (Gesamtdosis) plus L-Äpfelsäure, Molybdänbisglycinat, Vitamin B2 (Riboflavin), Taurin, Vitamin B6 (Pyridoxinhydrochlorid), Zinkbisglycinat
- Modifiziertes Pektin aus Zitrusfrüchten : 4 g täglich
- (R+)-Alpha-Liponsäure: 800 mg täglich, von Kurkuma separiert anwenden.
- Vitamin D3 : 4000 IE täglich
- Curcuminoid-Komplex : 2 g täglich
- Omega-3-Fettsäuren : EPA 1500 mg, DHA 750 mg
- Probiotische Mischung : 50 Milliarden Bakterien täglich

Tinktur : Rezeptur

Im Jahr 2021 verordnete ich dem Patienten E. eine neue Rezeptur, bei der Blasenkrebs, Nierengesundheit und Immunstärkung weiterhin im Vordergrund stehen. Es war nicht beabsichtigt, ihn zu „heilen", sondern seinen Zustand sowie die Nieren- und Leberfunktionen zu stabilisieren, Nebenwirkungen von Medikamenten zu reduzieren und die Lebensqualität zu verbessern.

15 ml Gotu Kola	5 ml Maisseide
15 ml Tragant	5 ml Mistel
10 ml Mariendistel	5 ml Rosenwurz
10 ml Schisandra	5 ml Schöllkraut
5 ml Ingwer	5 ml Thuja

Empfohlene Dosierung: 10 ml (2 TL) in heißem Wasser zweimal täglich vor den Mahlzeiten einnehmen.

Brennnesselsamen regenerieren die Nierenfunktion (auch als Alternative von Schöllkraut, das schwer erhältlich ist). Das Kraut ist nahrhaft, aber zur Entgiftung von Nieren, Prostata und Blase schwächer wirksam.

Gotu Kola stärkt das Bindegewebe und wirkt krebshemmend.

Tragant wirkt immunmodulierend und stärkend.

Mariendistel und **Schisandra** sind Lebertonika und unterstützen die Entgiftung.

Rosenwurz und Schisandra wirken adaptogen und unterstützen Immunfunktionen.

Ingwer regt die Beckendurchblutung an und beseitigt Stagnation und Stauung.

Maisseide enthält Saponine und Zucker, die das Immunsystem aktivieren, sowie Schleimstoffe, die beruhigend und befeuchtend auf die Schleimhäute wirken.

Mistel, Thuja und **Schöllkraut** wirken zytotoxisch und direkt antikanzerogen.

Lebertonikum

Die Rezeptur wirkt antimikrobiell, antiarasitär und entzündungshemmend. Die gelisteten Tinkturen sind alle 1:2 zubereitet.

30 ml Mariendistel	15 ml Kutki*
20 ml Brennnesselsamen	10 ml Kurkuma
20 ml Schisandra	10 ml Süßholz
15 ml Andrographis	

Empfohlene Dosierung: 10 ml Lebertonikum in Wasser, 2 Wochen lang zweimal täglich, anschließend weitere 2 Wochen 7,5 ml in Wasser zweimal täglich einnehmen. Monatliche Kontrolle der Leberenzyme und der Viruslast im Labor

* Auch als *Picrorhiza* bekannt. Die Spezies ist in freier Wildbahn stark gefährdet. Es sollten nur Kräuter aus zertifizierten, verlässlichen Quellen verwendet werden.

Leber-Detox : Mischung	
Alpha-Liponsäure, NAC (N-Acetylcystein), Kurkuma-Extrakt, Mariendistel-Extrakt, Brokkolisprossen-Konzentrat, Artischocke, Taurin, Glycin, L-Glutamin, L-Methionin, Chlorella, fettlösliches Vitamin C	2 Kapseln zweimal täglich
DIM (3,3'-Diindolylmethan), Calcium-D-Glucarat, Leinsamenextrakt, 5-Methyltetrahydrofolat (5-MTHF aus Calcium), Vitamin B6 (Pyridoxin-HCl und Pyridoxal-5-phosphat), Vitamin B12 (Methylcobalamin)	2 Kapseln zweimal täglich

Spezielle zytotoxische Wirkstoffe

Zytotoxische Mischung : Pazifische Eibe, Madagaskar-Immergrün, Mistel, Pawpaw, Kermesbeere und Maiapfel. Empfohlene Dosierung: 1/2 TL zweimal täglich

Bedarfsweise empfehlenswert

- Proprietäre Rezeptur bei akuter Blaseninfektion : Berberinhydrochlorid, Thymianextrakt, Zimtextrakt, Oreganoextrakt, Neemextrakt, Bärentraubenblätter-Extrakt
- DGL (deglycyrrhizinierte Süßholzwurzel)-Lutschtabletten bei Magenreflux und Sodbrennen

Diskussion

Der Patient E. kämpft seit langem gegen seine Krebserkrankung und hat sie bislang mit Bravour gemeistert. Sein Körper ist ausgelaugt und geschwächt. Er ermüdet rasch. Dennoch lebt er fast zwei Jahre länger als die Ärzte prognostiziert hatten. Er steht jeden Morgen auf und genießt den Tag. Herr E. ist weitgehend schmerzfrei und glaubt fest daran, dass er seinen Krebs noch lange unter Kontrolle halten kann. Ich sehe meine Aufgabe vor allem darin, den Patienten bestmöglich zu unterstützen, damit es ihm gut geht, ohne unrealistische Erwartungen zu wecken. Momentan orientiere ich mich mehr oder weniger an der Einstellung des Patienten: Herr E. will weiter gegen seine Krankheit kämpfen. Deshalb verordne ich zytotoxische Kräuter und Immunstimulanzien und gehe aktiv gegen die beginnende Niereninsuffizienz vor, die sich negativ auf den gesamten Körper auswirken kann.

Es ist bemerkenswert, einen Patienten langfristig mit der zytotoxischen Kräutermischung zu behandeln. Aber Herr E. war monatelang stabil, bis er im Frühjahr 2022 einen Rückschlag erlitt. Eine kurze Chemotherapie (mit Gemcitabin) stabilisierte ihn wieder.

Dieser Fall veranschaulicht, wie gut Kräuter und andere natürliche Mittel wirken, aber nicht immer die Wende herbeiführen können – ebenso wenig wie Chemotherapie oder Bestrahlung dies garantieren. Eine Situation, der sich Heilkundige oftmals gegenüber sehen: handeln oder abwarten? Einerseits möchte man dazu beitragen, dass Patienten überleben und gesund werden. Andererseits entscheidet man sich intuitiv dafür, zurückhaltend zu bleiben.

Als Herr E. Anfang 2021 die unten stehenden Zeilen schrieb, hatte er die ärztliche Überlebensprognose bereits um einige Jahre übertroffen. Als ich im Herbst 2022 diesen Abschnitt niederschrieb, genießt Herr E. immer noch seine Spaziergänge im Wald und die Gesellschaft von Freunden. Heilkräuter spielen weiterhin eine wichtige Rolle im Leben von Herrn E. und unterstützen seine proaktive Lebenseinstellung.

Die Perspektive des Krebspatienten

Ich glaube, dass das Therapieprotokoll, das Chanchal für mich vorgeschlagen hat, mein System gesund und stark gemacht hat und es mir ermöglicht hat, an meiner Heilung unter vielen verschiedenen Aspekten zu arbeiten. Ich danke Ihnen!

Die Diagnose nahm mir zunächst den Wind aus den Segeln, und ich merkte schnell, dass es an mir lag, etwas zu verändern, wenn ich es anders haben wollte. Dazu habe ich auf viele Jahre der Selbstheilung, der Visualisierungen und Meditation zurückgegriffen.

Zuallererst musste ich die Prognose akzeptieren: Ich habe nur noch 6 bis 8 Monate zu leben! Ich arbeitete mich durch die Emotionen, die mit dieser Gewissheit verbunden waren, und wusste dann, dass der beste Weg für mich, mit dieser Prognose und tatsächlich mit meinem Leben umzugehen, im gegenwärtigen Moment lag. In diesem Moment verpflichtete ich mich mir selbst und dem, was für mein Wohlbefinden am besten war: jeden Augenblick als kostbar zu betrachten und ihn so wertzuschätzen, wie er war, und das zu tun, was sich richtig anfühlte, um meine Situation zu ändern und schließlich den Rest meines Lebens aus dieser Perspektive heraus zu leben.

In Verbindung mit meiner Überzeugung, dass Dankbarkeit ein wesentlicher Bestandteil meines täglichen Lebens ist und dass der Krebs der tiefgreifendste Lehrer in meinem Leben war, konnte ich jeden Tag so leben, wie er kam, ohne zu erwarten, dass er anders oder gleich sein würde, und gleichzeitig dankbar sein für die Gelegenheit, die diese Situation in mein Leben gebracht hatte.

Das folgende Zitat des Dalai Lama fasst meine Erfahrung perfekt zusammen: Ich bin offen für Synchronizität und lasse nicht zu, dass Erwartungen meinen Weg behindern. – Herr E.

Lungenkrebs

Frau R. ist verheiratet, im Ruhestand, Nichtraucherin und erfreute sich bis zu ihrer Krebsdiagnose bester Gesundheit. Sie war 65 Jahre alt, als bei ihr 2015 ein Adenokarzinom im rechten unteren Lungenlappen entdeckt wurde. Es wurde chirurgisch entfernt und als pT3, N0, M0 eingestuft. Sie begann sofort eine Behandlung mit Cisplatin und Vinorelbin, die kurz vor ihrem ersten Besuch in meiner Praxis abgeschlossen war. Sie hatte vier Zyklen überstanden, musste aber die Dosis reduzieren, um die Nebenwirkungen in den Griff zu bekommen. Frau R. litt unter ausgeprägter Fatigue und Abgeschlagenheit, obwohl sie sich viel besser fühlte als während der aktiven Behandlung. Sie wartete auf eine weitere CT-Untersuchung, um den Erfolg der Chemotherapie zu beurteilen.

Begleitproblematik

Bluthochdruck. Als Blutdrucksenker wurde Hydrochlorothiazid eingesetzt. Potentiell überdosiert, da die Werte bei den letzten Messungen eher zu niedrig waren. Ich äußerte Bedenken bezüglich des Medikaments, da neue Forschungsdaten (2018) darauf hinweisen, dass mit unerwarteten und relevanten Folgewirkungen zu rechnen ist. Hydrochlorothiazid ist eines der am häufigsten verwendeten harntreibenden und blutdrucksenkenden Medikamente. Ein bekannter Photosensibilisator, der auch für Lippenkrebs anfällig machen soll.

Eine retrospektive Studie aus Dänemark untersuchte den Zusammenhang zwischen Hydrochlorothiazid und dem Risiko für Basalzellkarzinome (BCC) und Plattenepithelkarzinome (SCC). Die Ergebnisse zeigten, dass Hydrochlorothiazid mit einem signifikant erhöhten Risiko für Nicht-Melanom-Hautkrebs, insbesondere SCC, verbunden ist. Außerdem soll der Wirkstoff zu erhöhten Blutzuckerwerten beitragen, vermutlich aufgrund von zellulärem Magnesium- und Kaliummangel.

Generell schlechtes Stressmanagement. Frau R. wirkte ängstlich und klagte gelegentlich über Herzklopfen. Wir sprachen über Atembewusstsein und Meditation und darüber, wie wichtig es ist, sich an der frischen Luft zu bewegen.

Häufiger Harndrang und Dranginkontinenz. Ich empfahl, die Beckenbodenmuskulatur zu trainieren. Wir sprachen auch über chirurgische Eingriffe und über Beckenbodengymnastik.

Initiale Therapieplanung

- Fokussierung auf die Genesung nach Operation und Chemotherapie sowie auf das verbleibende Krebsrisiko.

- Beginn des Kräuter- und Ernährungsprotokolls zur Verbesserung der Basisbefindlichkeit und Aktivierung der Selbstheilungskräfte: Aufbau der Lebenskraft, Aktivierung und Förderung der tiefengeweblichen Heilung, Wiederherstellung der systemischen Resilienz
- Unterstützung der Nebennieren und der Regeneration und Heilung der Gewebe durch ausgleichende, stärkende und tonisierende Heilkräuter
- Unterstützung von Leber und Nieren als wichtigste Entgiftungsorgane
- Unterstützung der Milz (Lymphsystem), Gewebeentgiftung und Entstauung
- Stabilisierung und Normalisierung der Knochenmark- und Immunfunktionen, Stärkung der Resilienz gegen Krebs
- Anwendung von zytotoxischen Kräutern für 6 Monate, um verbleibende Krebszellen zu bekämpfen
- Weitere Labortests zur Kontrolle von Basis- und Krebsparametern.
- Durchführung einer Diät zur Krebsvorbeugung
- Durchführung des initialen Protokolls für 3 Wochen, gefolgt von einer Nachuntersuchung, um die Ergebnisse der neuen Tests zu besprechen und gegebenenfalls Anpassungen vorzunehmen.
- Erstellung eines Monitoringplans für die nächsten 3, 6 und 12 Monate (nach der ersten Nachsorgeuntersuchung)

Vorgeschlagener Zeitplan für Bluttests

Regelmäßig erforderliche Basisuntersuchungen

Wiederholte Laboruntersuchungen alle 4 Wochen während der ersten 6 Monate, danach alle 8 Wochen während 6 Monaten.

- Blutbild : rote und weiße Blutkörperchen und Differentialblutbild
- Leberwerte : AST, ALT, GGT, LDH, ALP, Bilirubin, Protein, Albumin, Globulin
- Nierenfunktion : Elektrolyte (Natrium, Kalium, Calcium, Chlorid), Kreatinin, BUN, Harnstoff

Einmalige Tests für Krebsauslöser/-hemmstoffe

Die Tests dienen der Beurteilung der Basisbefindlichkeit (Terrain) und des relativen Risikos. Sie werden nur wiederholt, wenn die Werte außerhalb des Referenzbereichs liegen.

- Zink, Kupfer, Caeruloplasmin
- Vitamin D : 25(OH)D3
- Vitamin B12, Eisen, Ferritin, Homocystein, Magnesium, Selen, Hämoglobin A1c
- Nüchternglucose, Nüchterninsulin

Initiale Tinktur : Rezeptur

Frau R. ist klein und gebrechlich. Daher ist die Tinktur ein aufbauendes, nährendes, kräftigendes und anregendes Tonikum. Alle Tinkturen 1:2 sind zubereitet. Die angegebenen Mengen ergeben 100 ml, was einem Wochenvorrat entspricht.	
20 ml Tragant	10 ml Kreosotbusch
15 ml Ashwagandha	10 ml Rosenwurz
10 ml Baikal-Helmkraut	10 ml Schöllkraut
10 ml Eisenkraut	5 ml Ginseng
10 ml Gotu Kola	2 Tropfen ätherisches Ingweröl
Empfohlene Dosierung: 7,5 ml (1 1/2 TL) in heißem Wasser oder als Tee zweimal täglich einnehmen.	

Tragant ist ein Immuntonikum.

Ashwagandha wirkt adaptogen und verbessert die Balastbarkeit und Regeneration.

Baikal-Helmkraut wirkt als entzündungshemmendes Immuntonikum.

Schöllkraut und **Kreosotbusch** sind Zytostatika, die isolierte Krebszellen im Gewebe oder im Blutkreislauf eliminieren können.

Eisenkraut wirkt nerventonisierend bei Schwäche, Depression, Angst, Unruhe und Selbstzweifel.

Gotu Kola unterstützt die zentrale Sauerstoffversorgung, verbessert die Kognition und wirkt als Bindegewebstonikum zur Regeneration des Lungengewebes.

Rosenwurz und **Ginseng** sind Adaptogene, die Energie und Erholung fördern. Rosenwurz verbessert die Sauerstoffversorgung.

Ingwer hat eine wärmende Wirkung..

Einmalige Tests zur Beurteilung krebsbedingter Blutgerinnsel

Diese Tests werden nur wiederholt, wenn die Werte außerhalb des Referenzbereichs liegen.

- Fibrinogen
- D-Dimer

Einmalige Tests zur Beurteilung der kardiovaskulären Gesundheit

Diese Tests werden nur dann wiederholt, wenn die Werte außerhalb des Referenzbereichs liegen.

- Gesamtcholesterin
- Triglyceride
- HDL, LDL
- Lipoprotein A
- Apolipoprotein a und b

Suppenmischung

Ich hätte gerne Cordyceps (Pilz) verwendet, um den Gasaustausch in der Lunge zu verbessern, aber für die Patientin waren nur Reishi und Chaga (getrocknet und geschnitten) verfügbar und erschwinglich. Langes, langsames Kochen, wie es bei Suppen üblich ist, ist die ideale Methode, um Pilzwirkstoffe zu extrahieren.

75 g Ceanothus	75 g Lapacho
75 g Chaga*	75 g Reishi

4 EL der Mischung mit 750 ml Wasser aufgießen und bedeckt 1 Stunde bei niedriger Hitze köcheln. Abseihen.

Die Flüssigkeit als Suppegrundlage aufbewahren.

Alternativ können Sie die Kräuter und Pilze in ein sauberes Baumwollsäckchen geben, zubinden und direkt in die Suppenbrühe geben. Auf diese Weise werden die Wirkstoffe beim Köcheln in die Brühe abgegeben.

* Chaga enthält reichlich Oxalate. Wer an Nierensteinen leidet, sollte Chaga mit Vorsicht verwenden.

Teemischung

Die angegebenen Mengen ergeben 400 g, ausreichend für etwa einen Monat.

150 g Essiac-Mischung (Klettenwurzel, Rhabarberwurzel, Sauerampfer, Ulme, siehe S. 70)

75 g Calendula	25 g Orangenschale
75 g Hafersamen	25 g Zitronengras
50 g Brennnessel	

Empfohlene Dosierung: 4 gehäufte EL der Mischung in einen Topf geben. 0,75–1 l kochendes Wasser hinzufügen. Über Nacht ziehen lassen. Am nächsten Tag abseihen und über den Tag verteilt trinken. Der Tee kann vorsichtig aufgewärmt werden, darf aber nicht kochen! Geben Sie dem Kräutertee einfach die initiale Tinktur-Rezeptur zu (s. o.).

PYRAMIDEN-PROTOKOLL : ANALYSE

LUNGENKREBSPATIENTIN R.

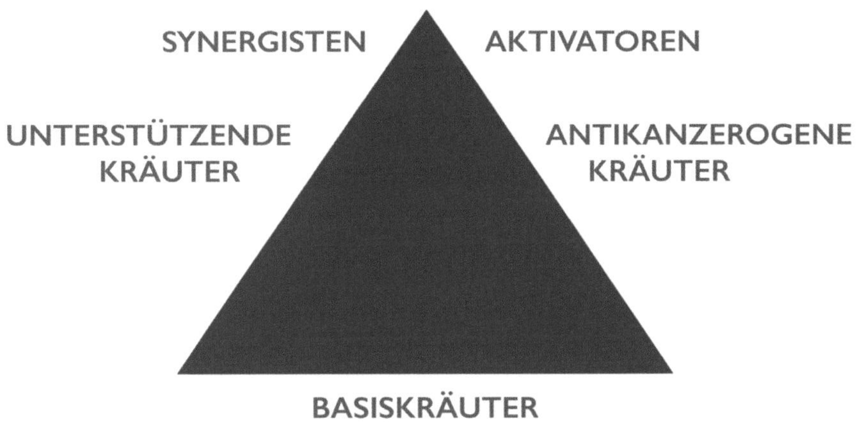

BASISKRÄUTER

Stressbewältigung, Adaptogene : Milchhafer, Ashwagandha, Rosenwurz.

Nerventonika : Eisenkraut, Ashwagandha, Gotu Kola.

Lebertonikum : Mariendistel.

SYNERGISTEN

Bindegewebstonikum, Lungentonikum : Gotu Kola, Wegerich, Schachtelhalm, Stechapfel, Cordyceps.

Immunmodulatoren, Entzündungshemmer : Kurkuma, Baikal-Helmkraut, Lapacho, Katzenkralle, Pilze.

Lymphtonikum : Calendula.

Energiespender/Stimulanzien : Rosenwurz, Ginseng, Gotu Kola, Maralwurzel..

Antioxidantien : Grüner Tee, Resveratrol, Quercetin, Traubenkerne, CoQ10, Selen, Zink, Vitamin E.

Antiarthritika : Brombeere, Kurkuma, Omega-3-Fettsäuren.

AKTIVATOREN

Zytotoxika : Pazifische Eibe, Madagaskar-Immergrün, Pawpaw, Kermesbeere, Mistel, Krebsbaum, Zitronengras, Orangenschale, Schöllkraut, Kreosotbusch, einjähriger Beifuß.

Sauerstoffspender (Oxygenierung) : Gotu Kola, Rosenwurz, Cordyceps.

Krebshemmung : Melatonin, Vitamin D3, MCP

Empfehlungen für die tägliche Supplementierung

- Probiotikamischung : 50 Milliarden Bakterien
- Multivitamine und Mineralstoffe, hochpotent, ohne Eisen und Kupfer
- Vitamin D3 : 6000 IE
- Cordyceps (Pilz) : 2 g
- Schmetterlingstramete (Pilz) : 2 g
- Vitamin-B-Komplex : 100 mg
- Omega-3-Fettsäuren (Fischöl) : 1200 mg EPA, 500 mg DHA
- Modifiziertes Pektin aus Zitrusfrüchten : 3 g (auf nüchternen Magen einnehmen)
- Grüntee-Extrakt (EGCG) : 500 mg
- Vitamin E-Succinat : 600 IE
- Zinkgluconat : 50 mg
- Selen : 100 µg
- Curcumin : 2 g
- Traubenkernextrakt : 1 g
- Resveratrol : 1 g
- Quercetin : 1500 mg
- CoQ10 : 100 mg

Empfehlungen für die Supplementierung am Abend

- Mariendistel (Silymarin) : 1 g
- Melatonin : 4 mg
- Probiotikamischung : 50 Milliarden Bakterien
- I3C (Indol-3-Carbinol) : 500 m
- Proprietäre Kapselzubereitung mit Maralwurzel, *Ajuga turkestanica*, *Mumijo* (Shilajit), *Cissus quadrangularis*, Elfenblumen (*Epimedium spp.*) und Cordyceps. Diese potente Mischung wurde für den Muskelaufbau, zur Verbesserung der Muskelkraft und Regeneration nach körperlicher Belastung, zur Verbesserung der Leistungsfähigkeit und Ausdauer und der Erhöhung der Knochendichte entwickelt.

Empfehlungen für die tägliche Supplementierung im Wochenwechsel

Woche 1

- Artemisinin : 300 mg (bis 600 mg oder mehr) zweimal täglich, eingenommen in 100–150 ml Grapefruitsaft.
- Butyrate (Buttersäure) : 1000 mg zweimal täglich
- Vitamin C : bis zur Darmtoleranz

Woche 2

- Zytotoxische Mischung : Pazifische Eibe, Madagaskar-Immergrün, Mistel, Pawpaw, Kermesbeere und Krebsbaum. Empfohlene Dosierung der Tinkturmischung: 1/2 TL in Wasser zweimal täglich

Fall-Update und Protokollanpassung

Herzrhythmusstörungen. Frau R. litt Episoden von Tachykardie und Herzrhythmusstörungen (Vorhofflattern/-flimmern mit häufigen präatrialen Kontraktionen und gelegentlichen präventrikulären Kontraktionen). Die Diagnosen wurden durch 24-Stunden-Blutdruckmessung bestätigt. Ihr Arzt verordnete 12,5 mg Atenolol (Betablocker) täglich, um das Herz zu beruhigen und zu entspannen. Das Medikament schien gut zu wirken.

Bei solchen Herzbeschwerden ist die Mistel indiziert, die auch zytotoxisch wirkt. Weißdornblüten/-blätter, Lindenblüten, Mutterkraut und Melissentee wären optimal gewesen. Frau R. nahm jedoch eine Vielzahl von Mitteln ein und die Symptome wurden mit dem Medikament behandelt. Wir beschlossen, die Therapie vorerst so zu belassen und uns ein paar Monate später wieder damit zu befassen.

Akute Arthritis. Gelenkbeschwerden traten erstmals 2016 auf und betrafen kleinere Gelenke am Knie und an den Händen und Füßen. Schmerzen wurden zunächst mit Naproxen und später mit 200–400 mg Ibuprofen behandelt.

Um die akute, stark behindernde Arthritis anzugehen, stellte ich ihr Kräuterprotokoll komplett um. Die Krebserkrankung war offenbar verschwunden. Daher behielten wir einige Heilkräuter zur Unterstützung des Immunsystems, der Leber und der Lunge bei. Das Hauptproblem war nun die Arthritis, die die Lebensqualität der Patientin beeinträchtigte. Innerhalb weniger Wochen nach Beginn des neuen Therapieplans waren die Symptome mit Kräutern und Ernährung gut in den Griff zu bekommen. Schmerzmittel waren nicht mehr nötig.

Tinktur : Rezeptur

Alle Tinkturen werden 1:2 zubereitet, falls nicht anders vermerkt. Die angegebenen Mengen ergeben 100 ml, ausreichend für 10 Tage.

15 ml Gelenkwurzen (*Polygonatum*)	10 ml Seidenpflanzenwurzel
5 ml Weide	10 ml Teufelskralle
10 ml Ashwagandha	10 ml Yucca
10 ml Berberitze	5 ml Schöllkraut (1:10)
10 ml Klettenwurzel	5 ml Zaunrübe (1:10)
	2 Tropfen ätherisches Ingweröl

Empfohlene Dosierung: 5 ml (1 TL) mit heißem Wasser oder als Tee zweimal täglich einnehmen.

Kräutertee bei Schwellung und Entzündung

Je 75 g von jedem der aufgeführten getrockneten, ganzblättrigen Kräuter. Das ergibt 300 g, ausreichend für einen Monat.

Brennnesselblätter	Löwenzahnblätter
Labkraut	Mädesüß

Alle Kräuter mischen. 4 EL der Mischung in einen Topf geben, 750 ml kochendes Wasser zugeben und mindestens 30 min ziehen lassen. Empfohlene Dosierung: 3 Tassen täglich trinken.

Antiarthritische Kräuter

- Berberitze und *Bryonia* sind Alterativa mit Tropismus für Synovialgelenke, um Säurerückstände und entzündliche Ablagerungen zu eliminieren.
- Klette und Teufelskralle sind Entgiftungskräuter mit Tropismus für Synovialgelenke, wirken aber weniger reinigend als die Berberitze, sondern eher gewebeaufbauend und -stärkend.
- Gelenkwurzen (*Polygonum*) enthalten Saponine, Phytohormone, Glykoside, Flavonoide, Ester und Alkaloide. Sie wirken antibakteriell und antimykotisch, werden seit Urzeiten als fiebersenkendes, schmerzlinderndes antientzündliches Mittel eingesetzt. Hinzu kommen antioxidative und zytotoxische Wirkungen (Apoptose-Induktion), eine ausgeprägte antikanzerogene Wirkung bei Brustkrebs via Induktion der Phosphorylierung von Bcl-2. Außerdem wirken sie antientzündlich via COX-1- und COX (Cyclooxygenase)-2-Hemmung. Weitere Indikationen sind Schmerzen und Entzündungen der Wirbelsäule, Knochen und Gelenke.
- Weide und Mädesüß enthalten entzündungshemmende und schmerzlindernde Salicylate.
- Yucca enthält entzündungshemmende Saponine.

Zytotoxische Kräuter

- Schöllkraut wirkt antimitotisch und leberschützend.

Lungentonika

- Seidenpflanze (Asclepias)
- Zaunrübe (Bryonia)

Asclepias: Seidenpflanze

Die Wurzel der Seidenpflanze (*Asclepias tuberos*a und verwandte Spezies) wird seit langem für verschiedene Zwecke genutzt: Die Rinde wurde zur Herstellung von Fasern verwendet und zu Zwirn oder Stoffen verwoben; mit Samenwatte füllte man Kissen und Matratzen, verwendete sie als Kerzendocht und als Textilgrundstoff. Heute wird Asclepias-Vließ zur Entsorgung von Ölverschmutzungen auf See benutzt.

Die Wurzel wurde von den frühen weißen Siedlern im Osten der USA wegen ihrer schweiß- und harntreibenden, abführenden, stärkenden, karminativen, schleimlösenden und bronchospamolytischen Eigenschaften gepriesen. Sie wurde insbesondere bei Interkostalneuralgien und Rheuma sowie bei Brustenge und zur Entspannung des arteriellen Systems eingesetzt.

Traditionell wurde die Pflanze zur Behandlung von Entzündungen der Lungenschleimhaut und des Rippenfells sowie zur Linderung von Bronchial- und Lungenspasmen verordnet. Seidenpflanzenwurzel stimuliert den Vagusnerv, aktiviert die Schweißbildung, bewirkt eine Bronchialerweiterung und fördert die Abhustung von Schleim. Die Wurzel gilt als wärmendes anregendes Atemtonikum zur Verbesserung der Lungenfunktion.

Bryonia : Zaunrübe

Bryonia dioica, *B. alba*, *B. cretica ssp. dioica* ist eine Heckenpflanze englischer Herkunft aus der Familie der Gurkengewächse. Die Gattung *Bryonia* umfasst 12 Spezies, die in der Volksmedizin als Liebestrank und für magische Medizin verwendet wurden. *B. dioica* stammt aus Westeuropa, *B. alba* aus Osteuropa. Beide Arten gelten als gleichwertig. Der Gattungsname ist von gr. *bryo* = Spross oder Trieb abgeleitet, was sich auf das kräftige Wachstum der Stängel im Frühjahr bezieht.

Traditionelle Indikationen : Seidenpflanzenwurzel

- Salbe bei juckenden, schuppenden Hauterkrankungen
- Durchfall und flüssiger Stuhl
- Galaktagogum
- Gurgelmittel bei Erkältungen
- Bandwurmbefall

Obwohl sie [Seidenpflanzenwurzel] *auch bei Fiebern nützlich ist, wirkt sie am besten, wenn die Temperatur nur mäßig erhöht, die Haut leicht feucht ist oder zur Feuchtigkeit neigt und der Puls schwingend und nicht zu schnell ist.*

King's American Dispensatory, 1898

Die Wurzel wird für medizinische Zwecke benutzt. Sie kann die Größe eines Erwachsenenbeins erreichen und enthält Phenole und Flavonoide, die entzündungshemmend, schmerzlindernd und antioxidativ wirken. Man hat sieben Bryonioside A–G (1–7) identifiziert und mehrere einzigartige tetrazyklische Terpene, die zusammen als Cucurbitacine bezeichnet werden. Weitere Inhaltsstoffe sind immunpotenzierende Lektine und Harze.

Bryonia wirkt blutdrucksenkend, schweißtreibend und antirheumatisch, wasserhaltend oder diuretisch. Die Flavonoide Lutonarin, Saponarin, Iso-Orientin und Isovitexin sind hochwirksame Antioxidantien. Bryonia ist im Allgemeinen gut veträglich. Wegen der abführend wirkenden Harze wird die Tinktur 1:10 angesetzt. Die Dosierung beträgt 0,5 ml dreimal täglich, maximal 10 ml pro Woche.

Supplementierung für die Patientin R.

- Omega-3-Fettsäuren : EPA 1750 mg, DHA 875 mg täglich
- Grüntee-Extrakt (EGCG) : 500 mg täglich
- Zinkkomplex täglich : 50 mg Zinkbisglycinat (Gesamtanteil) plus L-Äpfelsäure, Molybdänbisglycinat, Vitamin B2 (Riboflavin), Taurin, Vitamin B6
- Weihrauchkomplex : Boswellia-Gummi-Oleoresin, Selleriesamen, Ingwer, Kurkuma. Empfohlene Dosierung: zwei Kapseln zweimal täglich
- Resveratrol : 1,5 g täglich
- Quercetin : 2 g täglich
- Vitamin B6 : 100 mg täglich
- MSM (Methylsulfonylmethan) : 2 g täglich
- GLS (Glucosaminsulfat) : 1 g täglich
- Vitamin D3 : 3000 IE täglich
- Vitamin K2 : 150 µg täglich
- NAG (N-Acetylglucosamin) : 750 mg täglich
- L-Glutamin : 5 g täglich

Warmwachsbehandlung der Hände

Warmwachsbehandlungen sind von der *Arthritis Foundation* in den USA für entzündliche Gelenkbeschwerden zugelassen. Das Wachs liefert feuchte Wärme, regt die Durchblutung an und löst Verspannungen. Wachsanwendungen lindern Steifigkeiten und Schmerzen in Händen oder Füßen und fördern die Mobilisierung der betroffenen Gliedmaßen. Davon profitieren nicht nur Menschen mit rheumatoider Arthritis, sondern auch Patienten, die mit Antiöstrogenen wie Tamoxifen und Aromatasehemmern behandelt werden, die Gelenkbeschwerden verursachen. Warmwachsbehandlungen wirken wohltuend und beruhigend.

Bienenwachs statt Paraffin verwenden. Man kann Kräuter darin ziehen lassen: in Mullsäckchen oder einen dünnen Baumwollbeutel mit festem Zugband geben und 15 bis 30 min in das warme Wachs (plus evtl. Basisöl) eintauchen. Bienenwachs eignet sich am besten für die Warmwachsbehandlung, da es bei 62–64 °C schmilzt und Spuren von Propolis enthält. Wenn Sie keine tierische Produkte vermeiden möchten, nehmen Sie Sheabutter oder Kakaobutter.

Kräuterbehandlung mit warmem Wachs

500 g Bienenwachs

30 g Süßholzwurzelpulver

25 g Weihrauchharz

25 g Seetangpulver

20 g Chilipulver

1 Das Wachs in einer Glasschüssel über kochendem Wasser (Wasserbad) schmelzen. Die Kräuter in ein Mullsäckchen geben und dem Wachs zugeben. Leicht erhitzen, bis das Wachs vollständig geschmolzen ist.

2 Das Wachs abkühlen lassen, bis sich auf der Oberfläche ein leichter Film bildet. Die Temperatur sollte ca. 52 °C betragen.

3 Die Hände oder andere zu behandelnde Körperteile waschen und leicht mit Mandel- oder Traubenkernöl einreiben. So lässt sich das Bienenwachs leichter entfernen.

4 Das warme, halbflüssige Bienenwachs mit den Händen mehrmals auf die betroffenen Stellen auftragen. Etwa 30 Minuten einwirken lassen. Wenn das Wachs zu erkalten beginnt, ein mit sehr heißem Wasser getränktes Tuch auf die Bienenwachsschicht legen, um das Wachs warm zu halten.

5 Nach Abschluss der Behandlung das Bienenwachs abziehen und zur Wiederverwendung aufheben. Mit sanften Bewegungen wird die Durchblutung der betroffenen Gliedmaße aufrechterhalten, nachdem das Wachs entfernt wurde.

6 Das Wachs abkühlen lassen und aufbewahren. Es kann bis zu sechs Mal wiederverwendet werden. Darauf achten, dass das Wachs nur schmilzt und nicht verbrennt.

Aktuelle Medikation von Frau R.

- Aspirin : 81 mg (Blutgerinnung)
- Atenolol : 25 mg (Herz)
- Ramipril : 15 mg (Blutdruck)
- Naltrexon : niedrig dosiert, jeden zweiten Tag. Ein stimmungsstabilisierendes Antidepressivum mit ausgeprägter krebshemmender Wirkung, von einem naturheilkundlich erfahrenen Arzt verordnet.

Diskussion

Frau R. ist weiterhin krebsfrei. Die rheumatoide Arthritis ist in Remission. Die Patientin ist mobil, aktiv und weitgehend schmerzfrei. Ihr Blutdruck ist mit Betablockern gut eingestellt und liegt in der Regel bei 130–140/80 mmHg, niedriger als im Herbst 2020. Das EKG war unauffällig, ebenso ein Stresstest. In Bezug auf den Blutdruck bevorzugte sie Medikamente.

Ich empfahl ihr eine erneute Knochendichtemessung empfohlen und ermutigte sie, einen Personal-Trainer zu buchen, um ein individuell abgestimmtes Trainingsprogramm zu erstellen. Niedrig dosiertes Naltrexon wird wegen der krebshemmenden Wirkung weiterhin eingesetzt. Autoimmunbedingte Entzündungssymptome haben nachgelassen. Frau R. fühlt sich insgesamt gut.

Diese Fallstudie zeigt einmal mehr, wie wichtig es ist, sich immer wieder neu auf den Patienten einzulassen und die Behandlung seinen Bedürfnissen anzupassen. Die Krebserkrankung der Patientin ruht. Schlüsselfaktoren für das Wohlbefinden und die Lebensqualität sind eine gesunde Lebensweise, Heilkräuter und eine gesunde Ernährung.

Danksagung

Es mag ein Klischee sein, ist aber es ist wahr: Ein Buch wird nicht von einer Person allein geschrieben. Die Entstehung dieses Buches ist den Beiträgen vieler Menschen zu verdanken.

Zuallererst möchte ich meiner wunderbaren, geduldigen Lektorin Carleen Madigan danken. Sie hat mich davon überzeugt, dass ich dieses Buch schreiben kann. Sie hat aus meinem ausufernden Manuskript eine kohärente Geschichte gemacht.

Mein Dank gilt auch den Experten Dr. Eric Yarnell und Dr. Uwaya Erdman, die mich auf Fehler und Auslassungen hingewiesen haben, sowie meinem Mann Dr. Thierry Vrain, der mich stets ermutigt und unterstützt hat.

All dies wäre nicht möglich gewesen ohne die wunderbaren Lehrer und Mentoren, die meinen Weg begleitet haben: Hein Zeylstra, Simon Mills, Kerry Bone, Donnie Yance, David Winston, Dr. Jillian Stansbury, Jonathan Treasure, Dr. Eric Yarnell, Dr. Nic Rowley und Dr. Neil McKinney, um nur einige zu nennen. Ich bin dankbar für ihre langjährige Freundschaft und Unterstützung. Mein besonderer Dank gilt den vielen Patienten, die mich über zwei Jahrzehnte motiviert haben, ihnen bei der Bewältigung ihrer Krebserkrankung zu helfen und sie mit der Pflanzenheilkunde zu unterstützen.

ANHANG

Abkürzungen

5-FU	5-Fluoruracil; Zytostatikum in der Chemotherapie
5-HTP	5-Hydroxytryptophan; Vorstufe von Serotonin und Melatonin.
α-CA	α-Carboanhydrasen
ADP	Adenosindiphosphat; Nucleotid, Diphosphat von Adenosin; es entsteht bei der Hydrolyse von Adenosintriphosphat (ATP).
AKBA	3-O-Acetyl-11-keto-β-Boswelliasäure.
Akt	Ein Proteinkinase-B-Rezeptor/Enzym, das eine Schlüsselrolle bei zahlreichen zellulären Prozessen spielt, wie Glucosestoffwechsel, Apoptose, Zellproliferation, Transkription und Zellmigration.
ALP	Alkalische Phosphatase; Laborwert
ALT	Alanin-Transaminase; ein Leberenzym, das bei Leberbelastung/-schädigung erhöht ist.
AP-1	Aktivatorprotein 1, ein Transkriptionsfaktor.
AST	Aspartat-Aminotransferase; ein Leberenzym, das bei Leberbelastung/-schädigung erhöht ist.
ATP	Adenosintriphosphat; die wichtigste Energiewährung in der Zelle; die Abspaltung einer Phosphatgruppe setzt Energie frei.
BAD	*Bcl-2-Antagonist of Cell Death*; proapoptotisches Protein der Bcl-2-Familie
Bax	Ein Tumorsuppressor-Gen
BCC	Basalzellkarzinom; Hautkrebs
BCG	Bacillus Calmette-Guérin; eine Immunotherapie bei Blasenkrebs
Bcl-2	Ein Gen, das für ein Protein kodiert, das Apoptose auslöst und reguliert; das Gen mutiert früh, um der Apoptose zu widerstehen.
BDNF	*Brain-derived neurotrophic factor*; reguliert und unterstützt die Geweberepara-tur; wirkt antioxidativ und entzündungshemmend in Nervenzellen.
β-FGF	Beta-Fibroblasten-Wachstumsfaktor; an der Angiogenese beteiligt.
BfArM	Bundesinstitut für Arzneimittel und Medizinprodukte
BRCA1/ BRCA2	Tumorsuppressor-Gene; Mutationen führen zu einem vermehrten Auftreten von verschiedenen Krebsarten, darunter Brust-, Eierstock-, primärer Bauchfell-, Prostata- und Bauchspeicheldrüsenkrebs.
BSR	Blutsenkungsreaktion, auch BSG oder BKS; ein Marker in einem Bluttest, der Entzündungen anzeigt.
BUN	Blut-Harnstoff-Stickstoff; ein Routine-Bluttest, der die Fähigkeit der Nieren misst, Stoffwechselprodukte auszuscheiden.
CA9	Kohlensäureanhydrase 9; ein Transmembranprotein, das durch Hypoxie induziert wird und zur Angiogenese, Apoptosehemmung und Unterbrechung der Zell-Zell-Adhäsion beiträgt.
CA15-3	Krebsantigen im Blut; zeigt aktiven Brustkrebs an; Tumormarker.
CA19-9	Krebsantigen im Blut; weist auf aktiven Bauchspeicheldrüsenkrebs und andere Unterleibskrebsarten hin; Tumormarker.
CA27/29	Krebsantigen im Blut; zeigt aktiven Brustkrebs an; Tumormarker.
CA125	Krebsantigen im Blut; weist auf Eierstock- und Beckenkrebs hin; Tumormarker.
CAF	Standard-Chemotherapie mit Cyclophosamid/Doxorubicin und 5-Fluorouracil
CAM	Zelladhäsionsmoleküle; Glykoproteine, die Zellen zusammenkleben und die Zell-Zell-Kommunikation erleichtern.
CAPE	Kaffeesäurephenethylester; ein Flavonoidkomplex in Propolis; Supplement.
CB1/2	Endocannabinoidrezeptor-Subtyp 1/2
CDK	Cyclin-abhängige Kinasen; Enzyme, die für den Zellzyklus (Zellteilung) erforderlich sind.
CDK 4/6	Inhibitoren: Ribociclib (Kisqali) und Palbociclib (Ibrance)
CDKI	Cyclin-abhängige Kinase-Inhibitoren; Proteine, einschließlich p21 und p27, die die CDK regulieren.

CEA Carcinoembryonales Antigen; weist auf Brust-, Lungen-, Pankreas-, Magen-, Leber- oder Eierstockkrebs hin. Zu beachten: CEA kann auch bei Magengeschwüren, Colitis ulcerosa, Enddarmpolypen, Emphysemen, gutartigen Brusterkrankungen oder Entzündungen wie Pankreatitis oder Cholezystitis sowie bei Rauchern, die keinen Krebs haben, erhöht sein; Tumormarker.
C-myc ein krebsförderndes Onkogen
CoQ10 Coenzym Q10
COX Cyclooxygenase; ein Enzym, das Entzündungen fördert.
CPT Camptothecin; ein zytotoxisches Alkaloid aus dem Baum *Camptotheca acuminata.*
CRP C-reaktives Protein; ein Protein, das in der Leber gebildet wird; der Spiegel im Blut steigt während der akuten Phase eines entzündlichen/infektiösen Prozesses an.
CT Computertomografie
CTC Zirkulierende Tumorzellen; der Parameter gibt an, wie viele Zellen in einer Blutprobe eine bestimmte Art von Zelladhäsionsmolekül exprimieren, das auf Metastasenbildung hinweist.
Cx Connexine; Proteine, die Gap Junctions überbrücken und Zellen direkt miteinander verbinden, und die Gene, die für sie kodieren.
DCIS Duktales Karzinom in situ; lokaler und indolenter Brustkrebs
DHA Docosahexaensäure; essentielle Omega-3-Fettsäure aus Fischöl
DHEA Dehydroepiandrosteron; eine Steroidhormonvorstufe, die von den Nebennieren gebildet wird.
DHT Dihydrotestosteron; biologisch aktiver Metabolit des Sexualhormons Testosteron
DIM 3,3'-Diindolylmethan; unterstützt die Phase I der Leberentgiftung.
DNA Desoxyribonukleinsäure; kodiert für Aminosäuren zur Herstellung von Proteinen.
DOAK Direkte orale Antikoagulantien; Blutgerinnungshemmer
DPD Dihydropyrimidin-Dehydrogenase
EA Echinocystinsäure
EBV Epstein Barr-Virus; kann zu Lymphomen beitragen.
ECM Extrazelluläre Matrix; das Gel, in das alle Zellen eingebettet sind.
EGCG Epigallocatechingallat; ein Flavonoid aus grünem Tee.
EGF Epidermaler Wachstumsfaktor
EGFr Eine Familie von EGF-Rezeptoren
eGFR Geschätzte glomeruläre Filtrationsrate; ein routinemäßiger Bluttest, der die Fähigkeit der Nieren misst, Stoffwechselabfälle auszuscheiden.
ELISA *Enzyme-linked Immunosorbent Assay*; ein antikörperbasiertes Nachweisverfahren
EPA Eicosapentaensäure; essentielle Omega-3-Fettsäure aus Fischöl
ER+ Östrogenrezeptor-positiv; der Krebs exprimiert oder überexprimiert Rezeptorstellen für Östrogen.
ERCC1 *Excision repair cross complementation 1*; Endonuklease
FDA Food and Drug Administration; US-Gesundheitsbehörde
FGF Fibroblasten-Wachstumsfaktor.
GABA Gamma-Aminobuttersäure; ein inhibitorischer Neurotransmitter
GAG Glykosaminoglykane; Struktureinheiten in der ECM
GALT Darmassoziiertes lymphatisches Gewebe
GGT Gamma-Glutamyltransferase; ein Leberenzym, das bei Leberstress/-schäden erhöht ist.
GLA Gamma-Linolensäure
GLUT3 Glukose-Transporter 3; erleichtert die Aufnahme von Zucker in die Zellen.
GRAS *generally regarded as safe*; als unbedenklich eingestuft.
GST Glutathion-S-Transferase
H2O2 Wasserstoffperoxid
HA Hyaluronsäure
HAse Hyaluronidase
HDAC Histon-Deacetylase; ein Enzym, das dazu beiträgt, die DNA für das Kopieren abzuwickeln.

HDL *high density lipoproteins*, HDL-Cholesterin; Transporteiweiß hoher Dichte, Cholesterinester; Laborwert
HER2/neu Rezeptor für den epidermalen Wachstumsfaktor; Ziel des Medikaments Herceptin
HIF-1 Hypoxie-induzierbarer Faktor 1
HIV Humanes Immundefizienz-Virus; Ursache der AIDS-Erkrankung
HKT auch HCT, Hämatokrit („Blutsenkung"); Anteil der zellulären Blutbestandteile in einer Blutprobe; Laborwert
HMGR Hydroxymethylglutaryl-Coenzym-A-Reduktionsase; ein Gatekeeper-Enzym im Fettstoffwechsel
HPA-Achse Hypothalamus-Hypophysen-Nebennieren-Achse
HPV Humanes Papillomavirus; die Ursache von Genitalwarzen
HSV Herpes-simplex-Viren
I3C Indol-3-Carbinol; ein Supplement, das mit DIM verstoffwechselt wird, um die Entgiftung der Phase I der Leber zu fördern.
ICAM Interzelluläre Adhäsionsmoleküle; Teil der Immunglobulin-Superfamilie, das Entzündungen, Immunreaktionen und intrazelluläre Signalereignisse reguliert und kontrolliert.
IE Internationale Einheit
IGF Insulinähnlicher Wachstumsfaktor
IGFBP Insulinähnliches Wachstumsfaktor-Bindungsprotein
IL Interleukin
INR Internationale normalisierte Ratio; Blutgerinnungsparameter
IP6 Inositolhexaphosphat; ein Supplement, das die Signaltransduktion abreguliert
Ki67 Ein Kernprotein, das in pathologischen Präparaten bestimmt wird und mit proliferierenden Tumoren in Verbindung gebracht wird.
LD50 Letale (tödliche) Dosis bei 50 % der Versuchstiere
LDH Laktat-Dehydrogenase; ein Blutmarker für Leberstress und glykolytischen Krebszellmetabolismus mit übermäßiger Milchsäureproduktion; Laborwert
LDL *low density lipoproteins*, LDL-Cholesterin; Transporteiweiß niedriger Dichte, Cholesterinester; Laborwert
LOX Lipoxygenase; eine Familie von Enzymen, die Entzündungen fördern.
MAO Monoaminoxidasen; Enzyme
MAPK Mitogen-aktivierte Proteinkinase; ein Signaltransduktionsenzym und der Signalweg der Kontrolle
MCP Modifiziertes (fraktioniertes) Zitruspektin; ein Supplement, das die Signaltransduktion hemmt.
MCH Mittlerer zellulärer Hämoglobingehalt; der Laborwert gibt den mittleren Blutfarbstoffgehalt des roten Blutkörperchens an.
MCHC Mittlere zelluläre Hämoglobinkonzentration; der Laborwert sagt etwas über die Fließeigenschaften und Zähigkeit (Viskosität) roter Blutkörperchen aus.
MCV Mittleres Zellvolumen; der Laborwert gibt das Verhältnis der flüssigen Bestandteile in Erythrozyten an.
MDA-MB-231 Modell-Zelllinie (Brustkrebs, Adenokarzinom), die in der biomedizinischen Forschung, u. a. in der Krebsforschung verwendet wird.
MDR Multidrug-Resistenz; eine Funktion der P-Glykoprotein-Pumpen.
MMP Matrix-Metalloproteinasen; eine Familie von Enzymen, die die extrazelluläre Matrix abbauen.
MMR DNA-Mismatch-Reparatur-Gen
mRNA Boten-Ribonukleinsäure.
MRP2 Multidrug-Resistenz-assoziiertes Protein 2.
MSI Mikrosatelliteninstabilität; Veranlagung zu Genmutationen als Folge von Mutationen im DNA-Mismatch-Reparatur-Gen (MMR). Eine abnorm funktionierende MMR kann Fehler, die während der DNA-Replikation auftreten, nicht korrigieren, was zur Bildung neuer Mikrosatellitenfragmente führt, die bestimmt werden können.
MSM Methylsulfonylmethan; Naturstoff; Supplement
MTD Maximal verträgliche Dosis

MTHFR	Methylentetrahydrofolat-Reduktase; Mutation kann zu hohen Homocysteinspiegeln im Blut führen.
mTOR	*Mammalian target of rapamycin*; ein intrazellulärer Rezeptor für die Signaltransduktion
NAC	N-Acetylcystein; ein Supplement mit antioxidativer Wirkung in der Leber (während der Chemotherapie absetzen)
NAD/ NADH+	Nicotinamid-Adenin-Dinukleotid/Wasserstoff; ein Elektronenüberträger und -donator, der an der Zellatmung in den Mitochondrien beteiligt ist.
NAG	N-Acetylglucosamin
NASH	Nichtalkoholische Steatohepatitis
NASP	Nichtalkoholische Steatopankreatitis
NAT	N-Acetyltransferase; Enzym
NDGA	Nor-Dihydroguiairetinsäure; ein pharmakologisch aktives Lignan in Kreosotbusch
NF-κB	Nuklearer Faktor kappa B; ein onkogener Transkriptionsfaktor
NO	Stickstoffmonoxid
NRF2	*Nuclear factor erythroid 2-related factor 2*; ein Transkriptionsfaktor, der Redoxschäden bei Verletzungen und Entzündungen reguliert.
NSAID	Nichtsteroidale entzündungshemmende Antirheumatika
NSCLC	Nicht-kleinzelliger Lungenkrebs
OPC	Oligomere Proanthocyanidine; ein Supplement, das polyphenolische Redox-Regulatoren liefert
ORAC	Sauerstoffradikal-Absorptionskapazität; eine Methode zur Messung der antioxidativen Kapazität von Lebensmitteln und Kräutern
PI3K	Phosphoinositid-3-Kinasen; Enzyme, deren Aktivität in allen eukaryotischen Zellen zu finden ist. Sie haben Schlüsselfunktionen für die Signaltransduktion.
p21, p27, p53	Gene und die Proteine, für die sie kodieren, und die das Kopieren der DNA, die Reparatur und den weiteren Zellzyklus steuern.
PAF	Thrombozyten-aktivierender Faktor; beteiligt an der Blutgerinnung
PAP	Prostataphosphatase
PARP	Eine Gruppe von 17 Isoenzymen, die teilweise unterschiedliche Strukturen und Funktionen in der Zelle besitzen, z. B. Reparatur einzelsträngiger DNA-Brüche.
PCOS	Polyzystisches Ovarsyndrom
PDAC	Pankreatisches duktales Adenokarzinom; Bauchspeicheldrüsentumor
PDGF	Von Blutplättchen abgeleiteter Wachstumsfaktor
PDT	Photodynamische Therapie
PET	Positronen-Emissions-Tomographie; bildgebendes Verfahren der Nuklearmedizin
PGE2	Prostaglandin E2.
Pgp	P-Glykoprotein; eine zelluläre Effluxpumpe, die zur Multidrug-Resistenz beiträgt.
PIK	Phosphatidylinositolkinase; eine Familie von Enzymen, die an der Signalübertragung beteiligt sind und den Zellzyklus, die Proliferation, die Differenzierung, die Motilität und das Überleben von Zellen regulieren.
PKC	Proteinkinase C
PPAR	Peroxisom-Proliferator-aktivierte Rezeptoren; Transkriptionsfaktoren
PPE	Palmar-plantare Erythrodysästhesie; Hand-Fuß-Syndrom, als Folge von bestimmten Krebsmedikamenten
PPI	Protonenpumpenhemmer; Magensäurehemmer
ppm	*parts per million*; Maßeinheit
PR+	Progesteronrezeptor-positiv; der Krebs exprimiert oder überexprimiert Rezeptostellen für Progesteron.
PSA	Prostataspezifisches Antigen; Tumormarker für Prostatakrebs
PSK	Polysaccharid Kureha; langkettige Zuckerverbindungen der Schmetterlingstramete (Heilpilz)
PSP	Polysaccharid-Peptid; langkettige Zuckerverbindungen in Heilpilzen
PTEN	Phosphatase- und Tensin-Homologe; ein Tumorsuppressor-Protein
PTK	Protein-Tyrosin-Kinase; eine Familie von Rezeptoren auf der Zellmembran, die die Signalübertragung auslösen.

PTSD	*post-traumatic stress disorder*, Posttraumatische Belastungsstörung (PTBS)
PWM	*Pokeweed Mitogen*; Zellteilungen bei B- und T-Zellen anregender Stoff in *Phytolacca americana*
Ras	G-Protein Ras; an der Signaltransduktion beteiligte Enzyme
RBC	auch ERY; Anzahl roter Blutkörperchen (Erythrozyten); Laborwert
Redox	Reduktions-/Oxidationsreaktionen
RNA	Ribonukleinsäure
ROS	Reaktive Sauerstoffspezies (freie Radikale)
SAM	S-Adenosylmethionin; ein Methyl-Donor-Molekül; Supplement
SCC	Plattenepithelkarzinom
SERM	Selektive Östrogenrezeptor-Modifikatoren; agonistische/antagonistische Wirkung auf Östrogenrezeptoren
SHBG	Sexualhormon-bindendes Globulin; transportiert Östrogen und Testosteron im Blut.
SIRT1	Sirtuin-1; Regulatorprotein
SNP	Einzelnukleotid-Polymorphismus; einzigartige, für eine bestimmte Person spezifische Genmutationen
SOD	Superoxiddismutase; ein intrazellulärer Redox-Regulator
STAT	*Signal transducers and activators of transcription*; Transkriptionsfaktor
TCM	Traditionelle Chinesische Medizin
TF	Transkriptionsfaktoren
TGF-α/β	Transformierender Wachstumsfaktor alpha/beta; regulierter Zellzyklus
Th1/Th2	Typ-1/Typ2-T-Helferzellen; zellvermittelte Abwehr des erworbenen Immunsystems, überwiegend mittels aktivierter T-Lymphozyten und Makrophagen
TLR	*Toll-like receptors*; immunaktivierende Rezeptoren, die normalerweise auf Makrophagen und dendritischen Zellen vorkommen
TMB	Mutationslast des Tumors; gibt an, wie viele Genmutationen im Genom einer Krebszelle aufgetreten sind.
TME	Tumor-Mikroumgebung; der Zustand der interstitiellen Flüssigkeit um einen Tumor, einschließlich Blutgefäßen, Immunzellen, Fibroblasten, Signalmolekülen und der extrazellulären Matrix
TNF-α	Tumor-Nekrose-Faktor-alpha; immunmodulierend
TNM	Tumor, Knoten, Metastasen; eine Möglichkeit, die Ausbreitung von Krebs zu beschreiben.
TP	Thymidinphosphorylase
TRP	*Transient receptor potential channels* (Rezeptoren); verantwortlich für die Erkennung, Integration und Auslösung von Schmerzsignalen im peripheren Nervensystem (z. B. ist TRPA1 ein Sensor für Schmerz, Kälte und Juckreiz sowie für Umweltreizstoffe, die Tränen, Atemwegswiderstand und Husten verursachen).
TS	Thymidylat-Synthetase
TSP	Thrombospondin; antiangiogener Faktor
UP	Uridinphosphorylase
uPA	Urokinase-Plasminogen-Aktivator; beteiligt an der Blutgerinnung
UV	ultraviolett (Strahlung)
VCAM	Vaskuläres Zelladhäsionsmolekül; vermittelt das Anhaften von Lymphozyten, Monozyten, Eosinophilen und Basophilen an das Gefäßendothel
VDR	Vitamin-D-Rezeptor
VEGF	Vaskulärer endothelialer Wachstumsfaktor
VKA	Vitamin-K-Antagonisten; Blutgerinnungshemmer
WBC	auch LEUK; Anzahl weißer Blutkörperchen (Leukozyten); Laborwer

Käuter und Pilze : Botanische Namen

Achillea millefolium	Schafgarbe
Aconitum napellus	Eisenhut
Acorus calamus	Kalmus
Actaea racemosa	Traubensilberkerze
Aesculus hippocastanum	Rosskastanie
Albizia julibrissin	Seidenbaum
Allium sativum	Knoblauch
Alnus glutinosa	Schwarzerle
Aloe vera/barbadensis	Aloe
Althaea officinalis	Eibisch
Andrographis paniculata	Andrographis (Kalmegh)
Anemarrhena asphodeloides	Zhi mu
Anethum graveolens	Dill
Angelica archangelica	Engelwurz
Angelica sinensis	Dong Quai (Dang Gui)
Aphanes arvensis	Ackerfrauenmantel
Apium graveolens	Sellerie
Arctium lappa	Klette
Arctostaphylos uva-ursi	Bärentraube
Argania spinosa	Arganbaum
Arnica montana	Arnika
Artemisia absinthium	Wermutkraut
Artemisia annua	Einjähriger Beifuß
Asclepias tuberosa	Seidenpflanze
Asimina triloba	Pawpaw (Dreilappige Papau)
Aspalathus linearis	Rooibos
Asparagus racemosus	Shatavari
Astragalus membranaceus (syn. propinquus)	Tragant (Huang Qi)
Atractylodes lancea, A. macrocephala	Atractylodes
Atropa belladonna	Tollkirsche
Avena sativa	Hafer (Samen und Stroh)
Azadirachta indica	Niembaum
Bacopa monnieri	Brahmi
Ballota nigra	Schwarznessel
Baptisia tinctoria	Wilder Indigo
Berberis vulgaris	Berberitze
Betonica officinalis	Betonie

Boswellia serrata	Weihrauch (Guggul)
Bryonia dioica	Zaunrübe
Bupleurum falcatum	Sichel-Hasenohr
Calendula officinalis	Calendula (Ringelblume)
Camellia sinensis	Grüner Tee
Camptotheca acuminata	Krebsbaum (Glücksbaum, Xi Shu)
Cannabis sativa, C. indica	Cannabis
Capsella bursa-pastoris	Hirtentäschel
Capsicum species	Cayenne
Carum carvi	Kümmel
Carum copticum	Königskümmel (Ajowan)
Cassia species	Kassie (Senna)
Catharanthus roseus	Madagaskar-Immergrün
Ceanothus americanus	Ceanothus (*Red root*)
Centella asiatica	Gotu Kola
Chelidonium majus	Schöllkraut
Chionanthus virginicus	Schneebaum
Chlorella vulgaris, C. pyrenoidosa	Chlorella
Cinnamomum camphora	Kampferbaum
Cinnamomum zeylanicum	Zimtbaum
Citrus aurantium	Bitterorange
Citrus × sinensis	Orange
Codonopsis pilosula	Codonopsis (Dan Shen)
Coffea arabica	Kaffee
Coleus forskholii	Coleus
Commiphora molmol, C. myrrha	Myrrhe
Cordyceps sinensis	Cordyceps
Coriandrum sativum	Koriander
Corydalis ambigua, C. yanhusuo	Corydalis (Lerchensporn)
Crataegus monogyna, C. oxyacantha, C. laevigata	Weißdorn
Crataeva nurvala	Crateva (Varuna)
Cuminum cyminum	Kreuzkümmel
Curcuma longa	Kurkuma
Cymbopogon citratus	Zitronengras
Cynara scolymus	Artischocke
Datura stramonium	Stechapfel
Dicentra canadensis	Dicentra (*Bleeding heart*)
Dimocarpus longan	Longan

Dioscorea villosa	Yamswurzel
Echinacea purpurea, E. angustifolia, E. pallida	Echinacea
Elettaria cardamomum	Kardamom
Eleutherococcus senticosus	Taigawurzel
Elymus repens	Quecke
Emblica officinalis	Amla (Amalaki)
Equisetum arvense	Ackerschachtelhalm
Eschscholtzia californica	Kalifornischer Mohn
Filipendula ulmaria	Mädesüß
Foeniculum vulgare	Fenchel (Samen)
Fouquieria splendens	Ocotillo
Usnea spp.	Flechten
Fucus vesiculosis	Blasentang
Fumaria officinalis	Erdrauch
Galega officinalis	Geißraute
Galium aparine	Labkraut
Ganoderma lucidum	Reishi
Gelsemium sempervirens	Carolina-Jasmin
Gentiana lutea	Gelber Enzian
Geranium maculatum	Geranium (*American cranesbill*)
Geum urbanum	Nelkenwurz
Ginkgo biloba	Ginkgo
Glycyrrhiza glabra	Süßholz
Guaiacum officinale	Guajak
Gymnema sylvestre	Gurmar
Harpagophytum procumbens	Teufelskralle
Hericium erinaceus	Igelstachelbart
Hibiscus sabdariffa	Roselle
Hippophae rhamnoides	Sanddorn
Humulus lupulus	Hopfen
Huperzia serrata, Lycopodium serratum	Huperzia (*Clubmoss*)
Hydrangea arborescens, H. paniculata	Hortensie
Hydrastis canadensis	Kanadische Gelbwurz
Hyoscyamus niger	Bilsenkraut
Hypericum perforatum	Johanniskraut
Ilex paraguariensis	Mate
Illicium verum	Sternanis
Inonotus obliquus	Chaga
Iris versicolor	Schwertlilie

Isatis indigotica	Waid (*Chinese indigo*)
Juniperus communis	Wacholder
Kola vera	Kolanuss
Lactuca virosa	Wilder Lattich
Larix laricina	Amerikanische Lärche
Larrea tridentata, L. divaricata	Kreosotbusch
Lavandula angustifolia	Lavendel
Lentinula edodes	Shiitake
Leonurus cardiaca	Herzgespann
Lepidium meyenii	Maca
Ligusticum porteri	Osha
Linum usitatissimum	Lein (Flachs)
Lobelia inflata	Lobelia
Lycium barbarum	Bocksdorn (Goji-Beeren)
Magnolia grandiflora, M. virginiana, M. acuminata, M. macrophylla, M. officinalis	Magnolia
Mahonia aquifolium, Berberis aquifolium	Mahonia
Marrubium vulgare	Andorn
Marsdenia condurango	Kondurangostrauch
Marsdenia tinctoria	Marsdenia (*condor vine*)
Matricaria recutita, M. chamomilla	Kamille
Medicago sativa	Luzerne (Alfalfa)
Melissa officinalis	Zitronenmelisse
Mentha × piperita	Pfefferminze
Mentha spicata	Grüne Minze (*Spearmint*)
Millettia species	Millettia
Momordica charantia	Bittermelone
Myristica fragrans	Muskatnuss
Nepeta cataria	Katzenminze
Nigella sativa	Schwarzkümmel
Nymphaea odorata	Seerose (weiß oder gelb)
Ocimum basilicum	Basilikum
Ocimum sanctum, O. tenuiflorum	Tulsi (Indisches Basilikum)
Oenothera biennis	Nachtkerze
Oplopanax horridus	Igelkraftwurz
Orbignya oleifera	Babassuöl
Origanum vulgare	Oregano
Paeonia lactiflora	Milchweiße Pfingstrose
Panax ginseng, P. quinquefolius	Ginseng

Parietaria diffusa, P. judaica, P. officinalis	Glaskraut
Passiflora incarnata	Passionsblume
Paullinia cupana	Guarana
Perilla frutescens	Perilla
Peumus boldus	Boldo
Phyllanthus emblica	Amla
Phytolacca decandra, P. americana	Kermesbeere
Picrorhiza kurroa	Kutki
Pimpinella anisum	Anis
Piper methysticum	Kava
Piper nigrum	Schwarzer Pfeffer
Piscidia piscipula	Piscidia (*Jamaican dogwood*)
Plantago lanceolata, P. major	Wegerich
Plantago psyllium	Flohsamenschalen
Podophyllum peltatum	Schildförmiges Fußblatt
Polygonatum	Gelenkwurzen
Polygonum cuspidatum	Japanischer Staudenknöterich
Populus balsamifera	Balsampappel
Prunella vulgaris	Brunelle
Pueraria lobata	Kudzu
Punica granatum	Granatapfel
Quercus alba, Q. rubra	Eiche
Rabdosia rubescens	Buschnessel (Dong-Ling-Cao)
Rehmannia glutinosa	Rehmannia (Sheng Dì Huáng)
Rhamnus purshiana	Cascara (Faulbaumrinde)
Rhaponticum carthamoides	Maralwurzel (Leuzea)
Rheum officinale, R. palmatum	Chinesischer Rhabarber
Rhodiola rosea	Rosenwurz
Ricinus communis	Rizinusöl (Castoröl)
Rosa Spezies	Rosen (Blütenblätter, Hagebutten)
Rosmarinus officinalis	Rosmarin
Rumex acetosella	Sauerampfer
Rumex crispus	Krauser Ampfer
Ruscus aculeatus	Mäusedorn
Salix alba	Silberweide
Salvia miltiorrhiza	Rotwurzelsalbei (Dan Shen)
Salvia officinalis, S. lavandulifolia	Salbei
Sambucus nigra	Holunder
Sanguinaria canadensis	Kanadische Blutwurz

Sassafras albidum	Sassafrasbaum
Schisandra chinensis	Schisandra (Spaltkörbchen, Wu Wei Zi)
Scrophularia nodosa	Braunwurz
Scutellaria baicalensis	Baikal-Helmkraut
Scutellaria lateriflora	Amerika-Helmkraut
Senna alexandrina	Senna (Sennesblätter)
Serenoa repens	Sägepalme
Silybum marianum	Mariendistel
Smilax ornata	Sarsaparilla
Solidago virgaurea	Goldrute
Stellaria media	Vogelmiere
Stillingia sylvatica	Stillingia
Symphytum officinale	Beinwell
Syzygium aromaticum	Gewürznelken
Tabebuia impetiginosa, T. avellandae, T. rosea, Handroanthus impetiginosus	Lapacho (Taheebo)
Tanacetum parthenium	Mutterkraut
Taraxacum officinale	Löwenzahn
Taxus spp.	Eibe
Terminalia arjuna	Arjuna
Terminalia bellirica	Bibhitaki
Terminalia chebula	Haritaki
Theobroma cacao	Kakao
Thuja occidentalis	Thuja (Lebensbaum)
Thymus vulgare	Thymian
Tilia × europea	Linde
Trametes versicolor	Schmetterlingstramete
Trifolium pratense	Rotklee
Trigonella foenum-graecum	Bockshornklee
Turnera diffusa	Damiana
Ulmus fulva, U. rubra	Rotulme
Uncaria tomentosa	Katzenkralle
Urtica dioica	Brennnessel
Usnea spp. (U. barbata, U. longissma)	Flechten
Vaccinium macrocarpon	Cranberry
Valeriana officinalis	Baldrian
Verbena officinalis, V. hastata	Eisenkraut
Viburnum opulus	Wasser-Schneeball
Vinca major, V. minor	Immergrün

Viola odorata	Märzveilchen
Viola tricolor	Stiefmütterchen
Viscum album	Mistel
Vitex agnus-castus	Mönchspfeffer
Withania somnifera	Ashwagandha (Schlafbeere)
Yucca spp.	Yucca (Palmlilien)
Zanthoxylum clava-herculis	Gelbholz (*Prickly ash*)
Zea mays	Mais
Zingiber officinale	Ingwer
Ziziphus jujuba	Jujube

Käuter und Pilze : Trivialnamen

Ackerfrauenmantel	*Aphanes arvensis*
Ackerschachtelhalm	*Equisetum arvense*
Aloe	*Aloe vera/barbadensis*
Amerika-Helmkraut	*Scutellaria lateriflora*
Amerikanische Lärche	*Larix laricina*
Amla	*Phyllanthus emblica, Emblica officinalis*
Andorn	*Marrubium vulgare*
Andrographis	*Andrographis paniculata*
Anis	*Pimpinella anisum*
Arganbaum	*Argania spinosa*
Arjuna	*Terminalia arjuna*
Arnika	*Arnica montana*
Artischocke	*Cynara scolymus*
Ashwagandha (Schlafbeere)	*Withania somnifera*
Atractylodes	*Atractylodes lancea, A. macrocephala*
Babassuöl	*Orbignya oleifera*
Baikal-Helmkraut	*Scutellaria baicalensis*
Baldrian	*Valeriana officinalis*
Bärentraube	*Arctostaphylos uva-ursi*
Balsampappel	*Populus balsamifera*
Basilikum	*Ocimum basilicum*
Beinwell	*Symphytum officinale*
Berberitze	*Berberis vulgaris*
Betonie	*Betonica officinalis*
Bibhitaki	*Terminalia bellirica*
Bilsenkraut	*Hyoscyamus niger*
Bittermelone	*Momordica charantia*
Bitterorange	*Citrus aurantium*
Blasentang	*Fucus vesiculosis*
Bocksdorn (Goji-Beeren)	*Lycium barbarum*
Bockshornklee	*Trigonella foenum-graecum*
Boldo	*Peumus boldus*
Brahmi	*Bacopa monnieri*
Braunwurz	*Scrophularia nodosa*
Brennnessel	*Urtica dioica*
Brunelle	*Prunella vulgaris*
Bupleurum (Hasenohr)	*Bupleurum falcatum*

Buschnessel (Dong-Ling-Cao)	*Rabdosia rubescens*
Calendula (Ringelblume)	*Calendula officinalis*
Cannabis	*Cannabis sativa, C. indica*
Carolina-Jasmin	*Gelsemium sempervirens*
Cascara (Faulbaumrinde)	*Rhamnus purshiana*
Cayenne	*Capsicum species*
Ceanothus (*Red root*)	*Ceanothus americanus*
Chaga	*Inonotus obliquus*
Chinesischer Rhabarber	*Rheum officinale, R. palmatum*
Chinesisches Spaltkörbchen (Wu Wei Zi)	*Schisandra chinensis*
Chlorella	*Chlorella vulgaris, C. pyrenoidosa*
Codonopsis (Dan Shen)	*Codonopsis pilosula*
Coleus	*Coleus forskholii*
Cordyceps	*Cordyceps sinensis/militaris*
Corydalis (Lerchensporn)	*Corydalis ambigua, C. yanhusuo*
Cranberry	*Vaccinium macrocarpon*
Crateva (Varuna)	*Crataeva nurvala*
Damiana	*Turnera diffusa*
Dicentra (*Bleeding heart*)	*Dicentra canadensis*
Dill	*Anethum graveolens*
Dong Quai (Dang Gui)	*Angelica sinensis*
Echinacea	*Echinacea purpurea, E. angustifolia, E. pallida*
Eibe	*Taxus spp.*
Eibisch	*Althaea officinalis*
Eiche	*Quercus alba, Q. rubra*
Einjähriger Beifuß	*Artemisia annua*
Eisenhut	*Aconitum napellus*
Eisenkraut	*Verbena officinalis, V. hastata*
Engelwurz	*Angelica archangelica*
Erdrauch	*Fumaria officinalis*
Fenchel (Samen)	*Foeniculum vulgare*
Flechten	*Usnea spp. (U. barbata, U. longissma)*
Flohsamenschalen	*Plantago psyllium*
Fußblatt	*Podophyllum peltatum*
Geißraute	*Galega officinalis*
Gelber Enzian	*Gentiana lutea*
Gelbholz (*Prickly ash*)	*Zanthoxylum clava-herculis*
Gelenkwurzen	*Polygonatum*
Geranium (*American cranesbill*)	*Geranium maculatum*

Gewürznelken	*Syzygium aromaticum*
Ginkgo	*Ginkgo biloba*
Ginseng	*Panax ginseng, P. quinquefolius*
Glaskraut	*Parietaria diffusa, P. judaica, P. officinalis*
Goldrute	*Solidago virgaurea*
Gotu Kola	*Centella asiatica*
Granatapfel	*Punica granatum*
Grüne Minze (*Spearmint*)	*Mentha spicata*
Grüner Tee	*Camellia sinensis*
Guajak	*Guaiacum officinale*
Guarana	*Paullinia cupana*
Gurmar	*Gymnema sylvestre*
Hafer (Samen und Stroh)	*Avena sativa*
Haritaki	*Terminalia chebula*
Herzgespann	*Leonurus cardiaca*
Hirtentäschel	*Capsella bursa-pastoris*
Holunder	*Sambucus nigra*
Hopfen	*Humulus lupulus*
Hortensie	*Hydrangea arborescens, H. paniculata*
Huperzia (Clubmoss)	*Huperzia serrata, Lycopodium serratum*
Igelkraftwurz	*Oplopanax horridus*
Igelstachelbart	*Hericium erinaceus*
Immergrün	*Vinca major, V. minor*
Ingwer	*Zingiber officinale*
Japanischer Staudenknöterich	*Polygonum cuspidatum*
Johanniskraut	*Hypericum perforatum*
Jujube	*Ziziphus jujuba*
Kaffee	*Coffea arabica*
Kakao	*Theobroma cacao*
Kalifornischer Mohn	*Eschscholtzia californica*
Kalmus	*Acorus calamus*
Kamille	*Matricaria recutita, M. chamomilla*
Kampferbaum	*Cinnamomum camphora*
Kanadische Blutwurz	*Sanguinaria canadensis*
Kanadische Gelbwurz	*Hydrastis canadensis*
Kardamom	*Elettaria cardamomum*
Kassie (Senna)	*Cassia Spezies*
Katzenkralle	*Uncaria tomentosa*
Katzenminze	*Nepeta cataria*

Kava	*Piper methysticum*
Kermesbeere	*Phytolacca decandra, P. americana*
Klette	*Arctium lappa*
Knoblauch	*Allium sativum*
Kolanuss	*Kola vera*
Kondurangostrauch	*Marsdenia condurango*
Königskümmel (Ajowan)	*Carum copticum*
Koriander	*Coriandrum sativum*
Krauser Ampfer	*Rumex crispus*
Krebsbaum (Glücksbaum, Xi Shu)	*Camptotheca acuminata*
Kreosotbusch	*Larrea tridentata, L. divaricata*
Kreuzkümmel	*Cuminum cyminum*
Kudzu	*Pueraria lobata*
Kümmel	*Carum carvi*
Kurkuma	*Curcuma longa*
Kutki	*Picrorhiza kurroa*
Labkraut	*Galium aparine*
Lapacho (Taheebo)	*Tabebuia impetiginosa, T. avellandae, T. rosea, Handroanthus impetiginosus*
Lavendel	*Lavandula angustifolia*
Lein (Flachs)	*Linum usitatissimum*
Linde	*Tilia × europea*
Lobelia	*Lobelia inflata*
Löwenzahn	*Taraxacum officinale*
Longan	*Dimocarpus longan*
Luzerne (Alfalfa)	*Medicago sativa*
Maca	*Lepidium meyenii*
Mäusedorn	*Ruscus aculeatus*
Madagaskar-Immergrün	*Catharanthus roseus*
Mädesüß	*Filipendula ulmaria*
Märzveilchen	*Viola odorata*
Magnolia	*Magnolia grandiflora, M. virginiana, M. acuminata, M. macrophylla, M. officinalis*
Mahonia	*Mahonia aquifolium, Berberis aquifolium*
Mais	*Zea mays*
Maralwurzel (Luzea)	*Rhaponticum carthamoides*
Mariendistel	*Silybum marianum*
Marsdenia (*condor vine*)	*Marsdenia tinctoria*
Mate	*Ilex paraguariensis*

Milchweiße Pfingstrose	*Paeonia lactiflora*
Millettia	*Millettia species*
Mistel	*Viscum album*
Mönchspfeffer	*Vitex agnus-castus*
Muskatnuss	*Myristica fragrans*
Mutterkraut	*Tanacetum parthenium*
Myrrhe	*Commiphora molmol, C. myrrha*
Nachtkerze	*Oenothera biennis*
Nelkenwurz	*Geum urbanum*
Niembaum	*Azadirachta indica*
Ocotillo	*Fouquieria splendens*
Orange	*Citrus × sinensis*
Oregano	*Origanum vulgare*
Osha	*Ligusticum porteri*
Passionsblume	*Passiflora incarnata*
Pawpaw (Dreilappige Papau)	*Asimina triloba*
Perilla	*Perilla frutescens*
Pfefferminze	*Mentha × piperita*
Piscidia (*Jamaican dogwood*)	*Piscidia piscipula*
Quecke	*Elymus repens*
Rehmannia (Sheng Dì Huáng)	*Rehmannia glutinosa*
Reishi	*Ganoderma lucidum*
Rizinusöl (Castoröl)	*Ricinus communis*
Rooibos	*Aspalathus linearis*
Roselle	*Hibiscus sabdariffa*
Rosen (Blütenblätter, Hagebutten)	*Rosa Spezies*
Rosenwurz	*Rhodiola rosea*
Rosmarin	*Rosmarinus officinalis*
Rosskastanie	*Aesculus hippocastanum*
Rotklee	*Trifolium pratense*
Rotulme	*Ulmus fulva, U. rubra*
Rotwurzelsalbei (Dan Shen)	*Salvia miltiorrhiza*
Sägepalme	*Serenoa repens*
Salbei	*Salvia officinalis, S. lavandulifolia*
Sanddorn	*Hippophae rhamnoides*
Sarsaparilla	*Smilax ornata*
Sassafrasbaum	*Sassafras albidum*
Sauerampfer	*Rumex acetosella*
Schafgarbe	*Achillea millefolium*

Schisandra (Chinesisches Spaltkörbchen, Wu Wei Zi)	*Schisandra chinensis*
Schmetterlingstramete	*Trametes versicolor*
Schneebaum	*Chionanthus virginicus*
Schöllkraut	*Chelidonium majus*
Schwarzer Pfeffer	*Piper nigrum*
Schwarzerle	*Alnus glutinosa*
Schwarzkümmel	*Nigella sativa*
Schwarznessel	*Ballota nigra*
Schwertlilie	*Iris versicolor*
Seerose (weiß oder gelb)	*Nymphaea odorata*
Seidenbaum	*Albizia julibrissin*
Seidenpflanze	*Asclepias tuberosa*
Sellerie	*Apium graveolens*
Senna (Sennesblätter)	*Senna alexandrina*
Shatavari	*Asparagus racemosus*
Shiitake	*Lentinula edodes*
Sichel-Hasenohr	*Bupleurum falcatum*
Silberweide	*Salix alba*
Stechapfel	*Datura stramonium*
Sternanis	*Illicium verum*
Stiefmütterchen	*Viola tricolor*
Stillingia	*Stillingia sylvatica*
Süßholz	*Glycyrrhiza glabra*
Taigawurzel	*Eleutherococcus senticosus*
Teufelskralle	*Harpagophytum procumbens*
Thuja (Lebensbaum)	*Thuja occidentalis*
Thymian	*Thymus vulgare*
Tollkirsche	*Atropa belladonna*
Tragant (Huang Qi)	*Astragalus membranaceus (syn. propinquus)*
Traubensilberkerze	*Actaea racemosa*
Tulsi (Indisches Basilikum)	*Ocimum sanctum, O. tenuiflorum*
Vogelmiere	*Stellaria media*
Wacholder	*Juniperus communis*
Waid (*Chinese indigo*)	*Isatis indigotica*
Wasser-Schneeball	*Viburnum opulus*
Wegerich	*Plantago lanceolata, P. major*
Weihrauch (Guggul)	*Boswellia serrata*
Weißdorn	*Crataegus monogyna, C. oxyacantha, C. laevigata*

Wermutkraut	*Artemisia absinthium*
Wilder Indigo	*Baptisia tinctoria*
Wilder Lattich	*Lactuca virosa*
Yamswurzel	*Dioscorea villosa*
Yucca (Palmlilien)	*Yucca Spezies*
Zaunrübe	*Bryonia dioica*
Zhi Mu	*Anemarrhena asphodeloides*
Zimtbaum	*Cinnamomum zeylanicum*
Zitronengras	*Cymbopogon citratus*
Zitronenmelisse	*Melissa officinalis*

Infoservice

Heilpraktiker : D/CH

Bund Deutscher Heilpraktiker e. V. – BDH

Südstr. 12c, 48231 Warendorf, Tel/Fax 02581-615-50/08, info@bdh-online.de, www.bdh-online.de

Bund Deutscher Heilpraktiker und Naturheilkundiger e. V. – BDHN

Weiglstr. 9, 80636 München, Tel/Fax 089-601-8429/-7913, sekretariat@bdhn.de, www.bdhn.de

Fachverband Deutscher Heilpraktiker e. V. – FDH

Maarweg 10, 53123 Bonn, Tel/Fax 0228-611049/-627359, fdh-bonn@t-online.de, www.heilpraktiker.org

Freie Heilpraktiker e. V. – FH

Benrather Schloßallee 49-53, 40597 Düsseldorf, Tel/Fax 0211-901729-0/-19, info@freieheilpraktiker.com, www.freieheilpraktiker.com

Union Deutscher Heilpraktiker e. V. – UDH

Peter-Hahn-Weg 5a, 42651 Solingen, Tel/Fax 0212-472-85/-11, kontakt@udh-bundesverband.de, www.udh-bundesverband.de

Berufsverband für Heilpraktikerinnen – Lachesis e. V.

Erzhäuser Str. 41, 64291 Darmstadt, Tel 06150-1709010, info@lachesis.de, www.lachesis.de

Verband Deutscher Heilpraktiker e. V. – VDH

Ernst-Grote-Str. 13, 30916 Isernhagen, Tel/Fax 0511-616980/-20, info@vdh-heilpraktiker.de, www.vdh-heilpraktiker.de

Verband Freier Heilpraktiker und Naturärzte – VFHN

Grünhaldenstr. 6, CH-8050 Zürich, Tel/Fax +41-(0)4396-02000/-09015, info@heilpraktikerverband.ch, www.heilpraktikerverband.ch

Phytotherapie : D/A/CH

Gesellschaft für Phytotherapie e. V. – GPT

Hebborner Berg 51, D-51467 Bergisch Gladbach, Tel +49-(0)172-5710117, Fax +49-(0)2202-9790369, info@phytotherapie.de, www.phytotherapy.org/de

Österreichische Gesellschaft für Phytotherapie – ÖGPHYT

c/o Department für Pharmakognosie der Universität Wien, Pharmaziezentrum, Althanstraße 14 A-1090 Wien, Tel +43-(0)680-3230565, info@phytotherapie.at, www.phytotherapie.at

Schweizerische Medizinische Gesellschaft für Phytotherapie – SMGP/SSPM

Zürcher Hochschule für angewandte Wissenschaften, Life Sciences and Facility Management, Grüental, Postfach CH-8820 Wädenswil, Tel/Fax +41-(0)58-934-5806/-5668, beat.meier@zhaw.ch, www.smgp.ch

Phytotherapie : International

USA : www.americanherbalistsguild.com

CDN : www.bcherbalists.ca

UK : www.thecpp.uk, www.nimh.org.uk

IRL : www.irh.ie

AUS : www.nhaa.org.au

NZ : www.nzamh.org.nz

ZA : www.phytotherapists.co.za

Naturheilkunde : D/A/CH

Berufsverband der Ärzte für Naturheilverfahren Deutschlands – BAEN-D e. V.

Am Promenadenplatz 1, 72250 Freudenstadt, Tel/Fax + 49 (0)7441-91858-0/-22, info@baen-d.de, www.baen-d.de

Berufsverband Deutsche Naturheilkunde e. V. – BDN

Ulmenstraße 35, 09112 Chemnitz, Tel/Fax 0371-9093888/-3899145, info@berufsverband-naturheilkunde.de, www.berufsverband-naturheilkunde.de

Deutscher Naturheilbund e. V.

Schloss Bauschlott, Am Anger 70, 75245 Neulingen, Tel/Fax 07237-4848-799/-98, info@naturheilbund.de, www.naturheilbund.de

Deutsche Gesellschaft für Naturheilkunde e. V.

Kliniken Essen-Mitte, Knappschafts-Krankenhaus, Am Deimelsberg 34a, 45276 Essen, Tel/Fax 0201-174 2500-3/-0, info@gesellschaft-naturheilkunde.de, www.gesellschaftnaturheilkunde.de

Deutsche Gesellschaft pro Naturheilkunde e. V.

Brunnmattstr. 14, 76534 Baden-Baden, +49 (0)7223-8065696, info@pronaturheilkunde.eu, www.pronaturheilkunde.eu

Ärztegesellschaft für Präventionsmedizin und klassische Naturheilverfahren, Kneippärztebund e.V.

Hahnenfeldstraße 21 a, 86825 Bad Wörishofen, Tel/Fax +49 (0)8247-90-110/-111, info@kneippaerztebund.de, www.kneippaerztebund.de

Europäischer Verband für Naturheilkunde e. V.

Wiesbadener Str. 67, 47138 Duisburg, info@euro-naturheilkunde.de, www.evn-online.de

Verband der Ganzheitlichen Naturheiltherapeuten – VGNÖ

Doblegg 36, A-8151 Hitzendorf, office@naturheiltherapeuten.at, www.naturheiltherapeuten.at

Naturärzte Vereinigung Schweiz – NVS

Schützenstrasse 42, CH-9100 Herisau,
www.nvs.swiss

Naturheilkunde : International

USA : www.naturopathic.org
UK : www.theanp.co.uk
CDN : www.cand.ca
AUS : www.nhaa.org.au

Heilkräuter/Pilze und Supplemente

Fast alle in diesem Buch beschriebenen Heilkräuter, Heilpilze und Supplemente sind heute in irgendeiner Form im Online-Handel via Internet zugänglich und verfügbar. Auch Branchenriesen wie amazon.com haben ein erstaunlich umfangreiches Sortiment an Kräutern, Pilzen und Supplementen in fast allen Zubereitungen im Angebot.

Für die Auswahl der für das jeweilige Therapieprogramm geeigneten Supplemente benötigen die Patienten in jedem Fall Hilfe und Unterstützung durch Heilpraktiker, Therapeuten oder Ärzte.

Anmerkung der Autorin : Suchen Sie nach Geschäften, die von Kräuterkundigen geführt werden und in denen Kräuterkundige beschäftigt sind, die klinische Dienstleistungen anbieten. Die Qualität und Beschaffung guter Kräuter ist von entscheidender Bedeutung. Kräuterkundige sind darin geschult, ihre Lieferanten und Lieferungen ständig zu beurteilen und zu bewerten, da eine Ernte von Saison zu Saison und von Jahr zu Jahr unterschiedlich ausfallen kann.

Heilkräuter : D/A/CH

www.kraeuterschulte.de
www.china-medica.de
www.kreuterey.de
www.biobloom.at
www.zietenapotheke.de
www.herbathek.de
www.natur-kraeuter.de
www.kraeuter-kuehne.de
www.blumenschule.de
www.kraeuter-und-duftpflanzen.de
www.kraeuter-loetsch.at
www.vitascen.at
www.auwald.at
www.schwitter.ch

Heilkräuter : International

Global

www.theherbalacademy.com/purchase-herbs-and-supplies-world-wide

USA

www.heronbotanicals.com
Hochwertige Kräuterextrakte von Dr. Eric Yarnell, inklusive seltener und spezieller Kräuter.
www.pacificbotanicals.com
www.1stchineseherbs.com
www.healingspiritsherbfarm.com
www.horizonherbs.com
www.mountainroseherbs.com
www.woodlandessence.com
www.zackwoodsherbs.com

CDN

www.viriditasherbalproducts.com

UK

www.napiers.net

www.panaceahealthonline.com

www.rutlandbio.com

Heilkräuter : Cannabis

Cannabispflanzen/-teile, Harz (Haschisch) und THC-Derivate unterliegen in D/A/CH (noch) Verboten, staatlichen Regelungen und Sanktionen.

DE : Geringe Mengen mit einheitlicher Obergrenze (seit 2018) für den Eigenbedarf: 6 Gramm Cannabis. Nicht geringe Mengen: bei einem Wirkstoffanteil von 7,5 g THC. Der Konsum von Cannabis-Betäubungsmitteln ist in Deutschland erlaubt. Ein positiver Drogentest ist kein gerichtsfester Beweis für eine strafbare Handlung. CBD-Produkte (Öle, Cremes) sind erlaubt, wenn sie weniger als 0,2 % THC enthalten und aus zertifizierten Nutzhanfsorten hergestellt wurden. Cannabis darf für die Zubereitung von Arzneimitteln benutzt werden, ist verschreibungs- und verkehrsfähig (seit 2011). Cannabisextrakte/-blüten dürfen ärztlich verordnet werden (seit 2017). Schwerkranke Patienten können zu Lasten der Krankenkassen Cannabis auf Rezept bekommen (seit 2017). Ärzte entscheiden eigenverantwortlich über die Indikation der Cannabistherapie. Häufigste Diagnose: Schmerz (ca. 70 %).

Zugelassene Cannabis-Arzneimittel : Nabiximols (Sativex-Mundspray), Nabilon (Canemes).

A : Geringe Mengen mit einer Wirkstoffmasse von weniger als 20 g THC = 80–300 g Cannabisblüten. Nicht geringe Mengen: bei einem Wirkstoffanteil von bis zu 7,5 g THC. Maximal 0,3 % THC sind erlaubt (Samen, Blätter, Stängel, Wurzeln und Jungpflanzen).

Saatgut : www.shop.seeds2go.eu

CH : Geringe Mengen für den Privatgebrauch/ Abgabe (Erwachsene) mit maximal 10 g Cannabis und höchstens 1 % THC sind erlaubt. CBD-Produkte (z. B. Marihuana) mit weniger als 1 % THC sind im Rahmen des Lebensmittelgesetzes erlaubt.

Literatur : www.nachtschatten.ch

CBD-Produkte : Hinweise

Sie können nicht sicher sein, dass Herstellerangaben bezüglich Inhaltsstoffen und Menge auch tatsächlich zutreffen. Da ist bei CBD-Produkten oft von „vollem Pflanzenspektrum" oder „Naturextrakt" die Rede. Optionen:

- CBD-Produkte selbst herstellen.
- Bei einem Kräuterhändler/-kundigen kaufen, der Tinkturen oder Ölextrakte im Angebot hat und sich mit Heilkräutern und Phytotherapie auskennt.
- Im näheren Umfeld jemanden ausfindig machen, der Cannabis anbaut und weiß, wie die angebotenen Blütenextrakte hergestellt wurden.
- Wirksame Cannabismedizin inklusive CBD-Produkte sollte diese Komponenten enthalten: Cannabinoide, Terpene, Flavonoide, Fettsäuren, Wachs und Chlorophyll. Manche Hersteller entfernen eine oder mehrere Komponenten.

Empfehlung : www.biobloom.at

Heilpilze

www.vitalpilze-chiemsee.de

www.hawlik-vitalpilze.de

www.pilzmaennchen.de

www.china-medica.de

www.farwestfungi.com

www.magic-mushrooms-shop.com/de

www.fungi.com

Psychedelika

www.sirius.nl/magictruffleshop

www.openmind.market

www.lsd-legal.de

www.24high.de

www.setandsetting-retreat.com

www.essence.nl

www.synthesisretreat.com

Von der Autorin empfohlene Markenprodukte

Manche Produkte dieser Unternehmen (Supplemente und Kräuterkapseln) sind nur bei Ärzten erhältlich, da es sich um besonders wirksame Mischungen handelt, andere sind auch im Einzelhandel erhältlich. Markenprodukte: Advanced Orthomolecular Research (AOR), Bioclinic Naturals, Renew Life, Xymogen.

Integrative Onkologie : D/A/CH

Deutsche Gesellschaft für Hämatologie und Medizinische Onkologie e.V. (DGHO), Arbeitskreis Integrative Onkologie – AKIO

Uniklinik Würzburg, Medizinische Klinik II, Oberdürrbacher Str. 6, 97080 Würzburg, Integrative-Onkologie@dgho.de, www.dgho.de/arbeitskreise/i-k/integrative-onkologie

Comprehensive Cancer Center – CCC

Klinikum rechts der Isar der TU München (MRI), Einsteinstraße 1, 81675 München, Tel +49-(0)89-4140-0, cccm@mri.tum.de, www.cccm.mri.tum.de/de/begleittherapie/naturheilverfahren

Evang. Kliniken Essen-Mitte (KEM), Evang. Krankenhaus Essen-Steele

Klinik für Naturheilkunde & Integrative Medizin, Am Deimelsberg 34a, 45276 Essen, Tel/Fax +49-(0)201-174-25001/-25000, naturheilkunde@kem-med.com, www.kem-med.com

Barmherzige Brüder Klinikum St. Elisabeth Straubing

St.-Elisabeth-Straße 23, 94315 Straubing, +49-(0)9421-710-0, stephanie.seckel@klinikum-straubing.de, www.klinikum-straubing.de/patienten-besucher/ganzheitliche-unterstuetzung/integrative-onkologie

Zentrum für Integrative Onkologie

Die Filderklinik, Im Haberschlai 7, 70794 Filderstadt-Bonlanden, Tel/Fax 0711-7703-0/-1620, s.hiller@filderklinik.de, www.filderklinik.de/medizin/integrative-onkologie

Universitätsklinikum Jena

Ambulanz für Naturheilkunde und Integrative Onkologie, +49-3641-9-324256, integrative.onkologie@med.uni-jena.de, www.uniklinikum-jena.de/kim2/integrative+onkologie

Klaus-Bahlsen-Zentrum für Integrative Onkologie

Medizinische Hochschule Hannover (MHH), Carl-Neuberg-Str. 1, 30625 Hannover, 0176-1532-3792, klaus-bahlsen-zentrum@mh-hannover.de, www.mhh.de/klaus-bahlsen-zentrum

Klinikum St. Marien Amberg

Integratve Onkologie, Mariahilfbergweg 7, 92224 Amberg, +49-(0)9621-38-4049, wawersig.annika@klinikum-amberg.de, www.klinikum-amberg.de/medizin/medizinische_zentren/Integrative_Onkologie

Immanuel Medizin Zehlendorf

Integrative Onkologie, Am Kleinen Wannsee 5, 14109 Berlin-Wannsee, Tel/Fax 030-80505-480/-166, zehlendorf@immanuel.de, www.zehlendorf.immanuel.de/naturheilkunde-privatpraxis/integrative-onkologie

Klinik für Urologie und urologische Onkologie – Alfried Krupp Krankenhaus Steele

Integrative Onkologie, Hellweg 100, 45276 Essen, 0201-805-1146, urologie@krupp-krankenhaus.de, www.krupp-krankenhaus.de/urologie-und-urologische-onkologie/leistungsspektrum/integrative-onkologie

Universitätsklinikum des Saarlandes – UKS

Kirrberger Straße 100, D-66421 Homburg, Integrative Onkologie, 06841-16-28138, lena.gabriel@uks.eu, www.uniklinikum-saarland.de

Robert-Bosch-Krankenhaus

Auerbachstraße 110, 70376 Stuttgart, Naturheilkunde und Integrative Medizin, Tel/Fax 0711-8101-6258/-6197, naturheilkunde@rbk.de, www.rbk.de

Universitätsklinikum Bonn – UKB

Venusberg-Campus 1, 53127 Bonn, +49-(0)228-287-0, Integrative Onkologie und Komplementärmedizin, www.ukbonn.de/senologie/klinisches-spektrum/integrative-onkologie-und-komplementaermedizin

St. Franziskus-Hospital

Hohenzollernring 70, 48145 Münster, Integrative Onkologie, Tel 0251-935-3821, integrative.onkologie@sfh-muenster.de, www.sfh-muenster.de/integrative-onkologie

Comprehensive Cancer Center Mainfranken

Haus C16, Josef-Schneider-Str. 6, 97080 Würzburg, Komplementäre Onkologie Integrativ, Tel/Fax +49-931-201-353-50/-59, anmeldung_ccc@ukw.de, www.med.uni-wuerzburg.de/ccc

Klinik Öschelbronn – Centrum für integrative Onkologie, Schmerz- und Palliativmedizin

Am Eichhof 40, 75223 Niefern-Öschelbronn, Tel/Fax 07233 68-266/-110, info@klinik-oeschelbronn.de, www.klinik-oeschelbronn.de

Privatpraxis für Integrative Onkologie und Hämatologie Köln – Prio Mensch

Kaiser Wilhelm Ring 24, 50672 Köln, Tel/Fax +49 221–167973-33/-34, info@prio-mensch.de, www.prio-mensch.de

Ordination Dr. Claudia Mainau – Ärztin für Allgemeinmedizin & Ayurveda

1030 Wien, Gerlgasse 1/8, yogamed, +43-699-1966-2157, ordination@dr-mainau.at, www.dr-mainau.at

Tumor Zentrum Aarau

Hirslanden Medical Center, Rain 34, CH-5000 Aarau; Niederlenzer Kirchweg 4, CH-5600 Lenzburg, Tel/Fax +41-6283678-30/-31, sekretariat@tumor-zentrum.ch, www.tumor-zentrum.ch

Zentrum für Integrative Onkologie

Hardturmstrasse 133, CH-8005 Zürich, +41-4444830-00; Chrummbächliweg 2, CH-8805 Richterswil, 04478727-07; Schweizerhofstrasse 1, CH-8750 Glarus, +4155-64044-44; Brunngasse 6, CH-8400 Winterthur, +41-5222448-80, www.integrative-onkologie.com

Krebsmedizin und Krebsforschung

Deutsches Krebsforschungszentrum – dkfz.

Im Neuenheimer Feld 280, 69120 Heidelberg, Tel/Fax +49-(0)6221-420/-422995, kontakt@dkfz.de, lwww.dkfz.de

Deutsche Krebsgesellschaft e. V.

Kuno-Fischer-Straße 8, 14057 Berlin, Tel/Fax +49-(0)30-3229329-0/-66, service@krebsgesellschaft.de, www.krebsgesellschaft.de

Arbeitsgemeinschaft Prävention und Integrative Onkologie (PRiO) der Deutschen-Krebsgesellschaft (DKG)

Abt. Hämatologie und Intern. Onkologie, Klinik für Innere Medizin II, Am Klinikum 1, 07747 Jena, 03641-9324256, jutta.huebner@med.uni-jena.de, www. prio-dkg.de

Charité Comprehensive Cancer Center

Campus Charité Mitte, Invalidenstr. 80/Virchowweg 23, 10115 Berlin, Tel/Fax +49-30-450-564-222/-999, cccc@charite.de, www.cccc.charite.de

Gesellschaft für Biologische Krebsabwehr e.V. (GfBK)

Voßstraße 3, 69115 Heidelberg, Tel/Fax 06221-1380-20/-220, information@biokrebs.de, www.biokrebs.de

Zentrum für Krebsforschung – Medizinische Universität Wien

Spitalgasse 23, A-1090 Wien, Tel/Fax 43-(0)1 40160-0/-910000, www.krebsforschung.meduniwien.ac.at

Krebsforschung Schweiz

Effingerstrasse 40, Postfach, CH-3001 Bern, +41-031-389-93-00, scientific-office@swisscancer.ch, www.krebsforschung.ch

Inselspital – University Cancer Center Inselspital UCI – Das Tumorzentrum Bern

Freiburgstrasse, CH-3010 Bern, +41-31-664-00 23, tumorzentrum@insel.ch, www.tumorzentrum.insel.ch/de

Patienten und Selbsthilfe

Stiftung Deutsche Krebshilfe

Buschstr. 32, 53113 Bonn, Tel/Fax 0228-72990-0/-11, deutsche@krebshilfe.de, www.krebshilfe.de

Krebsinformationsdienst – dkfz.

Tel 0800-420-30-40, krebsinformationsdienst@dkfz.de, www.krebsinformationsdienst.de

Haus der Krebs-Selbsthilfe – Bundesverband e. V. (HKSH-BV)

Thomas-Mann-Str. 40, 53111 Bonn, Tel/Fax 0228-33889-540/-560, info@hausderkrebsselbsthilfe.de, www.hausderkrebsselbsthilfe.de

Das K Wort – Diagnose Krebs

www.daskwort.de

Cancer Unites

mail@cancerunites.de, www.cancerunites.de

Patientenorganisationen

www.janssenwithme.de/de-de/krebserkrankungen/hilfe-austausch/patientenorganisationen

Bürger für Leukämie- und Tumorkrankte – blut.eV

Wilzerstr. 19, 76356 Weingarten, +49-(0)7244-6083-0, info@blutev.de, www.blutev.de

Leben nach Krebs! e. V.

c/o Sabine Schreiber, Chausseestr. 110, 10115 Berlin, +49-(0)1748-66-45-90, info@leben-nach-krebs.de, www.leben-nach-krebs.de

Arbeitsgemeinschaft für Krebsbekämpfung

Universitätsstr. 140, 44799 Bochum, 0234 89020, mail@argekrebsnw.de, www.argekrebsnw.de/service/selbsthilfe/selbsthilfeorganisationen-auf-bundesebene

Österreichische Krebshilfe

Tuchlauben 19/10, A-1010 Wien, +43-01-7966450, service@krebshilfe.net, www.krebshilfe.net

Krebsliga Schweiz

Effingerstrasse 40, Postfach, CH-3001 Bern, +41-031-389-91-00, www.krebsliga.ch

Kinderkrebs Schweiz

Dornacherstrasse 154, CH-4053 Basel, +41-61-270-44-00, info@kinderkrebs-schweiz.ch, www.kinderkrebs-schweiz.ch

Spezielle Krebstests

Oncotype Test (nur Brustkrebs) (DE)

MVZ für Histologie, Zytologie und Molekulare Diagnostik Trier GmbH, 54296 Trier, Max-Planck-Str. 5, Tel/Fax +49-(0)651-94871-2000/-1234, praxis@patho-trier.de, www.patho-trier.de

Caris Life Sciences (USA) : www.carislifesciences.com

FoundationOne Cdx, Foundation Medicine (USA) : www.foundationmedicine.com

Foundation Medicine (DE) : Vera Grossmann, Nonnenwald 2, Gebäude 433, 82377 Penzberg, Tel +49-(0)8856-9053700

Oncotype Screening, Exact Sciences (DE) : www.oncotypeiq.com/de-DE, +49-(0)69-902-349-96, support@oncotypedx.de

Literatur

REFERENZWERKE : MODERNE MEDIZIN

Abrams DI, Weil AT (eds.): Integrative Oncology. Oxford University Press, 2. ed., 2014.

Beuth J, Böwe R: Wirksamkeitsgeprüfte Komplementär-Onkologie: zur Vorbeugung, Therapie und Nachsorge. Zuckschwerdt, 2022.

Boik J: Natural Compounds in Cancer Therapy: A Textbook of Basic Science and Clinical Research. Oregon Medical Press, 2001.

Bone K: A Clinical Guide to Blending Liquid Herbs. Churchill Livingstone Press, 2003.

Bone K: Functional Herbal Therapy. Aeon Books, 2021.

Bone K, Mills S: Principles and Practice of Phytotherapy. Churchill Livingstone Press, 2013.

British Herbal Medicine Association: British Herbal Compendium. Volume 1. British Herbal Medicine Association, 1992.

British Herbal Medicine Association: British Herbal Pharmacopoeia. British Herbal Medicine Association, 1996.

Bruneton J: Pharmacognosy: Phytochemistry of Medicinal Plants. Intercept Books, 1999.

Drevs J: Integrative Onkologie: Definition – Inhalte – Bedeutung. De Gruyter, 2019.

Gardner Z, McGuffin M (eds.): American Herbal Products Association's Botanical Safety Handbook. CRC Press, 2013.

Holzhauer P, Gröber U (Hrsg.): Checkliste Komplementäre Onkologie. Hippokrates, 2010.

Hübner J: Komplementäre Onkologie: Supportive Maßnahmen und evidenzbasierte Empfehlungen. Schattauer, 2012.

LeMole G, Mehta P, McKee D: After Cancer Care. Rodale Books, 2015.

Matthes H, Schad F, Hofheinz W-D (Hrsg.): Integrative Onkologie: Ein Beratungsmanual für Ärzte und Apotheker. Wissenschaftliche Verlagsgesellschaft, 2022.

McKinney N: Naturopathic Oncology: An Encyclopedic Guide for Patients and Physicians. Liaison Press, 2010.

Mills S, Bone K: The Essential Guide to Herbal Safety. Churchill Livingstone, 2005.

Parmar G, Kaczor T: Textbook of Naturopathic Oncology. Medicatrix Holdings Press, 2020.

Pfeifer B, Preiß J, Unger C (Hrsg.): Onkologie integrativ: Konventionelle und Komplementäre Therapie. Urban & Fischer/ Elsevier, 2006.

Priest AW, Priest LR: Herbal Medication: A Clinical and Dispensary Handbook. L. N. Fowler & Co., 1983.

Saupe H: Krebs verstehen und ganzheitlich behandeln. VAK, 2021.

Schwesig-Seebach E: Integrative Medizin - Ganzheitliche Onkologie: Ein 5-Schichten-Model zu Diagnostik, Therapie und Nachsorge von onkologischen Erkrankungen. Green Media, 2015.

Stansbury Jill: Herbal Formularies for Health Professionals, Volumes 1–5. Chelsea Green Publishing, 2018–2021.

Tisserand R, Balacs T: Essential Oil Safety: A Guide for Health Care Professionals. Churchill Livingstone, 1995.

Weiss R: Herbal Medicine. Arcanum Press, 1988.

Yance D: Herbal Medicine, Healing & Cancer. Keats Publishing, 1999.

REFERENZWERKE : MEDIZINGESCHICHTE

Baldassarri F (ed.): Plants in 16th and 17th Century. Botany between Medicine and Science. De Gruyter, 2023.

Cook WH: The Physio-Medical Dispensatory, Cincinnati (1869). Reprinted by Eclectic Medical Publications, 1985.

Ellingwood F: American Materia Medica, Therapeutics and Pharmacognosy, 11th edition (1919). Reprinted by Eclectic Medical Publications, 1994.

Felter HW, Lloyd JU: King's American Dispensatory, Vols. 1 and 2, 18th edition (1898). Reprinted by Eclectic Medical Publications, 1983.

Jones E: Cancer: Its Causes, Symptoms and Treatments. Therapeutic Publishing Company 1911. Reprinted by Isha Books, New Delhi, 2013.

Leonhart Fuchs: New Kreüterbuch. 1543. Faksimile. Taschen 2022.

Most GF: Encyclopädie der Volksmedicin. F.A. Brockhaus 1843. Faksimile. Akademische Druck- u. Verlagsanstalt, Graz 1984.

GANZHEITLICHE KREBSMEDIZIN

Birkelbach D: Biofaktoren bei Krebs. *Naturheilpraxis* 76(9) (2023) 43–47.

DeMartino PC, Miljković MD, Prasad V: Potential Cost Implications for All US Food and Drug Administration Oncology Drug Approvals in 2018. *JAMA Internal Medicine* 181(2) (2021) 162–67.

Diamandopoulus GT: Cancer: An Historical Perspective. *Anticancer Research* 16 (1996) 1595–602.

Gallucci BB: Selected Concepts of Cancer as a Disease: From the Greeks to 1900. *Oncology Nursing Forum* 12 (1985) 67–71.

Greenwald P, Kramer B, Weed D (eds.) Cancer Prevention and Control. National Cancer Institute. Marcel Dekker Inc., 1995.

Islami F, Goding Sauer A, Miller KD et al.: Proportion and Number of Cancer Cases and Deaths Attributable to Potentially Modifiable Risk Factors in the United States. *Cancer Journal for Clinicians* 68 (2018) 31–54.

Kardinal C, Yarbro J: A Conceptual History of Cancer. *Seminars in Oncology* 6 (1979) 396–408.

Keene MR, Heslop IM, Sabesan S, Glass BD: Complementary and Alternative Medicine Use in Cancer: A Systematic Review. *Complementary Therapies in Clinical Practice* 35 (2019) 33–47.

Makary MA, Daniel M: Medical Error—The Third Leading Cause of Death in the US. *The British Medical Journal* 353 (2016) i2139.

Ritter S: Integrative Onkologie. Krebspatienten sicher behandeln. *Naturheilpraxis* 76(9) (2023) 38–42.

S3-Leitlinie Komplementärmedizin in der Behandlung von onkologischen PatientInnen. Langversion 1.0 – Juli 2021, AWMF-Registernummer: 032/055OL, www.leitlinienprogramm-onkologie.de/fileadmin/user_upload/Downloads/Leitlinien/Komplement%C3%A4r/Version_1/LL_Komplement%C3%A4r_Langversion_1.0.pdf

Verrax J et al.: The Association of Vitamins C and K3 Kills Cancer Cells Mainly by Autoschizis, a Novel Form of Cell Death. Basis for Their Potential Use as Coadjuvants in Anticancer Therapy. *European Journal of Medicinal Chemistry* 38(5) (2003) 451–57.

Witt CM et al.: A Comprehensive Definition for Integrative Oncology. *JNCI Journal of the National Cancer Institute Monographs* 52 (2017).

World Health Organization. https://www.who.int/health-topics/cancer

KREBS VERSTEHEN

Alagawany M, Abd El-Hack M, Farag M et al.: Rosmarinic Acid: Modes of Action, Medicinal Values and Health Benefits. *Animal Health Research Reviews* 18(2) (2017) 167–76.

Anwar S, Shamsi A, Shahbaaz M et al.: Rosmarinic Acid Exhibits Anticancer Effects via MARK4 Inhibition. *Scientific Reports* 10 (2020) 10300.

Bower JE, Ganz PA, Aziz N, Olmstead R et al.: Inflammatory Responses to Psychological Stress in Fatigued Breast Cancer Survivors: Relationship to Glucocorticoids. *Brain Behavior and Immunity* 21(3) (2007) 251–58.

Campbell KL, McTiernan A: Exercise and Biomarkers for Cancer Prevention Studies. *Journal of Nutrition* 137(1) (2007) 161S–69S.

Caoimhe Twohig-Bennett C, Jones A: The Health Benefits of the Great Outdoors: A Systematic Review and Meta-analysis of Greenspace Exposure and Health Outcomes. *Environmental Research* 166 (2018) 628–37.

Carlson AJ, Hoezel F: Apparent Prolongation of the Life Span of Rats by Intermittent Fasting. *Journal of Nutrition* 31 (1946) 363–75.

Carrillo-Vico A et al.: Melatonin: Buffering the Immune System. *International Journal of Molecular Science* 14 (2013) 8638–83.

Cole SW, Hawkley LC, Arevalo JM et al.: Social Regulation of Gene Expression in Human Leukocytes. *Genome Biology* 8(9) (2007) R189.

Dantzer R: Cytokine-Induced Sickness Behavior: Where Do We Stand? *Brain Behavior and Immunity* 15(1) (2001) 7–24.

Dauchy RT et al.: Circadian and Melatonin Disruption by Exposure to Light at Night Drives Intrinsic Resistance to Tamoxifen Therapy in Breast Cancer. *Cancer Research* 74(15) (2014) 4099–110.

Davis DL, Bradlow HL: Can Environmental Estrogens Cause Breast Cancer? Scientific American 273(4) (1995) 166–170, 172.

De Cabo R, Mattson MP: Effects of Intermittent Fasting on Health, Aging, and Disease. *New England Journal of Medicine* 381 (2019).

Del Bianco A, Demers P: Occupational Cancer Is the Leading Cause of Workplace Fatalities. Occupational Cancer Research Centre, York University, Toronto, 2013. http://www.occupationalcancer.ca/wp-content/uploads/2012/05/Del-Bianco_Fatalities_PIP_May2012.pdf.

Fischer N, Seo EJ, Efferth T: Prevention from Radiation Damage by Natural Products. *Phytomedicine* 47 (2018) 192–200

Godar DE, Subramanian M, Merrill SJ: Cutaneous Malignant Melanoma Incidences Analyzed Worldwide by Sex, Age, and Skin Type over Personal Ultraviolet-B dose Shows No Role for Sunburn but Implies One for Vitamin D3. *Dermato-Endocrinology* 9(1) (2017).

Harvie MN, Howell T: Could Intermittent Energy Restriction and Intermittent Fasting Reduce Rates of Cancer in Obese, Overweight, and Normal-Weight Subjects? A Summary of Evidence. *Advances in Nutrition* 7(4) (2016) 690–705.

Ikeda A et al.: Social Support and Cancer Incidence and Mortality: The JPHC Study Cohort. *Cancer Causes Control* 24(5) (2013) 847–60.

Johnsen EL: Vascular Endothelial Growth Factor and Social Support in Patients with Ovarian Carcinoma. *Cancer* 95(4) (2002) 808–15.

Kemeny ME, Schedlowski M: Understanding the Interaction between Psychosocial Stress and Immune-Related Diseases: A Stepwise Progression. *Brain Behaviour and Immunology* 21(8) (2007) 1009–18.

Khan AQ et al.: Roles of UVA Radiation and DNA Damage Responses in Melanoma Pathogenesis. *Environmental and Molecular Mutagenesis* 59(5) (2018) 438–60.

Kloog I, Haim A, Stevens RG et al.: Light at Night Co-distributes with Incident Breast but not Lung Cancer in the Female Population of Israel. *Chronobiology International* 25(1) (2008) 65–81.

Kotte D, Li Q, Shin WS, Michalsen A (eds.) International Handbook of Forest Therapy. Cambridge Scholars Publishing, 2019.

Kroenke CH et al.: Social Networks, Social Support, and Burden in Relationships, and Mortality after Breast Cancer Diagnosis in the Life After Breast Cancer Epidemiology (LACE) Study. *Breast Cancer Research and Treatment* 137(1) (2013) 261–71.

Lee JH, Yoo SB, Kim NY et al.: W. Interleukin-6 and the Hypothalamic-Pituitary-Adrenal Activation in a Tumor Bearing Mouse. *International Journal of Neuroscience* 118(3) (2008) 355–64.

Lin G-J et al.: Modulation by Melatonin of the Pathogenesis of Inflammatory Autoimmune Diseases. *International Journal of Molecular Science* 14 (2013) 11742–66.

Lissoni P et al.: Five Years Survival in Metastatic Non-small Cell Lung Cancer Patients Treated with Chemotherapy Alone or Chemo¬therapy and Melatonin: A Randomized Trial. *Journal of Pineal Research* 35(1) (2003) 12–15.

Loeb LA, Harris CC: Advances in Chemical Carcinogenesis: A Historical Review and Prospective. *Cancer Research* 68(17) (2008) 6863–72.

Lowell Center for Sustainable Production. University of Massachusetts, Lowell. https://www.uml.edu/research/lowell-center.

Lutgendorf SK, Cole S, Costanzo E et al.: Stress-Related Mediators Stimulate Vascular Endothelial Growth Factor Secretion by Two Ovarian Cancer Cell Lines. *Clinical Cancer Research* 9(12) (2003) 4514–21.

Meerlo P, Sgoifo A, Suchecki D: Restricted and Disrupted Sleep: Effects on Autonomic Function, Neuroendocrine Stress Systems and Stress Responsivity. *Sleep Medicine Review* 12(3) (2008) 197–210.

Mentella M, Chiara et al.: Cancer and Mediterranean Diet: A Review. *Nutrients* 11(9) (2019) 2059.

Miller G, Roehrig C, Hughes-Cromwick P, Lake C: Quantifying National Spending on Wellness and Prevention. *Advances in Health Economics and Health Services Research* 19 (2008) 1–24.

Morita E et al.: Psychological Effects of Forest Environments on Healthy Adults Shinrinyoku (Forest-Air Bathing, Walking) as a Possible Method of Stress Reduction. *Public Health* 121 (2007) 54–63, E.

Palesh O, Butler LD, Koopman C et al.: Stress History and Breast Cancer Recurrence. *Journal of Psychosomatic Research* 63(3) (2007) 233–39.

Park B et al.: The Physiological Effects of Shinrin-yoku (Taking in the Forest Atmosphere or Forest Bathing) Evidence from Field Experiments in 24 Forests across Japan. *Environmental Health and Preventative Medicine* 15(1) (2010) 18–26.

Patterson RE, Sears D: Metabolic Effects of Intermittent Fasting. *Annual Review of Nutrition* 37 (2017) 1, 371–93.

Pollan M: How To Change Your Mind What the New Science of Psychedelics Teaches Us about Consciousness, Dying, Addiction, Depression, and Transcendence. Random House Publishers, 2018.

Raffaghello L, Lee C, Safdie FM, Wei M et al.: Starvation-Dependent Differential Stress Resistance Protects Normal but Not Cancer Cells against High-Dose Chemotherapy. *Proceedings of the National Academy of Science USA* 105 (24) (2008) 8215–20.

Rajapakse N, Silva E, Kortenkamp A: Combining Xenoestrogens at Levels below Individual No-Observed-Effect Concentrations Dramatically Enhances Steroid Hormone Action. *Environmental Health Perspectives* 110(9) (2002) 917–21.

Reiche E, Nunes S, Morimoto H: Stress, Depression, the Immune System, and Cancer. *The Lancet, Oncology* 5(10) (2004) 617–25.

Reiter RJ et al.: Melatonin, a Full Service Anti-cancer Agent Inhibition of Initiation, Progression and Metastasis. *International Journal of Molecular Science* 18(4) (2017) 843.

Sephton SE, Sapolsky RM, Kraemer HC, Spiegel D: Diurnal Cortisol Rhythm as a Predictor of Breast Cancer Survival. *Journal of the National Cancer Institute* 92(12) (2000) 994–1000.

Shih WL, Fang CT, Chen PJ: Anti-viral Treatment and Cancer Control. *Recent Results in Cancer Research* 193 (2014) 269–90.

Song C, Ikei H, Miyazaki Y: Physiological Effects of Nature Therapy A Review of the Research in Japan. *International Journal of Environmental Research and Public Health* 13(8) (2016).

Srinivasan V et al.: Melatonin, Environmental Light, and Breast Cancer. *Breast Cancer Research and Treatment* (May 31, 2007).

Steingraber S: Living Downstream An Ecologist's Personal Investigation of Cancer and the Environment. Da Capo Press, 2010.

Thaker PH, Sood AK: Neuroendocrine Influences on Cancer Biology. *Seminars in Cancer Biology* 18(3) (2008) 164–70.

Verkasalo PK et al.: Sleep Duration and Breast Cancer A Prospective Cohort Study. *Cancer Research* 65(20) (2005) 9595–600.

Watson CS et al.: Xenoestrogens Are Potent Activators of Nongenomic Estrogenic Responses. *Steroids* 72(2) (2007) 124–34.

Witek-Janusek L, Gabram S, Mathews HL: Psychologic Stress, Reduced NK Cell Activity, and Cytokine Dysregulation in Women Experiencing Diagnostic Breast Biopsy. *Psychoneuroendocrinology* 32(1) (2007) 22–35.

Yang Y, Li T, Frenk SM: Social Network Ties and Inflammation in U.S. Adults with Cancer. *Biodemography and Social Biology Journal* 60(1) (2014) 21–37.

Zhao CN et al.: Potential Role of Melatonin in Autoimmune Diseases. *Cytokine & Growth Factor Reviews* 48 (2019) 1–10.

To calculate how long you need to get adequate vitamin D production and maximum safe sun exposure before burning Calculated Ultraviolet Exposure Levels for a Healthy Vitamin D Status and No Sunburn, NILU. https://fastrt.nilu.no/VitD-ez_quartMEDandMED_v2.html

KREBS VORBEUGEN

Anand P, Kunnumakkara AB, Sundaram C et al.: Cancer Is a Preventable Disease That Requires Major Lifestyle Changes. Published correction appears in *Pharmaceutical Research* 25(9) (2008) 2200.

Anderson OS, KaSant KE, Dolinoy DC: Nutrition and Epigenetics: An Interplay of Dietary Methyl Donors, One-Carbon Metabolism and DNA Methylation. *Journal of Nutritional Biochemistry* 23(8) (2012) 853–59.

Baier A, Szyszka R: Compounds from Natural Sources as Protein Kinase Inhibitors. *Biomolecules* 10(11) (2020) 1546.

Beaver LM et al.: 3,3'-Diindolylmethane, but Not Indole-3-Carbinol, Inhibits Histone Deacetylase Activity in Prostate Cancer Cells. *Toxicology and Applied Pharmacology* 263(3) (2012) 345–51.

Besedovsky L, Lange T, Born J: Sleep and Immune Function. *Pflugers Archives* 463(1) (2012) 121–37.

Clifton K, Ma C, Fontana L, Peterson LL: Intermittent Fasting in the Prevention and Treatment of Cancer. *A Cancer Journal for Clinicians* 71 (2021) 527–46.

Dion C, Chappuis E, Ripoll C: Does Larch Arabinogalactan Enhance

Immune Function? A Review of Mechanistic and Clinical Trials. *Nutritional Metabolism Journal* 13 (2016) 28.

Divella R et al.: Anticancer Effects of Nutraceuticals in the Mediterranean Diet An Epigenetic Diet Model. *Cancer Genomics & Proteomics* 17(4) (2020) 335–50.

Evdokimova SA, Nokhaeva VS, Karetkin BA et al.: A Study on the Synbiotic Composition of Bifidobacterium bifidum and Fructans from Arctium lappa Roots and Helianthus tuberosus Tubers against Staphylococcus aureus. *Microorganisms* 9(5) (2021) 930.

Fabre B et al. Prostate Cancer, High Cortisol Levels and Complex Hormone Interactions. *Asian Pacific Journal of Cancer Prevention* 17 (2016) 3167–71.

Filocamo A, Nueno-Palop C, Bisignano C, Mandalari G, Narbad A: Effect of Garlic Powder on the Growth of Commensal Bacteria from the Gastrointestinal Tract. *Phytomedicine* 19(8–9) (2012) 707–11.

Fu Y-P, Feng B, Zhu Z-K et al.: The Polysaccharides from Codonopsis pilosula Modulates the Immunity and Intestinal Microbiota of Cyclophosphamide-Treated Immunosuppressed Mice. *Molecules* 23(7) (2018) 180.

Kim M-S, Sung H-J, Park J-Y, Sohn H-Y: Evaluation of Anti-oxidant, Anti-microbial and Anti-thrombosis Activities of Fruit, Seed and Pomace of Schizandra chinensis Baillon. *Journal of Life Science* 27(2) (2017) 131–38.

Kazuki K, Akutsu T, Ohdaira H et al.: Effect of Vitamin D Supplements on Relapse or Death in a p53-Immunoreactive Subgroup With Digestive Tract CancerPost Hoc Analysis of the AMATERASU Randomized Clinical Trial. *JAMA Netw Open* 6(8) (2023) e2328886. doi:10.1001/jamanetworkopen.2023.28886

Ladas EJ et al.: A Randomized, Controlled, Double-Blind, Pilot Study of Milk Thistle for the Treatment of Hepatotoxicity in Childhood Acute Lymphoblastic Leukemia (ALL). *Cancer* 116(2) (2010) 506–13.

Maier ML, Vermillion et al.: 3,3'-Diindolylmethane Exhibits Significant Metabolism after Oral Dosing in Humans. *Drug Metabolism and Disposition* 49(2) (2021) 694–705.

Maino Vieytes CA, Taha HM, Burton-Obanla AA et al.: Carbohydrate Nutrition and the Risk of Cancer. *Current Nutrition Report* 8(3) (2019) 230–39.

Mentella M, Chiara et al.: Cancer and Mediterranean Diet: A Review. *Nutrients* 11(9) (2019) 2059.

Moro TMA, Clerici MTPS: Burdock (Arctium lappa) Roots as a Source of Inulin-Type Fructans and Other Bioactive Compounds: Current Knowledge and Future Perspectives for Food and Non-food Applications. *Food Research International* 141 (2021) 109889.

Munakarmi S, Chand L, Shin HB, Jang KY, Jeong YJ: Indole3-Carbinol Derivative DIM Mitigates Carbon Tetrachloride-Induced Acute Liver Injury in Mice by Inhibiting Inflammatory Response, Apoptosis and Regulating Oxidative Stress. *International Journal of Molecular Sciences* 21(6) (2020) 2048.

Park HJ et al.: Schisandra chinensis Prevents Alcohol-Induced Fatty Liver Disease in Rats. *Journal of Medicinal Foods* 17(1) (2014) 103–10.

Perego M, Tyurin VA, Tyurina YY et al.: Reactivation of Dormant Tumor Cells by Modified Lipids Derived from Stress-Activated Neutrophils. *Science Translational Medicine* 12(572) (2020) eabb5817.

Peterson CT, Vaughn AR, Sharma V et al.: Effects of Turmeric and Curcumin Dietary Supplementation on Human Gut Microbiota: A Double-Blind, Randomized, Placebo-Controlled Pilot Study. *Journal of Evidence-Based Integrative Medicine* 23 (January–December 2018) 2515 690X18790725.

Singh AA, Patil MP, Kang MJ, Niyonizigiye I, Kim GD: Biomedical Application of Indole-3-Carbinol A Mini-Review. *Phytochemistry Letters* 41 (2021).

Slattery ML, Curtin K, Ma K et al.: Diet, Activity, and Lifestyle Associations With p53 Mutations in Colon Tumors. *Cancer Epidemiology, Biomarkers and Prevention* 11(6) (2002) 541–48.

Tai S-Y, Huang S-P, Bao B-Y, Wu M-T: Urinary Melatonin-Sulfate/Cortisol Ratio and the Presence of Prostate Cancer A Case-Control Study. *Scientific Reports* 6 (2016) 29606.

Trojanová I, Rada V, Kokoska L, Vlková E: The Bifidogenic Effect of Taraxacum officinale Root. *Fitoterapia* 75(7–8) (2004) 760–63.

Valerio F, de Candia S, Lonigro SL et al.: Role of the Probiotic Strain Lactobacillus paracasei LMGP22043 Carried by Artichokes in Influencing Faecal Bacteria and Biochemical Parameters in Human Subjects. *Journal of Applied Microbiology* 111(1) (2011) 155–64.

Wormer EJ: Die aromatische Naturmedizin. Mit gesunden Gewürzen genießen, vorbeugen und heilen. *Die Naturheilkunde* (6) (2020) 42–45.

Zick SM, Sen A, Feng Y, Green J, Olatunde S, Boon H: Trial of Essiac to Ascertain Its Effect in Women with Breast Cancer (TEA-BC). *Journal of Alternative and Complementary Medicine* 12(10) (2010) 971–80.

SOJA

Cassidy A et al.: Factors Affecting the Bioavailability of Soy Isoflavones in Humans after Ingestion of Physiologically Relevant Levels from Different Soy Foods. *Journal of Nutrition* 136(1) (2006) 45–51.

Kennedy AR: The Bowman-Birk Inhibitor from Soybeans as an Anticarcinogenic Agent. *American Journal of Clinical Nutrition* 68(6 suppl.) (1998) 1406S–12S.

Kilkkinen A, Pietinen P, Klaukka T, Virtamo J, Korhonen P, Adlercreutz H: Use of Oral Antimicrobials Decreases Serum Enterolactone Concentration. *American Journal of Epidemiology* 155(5) (2002) 472–77.

McMichael-Phillips DF, Harding C, Morton M et al.: Effects of Soy Protein Supplementation on Epithelial Proliferation in the Histologically Normal Human Breast. *American Journal of Clinical Nutrition* 68(suppl.) (1998) 1431S–35S.

Messina M: Soy, Soy Phytoestrogens (Isoflavones), and Breast Cancer. *American Journal of Clinical Nutrition* 70(4) (1999) 574–75.

Miura A, Sugiyama C, Sakakibara H, Simoi K, Goda T: Bioavailability of Isoflavones from Soy Products in Equol Producers and Non-producers in Japanese Women. *Journal of Nutrition & Intermediary Metabolism* 6 (2016) 41–47.

Okabe Y, Shimazu T, Tanimoto H: Higher Bioavailability of Isoflavones after a Single Ingestion of Aglycone-Rich Fermented Soybeans Compared with Glucoside-Rich Non-Fermented Soybeans in Japanese Postmenopausal Women. *Journal of the Science of Food and Agriculture* 91(4) (2011) 658–63.

Tsangalis D, Wilcox G, Shah N, Stojanovska L: Bioavailability of Isoflavone Phytoestrogens in Postmenopausal Women Consuming Soya Milk Fermented with Probiotic Bifidobacterial. *British Journal of Nutrition* 93(6) (2005) 867–77

Wu AH, Wan P, Hankin J, Tseng CC, Yu MC, Pike MC: Adolescent and Adult Soy Intake and Risk of Breast Cancer in Asian-Americans. *Carcinogenesis* 23(9) (2002) 1491–96.

Wu AH, Yu MC, Tseng CC, Pike MC: Epidemiology of Soy Exposures and Breast Cancer Risk. *British Journal of Cancer* 98(1) (2008) 9–14.

VOR UND NACH OPERATIONEN

Altinyay Ç et al.: Antimicrobial Activity of Some Alnus Species. *European Review for Medical and Pharmacological Sciences* 19 (2015) 4671–74.

Antal O et al.: Lipidomic Analysis Reveals a Radiosensitizing Role of Gamma-Linolenic Acid in Glioma Cells. *Biochimica et Biophysica Acta* 1851 (2015) 1271–82.

Bar-Yosef S et al.: Attenuation of the Tumor-Promoting Effect of Surgery by Spinal Blockade in Rats. *Anesthesiology* 94 (2001) 1066–73.

Ben-Eliyahu S, Page GG, Yirmiya R, Shakhar G: Evidence That Stress and Surgical Interventions Promote Tumor Development by Suppressing Natural Killer Cell Activity. *International Journal of Cancer* 80(6) (1999) 880–88.

Bito T, Okumura E, Fujishima M, Watanabe F: Potential of Chlorella as a Dietary Supplement to Promote Human Health. *Nutrients* 12(9) (2020) 2524.

Bosse JP, Papillon J, Frenette G et al.: Clinical Study of a New Anti-keloid Agent. *Annals of Plastic Surgery* 3(1)1 (1979) 13–21.

Burzykowski T, Coart E, Saad ED et al.: Evaluation of Continuous Tumor-Size–Based End Points as Surrogates for Overall Survival in Randomized Clinical Trials in Metastatic Colorectal Cancer. *JAMA* 2(9) (2019) e1911750.

Castellani L, Gillet JY, Lavernhe G, Dellenbach P: Asiaticoside and Cicatrization of Episiotomies [article in French]. *Bulletin de la Fédération des Sociétés de Gynécologie et Dóbstétrique* 18(2) (1966) 184–86.

Cesarone MR, Incandela L, De Sanctis MT et al.: Flight Microangiopathy in Medium-to-Long-Distance Flights Prevention of Oedema and Microcirculation Alterations with Total Triterpenic Fraction of Centella asiatica. *Angiology* 52(suppl. 2) (2001) S33–37.

Charlotte FJM et al.: Vascular Density in Colorectal Liver Metastases Increases after Removal of the Primary Tumor in Human Cancer

Patients. *International Journal of Cancer* 112(4) (2004) 554–59.

Concerto C, Infortuna C, Muscatello MRA et al.: Exploring the Effect of Adaptogenic Rhodiola Rosea Extract on Neuroplasticity in Humans. *Complementary Therapies in Medicine* 41 (2018) 141–46.

Damaj MI, Patrick GS, Creasy KR, Martin BR: Pharmacology of Lobeline, a Nicotinic Receptor Ligand. *Journal of Pharmacology and Experimental Therapeutics* 282(1) (1997) 410–19.

Das UN, Rao KP: Effect of y-Linolenic Acid and Prostaglandins E1 on Gamma-Radiation and Chemical-Induced Genetic Damage to the Bone Marrow Cells of Mice. *Prostaglandins Leukotrienes and Essential Fatty Acids* 74 (2006) 165–73.

Davar D et al.: Fecal Microbiota Transplant Overcomes Resistance to Anti–PD-1 Therapy in Melanoma Patients. *Science* 371(6529) (February 5, 2021) 595–602.

Decker MW, Majchrzak MJ, Arnerić SP: Effects of Lobeline, a Nicotinic Receptor Agonist, on Learning and Memory. *Pharmacology, Biochemistry & Behaviour* 45(3) (1993) 571–76.

De Simone R, Ajmone-Cat MA, Carnevale D et al.: Activation of α7 Nicotinic Acetylcholine Receptor by Nicotine Selectively Up-Regulates Cyclooxygenase-2 and Prostaglandin E2 in Rat Microglial Cultures. *Journal of Neuroinflammation* 2(4) (2005).

Dimpfel W, Schombert L, Panossian AG: Assessing the Quality and Potential Efficacy of Commercial Extracts of Rhodiola rosea L. by Analyzing the Salidroside and Rosavin Content and the Electrophysiological Activity in Hippocampal Long-Term Potentiation, a Synaptic Model of Memory. *Frontiers in Pharmacology* 9 (May 24, 2018) 425.

Do Nascimento KC et al.: Immunohistochemical Localization of the NM23 Protein in Salivary Gland Neoplasms with Distinct Biological Behavior. *Virchows Archives European Journal of Pathology* (November 8, 2006).

Eldred-Evans D, Tam H, Smith APT, Winkler M, Ahmed HU: Use of Imaging to Optimise Prostate Cancer Tumour Volume Assessment for Focal Therapy Planning. *Current Urology Reports* 21(10) (2020) 38.

Flaig TW, Glodé M, Gustafson D, van Bokhoven A et al.: A Study of High-Dose Oral Silybin-Phytosome Followed by Prostatectomy in Patients with Localized Prostate Cancer. *Prostate* 70(8) (2010) 848–55.

Goto E et al.: Low-Concentration Homogenized Castor Oil Eye Drops for Noninflamed Obstructive Meibomian Gland Dysfunction. *Ophthalmology* 109 (2002) 2030–35.

Grady H: Immunomodulation through Castor Oil Packs. Journal of Naturopathic Medicine 7 (1998) 84–89.

Hanin L: Paradoxical Effects of Tumor Shrinkage on Long-Term Survival of Cancer Patients. *Journal of Frontiers in Applied Mathematics and Statistics* (2020). https://do i.org/10.3389/fams.2020.00027

Ikeda M et al.: Surgery for Gastric Cancer Increases Plasma Levels of Vascular Endothelial Growth Factor and Von Willebrand Factor. Gastric *Cancer* 5(3) (2002) 137–41.

Jiang WG, Hiscox S, Bryce RP, Horrobin DF, Mansel RE: The Effects of N-6 Polyunsaturated Fatty Acids on the Expression of Nm-23 in Human Cancer Cells. *British Journal of Cancer* 77 (1998) 731–38.

Kadu, B et al.: An Overview Natural Herbs as an Athero-Thrombolytics. *European Journal of Biomedical and Pharmaceutical Sciences* 8(8) (2021) 148–55.

Keaton D, Myatt D: Effects of Castor Oil on Lymphocytes Subsets. Presented at AANP Conference; September 2–6, 1992, The Buttes, Tempe, Arizona.

Kotekar N, Shenkar A, Nagaraj R: Postoperative Cognitive Dysfunction—Current Preventive Strategies. *Clinical Interventions in Aging* 13 (2018) 2267–73.

Kursinszki L, Szoke E: HPLC-ESI-MS/MS of Brain Neurotransmitter Modulator Lobeline and Related Piperidine Alkaloids in Lobelia inflata L. *Journal of Mass Spectrometry* 50(5) (2015).

Lazzeroni M, Guerrieri-Gonzaga A, Gandini S et al.: A Presurgical Study of Oral Silybin-Phosphatidylcholine in Patients with Early Breast Cancer. *Cancer Prevention Research* 9(1) (2016) 89–95.

Leach, M. A Critical Review of Natural Therapies in Wound Management. *Ostomy Wound Management* 50, no. 2 (February 2005).

Lv L, Shao YF, Zhou YB: The Enhanced Recovery after Surgery (ERAS) Pathway for Patients Undergoing Colorectal Surgery: An Update of Meta-analysis of Randomized Controlled Trials. *International Journal of Colorectal Disease* 27(12) (2012) 1549–54.

Ma GP et al.: Rhodiola rosea L. Improves Learning and Memory Function Preclinical Evidence and Possible Mechanisms. *Frontiers in Pharmacology* (December 4, 2018).

Maissa C, Guillon M, Simmons P, Vehige J: Effect of Castor Oil Emulsion Eyedrops on Tear Film Composition and Stability. *Contact Lens and Anterior Eye* 33 (2010) 76–82.

Marshall JC, Lee JH, Steeg PS: Clinical-Translational Strategies for the Elevation of Nm23-H1 Metastasis Suppressor Gene Expression. *Molecular Cell Biochemistry* 329 (2009) 115–120.

McCutcheon AR, Ellis SM, Hancock REW, Towers GHN: Antibiotic Screening of Medicinal Plants of the British Columbian Native Peoples. *Journal of Ethnopharmacology* 37(3) (1992) 213–23.

Menendez JA, Vellon L, Colomer R, Lupu R: Effect of y-Linolenic Acid on the Transcriptional Activity of the Her-2/neu (erbB-2) Oncogene. *Journal of the National Cancer Institute* 2 (2005) 1611–15.

Miroddi M, Navarra M, Quattropani MC, Calapai F, Gangemi S, Calapai G: Systematic Review of Clinical Trials Assessing Pharmacological Properties of Salvia Species on Memory, Cognitive Impairment and Alzheimer's Disease. *CNS Neuroscience Therapies* 20(6) (2014) 485–95.

Miyake JA, Benadiba M, Colquhoun A: Gamma-Linolenic Acid Inhibits Both Tumor Cell Cycle Progression and Angiogenesis in the Orthotopic C6 Glioma Model through Changes in VEGF, Flt1, ERK1/2, MMP2, Cyclin D1, pRb, p53 and p27 Protein Expression. *Lipids, Health and Disease* 8 (2009) 8.

Ohba T et al.: Protective Effects of Huperzia serrata and Its Components against Oxidative Damage and Cognitive Dysfunction. *PharmaNutrition* 13 (2020) 100203.

Panahi Y, Darvishi B, Jowzi N, Beiraghdar F, Sahebkar A: Chlorella vulgaris A Multifunctional Dietary Supplement with Diverse Medicinal Properties. *Current Pharmaceutical Design* 22(2) (2016) 164–73.

Pooli A, Johnson DC, Shirk J et al.: Predicting Pathological Tumor Size in Prostate Cancer Based on Multiparametric Prostate Magnetic Resonance Imaging and Preoperative Findings. *Journal of Urology* 205(2) (2021) 444–51.

Ray S, Chattopadhyay N, Mitra A, Siddiqi M, Chatterjee A: Curcumin Exhibits Antimetastatic Properties by Modulating Integrin Receptors, Collagenase Activity, and Expression of Nm23 And E-Cadherin. *Journal of Environmental Pathology, Toxicology and Oncology* 22(1) (2003) 49–58.

Retsky M, Demicheli R, Hrushesky WJ: Does Surgery Induce Angiogenesis in Breast Cancer? Indirect Evidence from Relapse Pattern and Mammography Paradox. *International Journal of Surgery* 3(3) (2005) 179–87.

Romanelli MN et al.: Central Nicotinic Receptors Structure, Function, Ligands, and Therapeutic Potential. *ChemMedChem* 2 (2007) 746–67.

Rühtz A-M, Vollbracht C: Vitamin C in der komplementären Onkologie. *Naturheilpraxis* 76 (2023) 48–53.

Sati SC et al.: Bioactive Constituents and Medicinal Importance of Genus Alnus. *Pharmacognosy Reviews* 5(10) (2011) 174–83.

Schmidt JM, Greenspoon JS: Aloe vera Dermal Wound Gel Is Associated with a Delay in Wound Healing. *Obstetrics and Gynecology* 78(1) (1991) 115–17.

Schreiter D, Rabald S, Bercker S, Kaisers UX: Stellenwert der perioperativen Immunonutrition. *Laryngorhinootologie* 89(2) (2010) 103–13.

Scott MJ, Fawcett WJ: Oral Carbohydrate Preload Drink for Major Surgery—The First Steps from Famine to Feast. *Anaesthesia* 69(12) (2014) 1308–13.

Seifert M, Welter C, Mehraein Y, Seitz G: Expression of the nm23 Homologues nm23-H4, nm23-H6, and nm23-H7 in Human Gastric and Colon Cancer. *Journal of Pathology* 205(5) (2005) 623–32.

Sengupta S et al.: Modulating Angiogenesis The Yin and the Yang in Ginseng. *Circulation* 110 (2004) 1219–25.

Sevin P: Some Observations on the Use of Asiaticoside (Madecassol) in General Surgery. *Progress in Medicine* 90 (January 10, 1962) 23–24.

Skarping I et al.: Neoadjuvant Breast Cancer Treatment Response; Tumor Size Evaluation through Different Conventional Imaging Modalities in the NeoDense Study. *Acta Oncologica* 59(12) (2020) 1528–37.

Stassen P: The Use of Asiaticoside in Traumatology. *Revue Medicale du*

Liege 19 (1964) 305–8.

Sun QQ, Xu SS, Pan JL, Guo HM, Cao WQ: Huperzine-A Capsules Enhance Memory and Learning Performance in 34 Pairs of Matched Adolescent Students. *Acta Pharmacologica Sinica* 20(7) (1999) 601–3.

Terrando N et al.: Resolving Postoperative Neuro-inflammation and Cognitive Decline. *Annals of Neurology* 70(6) (2011) 986–95.

Vieira C: Pro- and Anti-inflammatory Actions of Ricinoleic Acid Similarities and Differences with Capsaicin. *Naunyn Schmiedebergs Archives of Pharmacology* 364(2) (2001) 87–95.

Vieira C et al.: Effect of Ricinoleic Acid in Acute and Subchronic Experimental Models of Inflammation, Mediators. *Inflammation* 9(5) (2000) 223–28.

Wang Y, Qin Z, Wang Y, Chen C et al.: The Role of Radical Prostatectomy for the Treatment of Metastatic Prostate Cancer: A Systematic Review and Meta-analysis. *Bioscience Reports* 38(1) (2018) BSR20171379.

Xu N et al.: Neuroprotective Effect of Salidroside against Central Nervous System Inflammation-Induced Cognitive Deficits: A Pivotal Role of Sirtuin 1-Dependent Nrf-2/ HO-1/NF-κB pathway. *Phytotherapy Research* 33(5) (2019).

Yang YF, Li PZ, Liang XB et al.: Study on the Prognostic Factors of Colorectal Cancer after Radical Resection and on Suggested Model for Prediction [article in Chinese]. *Zhonghua Liu Xing Bing Xue Za Zhi* 26(3) (March 2005) 214–17.

Yarnell E: The Musculoskeletal Aspects of Lobelia inflata and Beyond. Naturopathic Doctor News & Review (November 23, 2005). https://ndnr.com/pain-medicine/themusculoskeletal-aspects-of-lobelia-inflata-and-beyond/

Zurek AA, Yu J, Wang DS, Haffey SC et al.: Sustained Increase in α5GABAA Receptor Function Impairs Memory after Anesthesia. *Journal of Clinical Investigation* 124(12) (2014) 5437–41.

SCHMERZEN LINDERN

Alhassen L, Nuseir K, Ha A et al.: The Extract of Corydalis yanhusuo Prevents Morphine Tolerance and Dependence. *Pharmaceuticals* 14(10) (2021) 1034.

Besharat S, Besharat M, Jabbari A: Wild Lettuce (Lactuca virosa) Toxicity. *BMJ Case Reports* 2009 (2009) bcr0620080134.

Elzinga S, Fischedick J, Podkolinski R, Raber JC: Cannabinoids and Terpenes as Chemotaxonomic Markers in Cannabis. Natural Products Chemistry & Research 3 (2015) 181.

Fields D: Map the Other Brain. *Nature* 501 (2013).

Fields RD: New Culprits in Chronic Pain. *Neuroscience* (2009). https://www.scientificamerican.com/article/new-culprits-in-chronic-pain

Gatti A et al.: Palmitoylethanolamide in the Treatment of Chronic Pain Caused by Different Etiopathogenesis. *Pain Medicine* 13(9) (2012) 1121–30.

Gromek D, Kisiel W, Klodzińska A, Chojnacka-Wójcik E: Biologically Active Preparations from Lactuca virosa L. *Phytotherapy Research* 6(5) (1992) 285–87.

Harsha SN, Anilakumar KR: Effects of Lactuca sativa Extract on Exploratory Behavior Pattern, Locomotor Activity and Anxiety in Mice. *Asian Pacific Journal of Tropical Disease* 2(suppl. 1) (2012) S475–79.

Heshmatian B, Nasri S, Asghari Mehrabad J, Mahmoudi FF: Antinociceptive Effects of Hydroalcoholic Extract of Lactuca sativa longifolia Leaves in Male Mice. *Horizons of Medical Sciences* 16(2) (2010) 5–11.

Hesselink JMK: Evolution in Pharmacologic Thinking around the Natural Analgesic Palmitoylethanolamide From Nonspecific Resistance to PPAR-α Agonist and Effective Nutraceutical. *Journal of Pain Research* 6 (2013) 625–34.

Hesselink JMK: New Targets in Pain, Non-Neuronal Cells, and the Role of Palmitoylethanolamide. *Open Pain Journal* 5 (2012) 12–23.

Hesselink JMK, Hekker TA: Therapeutic Utility of Palmitoylethanolamide in the Treatment of Neuropathic Pain Associated with Various Pathological Conditions A Case Series. *Journal of Pain Research* 5 (2012) 437–42.

Jabbari A, Besharat S, Besharat M: Wild Lettuce Toxicity Case-Series. *Journal of Medicinal Plants* 9(36) (2010) 175–79, 198 ref. 5.

Kriplani P, Guarve K, Baghael U: Arnica montana L.—A Plant of Healing Review. *Journal of Pharmacy and Pharmacology* 69(8) (2017) 925–45.

Lyss G, Schmidt TJ, Merfort I, Pahl HL: Helenalin, an Anti-inflammatory Sesquiterpene Lactone from Arnica, Selectively Inhibits Transcription Factor NF-κB. *Journal of Biological Chemistry* 378 (1997) 951–61.

MacCallum CA, Russo EB: Practical Considerations in Medical Cannabis Administration and Dosing. *European Journal of Internal Medicine* 49 (2018) 12–19.

Minnella EM et al.: Multimodal Prehabilitation Improves Functional Capacity before and after Colorectal Surgery for Cancer: A Five-Year Research Experience. *Acta Oncologica* 56(2) (2017) 295–300.

Mohammad A: Traditional Use Of Kahu (Lactuca scariola L.) A Review. *Global Journal of Research on Medicinal Plants & Indigenous Medicine* 2(6) (2013) 465–74.

Mullins ME, Horowitz BZ: The Case of the Salad Shooters Intravenous Injection of Wild Lettuce Extract. *Veterinary and Human Toxicology* 40(5) (1998) 290–91.

Paladini A et al.: Palmitoylethanolamide, a Special Food for Medical Purposes, in the Treatment of Chronic Pain: A Pooled Data Meta-analysis. *Pain Physician Journal* 19 (2016) 11–24.

Rotermann M, Langlois K: Prevalence and Correlates of Marijuana Use in Canada, 2012. Health Reports 26(4) (2015) 10–15.

Sugier D, Sugier P, Jakubowicz-Gil J, Winiarczyk K, Kowalski R: Essential Oil from Arnica montana L. Achenes: Chemical Characteristics and Anticancer Activity. *Molecules* 24(22) (2019) 4158.

Sugier P, Jakubowicz-Gil J, Sugier D, Kowalski R et al.: Chemical Characteristics and Anticancer Activity of Essential Oil from Arnica montana L.: Rhizomes and Roots. *Molecules* 25(6) (2020) 1284.

Sweet T: Ganzheitliche Heilung mit Cannabis. Herba Press 2021.

Ujváry I: Psychoactive Natural Products Overview of Recent Developments. *Annali dell'Istuto superiore di sanita* 50(1) (2014) 12–27.

Wang KY, Tull L, Cooper E, Wang N, Liu D: Recombinant Protein Production of Earthworm Lumbrokinase for Potential Antithrombotic Application. *Evidence-Based Complementary and Alternative Medicine* (2013) 783971.

Wesołowska A, Nikiforuk A, Michalska K, Kisiel W, Chojnacka-Wójcik E: Analgesic and Sedative Activities of Lactucin and Some Lactucin-Like Guaianolides in Mice. *Journal of Ethnopharmacology* 107(2) (2006) 254–58.

Wightman EL, Jackson PA, Spittlehouse B et al.: The Acute and Chronic Cognitive Effects of a Sage Extract: A Randomized, Placebo Controlled Study in Healthy Humans. *Nutrients* 13(1) (2021) 218.

CHEMOTHERAPIE UND BESTRAHLUNG MEISTERN

American Cancer Society. Treatments and Side Effects. https://www.cancer.org/treatment/treatments-and-side-effects

Berger A, Henderson M, Nadoolman W et al.: Oral Capsaicin Provides Temporary Relief for Oral Mucositis Pain Secondary to Chemotherapy/Radiation Therapy. *Journal of Pain and Symptom Management* 10(3) (1995) 243–48.

Biswal BM, Sulaiman SA, Ismail HC et al. Effect of Withania somnifera (Ashwagandha) on the Development of Chemotherapy-Induced Fatigue and Quality of Life in Breast Cancer Patients. *Integrated Cancer Therapy* 12(4) (2013) 312–22.

Block K et al.: Making Circadian Cancer Therapy Practical. *Integrative Cancer Therapies* 8(4) (2009) 371–86.

Bone K: The Underestimated Value of Bitter Herbs. *Dynamic Chiropractic* 30(11) (May 20, 2012).

Chaput G, Ibrahim M, Towers A: Cancer-Related Lymphedema Clinical Pearls for Providers. *Current Oncology* 27(6) (2020) 336–40.

Chen J-Y, Wang Y-H, Hidajah AC, Li C-Y: A Population-Based Case-Control Study on the Association of Angelica sinensis Exposure with Risk of Breast Cancer. *Journal of Traditional and Complementary Medicine* 10(5) (2020) 454–59.

de Vogel J et al.: Green Vegetables, Red Meat and Colon Cancer Chlorophyll Prevents the Cytotoxic and Hyperproliferative Effects of Haem in Rat Colon. *Carcinogenesis* 26(2) (2005) 387–93.

Ferruzzi MG, Blakeslee J: Digestion, Absorption, and Cancer Preventative Activity of Dietary Chlorophyll Derivatives. *Nutrition Research* 27(1) (2007) 1–12.

Gupta C, Dhan P: Therapeutic Potential of Milk Whey. *Beverages* 3(3) (2017) 31.

Hadad S, Iwamoto T, Jordan L, Purdie C et al.: Evidence for Biological Effects of Metformin in Operable Breast Cancer A Pre-operative,

Window-of-Opportunity, Randomized Trial. *Breast Cancer Research and Treatment* 128(3) (2011) 783–94.

Hamada S, Kataoka T, Woo J et al.: Immunosuppressive Effects of Gallic Acid and Chebulagic Acid on Ctl-Mediated Cytotoxicity. *Biological & Pharmaceutical Bulletin* 20(9) (1997) 1017–19.

Inglis JE et al.: Nutritional Interventions for Treating Cancer-Related Fatigue: A Qualitative Review. *Nutrition and Cancer* 71(1)1 (2019) 21–40.

Johnson JB, John S, Laub DR: Pre-treatment with Alternate Day Modified Fast Will Permit Higher Dose and Frequency of Cancer Chemotherapy and Better Cure Rates. *Medical Hypotheses* 72(4) (2009) 381–82.

Kamarudin MNA, Sarker MMR, Zhou J-R et al.: Metformin in Colorectal Cancer Molecular Mechanism, Preclinical and Clinical Aspects. *Journal of Experimental Clinical Cancer Research* 38 (2019) 491.

Karimi G, Vahabzadeh M, Lari P, Rashedinia M, Moshiri M: 'Silymarin,' a Promising Pharmacological Agent for Treatment of Diseases. *Iranian Journal of Basic Medical Science* 14(4) (2011) 308–17.

Kim JW, Han SW, Cho JY, Chung IJ et al.: Korean Red Ginseng for Cancer-Related Fatigue in Colorectal Cancer Patients with Chemotherapy: A Randomised Phase III Trial. *European Journal of Cancer* 130 (2020) 51–62.

Lauriola M, Enuka Y, Zeisel A et al.: Diurnal Suppression of EGFR Signalling by Glucocorticoids and Implications for Tumor Progression and Treatment. *Nature Communications* 5 (2014) 5073.

Lemke EA: Ginseng for the Management of Cancer-Related Fatigue: An Integrative Review. *Journal of the Advanced Practitioner in Oncology* 12(4) (2021) 406–14.

Levi F: Chronotherapeutics: The Relevance of Timing in Cancer Therapy. *Cancer Causes Control* 17(4) (2006) 611–21.

Lien K, Georgsdottir S, Sivanathan L, Chan K, Emmenegger U: Low-Dose Metronomic Chemotherapy: A Systematic Literature Analysis. European Journal of Cancer 49(16) (2013) 3387–95.

Linn B, Amos H: Rapid Loss of ATP by Tumor Cells Deprived of Glucose Contrast to Normal Cells. *Biochemical and Biophysical Research Communications* 82(3) (1978) 787–94.

Liu Y et al.: The Efficacy and Toxicity Profile of Metronomic Chemotherapy for Metastatic Breast Cancer: A Meta-analysis. *PLOS ONE* open access (2017). https://journals.plos.org/plosone/article?id=10.1371/journal.pone.0173693.

Mallik R, Chowdhury TA: Metformin in Cancer. *Diabetes Research and Clinical Practice* 143 (2018) 409–19.

Morazzoni P, Petrangolini G, Bombardelli E, Ronchi M, Cabri W, Riva A: SAMITAL® A New Botanical Drug for the Treatment of Mucositis Induced by Oncological Therapies. *Future Oncology* 9(11) (2013) 1717–25.

Morgan M: Bitter Herbs Improve Digestive Function & Potentially More. *MediHerb A Phytotherapist's Perspective*, no. 44 (December 2015).

Najafi TF, Bahri N, Tohidinik HR, Feyz S et al.: Treatment of Cancer-Related Fatigue with Ginseng: A Systematic Review and Meta-analysis. *Journal of Herbal Medicine* 28, art. no. 100440 (2021).

Pawar D, Neve RS, Kalgane S, Riva A et al.: Samital Improves Chemo/Radiotherapy-Induced Oral Mucositis in Patients with Head and Neck Cancer: Results of a Randomized, Placebo-Controlled, Single-Blind Phase II Study. *Supportive Care in Cancer* 21(3) (2013) 827–34.

Peres da Silva Leitão N et al.: Medicinal Effects of Peruvian Maca (Lepidium meyenii) A Review. *Food and Function* 11(1) (2020) 83–92.

Pourmohamadi K, Ahmadzadeh A, Latifi M: Investigating the Effects of Oral Ginseng on the Cancer-Related Fatigue and Quality of Life in Patients with Non-Metastatic Cancer. *International Journal of Hematology-Oncology and Stem Cell Research* 12(4) (2018) 313–17.

Raffaghello L, Lee C, Safdie FM, Wei M et al.: Starvation-Dependent Differential Stress Resistance Protects Normal but Not Cancer Cells against High-Dose Chemotherapy. *Proceedings of the National Academy of Science USA* 105(24) (2008) 8215–20.

Ramachandran B, Jayavelu S, Murhekar K, Rajkumar T: Repeated Dose Studies with Pure Epigallocatechin-3-gallate Demonstrated Dose and Route Dependant Hepatotoxicity with Associated Dyslipidemia. *Toxicology Reports* 3 (March 5, 2016) 336–45.

Sadeghian M, Rahmani S, Zendehdel M, Hosseini SA, Zare JA: Ginseng and Cancer-Related Fatigue A: Systematic Review of Clinical Trials. *Nutrition and Cancer* 73(8) (2021) 1270–81.

Safdie FM et al.: Fasting and Cancer Treatment in Humans: A Case Series Report. *Aging* 1(12) (2009).

Salehi B et al.: Plant-Derived Bioactives in Oral Mucosal Lesions: A Key Emphasis to Curcumin, Lycopene, Chamomile, Aloe vera, Green Tea and Coffee Properties. *Biomolecules* 9 (2019) 106.

Saraei P, Asadi I, Kakar MA, Moradi-Kor N: The Beneficial Effects of Metformin on Cancer Prevention and Therapy: A Comprehensive Review of Recent Advances. *Cancer Management and Research* 11 (2019) 3295–313.

Simsek C, Esin E, Yalcin S: Metronomic Chemotherapy: A Systematic Review of the Literature and Clinical Experience. *Journal of Oncology* (March 20, 2019) 5483791.

Solak BB, Akin N: Health Benefits of Whey Protein: A Review. *Journal of Food Science and Engineering* 2 (2012) 129–37.

Tewari I, Shukla P, Sehgal VK: Carcinogenic Herbs: A Review. *International Journal of Research in Medical Sciences* 7(2) (2019) 652–58.

Vanková K et al.: Chlorophyll-Mediated Changes in the Redox Status of Pancreatic Cancer Cells Are Associated with Its Anticancer Effects. *Oxidative Medicine and Cellular Longevity* 2018, article 4069167 (2018).

Wang E, Braun MS, Wink M: Chlorophyll and Chlorophyll Derivatives Interfere with Multi-Drug Resistant Cancer Cells and Bacteria. *Molecules* 24(16) (2019) 2968.

Wormer EJ, Grasberger U: Zaubertrank. Liposomal verkapseltes Vitamin C. Selbst herstellen und erfolgreich anwenden. Kopp, Rottenburg 2018.

Wormer EJ: Grüne Antidepressiva. *Angewandte Komplementärmedizin* (10) (2022) 56–60.

Wormer EJ: Psychedelika-Medizin. Die wunde Seele heilen. *Naturheilpraxis* 75(12) (2022) 64–69.

Xu R et al.: Experimental Therapeutics, Molecular Targets, and Chemical Biology Inhibition of Glycolysis in Cancer Cells: A Novel Strategy to Overcome Drug Resistance Associated with Mitochondrial Respiratory Defect and Hypoxia. *Cancer Research* 65 (2005) 613–21.

Yanan LY et al.: Peptoid Nanotubes Bioinspired Peptoid Nanotubes for Targeted Tumor Cell Imaging and Chemo-Photodynamic Therapy. *Nano, Micro, Small Journal* 15(43) (2019) 1970231.

Yue GG-L, Wong L-S, Leung H-W, Gao S et al.: Comprehensive Preclinical Evidences to Disprove the Paradoxical Perception of Angelica sinensis in Promoting Breast Cancer Growth (May 9, 2018). Available at SSRN https://ssrn.com/abstract=3247849 or http://dx.doi.org/10.2139/ssrn.3247849.

Zhu H, You J, Wen Y, Jia L et al.: Tumorigenic Risk of Angelica sinensis on ER-Positive Breast Cancer Growth through ER-Induced Stemness in Vitro and in Vivo. *Journal of Ethnopharmacology* 280 (2021) 114415.

TRIPHALA

Kinoshita S, Inoue Y, Nakama S, Ichiba T, Aniya Y: Antioxidant and Hepatoprotective Actions of Medicinal Herb, Terminalia catappa L. from Okinawa Island and Its Tannin Corilagin. *Phytomedicine* 14(11) (2007) 755–62.

Lu K, Chakroborty D, Sarkar C et al.: Triphala and Its Active Constituent Chebulinic Acid Are Natural Inhibitors of Vascular Endothelial Growth Factor—A Mediated Angiogenesis. *PLOS ONE* 7(8) (2012) e43934.

Mukherjee PK et al.: Clinical Study of 'Triphala'—A Well Known Phytomedicine from India. *Iranian Journal of Pharmacology and Therapeutics* 5(1) (2006) 51–54.

Peterson CT, Denniston K, Chopra D: Therapeutic Uses of Triphala in Ayurvedic Medicine. *Journal of Alternative and Complementary Medicine* 23(8).

Peterson CT, Pourang A, Dhaliwal S et al.: Modulatory Effects of Triphala and Manjistha Dietary Supplementation on Human Gut Microbiota: A Double-Blind, Randomized, Placebo-Controlled Pilot Study. *Journal of Alternative and Complementary Medicine* 26(11) (2020) 1015–24.

Phetkate P, Kummalue T, U-Pratya Y et al.: Significant Increase in Cytotoxic T Lymphocytes and Natural Killer Cells by Triphala: A Clinical Phase I Study. Evidence Based Complementary and Alternative Medicine 2012 (2012) 239856.

Russell L, Mazzio E, Badisa R et al.: Differential Cytotoxicity of Triphala and Its Phenolic Constituent Gallic Acid on Human Prostate Cancer LNCap and Normal Cells. Anticancer Research 31(11) (2011) 3739–45.

Sandhya T, Lathika KM, Pandey BN, Mishra KP: Potential of Traditional Ayurvedic Formulation, Triphala, as a Novel Anticancer Drug. *Cancer Letters* 231(2) (2006) 206–14.

Shi Y, Sahu RP, Srivastava SK: Triphala Iinhibits Both in Vitro and in Vivo Xenograft Growth of Pancreatic Tumor Cells by Inducing Apoptosis. *BMC Cancer* 8, article 294 (2008).

Srikumar R, Jeya Parthasarathy N, Sheela Devi R: Immunomodulatory Activity of Triphala on Neutrophil Functions. *Biological and Pharmaceutical Bulletin* 28(8) (2005) 1398–1403.

HERZGESUNDHEIT

Bharani A, Ganguly A, Bhargava KD: Salutary Effect of Terminalia arjuna in Patients with Severe Refractory Heart Failure. *International Journal of Cardiology* 49(3) (1995) 191–99.

Cheng F, Jiang W, Xiong X, Chen J, Xiong Y, Li Y: Ethanol Extract of Chinese Hawthorn (Crataegus pinnatifida) Fruit Reduces Inflammation and Oxidative Stress in Rats with Doxorubicin-Induced Chronic Heart Failure. *Medical Science Monitor* 26 (2020) e926654.

Dwivedi S, Agarwal MP: Antianginal and Cardioprotective Effects of Terminalia arjuna, an Indigenous Drug, in Coronary Artery Disease. *Journal of the Association of Physicians of India* 42 (1994) 287–89.

Madeddu C et al.: Pathophysiology of Cardiotoxicity Induced by Nonanthracycline Chemotherapy. *Journal of Cardiovascular Medicine* 17(suppl. 1) (2016) S12–18.

Wormer EJ: Gutes Cholesterin – Böses Homocystein. Herba Press 2018.

Wormer EJ: Cholesterin versus Homocystein. Kardiovaskuläre Risiken und Prävention. *Naturheilpraxis* 75(5) (2022) 59–63.

NIERENSCHUTZ

Atanu B, Shashidhara S, Chakrakodi A: Phytochemical and Ethno-Pharmacological Profile of Crataeva nurvala Buch-Hum (Varuna) A Review. *Asian Pacific Journal of Tropical Biomedicine* 2(2, suppl. 2012) (2012) S1162–68.

Bopana N, Saxena S: Crataeva nurvala: A Valuable Medicinal Plant. *Journal of Herbs, Spices & Medicinal Plants* 14(1–2) (2008) 107–27.

Khattar V, Wal A: Utilities of Crataeva nurvala. *International Journal of Pharmacy and Pharmaceutical Sciences* 4(4) (2012) 21–26.

Kumar D, Sharma S, Kumar S: Botanical Description, Phytochemistry, Traditional Uses, and Pharmacology of Crataeva nurvala Buch. Ham. An Updated Review. *Future Journal of Pharmaceutical Sciences* 6(113) (2020).

Qadi M et al.: Antibacterial, Anticandidal, Phytochemical, and Biological Evaluations of Pellitory Plant. *BioMedical Research International* (2020) art. ID 6965306.

Shakil M et al.: The Effects of New Polyherbal Unani Formulation AJMAL06 on Serum Creatinine Level in Chronic Renal Failure. *Pakistan Journal of Pharmaceutical Science* 29(suppl. 2) (March 2016) 657–61.

Shirwaikar A, Manjunath SM, Bommu P, Krishnanand B: Ethanol Extract of Crataeva nurvala Stem Bark Reverses Cisplatin-Induced Nephrotoxicity. *Pharmaceutical Biology* 42(7) (2004) 559–64.

Treasure J: Urtica Semen Reduces Serum Creatinine Levels. *Journal of the American Herbalists Guild* 4 (2003) 22–25.

Varalakshmi P, Shamila Y, Latha E: Effect of Crataeva nurvala in Experimental Uurolithiasis. *Journal of Ethnopharmacology* 28(3) (1990) 313–21.

Velazquez DV, Xavier HS, Batista JE, de Castro-Chaves C: Zea mays L. Extracts Modify Glomerular Function and Potassium Urinary Excretion in Conscious Rats. *Phytomedicine* 12(5) (2005) 363–69.

Yarnell E: Urtica spp. (Nettles). *Journal of the American Herbalists Guild* 4 (2003) 8–14, 23.

Yarnell E, Abascal K: Herbs for Relieving Chronic Renal Failure. *Journal of Alternative & Complementary Therapies* (February 2007).

Zhang S et al.: Total Coumarins from Hydrangea paniculata Show Renal Protective Effects in Lipopolysaccharide-Induced Acute Kidney Injury via Anti-inflammatory and Antioxidant Activities. *Frontiers of Pharmacology* (December 14, 2017).

NEUROPATHIE

Cascella M, Muzio MR: Potential Application of the Kampo Medicine Goshajinkigan for Prevention of Chemotherapy-Induced Peripheral Neuropathy. *Journal of Integrative Medicine* 15(2) (2017) 77–87.

Flatters SJL, Dougherty PM, Colvin LA: Peripheral Neuropathy (CIPN) A Narrative Review. *British Journal of Anaesthesia* 119(4) (2017) 737–49.

Imai R et al.: Goshajinkigan, a Traditional Japanese Medicine, Suppresses Voltage-Gated Sodium Channel Nav1.4 Currents in C2C12 Cells. *BioResearch Open Access* 9(1) (2020).

Lee G, Grovey B, Furnish T et al.: Medical Cannabis for Neuropathic Pain. *Current Pain and Headache Report* 22(8) (2018).

Lee G, Kim SK: Therapeutic Effects of Phytochemicals and Medicinal Herbs on Chemotherapy-Induced Peripheral Neuropathy. *Molecules* 21(9) (2016) 1252.

Mizuno K et al.: Goshajinkigan, a Traditional Japanese Medicine, Prevents Oxaliplatin-Induced Acute Peripheral Neuropathy by Suppressing Functional Alteration of TRP Channels in Rat. *Journal of Pharmacological Science* 125(1) (2014) 91–98.

Mücke M, Phillips T, Radbruch L, Petzke F, Häuser W: Cannabis-Based Medicines for Chronic Neuropathic Pain in Adults. *Cochrane Database of Systematic Reviews* no. 3 (2018) art. no. CD012182.

Pachman DR et al.: Chemotherapy-Induced Peripheral Neuropathy Prevention and Treatment. *Clinical Pharmacology & Therapeutics* 90(3) (2011).

Ushio S et al.: Goshajinkigan Reduces Oxaliplatin-Induced Peripheral Neuropathy without Affecting Antitumor Efficacy in Rodents. *European Journal of Cancer* 48(9) (2012) 1407–13.

Windebank AJ, Grisold W: Chemotherapy-Induced Neuropathy. *Journal of the Peripheral Nervous System* 13(1) (2008).

HAUTAUSSCHLAG/EKZEM

Ilnytska O et al.: Colloidal Oatmeal (Avena sativa) Improves Skin Barrier through Multi-Therapy Activity. *Journal of Drugs in Dermatology* 15(6) (2016).

Kurtz ES, Wallo W: Colloidal Oatmeal History, Chemistry and Clinical Properties. *Journal of Drugs in Dermatology* 6(2) (2007) 167–70.

Nagore E, Insa A, Sanmartín O: Antineoplastic Therapy—Induced Palmar Plantar Erythrodysesthesia ('Hand-Foot') Syndrome. *American Journal of Clinical Dermatology* 1(4) (2000) 225–34.

Reynertson K et al.: Anti-inflammatory Activities of Colloidal Oatmeal (Avena sativa) Contribute to the Effectiveness of Oats in Treatment of Itch Associated with Dry, Irritated Skin. *Journal of Drugs in Dermatology* 14(1) (2015).

LABKRAUT

Atmaca H, Bozkurt E, Cittan M, Tepe HD: Effects of Galium aparine Extract on the Cell Viability, Cell Cycle and Cell Death in Breast Cancer Cell Lines. *Journal of Ethnopharmacology* 186 (2016) 305–10.

Bokhari J et al.: Evaluation of Diverse Antioxidant Activities of Galium aparine. *Spectrochimica Acta Part A Molecular and Biomolecular Spectroscopy* 102 (2013) 24–29.

Ilina T, Kashpur N, Granica S et al.: Phytochemical Profiles and In vitro Immunomodulatory Activity of Ethanolic Extracts from Galium aparine L. *Plants (Basel)* 8(12) (2019) 541.

Neelam S, Khan Z: Antioxidant Activity of Galium aparine L. from Punjab, Pakistan. *Pakistan Journal of Botany* 44, special issue (March 2012) 251–53.

CALENDULA

Pommier P, Gomez F, Sunyach MP, D'Hombres A, Carrie C, Montbarbon X: Phase III Randomized Trial of Calendula officinalis Compared with Trolamine for the Prevention of Acute Dermatitis during Irradiation for Breast Cancer. *Journal of Clinical Oncology* 22(8) (2004) 1447–53.

Schneider F, Danski MT, Vayego SA: Usage of Calendula officinalis in the Prevention and Treatment of Radiodermatitis: A Randomized Double-Blind Controlled Clinical Trial. *Revista da Escola da Enfermagem USP* 49(2) (2015) 221–28.

Sharp L, Finnilä K, Johansson H, Abrahamsson M, Hatschek T, Bergenmar M: No Differences between Calendula Cream and Aqueous Cream in the Prevention of Acute Radiation Skin Reactions—Results from a Randomised Blinded Trial. *European*

Journal of Oncology Nurses 17(4) (2013) 429–35.

CHLOROPHYLL

Suryawanshi RP, Sudhir S, Kamat S: Studies on Similarities in Chemical Structure of Chlorophyll and Hæme. *World Journal of Pharmaceutical Research* 6(3) (2017) 1661–70.

Xu XF et al.: Effects of Sodium Ferrous Chlorophyll Treatment on Anemia of Hemodialysis Patients and Relevant Biochemical Parameters. *Journal of Biological Regulators and Homeostatic Agents* 30(1) (2015) 135–40.

Yuniarti E et al.: Effect of Wheat Grass Juice (Triticum aestivum L.) against the Erythrocytes and Hemoglobin in Male Mice (Mus musculus L.) Anemia Induced by Sodium Nitrite. Journal of Physics Conference Series 1317. The 3rd International Conference on Mathematics, Sciences, Education, and Technology. October 4–5, 2018.

ARZNEIMITTEL UND ANDERE THERAPIEN

Begley CG et al.: Drug Repurposing Misconceptions, Challenges, and Opportunities for Academic Researchers. *Science Translational Medicine* 13(612) (2021).

Brodie SA, Brandes JC: Could Valproic Acid Be an Effective Anticancer Agent? The Evidence So Far. *Expert Review of Anticancer Therapies* 14(10) (2014) 1097–100.

Commonweal. Beyond Conventional Cancer Therapies (BCCT). www.commonweal.org

Morrow M: Cimetidine for Cancer Treatment. Life Extension Magazine, July 2002. https://www.lifeextension.com/magazine/2002/7/cover_cimetidine

Pantziarka P, Bouche G, Meheus L, Sukhatme V, Sukhatme VP: Repurposing Drugs in Oncology (Redo)-Cimetidine as an Anti-cancer Agent. *ecancermedicalscience* 8 (2014) 485.

Tołoczko-Iwaniuk N et al.: Celecoxib in Cancer Therapy and Prevention—Review. *Current Drug Targets* 20(3) (2019) 302–15.

Wawruszak A, Halasa M, Okon E, Kukula-Koch W, Stepulak A: Valproic Acid and Breast Cancer State of the Art in 2021. *Cancers* 13 (2021) 3409.

RADIOTHERAPIE/STRAHLENBELASTUNG

Baliga MS, Rao S: Radioprotective Potential of Mint: A Brief Review. *Journal of Cancer Research and Therapies* 6 (2010) 255–62.

Farrugia C-JE, Sutton Burke E, Haley ME, Bedi KT, Gandhi MA: The Use of Aloe vera in Cancer Radiation: An Updated Comprehensive Review. *Complementary Therapies in Clinical Practice* 35 (2019) 126-30.

Ganasoundari A, Zare SM, Devi PU: Modification of Bone Marrow Radiosensensitivity by Medicinal Plant Extracts. *British Journal of Radiology* 70(834) (1997) 599–602.

Garg AK, Buchholz TA, Aggarwal BB: Chemosensitization and Radiosensitization of Tumors by Plant Polyphenols. *Antioxidants & Redox Signaling* 7(11/12) (2005) 1630–47.

Hazra B, Ghosh S, Kumar A, Pandey BN: The Prospective Role of Plant Products in Radiotherapy of Cancer: A Current Overview. *Frontiers in Pharmacology* 2 (2011) 94.

Kalekhan F, Kudva AK, Raghu SV et al.: Traditionally Used Natural Products in Preventing Ionizing Radiation-Induced. *Anti-cancer Agents in Medicinal Chemistry* 22(1) (2022) 64–82.

Lee TK et al.: Radioprotective Potential of Ginseng. *Mutagenesis* 20(4) (2005) 237–43.

Okunieff P et al.: Curcumin Protects against Radiation-Induced Acute and Chronic Cutaneous Toxicity in Mice and Decreases mRNA Expression of Inflammatory and Fibrogenic Cytokines. *International Journal of Radiation, Oncology, Biology, and Physics* 65 (2006) 890–98.

Palatty PL et al.: Topical Application of a Sandalwood Oil and Turmeric Based Cream Prevents Radiodermatitis in Head and Neck Cancer Patients Undergoing External Beam Radiotherapy: A Pilot Study. *British Journal of Radiology* 87(1038) (2014) 20130490.

Rao S et al.: An Aloe vera-Based Cosmeceutical Cream Delays and Mitigates Ionizing Radiation-Induced Dermatitis in Head and Neck Cancer Patients Undergoing Curative Radiotherapy: A Clinical Study. *Medicines (Basel)* 4(3) (2017) 44.

Yarnell E, Abascal K: Radiosensitizing Herbs–Parts 1 and 2. *Journal of Alternative and Complementary Therapies* 17(6) (2011), 18(1) (2012).

Yogi V, Singh OP et al.: Role of Topical Aloe vera Gel in the Recovery of High-Grade, Radiation-Induced Sermatitis. *Clinical Cancer Investigation Journal* 7(5) (2018) 167–70.

HONIG

Afrin S et al.: Therapeutic and Preventive Properties of Honey and Its Bioactive Compounds in Cancer: An Evidence-Based Review. *Nutrition Research Reviews* 33(1) (2020) 50–76.

Carter DA, Blair SE, Cokcetin NN et al.: Therapeutic Manuka Honey No Longer So Alternative. *Frontiers in Microbiology* 7 (2016) 569.

Eteraf-Oskouei T, Najafi M: Traditional and Modern Uses of Natural Honey in Human Diseases: A Review. *Iran Journal of Basic Medical Science* 16(6) (2013) 731–42.

Fogh SE et al.: A Randomized Phase 2 Trial of Prophylactic Manuka Honey for the Reduction of Chemoradiation Therapy-Induced Esophagitis during the Treatment of Lung Cancer Results of NRG Oncology RTOG 1012. *International Journal of Radiation Oncology* 97(4) (2017) 786–96.

Münstedt K, Momm F, Hübner J: Honey in the Management of Side Effects of Radiotherapy or Radio/Chemotherapy-Induced Oral Mucositis. A Systematic Review. *Complementary Therapies in Clinical Practice* 34 (2019) 145–52.

Tsiapara AV et al.: Bioactivity of Greek Honey Extracts on Breast Cancer (MCF-7), Prostate Cancer (PC-3) and Endometrial Cancer (Ishikawa) Cells Profile Analysis of Extracts. *Food Chemistry* 116(3) (2009) 702–8.

Waheed M: Honey and Cancer A Mechanistic Review. *Clinical Nutrition* 38(6) (2019) 2499–503.

MATERIA MEDICA : HEILKRÄUTER UND HEILPILZE

Yarnell E: Herb-drug interactions reference checker on the website Bot Med Rocks, https://www.botmed.rocks

ALOE

Lissoni P, Rovelli F, Brivio F, Zago R et al.: A Randomized Study of Chemotherapy versus Biochemotherapy with Chemotherapy Plus Aloe arborescens in Patients with Metastatic Cancer. *In Vivo* 23(1) (2009) 171–75.

Mohammed A, Paranji N, Singh A, Sanaka MR: Pseudomelanosis coli, Its Relation to Laxative Use and Association with Colorectal Neoplasms: A Comprehensive Review. *Journal of Gastroenterology and Hepatology Open* 5(6) (2021) 643–46

ANDROGRAPHIS

Chauhan ES, Kriti S, Renu B: Andrographis paniculata A Review of Its Phytochemistry and Pharmacological Activities. *Research Journal of Pharmacy and Technology* 12(2) (2019) 891. Doi: 10.5958/0974-360X.2019.00153.7

He CL et al.: Xiang-Qi-Tang and Its Active Components Exhibit Anti-inflammatory and Anticoagulant Properties by Inhibiting MAPK and NF-□B Signaling Pathways in LPS-Treated Rat Cardiac Microvascular Endothelial Cells. *Immunopharmacology and Immunotoxicology* 35(2) (2013) 215–24.

Islam MT et al.: Andrographolide, a Diterpene Lactone from Andrographis paniculata and Its Therapeutic Promises in Cancer. *Cancer Letters* 420 (2018) 129–45.

Li L, Yue GG-L, Lee JK-M et al.: Gene Expression Profiling Reveals the Plausible Mechanisms Underlying the Antitumor and Antimetastasis Effects of Andrographis paniculata in Esophageal Cancer. *Phytotherapy Research* 32 (2018) 1388–96.

Liaqat H: Andrographis paniculata A Review of Its Anti-cancer Potential. *Journal of Medicinal & Aromatic Plants* 10(5) (2021).

Malik Z, Parveen R, Parveen B, Zahiruddin S et al.: Anticancer Potential of Andrographolide from Andrographis paniculata (Burm.f.) Nees and Its Mechanisms of Action. *Journal of Ethnopharmacology* 272 (2021) 113936.

Sharma P, Shimura T, Banwait JK, Goel A: Andrographis-Mediated Chemosensitization through Activation of Ferroptosis and Suppression of B-catenin/Wnt-Signaling Pathways in Colorectal Cancer. *Carcinogenesis* 41(10) (2020) 1385–94.

Vetvicka V, Vannucci L: Biological Properties of Andrographolide, an Active Ingredient of Andrographis paniculata A Narrative Review. *Annals of Translational Medicine* 9(14) (2021) 1186.

Widjajakusuma EC, Jonosewojo A, Hendriati L et al.: Phytochemical Screening and Preliminary Clinical Trials of the Aqueous Extract Mixture of Andrographis paniculata (Burm. f.) Wall. ex Nees and Syzygium Polyanthum (Wight.) Walp Leaves in Metformin Treated Patients with Type 2 Diabetes. *Phytomedicine* 55 (2019) 137–47.

Zhao Y, Chuanxin W, Ajay G: A Combined Treatment with Melatonin and Andrographis Promotes Autophagy and Anti-cancer Activity in Colorectal Cancer. *Carcinogenesis* 43(3) (2022).

Zhao Y, Chuanxin W, Ajay G: Andrographis Overcomes 5-Fluorouracil-Associated Chemoresistance through Inhibition of DKK1 in Colorectal Cancer. *Carcinogenesis* 42(6) (2021) 814–25.

Zhao Y, Souvick R, Chuanxin W, Ajay G: A Combined Treatment with Berberine and Andrographis Exhibits Enhanced Anti-cancer Activity through Suppression of DNA Replication in Colorectal Cancer. *Pharmaceuticals* 15(3) (2022) 262.

BAIKAL-HELMKRAUT

Cheng C-S et al.: Scutellaria baicalensis and Cancer Treatment Recent Progress and Perspectives in Biomedical and Clinical Studies. *American Journal of Chinese Medicine* 46(1) (2018) 25–54.

Gharari Z, Bagheri K, Khodaeiaminjan M, Sharafi A: Potential Therapeutic Effects and Bioavailability of Wogonin, the Flavone of Baikal Skullcap. *Journal of Nutritional Medicine and Diet Care* 5(2) (2019) 39.

Goldberg VE, Ryzhakov VM, Matiash MG et al.: Dry Extract of Scutellaria baicalensis as a Hemostimulant in Antineoplastic Chemotherapy in Patients with Lung Cancer [article in Russian]. *Eksperimental'naia i Klinicheskaia Farmakologiia* 60(6) (1997) 28–30.

Hussain I et al.: Scutellaria baicalensis Targets the Hypoxia-Inducible Factor-1α and Enhances Cisplatin Efficacy in Ovarian Cancer. *Journal of Cellular Biochemistry* 119(9) (2018) 7515–24.

Khan A et al.: Phytocompounds Targeting Metabolic Reprogramming in Cancer: An Assessment of Role, Mechanisms, Pathways, and Therapeutic Relevance. *Journal of Agricultural and Food Chemistry* 69(25) (2021) 6897–928.

Liu D et al.: Targets and Potential Mechanism of Scutellaria baicalensis in Treatment of Primary Hepatocellular Carcinoma Based on Bioinformatics Analysis. *Journal of Oncology* (February 12, 2022) 1–19. doi: 10.1155/2022/8762717

Smol'ianinov ES, Goldberg VE, Matiash MG, Ryzhakov V et al.: Effect of Scutellaria baicalensis Extract on the Immunologic Status of Patients with Lung Cancer Receiving Antineoplastic Chemotherapy [article in Russian]. *Eksperimental'naia Klinicheskaia Farmakologiia* 60(6) (1997) 49–51.

Yimam M, Burnett BP, Brownell L, Jia Q: Corrigendum to 'Clinical and Preclinical Cognitive Function Improvement after Oral Treatment of a Botanical Composition Composed of Extracts from Scutellaria baicalensis and Acacia catechu.' *Behavioral Neurology* 2016 (2016) 7240802.

Zhou X et al.: Drug-Herb Interactions between Scutellaria baicalensis and Pharmaceutical Drugs: Insights from Experimental Studies, Mechanistic Actions to Clinical Applications. *Biomedicine & Pharmacotherapy* 138 (2021) 111445. doi: 10.1016/j.biopha.2021.111445

BUPLEURUM

Kim BM: The Role of Saikosaponins in Therapeutic Strategies for Age-Related Diseases. *Oxidative Medicine and Cellular Longevity* 2018 (April 2018).

Lei Z, Zou G, Gao Y et al.: A New Triterpenoid and a New Flavonoid Glycoside Isolated from Bupleurum marginatum and Their Anti-inflammatory Activity. *Natural Product Research* 34(24) (2020) 3492–98.

Yan J, Luo Q, Long F et al.: Malconenoside A, a New Phenolic Glycoside from Bupleurum malconense. *SAGE Journal Natural Product Communications* (September 13, 2021).

Zhang X, Liu Z, Chen S, Li H, Dong L, Fu X: A New Discovery Total Bupleurum saponin Extracts Can Inhibit the Proliferation and Induce Apoptosis of Colon Cancer Cells by Regulating the PI3K/Akt/mTOR Pathway. *Journal of Ethnopharmacology* 283 (2022) 114742.

CALENDULA

Cruceriu D, Balacescu O, Rakosy E: Calendula officinalis Potential Roles in Cancer Treatment and Palliative Care. *Integrative Cancer Therapies* 17(4) (2018) 1068–78.

Cruceriu D, Diaconeasa Z, Socaci S et al.: Biochemical Profile, Selective Cytotoxicity and Molecular Effects of Calendula officinalis Extracts on Breast Cancer Cell Lines. *Notulae Botanicae Horti Agrobotanici Cluj-Napoca* 48(1) (2020) 24–39.

Hernández-Rosas NA et al.: Polyphenols Profile, Antioxidant Capacity, and In vitro Cytotoxic Effect on Human Cancer Cell Lines of a Hydro-Alcoholic Extract from Calendula officinalis L. Petals. *TIP Revista Especializada en Ciencias Químico-Biológicas* 21(suppl. 1) (2018) 54–64.

Kondziołka J, Wilczyński S: Overview of the Active Ingredients in Cosmetic Products for the Care of Skin That Has Been Exposed to Ionizing Radiation—Analysis of Their Effectiveness in Breast Cancer Radiotherapy. *Clinical Cosmetic and Investigational Dermatology* 14 (2021) 1065–76.

CANNABIS

Allan GM et al.: Systematic Review of Systematic Reviews for Medical Cannabinoids: Pain, Nausea and Vomiting, Spasticity, and Harms: *Can Fam Physician* 64(2) (2018) e78– e94

Amato L et al.: Systematic Review of Safeness and Therapeutic Efficacy of Cannabis in Patients with Multiple Sclerosis, Neuropathic Pain, and in Oncological Patients Treated with Chemotherapy. *Epidemiol Prev* 41(5-6) (2017) 279–93

Anand P et al.: Targeting CB2 Receptors and the Endocannabinoid System for the Treatment of Pain. *Brain Res Rev* 60(1) (2009) 255–66

Bar-Lev Schleider L et al.: Prospective Analysis of Safety and Efficacy of Medical Cannabis in Large Unselected Population of Patients with Cancer. *Eur J Intern Med* 49 (2018) 37–43

Belgers V, Röttgering JG, Douw L et al.: Cannabinoids to Improve Health-Related Quality of Life in Patients with Neurological or Oncological Disease: A Meta-Analysis. *Cannabis Cannabinoid Res* 2023 Feb;8(1):41-55. doi: 10.1089/can.2021.0187. Epub 2022 Jul 21

Bialas P, Fitzcharles M-A, Klose P et al.: Long-term observational studies with cannabis-based medicines for chronic non-cancer pain: A systematic review and meta-analysis of effectiveness and safety. *Eur J Pain* 26(6) (2022) 1221–1233, doi: 10.1002/ejp

Bimonte S, Palma G, Cascella M, Cuomo A: Phytocannabinoids in Triple Negative Breast Cancer Treatment: Current Knowledge and Future Insights. *Anticancer Res* 2023 Mar;43(3):993-1000. doi: 10.21873/anticanres.16243

Brown MRD, Farquhar-Smith WP: Cannabinoids and Cancer Pain: A New Hope or a False Dawn? *Eur J Intern Med* 49 (2018) 30–36

Christensen C, Allesø M, Rose M, Cornett C: Clinical Research Evidence Supporting Administration and Dosing Recommendations of Medicinal Cannabis as Analgesic in Cancer Patients. *J Clin Med* 2022 Dec 30;12(1):307. doi: 10.3390/jcm12010307

De Gregorio D et al.: Cannabidiol Modulates Serotonergic Transmission and Reverses Both Allodynia and Anxiety-Like Behavior in a Model of Neuropathic Pain. *Pain* 160(1) (2019) 136–50

Fischedick JT: Identification of Terpenoid Chemotypes among High (−)-trans-D9-Tetrahydrocannabinol-Producing Cannabis sativa L. Cultivars. *Cannabis and Cannabinoid Research* 2(1) (2016) 34–47.

Fowler CJ et al.: Targeting the Endocannabinoid System for the Treatment of Cancer – a Practical View. *Curr Top Med Chem* 10(8) (2010) 814–27

Grotenhermen F, Muller-Vahl K: The Therapeutic Potential of Cannabis and Cannabinoids. *Dtsch Ärztebl Int* 109(29-30) (2012) 495–501

Häuser W, Petzke F, Fitzcharles MA: Efficacy, tolerability and safety of cannabis-based medicines for chronic pain management - An overview of systematic reviews. *Eur J Pain* 22(3) (2018) 455-470, doi: 10.1002/ejp.1118.

Johal H, Devji T, Chang Y et al.: Cannabinoids in Chronic Non-Cancer Pain: A Systematic Review and Meta-Analysis. *Clin Med Insights Arthritis Musculoskelet Disord* 13 (2020) 1179544120906461, doi: 10.1177/1179544120906461

Kander J: Cannabis for the Treatment of Cancer. Ed. Dennis Hill. 2015. The Anticancer Activity of Phytocannabinoids and Endocannabinoids.

Kurlyandchik I, Tiralongo E, Schloss J: Safety and Efficacy of Medicinal Cannabis in the Treatment of Fibromyalgia: A Systematic Review. *J Altern Complement Med* 27(3) (2021) 198-213, doi: 10.1089/acm.2020.0331

Massi P et al.: Cannabidiol as Potential Anticancer Drug. *Br J Clin Pharmacol* 75(2) (2013) 303–12

McAllister SD, Abood ME, Califano J, Guzman M: Cannabinoid

Cancer Biology and Prevention. *J Natl Cancer Inst Monogr* 2021 Nov 28;2021(58):99-106

McDonagh MS, Morasco BJ, WagnerJ et al.: Cannabis-Based Products for Chronic Pain : A Systematic Review. *Ann Intern Med* 175(8) (2022) 1143–1153, doi: 10.7326/M21-4520

Michel A, Lee RT, Salehi E, Accordino MK: Improving Quality of Life During Chemotherapy: Cannabinoids, Cryotherapy, and Scalp Cooling. *Am Soc Clin Oncol Educ Book* 2023 Jun;43:e390428. doi: 10.1200/EDBK_390428

Pennant NM, Hinton CV: The evolution of cannabinoid receptors in cancer. *WIREs Mech Dis* 2023 Jul-Aug;15(4):e1602. doi: 10.1002/wsbm.1602. Epub 2023 Feb 7.

Prateeksha P, Sharma VK, Singh SM et al.: Tetrahydrocannabinols: potential cannabimimetic agents for cancer therapy. *Cancer Metastasis Rev* 2023 Sep;42(3):823-845. doi: 10.1007/s10555-023-10078-2. Epub 2023 Jan 25.

Russo E: The Cannabis sativa versus Cannabis indica Debate: An Interview with Ethan Russo, MD. *Cannabis and Cannabinoid Research* 1(1) (2016).

Sawtelle L et al.: Use of Cannabis and Cannabinoids in Patients With Cancer. *Ann Pharmacother* 2020 Oct 17, doi: 10.1177/1060028020965224

Schauer GL et al.: Toking, Vaping, and Eating for Health or Fun Marijuana Use Patterns in Adults, U.S., 2014. *American Journal of Preventative Medicine* 50(1) (2016) 1–8.

Scott KA, Dalgleish AG, Liu WM: The Combination of Cannabidiol and Delta9- Tetrahydrocannabinol Enhances the Anticancer Effects of Radiation in an Orthotopic Murine Glioma Model. *Mol Cancer Ther* 13(1)2 (2014) 2955–67

Silva-Reis R, Silva AMS, Oliveira PA, Cardoso SM: Antitumor Effects of Cannabis sativa Bioactive Compounds on Colorectal Carcinogenesis. *Biomolecules*. 2023 Apr 28;13(5):764. doi: 10.3390/biom13050764

Sledzinski P et al.: The Current State and Future Perspectives of Cannabinoids in Cancer Biology. *Cancer Med* 7(3) (2018) 765–75

Soliman N, Haroutounian S, Hohmann AG et al.: Systematic review and meta-analysis of cannabinoids, cannabis-based medicines, and endocannabinoid system modulators tested for antinociceptive effects in animal models of injury-related or pathological persistent pain. *Pain* 162(Suppl 1) (2021) S26–S44, doi: 10.1097/j.pain.0000000000002269

Strand NH, Maloney J, Kraus M et al.: Cannabis for the Treatment of Fibromyalgia: A Systematic Review. *Biomedicines* 11(6) (2023) 1621, doi: 10.3390/biomedicines11061621

Sweet T: Ganzheitliche Heilung mit Cannabis. Herba Press 2021

To J, Davis M, Sbrana A, Alderman B et al.: MASCC guideline: cannabis for cancer-related pain and risk of harms and adverse events. *Support Care Cancer* 2023 Mar 6;31(4):202. doi: 10.1007/s00520-023-07662-1

Velasco G, Sanchez C, Guzman M: Towards the Use of Cannabinoids as Antitumour Agents. *Nat Rev Cancer* 12(6) (2012) 436–44

Woerdenbag HJ, Olinga P, Kok EA et al.: Potential, Limitations and Risks of Cannabis-Derived Products in Cancer Treatment. *Cancers (Basel)*. 2023 Apr 1;15(7):2119. doi: 10.3390/cancers15072119

Wormer EJ: Heilkraut mit Spirit. Ganzheitliche Cannabismedizin und das Endocannabinoidsystem des Menschen. *Die Naturheilkunde* (4) (2021) 37–40.

Zeraatkar D, Cooper MA, Agarwal A et al.: Long-term and serious harms of medical cannabis and cannabinoids for chronic pain: a systematic review of non-randomised studies. *BMJ Open* 12(8) (2022) e054282, doi: 10.1136/bmjopen-2021-054282

CORYDALIS

Chang S, Yang Z, Han N, Liu Z, Yin J: The Antithrombotic, Anticoagulant Activity and Toxicity Research of Ambinine, an Alkaloid from the Tuber of Corydalis ambigua var. amurensis. *Regulatory Toxicology and Pharmacology* 95 (2018) 175–81.

Dai W-L, Liu X-T, Bao Y-N et al.: Selective Blockade of Spinal D2DR by Levocorydalmine Attenuates Morphine Tolerance via Suppressing PI3K/Akt-MAPK Signaling in a MOR-Dependent Manner. *Experimental & Molecular Medicine* 50(11) (2018) 148

Hu J, Xie J, Hu J, Zhang Y, Wang J, Chen R: Effect of Some Drugs on Electroacupuncture Analgesia and Cytosolic Free Ca2+ Concentration of Mice Brain [article in Chinese]. *Zhen Ci Yan Jiu (Acupuncture Research)* 19(1) (1994) 55–58.

Ito C, Itoigawa M, Tokuda H, Kuchide M, Nishino H, Furukawa H: Chemopreventive Activity of Isoquinoline Alkaloids from Corydalis Plants. *Planta Medica* 67(5) (2001) 473–75.

Lalanne L, Ayranci G, Kieffer BL, Lutz PE: The Kappa Opioid Receptor From Addiction to Depression, and Back. *Frontiers in Psychiatry* 5 (2014) 170.

Lin MT, Chueh FY, Hsieh MT et al.: Antihypertensive Effects of DL-Tetrahydropalmatine An Active Principle Isolated from Corydalis. *Clinical and Experimental Pharmacology and Physiology* 23 (1996) 738–42.

Liu J, He Z, Li S, Huang W, Ren Z: Network Pharmacology-Based Analysis of the Effects of Corydalis decumbens (Thunb.) Pers. in Non-Small Cell Lung Cancer. *Evidence Based Complementary and Alternative Medicine* (August 21, 2021) 4341517.

Trang T et al.: Pain and Poppies The Good, the Bad, and the Ugly of Opioid Analgesics. *Journal of Neuroscience* 35(41) (2015) 13879–888.

Wang L, Zhang Y, Wang Z et al.: The Antinociceptive Properties of the Corydalis yanhusuo Extract. *PLOS One* 11(9) (2016) e0162875.

Xie G et al.: Chemical Constituents and Antioxidative, Anti-inflammatory and Antiproliferative Activities of Wild and Cultivated Corydalis saxicola. *Industrial Crops and Products* 169 (2021).

Xuan B, Wang W, Li D: X. Inhibitory Effect of Tetrahydroberberine on Platelet Aggregation and Thrombosis. *Zhongguo Yao Li Xue Bao (Acta Pharmacologica Sinica)* 15(2) (1994) 133–35.

Zhang J et al.: A Review of the Traditional Uses, Botany, Phytochemistry, Pharmacology, Pharmacokinetics, and Toxicology of Corydalis yanhusuo. *Natural Product Communications* 15(9) (2020).

Zhang Y, Wang C, Guo Z et al.: Discovery of N-Methyltetrahydroprotoberberines with κ-Opioid Receptor Agonists-Opioid Receptor Agonist Activities from Corydalis yanhusuo W.T. Wang by Using Two-Dimensional Liquid Chromatography. *Journal of Ethnopharmacology* 155(3) (2014) 1597–602.

ECHINACEA

Abouelella A, Shahein Y, Tawfik S, Zahran A: Phytotherapeutic Effects of Echinacea purpurea in Gamma-Irradiated Mice. *Journal of Veterinary Science* 8(4) (2007) 341–51.

De Rosa N, Giampaolino P, Lavitola G et al.: Effect of Immunomodulatory Supplements Based on Echinacea angustifolia and Echinacea purpurea on the Posttreatment Relapse Incidence of Genital Condylomatosis: A Prospective Randomized Study. *Biomedical Research International* (April 11, 2019) 3548396.

Driggins S et al.: The Inhibitory Effect of Echinacea purpurea and Echinacea pallida on BT-549 and Natural Killer Cells. *MedCrave Online Journal Cell Science & Report* 4(3) (2017).

Espinosa-Paredes DA et al.: Echinacea angustifolia DC Extract Induces Apoptosis and Cell Cycle Arrest and Synergizes with Paclitaxel in the MDA-MB-231 and MCF-7 Human Breast Cancer Cell Lines. *Nutrition and Cancer* 73(11–12) (2021) 2287–2305.

Khalaf AA, Hussein S, Tohamy AF et al.: Protective Effect of Echinacea purpurea (Immulant) against Cisplatin-Induced Immunotoxicity in Rats. *DARU Journal of Pharmaceutical Science* 27 (2019) 233–41.

McGrowder DA et al.: Medicinal Herbs Used in Traditional Management of Breast Cancer Mechanisms of Action. *Medicines* 7(8) (2020) 47.

Moradian F et al.: Effect of Echinacea purpurea Extract on the Expression of VEGF-A Gene and Antiproliferative, Induction of Apoptosis, Inhibition of Cell Migration, and Colony Formation on Gastric Cancer Cell Line AGS. Preprint. doi: 10.21203/rs.3.rs-41158/v1

Park J-H et al.: Cytotoxicity of Extracts and Fractions from Echinacea pupurea L. on Human Cancer Cells. *Korean Journal of Medicinal Crop Science* 12(4) (2004) 309–14.

Rousseau B, Tateya I, Lim X, Munoz-del-Rio A, Bless DM: Investigation of Antihyaluronidase Treatment on Vocal Fold Wound Healing. *Journal of Voice* 20(3) (2006) 443–51.

GOTU KOLA

Gohil KJ, Patel JA, Gajjar AK: Pharmacological Review on Centella asiatica: A Potential Herbal Cure-All. *Indian Journal of Pharmaceutical Science* 72(5) (2010) 546–56.

Han AR et al.: Triterpenoids from the Leaves of Centella asiatica Inhibit Ionizing Radiation-Induced Migration and Invasion of Human Lung Cancer Cells. *Evidence-Based Complementary and Alternative*

Medicine (2020) article ID 3683460.

Lv J, Sharma A, Zhang T, Wu Y, Ding X: Pharmacological Review on Asiatic Acid and Its Derivatives: A Potential Compound. *SLAS Technology* 23(2) (2018) 111–27.

Naidoo DB et al.: Centella asiatica Fraction-3 Suppresses the Nuclear Factor Erythroid 2-Related Factor 2 Antioxidant Pathway and Enhances Reactive Oxygen Species-Mediated Cell Death in Cancerous Lung A549 Cells. *Journal of Medicinal Food* 20(10) (2017).

Prakash V et al.: A Review on Medicinal Properties of Centella asiatica. *Asian Journal of Pharmaceutical and Clinical Research* 10(10) (2017) 69–74.

Sun B et al.: Therapeutic Potential of Centella asiatica and Its Triterpenes: A Review. *Frontiers in Pharmacology* (September 4, 2020).

GRANATAPFEL

Adam LS, Seeram NP, Aggarwal BB et al.: Pomegranate Juice, Total Pomegranate Ellagitannins and Punicalagin Suppress Inflammatory Cell Signalling in Colon Cancer Cells. *Journal of Agriculture and Food Chemistry* 54 (2006) 980–85.

Heber D et al.: Safety and Antioxidant Activity of a Pomegranate Ellagitannin-Enriched Polyphenol Dietary Supplement in Overweight Individuals with Increased Waist Size. *Journal of Agriculture and Food Chemistry* 55(24) (2007) 10050–54.

Jandari S, Hatami E, Ziaei R, Ghavami A, Yamchi AM: The Effect of Pomegranate (Punica granatum) Supplementation on Metabolic Status in Patients with Type 2 Diabetes: A Systematic Review and Metaanalysis. *Complementary Therapies and Medicine* 52 (2020) 102478.

Jurenka J: Therapeutic Applications of Pomegranate (Punica granatum L.) A Review. *Alternative Medicine Review* 13(2) (2008) 128–44.

Khwairakpam AD et al.: Possible Use of Punica granatum (Pomegranate) in Cancer Therapy. *Pharmacological Research* 133 (2018) 53–64.

Pacheco-Palencia LA, Noratto G, Hingorani L et al.: Protective Effects of Standardized Pomegranate (Punica granatum L.) Polyphenolic Extract in Ultraviolet-Irradiated Human Skin Fibroblasts. *Journal of Agriculture Food Chemistry* 56 (2008) 8434–41.

Seeram NP et al.: In vitro Antiproliferative, Apoptotic and Antioxidant Activities of Punicalagin, Ellagic Acid and a Total Pomegranate Tannin Extract Are Enhanced in Combination with Other Polyphenols as Found in Pomegranate Juice. *Journal of Nutritional Biochemistry* 16(6) (2005) 360–67.

Sharma P, McClees SF, Afaq F: Pomegranate for Prevention and Treatment of Cancer: An Update. *Molecules* 22(1) (2017) 177.

Syed DN, Malik A, Hadi N, Sarfaraz, S et al.: Photochemopreventive Effect of Pomegranate Fruit Extract on UVA-Mediated Activation of Cellular Pathways in Normal Human Epidermal Keratinocytes. *Photochemistry and Photobiology* 82(2) (2006) 398–405.

Tanaka T, Sugie S: Inhibition of Colon Carcinogenesis by Dietary Non-nutritive Compounds. *Journal of Toxicology and Pathology* 20(4) (2009) 215–35.

Viuda-Martos M, Fernández-López J, Pérez-Álvarez JA: Pomegranate and Its Many Functional Components as Related to Human Health: A Review. *Comprehensive Reviews in Food Science and Food Safety* 9(6) (2010) 635–54.

GRÜNER TEE

Dal S, Sigrist S: The Protective Effect of Antioxidants Consumption on Diabetes and Vascular Complications. *Diseases* 4(3) (2016) 24.

Das S et al.: Health Benefits of Epigallocatechin3-gallate (EGCG). *Journal of Biochemical and Pharmacological Research* 2(3) (2014) 167–74.

Filippini T, Malavolti M, Borrelli F, Izzo AA et al.: Green Tea (Camellia sinensis) for the Prevention of Cancer. *Cochrane Database of Systematic Reviews* 3(3) (accessed January 4, 2022) CD005004.

Fujiki H, Watanabe T, Sueoka E, Rawangkan A, Suganuma M: Cancer Prevention with Green Tea and Its Principal Constituent, EGCG: From Early Investigations to Current Focus on Human Cancer Stem Cells. *Molecules and Cells* 41(2) (2018) 73–82.

Puviani M, Galluzzo M, Talamonti M et al.: Efficacy of Sinecatechins 10% as Proactive Sequential Therapy of External Genital Warts after Laser CO2 Ablative Therapy: The PACT Study (Post-ablation Immunomodulator Treatment of Condylomata with Sinecatechins) A Randomized, Masked Outcome Assessment, Multicenter Trial. *International Journal of STD and AIDS* 30(2) (2019) 131–36.

Shirakami Y, Shimizu M: Possible Mechanisms of Green Tea and Its Constituents against Cancer. *MOLECULES* 23(9) (2018) 2284.

INGWER

Bordia A, Verma SK, Srivastava KC: Effect of Ginger (Zingiber officinale Rosc.) and Fenugreek (Trigonella foenumgraecum L.) on Blood Lipids, Blood Sugar and Platelet Aggregation in Patients with Coronary Artery Disease. *Prostaglandins Leukotrienes and Essential Fatty Acids* 56(5) (1997) 379–84.

Chang WP, Peng YX: Does the Oral Administration of Ginger Reduce Chemotherapy-Induced Nausea and Vomiting? A Meta-analysis of 10 Randomized Controlled Trials. *Cancer Nursing* 42(6) (2019) E14–23.

De Lima RMT et al.: Protective and Therapeutic Potential of Ginger (Zingiber officinale) Extract and [6]-gingerol in Cancer: A Comprehensive Review. *Phytotherapy Research* 32(10) (2018) 1885–907.

Hamza AA et al.: Standardized Extract of Ginger Ameliorates Liver Cancer by Reducing Proliferation and Inducing Apoptosis through Inhibition Oxidative Stress/Inflammation Pathway. *Biomedicine & Pharmacotherapy* 134 (2021).

Marx W, McKavanagh D, McCarthy AL et al.: The Effect of Ginger (Zingiber officinale) on Platelet Aggregation: A Systematic Literature Review. *PLOS One* 10(10) (2015) e0141119.

Memorial Sloan Kettering Cancer Center. Ginger. https://www.mskcc.org/cancer-care/integrative-medicine/herbs/ginger

Ryan JL, Morrow GR: Ginger. *Oncology Nurse Edition* 24(2) (2010) 46–49.

JOHANNISKRAUT

Chrubasik-Hausmann S, Vlachojannis J, McLachlan AJ: Understanding Drug Interactions with St John's wort (Hypericum perforatum L.) Impact of Hyperforin Content. *Journal of Pharmacy and Pharmacology* 71(1) (2019) 129–38.

Cohen EE et al.: Phase I Studies of Sirolimus Alone or in Combination with Pharmacokinetic Modulators in Advanced Cancer Patients. *Clinical Cancer* 18(17) (2012) 4785–93.

Hunt EJ, Lester CE, Lester EA, Tackett RL: Effect of St. John's Wort on Free Radical Production. *Life Sciences* 69(2) (2001) 181–90.

Kim H, Kim SW, Seok KH et al.: Hypericin-Assisted Photodynamic Therapy against Anaplastic Thyroid Cancer. *Photodiagnosis and Photodynamic Therapies* 24 (2018) 15–21.

Matić IZ, Ergün S, Dordić Crnogorac M et al.: Cytotoxic Activities of Hypericum perforatum L. Extracts against 2D and 3D Cancer Cell Models. *Cytotechnology* 73 (2021) 373–89.

Menegazzi M, Masiello P, Novelli M: Antitumor Activity of Hypericum perforatum L. and Hyperforin through Modulation of Inflammatory Signaling, ROS Generation and Proton Dynamics. *Antioxidants* 10 (2021) 18.

Zhen K et al.: Naturally Available Hypericin Undergoes Electron Transfer for Type I Photodynamic and Photothermal Synergistic Therapy. *Biomaterials Science* 8 (2020) 2481–87.

KAKAO

Baharum Z, Akim AM, Hin TY, Hamid RA, Kasran R: Theobroma cacao Review of the Extraction, Isolation, and Bioassay of Its Potential Anti-cancer Compounds. *Tropical Life Science Research* 27(1) (2016) 21–42.

Greenberg JA et al.: Chocolate Intake and Heart Disease and Stroke in the Women's Health Initiative A Prospective Analysis. *American Journal of Clinical Nutrition* 108(1) (2018) 41–48.

Jalil AM, Ismail A: Polyphenols in Cocoa and Cocoa Products: Is There a Link between Antioxidant Properties and Health? Molecules 13(9) (2008) 2190–219.

Miller KB, Hurst WJ, Payne MJ, Stuart DA et al.: Impact of Alkalization on the Antioxidant and Flavanol Content of Commercial Cocoa Powders. Journal of Agriculture and Food Chemistry 56(18) (2008) 8527–33.

Montagna MT et al.: Chocolate, 'Food of the Gods' History, Science, and Human Health. International Journal of Environmental Research and Public Health 16(25) (2019) 4960.

Pereira T et al.: Randomized Study of the Effects of Cocoa-Rich Chocolate on the Ventricle-Arterial Coupling and Vascular Function of Young, Healthy Adults. *Nutrition* (2019) 63–64, 175–83.

Rimbach G, Melchin M, Moehring J, Wagner AE: Polyphenols from

Cocoa and Vascular Health—A Critical Review. *International Journal of Molecular Sciences* 10(10) (2009) 4290–309.

KNOBLAUCH

Agbana YL, Ni Y, Zhou M, Zhang Q et al.: Garlic-Derived Bioactive Compound S-allylcysteine Inhibits Cancer Progression through Diverse Molecular Mechanisms. *Nutrition Research* 73 (2020) 1–14.

Almatroodi SA, Aalsahli AM, Almatroudi A, Rahmani AH: Garlic and Its Active Compounds A Potential Candidate in the Prevention of Cancer by Modulating Various Cell Signalling Pathways. *Anti-cancer Agents in Medicinal Chemistry* 19(11) (2019) 1314–24.

Li WQ, Zhang JY, Ma JL, Li Z et al.: Effects of Helicobacter pylori Treatment and Vitamin and Garlic Supplementation on Gastric Cancer Incidence and Mortality: Follow-up of a Randomized Intervention Trial. *British Medical Journal* 366 (September 11, 2019) l5016.

Miraghajani M, Rafie N, Hajianfar H et al.: Aged Garlic and Cancer: A Systematic Review. *International Journal of Preventive Medicine* 9 (2018).

Mondal A, Banerjee S, Bose S et al.: Garlic Constituents for Cancer Prevention and Therapy From Phytochemistry to Novel Formulations. *Pharmacological Research* 175 (2022) 105837.

Özkan I, Koçak P, Yıldırım M et al.: Garlic (Allium sativum)-Derived SEVs Inhibit Cancer Cell Proliferation and Induce Caspase Mediated Apoptosis. *Science Reports* 11(1) (2021) 14773.

Yarnell E: Garlic (and Relatives), Platelets and Combination with Anticoagulant Drugs. Bot Med Rocks website. Accessed March 26, 2022. https://www.botmed.rocks/garlic-platelets-anticoagulants.html.

Zhang Y, Liu X, Ruan J, Zhuang X, Zhang X, Li X: Phytochemicals of Garlic Promising Candidates for Cancer Therapy. *Biomedicine & Pharmacotherapy* 123 (2020) 109730.

Zhou X, Qian H, Zhang D, Zeng L: Garlic Intake and the Risk of Colorectal Cancer A Meta-analysis. *Medicine* 99(1) (2020) e18575.

KURKUMA

Arpan D et al.: Anticancer Properties of Curcumin and Interactions with the Circadian Timing System. *Integrative Cancer Therapies* 18 (2019).

Burgos-Moron E et al.: The Dark Side of Curcumin. *International Journal of Cancer* 126 (2020) 1771–75.

Carroll RE, Benya RV, Turgeon DK et al.: Phase IIa Clinical Trial of Curcumin for the Prevention of Colorectal Neoplasia. *Cancer Prevention Research (Philadelphia)* 4(3) (2011) 354–64.

Dharman S, Maragathavalli G, Shanmugasundaram K, Sampath R: A Systematic Review and Meta-analysis on the Efficacy of Curcumin/Turmeric for the Prevention and Amelioration of Radiotherapy/Radiochemotherapy Induced Oral Mucositis in Head and Neck Cancer Patients. *Asian Pacific Journal of Cancer Prevention* 22(6) (2021) 1671–84.

Fabianowska-Majewska K et al.: Curcumin from Turmeric Rhizome: A Potential Modulator of DNA Methylation Machinery in Breast Cancer Inhibition. *Nutrients* 13(2) (2021) 332.

Gupta SC, Patchva S, Aggarwal BB: Therapeutic Roles of Curcumin: Lessons Learned from Clinical Trials. *American Association of Pharmaceutical Scientists Journal* 15(1) (2013) 195–218.

Mingyue L et al.: Turmeric Is Therapeutic In Vivo on Patient-Derived Colorectal Cancer Xenografts: Inhibition of Growth, Metastasis, and Tumor Recurrence. *Frontiers in Oncology* (January 19, 2021).

Normando AGC, de Menêses AG, de Toledo IP et al.: Effects of Turmeric and Curcumin on Oral Mucositis: A Systematic Review. *Phytotherapy Research* 33(5) (2019) 1318–29.

Rao S, Dinkar C, Vaishnav LK et al.: The Indian Spice Turmeric Delays and Mitigates Radiation-Induced Oral Mucositis in Patients Undergoing Treatment for Head and Neck Cancer: An Investigational Study. *Integrative Cancer Therapies* 13(3) (2014) 201–10.

Shaikh S, Shaikh J, Naba YS et al.: Curcumin: Reclaiming the Lost Ground against Cancer Resistance. *Cancer Drug Resistance* 4 (2021) 298–320.

Shen L, Liu CC, An CY et al.: How Does Curcumin Work with Poor Bioavailability? Clues from Experimental and Theoretical Studies. *Science Reports* 6 (2016) 20872.

Smith TJ, Ashar BH: Iron Deficiency Anemia Due to High-dose Turmeric. *Cureus* 11(1) (2019) e3858.

Somasundaram S et al.: Dietary Curcumin Inhibits Chemotherapy-Induced Apoptosis in Models of Human Breast Cancer. *Cancer Research* 62(13) (2002) 3868–75.

Toden S, Goel A: The Holy Grail of Curcumin and Its Efficacy in Various Diseases: Is Bioavailability Truly a Big Concern? *Journal of Restorative Medicine* 6(1) (2017) 27–36.

Zhang L, Tang G, Wei Z: Prophylactic and Therapeutic Effects of Curcumin on Treatment-Induced Oral Mucositis in Patients with Head and Neck Cancer: A Meta-analysis of Randomized Controlled Trials. *Nutrition and Cancer* 73(5) (2021) 740–49.

LAPACHO

Jimenez-Gonzalez FJ et al.: Antioxidant, Antiinflammatory, and Antiproliferative Activity of Extracts Obtained from Tabebuia rosea (Bertol.) DC. *Pharmacognosy Magazine* 14(55) (2018) 25–31.

Mukherjee B, Telang N, Wong GYC: Growth Inhibition of Estrogen Receptor Positive Human Breast Cancer Cells by Taheebo from the Inner Bark of Tabebuia avellanedae tree. *International Journal of Molecular Medicine* 24(2) (2009) 253–60.

Panda SP, Panigrahy UP, Panda S, Jena BR: Stem Extract of Tabebuia chrysantha Induces Apoptosis by Targeting sEGFR in Ehrlich Ascites Carcinoma. *Journal of Ethnopharmacology* 235 (2019) 219–26.

Sandur SK, Ichikawa H, Sethi G et al.: Plumbagin (5-hydroxy-2-methyl1,4-naphthoquinone) Suppresses NF-κb Activation and NF-κb-Regulated Gene Products through Modulation of p65 and Iκbα Kinase Activation, Leading to Potentiation of Apoptosis Induced by Cytokine and Chemotherapeutic Agents. *Journal of Biological Chemistry* 281(25) (2006) P17023–33.

Zhang J, Hunto ST, Yang Y, Lee J, Cho JY: Tabebuia impetiginosa: A Comprehensive Review on Traditional Uses, Phytochemistry, and Immunopharmacological Properties. *Molecules* 25(18) (2020).

MAGNOLIA

Arora S, Singh S, Piazza GA et al.: Honokiol: A Novel Natural Agent for Cancer Prevention and Therapy. *Current Molecular Medicine* (July 23, 2012).

Garcia A et al.: Honokiol Suppresses Survival Signals Mediated by Ras-Dependent Phospholipase D Activity in Human Cancer Cells. *Clinical Cancer Research* 14(13) (2008) 4267–74.

Hou W et al.: Synergistic Antitumor Effects of Liposomal Honokiol Combined with Adriamycin in Breast Cancer Models. *Phytotherapy Research* 22(8) (2008) 1125–32.

Hou YC, Chao PD, Chen SY: Honokiol and Magnolol Increased Hippocampal Acetylcholine Release in Freely-Moving Rats. *American Journal of Chinese Medicine* 28(3/4) (2000) 379–84.

Jiang QQ, Fan LY, Yang GL rt al.: Improved Therapeutic Effectiveness by Combining Liposomal Honokiol with Cisplatin in Lung Cancer Model. *BMC Cancer* 8 (August 16, 2008) 242.

Kuribara M, Kuribara H: Overview of the Pharmacological Features of Honokiol Yuji. *CNS Drug Reviews* 6(1) (2000) 35–44.

Liou KT, Shen YC, Chen CF, Tsao CM, Tsai SK: Honokiol Protects Rat Brain from Focal Cerebral Ischemia-Reperfusion Injury by Inhibiting Neutrophil Infiltration and Reactive Oxygen Species Production. *Brain Research* 992 (2) (2003) 159–66.

Liu H et al.: Anti-tumor Effect of Honokiol Alone and in Combination with Other Anticancer Agents in Breast Cancer. *European Journal of Pharmacology* 591(1–3) (2008) 43–51.

Park EJ, Kim SY, Zhao YZ, Sohn DH: Honokiol Reduces Oxidative Stress, c-Jun-NH2-Terminal Kinase Phosphorylation and Protects against Glycochenodeoxycholic Acid-Induced Apoptosis in Primary Cultured Rat Hepatocytes. *Planta Medica* 72(7) (2006) 661–64.

Schühly W, Khan SI, Fischer NH: Neolignans from North American Magnolia Species with Cyclooxygenase 2 Inhibitory Activity. *Inflammo-pharmacology* 17(2) (2009) 106–10.

Teng C-M, Chen C-C, Ko F-N et al.: Two Antiplatelet Agents from Magnolia officinalis. *Thrombosis Research* 50(6) (1988) 757–65.

Tse AK, Wan CK, Zhu GY et al.: Magnolol Suppresses NF-kappaB Activation and NF-KappaB Regulated Gene Expression through Inhibition of IkappaB kinase Activation. *Molecules and Immunology* 44(10) (2007) 2647–58.

Wang Y, Yang Z, Zhao X: Honokiol Induces Paraptosis and Apoptosis and Exhibits Schedule-Dependent Synergy in Combination with Imatinib in Human Leukemia Cells. *Toxicology Mechanisms and Methods* 20(5) (2010) 234–41.

Woodbury A, Yu SP, Wei L, García P: Neuro-modulating Effects of

Honokiol: A Review. *Frontiers in Neurology* 4 (2013) 130.

Xu Q et al.: Antidepressant-like Effects of the Mixture of Honokiol and Magnolol from the Barks of Magnolia officinalis in Stressed Rodents. *Progress in Neuropsychopharmacology and Biological Psychiatry* (November 28, 2007).

MUTTERKRAUT

Curry EA 3rd, Murry DJ, Yoder C, Fife K et al.: Phase I Dose Escalation Trial of Feverfew with Standardized Doses of Parthenolide in Patients with Cancer. *Investigative New Drugs* 22(3) (2004) 299–305.

Czyz M, Lesiak-Mieczkowska K, Koprowska K, Szulawska-Mroczek A, Wozniak M: Cell Context-Dependent Activities of Parthenolide in Primary and Metastatic Melanoma Cells. *British Journal of Pharmacology* 160 (2010) 1144–57.

Dawood M, Ooko E, Efferth T: Collateral Sensitivity of Parthenolide via NF-κB and HIF-a Inhibition and Epigenetic Changes in Drug-Resistant Cancer Cell Lines. *Frontiers in Pharmacology* 10 (2019) 542.

Jin P, Madieh S, Augsburger LL: The Solution and Solid State Stability and Excipient Compatibility of Parthenolide in Feverfew. *American Association of Pharmaceutical Scientists* 8(4) (2007) 200.

Loesche W, Mazurov AV, Voyno-Yasenetskaya TA et al.: Feverfew—An Antithrombotic Drug? *Folia Haematologica* 115(1–2) (1988) 181–84.

Pareek A, Suthar M, Rathore GS, Bansal V: Feverfew (Tanacetum parthenium L.) A Systemic Review. *Pharmacognosy Review* 5(9) (2011). doi: 10.4103/0973-7847.79105

Sztiller-Sikorska M, Czyz M: Parthenolide as Cooperating Agent for Anti-cancer Treatment of Various Malignancies. *Pharmaceuticals* 13(8) (2020) 194.

Xu S, Li X, Liu Y et al.: Inflammasome Inhibitors Promising Therapeutic Approaches against Cancer. *Journal of Hematology and Oncology* 12(64) (2019).

PROPOLIS

Akyol S et al.: Caffeic Acid Phenethyl Ester as a Protective Agent against Nephrotoxicity and/or Oxidative Kidney Damage: A Detailed Systematic Review. *Scientific World Journal* 2014(16) (2014) art. ID 561971.

Chu Joe Hing Kwok (eds.) Propolis. Complementary and Alternative Healing University Dictionary of Chinese Herbs (2016). http://alternativehealing.org/propolis.htm

De Almeida EC, Menezes H: Antiinflammatory Activity of Propolis Extracts: A Review. Journal of Venomous Animals and Toxins 8(2) (2002).

Kabała-Dzik A et al.: Flavonoids, Bioactive Components of Propolis, Exhibit Cytotoxic Activity and Induce Cell Cycle Arrest and Apoptosis in Human Breast Cancer Cells MDA-MB-231 and MCF-7—A Comparative Study. *Cellular and Molecular Biology* 64(8) (2018).

Kabała-Dzik A, Rzepecka-Stojko A, Kubina Ret al.: Caffeic Acid versus Caffeic Acid Phenethyl Ester in the Treatment of Breast Cancer MCF-7 Cells: Migration Rate Inhibition. *Integrative Cancer Therapies* 17(4) (2018) 1247–59.

Król W et al.: Propolis: Properties, Application, and Its Potential. *Evidence-Based Complementary and Alternative Medicine* 2013 (2013) art. ID 807578.

Kuo CC, Wang RH, Wang HH et al.: Meta-analysis of Randomized Controlled Trials of the Efficacy of Propolis Mouthwash in Cancer Therapy-Induced Oral Mucositis. *Supportive Care in Cancer* 26 (2018) 4001–9.

Muli EM, Maingi JM: Antibacterial Activity of Apis mellifera L. Propolis Collected in Three Regions of Kenya. *Journal of Venomous Animals and Toxins including Tropical Diseases* 13(3) (2007).

Murtaza G et al.: Caffeic Acid Phenethyl Ester and Therapeutic Potentials. *BioMedical Research International* 2014 (2014) art. ID 145342.

Salehi B, Venditti A, Sharifi-Rad M et al.: The Therapeutic Potential of Apigenin. *International Journal of Molecular Science* 20(6) (2019) 1305.

Sawaya ACHF, da Silva CI, Barbosa, Marcucci MC: Analytical Methods Applied to Diverse Types of Brazilian Propolis. *Chemistry Central Journal* 5(2)7 (2011).

Wezgowiec J et al.: Polish Propolis—Chemical Composition and Biological Effects in Tongue Cancer Cells and Macrophages. *Molecules* 25(10) (2020) 2426.

Yordanov Y: Caffeic Acid Phenethyl Ester (CAPE) Pharmacodynamics and Potential for Therapeutic Application. *Pharmacia* 66(3) (2019) 107–14.

Zhou X, Wang F, Zhou R, Song X, Xie M: Apigenin: A Current Review on Its Beneficial Biological Activities. *Journal of Food Biochemistry* 41 (2017) e12376.

ROSSKASTANIE

Hadi M, Hameed IH, Hussein HJ: Antimicrobial, Anti-inflammatory Effect and Cardiovascular Effects of Garlic: Allium sativum. *Research Journal of Pharmacy and Technology* 10(11) (2017).

Miraghajani M, Rafie N, Hajianfar H et al.: Aged Garlic and Cancer: A Systematic Review. *International Journal of Preventative Medicine* 9 (2018) 84.

Na WJ, Kang YE: Aesculetin Inhibits Bone Resorption through Down-regulating Differentiation and Lysosomal Formation in Osteoclasts. *Current Developments in Nutrition* 4(suppl. 2) (2020) 442.

Petrovic V et al.: Anti-cancer Potential of Homemade Fresh Garlic Extract Is Related to Increased Endoplasmic Reticulum Stress. *Nutrients* 10(4) (2018) 450.

Sharma P, Shimura T, Banwait JK, Goel A: Andrographis-Mediated Chemosensitization through Activation of Ferroptosis and Suppression of B-catenin/ Wnt-Signaling Pathways in Colorectal Cancer. *Carcinogenesis* 41(10) (2020) 1385–94.

Shimura T, Sharma P, Sharma GG et al.: Enhanced Anti-cancer Activity of Andrographis with Oligomeric Proanthocyanidins through Activation of Metabolic and Ferroptosis Pathways in Colorectal Cancer. *Science Report* 11 (2021) 7548.

Zhang Y et al.: Phytochemicals of Garlic: Promising Candidates for Cancer Therapy. *Biomedicine & Pharmacotherapy* 123 (2020) 109730.

Zhou XY, Fu FH, Li Z, Dong QJ et al.: Escin, a Natural Mixture of Triterpene Saponins, Exhibits Antitumor Activity against Hepatocellular Carcinoma. *Planta Medica* 75(15) (2009) 1580–85.

ROTKLEE

Akbaribazm M, Khazaei MR, Khazaei F, Khazaei M: Doxorubicin and Trifolium pratense L. (Red Clover) Extract Synergistically Inhibits Brain and Lung Metastases in 4T1 Tumor-Bearing BALB/c Mice. *Food Science and Nutrition* 8(10) (2020) 5557–70.

Budryn G, Grzelczyk J, Pérez-Sánchez H: Binding of Red Clover Isoflavones to Actin as a Potential Mechanism of Anti-metastatic Activity Restricting the Migration of Cancer Cells. *Molecules* 23 (2018) 2471.

Cassileth BR: Red Clover (Trifolium pratense). *Oncology* 24(10) (2010).

Kolodziejczyk-Czepas J: Trifolium species—The Latest Findings on Chemical Profile, Ethnomedicinal Use and Pharmacological Properties. *Journal of Pharmacy and Pharmacology* 68(7) (2016) 845–61.

Krenn L, Paper DH: Inhibition of Angiogenesis and Inflammation by an Extract of Red Clover (Trifolium pratense L.). *Phytomedicine* 16(12) (2009) 1083–88.

Mannella P et al.: Effects of Red Clover Extracts on Breast Cancer Cell Migration and Invasion. *Gynecological Endocrinology* 28(1) (2012) 29–33.

Memorial Sloan Kettering Medical Education. Red Clover. https://www.mskcc.org/cancer-care/integrative-medicine/herbs/red-clover.

Mu H, Bai YH, Wang ST, Zhu ZM, Zhang YW: Research on Antioxidant Effects and Estrogenic Effect of Formononetin from Trifolium pratense (Red Clover). *Phytomedicine* 16(4) (2009) 314–19.

Occhiuto F: Effects of Phytoestrogenic Isoflavones from Red Clover (Trifolium pratense L.) on Experimental Osteoporosis. *Phytotherapy Research* 21(2) (2007) 130–34.

Powles TJ, Howell A, Evans DG et al.: Red Clover Isoflavones Are Safe and Well Tolerated in Women with a Family History of Breast Cancer. *Menopause International* 14(1) (2008) 6–12.

Sivoňová MK, Kaplán P, Tatarková Z et al.: Androgen Receptor and Soy Isoflavones in Prostate Cancer (Review). *Molecular and Clinical Oncology* 10(2) (2019) 191–204.

Zhang H: Extraction, Purification, Hypoglycemic and Antioxidant Activities of Red Clover (Trifolium pratense L.) Polysaccharides. *International Journal of Biological Macromolecules* 148 (2020) 750–60.

ROTWURZELSALBEI

Chun-Yan S et al.: Salvia miltiorrhiza Traditional Medicinal Uses, Chemistry, and Pharmacology. *Chinese Journal of Natural Medicines* 13(3) (2015) 163–82.

Fan G, Zhu Y, Guo H, Wang X et al.: Direct Vasorelaxation by a Novel Phytoestrogen, Tanshinone IIA Is Mediated by Nongenomic Action of Estrogen Receptor through Endothelial Nitric Oxide Synthase Activation and Calcium Mobilization. *Journal of Cardiovascular Pharmacology* 57(3) (2011) 340–47.

He Y et al.: Salvianolic Acid B Attenuates Epithelial-Mesenchymal Transition in Renal Fibrosis Rats through Activating Sirt1-Mediated Autophagy. *Biomedicine & Pharmacotherapy* 128 (2020) 110241.

Jiang Z, Gao W, Huang L: Tanshinones, Critical Pharmacological Components in Salvia miltiorrhiza. *Frontiers in Pharmacology* 10 (2019) 202.

Wang L, Ma R, Liu C et al.: Salvia miltiorrhiza A Potential Red Light to the Development of Cardiovascular Diseases. *Current Pharmaceutical Design* 23(7) (2017) 1077–97.

Zhou S, Shao W, Duan C: Observation of Preventing and Treating Effect of Salvia miltiorrhiza Composita on Patients with Ischemic Coronary Heart Disease Undergoing Non-heart Surgery. *Zhongguo Zhong Xi Yi Jie He Za Zhi (Chinese)* 19(2) (1999) 75–76.

SANDDORN

Hussain SZ, Naseer B, Qadri T et al.: Seabuckthorn (Hippophae tibetana)—Morphology, Taxonomy, Composition and Health Benefits. In Fruits Grown in Highland Regions of the Himalayas. Springer Cham, 2021. https://doi.org/10.1007/978-3-030-75502-7

Ivanišová E, Blašková M, Terentjeva M et al.: Biological Properties of Sea Buckthorn (Hippophae rhamnoides L.) Derived Products. *Acta Scientiarum Pololonorum Technologia Alimentaria* 19(2) (2020) 195–205.

Kuduban O, Mazlumoglu M, Recai Kuduban et al.: The Effect of Hippophae rhamnoides Extract on Oral Mucositis Induced in Rats with Methotrexate. *Journal of Applied Oral Science* 24(5) (2016)) 423–30. https://doi.org/10.1590/1678-775720160139

Ma X, Moilanen J, Laaksonen O et al.: Phenolic Compounds and Antioxidant Activities of Tea-Type Infusions Processed from Sea Buckthorn (Hippophaë rhamnoides) Leaves. *Food Chemistry* 272 (2019) 1–11.

Pundir S, Garg P, Dviwedi A et al.: Ethnomedicinal Uses, Phytochemistry and Dermatological Effects of Hippophae rhamnoides L.: A Review. *Journal of Ethnopharmacology* 266 (2021) 113434.

Rathor R, Sharma P, Suryakumar G, et al.: A Pharmacological Investigation of Hippophae sal-icifolia (HS) and Hippophae rhamnoides turkestanica (HRT) against Multiple Stress (C-H-R) An Experimental Study Using Rat Model. *Cell Stress and Chaperones* 20 (2015) 821–31.

Saggu S, Divekar HM, Gupta V et al.: Adaptogenic and Safety Evaluation of Seabuckthorn (Hippophae rhamnoides) Leaf Extract: A Dose Dependent Study. *Journal of Food and Chemical Toxicology* 45(4) (2007) 609–17.

Seo DY, Lee SR, Heo JW et al.: Ursolic Acid in Health and Disease. *Korean Journal of Physiology and Pharmacology* 22(3) (2018) 235–48.

Solà Marsiñach M, Cuenca AP: The Impact of Sea Buckthorn Oil Fatty Acids on Human Health. *Lipids in Health and Disease* 18 (2019) 145.

Upadhyay N et al.: Safety and Healing Efficacy of Sea Buckthorn (Hippophae rhamnoides L.) Seed Oil on Burn Wounds in Rats. *Food and Chemical Toxicology* 47(6) (2009) 1146–53.

Zielińska A, Nowak I: Abundance of Active Ingredients in Sea-Buckthorn Oil. *Lipids in Health and Disease* 16(1) (2017) 95.

SCHWARZKÜMMEL

Ahmad A, Husain A, Mujeeb M et al.: A Review on Therapeutic Potential of Nigella sativa: A Miracle Herb. *Asian Pacific Journal of Tropical Biomedicine* 3(5) (2013) 337–52.

Arafa E-SA et al.: Thymoquinone Up-regulates PTEN Expression and Induces Apoptosis in Doxorubicin-Resistant Human Breast Cancer Cells. *Mutation Research* 706(1/2) (2011) 28–35.

Asgary S, Sahebkar A, Goli-malekabadi N: Ameliorative Effects of Nigella sativa on Dyslipidemia. *Journal of Endocrinology Investigation* 38 (2015) 1039–46.

Bamosa A, Ali BA, Sowayan S: Effect of Oral Ingestion of Nigella sativa Seeds on Some Blood Parameters. *Saudi Pharmacology Journal* 5 (1997) 126–29.

Banerjee S et al.: Antitumor Activity of Gemcitabine and Oxaliplatin Is Augmented by Thymoquinone in Pancreatic Cancer. *Cancer Research* 69(13) (2009) 5575–83.

Demir E, Taysi S, Ulusal H et al.: Nigella sativa Oil and Thymoquinone Reduce Oxidative Stress in the Brain Tissue of Rats Exposed to Total Head Irradiation. *International Journal of Radiation Biology* 96(2) (2020) 228–35.

Effenberger-Neidnicht K, Schobert R: Combinatorial Effects of Thymoquinone on the Anti-cancer Activity of Doxorubicin. *Cancer Chemotherapy and Pharmacology* 67(4) (2011) 867–74.

Goyal SN, Prajapati CP, Gore PR et al.: Therapeutic Potential and Pharmaceutical Development of Thymoquinone: A Multitargeted Molecule of Natural Origin. *Frontiers in Pharmacology* (2017).

Khader M, Eckl PM: Thymoquinone: An Emerging Natural Drug with a Wide Range of Medical Applications. *Iran Journal of Basic Medical Science* 17(12) (2014) 950–57.

Kumar G, Gupta P: Mutagenic Efficiency of Lower Doses of Gamma rays in Black Cumin (Nigella sativa L.). *Cytologia* 72(4) (2007).

Najmi A et al.: Therapeutic Effect of Nigella sativa in Patients of Poor Glycemic Control. *Asian Journal of Pharmaceutical and Clinical Research* 5(suppl. 3) (2012).

Sabzghabaee AM, Dianatkhah M, Sarrafzadegan N et al.: Clinical Evaluation of Nigella sativa Seeds for the Treatment of Hyperlipidemia: A Randomized, Placebo Controlled Clinical Trial. *Medical Archives (Sarajevo)* 66(3) (2012) 198.

Sahebkar A, Beccuti G, Simental-Mendía LE et al.: Nigella sativa (Black Seed) Effects on Plasma Lipid Concentrations in Humans: A Systematic Review and Meta-analysis of Randomized Placebo-Controlled Trials. *Pharmacological Research* 106 (2016) 37–50.

Salem EM, Yar T, Bamosa AO et al.: Comparative Study of Nigella sativa and Triple Therapy in Eradication of Helicobacter pylori on Patients with Non-ulcer Dyspepsia. *Saudi Journal of Gastroenterology* 16(3) (2010) 207–14.

Zaoui A, Cherrah Y, Mahassini N et L.: Acute and Chronic Toxicity of Nigella sativa Fixed Oil. *Phytomedicine* 9(1) (2002) 69–74.

TULSI

Baliga MS et al.: Ocimum sanctum L (Holy Basil or Tulsi) and Its Phytochemicals in the Prevention and Treatment of Cancer. *Nutrition and Cancer* 65(suppl. 1) (2013) 26–35.

Baliga MS, Rao S, Rai MP, D'souza P: Radio Protective Effects of the Ayurvedic Medicinal Plant Ocimum sanctum Linn. (Holy Basil) A Memoir. *Journal of Cancer Research and Therapy* 12 (2016) 20–27.

Cohen MM: Tulsi—Ocimum sanctum: A Herb for All Reasons. *Journal of Ayurveda and Integrative Medicine* 5(4) (2014) 251–59.

Joseph B, Nair VM: Ocimum sanctum Linn. (Holy Basil) Pharmacology behind Its Anticancerous Effect. *International Journal of Pharma and Bio Sciences* 4(2) (2013) 556–75.

Mishra M: Tulsi to Save Taj Mahal from Pollution Effects. *Times of India*, December 12, 2008.

Reshma K, Rao AV, Dinesh M, Vasudevan DM: Radioprotective Effects of Ocimum Flavonoids on Leukocyte Oxidants and Antioxidants in Oral Cancer. *Indian Journal of Clinical Biochemistry* 23(2) (2008) 171–75.

Sah AK, Vijaysimha M, Mahamood M: The Tulsi, Queen of Green Medicines: Biochemistry and Pathophysiology—A Review. *International Journal of Pharmaceutical Sciences Review and Research* 50(2), art. no. 16 (2018) 106–14.

Shimizu T et al.: Holy Basil Leaf Extract Decreases Tumorigenicity and Metastasis of Aggressive Human Pancreatic Cancer Cells In Vitro and In Vivo: Potential Role in Therapy. *Cancer Letters* 336(2) (2013) 270–80.

Shukla ST et al.: Hepatoprotective and Antioxidant Activities of Crude Fractions of Endophytic Fungi of Ocimum sanctum Linn. in Rats. *Oriental Pharmacy and Experimental Medicine* 12 (2012) 81–91.

Singh MP: Tulsi: A Herbal Remedy For Immunity Booster. *World Journal of Pharmaceutical Research* 10(2) (2020) 801–6.

Thokchom SD, Gupta S, Kapoor R: Arbuscular Mycorrhiza Augments Essential Oil Composition and Antioxidant Properties of Ocimum tenuiflorum L.—A Popular Green Tea Additive. *Industrial Crops and*

Products 153 (2020) 112418.

WEIHRAUCH

Poornima BN, Farah D: Activities of Cinnamaldehyde from Boswellia serrata on MCF-7 Breast Cancer Cell Line. *International Journal of Scientific Research in Biological Sciences* 7(4) (2020) 35–43.

Yadav VR, Prasad S, Sung B et al.: Boswellic Acid Inhibits Growth and Metastasis of Human Colorectal Cancer in Orthotopic Mouse Model by Downregulating Inflammatory, Proliferative, Invasive and Angiogenic Biomarkers. *International Journal of Cancer* 130(9) (2012) 2176–84.

HEILPILZE

Blagodatski A, Yatsunskaya M, Mikhailova V et al.: Medicinal Mushrooms as an Attractive New Source of Natural Compounds for Future Cancer Therapy. *Oncotarget* 9(49) (2018) 29259–74.

Borodina I, Kenny L, McCarthy C et al.: The Biology of Ergothioneine, an Antioxidant Nutraceutical. *Nutrition Research Reviews* 33(2) (2020) 190–217.

Bretz D: Immunregulation durch Mykotherapie. Auswahl und Kombination sinnvoller Pilzarten in der Onkologie. *Naturheilpraxis* 76(9) (2023) 54–57.

Elkhateeb WA, Daba GM: Review: The Endless Nutritional and Pharmaceutical Benefits of the Himalayan Gold, Cordyceps; Current Knowledge and Prospective Potentials. *Biofarmasi Journal of Natural Products Biochemistry* 18 (2020) 70–77.

Halliwell B, Cheah IK, Tang RMY: Ergothioneine—A Diet-Derived Antioxidant with Therapeutic Potential. *Federation of European Biochemical Societies Letters* 592 (2018) 3357–66.

Hassan MA, Rouf R, Tiralongo E et al.: Mushroom Lectins: Specificity, Structure and Bioactivity Relevant to Human Disease. *International Journal of Molecular Sciences* 16(4) (2015) 7802–38. https://doi.org/10.3390/ijms16047802

Hobbs C: Ganzheitliche Anwendung von Heilpilzen. Herba Press, 2022.

Rogers RD: Medicinal Mushrooms: The Human Clinical Trials. Prairie Deva Press, 2020.

Wormer EJ: Pilzmedizin – 5.000 Jahre Do-it-yourself. *Nexus* 76(4) (2023) 47–52.

Wormer EJ: Ganzheitliche Pilzmedizin. *Naturheilpraxis* 76(4) (2023) 47–52.

Zeb M, Lee CH: Medicinal Properties and Bioactive Compounds from Wild Mushrooms Native to North America. *Molecules* 26(2) (2021) 251.

ONKOLOGISCHE PHYTOTHERAPIE

Abotaleb M, Samuel SM, Varghese E et al.: Flavonoids in Cancer and Apoptosis. *Cancers (Basel)* 11(1) (2018) 28.

Alviano CS et al.: Antimicrobial Activity of Croton cajucara Benth Linalool-Rich Essential Oil on Artificial Biofilms and Planktonic Microorganisms. *Molecular Oral Microbiology Journal* 20(2) (2005) 101–5.

Association of Accredited Naturopathic Medical Colleges. The Therapeutic Order. 2019. https://aanmc.org/featured-articles/therapeutic-order/

Bone KM: Potential Interaction of Ginkgo biloba Leaf with Antiplatelet or Anticoagulant Drugs: What Is the Evidence? *Molecular Nutrition and Food Research* 52(7) (2008) 764–71.

Boyle P et al.: Endogenous and Exogenous Testosterone and the Risk of Prostate Cancer and Increased Prostate-Specific Antigen (PSA) Level: A Meta-analysis. *British Journal of Urology International* 118(5) (2016) 731–41.

Brahmbhatt M, Gundala SR, Asif G et al.: Ginger Phytochemicals Exhibit Synergy to Inhibit Prostate Cancer Cell Proliferation. *Nutrition and Cancer* 65(2) (2013) 263–72.

Caesar LK, Cech NB: Synergy and Antagonism in Natural Product Extracts: When 1 + 1 Does Not Equal 2. *Natural Products Report* 36 (2019) 869–88.

Chen M, May BH, Zhou IW et al.: FOLFOX 4 Combined with Herbal Medicine for Advanced Colorectal Cancer: A Systematic Review. *Phytotherapy Research* 28(7) (2014) 976–91.

Chen M, May BH, Zhou IW et al.: Oxaliplatin-Based Chemotherapy Combined with Traditional Medicines for Neutropenia in Colorectal Cancer: A Meta-analysis of the Contributions of Specific Plants. *Critical Reviews in Oncology and Hematology* 105 (2016) 18–34.

Chen P, Ni W, Xie T, Sui X: Meta-analysis of 5-Fluorouracil-Based Chemotherapy Combined with Traditional Chinese Medicines for Colorectal Cancer Treatment. *Integrative Cancer Therapeutics* 18 (2019) 1534735419828824.

Chopra B, Dhingra AK, Dhar KL, Nepali K: Emerging Role of Terpenoids for the Treatment of Cancer: A Review. *Mini Reviews of Medicinal Chemistry* 21(16) (2021) 2300–36.

Costa ML et al.: Hepatotoxicity Induced by Paclitaxel Interaction with Turmeric in Association with a Microcystin from a Contaminated Dietary Supplement. *Toxicon* 150 (2018) 207–11.

Cui Y, Shu XO, Gao YT et al.: Association of Ginseng Use with Survival and Quality of Life among Breast Cancer Patients. *American Journal of Epidemiology* 163(7) (2006) 645–53.

Demiroglu-Zergeroglu A, Basara-Cigerim B, Kilic E, Yanikkaya-Demirel G: The Investigation of Effects of Quercetin and Its Combination with Cisplatin on Malignant Mesothelioma Cells In Vitro. *Journal of Biomedicine and Biotechnology* (2010) 851589.

Dhandapani KM, Mahesh VB, Brann DW: Curcumin Suppresses Growth and Chemoresistance of Human Glioblastoma Cells via AP-1 and NFkappaB Transcription Factors. *Journal of Neurochemistry* 102(2) (2007) 522–38.

Du B, Jiang L, Xia Q, Zhong L: Synergistic Inhibitory Effects of Curcumin and 5-Fluorouracil on the Growth of the Human Colon Cancer Cell Line HT-29. *Chemotherapy* 52(1) (2006) 23–28.

Finnell JS, Snider P, Myers SP, Zeff J: A Hierarchy of Healing: Origins of the Therapeutic Order and Implications for Research. *Integrative Medicine* 18(3) (2019) 54–59.

Ganesan K, Xu B: Telomerase Inhibitors from Natural Products and Their Anticancer Potential. *International Journal of Molecular Science* 19(1) (2017) 13.

Gilbert B, Alves L: Synergy in Plant Medicines. *Current Medicinal Chemistry* 10(1) (2003) 13–20.

Hemalswarya S, Doble M: Potential Synergism of Natural Products in the Treatment of Cancer. *Phytotherapy Research* 20(4) (2006) 239–49.

Ide H et al.: Combined Inhibitory Effects of Soy Isoflavones and Curcumin on the Production of Prostate-Specific Antigen. *Prostate* 70(10) (2010) 1127–33.

Jian B, Zhang H, Han C, Liu J: Anti-cancer Activities of Diterpenoids Derived from Euphorbia fischeriana Steud. *Molecules* 23(2) (2018) 387.

Junio HA et al.: Synergy Directed Fractionation of Botanical Medicines: A Case Study with Goldenseal (Hydrastis canadensis). *Journal of Natural Products* 74(7) (2011) 1621–29.

Kapadia GJ, Rao GS, Ramachandran C, Iida A, Suzuki N, Tokuda HS: Synergistic Cytotoxicity of Red Beetroot (Beta vulgaris L.) Extract with Doxorubicin in Human Pancreatic, Breast and Prostate Cancer Cell Lines. *Journal of Complementary and Integrative Medicine* (June 26, 2013).

Kim JM, White RH: Effect of Vitamin E on the Anticoagulant Response to Warfarin. *American Journal of Cardiology* 77(7) (1996) 545–46.

Kuttan G, Pratheeshkumar P, Manu KA, Kuttan R: Inhibition of Tumor Progression by Naturally Occurring Terpenoids. *Pharmaceutical Biology* 49(10) (2011) 995–1007.

Lee GY, Lee JJ, Lee SM: Antioxidant and Anticoagulant Status Were Improved by Personalized Dietary Intervention Based on Biochemical and Clinical Parameters in Cancer Patients. *Nutrition & Cancer* 67(7) (2015) 1083–92.

Liu RH: Potential Synergy of Phytochemicals in Cancer Prevention: Mechanism of Action. *Journal of Nutrition* 134(12 suppl.) (2004) 3479S–85S.

Marshall K: Therapeutic Applications of Whey Protein. *Alternative Medicine Review* 9(2) (2004).

McCulloch M, See C, Shu XJ et al.: Astragalus-Based Chinese Herbs and Platinum-Based Chemotherapy for Advanced Non-Small-Cell Lung Cancer: Meta-analysis of Randomized Trials. *Journal of Clinical Oncology* 24(3) (2006) 419–30.

Mundy L, Pendry B, Rahman M: Antimicrobial Resistance and Synergy in Herbal Medicine. *Journal of Herbal Medicine* 6(2) (2016) 53–58.

Owens C, Baergen R, Puckett D: Acute, Dose-Dependent Cognitive Effects of Ginkgo biloba, Panax ginseng and Their Combination in Healthy Young Volunteers: Online Sources of Herbal Product Information. *American Journal of Medicine* 127(2) (2014) 109–15.

Pezzani R, Salehi B, Vitalini S et al.: Synergistic Effects of Plant Derivatives and Conventional Chemotherapeutic Agents: An Update on the Cancer Perspective. *Medicina (Kaunas, Lithuania)* 55(4) (2019) 110.

Scholey A, Kennedy DO: Differential Interactions with Cognitive Demand. *Human Psychopharmacology Clinical and Experimental* 17(1) (2001) 35–44.

Selvakumar K, Sunil Kumar A, Aiswarya Gandhi R, Geetha, M: Synergic Antioxidant Efficiency of Ginger and Green Tea Phytomolecular Complex. *Asian Journal of Plant Science and Research* 5(11) (2015) 46–52.

Wagner H: Synergy Research: Approaching a New Generation of Phytopharmaceuticals. *Fitoterapia* 82 (2011) 34–37.

Williamson EM: Synergy and Other Interactions in Phytomedicines. *Phytomedicine* 8(5) (2001) 401–9.

Yang Y, Zhang Z, Li S, Ye X, Li X, He K: Synergy Effects of Herb Extracts: Pharmacokinetics and Pharmacodynamic Basis. *Fitoterapia* 92 (2014) 133–47.

Yarnell Eric: Garlic (and Relatives), Platelets, and Combination with Anticoagulant Drugs. Bot Med Rocks website, May 28, 2022. https://www.botmed.rocks/garlic-platelets-anticoag-ulants.html

Yarnell E: Synergy in Herbal Medicines. *Journal of Restorative Medicine* 4(1) (2015) 60–73.

Zhou JR, Li L, Pan W: Dietary Soy and Tea Combinations for Prevention of Breast and Prostate Cancers by Targeting Metabolic Syndrome Elements in Mice. *American Journal of Clinical Nutrition* 86(3) (2007) s882–88.

SUPPLEMENTE UND HEILKRÄUTER : CHEMOTHERAPIE

Akbari S, Kariznavi E, Jannati M et al.: Curcumin as a Preventive or Therapeutic Measure for Chemotherapy and Radiotherapy Induced Adverse Reaction: A Comprehensive Review. *Food and Chemical Toxicology* 145 (2020) 111699.

Banerjee S et al.: Combinatorial Effect of Curcumin with Docetaxel Modulates Apoptotic and Cell Survival Molecules in Prostate Cancer. *Frontiers in Bioscience* 9 (2017) 235–45.

Biswal BM, Sulaiman SA, Ismail HC et al.: Effect of Withania somnifera (Ashwagandha) on the Development of Chemotherapy-Induced Fatigue and Quality of Life in Breast Cancer Patients. *Integrative Cancer Therapies* 12(4) (2013) 312–22.

Block KI, Koch AC, Mead MN et al.: Impact of Antioxidant Supplementation on Chemotherapeutic Toxicity: A Systematic Review of the Evidence from Randomized Controlled Trials. *International Journal of Cancer* 123(6) (2008) 1227–39.

Cao A, He H, Wang Q et al.: Evidence of Astragalus Injection Combined Platinum-Based Chemotherapy in Advanced Non Small Cell Lung Cancer Patients: A Systematic Review and Meta-analysis. *Medicine* 98 (2019) e14798.

Cao J, Han J, Xiao H et al.: Effect of Tea Polyphenol Compounds on Anticancer Drugs in Terms of Anti-tumor Activity, Toxicology, and Pharmacokinetics. *Nutrients* 8(12) (2016) 762.

Di Minno A et al.: Old and New Oral Anticoagulants: Food, Herbal Medicines and Drug Interactions. *Blood Reviews* 31(4) (2017) 193–203.

Duan P, Wang ZM: Clinical Study on Effect of Astragalus in Efficacy Enhancing and Toxicity Reducing of Chemotherapy in Patients of Malignant Tumor. *Chinese Journal of Integrated Traditional and Western Medicine* 22(7) (2002) 515–17.

Funk JL, Frye JB, Oyarzo JN, Zhang, H., Timmermann, B. N. et al.: Anti-arthritic Effects and Toxicity of the Essential Oils of Turmeric (Curcuma longa L.). *Journal of Agriculture Food and Chemistry* 58 (2010) 842–49.

Ge J, Tan BX, Chen Y et al.: Interaction of Green Tea Polyphenol Epigallocatechin3-Gallate with Sunitinib: Potential Risk of Diminished Sunitinib Bioavailability. *Journal of Molecular Medicine* 89 (2011) 595–602.

Hudson A et al.: A Review of the Toxicity of Compounds Found in Herbal Dietary Supplements. *Planta Medica* 84(9/10) (2018) 613–26.

Kalluru H, Kondaveeti SS, Telapolu S et al.: Turmeric Supplementation Improves the Quality of Life and Hematological Parameters in Breast Cancer Patients on Paclitaxel Chemotherapy: A Case Series. *Complementary Therapies in Clinical Practice* 41 (2020) 101247.

Kang Y et al.: Curcumin Sensitizes Human Gastric Cancer Cells to 5-Fluorouracil through Inhibition of the NFκB Survival-Signaling Pathway. *Oncology Targets and Therapeutics* 9 (2016) 7373–84.

Lin NH, Yang HW, Su YJ, Chang CW: Herb Induced Liver Injury after Using Herbal Medicine: A Systematic Review and Case-Control Study. *Medicine (Baltimore)* 98(13) (2019) e14992.

Levy TE: Superheilmittel Vitamin C. Kopp 2017.

Lin S et al.: Meta-analysis of Astragalus-Containing Traditional Chinese Medicine Combined with Chemotherapy for Colorectal Cancer: Efficacy and Safety to Tumor Response. *Frontiers in Oncology* (August 13, 2019).

Simone CB, Simone NL, Simone V, Simone CB: Antioxidants and Other Nutrients Do Not Interfere with Chemotherapy or Radiation Therapy and Can Increase Kill and Increase Survival. Parts 1 and 2. *Alternative Therapies in Health and Medicine* 13(1) (2007) 22–28; 13(2) (2007) 40–47.

Singh K, Bhori M, Kasu YA et al.: Antioxidants as Precision Weapons in War against Cancer Chemotherapy Induced Toxicity—Exploring the Armoury of Obscurity. *Saudi Pharmaceutical Journal* 26(2) (2018) 177–90.

Singh NP, Lai HC: Synergistic Cytotoxicity of Artemisinin and Sodium Butyrate on Human Cancer Cells. *Anticancer Research* 25(6B) (2005) 4325–31.

Tan BL, Norhaizan ME: Curcumin Combination Chemotherapy: The Implication and Efficacy in Cancer. *Molecules* 24(14) (2019) 2527.

Wang SF, Wang Q, Jiao LJ et al.: Astragalus-Containing Traditional Chinese Medicine, with and without Prescription Based on Syndrome Differentiation, Combined with Chemotherapy for Advanced Non-Small-Cell Lung Cancer: A Systemic Review and Meta-analysis. *Currents in Oncology* 23(3) (2016) e188–95.

Yiannakopoulou EC: Interaction of Green Tea Catechins with Breast Cancer Endocrine Treatment: A Systematic Review. *Pharmacology* 94 (2014) 245–48.

Zhang P et al.: Curcumin Synergizes with 5-Fluorouracil by Impairing AMPK/ULK1Dependent Autophagy, AKT Activity and Enhancing Apoptosis in Colon Cancer Cells with Tumor Growth Inhibition in Xenograft Mice. *Journal of Experimental Clinical Cancer Research* 36 (2017) 190.

BUTYRATE

Banasiewicz T, Domagalska D, Borycka-Kiciak K et al.: Determination of Butyric Acid Dosage Based on Clinical and Experimental Studies—A Literature Review. *Przegląd Gastroenterologiczny* 15(2) (2020) 119–25.

Borycka-Kiciak K, Banasiewicz T, Rydzewska G: Butyric Acid—A Well-Known Molecule Revisited. *Przegląd Gastroenterologiczny* 12(2) (2017) 83–89.

Cleophas MCP, Ratter JM, Bekkering S et al.: Effects of Oral Butyrate Supplementation on Inflammatory Potential of Circulating Peripheral Blood Mononuclear Cells in Healthy and Obese Males. *Science Reports* 9(1) (2019) 775.

Donohoe DR et al.: The Warburg Effect Dictates the Mechanism of Butyrate-Mediated Histone Acetylation and Cell Proliferation. *Molecular Cell* 48(4) (2012) 612–26.

Guan X et al.: A Double Edged Sword: The Role of Butyrate in the Oral Cavity and the Gut. *Molecular Oral Microbiology* (2020) 1–11.

McOrist AL et al.: Fecal Butyrate Levels Vary Widely Among Individuals but Are Usually Increased by a Diet High in Resistant Starch. *Journal of Nutrition* 141(5) (2011) 883–89.

Nakagawa H, Sasagawa S, Itoh K: Sodium Butyrate Induces Senescence and Inhibits the Invasiveness of Glioblastoma Cells. *Oncology Letters* 15(2) (2018) 1495–502.

Singh V, Yeoh BS, Vijay-Kumar M: Feed Your Gut with Caution! *Translational Cancer Research* 5(suppl. 3) (2016) S507–13.

Vernia P, Monteleone G, Grandinetti G et al.: Combined Oral Sodium Butyrate and Mesalazine Treatment Compared to Oral Mesalazine Alone in Ulcerative Colitis. *Digestive Diseases and Sciences* 45 (2000) 976–81.

TEAMWORK ONKOLOGIE

Adami H-O, Kalager M, Bretthauer M: The Future of Cancer Screening—Guided Without Conflicts of Interest. *JAMA Intern Med* August 28, 2023. doi:10.1001/jamainternmed.2023.4064

Abdulla SE, Haigentz M Jr, Piperdi B: Dermatologic Toxicities from Monoclonal Antibodies and Tyrosine Kinase Inhibitors against EGFR: Pathophysiology and Management. *Chemotherapy Research and Practice* (2012) 351210.

Adlard J et al.: Prediction of the Response of Colorectal Cancer to Systemic Therapy. *Lancet Oncology* 3 (2002) 75–82.

Ahmad A, Biersack B, Li Y et al.: Targeted Regulation of PI3K/Akt/mTOR/NF-κB Signaling by Indole Compounds and Their Derivatives: Mechanistic Details and Biological Implications for Cancer Therapy. *Anticancer Agents and Medicinal Chemistry* 13(7) (2013).

American Cancer Society. Cancer Treatment and Survivorship. https://www.cancer.org/content/dam/cancer-org/research/cancer-facts-and-statistics/ 2019-2021.pdf

Bachelder RE et al.: Vascular Endothelial Growth Factor Is an Autocrine Survival Factor for Neuropilin-Expressing Breast Carcinoma Cells. *Cancer Research* 61(15) (2001) 5736–40.

Blackwell K, Haroon Z, Broadwater G et al.: Plasma D-Dimer Levels in Operable Breast Cancer Patients Correlate with Clinical Stage and Axillary Lymph Node Status. *Journal of Clinical Oncology* 18(3) (2000) 600–608.

Borst P et al.: A Family of Drug Transporters: The Multidrug Resistance-Associated Proteins. *Journal of the National Cancer Institute* 92 (2000) 1295–302.

Chappell WH et al.: Ras/Raf/MEK/ ERK and PI3K/PTEN/Akt/mTOR Inhibitors: Rationale and Importance to Inhibiting These Pathways in Human Health. *Oncotarget* 2(3) (2011) 135–64.

Chen W, Lu Y, Chen G, Huang S: Molecular Evidence of Cryptotanshinone for Treatment and Prevention of Human Cancer. *Anticancer Agents in Medicinal Chemistry* 13(7) (2013) 979–87.

Chen X, Gole J, Gore A et al.: Non-invasive Early Detection of Cancer Four Years before Conventional Diagnosis Using a Blood Test. *Nature Communications* 11(1) (2020) 3475.

Chung YM et al.: Establishment and Characterization of 5-Fluorouracil-Resistant Gastric Cancer Cells. *Cancer Letters* 159(1) (2000) 95–101.

Colomer R, Menendez JA: Mediterranean Diet, Olive Oil and Cancer. *Clinical and Translational Oncology* 8(1) (2006) 15–21.

Dankort D et al.: Braf(V600E) Cooperates with Pten Loss to Induce Metastatic Melanoma. *Nature Genetics* 41(5) (2009) 544–52.

Dashwood RH, Ho E: Dietary Histone Deacetylase Inhibitors: From Cells to Mice to Man. *Seminars in Cancer Biology* (May 2007).

Davidovich S, Ben-Izhak O, Shapira M et al.: Overexpression of Skp2 Is Associated with Resistance to Preoperative Doxorubicin-Based Chemotherapy in Primary Breast Cancer. *Breast Cancer Research* 10(4) (2008) R63.

Duggan C et al.: Associations of Sex Steroid Hormones with Mortality in Women with Breast Cancer. *Breast Cancer Research and Treatment* 155(3) (2016) 559–67.

Efe D: Carbonic Anhydrase Enzyme Inhibition and Biological Activities of Satureja hortensis L. Essential Oil. *Industrial Crops and Products* 156 (2020) 112849.

Elimam DM et al.: Natural Inspired Piperine-Based Sulfonamides and Carboxylic Acids as Carbonic Anhydrase Inhibitors: Design, Synthesis and Biological Evaluation. *European Journal of Medicinal Chemistry* 225 (2021) 113800.

Hanhineva K et al.: Impact of Dietary Polyphenols on Carbohydrate Metabolism. *International Journal of Molecular Science* 11(4) (2010).

Huang S: Inhibition of PI3K/Akt/mTOR Signaling by Natural Products. *Anticancer Agents in Medicinal Chemistry* 13(7) (2013) 967–70.

Huang TH-W, Kota BP, Razmovski V, Roufogalis BD: Herbal or Natural Medicines as Modulators of Peroxisome Proliferator-Activated Receptors and Related Nuclear Receptors for Therapy of Metabolic Syndrome. *Basic & Clinical Pharmacology & Toxicology* 96 (2005) 3–14.

Ichikawa W et al.: Combination of Dihydropyrimidine Dehydrogenase and Thymidylate Synthase Gene Expressions in Primary Tumors as Predictive Parameters for the Efficacy of Fluoropyrimidine-Based Chemotherapy for Metastatic Colorectal Cancer. *Clinical Cancer Research* 9(2) (2003) 786–91.

Inoue-Narita, T., et al. Pten Deficiency in Melanocytes Results in Resistance to Hair Graying and Susceptibility to Carcinogen-Induced Melanomagenesis. *Cancer Research Journal* 68, no. 14 (2008).

Kanzaki A et al.: Expression of Uridine and Thymidine Phosphorylase Genes in Human Breast Carcinoma. *International Journal of Cancer* 97(5) (2002) 631–35.

Karakaya S et al.: Identification of Nonalkaloid Natural Compounds of Angelica purpurascens (Avé-Lall.) Gilli. (Apiaceae) with Cholinesterase and Carbonic Anhydrase Inhibition Potential. *Saudi Pharmaceutical Journal* 28(1) (2020) 1–14.

Kartal E, Schmidt TSB, Molina-Montes E et al.: A Faecal Microbiota Signature with High Specificity for Pancreatic Cancer. *Gut* 71 (2022). doi: 10.1136/gutjnl-2021-324755

Kim, TW, Joh EH, Kim B, Kim DH: Ginsenoside Rg5 Ameliorates Lung Inflammation in Mice by Inhibiting the Binding of LPS to Toll-Like Receptor-4 on Macrophages. *International Immunopharmacology* 12(1) (2012) 110–16.

Levine MAH et al.: Self-Reported Use of Natural Health Products: A Cross-Sectional Telephone Survey in Older Ontarians. *American Journal Geriatric Pharmacotherapy* 7(6) (2009) 383–92.

Lo YC, Cruz TF: Involvement of Reactive Oxygen Species in Cytokine and Growth Factor Induction of c-fos Expression in Chondrocytes. *American Society for Biochemistry and Molecular Biology* 270(20) (1995) 11727–30.

Mansouri A, Hachem LD, Mansouri S et al.: MGMT Promoter Methylation Status Testing to Guide Therapy for Glioblastoma: Refining the Approach Based on Emerging Evidence and Current Challenges. *Neurological Oncology* 21(2) (2019) 167–178.

Matsumoto M et al.: Toll-Like Receptor 3 Signal in Dendritic Cells Benefits Cancer Immunotherapy. *Frontiers in Immunology* 8 (2017).

Metzger R: High Basal Level Gene Expression of Thymidine Phosphorylase (Platelet-Derived Endothelial Cell Growth Factor) in Colorectal Tumors Is Associated with Nonresponse to 5-Fluorouracil. *Clinical Cancer Research* 4(10) (1998) 2371–76.

Milhem M et al.: Abstract CT144: Intratumoral Toll-Like Receptor 9 (TLR9) Agonist, CMP-001, in Combination with Pembrolizumab Can Reverse Resistance to PD-1 Inhibition in a Phase Ib Trial in Subjects with Advanced Melanoma. *Cancer Research* 78(suppl. 13) (2018) CT144. https://doi.org/10.1158/1538-7445.AM2018-CT144

Mocan A et al.: Bioactive Isoflavones from Pueraria lobata Root and Starch: Different Extraction Techniques and Carbonic Anhydrase Inhibition. *Food and Chemical Toxicology* 112 (2018) 441–47.

Molteni M, Bosi A, Rossetti C: Natural Products with Toll-Like Receptor 4 Antagonist Activity. *International Journal of Inflammation* (2018) 2859135.

Morgan G, Ward R, Barton M: The Contribution of Cytotoxic Chemotherapy to 5-Year Survival in Adult Malignancies. *Clinical Oncology* 16(8) (2004) 549–60.

National Institutes of Health National Cancer Institute. Cancer Statistics. Updated September 25, 2020. https://www.cancer.gov/about-cancer/understanding/statistics

Ohara S, Suda K, Tomizawa K et al.: Prognostic Value of Plasma Fibrinogen and D-Dimer Levels in Patients with Surgically Resected Non-Small Cell Lung Cancer. *Surgery Today* 50 (2020) 1427–33.

Onodera Y, Nam J-M, Bissell M: Increased Sugar Uptake Promotes Oncogenesis via EPAC/RAP1 and O-GlcNAc Pathways. *Journal of Clinical Investigation* (2013).

Park SJ et al.: Serum Concentration of Sex Hormone-Binding Globulin in Healthy Volunteers and Patients with Breast Cancer Stratified by Sex and Age. *Oncology Letters* (April 21, 2020) 364–72.

Phoenix KN, Vumbaca F, Fox MM et al.: Dietary Energy Availability Affects Primary and Metastatic Breast Cancer and Metformin Efficacy. *Breast Cancer Research and Treatment* (November 22, 2009).

Rice S, Pellatt, L, Ramanathan K et al.: Metformin Inhibits Aromtase via an Extracellular Signal-Regulated Kinase-Mediated Pathway. *Endocrinology* 150(10) (2009) 4794–801.

Rigano D, Sirignano C, Taglialatela-Scafati O: The Potential of Natural Products for Targeting PPARα. *Acta Pharmaceutica Sinica B* 7(4) (2017) 427–38.

Robledinos-Antón N, Fernández-Ginés R, Manda G, Cuadrado A: Activators and Inhibitors of NRF2: A Review of Their Potential for Clinical Development. *Oxidative Medicine and Cellular Longevity* (2019) art. ID 9372182.

Rogero MM, Calder PC: Obesity, Inflammation, Toll-Like Receptor 4 and Fatty Acids. *Nutrients* 10 (2018) 432.

Rosell R et al.: Molecular Predictors of Response to Chemotherapy in Lung Cancer. *Seminars in Oncology* 31(20-7) (2004).

Rozengurt E, Sinnett-Smith J, Kisfalvi K: Crosstalk between Insulin/Insulin-Like Growth Factor-1 Receptors and G Protein-Coupled Receptor Signaling Systems: A Novel Target for the Antidiabetic Drug Metformin in Pancreatic Cancer. *Clinical Cancer Research* 16(9) (2010) 2505–11.

Sahin H: Inhibition of Carbonic Anhydrase Isozymes I and II with Natural Products Extracted from Plants, Mushrooms and Honey. *Journal of Enzyme Inhibition and Medicinal Chemistry* 27(3) (2012) 395–402.

Salonga D et al.: Colorectal Tumors Responding to 5-Fluorouracil Have Low Gene Expression Levels of Dihydropyrimidine Dehydrogenase, Thymidylate Synthase, and Thymidine Phosphorylase. *Clinical Cancer Research* 6(4) (2000) 1322–27.

Secord A et al.: The Relationship between Serum Vascular Endothelial Growth Factor, Persistent Disease, and Survival at Second-Look Laparotomy in Ovarian Cancer. *Gynecology Oncology* 94(1) (2004) 74–79.

Shirota Y et al.: ERCC1 and Thymidylate Synthase mRNA Levels Predict Survival for Colorectal Cancer Patients Receiving Combination Oxaliplatin and Fluoruracil Chemotherapy. *Journal of Clinical Oncology* 19 (2001) 4298–304.

Shojania KG, Dixon-Woods M: Estimating Deaths Due to Medical Error: The Ongoing Controversy and Why It Matters. *BMJ Quality & Safety* 26 (2017) 423–28.

Simó R, Sáez-López C, Barbosa-Desongles A et al.: Novel Insights in SHBG Regulation and Clinical Implications. *Trends in Endocrinology and Metabolism* 26(7) (2015) 376–83.

Sledge GW Jr: Vascular Endothelial Growth Factor in Breast Cancer: Biologic and Therapeutic Aspects. *Seminars in Oncology* 29(3, suppl. 11) (2002) 104–10.

Spear BB, Heath-Chiazzi M, Huff JJ: Clinical Applications of Pharmacogenetics. *Trends in Molecular Medicine* 7 (2001) 201–4.

Sporn MB, Liby KT: NRF2 and Cancer: The Good, the Bad and the Importance of Context. *Nature Reviews Cancer* 12(8) (2012) 564–71.

Statistics Canada. Cancer Incidence in Canada, 2017. January 29, 2020. https://www150.statcan.gc.ca/n1/daily-quotidien/200129/dq200129a-eng.htm?indid=4754-1&indgeo=0

Syed DN, Adhami VM, Khan MI, Mukhtar H: Inhibition of Akt/mTOR Signaling by the Dietary Flavonoid Fisetin. *Anticancer Agents in Medicinal Chemistry* 13(7) (2013) 995–1001.

Sznarkowska A et al.: Inhibition of Cancer Antioxidant Defense by Natural Compounds. *Oncotarget* 8 (2017) 15996–6016.

Tan HK, Moad AIH, Tan ML: The mTOR Signalling Pathway in Cancer and the Potential mTOR Inhibitory Activities of Natural Phytochemicals. *Asian Pacific Organization for Cancer Prevention* 15(16) (2014) 6463–75.

Tong X, Pelling JC: Targeting the PI3K/ Akt/mTOR Axis by Apigenin for Cancer Prevention. *Anticancer Agents in Medicinal Chemistry* 13(7) (2013) 971–78.

Tsao H, Goel V, Wu H et al.: Genetic Interaction between NRAS and BRAF Mutations and PTEN/MMAC1 Inactivation in Melanoma. *Journal of Investigative Dermatology* 122(2) (2004) 337–41.

Wallace DC: Mitochondria and Cancer. Nature Reviews Cancer 12(10) (2012) 685–98.

Welch HG, Passow HJ: Quantifying the Benefits and Harms of Screening Mammography. *JAMA Internal Medicine* 174(3) (2014) 448–54.

Wong A et al.: Genomic and In Vivo Evidence of Synergy of a Herbal Extract Compared to Its Most Active Ingredient: Rabdosia rubescens vs. Oridonin. Experimental and Therapeutic *Medicine* 1(6) (2010) 1013–17.

Woolf SH, Chapman DA, Lee JH: COVID-19 as the Leading Cause of Death in the United States. *Journal of the American Medical Association* 325(2) (2021) 123–24.

Xie J, Wang X, Proud CG: mTOR Inhibitors in Cancer Therapy. F1000 Research. *F1000 Faculty Review* 5 (2016) 2078.

Yiu S et al.: Cancer-Generated Lactic Acid: A Regulatory, Immunosuppressive Metabolite? *Journal of Pathology* 230(4) (2013) 350–55.

Yoshinare K et al.: Gene Expression in Colorectal Cancer and In Vitro Chemosensitivity to 5-Fluorouracil: A Study of 88 Surgical Specimens. *Cancer Science* 94(7) (2003) 633–38.

Zienolddiny S et al.: A Comprehensive Analysis of Phase I and Phase II Metabolism Gene Polymorphisms and Risk of Non-Small Cell Lung Cancer in Smokers. *Carcinogenesis* 29(6) (2008) 1164–69.

MATERIA MEDICA : ZYTOTOXISCHE KRÄUTER

ARTEMISIA ANNUA

Bilia AR: Essential Oil of Artemisia annua L.: An Extraordinary Component with Numerous Antimicrobial Properties. *Evidence-Based Complementary and Alternative Medicine* (2014) art. ID 159819.

Brisibe EA et al.: Nutritional Characterisation and Antioxidant Capacity of Different Tissues of Artemisia annua L. *Food Chemistry* 115 (2009) 1240–46.

Efferth T: From Ancient Herb to Modern Drug: Artemisia annua and Artemisinin for Cancer Therapy. *Seminars in Cancer Biology* 46 (2017) 65–83.

Gordi T, Huong DX, Hai TN, Nieu NT, Ashton M: Artemisinin Pharmacokinetics and Efficacy in Uncomplicated-Malaria Patients Treated with Two Different Dosage Regimens. *Antimicrobial Agents and Chemotherapy* 46(4) (2002) 1026–31.

Klayman DL: Qinghaosu (Artemisinin) An Antimalarial Drug from China. *Science* 228(4703) (1985) 1049–55.

Konstat-Korzenny E, Ascencio-Aragón JA, Niezen-Lugo S, Vázquez-López R: Artemisinin and Its Synthetic Derivatives as a Possible Therapy for Cancer. *Medical Sciences* 6(1) (2018) 19.

Lam NS et al.: Combination Therapy Enhanced the Antitumor Activity of Artemisinin-Iron in Lung Cancer Calu-6 Cells. *European Journal of Oncology* 22(1) (2017) 31–37.

Langa SJ et al.: Antitumor Activity of an Artemisia annua Herbal Preparation and Identification of Active Ingredients. *Phytomedicine* 62 (2019) 152962.

Lichota A, Gwozdzinsk K: Anticancer Activity of Natural Compounds from Plant and Marine Environment. *International Journal of Molecular Sciences* 19(11) (2018) 3533.

Mukhtar E: Targeting Microtubules by Natural Agents for Cancer Therapy. *Molecular Cancer Therapeutics* 13(2) (2014) 275–84.

Rassiasa DJ, Weathers PJ: Dried Leaf Artemisia annua Efficacy against Non-Small Cell Lung Cancer. *Phytomedicine* 52 (2019) 247–53.

Shahbazfàr AA, Zare P, Mohammadpour H: Artemisinin and Its Derivatives: A Potential Treatment for Leukemia. *Anti-cancer Drugs* 30(1) (2019) 1–18.

Singh NP, Lai HC: Synergistic Cytotoxicity of Artemisinin and Sodium Butyrate on Human Cancer Cells. *Anticancer Research* 25(6B) (2005) 4325–31.

Zheng GQ: Cytotoxic Terpenoids and Flavonoids from Artemisia annua. *Planta Medica* 60(1) (1994) 54–57.

Zheng W, Wang SY: Antioxidant Activity and Phenolic Compounds in Selected Herbs. *Journal of Agricultural and Food Chemistry* 40(11) (2001) 5165–70.

Zhu X et al.: Effects of Sesquiterpene, Flavonoid and Coumarin Types of Compounds from Artemisia annua L. on Production of Mediators of Angiogenesis. *Pharmacological Reports* 65(2) (2013) 410–20.

ASIMINA TRILOBA

Horne SH: The Power of Paw Paw (audiotape). Tree of Light Publishing, 2003.

Lannuzel A et al.: The Mitochondrial Complex I Inhibitor Annonacin Is Toxic to Mesencephalic Dopaminergic Neurons by Impairment of Energy Metabolism. *Neuroscience* 121(2) (2003) 287–96.

McLaughlin JL: Paw Paw and Cancer: Annonaceous Acetogenins from Discovery to Commercial Product. *Journal of Natural Products* 71 (2008) 1311–21.

Nam JS, Jang HL, Rhee YH: Antioxidant Activities and Phenolic Compounds of Several Tissues of Pawpaw (Asimina triloba [L.] Dunal) Grown in Korea. *Journal of Food Sciences* 82(8) (2017) 1827–33.

Nam JS, Park SY, Lee HJ et al.: Correlation between Acetogenin Content and Antiproliferative Activity of Pawpaw (Asimina triloba [L.] Dunal) Fruit Pulp Grown in Korea. *Journal of Food Sciences* 83(5) (2018) 1430–35.

Potts LF, Luzzio FA, Smith SC et al.: Annonacin in Asimina triloba Fruit: Implication for Neurotoxicity. *Neurotoxicology* 33(1) (2012) 53–58.

CAMPTOTHECA ACUMINATA

He H, Shang XY, Liu WW et al.: Triterpenes from the Fruit of Camptotheca acuminata Suppress Human Hepatocellular Carcinoma Cell Proliferation through Apoptosis Induction. *Natural Product Research* 33(24) (2019) 3527–32.

Li S, Yi Y, Wang Y et al.: Camptothecin Accumulation and Variations in Camptotheca. *Planta Medica* 68(11) (2002) 1010–16.

Li S, Zhang W, Northrup K, Zhang D: Distribution of Camptotheca Decaisne: Endangered Status. *Pharmaceutical Crops* 5(1) (2014) 135–39.

Lin CH et al.: Antitumor Effects and Biological Mechanism of Action of the Aqueous Extract of the Camptotheca acuminata Fruit in Human Endometrial Carcinoma Cells. *Evidence-Based Complementary and Alternative Medicine* (2014) art. ID 564810.

Lucas JW: Why Is This the 'Happy Tree?' (Camptotheca acuminate) (Xi Shu). Dave's Garden (online horticulture forum). https://davesgarden.com/guides/articles/view/206

Potmesil M, Pinedo H: Camptothecins: New Anticancer Agents. CRC Press, 1994.

Sun H, Li C, Ni Y et al.: Ultrasonic/Microwave-Assisted Extraction of Polysaccharides from Camptotheca acuminata Fruits and Its Antitumor Activity. *Carbohydrate Polymers* 206 (2019) 557–64.

CATHARANTHUS ROSEUS

Arora R et al.: Anticancer Alkaloids of Catharanthus roseus: Transition from Traditional to Modern Medicine. In Herbal Medicine: A Cancer Chemopreventive and Therapeutic Perspective. Jaypee Brothers Medical Publishing, 2009. https://www.researchgate.net/publication/312936839

Asija R, Samariya S, Khanijau R, Verma T: A Pharmacological Review on Catharanthus roseus Linn. *Chemistry Research Journal* 7(3) (2022) 73–79.

Das S, Sharangi A: Madagascar periwinkle (Catharanthus roseus L.): Diverse Medicinal and Therapeutic Benefits to Humankind. *Journal of Pharmacognosy and Phytochemistry* 6(5) (2017) 1695–701.

Mishra J, Verma N: A Brief Study on Catharanthus roseus: A Review. *International Journal of Research in Pharmacy and Pharmaceutical Sciences* 2(2) (2017) 20–23.

Nisar A et al.: An Updated Review on Catharanthus roseus: Phytochemical and Pharmacological Analysis. *Indian Research Journal of Pharmacy and Science* 3(2) (2016) 6.

Paarakh M et al.: Catharanthus roseus Linn—A Review. *Acta Scientific Pharmaceutical Sciences* 3(10) (2019) 19–24.

Pereira D et al.: Exploiting Catharanthus roseus Roots: Source of Antioxidants. *Food Chemistry* 12(1) (2010) 56–61.

CHELIDONIUM MAJUS

Biswas SJ, Khuda-Bukhsh AR: Effect of a Homeopathic Drug, Chelidonium, in Amelioration of p-DAB Induced Hepatocarcinogenesis in Mice. *BMC Complementary and Alternative Medicine* 2 (2002) 4.

El-Readi Z, Eid SF, Ashour Mlet al.: Modulation of Multidrug Resistance in Cancer Cells by Chelidonine and Chelidonium majus Alkaloids. *Phytomedicine* 20(3/4) (2013) 282–94.

Ernst E, Schmidt K: Ukrain—A New Cancer Cure? A Systematic Review of Randomised Clinical Trials. *BMC Cancer* 5(69) (2005).

Gansauge F et al.: NSC-631570 Ukrain in the Palliative Treatment of Pancreatic Cancer. Results of a Phase II Trial. *Langenbecks Archives of Surgery* 386(8) (2002) 570–74.

Lohninger A, Hamler F: Chelidonium majus L. (Ukrain) in the Treatment of Cancer Patients. Human Epidermoid Carcinoma A431 Cells. *Oncology Reports* 33 (2015) 419–24.

Uglyanitsa KN et al.: Ukrain–A Novel Antitumor Drug. *Drugs under Experimental and Clinical Research* 26(5/6) (2000) 341–56.

Zielińska S: Greater Celandine's Ups and Downs—21 Centuries of Medicinal Uses of Chelidonium majus. *Frontiers in Pharmacology* 9 (2018) 299.

LARREA SPP.

Gnabre J, Bates R, Huang RC: Creosote Bush Lignans for Human Disease Treatment and Prevention: Perspectives on Combination Therapy. *Journal of Traditional and Complementary Medicine* 5(3) (2015) 119–26.

Heron S, Yarnell E: The Safety of Low-Dose Larrea tridentata (DC) Coville (Creosote Bush or Chaparral) A Retrospective Clinical Study. *Journal of Alternative and Complementary Medicine* 7(2) (2001) 175–85.

Lambert JD, Sang S, Dougherty A et al.: Cytotoxic Lignans from Larrea tridentata. *Phytochemistry* 66(7) (2005) 811–15.

Martins S, Aguilar CN, Teixeira JA, Mussatto SI: Bioactive Compounds (Phytoestrogens) Recovery from Larrea Tridentata Leaves by Solvents Extraction. *Separation and Purification Technology* 88 (2012) 163–67.

Navarro VJ, Barnhart H, Bonkovsky HL et al.: Liver Injury from Herbals and Dietary Supplements in the U.S. Drug-Induced Liver Injury Network. *Hepatology* 60(4) (2014) 1399–408.

Seeff L, Victor J, Navarro VJ: Hepatotoxicity of Herbals and Dietary Supplements. In Drug-Induced Liver Disease, 3rd ed. Elsevier, 2013.

PHYTOLACCA SPP.

Bailly C: Medicinal Properties and Anti-Inflammatory Components of Phytolacca (Shanglu). *Digital Chinese Medicine* 4(3) (2021) 159–169.

Cook WH: The Physio-Medical Dispensatory. (Wm. H. Cook, 1869) 519. Accessed at https://www.americanherbalistsguild.com/sites/americanherbalistsguild.com/files/1869-cook-physiomedical-dispensatory-combined.pdf

Das J et al.: Strong Anticancer Potential of Nano-Triterpenoid from Phytolacca decandra against A549 Adenocarcinoma via a Ca2+dependent Mitochondrial Apoptotic Pathway. *Journal of Acupuncture and Meridian Studies* 7(3) (2014) 140-150.

Ghosh S et al.: Oleanolic Acid Isolated from Ethanolic Extract of Phytolacca decandra Induces Apoptosis in A375 Skin Melanoma Cells: Drug-DNA Interaction and Signaling Cascade. *Journal of Integrative Medicine* 12(2) (2014) 102–114.

Ng WY et al.: Poisoning by Toxic Plants in Hong Kong: A 15-Year Review. *Hong Kong Medical Journal* 25(2) (2019) 102.

PODOPHYLLUM PELTATUM

American Society for Horticultural Science. Anticancer Compound Found in Common Plant: American Mayapple. *ScienceDaily*, September 8, 2009. www.sciencedaily.com/releases/2009/09/090904165243.htm

Becker H: American Mayapple Yields Anticancer Extract. Agricultural Research Service, U.S. Department of Agriculture, 2000.

Brinker F: Podophyllum and Podophyllin. *Eclectic Medical Journals* II(2) (April/May 1996).

Cook WH: The Physio-Medical Dispensatory. (Wm. H. Cook, 1869). 527. Accessed at https://www.americanherbalistsguild.com/sites/americanherbalistsguild.com/files/1869-cook-physiomedical-dispensatory-combined.pdf

Felter HW, Lloyd JU: King's American Dispensatory, 1898. Reprinted by Eclectic Medical Publications, Oregon, 1985.

Gordaliza M, Castro MA, del Corral JM, Feliciano AS: Antitumor Properties of Podophyllotoxin and Related Compounds. *Current Pharmaceutical Design* 6(18) (2000) 1811–39.

Hong WG, Cho JH, Hwang S, Lee E et al.: Chemosensitizing Effect of Podophyllotoxin Acetate on Topoisomerase Inhibitors Leads to Synergistic Enhancement of Lung Cancer Cell Apoptosis. *International Journal of Oncology* 48 (2016) 2265–76.

Kandil S, Wymant JM, Kariuki BM et al.: Novel Cisselective and Non-epimerisable C3 Hydroxy Azapodophyllotoxins Targeting Microtubules in Cancer Cells. *European Journal of Medicinal Chemistry* 110 (March 3, 2016).

Moura MDG, Haddad JPA, Senna MIB, et al.: A New Topical Treatment Protocol for Oral Hairy Leukoplakia. *Oral Surgery, Oral Medicine, Oral Pathology, Oral Radiology, and Endodontology* 110(5) (2010) 611–17.

SANGUINARIA CANADENSIS

Cook WH: The Physio-Medical Dispensatory. (Wm. H. Cook, 1869). 466–67. Accessed at https://www.americanherbalistsguild.com/sites/americanherbalistsguild.com/files/1869-cook-physiomedical-dispensatory-combined.pdf.

Croaker A, King GJ, Pyne JH et al.: Sanguinaria canadensis: Traditional Medicine, Phytochemical Composition, Biological Activities and Current Uses. *International Journal of Molecular Sciences* 17(9) (2016) 1414.

European Medicines Agency. Public assessment report (EPAR) from the Committee for Medicinal Products for Human Use (CHMP), Imiquimod Safety profile and EMA Summary of Product

Characteristics. http://www.ema.europa.eu

Gupta M, Mahajan VK, Mehta KS, Chauhan PS: Zinc Therapy in Dermatology: A Review. *Dermatology Research and Practice* 2014 (2014) 709152.

Senchina DS, Flinn GN, McCann DA et al.: Bloodroot (Sanguinaria canadensis L., Papaveraceae) Enhances Proliferation and Cytokine Production by Human Peripheral Blood Mononuclear Cells in an In Vitro Model. *Journal of Herbs, Spices & Medicinal Plants* 15(1) (2009) 45–65.

TAXUS SPP.

Amaral RG et al.: Natural Products as Treatment against Cancer: A Historical and Current Vision. *Clinics in Oncology* 4 (2019) 15621.

Dai J: Chemo-Enzymatic Transformation of Taxanes and Their Reversal Activity towards MDR Tumor Cells. *Current Topics in Medicinal Chemistry* 9(17) (2008) 1625–35.

Gunther E: Ethnobotany of Western Washington. University of Washington Press, 1973.

Hasegawa T, Bai J, Zhang S et al.: Structure-Activity Relationships of Some Taxoids as Multidrug Resistance Modulator. *Bioorganic and Medicinal Chemistry Letters* 17(4) (2007) 1122–26.

Juyal D, Thawani V, Thaledi S, Joshi M: Ethnomedical Properties of Taxus wallichiana Zucc. (Himalayan Yew). *Journal of Traditional and Complementary Medicine* 4(3) (2014) 159–61.

Li X, Choi JS: Effect of Genistein on the Pharmacokinetics of Paclitaxel Administered Orally or Intravenously in Rats. *International Journal of Pharmacy* 337(1/2) (2007) 188–93.

Nadeem M, Rikhari HC, Kumar A et al.: Taxol Content in the Bark of Himalayan Yew in Relation to Tree Age and Sex. Phytochemistry 60(6) (2002) 627–31.

Native American Ethnobotany Database. Taxus brevifolia Nutt. http://naeb.brit.org

Product Safety Labs. Montana Yew Tip Powder Acute Oral Toxicity Test in Rats. Unpublished report. E90601-5D, 1999.

Sharma H, Garg M: Neuropharmacological Activities of Taxus wallichiana Bark in Swiss Albino Mice. *Indian Journal of Pharmacology* 47(3) (2015) 299–303.

Sharma H, Garg M: A Review of Traditional Use, Phytoconstituents and Biological Activities of Himalayan Yew, Taxus wallichiana. *Journal of Integrated Medicine* 13(2) (2015) 80–90.

Tranca S, Petrisor CL: A Fatal Case of Taxus Poisoning. *Clinical Medicine* 86(3) (2013) 279–81.

Wahab A, Khera R et al.: A Review on Phytochemistry and Medicinal Uses of Taxus wallichiana L. (Himalayan Yew). *International Journal of Chemical and Biochemical Sciences* 9 (2016) 116–20.

Wheeler NC, Jech K, Masters S et al.: Effects of Genetic, Epigenetic, and Environmental Factors on Taxol Content in Taxus brevifolia and Related Species. *Journal of Natural Products* 55(4) (1992) 432–40.

THUJA OCCIDENTALIS

Biswas R, Mandal SK, Dutta S et al.: Thujone-Rich Fraction of Thuja occidentalis Demonstrates Major Anti-cancer Potentials: Evidences from In Vitro Studies on A375 Cells. *Evidence-Based Complementary Alternative Medicine* 2011 (2011) 568148.

Caruntu S, Ciceu A, Olah NK et al.: Thuja occidentalis L. (Cupressaceae) Ethnobotany, Phytochemistry and Biological Activity. *Molecules* 25(22) (2020) 5416.

Durzan DJ: Arginine, Scurvy and Cartier's 'Tree of Life.' *Journal of Ethnobiology and Ethnomedicine* 5 (2009) 5.

Elsharkawy EM, Aljohar H, Donia AEL: Comparative Study of Antioxidant and Anticancer Activity of Thuja orientalis Growing in Egypt and Saudi Arabia. *British Journal of Pharmaceutical Research* 15(5) (2017) 1–9.

Kamdem PD, Hanover JW: Inter-tree Variation of Essential Oil Composition of Thuja occidentalis L. *Journal of Essential Oil Research* 5(3) (1993) 279–82.

Naser B, Bodinet C, Tegtmeier M, Lindequist U: Thuja occidentalis (Arbor vitae) A Review of Its Pharmaceutical, Pharmacological and Clinical Properties. *Evidence-Based Complementary and Alternative Medicine* 2(1) (2005) 69–78.

Offergeld R, Reinecker C, Gumz E et al.: Mitogenic Activity of High Molecular Polysaccharide Fractions Isolated from the Cuppressaceae Thuja occidentalis L. Enhanced Cytokine-Production by Thyapolysaccharide, G-Fraction (TPSg). *Leukemia* 6(suppl. 3) (1992) 189S–91S.

Pelkonen O, Abass K, Wiesner J: Thujone and Thujone-Containing Herbal Medicinal and Botanical Products: Toxicological Assessment. *Regulatory Toxicology and Pharmacology* 65(1) (2013) 100–107.

Sunila ES, Hamsa TP, Kuttan G: Effect of Thuja occidentalis and Its Polysaccharide on Cell-Mediated Immune Responses and Cytokine Levels of Metastatic Tumor-Bearing Animals. *Pharmaceutical Biology* 49(10) (2011) 1065–73.

Torres A, Vargas Y, Uribe D et al.: Pro-apoptotic and Anti-angiogenic Properties of the A /B-Thujone Fraction from Thuja occidentalis on Glioblastoma Cells. *Journal of Neurooncology* 128(1) (2016) 9–19.

VISCUM ALBUM

Bar-Sela G, Wollner M, Hammer L et al.: Mistletoe as Complementary Treatment in Patients with Advanced Non-Small-Cell Lung Cancer Treated with Carboplatin-Based Combinations: A Randomised Phase II Study. *European Journal of Cancer* 49(5) (2013) 1058–64.

Freuding M, Keinki C, Micke O et al.: Mistletoe in Oncological Treatment: A Systematic Review. *Journal of Cancer Research and Clinical Oncology* 145 (2019) 695–707.

Huber R, Schlodder D, Effertz C et al.: Safety of Intravenously Applied Mistletoe Extract Results from a Phase I Dose Escalation Study in Patients with Advanced Cancer. *British Medical Council Complementary and Alternative Medicine* 17 (2017) 465.

Kienle GS, Berrino F, Büssing A et al.: Mistletoe in Cancer: A Systematic Review on Controlled Clinical Trials. *European Journal of Medical Research* 8(3) (2003) 109–19.

Kienle S., Kiene H: Review Article: Influence of Viscum album L (European Mistletoe) Extracts on Quality of Life in Cancer Patients: A Systematic Review of Controlled Clinical Studies. *Integrative Cancer Therapies* 9(2) (2010) 142–57.

Loef M, Walach H: Quality of Life in Cancer Patients Treated with Mistletoe: A Systematic Review and Meta-analysis. *BMC Complementary Medical Therapies* 20 (2020) 227.

Ostermann T, Raak C, Büssing A: Survival of Cancer Patients Treated with Mistletoe Extract (Iscador) A Systematic Literature Review. *British Medical Council Cancer* 9 (2009) 451.

Piao BK, Wang YX, Xie G et al.: Impact of Complementary Mistletoe Extract Treatment on Quality of Life in Breast, Ovarian and Non-Small Cell Lung Cancer Patients. A Prospective Randomized Controlled Clinical Trial. *Anticancer Research* 24(1) (2004) 303–9.

Wilkens J: Misteltherapie: Differenzierte Anwendung der Mistel nach Wirtsbäumen. Sonntag, 2006.

FALLSTUDIEN

Au JL, Badalament RA, Wientjes MG et al.: International Mitomycin C Consortium. Methods to Improve Efficacy of Intravesical Mitomycin C: Results of a Randomized Phase III Trial. *Journal of the National Cancer Institute* 93(8) (2001) 597–604.

Ielciu I, Frédérich M, Hanganu D et al.: Flavonoid Analysis and Antioxidant Activities of the Bryonia alba L. Aerial Parts. *Antioxidants* 8(4) (2019) 108.

Ilhan M, Dereli F, Tugçe G et al.: Antiinflammatory and Antinociceptive Features of Bryonia alba L.: As a Possible Alternative in Treating Rheumatism. *Open Chemistry* 17(1) (2019) 23–30.

Kujawska M, Svanber I: From Medicinal Plant to Noxious Weed: Bryonia alba L. (Cucurbitaceae) in Northern and Eastern Europe. *Journal of Ethnobiology and Ethnomedicine* 15 (2019) 22.

Lamm DL, Stogdill VD, Stogdill BJ, Crispen RG: Complications of Bacillus Calmette-Guerin Immunotherapy in 1,278 Patients with Bladder Cancer. *Journal of Urology* 135(2) (1986) 272–74.

Lokeshwar VB, Block NL: HA-HAase Urine Test. A Sensitive and Specific Method for Detecting Bladder Cancer and Evaluating Its Grade. *Urology Clinics of North America* 27(1) (2000) 53–61.

Pedersen SA, Gaist D, Schmidt SAJ et al.: Hydrochlorothiazide Use and Risk of Nonmelanoma Skin Cancer: A Nationwide Case-Control Study from Denmark. *Journal of the American Academy of Dermatology* 78(4) (2018) 673–81.e9.

Pirzada MT, Ghauri R, Ahmed MJ et al.: Outcomes of BCG Induction in High-Risk Non-Muscle-Invasive Bladder Cancer Patients (NMIBC) A Retrospective Cohort Study. *Cureus* 9(1) (2017) e957

Abbildungen

S.67. https://commons.wikimedia.org/wiki/File:Silybium_marianum_-_Botanischer_Garten_Mainz_IMG_5425.JPG?uselang=de. S.67. https://commons.wikimedia.org/wiki/
File:Omija.jpg?uselang=de. S.72. https://commons.wikimedia.org/wiki/File:Astragalus_membranaceus.jpg. S.79. Matthias Reuss.. S.89. https://commons.wikimedia.org/wiki/
File:Rhaponticum_carthamoides_002b.jpg?uselang=de. S.89. https://commons.wikimedia.org/wiki/File:Wisconsinginseng.jpg?uselang=de. S.90. https://commons.wikimedia.
org/wiki/File:Roseroot_(Sedum_rosea)_-_geograph.org.uk_-_2440471.jpg?uselang=de. S.91. https://commons.wikimedia.org/wiki/File:Eleutherococcus_senticosus_kz05.
jpg?uselang=de. S.92. https://commons.wikimedia.org/wiki/File:WithaniaFruit.jpg?uselang=de. S.93. https://commons.wikimedia.org/wiki/File:Glycyrrhiza_glabra_inflore-
scence.jpg?uselang=de. S.94. https://commons.wikimedia.org/wiki/File:Ocimum_sanctum.jpg?uselang=de. S.97. Matthias Reuss.. S.103. https://commons.wikimedia.org/wiki/
File:Psilocybe_semilanceata_6514.jpg?uselang=de.S.126. https://commons.wikimedia.org/wiki/File:Lobelia_inflata_flower_(02).jpg?uselang=de. S.129. https://commons.
wikimedia.org/wiki/File:Ginkgo_biloba_010.JPG?uselang=de. S.130. https://commons.wikimedia.org/wiki/File:Centella_asiatica_04.jpg?uselang=de. S.131. https://commons.
wikimedia.org/wiki/File:Rosmarinus_Officinalis_Salem_0zz.jpg?uselang=de. S.131. https://commons.wikimedia.org/wiki/File:Vinca_major_(Barlovento)_01.jpg?uselang=de.
S.132. https://commons.wikimedia.org/wiki/File:Huperzia_serrata_inat1.jpg?uselang=de. S. 133. https://commons.wikimedia.org/wiki/File:Rhodiola_rosea_0002.
jpg?uselang=de. S.134. https://commons.wikimedia.org/wiki/File:Hippophae_rhamnoides_89218410.jpg?uselang=de. S.135. https://commons.wikimedia.org/wiki/
File:Hericium_erinaceus_101875852.jpg S. 136. https://commons.wikimedia.org/wiki/File:20190505Equisetum_arvense2.jpg?uselang=de. S.136-2. https://commons.
wikimedia.org/wiki/File:Avena-sativa.jpg?uselang=de. S.136-3. https://commons.wikimedia.org/wiki/File:Salvia_lavandulifolia_2019-12-13_5779.jpg?uselang=de. S.139.
Matthias Reuss.S.140-1. https://commons.wikimedia.org/wiki/File:Alnus-glutinosa-bark.jpg?uselang=de. S.140-2. https://commons.wikimedia.org/wiki/File:Thuja_occidenta-
lis_-_foliage_of_cultivated_plant.jpg?uselang=de. S.140-3. https://commons.wikimedia.org/wiki/File:20191024Achillea_millefolium2.jpg?uselang=de. S.141-1. https://
commons.wikimedia.org/wiki/File:Frankincense_Weihrauch_im_Gefäß_02.jpg. S.141-2. https://commons.wikimedia.org/wiki/File:Propolis.jpg?uselang=de. S.142-3. https://
commons.wikimedia.org/wiki/File:Split_Aloe.jpg?uselang=de. S.141-4. https://commons.wikimedia.org/wiki/File:Symphytum_officinale_Żywokost_lekars-
ki_2020-06-07_02.jpg?uselang=de. S.141-5. https://commons.wikimedia.org/wiki/File:Suikermais_bloeiende_kolf_Zea_mays.jpg. S.141-6. https://commons.wikimedia.org/
wiki/File:Centella_asiatica_6121.jpg. S.141-7. https://commons.wikimedia.org/wiki/File:Ringelblume_(Calendula_officinalis)_Blüte_focus_stack-20220619-RM-165610.jpg.
S.142-1. https://commons.wikimedia.org/wiki/File:Breitwegerich.jpg. S.142-2. https://commons.wikimedia.org/wiki/File:Prunella_vulgaris_(Lamiaceae)_-_(flowering),_Elst_
(Gld),_the_Netherlands.jpg?uselang=de. S.143. https://commons.wikimedia.org/wiki/File:Malpighiales_-_Ricinus_communis_-_4.jpg?uselang=de. S.150. https://commons.
wikimedia.org/wiki/File:Chlorella_vulgaris_NIES2170.jpg?uselang=de. S. 156. https://commons.wikimedia.org/wiki/File:Eschscholtzia_californica_003.JPG?uselang=de.
S.157. https://commons.wikimedia.org/wiki/File:Corydalis_ambigua.jpg?uselang=de. S.159. https://commons.wikimedia.org/wiki/File:Cannabis_DSC_0410_(26635592066).
jpg?uselang=de. S.163. https://commons.wikimedia.org/wiki/File:Florida_Fishpoison_Tree.jpg?uselang=de. S.164. https://commons.wikimedia.org/wiki/File:Lactuva_virosa.
jpg?uselang=de. S.167. https://commons.wikimedia.org/wiki/File:Aconitum_napellus_2019-08-31_14-48.jpg?uselang=de. S.168. https://commons.wikimedia.org/wiki/
File:Arnica_montana_(16421053145).jpg?uselang=de. S. 171. https://commons.wikimedia.org/wiki/File:Gelsemium_sempervirens_003.JPG. S.172-1. https://commons.
wikimedia.org/wiki/File:Solanales_-_Atropa_bella-donna_-_9.jpg?uselang=de. S.172-2. https://commons.wikimedia.org/wiki/File:Thorn-apple.jpg. S.173. https://commons.
wikimedia.org/wiki/File:Hyoscyamus_niger_Hullukaali_IMG_9202_C.JPG?uselang=de. S.211. https://commons.wikimedia.org/wiki/File:Crataegus,_various_species,_fruit.
jpg?uselang=de. S.212. https://commons.wikimedia.org/wiki/File:Terminalia_arjuna_DSC_0267.JPG?uselang=de. S.214. https://commons.wikimedia.org/wiki/
File:Korean_ginseng_on_snow.jpg?uselang=de. S.215-1. https://commons.wikimedia.org/wiki/File:Medicago_sativa_ENBLA02.jpg. S.215-2. https://commons.wikimedia.org/
wiki/File:Brennnessel_1.JPG. S.215-3. https://commons.wikimedia.org/wiki/File:Kelp_forest_at_Taranga_pinnacles_Hen_and_Chicken_Islands_PA232359.JPG. S.216.
Matthias Reuss. S. 217.https://commons.wikimedia.org/wiki/File:Lepidium_meyenii,_Tsaghkadzor,_in_culture.jpg?uselang=de. S.219. https://commons.wikimedia.org/wiki/
File:Chinatown_Museum_Collections_in_Binondo_09.jpg. S.220. https://commons.wikimedia.org/wiki/File:Pörtschach_Winklern_10.-Oktober-Straße_67_Paeonia_lactif-
lora_24052014_2076.jpg. S.221. https://commons.wikimedia.org/wiki/File:The_flower_of_Rehmannia_glutinosa.JPG. S.222-1. https://commons.wikimedia.org/wiki/
File:DerrisPinnataFl.jpg. S.222-2. https://commons.wikimedia.org/wiki/File:5395Balete_Malunggay_Longan_leaves_Common_houseflies_32.jpg. S.224. https://commons.
wikimedia.org/wiki/File:Filipendula_vulgaris_3_RF.jpg?uselang=de. S.229-1. https://commons.wikimedia.org/wiki/File:Kaldari_Stellaria_media_01.jpg?uselang=de. S.229-2.
https://commons.wikimedia.org/wiki/File:Plantago_major_RF.jpg?uselang=de. S.229-3. https://commons.wikimedia.org/wiki/File:ZyAloeVera.jpg?uselang=de. S.229-4.
https://commons.wikimedia.org/wiki/File:Avena_sativa_(3873730509).jpg?uselang=de. S.235. https://commons.wikimedia.org/wiki/File:Gentiana_lutea_220608.
jpg?uselang=de. S.236. https://commons.wikimedia.org/wiki/File:White_Tahoe_Cookie.jpg?uselang=de. S.243. https://commons.wikimedia.org/wiki/File:Flowers_Februa-
ry_2008-4.jpg?uselang=de. S.244-1. https://commons.wikimedia.org/wiki/File:Ruscus_aculeatus_in_Aveyron_(27).jpg?uselang=de. S.244-2. https://commons.wikimedia.org/
wiki/File:Ringelblume_(Calendula_officinalis)_2.jpg?uselang=de. S.246. https://commons.wikimedia.org/wiki/File:Ceanothus_americanus_2020-06-23_0412.jpg?uselang=de.
S.255-1. https://commons.wikimedia.org/wiki/File:20190505Equisetum_arvense2.jpg?uselang=de. S.255-2. https://commons.wikimedia.org/wiki/File:Plantago_media001.
JPG. S.255-3. https://commons.wikimedia.org/wiki/File:Zea_mays_silk.jpg. S.256-1. https://commons.wikimedia.org/wiki/File:Parietaria_judaica_flowers_close-up.
jpg?uselang=de. S.256-2. https://commons.wikimedia.org/wiki/File:Noordwijk_-_Grote_brandnetel_(Urtica_dioica).jpg?uselang=de. S.257-1. https://commons.wikimedia.
org/wiki/File:2008-12-14_Cordyceps_militaris_3107128906.jpg?uselang=de. S.257-2. https://commons.wikimedia.org/wiki/File:Hydrangea_paniculata-IMG_8626.
jpg?uselang=de. S.257-3. https://commons.wikimedia.org/wiki/File:Flowers_of_the_tree.jpg. S.260-1. https://commons.wikimedia.org/wiki/File:Hypericum_perforatum_2-
jgreenlee_(5097284141).jpg?uselang=de. S.260-2. https://commons.wikimedia.org/wiki/File:Bai_bua_bo_Centella_asiatica.jpg. S.260-3. https://commons.wikimedia.org/
wiki/File:Greater_Plantain_(Plantago_major)_-_Ullensvang,_Norway_2021-07-28.jpg?uselang=de. S.260-4. https://commons.wikimedia.org/wiki/File:Cannabis-leaf-hemp.
jpg?uselang=de. S.269-1. https://commons.wikimedia.org/wiki/File:Manuka_flowers_and_native_bee.jpg?uselang=de. S.269-2. https://commons.wikimedia.org/wiki/
File:Manuka_honey_in_a_bowl.jpg. S.281-1. https://commons.wikimedia.org/wiki File:Aerial_view_of_aloe_vera_plant.jpg?uselang=de. S.281-2. https://commons.
wikimedia.org/wiki/File:Aloe_Vera_gel_19_17_50_867000.jpeg?uselang=de. S.284. https://commons.wikimedia.org/wiki/File:Andrographis_paniculata_(Burm.f.)_Nees_
(49163175802).jpg?uselang=de. S.286. https://commons.wikimedia.org/wiki/File:Scutellaria_baicalensis_kz05.jpg?uselang=de. S.288. https://commons.wikimedia.org/wiki/
File:Bupleurum_falcatum_sl3.jpg?uselang=de. S.290. https://commons.wikimedia.org/wiki/File:034.jpg?uselang=de. S.292. https://commons.wikimedia.org/wiki/
File:Corydalis_ambigua.jpg. S.294. Matthias Reuss. S.297. https://commons.wikimedia.org/wiki/File:Centella_asiatica_04.jpg?uselang=de. S.300. https://commons.wikimedia.
org/wiki/File:Punica_granatum_005.JPG?uselang=de. S.303. https://commons.wikimedia.org/wiki/File:Camellia_sinensis_01.jpg. S.306. https://commons.wikimedia.org/wiki/
File:Ginger_Plant_vs.jpg?uselang=de. S.307. https://commons.wikimedia.org/wiki/File:Ko-shoga.JPG?uselang=de. S.308. https://commons.wikimedia.org/wiki/
File:Hypericum_perforatum_sl13.jpg?uselang=de. S.313. https://commons.wikimedia.org/wiki/File:Kakaofruechte.JPG. S.315. https://commons.wikimedia.org/wiki/
File:Cocoa_beans_in_cocoa_pod_at_El_Trapiche,_Costa_Rica.jpg?uselang=de. S.316. https://commons.wikimedia.org/wiki/File:Knoblauch_Bluete_3.JPG?uselang=de.
S.318. https://commons.wikimedia.org/wiki/File:Garlic_bulbs_and_cloves.jpg?uselang=de. S.319. https://commons.wikimedia.org/wiki/File:Turmeric_flowers.
jpg?uselang=de. S.322. https://commons.wikimedia.org/wiki/File:Curcuma_longa_roots.jpg. S.325. https://commons.wikimedia.org/wiki/File:Tabebuia_Avellanedae_Pink_
Trumpet_Handroanthus_Impetiginosus_Wiki.jpg?uselang=de. S.327. https://commons.wikimedia.org/wiki/File:Lapachorinde_geschnitten.jpg?uselang=de. S.328. https://
commons.wikimedia.org/wiki/File:Magnolia_flower_Duke_campus.jpg?uselang=de. S.330. https://commons.wikimediaorgwikiFile:2021-03-12_17_42_52_Southern_Mag-
nolia_bark_along_Hidden_Meadow_Drive_in_the_Franklin_Farm_section_of_Oak_Hill,_Fairfax_County,_Virginia.jpg?uselang=de. S.331. https://commons.wikimedia.
org/wiki/File:Tanacetum_parthenium_Blüten.JPG?uselang=de. S.333. https://commons.wikimedia.org/wiki/File:Propolisstücke.jpg?uselang=de. S.336. https://commons.
wikimedia.org/wiki/File:Aesculus_hippocastanum_003.JPG?uselang=de. S.338. https://commons.wikimedia.org/wiki/File:Hrádek_(55).jpg. S.340. https://commons.
wikimedia.org/wiki/File:Gardenology.org-IMG_2926_rbgs11jan.jpg. S.343. https://commons.wikimedia.org/wiki/File:Hippophaë_rhamnoides_fruits2.jpg. S.345. https://
commons.wikimedia.org/wiki/File:Smithsoniangardens7.jpg. S.347. https://commons.wikimedia.org/wiki/File:Nigella_damascena_seeds_2020.j(4399784587).
jpg?uselang=de. S.353. https://commons.wikimedia.org/wiki/File:Olibanum_resin.jpg?uselang=de. S.354. Matthias Reuss.S.357. https://commons.wikimedia.org/wiki/
File:Lingzhi_1.jpg. S.358.Matthias Reuss. Herba Press. S.359. https://commons.wikimedia.org/wiki/File:Inonotus_obliquus_(Nova_Scotia,_Canada).jpg S.360. https://
commons.wikimedia.org/wiki/File:2010-08-06_Cordyceps_militaris_1.jpg. S.402. https://commons.wikimedia.org/wiki/File:Astragalus_membranaceus.jpg. S.480. https://
commons.wikimedia.org/wiki/File:Artemisia_annua_sl18.jpg. S.490. https://commons.wikimedia.org/wiki/File:SmokeHolePawpaw.JPG. S.492. https://commons.wikimedia.
org/wiki/File:Pawpaw-fruit.jpg. S.493. https://commons.wikimedia.org/wiki/File:Camptotheca_acuminata_Decne._(AM_AK304628-1).jpg?uselang=de. S.496. https://
commons.wikimedia.org/wiki/File:Catharanthus_roseus_0002.JPG?uselang=de. S.498. https://commons.wikimedia.org/wiki/File:Chelidonium_majus_bgiu.jpg?uselang=de.
S.502. https://commons.wikimedia.org/wiki/File:Larrea_tridentata_2.jpg. S.506. https://commons.wikimedia.org/wiki/File:Koks_cia_augalas1.JPG?uselang=de. S.509. https://
commons.wikimedia.org/wiki/File:Mayapple_Podophyllum_peltatum_Side_2.JPG?uselang=de. S.512. https://commons.wikimedia.org/wiki/File:Bloodroot_(Sanguinaria_ca-
nadensis)_-_Flickr_-_Jay_Sturner_(5).jpg?uselang=de. S.516. https://commons.wikimedia.org/wiki/File:(Root)_wildflower.JPG?uselang=de. S.518. https://commons.
wikimedia.org/wiki/File:Taxus_brevifolia_Blue_Mts_WA.jpg. S.521. https://commons.wikimedia.org/wiki/File:Pacific_yew.jpg?uselang=de. S.524. https://commons.
wikimedia.org/wiki/File:Thuja_occidentalis_foliage_Wisconsin.jpg?uselang=de. S.528. https://commons.wikimedia.org/wiki/File:Ruhland,_Dresdener_Str._gegenüber_
Hausnr._27,_Weißbeerige_Mistel_auf_Birke,_fruchttragend,_Vorfrühling,_04.jpg.

Register

A

B

F

G

M

Q

R

T

U

Entdecken Sie gesunde Produkte

Eine kleine Auswahl guter Bezugsquellen für Heilkräuter, Heilpilze und Co.

BioBloom: www.biobloom.at
Beim österreichischen Bio-Hanfproduzenten BioBloom stehen der Mensch und seine Gesundheit sowie der nachhaltige und sorgsame Umgang mit den Ressourcen der Natur im Mittelpunkt. BioBlooms Mission ist es, hochwertige biologische Naturprodukte aus Hanf zu produzieren.

Hawlik: www.hawlik-vitalpilze.de
Bis heute ist Hawlik ein inhabergeführter Familienbetrieb geblieben, der mit viel Herzblut und Tradition geleitet wird. Deshalb werden ihre Ideale einer fairen und ökologischen Produktion direkt umgesetzt. Hier finden Sie viele Vitalpilze für Ihre Gesundheit und ein sehr interessantes Sortiment getrockneter Pilze.

Pilzmännchen: www.pilzzuchtshop.eu
Seit der Firmengründung im Jahre 2003 erzeugt Pilzmännchen Pilzbruten, Pilzsubstrate, Fertigkulturen und Heilpilze in zertifizierter Bioqualität für Hobbyzüchter, Händler und Pilz-zuchtprofis. Die Erzeugung bzw. Produktion erfolgt nach den Richtlinien des ökologischen Landbaus.

Kasimir und Lieselotte: www.kasimirlieselotte.de
Ein kleines Familienunternehmen mit einer eigenen Kräutermanufaktur in Brandenburg. Die Inhaber fühlen sich dem biologischen Anbau verpflichtet und bauen verschiedene Heilpflanzen selber an.

Cannmedic: www.cannmedic.at
Die interessante Vision dieses jungen Unternehmen ist es, Gesundheit und Wohlbefinden von Frauen und Männern durch Medizinprodukte auf Cannabinoid Basis zu fördern. Einfach mal reinschauen und selbst entdecken.

Kräuter Schulte: www.kraeuterschulte.de
Die Drogerie *Kräuter Schulte* gehört zu den führenden Anbietern von Tinkturen, Arznei- und Gewürzkräutern in Deutschland. Zu ihren Kunden zählen Apotheken, Ärzte, Heilpraktiker, Heilkundige und auch einfach alle Menschen, die das richtige Kraut für ihre Heilung suchen.

Bachhuber China-Medica: www.china-medica.de
Firmeninhaber Andreas Bachhuber ist fasziniert vom jahrtausendealten Heilwissen der Chinesen und der hohen Kunst, die Schätze der Natur heilbringend für den Menschen einzusetzen. Seit mehr als drei Jahrzehnten versorgt die Firma *China-Medica* unter der Leitung von Andreas Bachhuber Apotheken und über sie die Ärzte, Heilpraktiker, Heilkundigen und Heilung Suchenden mit qualitativ hochwertigen, geprüften Arzneikräutern der traditionellen chinesischen Medizin.

Kreuterey: www.kreuterey.de
Die „Kreuterey" des Inhabers und leidenschaftlichen Gärtners Udo Schäfer ist ein kleiner Bio-Gartenbaubetrieb, der sich auf den Anbau von Heil-, Gewürz- und Aromapflanzen spezialisiert hat. Zusätzlich bietet er ein erlesenes Sortiment verschiedener Gemüsejungpflanzen an. Sensationell ist die große Auswahl an Basilikum-, und Chilisorten, die in vielen Kulturen als Heilkräuter und Heilgewürze verwendet werden. Bestellen Sie einfach online: Der Versand von Jungpflanzen zum eigenen Anbau ist eine prima Idee.

Kasimir und Lieselotte: www.kasimirlieselotte.de
Ein kleines Familienunternehmen mit einer eigenen Kräutermanufaktur in Brandenburg. Die Inhaber fühlen sich dem biologischen Anbau verpflichtet und bauen verschiedene Heilpflanzen selber an.

Weihrauchwelt: www.weihrauchwelt.de
Eine Welt voller Kostbarkeiten zum Räuchern und Genießen mit spannenden Hintergrundinformationen zu verschiedenen Duftstoffen. Weihrauch wird schon seit Tausenden von Jahren zu gesundheitlichen Zwecken verwendet, zum Beispiel zur physischen und spirituellen Reinigung von Räumen. Dazu kommen der beeindruckende Duft, positive Auswirkungen auf die Psyche und die religiöse Bedeutung.

Ganzheitliche Anwendung von Heilpilzen

Vital und gesund mit Pilzen in Hausapotheke und Küche

Neue Ideen für die Hausapotheke!

In diesem Buch finden Sie umfassende Praxisinfos aus der langjährigen Arbeit des Autors Dr. Christopher Hobbs mit Heilpilzen, Erfahrungsberichte über Pilzmedizin bei Patienten und die wichtigsten Ergebnisse der Forschung über medizinisch wirksame Pilze. Ein Werk, das verständlich für Laien ist und gleichzeitig als Fachbuch für Spezialisten dient. Ein Buch, das die Herzen aller Pilzfans höherschlagen lässt. Gesundheitsbewusste Menschen, Mykologen, Heilpraktiker, Ärzte, Naturheilkundler, Herbalisten und Therapeuten werden begeistert sein und können auf Entdeckungsreise gehen. Auch der weltweit renommierte Experte für Pflanzenmedizin, Stephen Harrod Buhner, schätzt die Kraft der Heilpilze.

Ausführliche Heilpilzporträts. Krebsschutz, Behandlung von Infektionen.

Schwerpunkte sind ausführliche Heilpilzporträts und eine Auswahl der besten Pilzspezies bei diversen Gesundheitsstörungen. Lernen Sie neue Heilpilze kennen, von denen Sie vorher noch nie gehört haben, die aber seit Jahrhunderten in Asien und der

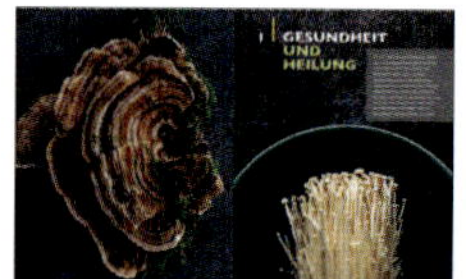

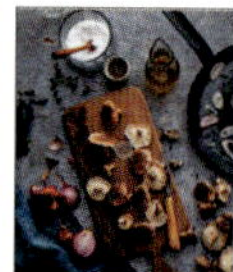
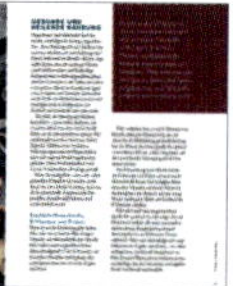
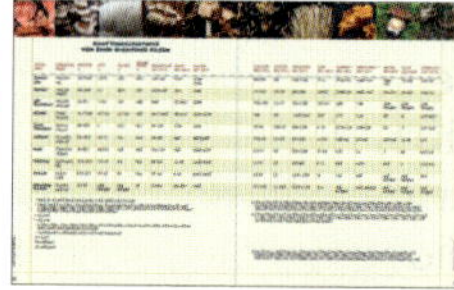
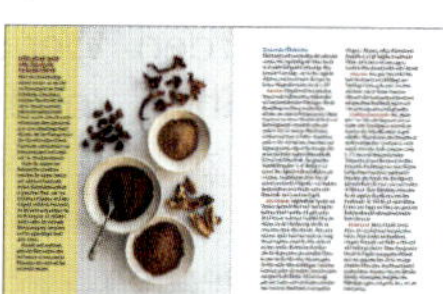

Beispielseiten **Kapitel 1. Gesundheit und Heilung.**

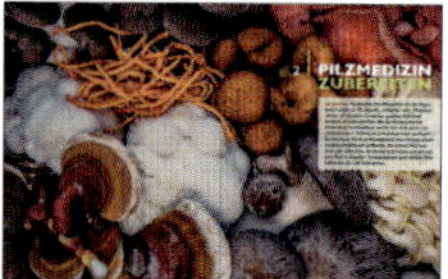

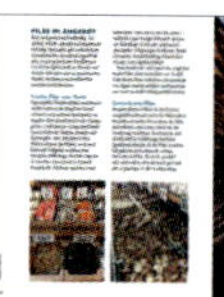
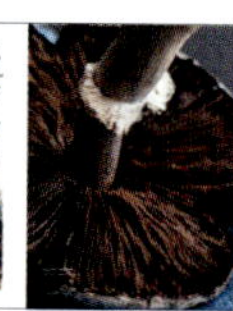
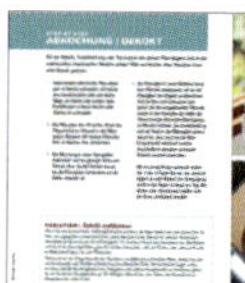
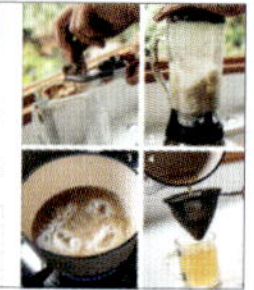
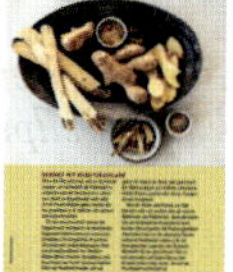
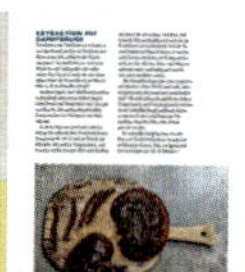

Beispielseiten **Kapitel 2. Pilzmedizin zubereiten.**

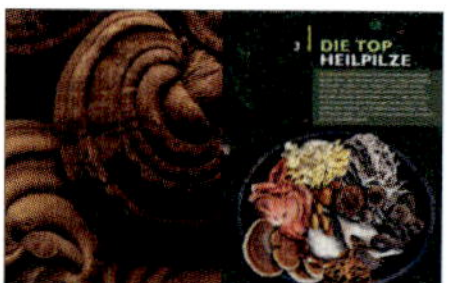

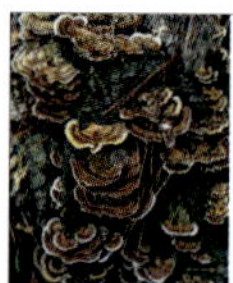
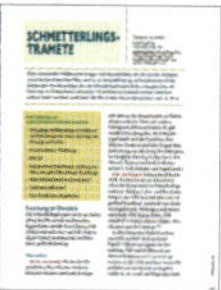
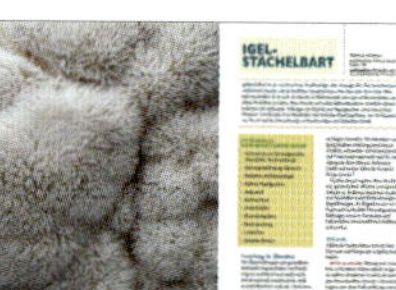
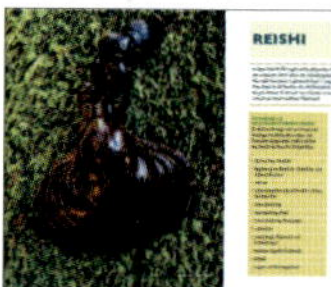
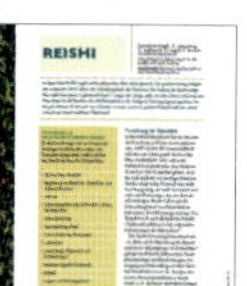

Beispielseiten **Kapitel 3. Die Top Heilpilze.**

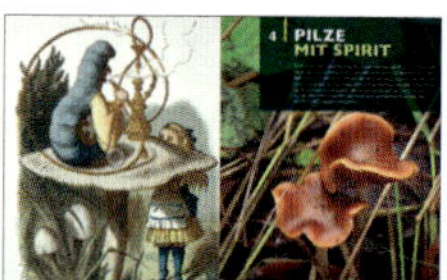

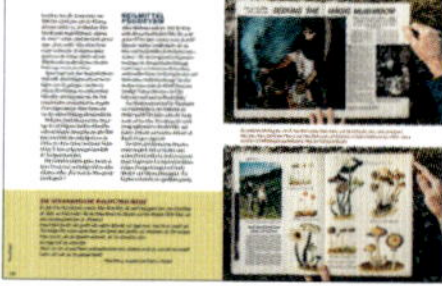
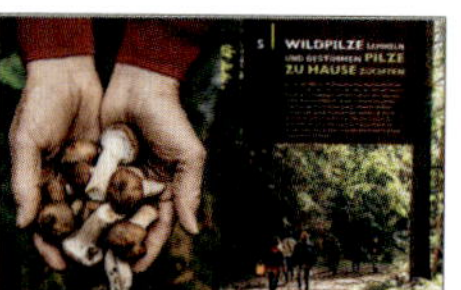
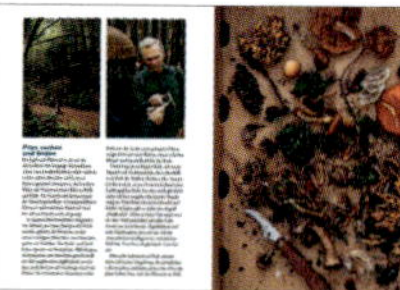

Beispielseiten **Kapitel 4. Pilze mit Spirit.** Beispielseiten **Kapitel 5. Wildpilze sammeln.**

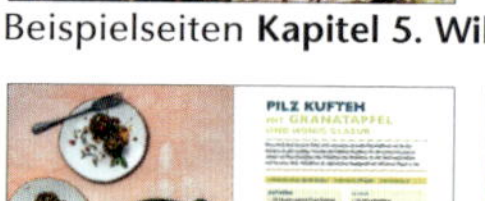
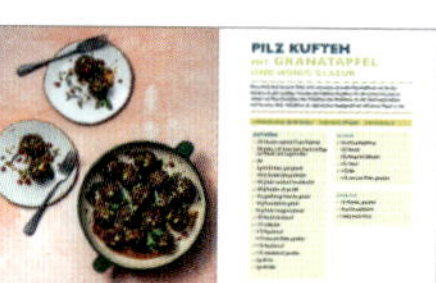
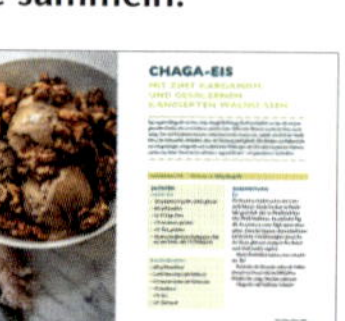

Beispielseiten **Kapitel 6. Leckere Rezepte.**

TCM (Traditionelle Chinesische Medizin) verwendet werden. Größte Bedeutung haben vorbeugende und heilende Wirkungen von Pilzen: Behandlung von viralen und bakteriellen Infektionen, Krebsschutz, Stärkung von Herz und Kreislauf, Regulierung des Blutdrucks, Hilfe bei Stoffwechselstörungen und Übergewicht, Heilwirkungen bei nervösen oder kognitiven Störungen, Vitalisierung (z. B. bei Fatigue- Syndrom), Stimmungsstabilisierung (z. B bei Depression, Angst) und andere Heilwirkungen.

Wissenswerte Pilzhistorie.

Schon unsere Vorfahren wussten, dass Heilpilze wie Reishi und Birkenporling gegen Krankheiten wirksam sind und zu einer gesunden Balance der Körpersysteme beitragen. Pilze beeinflussen auf vielfältige Weise unser Immunsystem, dessen primäre Aufgabe darin besteht, uns vor pathogenen Viren und Bakterien zu schützen. Der Gletschermann Ötzi, der vor ca. 5.000 Jahren lebte, trug getrockneten Birkenporling bei sich. Forscher fanden in einer Studie von Fossilien aus dem Norden Kanadas heraus, dass Pilze mindestens seit 1 Milliarde Jahren existieren.

Pilze mit Spirit.

Psilocybinhaltige Pilze sind Kulturerbe der Menschheit und seit Urzeiten in Gebrauch. Sie bergen großes Heilpotenzial, wenn sie mit Respekt und Achtsamkeit behandelt werden. Wer sich spiritueller Pilzmedizin mit Dankbarkeit, Erstaunen und Hingebung nähert, profitiert von ihr. Der Spirit der „magischen" Pilze fungiert als Wegweiser zu den Sphären des Geistes. Psychische Probleme, Krankheit, Ängste und Symptome erscheinen im größeren Zusammenhang, können bearbeitet und positiv integriert werden – „Heilung der Seele". Je tiefer die spirituelle Erfahrung, desto besser die Prognose. Das sagt die Forschung.

„Dieses umfassende Werk des Pilzexperten Dr. Christopher Hobbs, gilt zurecht als das neue Standardwerk der Heilpilzkunde." Die Naturheilkunde

„Eine Auswahl der besten Pilzspezies für diverse Gesunheitsstörungen – sei es für virale und bakterielle Infektionen, Krebsschutz, die Stärkung von Herz und Kreislauf..., sowie nervösen Störungen." Natur & Heilen

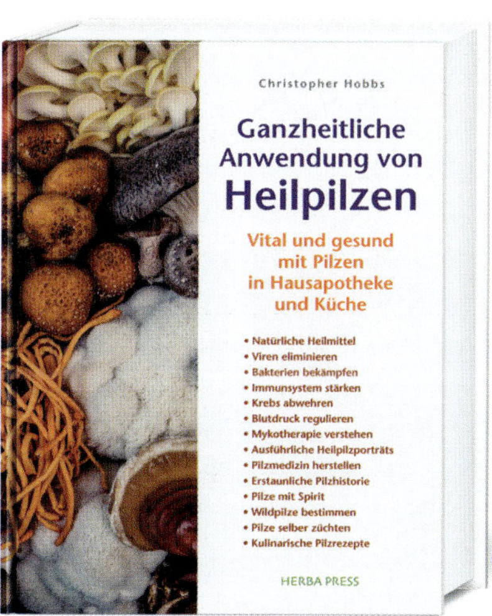

Ganzheitliche Anwendung von Heilpilzen
Sechs spannende, übersichtliche Kapitel.
Sehr viele farbige Abbildungen,
hilfreiche Tabellen und spektakuläre
Pilzfotos. 328 Seiten. Hardcover.
Großformat: 22 x 28 cm.
HERBA PRESS
ISBN 978-3-946245-10-0

Pflanzliche Antibiotika

Wirksame Alternativen bei Infektionen durch resistente Bakterien Krankenhauskeime und MRSA

„Es gibt Alternativen zu den Pharmazeutika, die einst unsere Retter zu sein schienen und uns nun zum Verhängnis geworden sind. Pflanzen waren lange Zeit die primäre Medizin des Menschen und sie sind es heute noch."
Stephen Harrod Buhner

Im Falle einer Krankheit entscheiden sich heutzutage immer mehr Menschen für möglichst sanfte und natürliche Heilmethoden – darunter auch Kräutermedizin. Oft lassen sich damit schon nachhaltige Heilerfolge erzielen. Kräutermedizin ist darüber hinaus kostengünstig und weist im Vergleich zu Pharmazeutika so gut wie keine Nebenwirkungen auf.

Bakterielle Infektionen sind auf dem Vormarsch, und pharmazeutische Antibiotika sind immer weniger in der Lage, sie zu stoppen. Pathogene Bakterien sind hartnäckige Überlebenskünstler. Sie tricksen die moderne Medizin aus und mutieren zu virulenten „Superkeimen", die antibiotikaresistent und zunehmend tödlich sind.

Wie nahe uns die bedrohliche Resistenzentwicklung bereits gekommen ist, zeigen Schätzwerte: Bis zu 40.000 Menschen sterben in Deutschland pro Jahr an nicht beherrschbaren Krankenhausinfektionen, davon etwa 10.000 an MRSA-Infektionen. Tendenz: dramatisch ansteigend. Menschen mit schwachen Abwehrkräften, Autoimmunkrankheiten, Kinder und ältere Menschen sind ganz besonders gefährdet.

Stephen Harrod Buhner präsentiert in seinem Werk Pflanzliche Antibiotika schlüssige Belege dafür, dass Heilkräuter mit ihrer komplexen Mischung aus antibiotischen, systemischen und synergistischen Komponenten die beste Abwehrstrategie gegen resistente Infektionen sind.

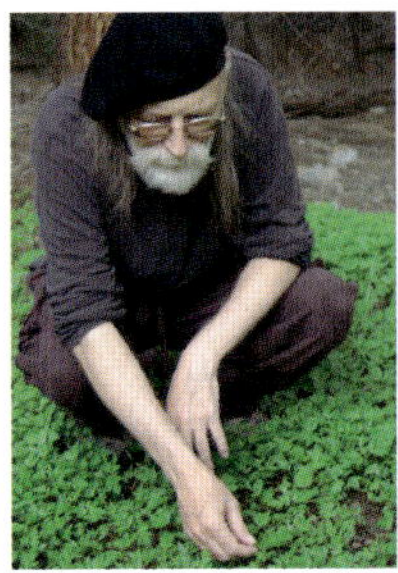
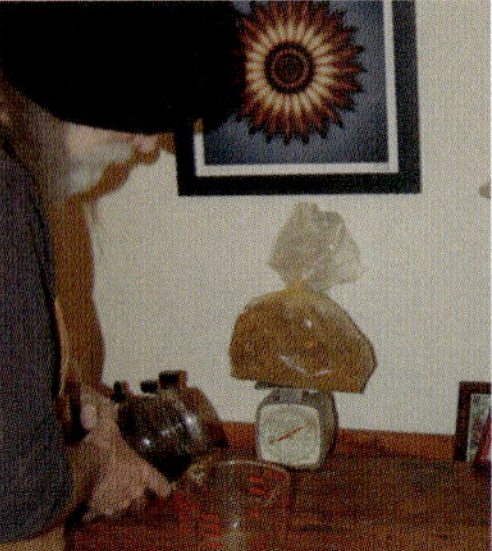
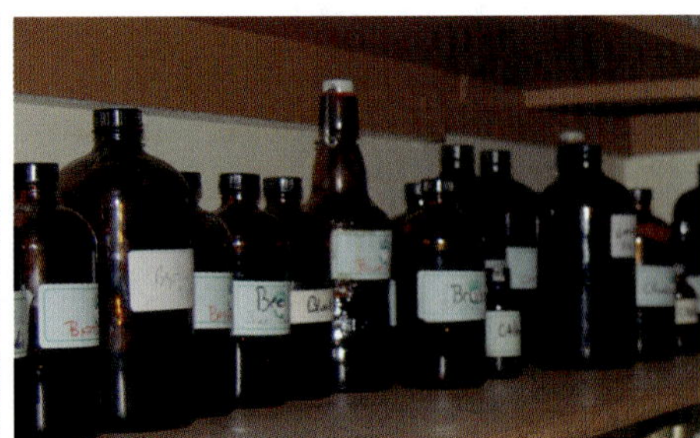

Buhner beim Kräutersammeln und bei der Zubereitung von Kräutermedizin für seinen Vorrat.

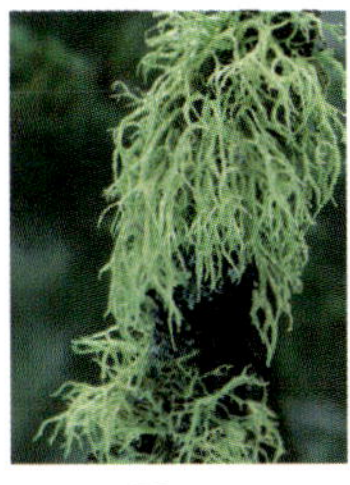
Usnea

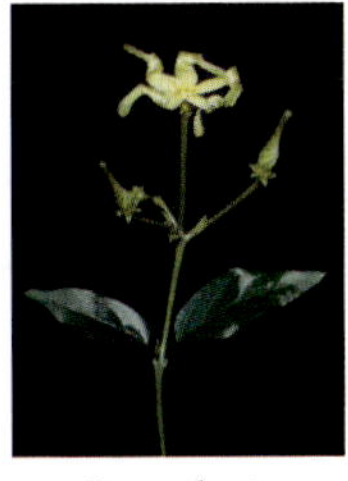
Cryptolepis

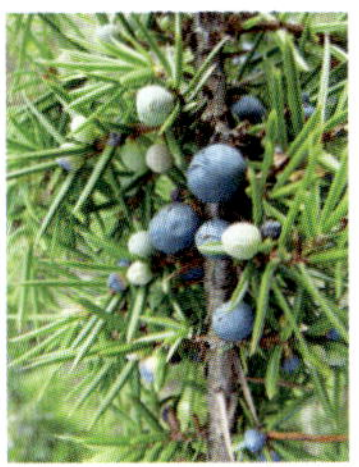
Wacholder

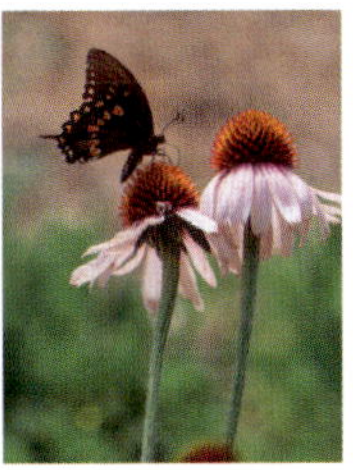
Echinacea

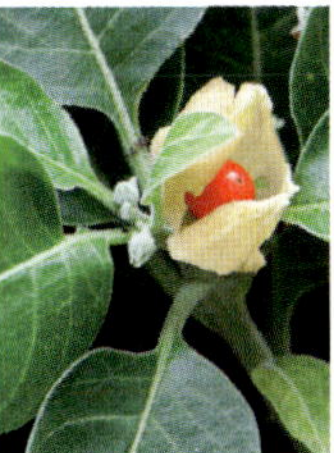
Ashwagandha

Das Buch bietet aber auch neben detailliertem Fachwissen für den Ernstfall ein sehr großes Spektrum an Tipps und Rezepten für den täglichen Gebrauch. Es werden viele praktische Anleitungen und Zubereitungen sowie Dosierungen für Indikationen wie beispielsweise Fieber, Kopfschmerzen, Magenverstimmung, Darmprobleme, Pilzinfektionen, Ohrenentzündungen, Hautprobleme und vieles mehr gegeben.

Dieses Buch ist ein wichtiges und praxistaugliches Nachschlagewerk für Heilpraktiker, Ärzte für Naturheilkunde, alle professionellen Therapeuten und für gesundheitsbewusste Laien.

„Wir haben zugelassen, dass der hemmungslose Einsatz von Antibiotika die Evolution der Mikrobenwelt umgestaltet hat, und uns dabei selbst jeder Hoffnung auf einen sicheren Umgang damit beraubt … Antibiotikaresistenz hat sich unter derart vielen unterschiedlichen und unerwarteten Arten von Bakterien ausgebreitet, dass das einzig angemessene Urteil hierzu lautet: Wir haben erfolgreich das natürliche Gleichgewicht durcheinandergebracht."

Marc Lappé, *When Antibiotics Fail*

Pflanzliche Antibiotika präsentiert umfassendes Heilkräuterwissen, fundierte Fachinformationen und praktische Tipps auf 572 Seiten. Die wirksamsten Heilpflanzen sind mit farbigen Fotografien abgebildet.
Hardcover. Format: 16,5 x 24 cm
HERBA PRESS
ISBN 978-3-946245-00-1

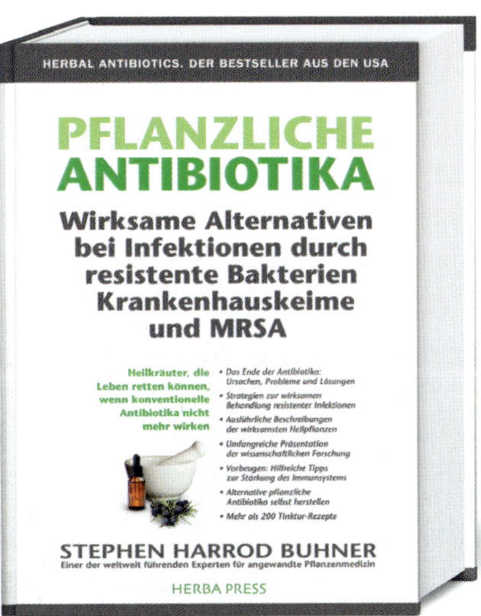

Pflanzliche Virenkiller

Immunstärkung und natürliche Heilmittel bei schweren und resistenten Virusinfektionen

„Heilkräuter sind die Medizin der Menschen. Sie waren es immer. Sie waren unsere Begleiter, als wir aus dem ökologischen Bauch des Planeten gekrochen sind. Sie begleiten uns noch immer und sie heilen die Notleidenden – zumindest jene, die über sie Bescheid wissen. Geben Sie sich keinen Illusionen hin: Es kommt der Tag, an dem wir sie brauchen."

Stephen Harrod Buhner

Lernen Sie mehr über Heilkräuter, die erfolgreich Viren abwehren und Infektionen bekämpfen können. Definitiv die richtige Lektüre für alle, die nicht nur den nächsten Grippevirus rein pflanzlich bekämpfen, sondern mehr wissen wollen! Buhner macht deutlich, dass u. a. die weltweite Massentierhaltung, aber auch Pestizide in der Landwirtschaft und die Verseuchung der Umwelt dafür verantwortlich sind, dass sich lebensgefährliche Viren immer weiter ausbreiten. Er warnt vor zunehmenden Resistenzen, die Viren auch gegen Arzneimittel entwickeln.

Wichtige Themen, die das Buch behandelt:

- Behandlungsstrategien bei Infektionen durch Grippeviren, FSME-, West-Nil-, Dengue-Viren, SARS-, Corona-Viren, Zika, Herpes & Co.
- Ausführliche Beschreibungen der wirksamsten Heilpflanzen
- Umfangreiche Präsentation der wissenschaftlichen Forschung
- Vorbeugen: Hilfreiche Anwendungen zur Stärkung des Immunsystems
- Pflanzliche Antivirenmittel selbst herstellen

Stephen Harrod Buhner erklärt, was es mit „neu auftauchenden" Viren auf sich hat – und weist einmal mehr darauf hin, dass es für uns keinen „Krieg" gegen Mikroorganismen zu gewinnen gibt. Es werden nicht nur raffinierte Überlebensstrategien von Viren vorgestellt, sondern auch praxistaugliche und evidenzbasierte Vorschläge gemacht, wie man sich gegen Virusintelligenz mithilfe von Heilkräutern erfolgreich zur Wehr setzt.

Kooperation und Wettbewerb sind die Zauberworte der Evolution des belebten Universums. Es sind die Erfolgsfaktoren, die zur Dominanz der Spezies Mensch auf Erden führten. Kooperation und Wettbewerb kennzeichnen alle lebenden Systeme, vom Einzeller bis hin zur organisierten Massengesellschaft. Letztendlich geht es um das Ziel, die eigene Nachkommenschaft gegen allgegenwärtige Widersacher durchzusetzen. Im Kern betrifft dies vor allem den Bauplan des lebenden Organismus, der genetisch kodiert ist. Diese Erbinformationen sind aber nun keineswegs fixierte „Bibelworte", sondern werden abhängig von Umgebungsbedingungen hochgradig flexibel und anpassungsfähig gehandhabt. Lebenslanges Lernen ist somit das dritte Prinzip für erfolgreiches Überleben.

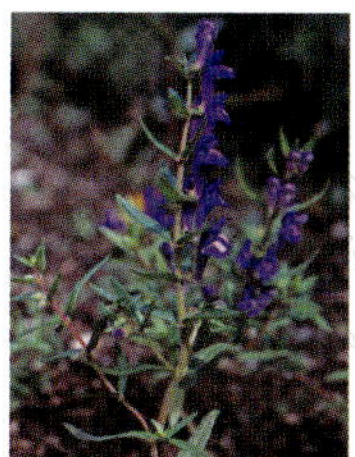
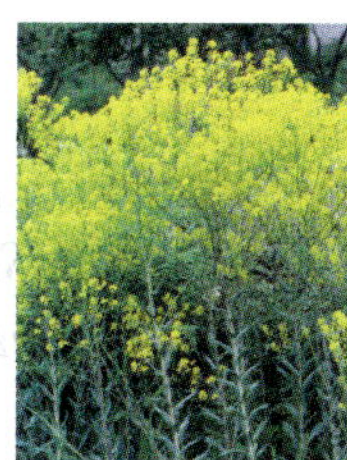
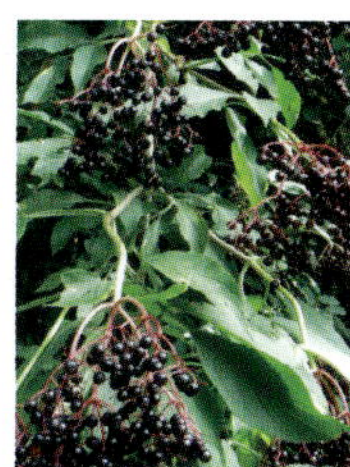
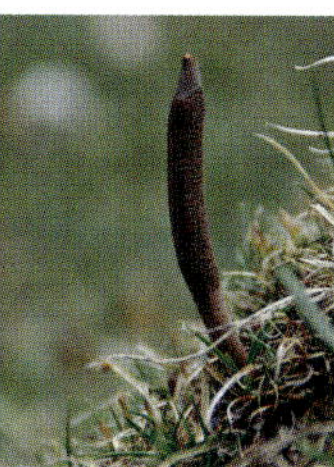
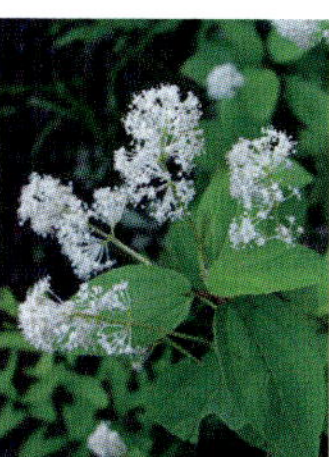

Die Vielfalt der Heilpflanzen ist unerschöpflich – hier eine kleine Auswahl von Fotos aus dem Buch.

Buhner stellt bewährte antivirale Heilkräuter vor. Wir lernen, welche unglaublichen Heilkräfte uns die Natur zur Verfügung stellt. Ein brillantes, hoffnungsvolles Werk, das aufzeigt, wie wichtig unser eigenes Immunsystem als erste Abwehrinstanz ist – und wie wir es mit Heilpflanzen optimal unterstützen können. Das Buch „Pflanzliche Virenkiller" bietet viel detailliertes Fachwissen und ein großes Spektrum an Tipps und praktischen Rezeptvorschlägen für den täglichen Gebrauch.

„1.400 wissenschaftliche Studien, die die Aussagen zu den medizinischen Wirkungen der Kräuter belegen, bilden die Grundlage des praxisnahen und bisher einzigartigen Buches." Vitaljournal

„Dieses Buch informiert über alternative und lebensrettende Lösungen."
Laurie Regan, PhD, ND, Fakultät für Klassische Chinesische Medizin

Ganzheitliche Heilung mit Cannabis

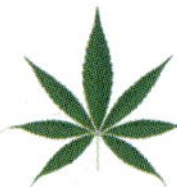

Cannabis: moderne ganzheitliche Medizin. Hilfe bei Krebs.

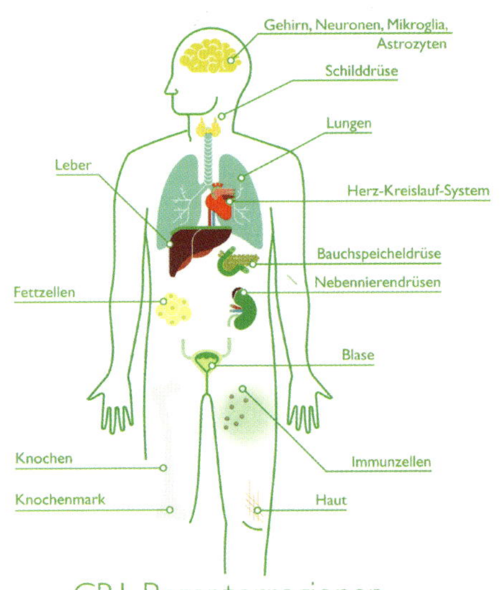

CB1-Rezeptorregionen

Dieses Buch möchte Ihnen die Cannabispflanze vorstellen. Es behandelt unter anderem Erkrankungen, bei denen Cannabismedizin helfen kann: Krebs, Depression, Schmerz, Reizdarm, Migräne, Multiple Sklerose und Demenz. Das umfangreiche Werk bietet Informationen, Erkenntnisse und Handlungsanweisungen für Heilpraktiker, Ärzte, Apotheker, Herbalisten, Naturheilkundler, Phyto-, Psychotherapeuten und für interessierte Neulinge.

Cannabis existiert auf unserem Planeten seit Zehntausenden Jahren, ist zur Gesundheitsvorsorge und für Heilzwecke nachweislich mindestens seit 6000 Jahren in Gebrauch. In China, Indien, Ägypten und den USA wurde Cannabismedizin traditionell zur Schmerzlinderung, zur Behandlung von Entzündungen, psychischen Störungen, bei Epilepsie und als Beruhigungsmittel eingesetzt.

Der erstaunlichste Aspekt der Cannabispflanze ist unsere besondere Beziehung zu ihr: Es gibt ein Cannabinoidsystem in der Pflanze und ein passendes Cannabinoidsystem im menschlichen Körper (genannt Endo-Cannabinoid-System = ECS). Je mehr wir über die Wirkungsweise beider Systeme lernen, umso mehr Optionen für natürliche Heilung offenbaren sich. Das ECS bestimmt die Grundschwingung, die Balance des menschlichen Wohlbefindens. Funktionell ähnelt es dem Immunsystem.

Die Wissenschaft bestätigt Erfahrungen der Kräuterheilkunde, was die holistische Cannabistherapie betrifft: Ganzpflanzenextrakte sind hochwirksam. Viele Menschen haben von Cannabismedizin profitiert – zusätzlich zu

Medikamenten oder wenn die Schulmedizin kapituliert hatte.

Der Mensch lebte von Anbeginn in einer tief verwurzelten Beziehung zur Pflanzenwelt. Tammi Sweet plädiert für die bewusste Erneuerung dieser Beziehung. Sie nutzt westliches und indigenes Wissen und möchte sich mit all jenen verbünden, die gleichfalls versuchen, beide Welten zusammenbringen – zugunsten von kollektivem Wissen, das Leiden lindern und heilen kann. Die Autorin hofft, dass dieses Buch dazu beiträgt, die außergewöhnlichen Eigenschaften von Cannabis neu zu entdecken – mit Respekt, vertieftem Verständnis und Achtsamkeit. Ihr Credo lautet: „Zurück zu den Pflanzen." Ein Weg, der die Entfremdung von unserer Kultur und Herkunft heilen, die Fesseln von Dogmen und Paradigmen überwinden kann. Gerade heute. Gerade jetzt.

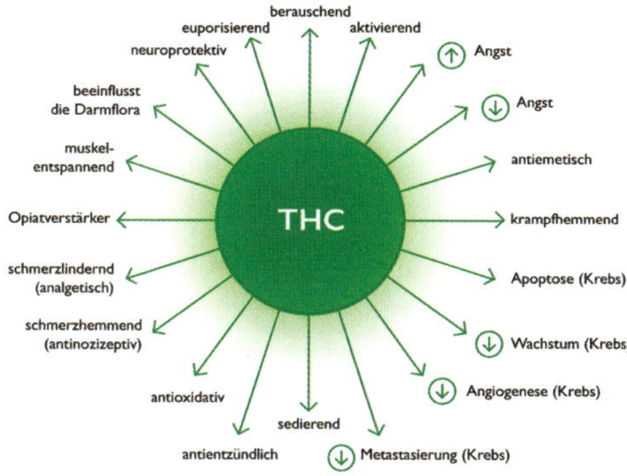

THC-Wirkungen

„Cannabis gehört zur modernen ganzheitlichen Medizin, da die Pflanze die Lebensqualität von Patienten mit chronischen Erkrankungen verbessert." Wir.Heilpraktiker

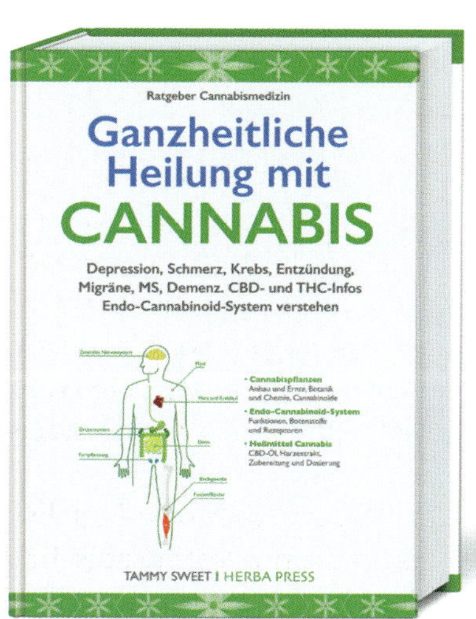

Ganzheitliche Heilung mit Cannabis
Viele farbige Abbildungen, Tabellen und Pflanzenfotos. 288 Seiten.
Solides Hardcover.
Format: 16,5 x 24 cm.
ISBN 978-3-946245-09-4.

Lyme Borreliose natürlich heilen

Borreliose und ihre Koinfektionen Chlamydiose und Rickettsiose

„Die Buhner-Protokolle"

„Ich verneige mich ehrfürchtig vor jenen Menschen, die mit cleveren Pathogenen infiziert sind und nicht aufgegeben haben. Sie haben dafür gekämpft, einen Ausweg aus einer Erkrankung zu finden, die in unserer Kultur nur von sehr wenigen verstanden wird."
Stephen Harrod Buhner

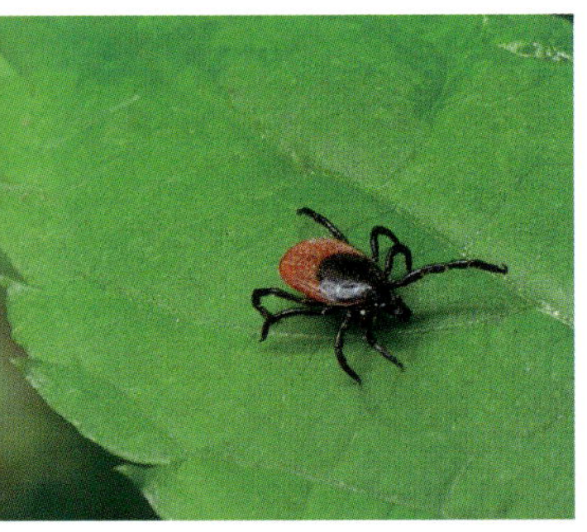
Ixodes ricinus (Schildzecke)

Im vorliegenden Buch schildert der Autor Stephen Harrod Buhner, was Borreliose-Bakterien im Körper anrichten und wie die Erkrankung mit natürlichen Mitteln geheilt werden kann. Es ist das erste Buch, das auch ein tiefes Verständnis der Koinfektionen vermittelt und deren Behandlung erörtert. Zu glauben, dass eine zweiwöchige Antibiotikakur die infektiösen Organismen bei allen Patienten, die einen Zeckenstich erlitten haben, vernichtet, ist ein tragischer Irrtum. Wir müssen Wege finden, die den körpereigenen Heilungsprozess unterstützen.

In Europa und den USA kommen jedes Jahr Hunderttausende mit Lyme-Borreliose neu infizierte Menschen hinzu – im Rest der Welt sind es viele Millionen mehr. Die Symptome reichen vom Schwächezustand über Arthritis und Herzerkrankungen bis hin zu neurologischen Störungen. Obwohl die Tests im Lauf des letzten Jahrzehnts besser geworden sind, sind sie nach wie vor nicht ausreichend zuverlässig und Antibiotika sind nur teilweise wirksam. Bei bis zu 30 Prozent der Betroffenen versagt die Antibiotikatherapie oder es kommt zu Krankheitsrückfällen.

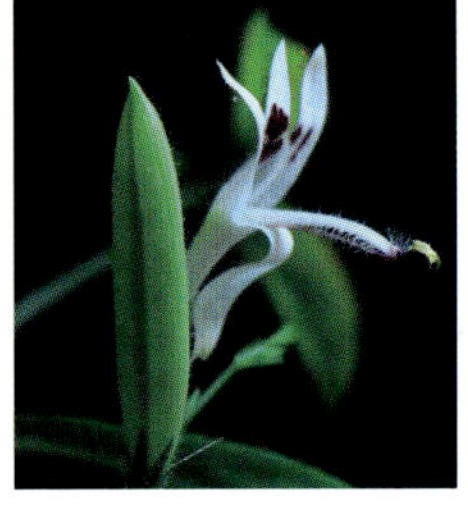
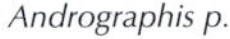
Andrographis p.

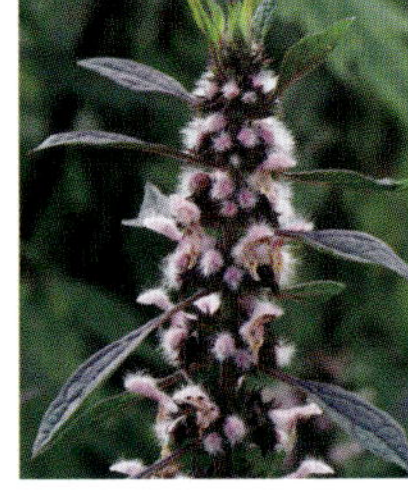
Echtes Herzgespann

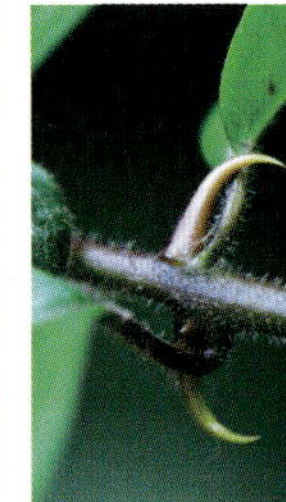
Katzenkralle

Lyme-Borreliose wird durch Spirochäten verursacht. Es handelt sich dabei um besonders clevere Keime. Sie können sich in Zellen verstecken oder ihre Form so verändern, dass sie das Immunsystem nicht identifizieren kann. Darüber hinaus können sie die Wirkung von Antibiotika hemmen. Lyme-Borreliose ist in der Tat eine epidemische Erkrankung, bei der die technologische Medizin nur begrenzt erfolgreich ist. Die mit Lyme-Borreliose assoziierten Koinfektionen wie Chlamydiose und Rickettsien-Fleckfieber führen ebenso häufig oder noch häufiger als die Lyme-Borreliose selbst zu belastenden Gesundheitsstörungen.

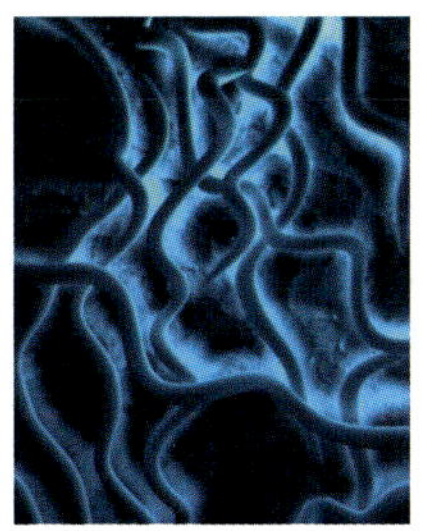

Borrelia burgdorferi

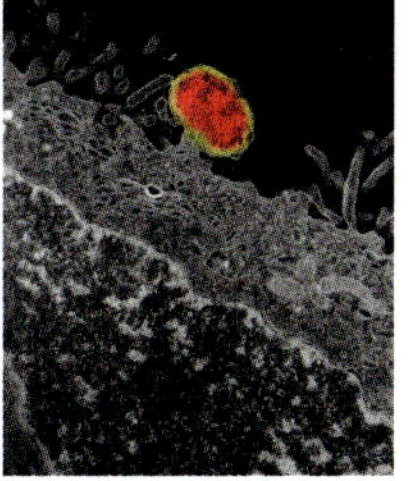

Rickettsia rickettsii

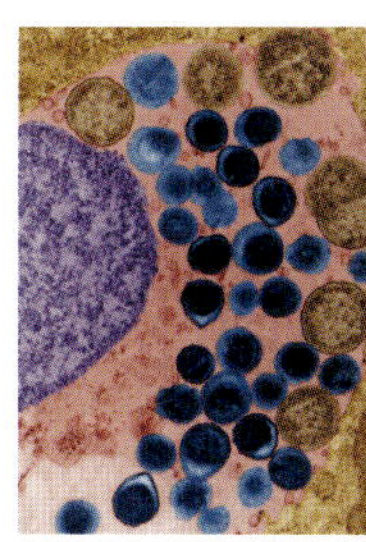

Chlamydia trachomatis

Es werden wissenschaftliche Forschungen zur Lyme-Borreliose, Testverfahren sowie schulmedizinische und die wirksamsten naturmedizinischen Therapien vorgestellt. Sie werden entweder in Kombination mit Antibiotika oder als Monotherapie eingesetzt. Die Originalfassung in englischer Sprache stand über zehn Jahre auf der Bestsellerliste. Der Autor hatte Kontakt mit mehr als 25.000 Patienten, die seine Naturtherapieprotokolle benutzt haben. Die vorliegende Ausgabe ist eine aktualisierte, überarbeitete und erweiterte Fassung auf dem neuesten Stand der Wissenschaft.

Das Buch wendet sich an Patienten, die an Lyme-Borreliose leiden, und Therapeuten, die Lyme-Borreliose behandeln – Ärzte, Heilpraktiker und Apotheker. Der Leser kann gezielt die Kapitel auswählen, die ihn interessieren: medizinisch-wissenschaftliche Informationen über die Mechanismen der Borrelien-, Chlamydien- und Rickettsieninfektionen, Diagnostik, Tests und Nachweisverfahren oder detaillierte Therapieprotokolle mit antiinfektiösen Heilkräutern.

...Ziehen Sie die Schuhe aus, machen Sie es sich gemütlich und tauchen Sie ein in das Wissen der überarbeiteten Ausgabe von „*Alles, was Sie schon immer über Lyme-Borreliose wissen wollten, aber bisher nicht zu fragen wagten*".

„Wir müssen Wege finden, die den körpereigenen Heilungsprozess unterstützen. Dies gelingt diesem Buch außerordentlich gut." Naturheilkunde Journal

Lyme Borreliose natürlich heilen
präsentiert umfassendes Heilkräuterwissen, fundierte Fachinformationen und praktische Tipps auf 656 Seiten. Die wirksamsten Heilpflanzen sind mit farbigen Fotografien abgebildet.
Hardcover. Format: 16,5 x 24 cm
HERBA PRESS
ISBN 978-3-946245-05-6

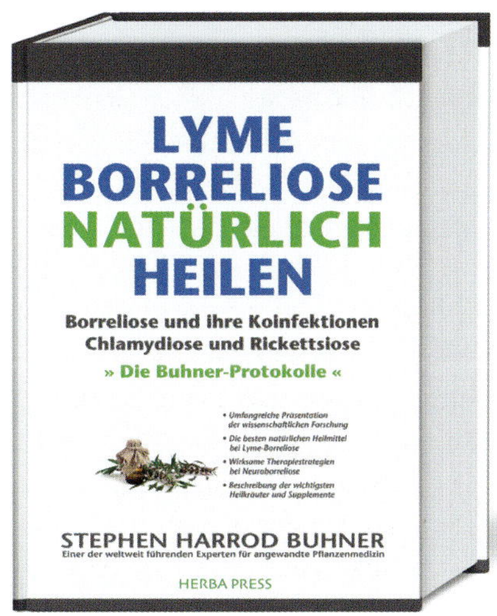

Die heilende Gewürz Apotheke

Gewürze und Kräuter werden schon seit Jahrtausenden als Nahrung und Medizin verwendet. Die gesundheitsstärkenden Wirkungen beim Menschen sind sehr gut erforscht und zweifelsfrei belegt. Gewürze stärken die Abwehrkraft. Der Körper ist dann besser vor bekannten und unbekannten Angreifern wie Viren, Bakterien und Pilzen geschützt. Gewürzmedizin kann sowohl heilen und Krankheiten vorbeugen als auch schulmedizinische Behandlungen begleiten und verbessern. Sie ist dort am wirksamsten, wo wir am dringendsten Hilfe benötigen – zur Stärkung des gesamten Immunsystems und zur Unterstützung unseres Wohlbefindens.

Der wichtigste Aspekt sind Gewürze, die bei der Zubereitung von Mahlzeiten verwendet werden. Sie erfahren in den fünf Kapiteln dieses Buches, wie Gewürzmedizin funktioniert und wie Sie eigene Mischungen kreieren können. Lernen Sie, welche gesundheitlichen Vorteile und Wirkungen die vorgestellten Gewürze und Kräuter haben. Entdecken Sie die enorme Vielfalt der Anwendungsmöglichkeiten Ihrer persönlichen Gewürz-Apotheke mit superleckeren, gesunden Rezepten im praktischen Teil des umfangreichen Buches.

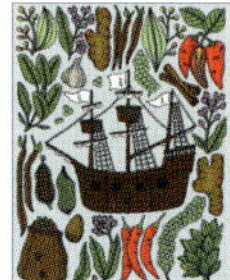
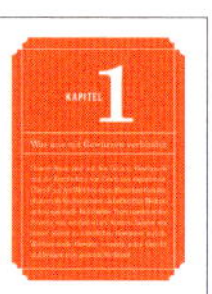
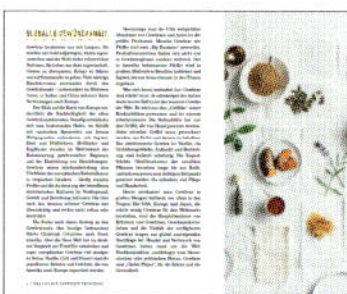
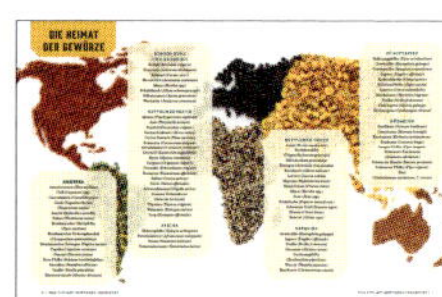
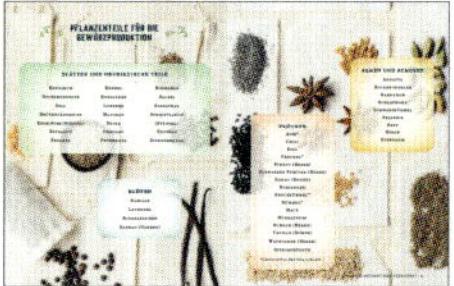

Beispielseiten **Kapitel 1. Was uns mit Gewürzen verbindet**

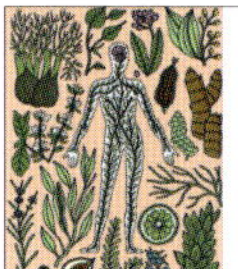
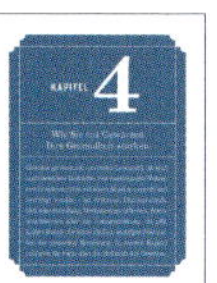
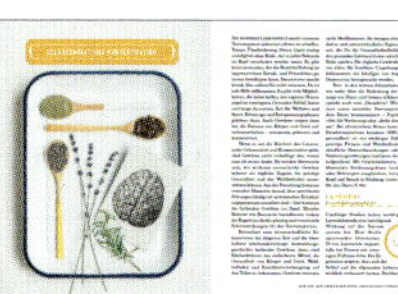
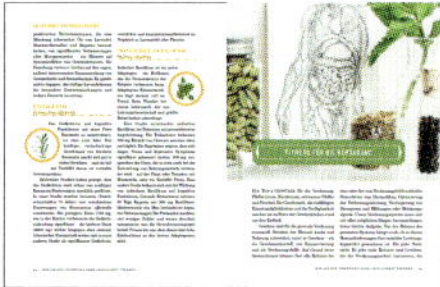
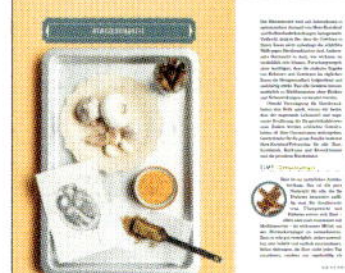

Beispielseiten **Kapitel 4. Wie Sie mit Gewürzen Ihre Gesundheit stärken**

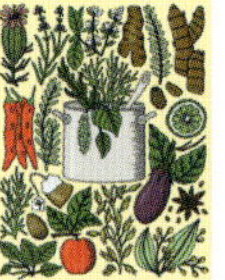
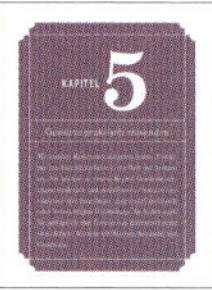
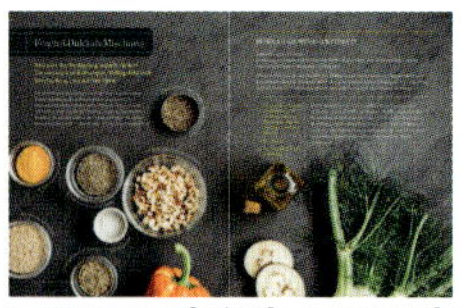

Beispielseiten **Kapitel 5. Gewürze praktisch anwenden**

Die heilende Gewürz Apotheke
Alle Gewürze und Kräuter mit farbigen Abbildungen. Informative Tabellen über die medizinischen Wirkungen. Heilkräftige Gewürzmischungen und leckere Rezepte. 184 Seiten. Hardcover. Format: 16,5 x 22 cm.
HERBA PRESS
ISBN 978-3-946245-08-7

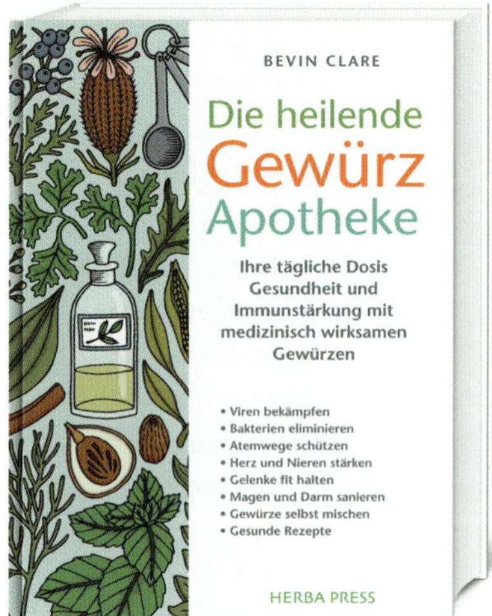

Borreliose Koinfektionen

Erkennen • Behandeln • Heilen

Babesia, Ehrlichia und Anaplasma, Mycoplasma, Bartonella

„Ich selbst und Tausende Betroffene haben von den in diesem Buch beschriebenen Protokollen profitiert. Ich hoffe darauf, dass diese Protokolle auch bei Ihnen erfolgreich sein werden."
Stephen Harrod Buhner

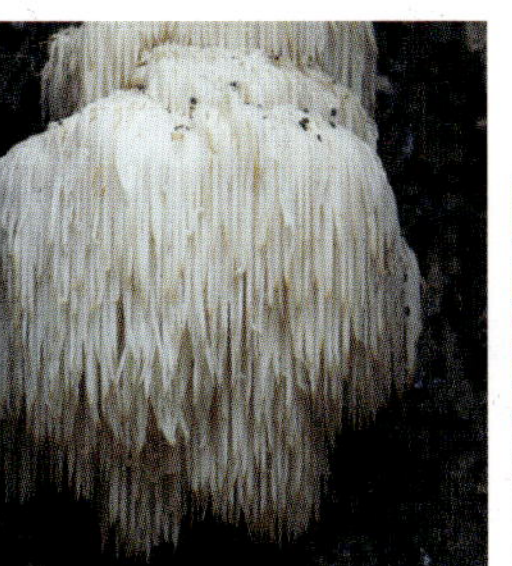

Igelstachelbart

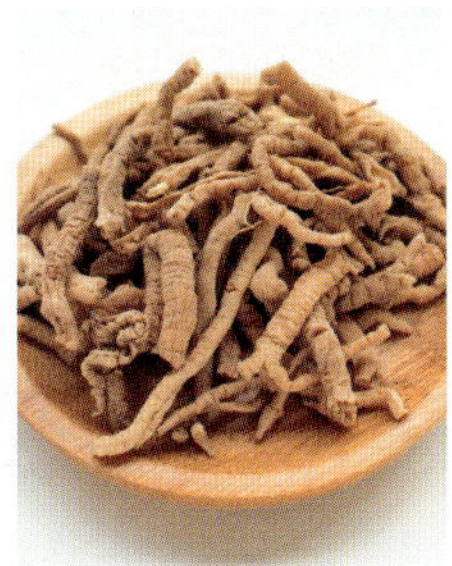

Senegawurzel

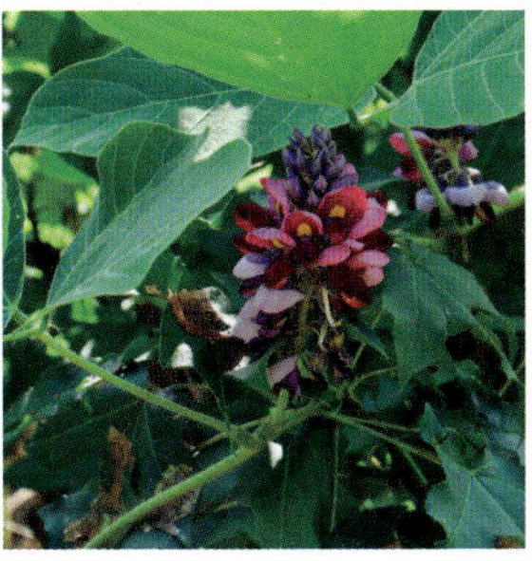

Kudzu

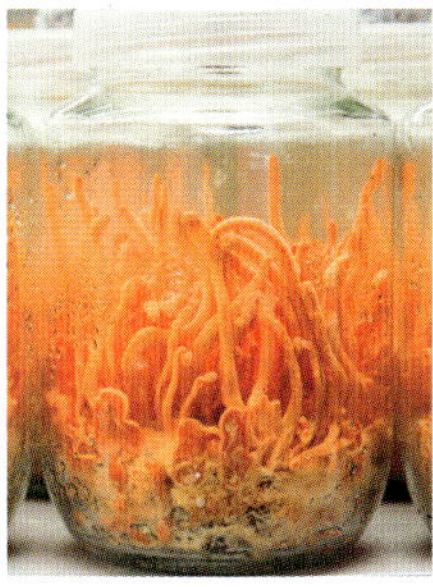

Cordyceps

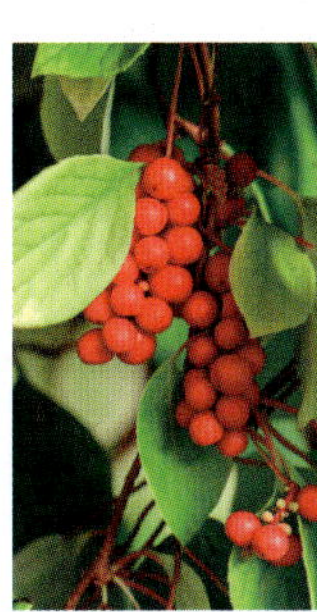

Schisandra

Zecken und andere Überträger von Krankheiten haben in der Regel mehr als einen Erreger im Gepäck. Ärzten, Heilpraktikern und Therapeuten steht erstmals ein komplettes Kompendium zur Behandlung von Borreliose-Koinfektionen zur Verfügung. Laien und betroffene Patienten erfahren, was sich hinter unerklärlichen Beschwerden verbergen kann und wie man Borreliose-assoziierte Infektionen mit der Kraft der Natur unter Kontrolle bekommt.

„Dieses Buch möche ich jedem empfehlen, der sich mit dieser Problematik beschäftigen und auseinandersetzen möchte. Es kann ein wertvoller Beitrag sein, Menschen, die das Schicksal einer solchen Erkrankung erleiden, zu helfen. Wir.Heilpraktiker

Borreliose Koinfektionen
Autoren: Stephen Harrod Buhner und Eberhard Wormer. Fundierte Fachinformationen und praktische Tipps auf 560 Seiten. Viele Abbildungen und Grafiken. Besonders umfangreiche Materia Medica mit farbigen Fotografien. Solides Hardcover
Format: 16,5 x 24 cm
HERBA PRESS
ISBN 978-3-946245-07-0

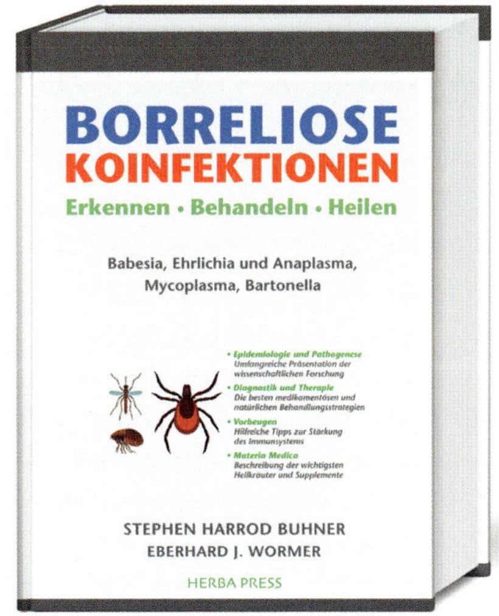

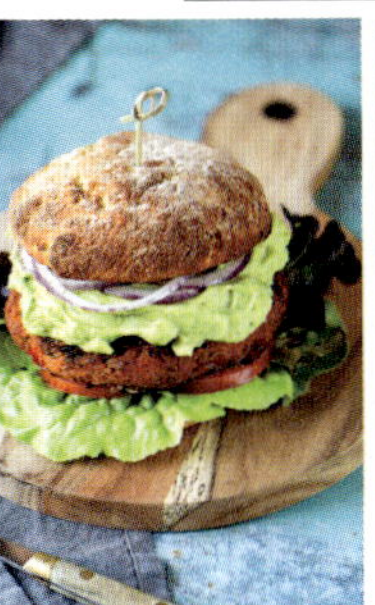
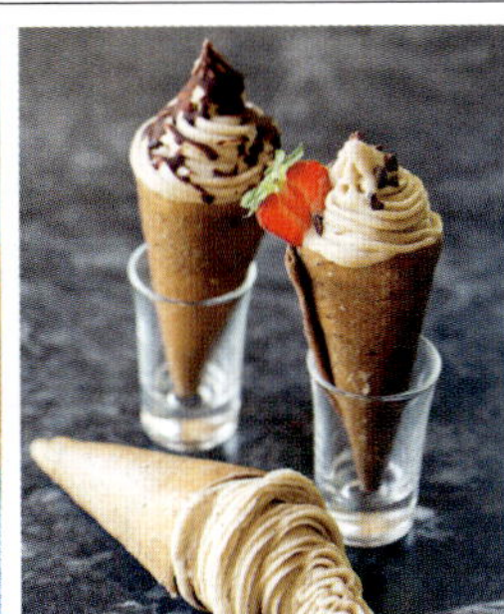
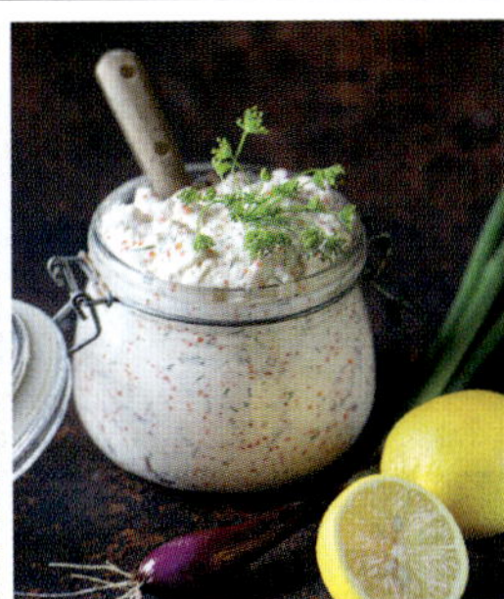
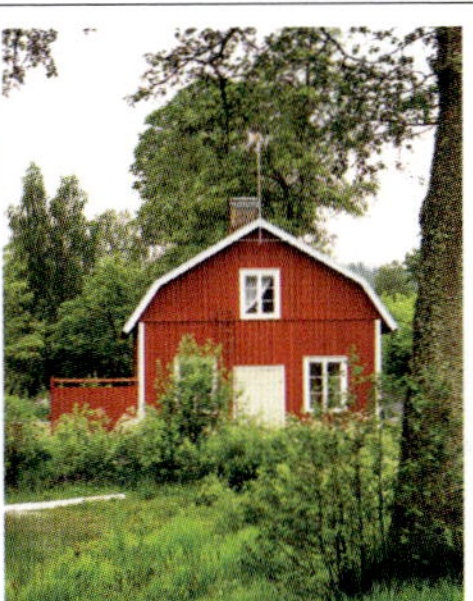
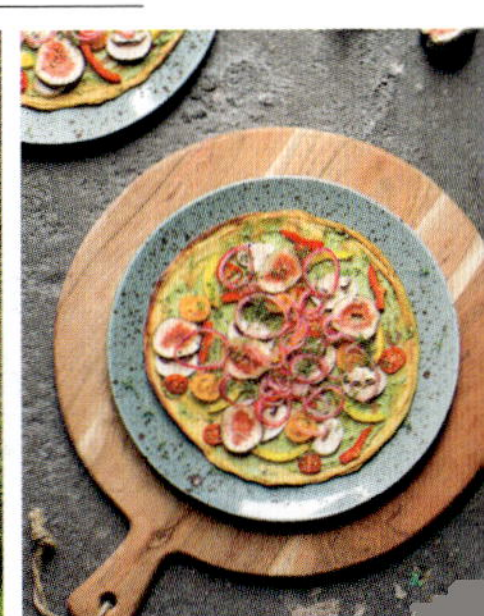

Gesund und lecker mit Schwedenfeeling

Willkommen in der grünen Welt von Erika, der schwedischen Barfrau, die zur See fuhr und ihre große Leidenschaft für Raw Food und veganes Essen entdeckte. Voller Genuss ahoi!

Ob Luxus-Frühstück, heiße Eintöpfe, schnelle Gerichte, Snacks, Hausmannskost oder farbenfrohe Salate – schon die tollen Fotos ihrer Rezepte wecken jede einzelne Geschmacksknospe aus dem Tiefschlaf, wegal ob Sie Veganer oder Allesesser sind. Und erst ihre großartigen Torten: unwiderstehlich lecker! Alle Rezepte sind rein pflanzlich, frei von Gluten und weißem Zucker. Viele davon sind richtige Raw-Food-Highlights. Kann so viel lecker gesund sein? Klar! Sie bekommen jede Menge gesunde Nährstoffe ab und Energie pur strömt durch Ihren Körper. Einfach gesund schlemmen und himmlisch genießen!

„Wer gesundes, naturbelassenes Essen liebt, wird dieses Buch verschlingen! Ein Muss für alle Foodies!" Vegan Magazin

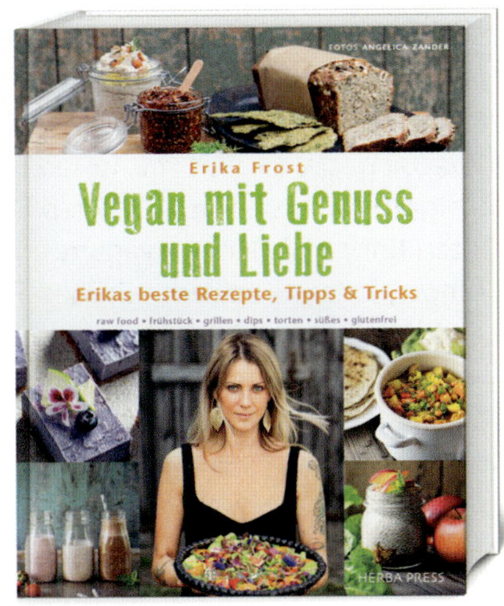

Vegan mit Genuss und Liebe
Die besten Rezepte, Tipps & Tricks der schwedischen Köchin Erika!
192 Seiten, solides Hardcover
Großformat: 22 x 28 cm
HERBA PRESS
ISBN 978-3-946245-04-9

Die wirklichen Ursachen der Arteriosklerose

GUTES CHOLESTERIN BÖSES HOMOCYSTEIN

Wie Sie sich vor Herzinfarkt, Schlaganfall und Demenz wirksam schützen

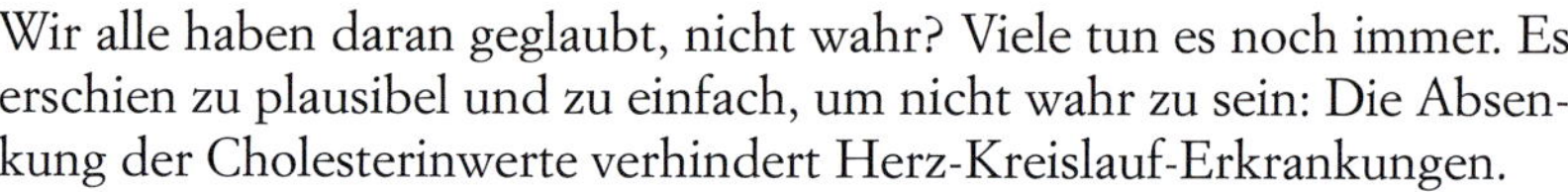

Wir alle haben daran geglaubt, nicht wahr? Viele tun es noch immer. Es erschien zu plausibel und zu einfach, um nicht wahr zu sein: Die Absenkung der Cholesterinwerte verhindert Herz-Kreislauf-Erkrankungen.

In der Lebenswirklichkeit hat die flächendeckende Anwendung von Cholesterinsenkern aber wenig gebracht. Herzinfarkt, Schlaganfall und Co. sind nach wie vor Spitzenreiter bei den Todesursachen. Es ist nun höchste Zeit, sich mit der wahren Geschichte von Cholesterin und Homocystein zu befassen.

Der Erfolgsautor Dr. med. Eberhard J. Wormer entzaubert im ersten Teil seines Buchs den Mythos vom „schlechten" Cholesterin und erklärt, warum Cholesterin „gut", ja sogar lebenswichtig und unverzichtbar für den menschlichen Organismus ist.

Im zweiten Teil des Buchs erfahren Sie alles, was Sie über den Risikofaktor Homocystein wissen sollten. Homocystein rückt immer stärker in den Fokus gesundheitsbewusster Menschen. Viele Betroffene, die hohe Homocysteinwerte im Blut haben, wissen nichts davon und werden weder über Risiken informiert noch ausreichend untersucht. Dabei kann man sich sehr einfach vor Homocystein-Risiken schützen. Ein positives, aufbauendes und inspirierendes Buch, das zum Umdenken ermutigt.

„Es muss mir mal einer erklären, warum es nach zwei Millionen Jahren Evolution des Menschen ein schlechtes und ein gutes Cholesterin geben sollte. Was heißt das denn? Im Grunde doch gar nichts. Wenn beide Cholesterinarten seit zwei Millionen Jahren von der Leber ausgeschüttet werden, dann deshalb, weil wir auch beide brauchen."
Mikael Rabaeus, Kardiologe

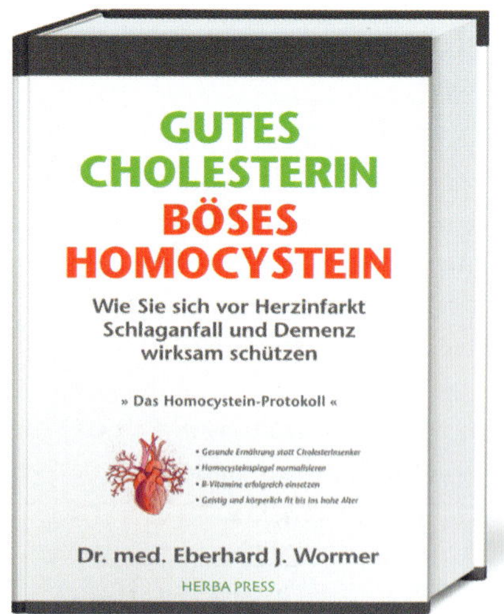

Gutes Cholesterin – Böses Homocystein
Viele farbige Abbildungen und informative Grafiken.
304 S. Solides Hardcover
Format: 16,5 x 24 cm
HERBA PRESS
ISBN 978-3-946245-06-3

Die heilende Seele der Pflanzen

Was wir von Pflanzen lernen können, wenn wir ihnen zuhören, und warum Biophilia für das Leben auf Erden so wichtig ist

„Ich glaube, dass viele Krankheiten, mit denen wir konfrontiert werden, mit Naturmedizin heilbar sind. Wir müssen nur unsere verloren gegangene Fähigkeit, die Seele der Pflanzen zu verstehen und mit ihr zu kommunizieren, wiederentdecken. Dann können wir aus der unerschöpflichen Quelle von Energie, Liebe und Weisheit der Natur schöpfen."

Stephen Harrod Buhner

Pflanzen haben eine Seele und heilende Kräfte. Sie spüren, wenn wir Hilfe brauchen. Und sie helfen uns, wenn wir sie darum bitten. Schon Goethe wusste das. Aber wie offenbaren sie sich uns?

Eine Antwort gibt „Die heilende Seele der Pflanzen", ein Buch der Gedanken und Gefühle. Wie eine poetische Wegbeschreibung nimmt es uns mit auf eine Reise in die geheimnisvolle Welt der Pflanzen. Und wie ein Sachbuch vermittelt es wichtiges Wissen über die Probleme, die unser Überleben gefährden: Umweltzerstörung, resistente Bakterien, Luftverschmutzung, Krebs und Klimawandel.

Dieses wundervoll geschriebene Buch präsentiert die erstaunlichen Erkenntnisse eines Naturforschers, Poeten und Experten für Pflanzenmedizin. Buhner ist zutiefst davon überzeugt, dass die Erde ein einzigartiger und großer, lebendiger Organismus ist, der seine Bewohner schützen und deren Lebensgrundlagen erhalten möchte. Die Pflanzen auf Mutter Erde waren schon immer und sind noch heute die primäre Medizin des Menschen und aller Erdenbewohner.

Die Natur ist tiefgründiger, als wir bislang glaubten – und als es uns beigebracht wurde. Buhners bemerkenswerte Sichtweisen und seine wissenschaftliche Analyse eröffnen uns neue Wege, die Zusammenhänge des Lebens besser zu verstehen.

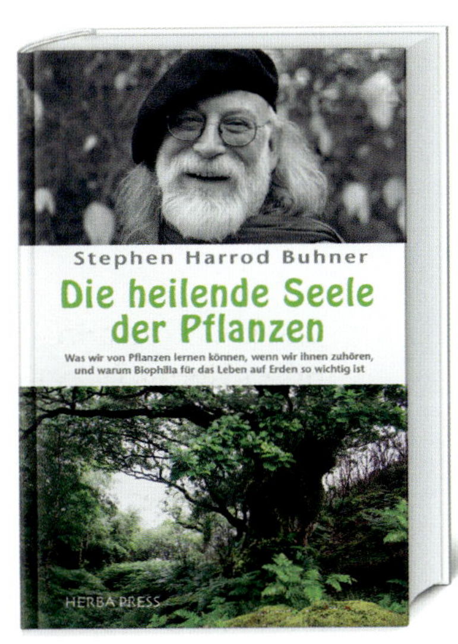

Die heilende Seele der Pflanzen
384 Seiten, Hardcover
Format: 15,5 x 23 cm
HERBA PRESS
ISBN 978-3-946245-03-1